国家卫生健康委员会住院医师规范化培训规划教材《麻醉学》配套用书

# 麻醉学基础

主　审　罗爱伦　吴新民

主　编　李文志　黄宇光

副主编　曹君利　王英伟　朱　涛

人民卫生出版社

·北　京·

**图书在版编目（CIP）数据**

麻醉学基础 / 李文志，黄宇光主编 . —北京：人
民卫生出版社，2024.8
　ISBN 978-7-117-35448-6

　I.①麻…　Ⅱ.①李…②黄…　Ⅲ.①麻醉学　Ⅳ.
①R614

中国国家版本馆 CIP 数据核字（2023）第 195513 号

| 人卫智网 | www.ipmph.com | 医学教育、学术、考试、健康，购书智慧智能综合服务平台 |
| --- | --- | --- |
| 人卫官网 | www.pmph.com | 人卫官方资讯发布平台 |

麻醉学基础
Mazuixue Jichu

主　　编：李文志　黄宇光
出版发行：人民卫生出版社（中继线 010-59780011）
地　　址：北京市朝阳区潘家园南里 19 号
邮　　编：100021
E - mail：pmph @ pmph.com
购书热线：010-59787592　010-59787584　010-65264830
印　　刷：人卫印务（北京）有限公司
经　　销：新华书店
开　　本：850×1168　1/16　印张：32
字　　数：1083 千字
版　　次：2024 年 8 月第 1 版
印　　次：2024 年 9 月第 1 次印刷
标准书号：ISBN 978-7-117-35448-6
定　　价：118.00 元

打击盗版举报电话：**010-59787491**　E-mail：**WQ @ pmph.com**
质量问题联系电话：**010-59787234**　E-mail：**zhiliang @ pmph.com**
数字融合服务电话：**4001118166**　E-mail：**zengzhi @ pmph.com**

# 编者名单

(按姓氏笔画排序)

马　璨　哈尔滨医科大学附属第二医院
王　庚　首都医科大学附属北京积水潭医院
王　强　西安交通大学第一附属医院
王英伟　复旦大学附属华山医院
方向明　浙江大学医学院附属第一医院
冯　艺　北京大学人民医院
朱　涛　四川大学华西医院
李文志　哈尔滨医科大学附属第二医院
张　卫　郑州大学第一附属医院
张马忠　上海交通大学医学院附属上海儿童医学中心

俞卫锋　上海交通大学医学院附属仁济医院
郭曲练　中南大学湘雅医院
黄宇光　北京协和医院
曹君利　徐州医科大学
喻　田　遵义医科大学
黑子清　中山大学附属第三医院
熊利泽　同济大学附属上海市第四人民医院
潘　芳　北京大学人民医院
薄玉龙　哈尔滨医科大学附属第二医院

# 前　言

随着医学的不断发展和进步,医学教育体制、机制的不断更新及临床专科化的推进,目前我国已经形成了完善的住院医师规范化培训机制。本书为国家卫生健康委员会住院医师规范化培训规划教材《麻醉学》的配套教材,不但适用于临床专业住培学员,也适用于麻醉学专业的住培学员及低年资麻醉医师。

本书包含麻醉解剖学、麻醉生理学、麻醉药理学和麻醉设备学四部分。在麻醉解剖学部分,融入了系统解剖学和局部解剖学的相关内容;在麻醉生理学和麻醉药理学部分,将与麻醉学相关的知识点作为主要内容,密切与临床工作相结合,实用性更强;在麻醉设备学部分,根据设备的更新及临床技术的不断拓展,纳入了新可视化的相关设备、超声引导的神经阻滞及超声对器官功能的评估、药物的自动注药设备等。本书作为麻醉学的基础性教材,真正体现了知识面广、内容新、实用性强等特点。希望本书的出版,能对相关学科住培学员临床知识和技能水平的提高发挥重要作用。

本书的编者是从全国多家大型医院遴选出的麻醉学专家,他们在临床及科研、麻醉学教育、住院医师规范化培训工作中都有非常丰富的经验,在此,对参加编写的各位专家表示由衷感谢。此外,对参与本教材总体设计的曾因明教授和邓小明教授表示衷心感谢。

由于编写时间仓促,本书难免存在诸多错误或不当之处,还请广大读者提出宝贵的意见和建议。

李文志　黄宇光
2024 年 8 月

# 目　　录

# 第一篇

# 麻醉解剖学

# 第一章 总　论

## 第一节　麻醉解剖学的概念、范畴及用途

（一）麻醉解剖学的概念

麻醉解剖学是从麻醉学的角度研究人体局部解剖及临床应用的一门科学。麻醉解剖学关注与麻醉相关的人体形态学，包括基本理论、基本知识和基本技能，是现代麻醉学的重要组成部分。

（二）麻醉解剖学的范畴

麻醉解剖学主要涉及临床麻醉医师必须掌握的局部解剖学，同时还包括临床麻醉实践所需的应用解剖学知识。一方面通过对人体表面标志的识别、器官体表投影的度量、器官位置毗邻的观察、血管神经走向的辨识及局部层次结构的剖查，了解、熟悉和掌握人体局部结构和规律。另一方面，还要特别关注在临床麻醉实践中常用的解剖学结构。

（三）麻醉解剖学的用途

主要是用于临床麻醉的各种操作，如气管内插管、血管内置管及神经阻滞等。以往均是通过局部解剖学特点确定操作路径及解剖定位完成麻醉的操作，如今可视化技术越来越多地应用于临床，各种操作除通过局部解剖特点完成操作外，更多的是通过影像学技术（X线、CT及超声等引导）更精准地完成麻醉操作。本篇主要介绍最基础的麻醉学相关解剖知识，以适应在不同级别和不同条件的医疗单位开展临床工作。

## 第二节　人体基本分区和结构概况

（一）人体基本分区

人体基本分区是人为划定的，目的是方便记述，避免混乱，在临床麻醉实践中相邻区域之间并无截然界限。

人体从外形上可分为头、躯干、四肢等若干个大的局部。每一个大的局部又可分为较小或更小的局部。如头部又分为颅、面两部，躯干包括颈、胸、腹、盆、会阴等部。

（二）人体结构概况

在临床实践中，特别是麻醉与疼痛治疗的操作是以局部结构为基础的。不同系统的结构可在相同局部有机地配布，从而使人体局部结构变得复杂多变。但任何局部均由皮肤、筋膜、肌肉、骨、血管、神经和内脏器官等部分组成。

1. 皮肤（skin）　覆于体表，浅层为上皮构成的表皮，深层为致密结缔组织构成的真皮。真皮突出无数乳头结构，嵌于表皮，真皮与其深侧的皮下组织通过结缔组织纤维细束（皮肤支持带）相连。身体各处皮肤厚薄不一，厚者可达 3~4mm，薄者不到 2mm。一般而言，躯体屈侧皮肤较薄，伸侧较厚，但手、足相反。手掌、足底与项、背部皮肤最厚，眼睑、阴茎、小阴唇皮肤最薄。由于机体各部的运动方向不同，造成局部皮肤和纹理也各不相同。临床上手术切口方向的选择应尽量与局部皮纹方向一致。特别是在面部等体表或特殊功能区，保持切口方向与皮肤纹理的一致对于术后功能的恢复和美观是十分重要的。

2. 浅筋膜（superficial fascia）　位于皮肤下面，故称皮下筋膜或皮下组织。由疏松结缔组织构成，由于富含脂肪，故新鲜状态下呈黄色。浅筋膜在不同个体、不同部位厚薄差异很大。除眼睑、乳头及男性外生殖器等处的浅筋膜不含脂肪外，其余各部位均含有多少不等的脂肪。儿童、肥胖者浅筋膜较厚，脂肪丰富；老年、瘦弱者则反之。同一个体不同部位浅筋膜的厚薄也不一致，腹壁、臀部较厚，眼睑、阴茎则较薄。

浅筋膜中有浅的动脉、静脉、淋巴管、淋巴结和皮神经分布,它们往往结伴而行。浅动脉一般较细小,而与之伴行的浅静脉则相对较粗。在某些局部,有的浅静脉相当粗大,且一般不与动脉伴行,这对于静脉穿刺注射显然是有利的。皮下淋巴管丰富、细小、壁薄、透明,通常难以辨认。在浅淋巴管经过的某些部位可以见到浅淋巴结,如在头颈、腋窝、腹股沟等处常可见聚集成群的浅淋巴结。皮神经先在深筋膜深侧,然后至深筋膜浅面,在浅筋膜层内走行,其细支可进一步分布于皮肤。

3. 深筋膜(deep fascia) 又称固有筋膜,位于浅筋膜的深面,是致密的纤维组织膜,主要由胶原纤维构成,并含有少量弹性纤维和网状纤维。深筋膜包括各部肌肉的浅面和深面,可形成鞘,如竖脊肌鞘;有的深筋膜包裹大血管形成血管鞘,如股鞘;有的深筋膜包裹大血管与神经干形成血管神经鞘,如腋鞘和颈动脉鞘;有的深筋膜包裹器官或腺体形成鞘或囊,如甲状腺鞘。在四肢,深筋膜向深部直达骨膜,分隔成群,称为肌间隔。肌间隔与骨之间还可以形成骨筋膜鞘。深筋膜的厚薄程度在身体各部也有不同,躯干部较薄,四肢部较厚,上肢部较薄,下肢部较厚。腕、踝部的深筋膜特别增厚并附着于骨,形成支持带,对行于其深面的肌腱有约束作用。有的部位,深筋膜形成肌肉的起点,因而增厚呈腱样结构。在感染时这些筋膜鞘一方面可以潴留积液而阻止感染的扩散,另一方面又可以使感染沿筋膜鞘或筋膜间隙按一定方向蔓延。而利用上述特点,将局部麻醉(简称"局麻")药注入筋膜鞘,理论上可以达到最佳的神经阻滞效果。因此,认识深筋膜形成的这些结构,对于理解感染蔓延、脓液扩散的途径及实施神经鞘内的区域阻滞都有重要的临床意义。

4. 肌肉(muscle) 这里主要指骨骼肌,骨骼肌可分为肌质与腱质两部分。肌质主要由肌细胞构成。肌细胞是一种特殊分化的细胞,呈细长的纤维状,统称肌纤维。在显微镜下观察,肌纤维表现为明暗相间的横纹,因此骨骼肌又称横纹肌。腱质由强韧的腱纤维组织构成,主要成分是胶原纤维,连附于骨面或筋膜,既有较强的牢固性,又有很大的抗牵引力。每块肌肉均有血管、神经分布,它们通常互相伴行,并在特定部位进入肌肉,此处称为血管神经门,它对带血管蒂的肌移植具有重要意义。

5. 内脏(viscera) 内脏器官按结构可分为两类,一类为中空性器官,其腔壁为分层结构,如呼吸道、消化道、泌尿生殖道的器官;另一类为实质性器官,大多是分叶状结构,如肝、胰、肾等,也有的实质性器官不分叶,如卵巢。实质性器官的血管、神经一般集中一处进入器官,此出入处为该器官的"门"。

6. 脉管(blood vessel) 包括动脉、静脉、淋巴管,常与神经伴行。

(1)动脉(artery):管径较伴行静脉细,壁厚,腔圆,有弹性。

(2)静脉(vein):中、小血管,一条动脉常有两条伴行静脉。与动脉相比,静脉管径相对较粗,管壁较薄,弹性小,内壁多有瓣膜,并且吻合丰富。

(3)淋巴管(lymphatic vessel):管细、壁薄,管腔内有瓣。

(4)淋巴结(lymphatic node):与淋巴管相连,正常时小的如芝麻,大的如蚕豆,颜色灰红,呈实质性,硬度如煮熟的蚕豆。

7. 神经(nerve) 包括中枢神经和周围神经两部分。中枢神经包括脑和脊髓,分别位于颅腔和椎管中,并被脑和脊髓的被膜所封裹。它们都是实质性结构,由大量的神经细胞、神经胶质和血管构成。

周围神经起源于脑和脊髓,分布于相应器官,一般为白色索条状,有的吻合形成网、丛。它们无弹性、无管腔,在一定部位膨大形成神经节。周围神经由神经纤维组成,许多纤维集为一束,若干束结合形成一条神经。神经节则由神经节细胞体集聚而成。

(黄宇光)

# 第二章　颅　　部

## 第一节　脑的血供

　　脑动脉管壁较薄,中膜和外膜均较相同管径的颅外动脉壁薄。颈内动脉和椎动脉经颅底入颅,左右椎动脉合并为基底动脉,在颅底连成颅底动脉环,由动脉环发出分支入脑,由颅底向脑室方向辐射分布。供应大脑皮质的动脉先在皮质表面反复分支形成软脑膜小动脉丛,再由该动脉丛发出皮质和脊髓动脉进入脑实质。供应脑深部的穿动脉(中央支)从脑底的前穿质和脚间窝自下而上穿入脑内,穿动脉之间虽然存在丰富的血管吻合,但吻合支细小,对脑血流的调节和代偿能力较弱。脑灰质的毛细血管密度比白质丰富。与其他器官的血管系统相比,脑血管系统具有两个显著的特点。一方面,经过长期进化,脑部形成了十分有效的血液供应和代偿保障机制,当一侧颈内动脉或大脑中动脉完全闭塞时可以全无症状;另一方面,由于存在脑血管的先天变异和发育不良,侧支循环开放的可能性和有效程度因人而异,在不同的患者中,同一支动脉闭塞可以引起不同的症状,因此仅凭借临床表现判定病变的血管是很困难的。

　　脑的血液供应来自颈内动脉系统和椎 - 基底动脉系统,脑动脉在脑实质中反复分支直至毛细血管,然后逐渐汇集成静脉。脑的深、浅静脉先回流至硬膜窦,再经颅内静脉回流至心脏。

### 一、脑的动脉系统

　　1. 颈内动脉系统　又称前循环。颈内动脉约与甲状软骨上缘或第四颈椎平齐,起自颈总动脉,沿咽侧壁上升至颅底,经颈动脉管进入颅腔,通过海绵窦进入蛛网膜下腔。颈内动脉的主要分支有眼动脉(主要供应眼部)、脉络膜前动脉(主要供应苍白球大部和内囊后肢、大脑脚、海马结构、视束和外侧膝状体等)、后交通动脉(沟通颈内动脉和椎 - 基底动脉两大系统血流的主要动脉)、大脑前动脉和大脑中动脉。颈内动脉主要供应眼部和大脑半球前 3/5 的血液(图 1-1)。

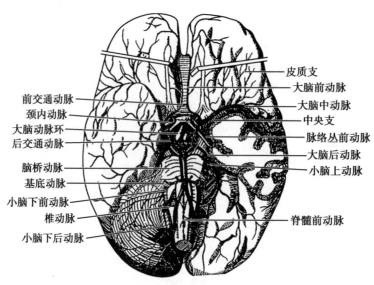

图 1-1　脑的动脉系统

大脑前动脉是颈内动脉较小的分支，在视交叉上方进入大脑纵裂，于大脑半球内侧面延伸，主要分支有眶动脉、额极动脉、额叶内侧动脉、胼周动脉和胼缘动脉等。左、右大脑前动脉进入正中裂之前，在中线处借前交通动脉相连。有时双侧大脑前动脉由一条主干发出。大脑前动脉皮质支主要供应大脑半球内侧面前 3/4 和额顶叶背侧面上 1/4 皮质及皮质下白质，深穿支主要供应内囊前肢、尾状核、豆状核前部和下丘脑。

大脑中动脉是颈内动脉的延续，呈水平位向前外横越前穿质，进入外侧裂。主要分支有豆纹动脉、眶额动脉、中央沟前动脉、中央沟动脉、中央沟后动脉、顶后动脉、角回动脉和颞后动脉等。大脑中动脉皮质支主要供应大脑半球背外侧面的前 2/3，包括额叶、顶叶、颞叶和岛叶；深穿支供应内囊膝部和后肢前 2/3、壳核、苍白球及尾状核的血液。临床上可以通过测定大脑中动脉的流速来监测脑血流量，用以判断是否存在脑缺血。

2. 椎 - 基底动脉系统　又称后循环，主要供应大脑半球后 2/5、丘脑、脑干和小脑的血液。椎动脉在颈根部起自锁骨下动脉第一段，向上穿行 5~6 个颈椎横突孔，经枕骨大孔入颅，至脑桥下缘，与对侧椎动脉汇合形成基底动脉。椎动脉的主要分支有脊髓后动脉、脊髓前动脉、延髓支和小脑后下动脉等。

小脑后下动脉起自椎动脉或基底动脉下 1/3 段，其袢曲变异很大。主要分支有蚓支、扁桃半球支、脉络丛支和延髓支，供应延髓背外侧、小脑蚓部和小脑半球下部的血液。

基底动脉的主要分支为 3 组：①旁正中动脉，供应脑桥基底部中线两旁的楔形区域；②短旋动脉，供应脑桥基底部外侧区和小脑中、上脚；③长旋动脉（如小脑前下动脉、小脑上动脉），供应脑干及小脑半球。

小脑前下动脉从基底动脉下部发出，通常向后外行于展神经、面神经和前庭蜗神经的腹侧，在绒球外上方弯向下内，形成一个凸向外的袢，从袢上发出迷路动脉后，分为内侧支和外侧支，供应小脑下面的前外侧部。小脑前下动脉主要供应小脑、内耳、脑桥下部和延髓上部等处血液。

小脑上动脉在近脑桥上缘处由基底动脉发出，横越脑桥腹侧面，绕大脑脚侧面至小脑上面，并分为内、外两终支。内侧支分布于小脑上蚓部、前髓帆等处；外侧支分布于小脑半球上面。该动脉还有分支分布于脑桥、中脑和第三脑室脉络丛组织。

大脑后动脉多起自基底动脉，但存在变异。有一侧的大脑后动脉起自基底动脉，而另一侧起源于颈内动脉者。更为少见的情况是双侧大脑后动脉均起自颈内动脉。它的皮质支供应大脑半球后部，包括枕叶和颞叶底部；深穿支供应脑干、丘脑、海马和膝状体等；脉络丛动脉供应第三脑室和侧脑室的脉络丛。

3. 大脑动脉环（cerebral arterial circle）　又称威利斯环（Willis circle）。该动脉环由双侧大脑前动脉、双侧颈内动脉、双侧大脑后动脉、前交通动脉、双侧后交通动脉组成，前交通动脉使两侧大脑前动脉互相沟通，后交通动脉使颈内动脉或大脑中动脉与大脑后动脉沟通。该动脉环对颈内动脉与椎 - 基底动脉系统之间，特别是两侧大脑半球的血液供应有重要的调节和代偿作用。

此外，颈内动脉与颈外动脉之间的侧支循环（如颈内动脉的眼动脉与颈外动脉的面动脉和颞浅动脉等分支、脑膜中动脉与颈内动脉或大脑中动脉之间的吻合），大脑前、中、后动脉的软脑膜分支之间互相吻合等，在脑血供发生障碍时亦起到一定的调节作用。

二、脑的静脉

脑的静脉包括大脑浅静脉和大脑深静脉。大脑浅静脉可分为 3 组：大脑上静脉、大脑中静脉和大脑下静脉，它们收集大脑半球的静脉血液后流入上矢状窦、海绵窦及横窦。大脑深静脉有大脑内静脉、基底静脉和大脑大静脉，主要引流大脑半球深部结构、脑室脉络丛和间脑的静脉血。深、浅两组静脉的血液最后经乙状窦由颈内静脉出颅，回流至右心房。颅内主要的静脉窦有海绵窦、上矢状窦、下矢状窦、岩上窦、岩下窦、直窦、横窦和乙状窦（图 1-2）。

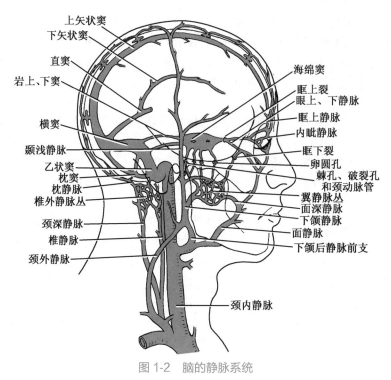

图 1-2 脑的静脉系统

## 第二节 十二对脑神经的基本概况

脑神经除嗅神经和视神经由胚胎时期的脑室壁向外凸出演化而成外,其他的均与脊神经的发生形式相似,但又有其特点。脑神经可分为感觉神经、运动神经和混合神经,其中感觉神经和视神经分别与端脑和间脑相连,其余均与脑干相连,副神经尚有来自上颈髓的纤维(图 1-3)。脑神经除躯体传入、传出和内脏传入、传出四种纤维成分外,还有特殊躯体传入和特殊内脏传入、传出三种纤维成分(表 1-1)。

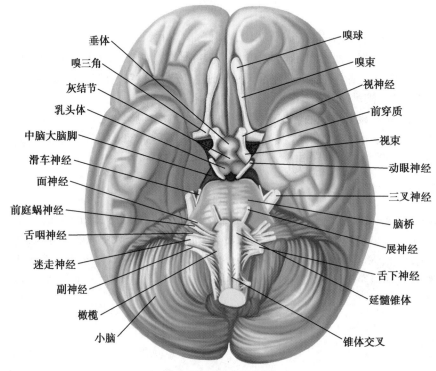

图 1-3 脑神经的部位

表 1-1　脑神经的位置与功能

| 脑神经 | 进入颅的位置 | 连接脑的部位 | | 功能 |
| --- | --- | --- | --- | --- |
| 嗅神经（Ⅰ） | 筛孔 | 端脑 | 嗅球 | 传导嗅觉 |
| 视神经（Ⅱ） | 视神经孔 | 间脑 | 视束 | 传导视觉 |
| 动眼神经（Ⅲ） | 眶上裂 | 中脑 | 脚间窝 | 支配上睑提肌、上直肌、下直肌、内直肌、下斜肌及瞳孔括约肌 |
| 滑车神经（Ⅳ） | 眶上裂 | 中脑 | 前髓帆 | 支配上斜肌 |
| 三叉神经（Ⅴ） | 第一支眶上裂<br>第二支圆孔<br>第三支卵圆孔 | 脑桥 | 脑桥臂 | 传导面、鼻及口腔黏膜感觉，支配咀嚼肌 |
| 展神经（Ⅵ） | 眶上裂 | 桥延沟 | 中部 | 支配外直肌 |
| 面神经（Ⅶ） | 内耳门 - 茎乳孔 | 桥延沟 | 外侧部 | 支配面部表情肌、泪腺，传导舌前 2/3 味觉、外耳道感觉 |
| 前庭蜗神经（Ⅷ） | 内耳门 | 桥延沟 | 外侧端 | 传导听觉、平衡觉 |
| 舌咽神经（Ⅸ） | 颈静脉孔 | 延髓 | 橄榄后沟上部 | 传导舌后 1/3 味觉、咽部感觉，支配咽肌、唾液分泌 |
| 迷走神经（Ⅹ） | 颈静脉孔 | 延髓 | 橄榄后沟中部 | 支配咽、喉肌及胸腹内脏运动 |
| 副神经（Ⅺ） | 颈静脉孔 | 延髓 | 橄榄后沟下部 | 支配胸锁乳突肌、斜方肌 |
| 舌下神经（Ⅻ） | 舌下神经管 | 延髓 | 前外侧沟 | 支配舌肌 |

1. 嗅神经　传导嗅觉冲动，由上鼻甲及鼻中隔上部黏膜内嗅细胞的中枢突聚集成 15~20 条嗅丝，穿过筛板入颅前窝，连于大脑腹侧的嗅球。

2. 视神经　传导视觉冲动，起于眼球视网膜，由眶内经视神经管入颅中窝，续于视交叉。

3. 动眼神经　为运动神经，自中脑腹侧离脑，经硬脑膜进入海绵窦外侧壁继续前行，经眶上裂入眶。动眼神经含一般躯体和一般内脏运动纤维。前者支配大部分眼外肌，后者即动眼神经的副交感节前纤维，至眶内睫状神经节，节细胞发起节后纤维至眼球，支配瞳孔括约肌和睫状肌。

4. 滑车神经　为躯体运动神经，于中脑背侧前髓帆处出脑，绕大脑脚向前穿入海绵窦外侧壁，在动眼神经下方继续前行，经动眼神经外上方经眶上裂入眶，支配上斜肌。滑车神经和动眼神经亦含本体感觉纤维。

5. 三叉神经　为脑神经中最大者，是头面部主要的感觉神经，也是咬肌的运动神经。躯体感觉纤维大部分起源于三叉神经节。三叉神经节位于颞骨岩部尖端的三叉神经压迹处，由神经节的前外缘分出 3 大支：①眼神经，是感觉神经，最小，向前穿入海绵窦外侧壁，居滑车神经下方，继经眶上裂入眶；②上颌神经，较大，亦为感觉神经，向前穿入海绵窦外侧壁下部，继续水平向前，经圆孔出颅腔进入翼腭窝，再由眶下裂入眶，续为眶下神经；③下颌神经，为最大的混合神经，经卵圆孔至颞下窝。临床上有三叉神经痛的患者，可通过阻滞相应的神经或经卵圆孔注射药物达到治疗目的。

6. 展神经　为躯体运动神经，于脑桥延髓之间正中线两旁离脑，在鞍背外侧方经硬脑膜进入海绵窦，在颈内动脉外侧前行出海绵窦，继而经眶上裂内端入眶，至外直肌。

7. 面神经　是混合神经，于延髓脑桥沟的外侧部附于脑，经内耳门入内耳道，穿过颞骨岩部骨质内弯曲的面神经管，最后出茎乳孔出颅。面神经含：①特殊内脏传出神经纤维，主要支配表情肌；②一般内脏传出神经纤维；③特殊内脏传入神经纤维；④一般内脏传入神经纤维；⑤一般躯体感觉神经纤维。

8. 前庭蜗神经　由传导位置平衡感觉冲动的前庭神经和传导听觉冲动的蜗神经组成。前庭神经节位于内耳道底，蜗神经节位于内耳蜗轴螺旋管内。两神经从内耳道底起始，经延髓脑桥外侧端，面神经的外侧入脑。

9. 舌咽神经　为混合神经,由连于延髓外侧面的许多根丝集合成神经,经颈静脉孔出颅。舌咽神经含:①特殊内脏传出神经纤维,支配咽肌和喉肌;②一般内脏传出神经纤维,分布于腮腺;③特殊内脏传入神经纤维(味觉);④一般内脏传入神经纤维;⑤一般躯体感觉神经纤维,分布于耳甲和外耳道部分皮肤。

10. 迷走神经　为混合神经,在舌咽神经的下方由许多附于延髓的根丝集合成干,经颈静脉孔入颅。迷走神经含:①一般躯体感觉神经纤维,分布于外耳道、耳郭凹面的一部分皮肤及硬脑膜;②一般内脏感觉神经纤维,分布于咽、喉、器官、胸膜腔内器官;③运动神经纤维,支配软腭、咽及喉部的横纹肌,支配吞咽、发声功能;④副交感神经纤维,分布于胸腹腔器官,控制平滑肌、心肌和腺体的活动。

11. 副神经　为特殊内脏运动神经,由延髓根和脊髓根构成。

12. 舌下神经　为躯体运动神经,由延髓外侧沟离脑,经舌下神经管出颅。舌下神经支配舌肌。

## 第三节　舌咽神经阻滞径路

原发或继发性舌咽神经痛,是一种较少见的神经疾病。其特点是双侧或单侧咽部、颈部、耳后部等出现的反复发作、短暂而剧烈的刀割样、烧灼样、电击样疼痛,常因咳嗽、进食、咳痰等刺激咽部扁桃体窝的扳机点而诱发。早期原发性舌咽神经痛患者可通过舌咽神经阻滞的非手术方法予以治疗。治疗的关键在于能否准确地将局麻药注射到舌咽神经周围。

舌咽神经与迷走神经、副神经、岩下窦及颈内静脉一起自颈静脉孔出颅,在近颈静脉孔下缘处膨大形成神经节(又称岩神经节),在下神经节的稍上方可见形态较小的上神经节。下神经节位于颈静脉孔下侧的岩小窝内,与周围组织结合紧密。

舌咽神经与周围结构的毗邻关系:①舌咽神经经过颈静脉孔后,先位于颈内动、静脉之间,沿颈内静脉的前内侧,向前下走行 1~2cm 后,位于颈内动脉的浅面;②迷走神经、副神经开始位于舌咽神经的后内侧、颈内静脉的前内侧;③舌下神经自舌下神经管出颅后,位于舌咽神经的内侧,且相距稍远。

行舌咽神经阻滞,可从外耳道外口下方、乳突前缘稍前方垂直进针,刺入 1.25~2.50cm,即可达茎突部位,过茎突后继续进针 1.25~2.50cm。针尖可达颈静脉孔下方,注入局麻药,即可达到阻滞舌咽神经的目的。值得注意的是,在行舌咽神经阻滞时,迷走神经、副神经和颈交感干可同时被阻滞。此外,舌咽神经阻滞也可在乳突尖下与下颌角两者之间中点垂直进针,针尖过乳突前方少许,将局麻药注入茎突前方(图1-4)。

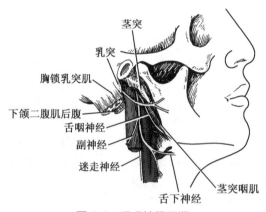

图 1-4　舌咽神经阻滞

（黄宇光）

# 第三章 面 部

面部血管和神经丰富,根据解剖学特点与临床的需要,可分为眶区、鼻区、口区、耳区和面侧区。面侧区位于颧弓、鼻唇沟、下颌骨下缘与胸锁乳突肌上部前缘之间的区域,可分为颊区、腮腺咬肌区和面侧深区。

## 第一节 与麻醉相关的血管

### 一、面部浅层

1. 动脉 面部浅层主要由面动脉分支供应,并与上颌动脉、颞浅动脉及颈内动脉的分支形成广泛吻合(图 1-5)。

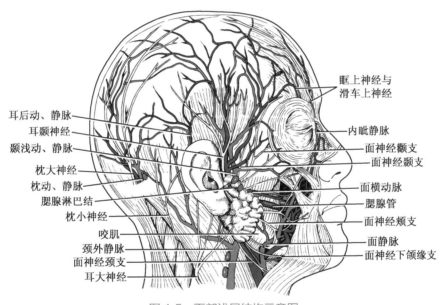

图 1-5 面部浅层结构示意图

(1)面动脉:在颈动脉三角内自颈外动脉发出,行向前上方,在咬肌止点前缘绕下颌骨下缘到面部,经口角和鼻翼外侧斜向内上,至内眦改称为内眦动脉。面动脉的分支主要有上、下动脉和鼻外侧动脉,分布于相应区域。面动脉在咬肌前缘与下颌骨下缘相交处位置浅表,可在此触及其搏动,面部浅层出血可在此处压迫止血。面动脉的深面有同名静脉伴行,浅面有部分面肌覆盖,并有面神经的下颌缘支和颈支穿过。

(2)上颌动脉的分支:眶下动脉,经眶下管,出眶下孔,分布于眶以下的皮肤和肌肉。

(3)颞浅动脉的分支:主要为面横动脉,沿途分为数支至腮腺、腮腺导管、咬肌及附近皮肤。

2. 静脉

(1)面静脉:起自内眦静脉,伴行于面动脉的后方,至下颌角下方,与下颌后静脉的前支汇合,注入颈内静脉。口角平面以上的一段面静脉通常无瓣膜。因此,在两侧口角至鼻根连线所形成的三角区内,若发生化脓性感染,面静脉可经内眦静脉、眼上静脉逆行至海绵窦,或经眶下静脉、面深静脉而至翼丛再达海绵窦,导致海绵窦血栓或化脓性脑膜炎,故此区有面部"危险三角"之称。

(2)眶下静脉：与眶下动脉伴行,向前通内眦静脉,向后连于翼丛,向上则汇入眼下静脉。

二、面侧深区

1. 上颌动脉 平下颌颈高度起自颈外动脉,经下颌颈的深面如颞下窝,行经翼外肌的浅面或深面,至翼外肌两头间,弯入翼腭窝。主干以翼外肌为界分为3段(图1-6)。

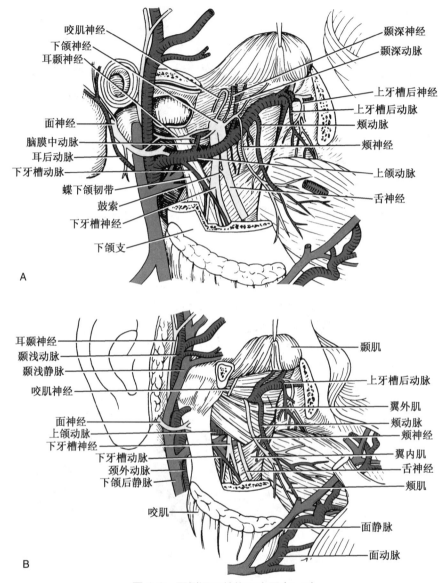

图 1-6 面侧深区结构示意图(A、B)

(1)第一段：又称下颌段,位于下颌颈深面,自起点至翼外肌下缘。主要分支为下牙槽动脉,经下颌孔入下颌管,分支至下颌骨、下颌牙及牙龈,终末出颏孔,分布于颏区。

(2)第二段：又称翼肌段,位于翼外肌的浅面或深面,主要分支有咬肌支和颊动脉。

(3)第三段：又称翼腭窝段,位于翼腭窝内。主要分支有：①上牙槽后动脉,向前下穿入上颌骨后面的牙槽孔,分布于上颌窦、上颌后部的牙槽突、牙、牙龈等；②眶下动脉,为上颌动脉的终支,穿眶下裂入眶,分支分布于上颌前部的牙槽突、牙、牙龈,末端出眶下孔至下睑及眶下方的皮肤。

2. 翼丛 是位于翼内、外肌周围的静脉丛,接收上颌动脉分支伴行的静脉,最后在静脉丛的后端汇成一条上颌静脉,回流到下颌后静脉。翼丛和上颌动脉位于颞下窝的浅部,而翼内、外肌的肌腹和下颌神经及其分支则在该窝的深部。

翼丛向上经卵圆孔静脉丛及破裂孔导血管与海绵窦相通;向前经面深静脉与面静脉相通,再经内眦静脉进入眼上静脉;向前上通过眶下裂的静脉连于眼下静脉;而眼上静脉和眼下静脉向后与颅内的海绵窦交通;故口、鼻、咽等部的感染,可沿上述途径蔓延至颅内。

## 第二节 与麻醉相关的神经

### 一、三叉神经

#### (一)运动根

三叉神经分别发出运动根与感觉根,运动根起源于脑桥和延髓髓鞘内的运动核,其纤维形成一支小的神经根,完全独立地沿着较大的感觉根继续前行,到达三叉神经节(半月神经节)。在三叉神经节,运动根在神经节的下方朝外、朝下向卵圆孔走行,与感觉根的第三支(下颌神经)一起经卵圆孔出颅中窝。出颅后,运动根与下颌支的感觉根合并,形成一支独立的神经干。

三叉神经的运动纤维支配下列肌肉:①咀嚼肌,包括咬肌、颞肌、翼内肌、翼外肌;②颌舌骨肌;③二腹肌前腹;④鼓膜张肌;⑤腭帆张肌。

#### (二)感觉根

三叉神经的感觉根纤维由位于三叉神经节(半月神经节)内的神经节细胞的中央突组成,共有两个神经节,各自支配一侧的面部。它们位于颞骨岩部前方表面的 Meckel 腔(三叉神经腔、半月神经窝)内。神经节呈扁平的半月形,大小约 1.0cm × 2.0cm;它的凸起朝向前下。感觉根纤维进入半月形的凹面,而三叉神经的三个感觉支从半月形的凸起处分出:①眼支($V_1$)在海绵窦外侧壁到眶上裂的中间部分前行,经眶上裂出颅进入眶内;②上颌支($V_2$)向下前行,经圆孔出颅进入翼腭窝的上部;③下颌支($V_3$)几乎是直接下行出颅,与运动根一起穿过卵圆孔,这两个神经根随后合并,形成一个神经干进入颞下窝。三叉神经的三个分支在经各自的孔出颅过程中,分出多个感觉分支(图 1-7)。

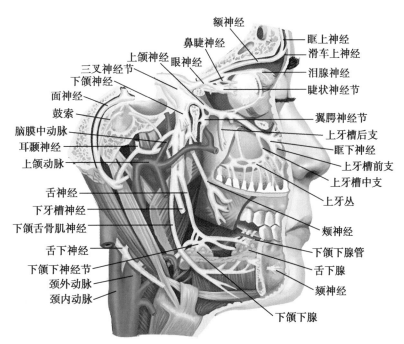

图 1-7 三叉神经分布示意图

1. 眼支 眼支是三叉神经的第一支,是感觉神经,为三叉神经的三个分支中最小的一支。它出颅后经眶上裂进入眶内。神经干长约 2.5cm。此神经支配眼球、结膜、泪腺、鼻和鼻窦的黏膜部分、前额的皮肤、眼睑和鼻的感觉。当眼神经麻痹时,眼结膜对接触没有感觉。

眼神经在即将经眶上裂出颅前,分为三个主要分支:鼻睫神经、额神经和泪腺神经。

(1)鼻睫神经:鼻睫神经沿眶上壁的近中缘前行,同时发出分支到鼻腔,终止在鼻根的皮肤内。随后分为前筛骨神经和外侧鼻神经。内侧鼻神经(来自前筛骨神经)提供鼻中隔前部和鼻腔外侧壁黏膜的感觉。睫状神经节含有经短睫状神经走行至眼球的感觉神经纤维。有两支或三支长睫状神经分布到虹膜和角膜。滑车下神经分布到泪囊的皮肤和泪阜,后筛骨神经分布到筛窦和蝶窦,外侧鼻神经分布到鼻尖和鼻翼。

(2)额神经:额神经是眼支最大的分支,在眶内前行,分为两个分支,分别为滑车上神经和眶上神经。滑车上神经分布到结膜、上睑中间部分的皮肤和前额中下方的皮肤。眶上神经分布到上睑,向后到顶骨和人字缝的头皮。

(3)泪腺神经:泪腺神经是眼神经的最小分支,它支配上睑的外侧部分和邻近的一小块皮肤的感觉。

2. 上颌支　三叉神经的上颌支起源于三叉神经节中部,其直径的大小在眼支和下颌支之间,是单纯的感觉神经。

上颌神经水平向前走行,穿圆孔出颅。圆孔位于蝶骨大翼内。上颌神经出颅后穿过翼腭窝的最上部,走行在蝶骨翼板和腭骨之间。在穿过翼腭窝时,发出分支到蝶腭神经节,即上牙槽后神经和颧支。随后,此神经转向外进入上颌骨后面的神经沟内,经眶下裂进入眶内。在眶内位于眶下沟内,并在眶下管内前行形成眶下神经。上颌支经眶下孔到达面的前部,在此发出终末分支,支配面部、鼻、下睑及上唇皮肤的感觉。以下是上颌支的感觉神经分布区域:①皮肤,包括面的中部、下睑、鼻侧、上唇皮肤;②黏膜,包括鼻咽部、上颌窦、软腭、扁桃体、硬腭黏膜;③上颌牙齿和牙周组织。

上颌神经向四个区域发出分支:颅内、翼腭窝内、眶下管及面部。

(1)颅内的分支:上颌支从三叉神经节分出后立即发出一个小分支,即中脑膜神经,它与硬脑膜中动脉伴行,支配硬脑膜的感觉。

(2)翼腭窝内的分支:上颌支穿圆孔出颅后,穿行在翼腭窝内。在翼腭窝内分出几个小分支,分别为颧神经、蝶腭神经和上牙槽后神经。

1)颧神经:在翼腭窝内从上颌支分出并向前行,经眶下裂进入眶内,又分为颧颞支和颧面支。颧颞支支配前额侧方皮肤的感觉。颧面支支配颊隆突皮肤的感觉。在将要出眶前,颧面支发出分支与眼支的泪腺神经形成交通支。该神经分支携带有来自蝶腭神经节的分泌纤维到泪腺。

2)蝶腭神经:是两支短神经干在蝶腭神经节上汇合,然后又重新分布成为几个分支。它们在上颌神经和蝶腭神经节之间形成交通支。来自蝶腭神经节的节后刺激分泌纤维通过这些神经,沿上颌支向后到颧神经,然后又分布到泪腺神经和泪腺。蝶腭神经的分支支配眶、鼻、腭和咽部四个区域。

①眶支:支配眶部骨膜的感觉。

②鼻支:支配上鼻甲和中鼻甲的黏膜、后筛窦的黏膜及鼻中隔后部的感觉。鼻腭神经在口腔科有重要意义,它穿过鼻腔顶部向下向前走行,位于鼻中隔的黏膜和骨膜之间。鼻腭神经继续向下,到达鼻腔的底部,并发出分支到鼻中隔的前部和鼻底。随后鼻腭神经进入切牙管,穿过切牙管出切牙孔进入口腔。切牙孔位于上颌中切牙后方1cm的腭中线。左右鼻腭神经一起出切牙孔,分布到上颌前部区域的腭侧黏膜。

③腭支:包括腭大神经和腭小神经。腭大神经向下经翼腭管处腭大孔到达硬腭。腭大孔通常位于第二磨牙远端,距腭中线1cm处。腭大神经继续前行,走行在硬腭的黏骨膜和骨组织之间,支配第一前磨牙的腭部软组织和骨的感觉。在第一前磨牙的位置,它与鼻腭神经末梢形成交通支。它也支配一部分软腭的感觉。腭中神经和腭后神经一起出腭小孔。腭中神经支配软腭黏膜的感觉;扁桃体区域的感觉一部分由腭后神经支配。

④咽支:是最小的神经,它离开蝶腭神经节的后部,穿过咽管,分布到鼻咽部的黏膜,然后到耳咽管。

3)上牙槽后神经:上颌支即将进入眶下管之前,由蝶腭窝处的上颌支主干分出。一般有两个上牙槽后神经分支,偶尔只发出一个分支。这些分支向下穿过翼腭窝,到达上颌的颞下面。当两个神经干存在时,一支留在骨的外侧,继续在上颌骨后面下行,支配上颌磨牙区颊侧牙龈和邻近的面部黏膜的感觉;而另一个分支进入上颌骨,穿过上牙槽后神经管,下行到上颌窦后或外后壁,分布到上颌窦黏膜。上牙槽后神经的第二支继续下行,分布到上颌第一、第二、第三磨牙的牙槽骨、牙周膜和牙髓组织。

(3)眶下管内的分支:在眶下管内,上颌支分出两支,即上牙槽中神经和上牙槽前神经。在眶下沟和眶下管内,上颌支被称为眶下神经。

1)上牙槽中神经:来自眶下管内的主要的神经干,形成上牙槽神经丛的一部分。上牙槽神经丛由上牙槽后、中、前神经组成。上牙槽中神经的起始部位不定,可从眶下管的后部到前部或邻近眶下孔。上牙槽中神经分布到上颌第一、第二前磨牙及牙周组织、颊侧软组织、前磨牙的骨组织。

2)上牙槽前神经:是相对较大的分支,由眶下神经在出眶下孔前 6~10mm 处发出。它在上颌窦的前壁内下行,分布到中切牙、侧切牙和尖牙的牙髓、牙周组织、颊侧牙槽骨和黏膜。

3. 下颌神经下颌支 是三叉神经中最大的分支。它是感觉根和运动根的混合神经:一支大的感觉根和一支小的运动根。下颌支的感觉根起源于三叉神经节的下角,而运动根起源于位于脑桥和延髓髓鞘的运动细胞。两种神经根分别经卵圆孔出颅,在刚出颅处结合,形成第三支主干。该主干的结合状态仅维持 2~3mm,随即分为一个小的前支(运动根)和一个大的后支(感觉根)。

(1)下颌神经的分布区域:包括感觉根和运动根。

1)感觉根的分布区域

①皮肤:颞部区域、耳部、外耳道、颊部、下唇、面的下部。

②黏膜:颊、舌前 2/3、乳突小房。

③下颌牙齿和牙周组织。

④下颌骨。

⑤颞下颌关节。

⑥腮腺。

2)运动根的分布区域

①咀嚼肌,包括咬肌、嚼肌、颞肌、翼内肌、翼外肌。

②颌舌骨肌。

③二腹肌前腹。

④鼓膜张肌。

⑤腭帆张肌。

(2)下颌神经的分支:下颌神经从三个区域发出分支:未分开部分的神经、前支和后支。

1)未分开部分神经:其分支出卵圆孔后,未分开的神经主干在起初 2~3mm 长的距离中发出 2 个分支。它们是棘孔神经(下颌神经的脑膜支)和翼内肌神经。棘孔神经穿过棘孔在此进入颅内与脑膜中动脉伴行分布到硬脑膜和乳突小房。翼内肌神经是一支运动神经,支配翼内肌,它发出小的运动分支支配腭帆张肌和鼓膜张肌。

2)前支:其分支提供支配咬肌的运动神经和分布到面颊黏膜及下颌磨牙颊侧黏膜的感觉神经。

前支明显小于后支。前支在翼外肌的下方前行一小段距离,然后经翼外肌的两个头之间或也可能绕过肌肉的上缘到达翼外肌的外表面。在此被称为颊神经。虽然在翼外肌的下面,但是颊神经发出几个分支:颞深神经(至颞肌)、嚼肌神经和翼外肌神经。

颊神经也称颊肌神经和颊长神经,通常经翼外肌的两个头之间到达肌肉的外表面,然后沿着颞肌的下部出现在嚼肌前缘的下方,继续向前外方向走行。在下颌第二或第三磨牙平面水平,它跨过升支前缘的前方穿过颊肌进入颊部。颊神经分布在颊部皮肤。其他纤维进入磨牙后三角分布到下颌磨牙的颊侧牙龈及颊黏膜皱襞。颊神经不支配颊部肌肉,颊部肌肉由面神经支配。颊神经也不支配下唇和口角的感觉。对于需要在下颌磨牙颊侧表面软组织操作的口腔科手术,颊神经的麻醉非常重要。

3)后支:其分支主要是感觉神经,只伴有少部分运动神经。它短距离下行后向内侧到翼外肌,在此处发出分支为耳颞神经、舌神经和下牙槽神经。

①耳颞神经:穿过腮腺的上部,跨过颧弓的后部。耳颞神经发出一些分支,全部是感觉神经。这些分支包括与面神经的交通支,支配面神经的运动支所支配区域的皮肤。面神经的运动支包括颧支、颊支、下颌缘支,与耳神经节有交通支,提供感觉、分泌和血管运动纤维到腮腺;前耳支,分布到耳轮、耳屏表面的皮肤;外耳道分支,分布到整个耳道的皮肤和鼓膜;耳支分布到颞下颌关节的后部;而面上部的颞支,分布到颞部区域的皮肤。

②舌神经:是下颌神经后支的第二分支。它在翼外肌内侧下行,并且在下颌升支和翼内肌之间下降至翼下颌间隙内。它向内侧前行到下牙槽神经,与之平行。然后继续向下、向前,至翼下颌韧带的深面和咽上

缩肌附着的下面,到达下颌第三磨牙稍后下方舌侧口底的位置。舌神经位于舌侧移行沟内的黏膜下方,在一些病例中,舌神经表浅以至于在黏膜下方可见。然后它继续前行穿过舌肌,环向下内到下颌下腺导管至舌下腺的深面,分为末梢分支。

舌神经提供舌前 2/3 的感觉神经传导,它是提供全部感觉纤维的神经。而鼓索神经(面神经的分支)提供味觉纤维。另外,舌神经发出的感觉神经分布到口底黏膜和下颌舌侧牙龈。

③下牙槽神经:是下颌支的最大分支。它在翼外肌内侧和舌神经的外后方下行,到达翼下颌韧带与下颌升支内面之间的区域,在下颌孔水平进入下颌管内。在整个路径中都与下牙槽动脉和下牙槽静脉伴行。动脉正好位于神经的前方。神经、动脉、静脉在下颌管内一起前行至颏孔,在颏孔处神经分为终末分支:切牙神经和颏神经。

(三) 三叉神经阻滞定位

1. 上颌神经的阻滞定位　通常嘱患者口稍张开,在眶外侧缘与外耳道口连线中点下方,即颧弓下方下颌切迹处垂直进针,触及翼突外侧板,然后退针至皮下,继而将针尖向同侧瞳孔方向进针,经翼突外侧板前缘刺入翼腭窝,进针约 4.5cm,将局麻药注入翼腭窝即可阻滞上颌神经。上颌神经阻滞适用于上颌骨、上颌窦、上颌牙与腭部手术。进针过程中,针尖穿经颞下窝时,偶可刺破翼丛,形成血肿(图 1-8)。

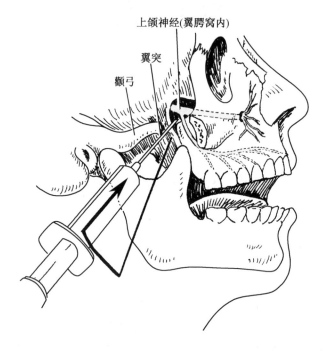

图 1-8　三叉神经阻滞定位

2. 下颌神经主干阻滞定位　嘱患者口稍张开,进针部位同上颌神经阻滞,即在颧弓下缘与下颌切迹中点处垂直刺入,针抵翼突外侧板基部时退针,转向后(向耳侧)15°~20°、向上 5°~15°,针尖通过翼突外侧板后缘即至卵圆孔下颌神经出颅处(距皮肤表面的入针点深约 40mm),出现下颌区异感,即可注入局麻药。此法适用于舌及下颌骨的手术。

3. 颊神经阻滞定位　在上颌第三磨牙后方的磨牙后窝表面黏膜进针,刺入时可有颊部电击样感觉,稍退针后注药。

4. 耳颞神经阻滞定位　在外耳道与颞下颌关节之间或近耳部的颧弓上缘约 10mm 的发际处,也可在颧弓中点下 10mm 处,触到颞浅动脉的搏动。在颞浅动脉搏动点的同一水平处进针,刺入深度约 5mm。

5. 舌神经阻滞定位　舌神经位于下牙槽神经的前方。在下颌最后磨牙的稍后方,仅被口腔黏膜所覆盖。术者可用左手示指深入口内,在下颌骨内侧面触及、压迫并固定该神经于下颌骨面,进针 10mm,注入局麻药即可阻滞该神经。

6. 下牙槽神经的阻滞定位　在下颌第三磨牙后,用左手示指先触及下颌支前缘,再向后约 15mm,此处应在下颌孔前方。经上、下磨牙咬合面平行处,在黏膜和下颌支内面之间缓缓进针 25~35mm,下颌磨牙和舌前部出现异感,注射局麻药即可(图 1-9)。

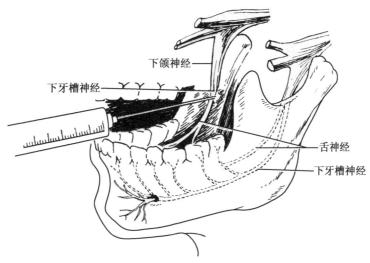

图 1-9　下牙槽神经的阻滞定位

二、面神经

面神经是混合性脑神经,其主要成分是运动纤维,支配面部的表情运动;次要成分为中间神经,含有躯体和内脏传入纤维及内脏的传出纤维,支配味觉和腺体(泪腺、唾液腺)的分泌(图 1-10)。

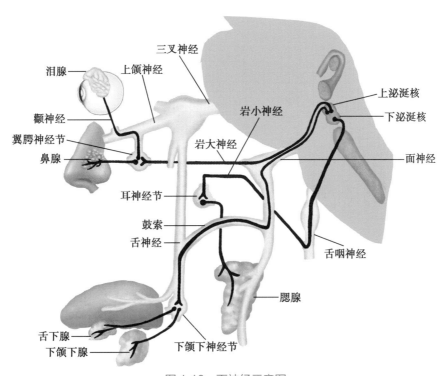

图 1-10　面神经示意图

1. 运动纤维　发自位于脑桥下部被盖腹外侧的面神经运动核,其纤维绕过展神经核背侧,再向前下行,于脑桥下缘邻近听神经处出颅。此后与听神经并行,共同经内耳孔进入内耳道,在内耳道底部,面神经与听神经分道,前者经面神经管下行,在面神经管转弯处横过膝状神经节,沿途分为镫骨神经和鼓索神经,最后经茎乳孔出颅,穿过腮腺,支配除咬肌和上睑提肌以外的所有面肌及颈阔肌、镫骨肌及耳部肌。

（1）颞支：多为 2 支，离开腮腺上缘后，斜越颧弓，支配额肌和眼轮匝肌上部。

（2）颧支：有 3~4 支，自腮腺前上方穿出，支配眼轮匝肌下部、颧肌及上唇肌。

（3）颊支：有 3~4 支，出腮腺前缘，支配颊肌和口唇周围肌肉。

（4）下颌缘支：仅 1 支，从腮腺下端穿出后，行于颈阔肌深面，越过面动、静脉的浅面，沿下颌骨下缘前行，支配下唇各肌肉及颏肌。

（5）颈支：由腮腺下端穿出，在下颌角附近至颈部，行于颈阔肌深面，并支配该肌。

2. 感觉纤维

（1）味觉纤维：是最主要的感觉纤维，支配舌前 2/3 味觉。起自舌前 2/3 味蕾，经舌神经进入鼓索神经，再经面神经干至膝状神经节，其中枢突形成面神经的中间神经，在运动支的外侧进入脑桥，终止于孤束核。从孤束核发出纤维交叉至对侧，位于内侧丘系内侧上行，终止于丘脑外侧核，再发出纤维终止于中央后回下部。

（2）一般感觉纤维：膝状神经节内有少量感觉神经元，接受来自鼓膜、内耳、外耳及外耳道皮肤的感觉冲动。这些纤维病变时则产生耳痛。

3. 副交感神经纤维　主要支配泪腺、舌下腺及下颌下腺的分泌。面神经的副交感神经发自脑桥的上泌涎核，经中间神经、鼓索支、舌神经，至颌下神经节，其节后纤维支配舌下腺及下颌下腺的分泌。支配泪腺分泌的纤维经中间神经取道于岩浅大神经，至翼腭神经节，其节后纤维支配泪腺的分泌。

4. 面部神经阻滞定位　面神经在颅外的行程中，因穿经腮腺而分为 3 段。其中第 1 段是面神经干从乳突孔穿出至进入腮腺前的一段，位于乳突与外耳道之间的切迹内，此段长 10~15mm，向前经过茎突根部的浅面。此段虽被腮腺覆盖，但尚未进入腮腺实质内，故可在此处暴露面神经主干，面神经阻滞亦可在此处进行。

面神经阻滞穿刺点在乳突前方 5mm 处，穿刺针方向与正中矢状面约 30°，针尖向内上方，深 25~40mm，达茎乳孔，针压面神经，则出现面神经麻痹。

（黄宇光）

# 第四章 颈 部

## 第一节 颈部结构概况

颈部是连接头部与躯体的重要部位,介于头、胸和上肢之间,以脊柱颈部为支架,前方正中有喉与气管颈段、咽与食管颈段、甲状腺及甲状旁腺等重要器官,两侧为纵向排列的大血管和神经等,胸膜顶和肺尖亦突入颈根部。在颈根部还有连接颈和上肢的大血管及神经。颈部的筋膜和疏松结缔组织特别发达,包绕颈部器官并形成筋膜鞘和筋膜间隙。颈部运动灵活,活动时其长度与器官的位置都会改变。头后仰时,颈前部拉长,颈段气管与皮肤接近,当头向一侧转动时,喉、气管随之向同侧移动,食管则移向对侧。

(一) 颈部的主要体表标志

1. 甲状软骨 位于舌骨下方,其上缘对应第 4 颈椎水平,此平面也是颈总动脉分叉处。甲状软骨前角上缘两板间的凹陷,为甲状软骨切迹,是颈部定位的重要标志。前正中线上的突起称为喉结。成年男性尤为明显,女性及小儿不明显(图 1-11)。

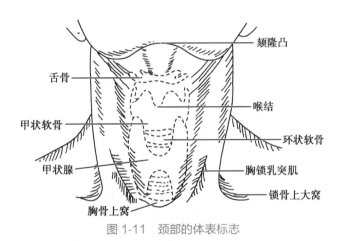

图 1-11 颈部的体表标志

2. 环状软骨 位于甲状软骨的下方,环状软骨弓平对第 6 颈椎水平,是喉与气管、咽与食管的分界标志,也是计数气管环的标志。

3. 胸锁乳突肌 斜列于颈部两侧,是颈部分区的重要标志。该肌起始端两头之间有一凹陷,称为锁骨上小窝。该窝位于胸锁关节的上方,其深面左侧有颈总动脉,右侧为头臂干分叉处。

4. 颈动脉结节 即第 6 颈椎横突前结节,位于环状软骨的两侧,相当于胸锁乳突肌前缘中点的深处,在此处的前方有颈总动脉走行,将颈总动脉向后压于此结节,可暂时阻断颈总动脉的血流。

5. 舌骨 位于颏隆凸下后方和喉的上方,其后方适对第 3、4 颈椎椎间盘平面,舌骨体的两侧可扪到舌骨大角,是手术寻找和结扎舌动脉的标志。

6. 锁骨上大窝 又称肩胛舌骨肌锁骨三角,位于锁骨中 1/3 的上方,窝底可扪及锁骨下动脉的搏动,锁骨上大窝的上外侧有臂丛神经通过,是锁骨上臂丛神经阻滞的穿刺部位。

7. 胸骨上窝 位于胸骨颈静脉切迹上方的凹陷处,是触诊气管的部位。

(二) 颈部的主要血管、神经及胸膜顶的体表投影

1. 颈总动脉及颈外动脉 相当于下颌角与乳突尖端连线的中点,右侧至胸锁关节、左侧至锁骨上小窝

之间的连线,此连线以甲状软骨上缘为分界标志,其上为颈总动脉的投影,其下为颈外动脉的投影。

2. 锁骨下动脉 相当于自胸锁关节向外上至锁骨上缘中点的弧线,线的最高点距锁骨上缘约 1cm。

3. 颈外静脉 位于下颌角至锁骨中点的连线上,是小儿静脉穿刺的常用部位。

4. 副神经 自乳突尖与下颌角连线中点,经胸锁乳突肌后缘上、中 1/3 交点,至斜方肌前缘中、下 1/3 交点的连线。

5. 神经点 为颈神经丛皮支浅出颈筋膜的集中点,约在胸锁乳突肌后缘中点处,是颈部皮肤浸润麻醉的阻滞点。

6. 臂丛神经 由胸锁乳突肌后缘中、下 1/3 交点至锁骨中、外 1/3 交点稍内侧的连线,相当于臂丛神经中、上干的投影。

7. 胸膜顶及肺尖 位于锁骨内 1/3 的上方,其最高点距锁骨上方 2~3cm,在颈根部施行臂丛神经阻滞时,应避免在锁骨内侧 1/3 上方进针,防止发生气胸。

8. 其他 气管切开和环甲膜穿刺体表标志、层次,见下文"气管颈部毗邻"。

# 第二节 颈部血管

(一) 颈部主要动脉分布定位

1. 颈总动脉 是头颈部的主要动脉干。左侧起于主动脉弓,右侧发自头臂干。左、右颈总动脉均经胸锁关节后方上升,至甲状软骨上缘高度,分为颈内动脉和颈外动脉两大终支。颈总动脉内侧邻食管颈段、气管颈段、喉和甲状腺;外侧邻颈内静脉。动、静脉的后方有迷走神经,它们共同包于颈动脉鞘内。颈总动脉下段前方有胸锁乳突肌和舌骨下肌群等覆盖;上段位于颈动脉三角内,位置较浅表,仅有颈浅筋膜、颈阔肌及颈深筋膜浅层被覆,在此处可触及该动脉搏动(图 1-12)。

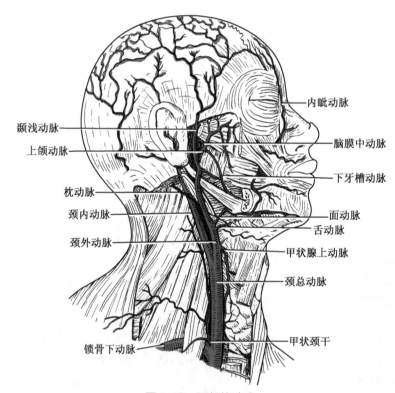

图 1-12 颈部的动脉

颈总动脉的末端和颈内动脉起始处稍膨大称颈动脉窦,窦壁有压力感受器,可感受动脉血压升高的刺激,反射性地引起心率减慢、末梢血管扩张、血压降低。临床上有时可遇到颈动脉窦过敏患者,当此处受到轻微压力时,可引起心跳减慢、血压下降甚至失去意识。在颈内、外动脉分叉处后方有颈动脉小球,是一个扁椭圆形小体,为化学感受器,可感受血中二氧化碳浓度的变化,反射性地引起呼吸加深、加快。

2. 颈外动脉　平甲状软骨上缘自颈总动脉发出,起始处位于颈内动脉的前内侧,垂直上升时逐渐转至颈内动脉的前外侧。在颈动脉三角内,颈外动脉依次向前发出甲状腺上动脉、舌动脉和面动脉,向后发出枕动脉,从颈外动脉起始处的内侧发出咽升动脉。同侧颈外动脉分支之间和颈外动脉与颈内动脉、锁骨下动脉的许多分支之间有较丰富的动脉吻合。头面部大出血或口腔颌面部大手术时,为了防止出血过多,常选择在甲状腺上动脉与舌动脉之间行颈外动脉结扎术。

3. 颈内动脉　在颈动脉三角内,自颈总动脉分出后,垂直上升至颅底,经颈动脉管由破裂孔入颅,主要分布于脑和视器。颈内动脉在颈部无分支,可与颈外动脉相区别。

4. 锁骨下动脉　右侧起于头臂干,左侧发自主动脉弓。斜越胸膜顶前面,向外穿过斜角肌间隙至第1肋外侧缘续于腋动脉。该动脉常以前斜角肌为界将其分为三段:第1段位于前斜角肌内侧,胸膜顶的前上方;第2段在前斜角肌的后方;第3段位于前斜角肌外侧至第1肋的外侧缘。锁骨下动脉的主要分支有椎动脉、胸廓内动脉、甲状颈干和肋颈干。

(二) 颈部主要静脉、淋巴回流去向及定位

1. 颈内静脉　是颈部最粗大的静脉干,由颅内乙状窦直接延续而来,沿颈总动脉外侧下行,在胸锁关节后方与锁骨下静脉汇合成头臂静脉,汇合处的夹角称为静脉角,左侧有胸导管注入,右侧有右淋巴导管注入。颈内静脉的属支自上而下依次有面静脉、舌静脉和甲状腺上、中静脉。该静脉在颈动脉鞘内,其静脉壁与颈深筋膜及其邻近的肌腱相连,致使静脉管腔经常处于开放状态,有利于血液回流。当颈内静脉损伤时,由于静脉管腔不易闭合,以及胸膜腔负压对静脉血的吸引,有导致空气栓塞的危险(图1-13)。

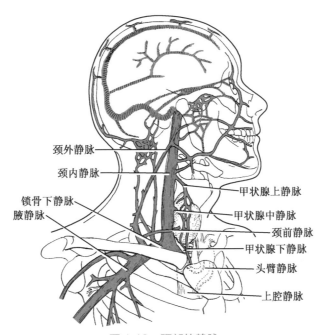

图 1-13　颈部的静脉

颈内静脉常作为深静脉穿刺置管入路,以测定中心静脉压、肺动脉压,还可作为全胃肠外高营养疗法、建立体外循环的重要途径,现已广泛运用于临床。因右颈内静脉较粗,并与右头臂静脉、上腔静脉几乎成一条直线,且接近右心房,右侧胸膜顶又低于左侧,为避免损伤胸导管,临床上多选择右侧颈内静脉穿刺置管。

颈内静脉的体表定位常以胸锁乳突肌、颈总动脉搏动点及锁骨为标志,又以甲状软骨上缘水平为界将颈内静脉分为三段:甲状软骨上缘水平以上为上 1/3 段,以下为中 1/3 段和下 1/3 段。上、中、下各段的外径分别为 1.20cm、1.39cm 和 1.46cm。颈内静脉上段位置较浅表,与颈总动脉、颈内动脉的距离较近,并有部分重叠,故不宜在此段穿刺;中段位于胸锁乳突肌锁骨头前部的深面,此段静脉的中点与该肌前缘的距离为 0.79cm,与该肌外侧缘的距离为 1.27cm,并居颈总动脉的外前方,临床上常选择在此动脉搏动点外侧 0.5~1.0cm 平喉结处行颈内静脉穿刺置管。亦可在胸锁乳突肌外侧缘中、下 1/3 交点处向胸骨上窝的方向穿

刺;颈内静脉下段位于胸锁乳突肌起始端的两个头与锁骨上缘围成的小三角内(锁骨上小窝)。故锁骨上小窝和胸锁关节均为确定颈内静脉下段的标志。

2. 颈外静脉　是颈部最大的浅静脉,由下颌后静脉的后支与耳后静脉在下颌角附近汇合而成,经胸锁乳突肌的表面向后下方斜行,至该肌的下后缘,穿经颈后三角,在锁骨上方约 2.5cm 处穿深筋膜注入锁骨下静脉或静脉角。颈外静脉管径粗大(0.75cm),其浅面仅被皮肤、浅筋膜及颈阔肌覆盖,位置浅表且恒定,故常选该静脉穿刺置管或婴幼儿麻醉时,作静脉开放输液及采血的部位。颈外静脉末端的管腔内虽有一对瓣膜,但不能阻止血液逆流,当上腔静脉血回流受阻时,可引起颈外静脉扩张。

3. 锁骨下静脉　第 1 肋的外侧缘由腋静脉延续而成,至胸锁关节的后方与颈内静脉合成头臂静脉。锁骨下静脉的前面有锁骨和锁骨下肌,后上方与锁骨下动脉相邻,两者之间隔以前斜角肌,内后方为胸膜顶。在锁骨内后方的该段锁骨下静脉平均长度为 4.8cm,外径平均为 1.2cm。由于锁骨下静脉管径粗,其管壁与颈部筋膜、第 1 肋骨膜、前斜角肌筋膜鞘等结构附着,因而位置固定,是静脉穿刺、放置导管的良好部位。因此,临床常选择在胸锁乳突肌锁骨头的外侧缘与锁骨上缘相交角的尖部向外 0.5~1.0cm 处进针,或在锁骨中点下方内侧 1~2cm 处,相当于锁骨内、中 1/3 交点的稍外侧进针,行锁骨下静脉穿刺置管,可用于长期输液、心导管插管及中心静脉压测定等。

4. 胸导管　是全身最大的淋巴管,是收集淋巴液进入淋巴循环的重要器官。通常起于第 1 腰椎前方的乳糜池,向上穿过膈的主动脉裂孔进入胸腔。在食管后方沿脊柱的右前方上行,至颈根部呈弓状弯向左侧注入左静脉角。

# 第三节　颈部神经

(一)颈丛神经组成与位置

1. 组成与位置　颈丛神经由第 1~4 颈神经的前支组成,依次互相吻合成三个神经袢并发出分支。颈丛神经位于肩胛提肌和中斜角肌的前方,第 1~4 颈椎的前外侧,胸锁乳突肌的深面(图 1-14)。

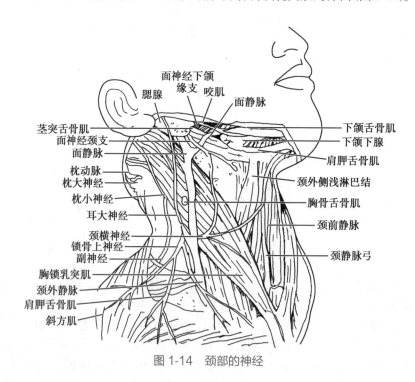

图 1-14　颈部的神经

2. 颈丛神经分支　颈丛神经分支分为浅、深 2 支。

(1)颈丛神经浅支:有 4 个分支,从胸锁乳突肌后缘中点处穿出,该处称神经点。颈丛神经皮支离开神经点后,分别呈升、横、降走行,呈放射状分布。枕小神经来自第 2~3 颈神经前支,绕过副神经,沿胸锁乳突肌后缘上行,分布于枕部皮肤。耳大神经来自第 2~3 颈神经前支,为颈丛神经皮支的最大分支,沿胸锁乳突肌表面向前上方走行,分支分布于耳郭和腮腺区的皮肤。颈横神经来自第 2~3 颈神经前支,横越胸锁乳突肌中部表面向前走行,分布于颈前区的皮肤。锁骨上神经来自第 3~4 颈神经前支,分内侧、中间和外侧 3 支,越过锁骨浅出,分布至颈前外侧部、胸上部(第 2 肋以上)和肩部的皮肤。

(2) 颈丛神经深支:支配颈部深肌、肩胛提肌、舌骨下肌群和膈。其中,第 1 颈神经前支的部分纤维伴随舌下神经走行,然后在颈动脉鞘前面离开舌下神经下降为颈袢上根;第 2~3 颈神经前支的纤维经过联合,发出降支,称为颈袢下根。上、下根平环状软骨弓高度,在颈动脉鞘浅面合成颈袢,由颈袢发出分支支配舌骨下肌群的上、下部,故在甲状腺手术需切断舌骨下肌群时,多在肌群的中部进行,以免损伤神经。

(3) 颈丛神经阻滞

1) 颈丛神经深支阻滞(3 点定位法):在胸锁乳突肌后缘中点和颈外静脉相交处即为第 4 颈椎横突穿刺点;乳突尖下方 1.5cm,胸锁乳突肌后缘定为第 2 颈椎穿刺点;第 2 颈椎与第 4 颈椎连线中点即为第 3 颈椎穿刺点。深丛阻滞也可以单独选第 4 颈椎横突一点法。

2) 颈丛神经浅支阻滞:在第 4 颈椎垂直皮肤进针,遇有轻度筋膜落空感即达胸锁乳突肌的肌膜下,朝向浅丛神经的走行方向呈扇形阻滞(图 1-15)。

(二) 臂丛神经的组成、位置及阻滞定位

1. 臂丛神经的组成　臂丛神经是由第 5~8 颈神经及第 1 胸神经的前支组成,臂丛神经 5 条神经根在锁骨下动脉的上方,共同经过斜角肌间隙向外下方走行,其中第 5~6 颈神经合成上干,第 7 颈神经延续为中干,第 8 颈神经及第 1 胸神经合成下干。各神经干均分成前、后两股,在锁骨中点后方进入腋窝。5 根、3 干、6 股组成臂丛神经锁骨上部。

2. 臂丛神经的位置　臂丛神经锁骨上部包括臂丛神经的根、干和股,各条神经根分别经相应椎间孔穿出,其中第 5~7 颈神经前支沿相应横突的脊神经沟走行,在椎动脉的后方,通过斜角肌间隙。臂丛神经上、中、下 3 干位于颈外侧区下部,各股位于锁骨后方。臂丛神经 3 干经过前中斜角肌间隙和锁骨下血管一起由椎前筋膜包绕,故称为锁骨下血管周围鞘。鞘与血管之间为锁骨下血管旁间隙。

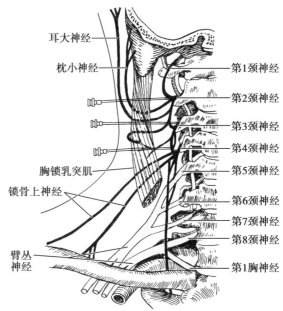

耳大神经
枕小神经
胸锁乳突肌
锁骨上神经
臂丛神经

第1颈神经
第2颈神经
第3颈神经
第4颈神经
第5颈神经
第6颈神经
第7颈神经
第8颈神经
第1胸神经

图 1-15　颈部的神经阻滞

3. 臂丛神经的阻滞定位　见本篇第九章。

(三) 迷走神经、副神经、舌下神经位置关系及其分布与分支

1. 迷走神经　为分布范围最广、行程最长的一对脑神经,含有内脏感觉、内脏运动和躯体感觉、躯体运动 4 种纤维成分。经颈静脉孔出颅,在颈静脉孔内及稍下方处,有膨大的上、下神经节。迷走神经干在颈部行于颈动脉鞘内,于颈内动脉、颈总动脉与颈内静脉之间的后方下行,至胸廓上口入胸腔。在颈动脉三角内迷走神经分出喉上神经和心支,喉上神经内支穿过甲状舌骨膜进入喉内,支配声门裂以上喉黏膜的感觉。外支支配环甲肌和咽下缩肌。心支参与心丛的组成。迷走神经在颈部还有咽支、耳支和脑膜支等分支。

2. 副神经　自颈静脉孔出颅后,经二腹肌的深面和颈内静脉的前外侧,在乳突尖端下方约 3.5cm 处,发出分支支配胸锁乳突肌,并在该肌的后缘上、中 1/3 交点进入枕三角,最后经斜方肌前缘中、下 1/3 交界处进入该肌。在枕三角内,沿肩胛提肌的表面走行,此段位置浅表,紧贴颈筋膜浅层,周围有副神经淋巴结排列。

3. 舌下神经　是运动性神经,穿过舌下神经管出颅,经二腹肌后腹的深面进入颈动脉三角内,在颈内动脉及颈外动脉的浅面,发出颈袢上根(为第 1 颈神经前支的部分纤维)参与颈袢的组成。主干向前上方走行,沿舌骨舌肌表面进入舌,支配舌内肌和舌外肌。

(四) 颈交感干及颈上、颈中、颈下神经节(星状神经节)的位置

颈交感干位于颈椎横突的前方,颈动脉鞘和椎前筋膜的后方,由颈上、中、下交感神经节及其节间支组成。

1. 颈上神经节　是交感干上最大的神经节,呈梭形,位于第 2、3 颈椎横突前方。

2. 颈中神经节　是颈交感干神经节中最小的神经节,位于第 6 颈椎横突处,其形态位置变异较多,有时缺如。

3. 颈下神经节　位于第 7 颈椎横突与第 1 肋颈的前方,椎动脉的后方,大多数(约占 62%)与第 1 胸神经节融合,组成星状神经节(又称颈胸神经节)。该神经节毗邻关系复杂,其下前方有锁骨下动脉的第 1 段、椎动脉的起始部及胸膜顶,后外方有肋颈干,前内侧有胸导管。

## 第四节　气管插管经喉与气管颈部的解剖

(一) 喉的解剖

喉是呼吸通道和发音的主要器官。它以软骨作支架,软骨间以关节、韧带和肌肉连接。喉位于颈前正中,其上界为会厌上缘,下界为环状软骨下缘,成人相当于第 3~6 颈椎的高度。喉的前方被覆皮肤、颈筋膜和舌骨下肌群,两侧有颈部大血管(颈总动脉、颈内静脉等)和迷走神经、颈交感干、甲状腺侧叶等。其上方借韧带和肌肉连于舌骨,下方借胸骨甲状肌固定于胸骨,故当吞咽和发音时,喉可上、下移动。

1. 喉的软骨　喉的软骨包括不成对的甲状软骨、环状软骨、会厌软骨和成对的杓状软骨、小角软骨及楔状软骨(图 1-16)。

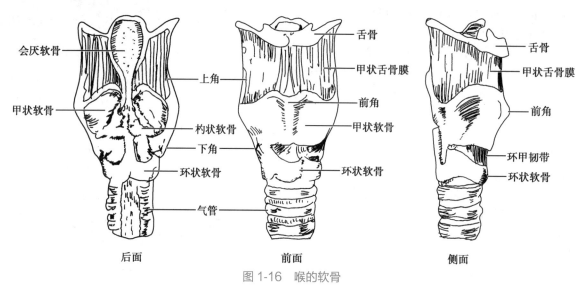

图 1-16　喉的软骨

2. 喉腔　喉腔以喉软骨为支架,内覆黏膜构成的腔隙,上经喉口通喉咽,下方在环状软骨下缘与气管相接。喉口朝向后上方,由会厌上缘、杓会厌襞和杓间切迹围成(图 1-17)。

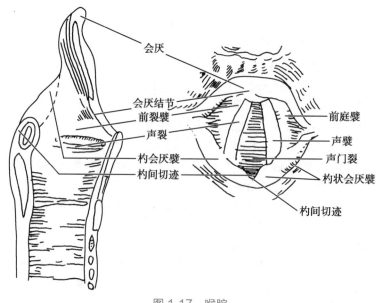

图 1-17　喉腔

喉腔的两侧壁上、下各有一对喉黏膜形成的皱襞,上方的一对称前庭襞,活体呈粉红色,两侧前庭襞之间的裂隙称前庭裂。下方的一对为声襞,活体颜色较白,两侧声襞及杓状软骨基底部之间的裂隙称声门裂,或称声门,是成人喉腔最狭窄的部位,成年男性长约 2.3cm,女性长约 1.7cm。声门裂可分为声襞间的膜间部和杓状软骨间的软骨间部,膜间部约占声门裂的 2/3,软骨间部约占 1/3。

喉腔以前庭襞和声襞为界分为喉前庭、喉中间腔和声门下腔三部分。喉口与前庭裂之间称喉前庭,前庭裂与声门裂之间的部分称喉中间腔,喉中间腔向两侧突出的囊性间隙称喉室,声门裂以下的部分称声门下腔。声门下腔的黏膜下组织较疏松,炎症时易发生水肿。小儿的喉腔较窄,常因水肿而引起喉阻塞,导致呼吸困难。

临床上用间接喉镜检查时,在喉口可见前方的会厌、后方的杓状软骨间切迹,还可见到两侧的杓状会厌襞及喉口两侧的梨状隐窝。通过喉口可见到位于声襞外上方的前庭襞,呈淡红色,边缘较厚。通过前庭襞可见到声襞,颜色呈白色,表面光滑,边缘菲薄。在平静呼吸时,声门裂膜间部呈三角形,软骨部近似长方形。深呼吸时,因声带突的外转而使整个声门裂呈菱形,此时可见到其下方的气管软骨环。当发音时,两侧声带均变紧张,并相互靠近,声门裂膜间部呈窄裂隙状。

3. 喉的动脉和神经

(1)喉上动脉和环甲动脉:为甲状腺上动脉的分支,行于甲状舌骨肌的深面,与喉上神经内支伴行,穿过甲状舌骨膜,进入喉内营养喉腔黏膜和喉肌。环甲动脉与喉上神经外支伴行自环甲膜上部入喉。

(2)喉下动脉:自甲状腺下动脉发出,与同名神经伴行,在环甲关节的后方入喉。在喉上、下动脉间及与同名动脉分支之间相互吻合。

(3)喉的神经:主要来自迷走神经的分支喉上神经和喉返神经(图 1-18)。

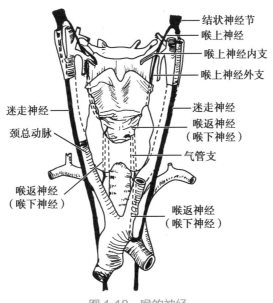

图 1-18　喉的神经

1)喉上神经:自迷走神经发出,在咽外侧沿颈内动脉后内侧下行,至舌骨大角平面分为喉内、外支。喉内支在舌骨大角处转向内前方,伴喉上动脉穿过甲状舌骨膜进入喉内,支配声门裂以上喉黏膜的感觉。因会厌喉面黏膜的感觉亦受喉上神经内支支配,临床上在用直喉镜片挑起会厌压迫其喉面时,易诱发喉痉挛及咳嗽,但会厌舌面黏膜由舌咽神经舌支支配,故使用弯喉镜片插入会厌根部刺激会厌舌面时,不易导致喉痉挛及咳嗽。喉上神经外支伴随甲状腺上动脉行向前下方,在甲状腺侧叶上极的上方约 1cm 处,神经与动脉分开,即转向内侧分支支配环甲肌和咽下缩肌。

2)喉返神经:是迷走神经的重要分支,左喉返神经发出位置较低,绕过主动脉弓,右喉返神经发出位置略高,绕过右锁骨下动脉。左、右喉返神经均沿气管食管沟上行,经甲状腺侧叶的背面、环甲关节的后方入喉,分支支配除环甲肌以外的所有喉肌的运动和声门裂以下喉黏膜的感觉。喉返神经入喉前均经两侧环甲关节的后方,故甲状软骨下角是确定喉返神经的重要标志。

喉返神经在甲状腺侧叶下极的后面与甲状腺下动脉之间有复杂的交叉关系。因此,甲状腺次全切除术时,应远离甲状腺下极结扎该动脉,以免伤及喉返神经,导致声音嘶哑。由于右侧喉返神经行程较短,位置浅表,多行于动脉前方与之交叉,故右侧喉返神经损伤的机会多于左侧,应加以注意。

（二）气管颈部的位置、毗邻

1. 形态与位置　气管由16~20个"C"形气管软骨环及连接各环间的环韧带构成,气管软骨后方的缺口由结缔组织和平滑肌构成的膜壁所封闭,其上端接环状软骨下缘(相当于第6颈椎的平面),向下至胸骨角平面(平对第4胸椎椎体下缘)分为左、右主支气管,气管分叉处称为气管杈。气管全长成年男性平均为11.1cm,女性平均为10.9cm。管腔内横径男性平均为1.7cm,前后径平均为1.5cm;女性横径平均为1.4cm,前后径平均为1.3cm。自上切牙至气管隆嵴的距离男性为26~28cm,女性为24~26cm,婴儿约为10cm。气管的长度和管径男性均大于女性,成人均大于小儿。

2. 气管颈部毗邻　气管颈部始于环状软骨下缘至胸骨颈静脉切迹处,以下续于气管胸部。气管颈段位置浅表,其前面由浅入深为皮肤、浅筋膜、颈筋膜浅层、胸骨上间隙及颈静脉弓、舌骨下肌群和气管前筋膜。甲状腺峡部横过第2~4气管软骨,峡部的下方有甲状腺下静脉、甲状腺奇静脉丛及甲状腺最下动脉(仅10.3%)。

（三）气管切开和环甲膜穿刺术的体表标志及层次

行气管切开术时应先分离气管前软组织,还应推开甲状腺峡部。在行低位气管切开术时,应注意不要伤及颈静脉弓、甲状腺奇静脉丛和甲状腺最下动脉。颈部气管的两侧毗邻甲状腺侧叶和颈动脉鞘,后方与食管毗邻,两者之间的气管食管沟内有喉返神经走行。气管具有一定的活动度,当头转向一侧时,气管随之转向同侧,食管则稍微转向对侧。当头后仰时,气管可上升1.5cm左右。

颈部有2个隆起,一个隆起是甲状软骨(俗称喉结),第二个隆起是环状软骨,在这2个隆起之间的凹陷处就是环甲膜。环甲膜是喉弹性膜的一部分,位于环状软骨弓上缘和甲状软骨上缘之间。在颈前部,该区域位置较表浅,无重要的血管、神经通过。通过该区,可直接进入声门下,是迅速解除气道阻塞的捷径。

环甲膜穿刺,在局麻或无麻醉下,嘱患者仰卧,固定喉部,用左手示指摸清甲状软骨下缘和环状软骨上缘,再用中指和拇指固定甲状软骨翼板,在甲状软骨和环状软骨之间以20G(或更粗)针头经皮垂直刺入,随之有气体或痰液喷出。但因针头管腔有限,环甲膜穿刺显然达不到建立有效呼吸通道的要求,只能起到缓解作用。如果穿刺针管腔直径达4mm以上,则能达到较好效果。为了增加有效的气体通道,有时可用2个及以上针头进行穿刺。

还可用专用的环甲膜穿刺刀,经皮肤直接刺入或在皮肤做小切口后再刺入,并留置特制配套的小套管。因小套管管径较大,故通气量也较理想。

注意事项:小儿喉腔小,喉软骨软,穿刺时忌用暴力,否则会引发喉痉挛或刺伤喉腔后壁。此外,穿刺针不能接高频喷气,否则在呼吸道未完全通畅之前,会造成呼吸道内压力升高,有可能引起肺泡破裂导致气胸。

（马　璨　李文志）

# 第五章 胸 部

## 第一节 胸部的体表标志

胸部上界自经颈静脉切迹、胸锁关节、锁骨上缘、肩峰至第 7 颈椎棘突的连线与颈部分界。下界相当于胸廓下口,自剑突向两侧沿肋弓、第 11 肋前端、第 12 肋下缘至第 12 胸椎棘突与腹部分界。两侧上部以三角肌前、后缘上部和腋前、后襞下缘与胸壁相交处的连线与上肢分界。由于膈向上隆凸,腹腔上部的器官被胸壁下部所遮盖,故此部外伤时,有可能累及腹腔器官。胸膜顶、肺尖和小儿胸腺向上突入颈根部,故在颈根部穿刺、手术和臂丛神经麻醉时应注意保护这些器官。

### 一、体表标志

1. 颈静脉切迹(jugular notch) 为胸骨柄上缘横向凹陷,平对第 2、3 胸椎之间。

2. 胸骨角(sternal angle) 为胸骨柄与胸骨体连接处,可摸到的一个向前突出的横嵴。胸骨角相当于第 4 胸椎椎体下缘的水平,两侧平对第 2 肋,是计数肋骨的标志。胸骨角平面是平对主动脉弓起止端、气管杈、食管第二狭窄处、胸导管由右向左行的部位,也是上、下纵隔分界的标志。

3. 剑突(xiphoid process) 上端接胸骨体处称剑胸结合,平第 9 胸椎。剑胸结合的两侧与第 7 肋软骨相连,下端游离。

4. 锁骨(clavicle)和锁骨下窝(infraclavicular fossa) 锁骨全长均可触及,其中、外侧 1/3 段交界处下方的凹陷为锁骨下窝,在窝内锁骨下方一横指处,可摸到肩胛骨喙突,该窝深处有腋血管和臂丛神经通过。

5. 肋弓(costal arch) 由第 8~10 对肋的前端借助肋软骨与上位肋软骨连接,形成肋弓。自剑突两侧向外下易触及,是肝、脾的触诊标志,其最低点平第 2、3 腰椎之间。左、右肋弓在中线形成向下的胸骨下角,呈 70°~110°,剑突与肋弓构成剑肋角,胸骨下角又被剑突分为左、右剑肋角,左剑肋角是心包穿刺的常用部位。

6. 乳头(papilae) 男性乳头一般在锁骨中线与第 4 肋间隙交界处,女性乳头的位置随乳房的形态不同而有所改变。

7. 胸大肌(pectoralis major) 覆盖胸前壁的大部,可触及胸大肌的下缘。

8. 肩胛骨下角(inferior angle of scapula) 上肢下垂时,平对第 7 肋或第 7 肋间隙,为计数肋骨的标志。

### 二、标志线

1. 前正中线(anterior median line) 为通过胸骨正中所作的垂线。

2. 胸骨线(sternal line) 为沿胸骨最宽处外侧缘所作的垂线。

3. 锁骨中线(midclavicular line) 是通过锁骨中点向下所作的垂线。

4. 胸骨旁线(parasternal line) 为胸骨线至锁骨中线中点所作的垂线。

5. 腋前线(anterior axillary line) 为沿腋前襞与胸壁交界处所作的垂线。

6. 腋后线(posterior axillary line) 为沿腋后襞与胸壁交界处所作的垂线。

7. 腋中线(midaxillary line) 为通过腋前、后线中点所作的垂线。

8. 肩胛线(scapular line) 为两臂下垂,通过肩胛骨下角所作的垂线。

9. 后正中线(posterior median line) 相当于各椎骨棘突所作的垂线(图 1-19)。

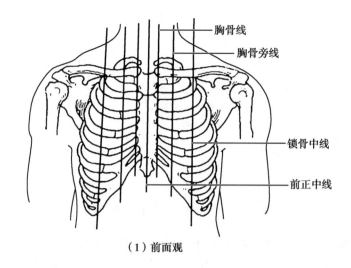

（1）前面观

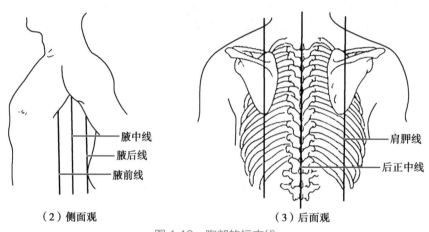

（2）侧面观　　　　　　　　　　　（3）后面观

图 1-19　胸部的标志线

# 第二节　胸　壁

　　胸壁可分为胸前区、胸外侧区和胸背区。胸前区位于前正中线和腋前线之间；胸外侧区介于腋前、后线之间；胸背区位于腋后线和后正中线之间。

　　胸前外侧壁分浅、深两层。浅层结构包括皮肤、浅筋膜（内含女性乳房）。深层结构包括深筋膜、胸廓外肌层、胸廓、肋间肌、肋间隙、胸廓内血管、胸内筋膜和壁胸膜等。胸膜腔手术入路须切开皮肤、浅筋膜、深筋膜、胸廓外肌层、肋间肌、肋骨、胸内筋膜和壁胸膜（图 1-20）。

## 一、浅层结构

　　1. 皮肤　胸前外侧壁的皮肤较薄，除胸骨区移动性较小外，其他区有较大的活动性。

　　2. 浅筋膜　浅筋膜内含脂肪、浅血管、浅淋巴管、皮神经和乳腺。浅动脉主要来源于胸廓内动脉、肋间后动脉和胸肩峰动脉的分支。静脉相互吻合成静脉网，汇入胸腹壁静脉及上述动脉的伴行静脉。

　　（1）血管：胸廓内动脉的穿支，在距胸骨侧缘约 1cm 处穿出，分布于胸前区内侧部的皮肤和浅筋膜。其第 2~6 穿支还分布于女性乳房。肋间后动脉的前、外侧皮支及胸肩峰动脉的终支分布于胸前、外侧区的皮肤及浅筋膜。

　　胸腹壁静脉（thoracoepigastric vein）起于脐周静脉网，沿腹前外侧壁向上外至胸前外侧壁，收集腹壁上部、胸前外侧区浅层的静脉血，经胸外侧静脉注入腋静脉。此静脉是沟通上、下腔静脉的重要通道之一。

　　（2）淋巴管：胸壁浅淋巴管主要汇入腋淋巴结。

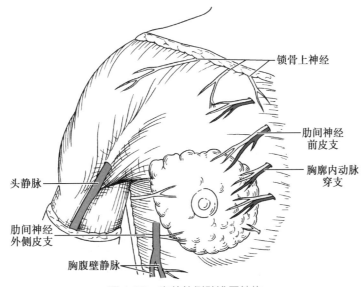

图 1-20 胸前外侧壁浅层结构

　　(3)皮神经:胸部皮神经来源于颈丛神经和上6对肋间神经的分支。主要有锁骨上神经(supraclavicular nerve)、肋间神经的外侧皮支和前皮支。锁骨上神经有3~4支,是颈丛神经的分支,从颈丛神经发出后沿颈部向下跨过锁骨前,分布于胸壁上部和肩部皮肤,相当于胸前外侧壁第2肋以上的皮肤。第2~7肋间神经的外侧皮支和前皮支分别在腋前线和胸骨两侧分布至皮下。

　　3. 乳房

　　(1)位置和形态:成年女性的乳房位于胸前壁,相当于第2~6肋高度,内侧缘可达胸骨旁线,外侧缘接近腋中线,外上角可延伸向腋前线,称为乳房尾部。成年女性未产妇的乳房呈半球形,老年时乳房萎缩,乳房中央有乳头,通常在第4肋间隙或第5肋间隙与锁骨中线相交处,男性位置较固定,女性因发育和年龄而有所差异,乳头周围色素较多的皮肤区为乳晕,其表面有较多小隆起,深面为乳晕腺,可分泌脂性物质润滑乳头。乳头和乳晕的皮肤较薄,易损伤(图1-21)。

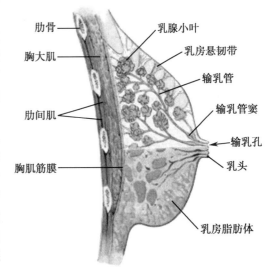

图 1-21 女性乳房的矢状面

　　(2)结构:乳房由皮肤、乳腺、脂肪和纤维组织等构成。其内部结构犹如一棵倒长的小树。乳腺被结缔组织分隔为15~20个乳腺叶,每个腺叶内又可分若干小叶。每个乳腺叶有一条输乳管,在近乳头处膨大为输乳管窦,其末端变细,开口于乳头。乳腺叶和输乳管以乳头为中心呈放射状排列,故乳腺脓肿切开宜做放射状切口。乳腺周围有许多结缔组织纤维束,一端连于皮肤和浅筋膜浅层,另一端连于浅筋膜深层,称乳房悬韧带或 Cooper 韧带,它们对乳腺起固定作用。乳腺癌时,由于韧带两端固定,无伸展性,淋巴回流受阻引起乳房肿胀;同时乳腺局部的纤维组织增生,乳房悬韧带变短,使皮肤形成许多小的凹陷,导致皮肤呈橘皮样外观,乳房可被固定在胸大肌上。

　　(3)淋巴回流:乳房淋巴管分为浅、深2组,彼此广泛吻合。浅组位于皮内和皮下,深组位于乳腺周围的间隙和输乳管内。

　　乳房淋巴回流主要注入腋淋巴结,引流方向主要有6个途径:①乳房外侧和上部大部分淋巴液经胸大肌外侧缘淋巴管引流至腋窝淋巴结,再流向锁骨下淋巴结;②乳房上部部分淋巴液可不经腋窝直接经穿过胸大肌的淋巴管流入锁骨下淋巴结,继而汇入锁骨上淋巴结;③一部分乳房内侧淋巴液经肋间淋巴管流向胸骨旁淋巴结,继而引流至锁骨上淋巴结;④两侧乳房借广泛吻合的浅淋巴管网相互交通,一侧乳房的淋巴液可流向对侧;⑤乳房深部淋巴网可与腹直肌鞘和肝镰状韧带的淋巴管相通,从而使乳房深部的淋巴液引流向肝脏;⑥乳房淋巴管有时直接注入颈深下淋巴结(图 1-22)。

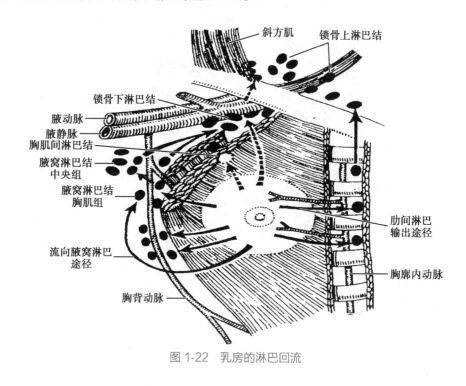

图 1-22 乳房的淋巴回流

## 二、深层结构

1. **深筋膜** 胸部深筋膜分浅层、深层。浅层覆盖于胸大肌表面,其上缘附着于锁骨,向下移行于腹部深筋膜,向内与胸骨筋膜相连,向后与胸背深筋膜浅层相连。深层位于胸大肌深面,上方包括锁骨下肌,向下形成位于喙突、锁骨下肌与胸小肌上缘之间的锁胸筋膜,继而包被胸小肌。锁胸筋膜深面有胸内、外侧神经和胸肩峰动、静脉的分支穿出至胸大、小肌,头静脉和淋巴管穿此筋膜进入腋腔(图 1-23)。

2. **胸廓外肌层** 胸前外侧区肌层包括胸肌和部分腹肌。由浅至深大致分为 4 层:第 1 层为胸大肌、腹外斜肌和腹直肌的起始部;第 2 层为胸小肌、锁骨下肌和前锯肌;第 3 层为肋间肌;第 4 层为贴于胸廓内面的胸横肌。

3. **肋间隙** 肋间隙是指肋与肋之间的间隙,12 对肋形成 11 对肋间隙,内有肋间肌、血管、神经和结缔组织膜。肋间隙的宽窄不一,前部较后部宽,上位肋间隙较下位肋间隙宽,并随体位变化(图 1-24)。

(1)肋间肌:由外至内分为肋间外肌、肋间内肌和肋间最内肌。肋间外肌(intercostales externi)后端始于肋结节,至肋软骨交界移行为肋间外膜,肌纤维自后上方斜向前下方。肋间内肌(intercostales interni)自胸骨侧缘起,至肋角处移行为肋间内膜,肌纤维自后下方斜向前上方。肋间最内肌(intercostales intimi)仅存在于肋间隙中 1/3 部,肋间内肌深面,肌纤维走向与肋间内肌一致。

(2)肋间血管:第 1~2 肋间隙的动脉来自锁骨下动脉的肋颈干,第 3~11 肋间隙的动脉来源于肋间后动脉(posterior intercostal artery),肋间后动脉及肋下动脉均由胸主动脉发出,与同名静脉和肋间神经伴行于肋间隙内(图 1-24)。在肋角附近,肋间血管和神经各分为上、下两支,下支较小,沿下位肋骨上缘前行,上支较大,沿肋沟前行。肋间后血管和肋间神经在肋角内侧的排列顺序不恒定。在肋角前方的肋间沟内,三者排列顺序自上而下为静脉、动脉和神经。肋间后动脉的上、下支在肋间隙前部与胸廓内动脉的肋间分支吻合,在每一肋间隙形成动脉环,分支供应胸部皮肤、肌肉及乳房。

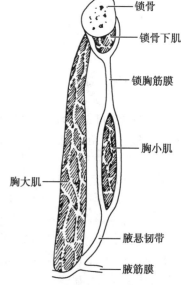

图 1-23 锁胸筋膜(矢状面)

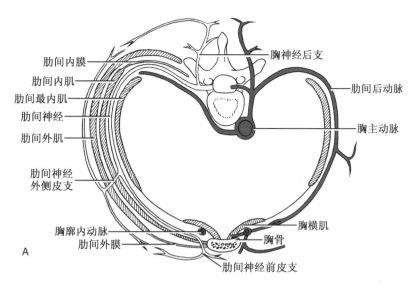

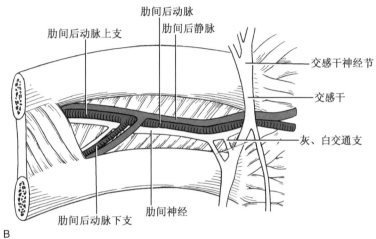

图 1-24 肋间肌、肋间后血管和肋间神经

A.肋间后血管、神经走行示意图;B.肋间后血管、神经伴行示意图。

上位 2~3 条肋间后静脉汇集成肋间最上静脉,注入头臂静脉,其余的向前与胸廓内静脉交通,向后注入奇静脉、半奇静脉或副半奇静脉。

4. 肋间神经(intercostal nerves)

(1)肋间神经的节段性分布:胸神经前支 12 对,除第 1 胸神经前支和第 12 胸神经前支分别有纤维参与组成臂丛神经和腰丛神经外,其余的均独立走行于相应的肋间隙,称肋间神经。第 12 胸神经前支走行于第 12 肋下,称肋下神经。

肋间神经出椎间孔后,最初走行于肋间内膜和胸膜壁层之间的结缔组织内,至肋角向前,贴近肋沟,于肋间后血管下方,走行于肋间最内肌和肋间内肌之间。在腋前线前方又居肋间内肌与胸膜之间并离开肋沟,走行于肋间隙的中间,并在腋前线附近发出外侧皮支。第 2 肋间神经的外侧皮支粗大,横过腋窝至上臂内侧,称为肋间臂神经,分布于腋窝和臂内侧皮肤,乳腺癌根治术时应注意保护。第 1~6 肋间神经穿过肋间内肌、肋间外肌和胸大肌至皮下,在胸骨外侧缘移行为前皮支,第 7~8 肋间神经直接入腹直肌鞘深部,第 9~11 肋间神经及肋下神经走行于腹内斜肌与腹横肌之间,再进入腹直肌鞘。最后,它们均在白线附近穿过腹直肌鞘前层移行为前皮支。第 1~6 肋间神经分布于胸壁皮肤、浅筋膜、肋间肌、胸横肌和壁胸膜。第 7~11 肋间神经和肋下神经除分布于胸壁外,还分布于腹壁的肌肉和皮肤。

肋间神经的皮支,在胸、腹壁皮肤的分布呈明显节段性,对确定硬膜外阻滞的范围,以及对神经系统一些疾病的定位诊断有重要的意义(图 1-25)。肋间神经自上而下按神经序数排列,呈环形条带状,第 2 肋间神经平胸骨角平面,第 4 肋间神经平乳头平面,第 6 肋间神经平剑突平面,第 8 肋间神经平肋弓平面,第 10 肋间神经平脐平面,第12肋间神经平脐与耻骨联合上缘连线的中点平面,也平髂前上棘。各相邻皮神经的分布互相重叠,阻滞或损伤一条神经,其分布区感觉减退,但并不完全丧失,当相邻两条肋间神经受损时,才出现这两条神经共同支配区的感觉丧失。根据肋间神经血管行经肋间隙的部位,临床上胸膜腔穿刺宜在肋角外侧进针,常选腋后线第7、8肋间隙,靠近肋骨上缘穿刺。胸膜腔穿刺经过的层次由浅入深依次为皮肤、浅筋膜、胸壁肌、肋间肌、胸内筋膜、壁胸膜、胸膜腔。

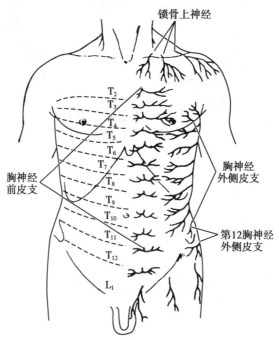

图 1-25　胸神经前支的节段性分布

　　(2)肋间神经的行程及阻滞定位:肋间神经阻滞常适用于肋间神经痛、胸部和腹部手术疼痛、肋骨骨折痛等疼痛的治疗。根据肋间神经在肋间隙行走的特点,常用的阻滞途径有:在骶棘肌外侧距后正中线8cm左右进针,可阻滞整条肋间神经;在腋前线进针,只能阻滞肋间神经远段1/3。操作时自肋骨下缘进针,针尖稍向上方刺到肋骨骨面,然后改变方向使针尖沿肋骨下缘滑过,再进针0.2~0.3cm即到注药处,穿刺时需谨防刺破胸膜引起气胸(图1-26)。

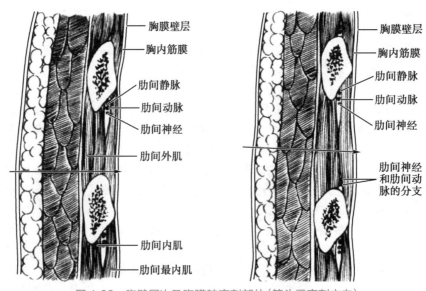

图 1-26　胸壁层次及胸膜腔穿刺部位(箭头示穿刺方向)

5. 胸廓内血管

(1)胸廓内动脉(internal thoracic artery):为锁骨下动脉的分支,向下经胸廓上口入胸腔,在第1~6肋软骨后面,沿胸骨外侧缘约1.25cm下降,在平第1肋高度发出心包膈动脉,分布至心包和膈,至第6肋间隙处分为两条终支:一条是腹壁上动脉,下行入腹直肌鞘;另一条是肌膈动脉,分布于下位肋间隙、膈前部及腹前外侧壁肌肉。

(2)胸廓内静脉(internal thoracic vein):与同名动脉伴行,注入头臂静脉。

6. 胸内筋膜(endothoracic fascia) 为衬在胸壁内面的一层菲薄而又致密的结缔组织膜,贴附于肋和肋间肌内面,厚薄不一,脊柱两侧较薄。胸内筋膜与壁胸膜之间有疏松结缔组织,在脊柱两旁较发达,易于分离。

7. 肋胸膜 肋胸膜贴附于胸内筋膜内面,为胸壁的最内层。

### 三、膈

1. 位置及结构 膈(diaphragm)为向上膨隆的扁薄阔肌,呈穹窿形,介于胸腔与腹腔之间,构成胸腔的底和腹腔的顶。膈的中央为腱性部分,称中心腱(central tendon)。周围为肌性部分,起自胸廓下口的周围和腰椎前面,根据肌纤维起始部不同分为胸骨部、肋部和腰部。胸骨部起自胸骨剑突的后面;肋部起自下6对肋骨和肋软骨面;腰部内侧面以左、右膈脚起自上2~3个腰椎的侧面,外侧面起自内、外侧弓状韧带。内侧弓状韧带位于第1、2腰椎椎体侧面和第1腰椎横突之间,外侧弓状韧带位于第1腰椎横突与第12肋之间的腱弓。

2. 薄弱区和裂孔 在膈的起始处,由于缺乏肌纤维,常形成三角小裂隙,这些裂隙位于胸腹腔间,仅隔以两层浆膜,是膈的薄弱区。在胸骨部与肋部起点之间的小裂隙称胸肋三角(sternocostal triangle)。位于膈的腰部与肋部起点之间的小裂隙称腰肋三角。腹腔器官有可能经此三角突入胸腔,形成膈疝。肾的上端遮盖腰肋三角(lumbocostal triangle),故肾的感染,可以经此三角蔓延至胸腔;反之,胸腔的感染也可经此三角蔓延到肾,三角的后方是肋膈隐窝,故行肾手术时应注意保护胸膜(图1-27)。

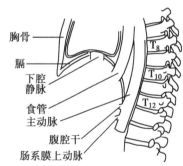

图 1-27 膈的裂孔与椎骨的关系

膈有主动脉、食管和下腔静脉通过,形成3个裂孔:主动脉裂孔(aortic hiatus)位于左右两膈脚与脊柱之间,平第12胸椎,有主动脉和胸导管通过。食管裂孔(esophageal hiatus)位于主动脉裂孔的左前上方,约在第10胸椎水平,有食管和迷走神经前、后干通过。此裂孔是膈疝的好发部位。腔静脉孔(vena caval foramen)位于食管裂孔的右前上方的中心腱内,它约在第8胸椎水平,内通过下腔静脉。膈除了有上述结构通过外,还有腰升静脉,内脏大、小神经及交感干等穿过膈脚。

3. 膈神经 膈由膈神经(phrenic nerve)支配。膈神经是颈丛神经的分支,由第3~5颈神经前支组成,在前斜角肌前方下降,在锁骨下动脉、静脉之间经胸廓上口进入胸腔,与心包膈血管伴行,经肺根前方,在心包与纵隔胸膜之间下行达膈。膈神经是混合性神经,其运动纤维支配膈,感觉纤维分布于胸膜、心包和膈下中央部腹膜,右膈神经还有纤维分布至肝上面和胆囊。有时尚有副膈神经,该神经多在膈神经外侧,经锁骨下静脉后方下行,与膈神经相汇合。当膈神经阻滞或手术时,应注意副膈神经存在的可能性,发生率为48%。

4. 膈的血管和淋巴

(1)血管:膈的血液供应非常丰富,主要来自膈上动脉、膈下动脉、心包膈动脉、肌膈动脉和肋间后动脉。它们在膈内广泛吻合。静脉与动脉伴行,最终分别注入上、下腔静脉。

(2)淋巴:膈的淋巴注入膈上淋巴结(superior phrenic lymph node)和膈下淋巴结(inferior phrenic lymph node)。膈上淋巴结位于膈的上面,分三组,收集膈、心包下部和肝上面的淋巴管,其输出管注入胸骨旁淋巴结和纵隔后淋巴结。膈下淋巴结在膈的下面,沿膈下动脉排列,收集膈下面后部的淋巴管,其输出管注入膈上前淋巴管。

# 第三节 胸腔及其器官

胸腔由胸壁和膈围成,向上经胸廓上口与颈部相通,向下借膈与腹腔分开。由于膈凸向胸腔,故胸壁的范围大于实际上的胸腔范围。下位肋和肋弓跨越腹腔保护上腹部器官。胸腔中部为纵隔,两侧容纳肺和胸膜腔。

## 一、胸膜和胸膜腔的概念

胸膜(pleura)是覆盖于肺表面、胸壁内表面、纵隔侧面和膈上面的浆膜。被覆于肺表面的胸膜,称脏胸膜(visceral pleura)或肺胸膜;覆于胸壁内面、膈上面与纵隔侧面的称壁胸膜(parietal pleura)。脏胸膜与壁胸膜在肺根处相互移行,形成胸膜腔(pleural cavity)。胸膜腔呈负压,左右各一,密闭,内含少量浆液,可减少呼吸时的摩擦。

1. 胸膜的分部 脏胸膜除覆于肺表面外,还伸入肺裂内,与肺实质紧密连接。壁胸膜因衬覆部位不同分为4部分。

(1)肋胸膜(costal pleura):为衬覆于肋骨、胸骨、肋间肌、胸横肌及胸内筋膜等结构内面的浆膜。其前缘位于胸骨后方,后缘达脊柱两侧,下缘以锐角反折移行为膈胸膜,上部移行为胸膜顶。由于肋胸膜与肋骨和肋间肌之间有胸内筋膜存在,故较易剥离。

(2)膈胸膜(diaphragmatic pleura):覆盖于膈上面,与膈紧密相贴,不易剥离。

(3)纵隔胸膜(mediastinal pleura):衬贴在纵隔两侧面部分,纵隔胸膜的中部包裹肺根移行于脏胸膜,此移行部在肺根下方,前后两层胸膜重叠,连于纵隔外侧面与肺内侧面之间,称肺韧带(pulmonary ligament)。

(4)胸膜顶(cupula of pleura):胸膜顶与纵隔胸膜上延至胸廓上口平面以上,形成穹窿状的胸膜顶或颈胸膜,覆盖于肺尖上方。胸膜顶突出胸廓上口,伸向颈根部,高出锁骨内侧 1/3 段上方约 2.5cm。在颈根部施行臂丛神经阻滞时,不应在锁骨内侧 1/3 上方进行,以避免发生气胸。

2. 胸膜隐窝 在壁胸膜各部相互移行转折处,相邻壁胸膜所夹的胸膜腔部分,即使在深呼吸时,肺缘也不能深入其内,胸膜腔的这部分称胸膜隐窝(pleural recess),也称胸膜窦。胸膜隐窝主要有肋膈隐窝和肋纵隔隐窝。

(1)肋膈隐窝(costodiaphragmatic recess):位于肋胸膜和膈胸膜移行转折处,左、右各一,呈半环形,最大也最为重要,是胸膜腔的最低部位,胸膜腔积液首先积聚于此。肋膈隐窝的深度一般可达 2 个肋及肋间隙。深吸气时,肺下缘也不能充满此隐窝。胸膜腔穿刺时,穿刺针进入此隐窝。

(2)肋纵隔隐窝(costomediastinal recess):位于遮盖心包表面的纵隔胸膜与肋胸膜转折处,以左侧明显,在胸骨左侧第 4~5 肋间隙后面,心包前面,相当于肺的心切迹附近。

3. 胸膜反折线的体表投影 胸膜的体表投影是指壁胸膜各部互相反折部位在体表的投影,有实用意义者为胸膜前界和下界。

(1)胸膜前界:为肋胸膜前缘与纵隔胸膜前缘的反折线。两侧起自锁骨内 1/3 上方 2~3cm 处,向内下方经胸锁关节后面至第 2 胸肋关节高度向两侧靠拢,在中线偏左垂直向下,右侧直达第 6 胸肋关节移行为下界,左侧至第 4 胸肋关节高度略转向外下,在胸骨侧缘外侧 2~2.5cm 下行,达第 6 肋软骨中点处移行为下界。两侧胸膜前界在第 2~4 胸肋关节处高度靠拢,向上、下分开,形成 2 个三角形无胸膜区。上方为上胸膜区,又称胸腺三角,内有胸腺;下方为下胸膜区,又称心包三角,内有心和心包。

(2)胸膜下界:为肋胸膜下缘与膈胸膜的反折线。右侧起自第 6 胸肋关节后方,左侧起自第 6 肋软骨中点处,两侧均向外下走行,在锁骨中线与第 8 肋相交,在腋中线与第 10 肋相交,在肩胛线与第 11 肋相交。近后正中线处平第 12 胸椎棘突。右侧胸膜下界略高于左侧。

4. 胸膜的血管和神经

(1)血管:脏胸膜的血液供应来自支气管动脉和肺动脉的分支,并形成吻合。壁胸膜的血液供应主要来自肋间后动脉、胸廓内动脉、心包膈动脉和甲状颈干等动脉的分支。静脉与同名动脉伴行,最终注入上腔静脉和肺静脉。

(2)淋巴:胸膜的淋巴管位于间皮深面的结缔组织中。脏胸膜的淋巴管与肺的淋巴管吻合,注入支气管肺淋巴结。壁胸膜各部的淋巴管回流不同,分别注入胸骨旁淋巴结、肋间淋巴结、膈淋巴结、纵隔前后淋巴结和腋淋巴结。

(3)神经:脏胸膜由肺丛的内脏感觉神经支配,肺丛位于肺根前、后方。脏胸膜对触摸、温度等刺激不敏感,定位不准确,但对牵拉敏感,故肺手术时可经肺根进行局麻,以阻滞肺丛的传入冲动。壁胸膜由脊神经的躯体感觉神经支配,肋间神经分布至肋胸膜和膈胸膜周围,膈神经分支分布于膈胸膜中央部、纵隔胸膜和胸膜顶。壁胸膜对机械性刺激敏感,痛阈低,定位准确,胸膜炎时,常可引起牵涉痛,如出现胸腹部痛或颈肩部痛等。

## 二、肺

1. 肺的位置和形态　肺(lung)位于胸腔内,左右各一,分居纵隔两侧,借肺根和肺韧带与纵隔相连。因右侧膈下有肝,心又偏左,故右肺宽短,左肺较狭长。肺表面有脏胸膜被覆,光滑润泽。透过脏胸膜可见许多多边形的小区,即肺小叶的轮廓。正常肺组织柔软,富有弹性。肺的颜色随年龄、职业的不同而有所不同,幼儿肺新鲜呈淡红色,随着年龄的增长,由于吸入空气中尘埃的沉积,肺的颜色逐渐变为灰暗或蓝黑色。

肺呈半圆锥形,有一尖、一底、二面、三缘。肺尖(apex of lung)钝圆,向上经胸廓上口突至颈根部,其最高点在锁骨内侧 1/3 上方 2~3cm。肺底(base of lung),又称膈面,略向上凸。两面即肋面和纵隔面,肋面(costal surface)为外侧面,对向肋和肋间隙;纵隔面(mediastinal surface)即内侧面,朝向纵隔。肺的前缘和下缘薄锐,后缘圆钝。

2. 肺的分叶　左肺被斜裂分为上、下两叶。右肺由斜裂和水平裂分为上、中、下三叶。右肺斜裂后方在第 5 肋高度离开脊柱,沿第 5 肋向前下走行,在第 5 肋间或第 6 肋处终止于肋软骨连接处。左肺斜裂后方起于第 3~5 肋平面,经过与右肺斜裂相似,右肺水平裂约与右第 4 肋相平行,在腋中线相当于第 5 肋或肋间隙的高度与斜裂相交。

前缘为肋面与纵隔面在前方的移行处,前缘锐利,左肺前缘下部有左肺心切迹(cardiac notch of left lung),切迹下方的舌状突出部,称左肺小舌(lingula of left lung)。下缘也较锐,伸入膈与胸壁之间的肋膈隐窝内。后缘为肋面与纵隔面,在后方的移行处,位于脊柱两侧的肺沟中。

3. 肺门和肺根

(1)肺门(hilum of lung):为肺纵隔面中部凹陷处,是主支气管、肺动脉、肺静脉、支气管动脉、支气管静脉、淋巴管和神经等出入的部位,临床上称为第一肺门。各肺叶支气管、动脉、静脉进出肺叶之处称为第二肺门。右肺门后方有食管压迹,上方有奇静脉沟。左肺门上方和后方有主动脉弓和胸主动脉的压迹。两侧肺门的前下方均有心压迹,左肺尤为明显(图 1-28)。

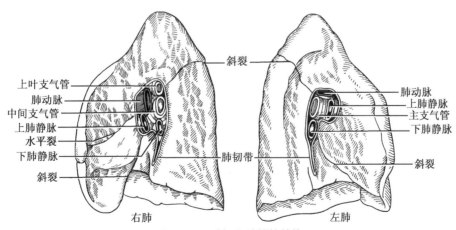

图 1-28　肺门和肺根的结构

(2)肺根(root of lung):进出肺的结构被结缔组织包成一束,称为肺根。两肺根内重要结构的排列自前向后依次为肺上静脉、肺动脉、主支气管和肺下静脉。左肺根自上而下依次为肺动脉、主支气管、肺上静脉和肺下静脉;右肺根自上而下为上叶支气管、肺动脉、中叶支气管、下叶支气管、肺上静脉和肺下静脉。此外,在肺门附近有数个支气管肺淋巴结,又称肺门淋巴结(bronchopulmonary hilar lymph node)。

肺根周围邻接血管、神经等结构。左肺根前邻左膈神经及心包膈血管,后有胸主动脉和左迷走神经,上为主动脉弓及左喉返神经,下有左肺韧带;右肺根前邻上腔静脉、右心房、右膈神经和心包膈血管,后有右迷走神经和奇静脉,上为奇静脉弓,下有右肺韧带。

4. 支气管肺段  肺由肺实质和间质组成,表面覆以脏胸膜。肺实质主要包括肺内各级支气管和肺泡,间质是肺内血管、淋巴管、神经和结缔组织的总称。左、右主支气管(principal bronchus)在肺门附近分出肺叶支气管(lobar bronchi),肺叶支气管入肺后再分为肺段支气管,并在肺内反复分支,呈树枝状,越分越细,称支气管树。支气管分支总共可达 23~25 级,最后连于肺泡。其中主支气管是气管的一级分支,肺叶支气管为二级分支,肺段支气管为三级分支。每一个肺叶支气管及其所属的肺组织为一个肺叶。每一个肺段支气管及其分支和它所属的肺组织,称为支气管肺段(bronchopulmonary segment),肺段呈圆锥形,尖朝向肺门,底朝向肺的表面。在肺段内,肺动脉的分支和肺段支气管分支伴行,相邻肺段肺动脉的分支不相吻合;肺段间静脉走行于相邻两个肺段之间,收集邻近肺段内静脉的血液,常作为肺段切除分界的标志(图 1-29)。

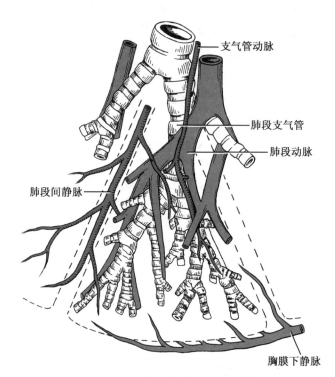

支气管动脉

肺段支气管

肺段动脉

肺段间静脉

胸膜下静脉

图 1-29  肺段内结构及肺段内静脉

通常依照肺段支气管的分布,右肺分为 10 个肺段(上叶 3 段、中叶 2 段、下叶 5 段);左肺分为 8~10 个肺段;左肺上叶的尖段和后段支气管、下叶的内侧底段与前底段支气管共干,故左肺也可分为 8 个肺段。

5. 肺的血管、淋巴和神经

(1)血管:肺具有两套血管系统,一套是组成肺循环的肺动脉和肺静脉,负责气体交换,是肺的功能性血管;另一套是参与体循环的支气管动、静脉,供给氧气和营养物质,是肺的营养性血管。

肺动脉(pulmonary artery):起自肺动脉干(pulmonary trunk),肺动脉干由右心室发出,经左支气管前方向左后上行,至主动脉弓下方(平第 4 胸椎高度)分为左、右肺动脉。右肺动脉较长,在升主动脉和上腔静脉的后方、奇静脉弓的下方进肺门。左肺动脉较短,横过胸主动脉前方弯向左上,经左主支气管前上方进左肺门。左、右肺动脉在肺内随支气管反复分支,最后形成毛细血管网,包绕在肺泡壁上。

肺静脉(pulmonary vein):由肺泡周围毛细血管汇集而成,每侧 2 条,为肺上、下静脉。肺上静脉在主支气管和肺动脉下方行向内下,平第 3 肋软骨高度穿心包注入左心房;肺下静脉水平向前,平第 4 肋软骨注入左心房。左肺上静脉收集左肺上叶的血液。右肺上静脉收集右肺上叶和中叶的血液。左、右肺下静脉分别收集双肺下叶的血液。

支气管动脉（bronchial artery）：又称支气管支，起自胸主动脉或右肋间后动脉，每侧常有 2 支，细小，与支气管伴行入肺，沿途分支形成毛细血管网，营养肺内支气管壁、肺血管壁、脏胸膜等。支气管支与肺动脉的终末支之间存在吻合，一般在支气管入肺后第 4~8 级分支处，共同分布于肺泡壁，有一定的规律性。两动脉的吻合使体循环和肺循环互相交通。当肺动脉狭窄或阻塞时，动脉间吻合扩大，支气管动脉则起代偿肺动脉的作用，成为气体交换血管。当肺发生慢性疾病时，通过血管吻合，支气管动脉的高压血流进入肺动脉，加重肺动脉高压。

支气管静脉（bronchial vein）：由支气管动脉的毛细血管与肺动脉系的毛细血管吻合、汇集而成，每侧常有 2 支，左侧注入副半奇静脉，右侧注入奇静脉。

（2）淋巴：肺的淋巴管丰富，分浅、深二组，浅淋巴管位于脏胸膜深面，深淋巴管位于肺内各级支气管周围。两组淋巴管在肺内较少吻合，但在肺门处明显吻合，最后注入支气管肺淋巴结。肺的淋巴结有位于肺内支气管周围的肺淋巴结和位于肺门的支气管肺淋巴结。

（3）神经：肺的神经来自迷走神经和胸交感干的分支。它们在肺根的前、后方组成肺丛，其分支随支气管分支进入肺组织。内脏运动纤维支配支气管、血管的平滑肌和腺体。交感神经兴奋时，支气管平滑肌松弛，腺体分泌减少，血管收缩。迷走神经兴奋时则相反。故哮喘患者用拟交感神经药物可解除支气管平滑肌痉挛。内脏感觉纤维分布于肺泡、各级支气管黏膜及脏胸膜，属内脏感觉神经，传递内脏感觉冲动。

6. 肺的体表投影　肺尖部和肺前缘的体表投影与胸膜顶和胸膜前界投影基本一致，肺下界的投影线较胸膜下界高出约 2 个肋的距离，即在锁骨中线与第 6 肋相交，在腋中线与第 8 肋相交，在肩胛线与第 10 肋相交，近后正中线平第 10 胸椎棘突。肺裂的体表投影：左、右斜裂相当于从第 3 胸椎棘突向外下方至锁骨中线与第 6 肋相交处的斜线。右肺水平裂相当于从右侧第 4 胸肋关节向外至腋中线与斜裂投影线相交处的水平线。小儿肺下缘比成人约高 1 个肋（表 1-2）。

表 1-2　肺和胸膜下界的体表投影

| 方位 | 锁骨中线 | 腋中线 | 肩胛线 | 脊柱旁线 |
| --- | --- | --- | --- | --- |
| 肺下界 | 第 6 肋 | 第 8 肋 | 第 10 肋 | 第 10 胸椎棘突 |
| 胸膜下界 | 第 8 肋 | 第 10 肋 | 第 11 肋 | 第 12 胸椎棘突 |

左、右肺斜裂为自第 3 胸椎棘突向外下方，绕过胸侧部至锁骨中线与第 6 肋相交处的斜线。右肺水平裂为自右第 4 胸肋关节向外侧，至腋中线与斜裂投影线相交的水平线。

肺根前方平对第 2~4 肋间隙前端，后方平第 4~6 胸椎棘突高度，在后正中线与肩胛骨内侧缘连线中点的垂直线上。

### 三、纵隔

#### （一）境界、位置与分区

纵隔（mediastinum）是左右纵隔胸膜之间的器官、结构和结缔组织的总称。纵隔位于胸腔正中偏左，上窄下宽，前短后长。前界为胸骨，后界为脊柱胸段，两侧为纵隔胸膜，上达胸廓上口，下至膈。纵隔借肺根和肺韧带与肺相连。正常情况下，纵隔的位置较固定，当一侧发生气胸时，可引起纵隔向对侧移位或摆动。

解剖学通常采用 4 分法，即以胸骨角和第 4 胸椎椎体下缘的平面为界将纵隔分为上纵隔和下纵隔，下纵隔又以心包的前、后壁为界分为前纵隔、中纵隔和后纵隔。临床上多采用 3 分法，即以气管和支气管的前壁及心包后壁为界将纵隔分为前纵隔和后纵隔，前纵隔又以胸骨角平面为界分为上纵隔和下纵隔。影像学采用九分法，即以胸骨角平面和肺门下缘（第 8 胸椎椎体下缘）平面为界将纵隔分为上、中、下 3 区，每区又以心包及其上方的大血管为界分为前、中、后 3 区（图 1-30）。

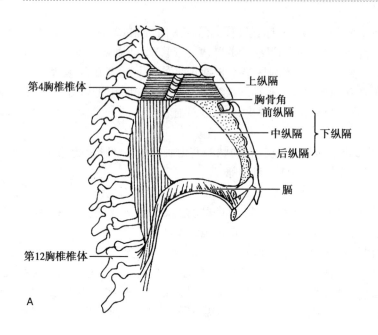

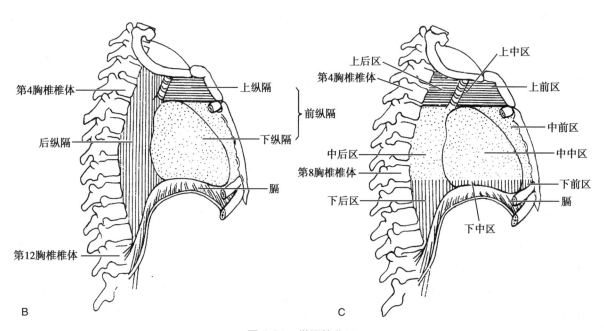

图 1-30　纵隔的分区
A. 四分法分区；B. 三分法分区；C. 九分法分区。

上纵隔内的主要结构有胸腺、头臂静脉及上腔静脉、膈神经、迷走神经、喉返神经、主动脉及其3大分支、食管、气管、胸导管和淋巴结等。

前纵隔位于胸骨与心包之间，内有胸腺的下部、部分纵隔前淋巴结和疏松结缔组织等。

中纵隔位于前、后纵隔之间，内有心包、心脏及出入心脏的大血管根部、奇静脉、半奇静脉、迷走神经、胸交感干和淋巴结等。

后纵隔位于心包与脊柱之间，气管杈和左、右主支气管占据后纵隔上部的前部；食管和神经丛自气管杈以下居后纵隔的前部，紧贴心包的后壁；胸主动脉位于食管的后方，两侧为奇静脉和半奇静脉，再向后方为胸交感干；胸导管位于胸主动脉与奇静脉之间；食管和胸主动脉周围有纵隔后淋巴结（图 1-31、图 1-32）。

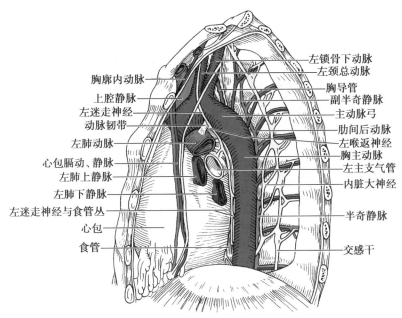

图 1-31　纵隔的左侧面观

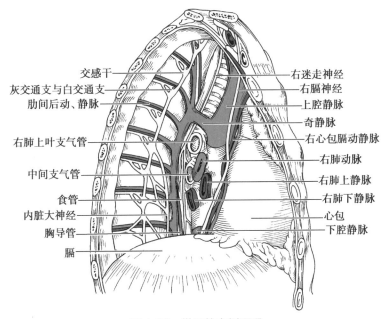

图 1-32　纵隔的右侧面观

（二）上纵隔

上纵隔（superior mediastinum）器官较多，由前至后大致可分为 3 层。前层主要有胸腺，左、右头臂静脉和上腔静脉；中层有主动脉弓及其 3 大分支、膈神经和迷走神经；后层有气管、食管、左喉返神经和胸导管等（图 1-33）。

1. 胸腺（thymus）　位于上纵隔的前层，气管与胸骨之间。上端达胸廓上口，甚至伸入颈部，下端至前纵隔和心包的前方。儿童的胸腺较发达，分为左、右叶，呈椎体状，表面包裹有结缔组织被囊。随年龄增长继续发育，至青春期后逐渐退化，成人胸腺组织多被脂肪组织代替，成为胸腺残余。当胸腺肿大时，可压迫邻近的头臂静脉、主动脉弓和气管等结构。

供应胸腺的动脉为胸廓内动脉，静脉汇入胸廓内静脉或头臂静脉，淋巴注入纵隔前淋巴结或胸骨旁淋巴结，神经来自交感神经和迷走神经的分支。

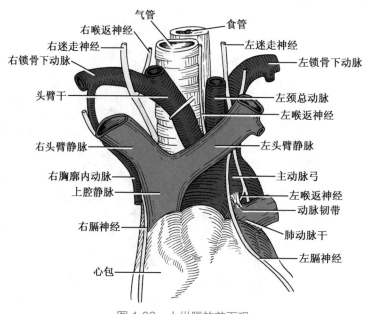

图 1-33　上纵隔的前面观

2. 上腔静脉（superior vena cava）及其属支　上腔静脉位于上纵隔右前部，由左、右头臂静脉在第 1 胸肋结合处后方汇合而成，沿第 1~2 肋间隙前端后面下行，穿过心包至第 3 胸肋关节高度注入右心房，长 5~7cm。该静脉左侧有升主动脉和主动脉弓，右侧有右膈神经、心包膈血管和纵隔胸膜，前方有胸膜和肺，后方有气管、右迷走神经和奇静脉，后者在左肺根上方汇入上腔静脉，后下方有左肺根。

头臂静脉（brachiocephalic vein）由锁骨下静脉和颈内静脉在胸锁关节后方合成。左头臂静脉长 6~7cm，位于胸骨柄和胸腺后方，斜向右下越过主动脉 3 大分支前面。有时高于胸骨柄，贴在气管颈部的前面，尤以儿童多见，故气管切开术时，应注意高位左头臂静脉存在的可能。右头臂静脉长 2~3cm，其后方有迷走神经，内后方有头臂干。

3. 主动脉弓及其分支

（1）位置：主动脉弓平右第 2 胸肋关节后方接升主动脉，呈弓形向左后行，至脊柱左侧第 4 胸椎下缘续为胸主动脉。主动脉弓的上缘平胸骨柄中部或稍上方，下缘平胸骨角，小儿主动脉弓位置略高，可达胸骨柄上缘，故给小儿施行气管切开术时应予以注意。主动脉弓的上缘发出 3 大分支。新生儿主动脉弓在左锁骨下动脉与左颈总动脉起始部之间至动脉导管相对的部位常有一明显的窄带，称主动脉峡，其位置平对第 3 胸椎。

（2）毗邻：主动脉弓左前方有左纵隔胸膜、肺、左膈神经、心包膈血管、迷走神经及其发出的心支等。左膈神经和迷走神经在主动脉弓与纵隔胸膜间下行，二者之间尚有来自左迷走神经和左颈交感干的心支，向下形成心浅丛；右后方有气管、食管、左喉返神经、胸导管和心深丛。主动脉弓上缘由右向左有头臂干、左颈总动脉和左锁骨下动脉。主动脉弓的上方和 3 大分支根部前方有左头臂静脉和胸腺，下方有肺动脉、动脉韧带、左喉返神经、左主支气管和心浅丛。

4. 动脉导管三角　位于主动脉弓的左前方，前界为左膈神经，后界为左迷走神经，下界为左肺动脉。三角内有动脉韧带、左喉返神经和心浅丛。该三角是手术寻找动脉导管的标志。

动脉韧带为一纤维结缔组织索，长 0.3~2.5cm，宽 0.3~0.6cm，是胚胎时期动脉导管的遗迹，连于主动脉弓下缘与肺动脉干分为左、右肺动脉的分叉处稍左侧。动脉导管于生后不久闭锁，若满一周岁仍未闭锁，即为动脉导管未闭，常需要手术治疗，在动脉导管三角内进行手术操作，注意勿损伤左喉返神经。

5. 气管胸段（thoracic part of trachea）及分支

（1）位置：气管胸段位于上纵隔中央，上端于颈静脉切迹水平接续气管颈部，下端于胸骨角平面分为左、右主支气管，分叉处称气管杈（bifurcation of trachea），其内面下缘形成向上凸出的半月状嵴（carina of trachea），称气管隆嵴，是支气管镜检查辨认左、右主支气管起点的标志（图 1-34）。

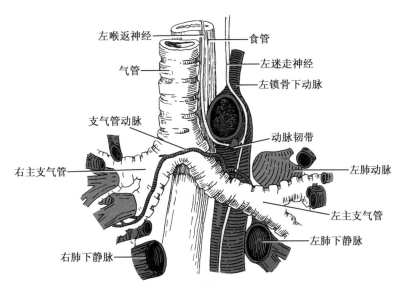

左喉返神经
食管
气管
左迷走神经
左锁骨下动脉
支气管动脉
动脉韧带
右主支气管
左肺动脉
左主支气管
左肺下静脉
右肺下静脉

图 1-34 气管的胸段及分支

（2）毗邻：气管胸段前面与胸骨柄、胸腺、左头臂静脉、主动脉弓及其分支、心丛等相邻，在小儿，气管与胸骨柄之间尚有发达的胸腺充填；气管后面邻接食管，后外侧有喉返神经；左侧与主动脉弓、左颈总动脉、左锁骨下动脉及左喉返神经相邻；右侧与右头臂静脉、上腔静脉、奇静脉、右迷走神经相邻。

（3）右主支气管（right principal bronchus）：粗短而陡直，平均长度约 2cm，内腔横径 1.5cm，其下缘与气管中线的夹角为 25°~30°，气管内异物多坠入右主支气管。右主支气管前方有升主动脉、右肺动脉和上腔静脉，后上方有奇静脉绕过，于第 5 胸椎椎体水平进入右肺门。

右肺上叶支气管的开口距气管隆嵴很近，若右支气管插管稍深，可能阻塞上叶支气管的开口而引起右肺上叶的萎缩。所以，行右支气管插管时，需调整好导管的位置及确保右肺上叶呼吸音的存在。

（4）左主支气管（left principal bronchus）：平均长度为 4.7cm，内腔横径为 1.1cm，其下缘与气管中线的夹角为 40°~50°。左主支气管的前方有左肺动脉，后方有胸主动脉，上方有主动脉弓跨过其中段，于第 6 胸椎椎体水平进入左肺门。

左肺上叶支气管的开口距气管隆嵴较远，故左支气管插管时很少阻塞其开口，而且也易固定。

左、右主支气管下方的夹角为 65°~80°。如夹角过小，则可能为支气管上方受压；如夹角过大，则可能为气管杈下方的淋巴结肿大。

气管与主支气管的长度有一定的规律：气管的长度约为右主支气管的 5 倍，为左支气管的 2 倍；左主支气管的长度为右主支气管的 2 倍。

（5）体表投影：气管胸段自颈静脉切迹中点向下，至胸骨角处居中线偏右。右主支气管自气管下端向右下，至右第 3 肋软骨的胸骨端，左主支气管自气管下端向左下，至第 3 肋软骨距中线 3.5cm 处。

6. 食管和胸导管 两器官行经上纵隔后部，进入后纵隔，详见下文 "后纵隔"。

（三）下纵隔

下纵隔（inferior mediastinum）分为前纵隔、中纵隔和后纵隔。

1. 前纵隔（anterior mediastinum） 位于胸骨和心包之间，内有胸腺的下部、胸廓内动脉的分支、部分纵隔前淋巴结及疏松结缔组织。

2. 中纵隔（middle mediastinum） 是以心包前、后壁为界的区域，平第 5~8 胸椎，主要被心包和心脏所占据。此外，还含有出入心脏的大血管、膈神经、心包膈血管、心神经丛及淋巴结群。中纵隔位于下前、后纵隔之间，内含有心包、心和大血管、奇静脉、半奇静脉、膈神经、迷走神经、胸交感干和淋巴结等。

（1）心包（pericardium）：包裹心及出入心的大血管根部，分为外层的纤维心包和内层的浆膜心包。纤维心包（fibrous pericardium）为一底大口小的锥形囊，囊口在心的右方与出入心的血管外膜相移行，囊底朝向膈中心腱并与之附着。纤维心包坚韧而缺乏伸展性，当心包腔积液时，腔内压力升高，可压迫心脏。浆膜心包（serous pericardium）分为脏层和壁层，壁层与纤维心包紧密附着，在出入心大血管根部稍上方反折为脏层，即心外膜。慢性炎症时,脏层、壁层可粘连附着,限制心脏舒缩。

心包腔(pericardial cavity)为浆膜心包脏层、壁层围成的狭窄而密闭的腔隙,腔内有少量浆液。位于升主动脉、肺动脉与上腔静脉、左心房之间的部分,称心包横窦(transverse sinus of pericardium),其大小可容纳一指,是心血管手术阻断血流的部位。位于两侧肺上、下静脉,下腔静脉、左心房后壁与心包后壁之间的部分,称心包斜窦(oblique sinus of pericardium),心包腔积液常积聚于此而不易引流。浆膜心包壁层前部与下部移行处所夹的腔,深 1~2cm,称心包前下窦,位置较低,心包积液常先积聚于此。

心包前壁隔着胸膜和肺,紧邻与胸骨和第2~6肋软骨,但在第4~6肋软骨高度因胸膜前界形成心包三角,使心包直接与左侧第4~6肋软骨前部、第4~5肋间隙及胸骨下左半部相邻,为心包裸区(pericardial region),可经此部位进行心包穿刺,注射急救药物。心包前壁有结缔组织连于胸骨,称胸骨心包韧带,起固定心包的作用。心包后面有主支气管、食管、胸导管、胸主动脉、奇静脉和半奇静脉等,两侧邻接纵隔胸膜,并有膈神经和心包膈血管自上而下行于心包与纵隔胸膜之间。心包下面邻下腔静脉和膈,与膈中心腱紧密结合,周围部尚易分离。上方有升主动脉、肺动脉干和上腔静脉。

心包由心包膈动脉、肌膈动脉和食管动脉等供血,静脉与动脉伴行,分别汇入胸廓内静脉、奇静脉或半奇静脉等。心包的淋巴注入纵隔前、后淋巴结和膈上淋巴结。心包的神经来源较多。来自心丛、肺丛和食管丛,也来自膈神经、肋间神经和左喉返神经,传递感觉冲动,心包手术需进行麻醉。

(2)心包内大血管:心包内近心底处有出入心的大血管。升主动脉居中,其左前方为肺动脉,右侧有上腔静脉,右后下方有下腔静脉。右肺上、下静脉在上腔静脉和右心房的后方,左肺上、下静脉在胸主动脉的前方向内行,汇入左心房。升主动脉前壁有一条由心包脏层形成的比较恒定的皱襞,称升主动脉襞。该皱襞位于升主动脉出心室平面至心包反折线之间,内含脂肪、小血管和神经丛。由于皱襞的形态和位置恒定,可作为心血管手术的标志。

(3)心脏:详见后文相关内容。

3. 后纵隔(posterior mediastinum) 位于心包和脊柱之间,在心包后壁与下 8 个胸椎之间。内有食管胸部、主支气管、主动脉胸部、胸导管、奇静脉、半奇静脉、迷走神经、胸交感干、淋巴结等。气管杈和左、右支气管占据后纵隔上部的前侧;食管及神经丛自气管杈以下居后纵隔前部,紧贴心包之后;胸主动脉在食管后方,两侧为奇静脉和半奇静脉,再后为胸交感干;胸导管位于胸主动脉和奇静脉之间;食管和胸主动脉周围有许多纵隔后淋巴结。

(1)食管胸部(thoracic part of esophagus):占食管全长的 7/10,长约 18cm,上自胸廓上口接食管颈部,经上纵隔后部和后纵隔下行,穿膈食管裂孔续为食管腹部。

1)分段:按食管所在部位分为颈、胸、腹部。食管胸部又以气管杈下缘为界分为胸上段和胸下段。临床常用的分段法是以主动脉弓上缘和肺下静脉下缘为标志,将食管分为上、中、下段。上段自食管起始处至主动脉弓上缘,中段自主动脉弓上缘至肺下静脉下缘,下段自肺下静脉下缘至食管末端。

2)行程:自胸廓上口入上纵隔后部,位于气管与脊柱之间稍偏左侧,向下经气管杈后方,逐渐位于中线上,在胸主动脉的右侧沿心包下行至第 7 胸椎高度又偏左侧,在胸主动脉前方向左前下行,至第 10 胸椎高度穿膈食管裂孔续为腹部。由上述可见,食管是弯曲的。从侧方观察,食管弯曲凸向前,其曲度与脊柱胸曲一致;从前方观察,上段偏左,中段偏右,下段偏左,呈现两个轻度侧弯。

3)毗邻:食管前方有气管、气管杈、左喉返神经、左主支气管、右肺动脉、心包、左心房和膈。左主支气管在平第 4、5 胸椎间跨过食管前方向左,此处食管狭窄,为异物常嵌顿处。在第 5 胸椎以下,食管与左心房相邻,左心房扩大可压迫食管。后方有脊柱胸段及其与食管间的食管后间隙,间隙内有奇静脉、半奇静脉、副半奇静脉、胸导管、胸主动脉和右肋间后动脉。左侧有左颈总动脉、左锁骨下动脉、主动脉弓末段、胸主动脉、胸导管上部和左纵隔胸膜。右侧有奇静脉弓和右纵隔胸膜。此外,在食管两侧有迷走神经绕肺根后方下行,左侧者向下至食管前方,右侧者至食管后方,分别形成食管前、后丛,其发出食管支至食管,其余纤维继续向下合成迷走神经前、后干,经食管裂孔至腹腔。

4)食管与胸膜的关系:食管左侧在主动脉弓上方的部分与左纵隔胸膜相贴,其间有胸导管和主动脉弓,在主动脉弓以下至第 7 胸椎以上,食管不与纵隔胸膜相贴,在第 7 胸椎以下又与纵隔胸膜相贴。食管与纵隔胸膜相贴处,即食管上、下三角所在的部位。食管右侧除奇静脉弓处外,其余部分均与右纵隔胸膜相贴,右纵隔胸膜在肺根以下常突至食管后方达中线,形成隐窝,故在左胸入路的食管下段手术时,有破入胸膜腔的可能。

5）狭窄部位和食管括约肌：食管全长有 3 个生理性狭窄，其中两个位于胸部，即与左主支气管相交处和穿膈食管裂孔处。狭窄范围为 1.5~1.7cm。

6）血管、淋巴和神经：食管胸上段的动脉来自上部肋间后动脉和支气管支，以 5 支为多见。胸下段的动脉来自食管动脉，以 1~2 支多见。食管壁内静脉丰富，在黏膜下层和食管周围吻合成丛，称食管静脉丛，由丛汇成数条食管静脉，注入奇静脉、半奇静脉或副半奇静脉。食管静脉丛向下与胃左静脉属支有丰富吻合，当门静脉高压症时，可经此途径建立门 - 腔静脉间的侧支循环，因而食管静脉丛血流量加大，可导致食管静脉曲张，甚至破裂出血。

食管胸上段的淋巴管注入气管支气管淋巴结和气管旁淋巴结，胸下段的淋巴管注入纵隔后淋巴结和胃左淋巴结。食管胸部尚有部分淋巴管不经局部淋巴结，直接注入胸导管。

食管的神经来自胸交感干和迷走神经。食管壁横纹肌由喉返神经支配，平滑肌和腺体由交感和副交感神经支配，黏膜的感觉冲动伴交感神经和迷走神经传入脊髓或脑。

（2）胸主动脉（thoracic aorta）：为主动脉弓的延续，自第 4 胸椎下缘左侧沿脊柱下行，逐渐向前内沿中线行于脊柱前方，平第 12 胸椎下缘穿膈主动脉裂孔续为腹主动脉。

胸主动脉前方有左肺根、心包后壁、食管和膈，后方有脊柱、副半奇静脉和半奇静脉，右侧有奇静脉、胸导管和右纵隔胸膜，左侧有左纵隔胸膜。

（3）胸导管（thoracic duct）：起自乳糜池，经膈主动脉裂孔入胸腔后纵隔，在胸主动脉与奇静脉之间上行，至第 5 胸椎高度斜行向左，沿食管左缘与左纵隔胸膜之间上行至颈部，平第 7 颈椎向前上走行，注入左静脉角。在后纵隔，胸导管前方有食管，后方有右肋间后动脉和脊柱，左侧有胸主动脉，右侧有奇静脉和纵隔胸膜。在上纵隔，前方有左颈总动脉，后方有脊柱，左侧有左锁骨下动脉和纵隔胸膜，右侧有食管和左喉返神经。因胸导管上段与左纵隔胸膜、下段与右纵隔胸膜相邻，故胸导管上段损伤常合并左胸膜囊破损，淋巴液流入胸膜腔而引起左侧乳糜胸，下段损伤可引起右侧乳糜胸。

（4）奇静脉、半奇静脉和副半奇静脉：奇静脉（azygos vein）和半奇静脉（hemiazygos vein）分别是右、左腰升静脉向上的延续。奇静脉行于右肋下动脉和下部肋间后动脉前方，食管后方，胸导管和胸主动脉右侧，上行至第 4 胸椎高度，呈弓形绕右肺根后上方注入上腔静脉。沿途收集右侧肋间后静脉、食管静脉和半奇静脉。奇静脉上连上腔静脉，下通过腰升静脉连于下腔静脉，是沟通上、下腔静脉的重要通道。当上腔静脉在奇静脉汇入部位下方受阻时，上腔静脉系的血液可经奇静脉和下腔静脉系回流。半奇静脉在第 7~10 胸椎高度向右越过脊柱汇入奇静脉，收集左下部肋间后静脉和副半奇静脉。副半奇静脉（accessory hemiazygos vein）由左上部第 4~7 肋间后静脉汇成，沿胸椎左侧下行，约平第 6、7 胸椎高度汇入半奇静脉或横跨脊柱汇入奇静脉。

（5）胸交感干（thoracic sympathetic trunk）：位于脊柱两侧，奇静脉和半奇静脉的后外方。上段在肋头和肋间后血管前方，下段逐渐内移至椎体两侧。每侧有 10~12 个交感干神经节。第 5、6~9、10 胸交感干神经节发出节前纤维组成内脏大神经（greater splanchnic nerve），穿过膈脚至腹腔神经节。第 10~11 胸交感干神经节发出节前纤维组成内脏小神经，有时最末的胸交感干神经节发出内脏最小神经，两者均穿过膈腰部中间部肌纤维终于主动脉肾节。胸交感干上段的节前纤维上行至颈交感干，下段节前纤维下行至交感干腰部和盆部，并经自主神经至腹腔神经节。胸交感干与肋间神经间有白、灰交通支相连，并发出分支至胸主动脉、食管、气管和支气管。

（6）纵隔内淋巴结（interior mediastinal lymph nodes）：位于上纵隔前部和前纵隔内，在头臂静脉、上腔静脉、主动脉弓及其分支、心包前方和动脉韧带周围。收纳胸腺、心包前部、心、纵隔胸膜、膈前部和肝上面的淋巴液，其输出管注入支气管纵隔干。其中位于动脉韧带周围者，称动脉韧带淋巴结，左肺上叶的癌肿常转移至此淋巴结。

纵隔后淋巴结（posterior mediastinal lymph node）位于心包后面，上纵隔后部和后纵隔内，食管胸部及胸主动脉周围，收纳食管胸部、心包、膈后部及肝左叶的淋巴液。多数输出管直接注入胸导管，其余注入气管支气管淋巴结。

气管支气管淋巴结位于气管杈和主支气管周围；收纳肺、主支气管、气管杈和食管的淋巴液，其输出管注入气管旁淋巴结。

气管旁淋巴结位于气管周围,收纳气管胸部和食管的部分淋巴液,其输出管注入支气管纵隔淋巴结。

心包外侧淋巴结位于心包与纵隔胸膜之间,沿心包膈血管排列。肺韧带淋巴结位于肺韧带两层胸膜间,肺下静脉的下方,收纳肺下叶底部的淋巴液,其输出管注入气管支气管淋巴结,肺下叶的癌肿常转移到此淋巴结。

（四）纵隔间隙

纵隔各器官和结构之间含有丰富的疏松结缔组织,并在某些部位构成间隙,这有利于器官活动和胸腔容积的变化,如大动脉的搏动、呼吸时气管活动和食管蠕动等。后纵隔内的疏松结缔组织特别丰富。纵隔间隙与颈部和腹部的间隙相通,故颈部的渗血和感染可向下蔓延至纵隔,纵隔气肿的气体可向上扩散至颈部,纵隔的渗血和感染可向下蔓延至腹部。

1. 胸骨后间隙　位于胸骨后方,胸内筋膜前方,向下至膈。该间隙的炎症可向膈蔓延,甚至穿破膈扩散至腹膜外脂肪层。

2. 气管前间隙　位于上纵隔内,气管胸部、气管杈与主动脉弓之间,向上通颈部同名间隙。

3. 食管后间隙　位于上纵隔内,食管与胸内筋膜间,内有奇静脉、胸导管和副半奇静脉等器官。向上通咽后间隙,向下与心包和食管间的疏松结缔组织相连,并通过膈的裂隙与腹膜后间隙相通。

四、心底的大血管及其位置关系

心包内近心底处有出入心脏的大血管。升主动脉居中,其左前方为肺动脉干,右侧有上腔静脉,右后下方有下腔静脉。右肺上、下静脉在右心房和上腔静脉的后方,左肺上、下静脉在胸主动脉的前方向内行,汇入左心房。

五、心脏及其瓣膜听诊区的体表定位

1. 心脏的位置、外形和毗邻　心脏(heart)是一个肌性器官,斜位于胸腔中纵隔内,为心包所包裹。心底(cardiac base)与出入心脏的大血管相连,并借心包皱襞连于心包后壁,心脏的其余部分是游离的,这有利于心脏的搏动。心脏位置略偏左,约 2/3 在身体正中矢状面的左侧,1/3 在右侧。由于在发育过程中心脏沿纵轴向左旋转,心脏的纵轴自右后上方向左前下方倾斜,与身体正中矢状面成 45°。因此,右心房和右心室位于右前方,左心房和左心室位于左后方。心脏的位置常受呼吸、体型和姿势等因素的影响而改变。吸气时心脏为垂直位,呼气时为横位。在矮胖体型、仰卧和妊娠晚期,心脏为横位,高瘦体型和直立姿势为垂直位。侧卧时,心脏向侧方轻度移位。

心脏前方为胸骨体和第 2~6 肋软骨;后方平对第 5~8 胸椎;两侧隔心包与胸膜腔相邻,且邻近支气管、食管、迷走神经和胸主动脉;上方有连于心的大血管;下方为膈。

心脏的外形似倒置的圆锥体,前后略扁,约如本人拳头大小。心脏可分为一尖、一底、两面、三缘,表面还有 4 条对应心室分界的沟。心尖圆钝、游离,由左心室构成,在左侧第 5 肋间隙锁骨中线内侧 1~2cm 处可扪及心尖搏动。心底大部分由左心房、小部分由右心房组成。胸肋面(前面),朝向前上方,约 3/4 由右心室和心尖构成。右缘由右心房构成;左缘绝大部分由左心室构成。心脏表面有四条沟可以作为 4 个心腔的分界。冠状沟(coronary sulcus),即房室沟,几乎呈额状位,近似环形,前方被肺动脉干所中断。前室间沟(anterior interventricular groove)、后室间沟(posterior interventricular groove)在心尖右侧的汇合处稍凹陷,称心尖切迹(cardiac apical incisure)。在心底,右肺上、下静脉与右心房交界处的浅沟称房间沟,房间沟、后室间沟和冠状沟的交叉处称房室交点(crux),是解剖和临床上常用的一个标志。

2. 心脏的体表投影　可用下列四点及其连线表示:①左上点,在左侧第 2 肋软骨下缘,距胸骨左缘约 1.2cm;②右上点,在右侧第 3 肋软骨上缘,距胸骨右缘 1cm;③左下点,在左侧第 5 肋间与左锁骨中线内侧 1~2cm 交界处;④右下点,在右侧第 6 胸肋关节处。左、右上点的连线为心上界,左、右下点的连线为心下界,右上、下点间作一条略向右凸的弧线为心右界,左上、下点间作一条略向左凸的弧线为左心界。心尖的投影即左下点(图 1-35)。

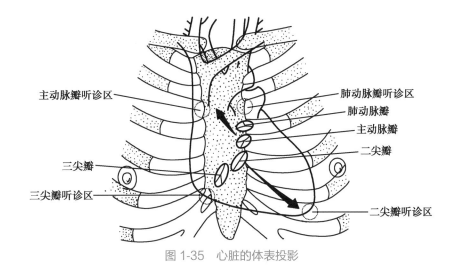

图 1-35　心脏的体表投影

3. 心脏瓣膜的体表投影与听诊部位　左房室瓣即二尖瓣（mitral valve）在左第 4 胸肋关节平面；右房室瓣即三尖瓣（tricuspid valve）在前正中线与第 4 肋间隙交界处；主动脉瓣（aortic valve）在胸骨左缘第 3 肋间隙；肺动脉瓣（pulmonary valve）在左侧第 3 胸肋关节处。瓣膜的投影位置和听诊部位并不完全一致，差别见表 1-3。

表 1-3　心瓣膜的体表投影

| 名称 | 投影位置 | 听诊部位 |
| --- | --- | --- |
| 肺动脉瓣 | 左侧第 3 胸肋关节处 | 胸骨左缘第 2 肋间隙 |
| 主动脉瓣 | 胸骨左缘第 3 肋间隙 | 胸骨右缘第 2 肋间隙 |
| 二尖瓣 | 左侧第 4 胸肋关节处 | 第 5 肋间隙锁骨中线内侧 1~2cm |
| 三尖瓣 | 前正中线与第 4 肋间隙交点处 | 胸骨下端偏右 |

六、心脏传导系统的组成

心脏传导系统（conduction system of heart）由特殊心肌细胞组成，主要功能是产生冲动和维持心脏的正常节律，并使心房收缩与心室收缩保持协调。此系统包括窦房结，房室结，房室束，左、右束支及浦肯野（Purkinje）纤维网等（图 1-36）。

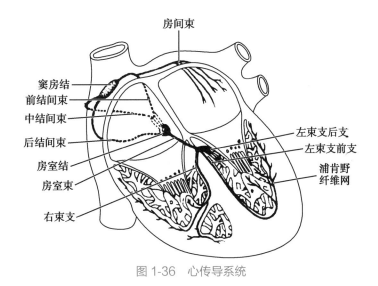

图 1-36　心传导系统

1. 窦房结(sinuatrial node)　略呈长椭圆形,大小约 15mm×5mm×1.5mm。与成人比较,婴幼儿的窦房结相对较大,位置略低,位于上腔静脉根部和右心耳之间,界沟上端的心外膜深面,约距心外膜 1mm。窦房结是心脏的正常起搏点,产生的冲动经结间束传至心房肌和房室结。

窦房结由窦房结支供血。据统计,窦房结支来自右冠状动脉起始部者约占 58.7%,发自左冠状动脉旋支者约占 38.5%,左、右冠状动脉均发出窦房结支的约占 2.8%。窦房结支从起始部起,经心房壁至上腔静脉口处纵贯窦房结。窦房结主要由右侧交感神经和迷走神经支配,窦房结区的神经纤维分布密度明显高于周围工作心肌区。

窦房结的兴奋如何传导到心房肌和房室结,至今仍存有争议。研究表明,心房的一些心肌细胞具有不同的电生理特性,这些心肌细胞与窦房结和房室结联系,称为结间束(internodal tract)。也有学者认为,在窦房结和房室结之间存在具有一定构造和功能的传导束。结间束中除含有心肌细胞外,也含有浦肯野纤维和少量混杂的移行细胞。窦房结产生的兴奋通过结间束到达心房肌和房室结。结间束有 3 条:①前结间束,又称 Bachmann 束,自窦房结左上端发出,向左走行,部分进入左心房,称上结间束,部分经卵圆窝的下方入房室结上缘,称降支;②中结间束,又称 Wenchebach 束,从窦房结后缘发出,向右绕上腔静脉口,向下走行经卵圆窝前上方止于房室结上缘;③后结间束,又称 Thorel 束,从窦房结下端发出,绕下腔静脉口入房室结上部后缘。

2. 房室结(atrioventricular node)　呈扁椭圆形,大小约 8mm×4mm×1mm,呈矢状位,位于右心房 Koch 三角的心内膜深面,右侧有薄层心房肌覆盖,其前端发出房室束。房室结的主要功能是将窦房结传来的兴奋发生短暂延搁后再传向心室。保证心房收缩后再开始心室收缩。

房室结主要由房室结支供血。该动脉绝大多数(92.3%)在房室交点处起于右冠状动脉 “U” 形弯曲的顶端,约 7.0% 的房室结支起于左冠状动脉。房室结主要由左侧交感神经和迷走神经支配。

近些年来,许多学者将房室结的概念扩大为房室结区(atrioventricular nodal region),或称房室连接处。该区包括三部分:①房结区,相当于结间束进入房室结的终末部;②房室结;③结束区,即房室束的近侧部。房室结区位于右心房 Koch 三角的心内膜深面,其功能比较复杂,具有传导、延搁和起搏作用。

3. 房室束(atrioventricular bundle)　又称希氏(His)束,起源于房室结的前下端,长 1~2cm,直径 0.2~0.4cm,房室束穿过中心纤维体(即右纤维三角)经室间隔膜部后下缘达室间隔肌部上缘分为左、右束支。房室束由房室结动脉和室间隔动脉供血。

4. 束支

(1)左束支(left bundle branch):呈扁平带状,从房室束发出后,穿过室间隔膜部(主动脉右半月瓣和后半月瓣相连处),在室间隔左侧心内膜深面下行 2~3cm 后,分为前支和后支,分别至前、后乳头肌基底部,形成内膜下浦肯野纤维网。

左束支的前支由室间隔动脉供血,后支由室间隔后动脉和房室结动脉供血。由于前、后支的血供来源不同,故单纯心前壁或心后壁的梗死很少发生完全性左束支传导阻滞。

(2)右束支(right bundle branch):呈圆索状,直径约 1mm,先在室间隔右侧肌层内,后在心内膜深面走向心尖,在隔缘肉柱(节制索)中横过心腔尖端达右心室前壁乳头肌的基底部。右束支在经过室间隔的途中发出分支至乳头肌后,形成心内膜下浦肯野纤维网。右束支由前室间支发出的室间隔前动脉供血。

5. 浦肯野纤维网　由左、右束支在心内膜深面交织形成。该网发出的纤维进入心肌,在心肌内形成肌内浦肯野纤维网,主要分布于室间隔中、下部,心尖,乳头肌下部和心室游离壁下部。心内膜下浦肯野纤维网发出的纤维以直角或钝角进入心肌,形成肌内浦肯野纤维网,最终与工作心肌相连。

房室束、束支和浦肯野纤维网的功能是将心房传来的兴奋迅速传播到整个心室。某些心脏外科手术如修补室间隔膜部缺损时,应了解心脏传导系统的位置,以免引起房室传导阻滞。在室间隔膜部缺损时,房室束行于缺损的后下缘,因此,室间隔膜部后下缘称为危险区。

6. 变异的副传导束　房室之间可以出现异常的副房室束,使局部心室肌提前接受兴奋而收缩,导致预激综合征。副房室束有以下几条:①James 旁路束,后结间束部分纤维绕过房室束主体而止于房室结下部或房室束;②Kent 束,又称房室束副束,是经左、右纤维环外侧而连接心房和心室的副束;③Mahaim 纤维,起于房室结下端或房室束、束支,终于室间隔肌部;④Brechenmacher 房束旁道,为一条穿越右纤维三角进入房室束远侧端的心房肌纤维(图 1-37)。

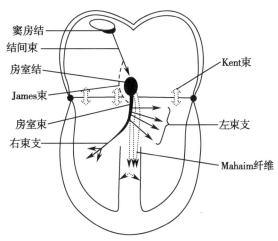

图 1-37　变异的副传导束

### 七、心脏的血液供应

心脏的血液供应来自冠状动脉,绝大部分静脉通过冠状窦返回右心房。心脏的血液循环称为冠脉循环。

1. 心脏的动脉　心脏的动脉分为左、右冠状动脉,起自升主动脉的主动脉窦。左冠状动脉口的位置一般比右冠状动脉口高 2~4cm,左冠状动脉口距冠状窦底 14~18mm,右冠状动脉口距冠状窦底 12~16mm。冠状动脉口的内径平均为 4.8mm,左冠状动脉口明显大于右冠状动脉口(图 1-38、图 1-39)。

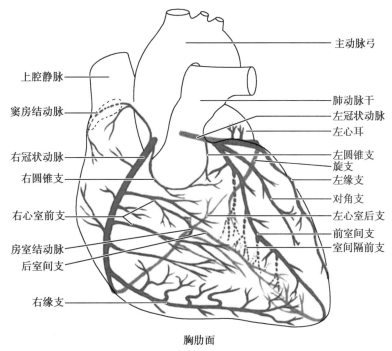

**胸肋面**

图 1-38　冠状动脉的胸肋面观

(1)左冠状动脉(left coronary artery):起自左主动脉窦,稍粗于右冠状动脉,走行于肺动脉与左心耳间。主要分支有前室间支和旋支。有时,在二者之间的夹角处发出对角支,该支的出现率为 42.3%。

1)前室间支(anterior interventricular branch):又称前降支,在前室间沟内下行,多数绕心尖至膈面,终止于后室间沟下 1/3。前室间支的分支有左心室前支、右心室前支和室间隔前支,分别分布于左心室前壁中、下 1/3,右心室前室间沟附近区域,室间隔前 2/3。右心室前支还发出左动脉圆锥支,营养动脉圆锥,此支与右动脉圆锥支互相吻合形成动脉环,是左、右冠状动脉间常见的侧支循环途径之一。

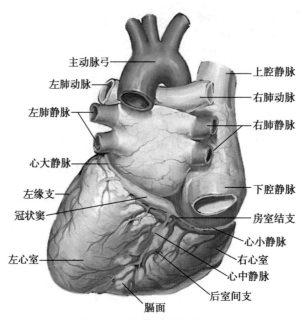

图 1-39　冠状动脉的后面观

2）旋支（circumflex branch）：较前室间支细，行于冠状沟内。旋支的长短不一，分布范围与右冠状动脉在膈面的分布区相配合。因此，冠状动脉分部类型需根据旋支与右冠状动脉在膈面的分布关系而定。旋支的分支有左心室前支、左心室后支、左缘支和左心房支，分别分布于左心室前壁上 1/3、左心室后壁、心左缘和左心房。

（2）右冠状动脉（right coronary artery）：起自右主动脉窦经肺动脉与右心耳之间，行于右冠状沟内。右冠状动脉在膈面的终止处不定，多数终止于房室交点与左缘支之间，主要分支有后室间支、心室支和心房支。

1）后室间支（posterior interventricular branch）：又称后降支，在后室间沟内下行。后室间支的长短不一，多数终于后室沟的下 1/3 处。后室间支的分支有左心室后支、右心室后支和室间隔后动脉，分别分布于左心室后壁、右心室后壁和室间隔的后 1/3。

2）右心室支：主要分支有右心室前支、左心室后支、右缘支和右动脉圆锥支，分布于右心室前壁、左心室后壁和动脉圆锥。

3）右心房支：分布于右心房。

（3）副冠状动脉（accessory coronary artery）：绝大多数（96.7%）起自右主动脉窦。当冠状动脉阻塞时，副冠状动脉具有较重要的代偿作用。副冠状动脉的分布范围不同，有的分布于肺动脉圆锥，有的分布于右心室前壁或主动脉壁、肺动脉壁等处。

（4）冠状动脉的类型：左、右冠状动脉在心胸肋面的分布比较恒定，但在膈面的分布范围变异较大。根据左、右冠状动脉在心膈面分布区的大小可将其分为 3 型（图 1-40）。

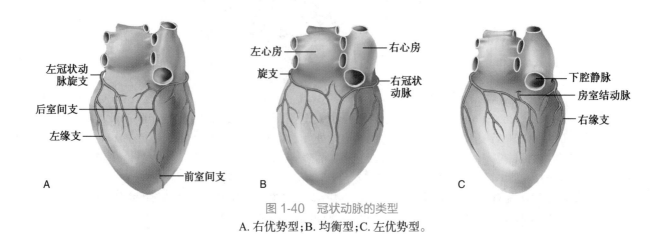

图 1-40　冠状动脉的类型
A. 右优势型；B. 均衡型；C. 左优势型。

1)右优势型:右冠状动脉在膈面除发出后室间支外,还有分支分布于整个右心室膈面和部分或整个左心室膈面。

2)均衡型:两侧心室的膈面均由本侧冠状动脉供给,后室间支为右侧或左侧冠状动脉的终末分支,或同时来自两侧冠状动脉。

3)左优势型:左冠状动脉分支除分布于左心室膈面外,还分出后室间支,甚至分布于右心室膈面的一部分。

(5)冠状动脉的侧支循环:正常情况下,心肌血流经冠状动脉的主要分支及其细小侧支,终止于广泛的毛细血管网。当主要分支阻塞时,阻塞远端的心肌是否继续缺血坏死或保持其功能和结构正常,取决于通过侧副血管的血运是否充分。侧支循环的途径分为以下 3 类。

1)冠状侧副血管:同一冠状动脉的分支之间及左、右冠状动脉之间均有吻合。前者称同一冠状吻合,后者称冠状间吻合。吻合见于整个心壁,但在右心室前面、心尖、室间隔、心房壁和房间隔等处极为丰富。

2)壁腔侧副血管:是心壁内特殊血管与心腔之间的吻合,包括动脉心腔血管、心最小静脉和心肌窦状隙等。

3)心外侧副血管:冠状动脉的分支来自周围的动脉支(如胸廓内动脉、支气管动脉等)在主动脉根部、肺动脉干、心包和心房等处形成小动脉网。

当冠状动脉疾病引起心肌梗死时,在梗死区能否建立侧支循环,促进侧副血管的发展,对于梗死区心肌功能的改善起很大作用。

(6)冠状循环:冠状动脉的血液一部分经冠状窦的属支汇集于冠状窦;一部分经穿过心壁的血管直接注入心腔,后者主要有以下 3 种形式。

1)动脉心腔血管:从冠状动脉分支经动脉心腔血管开口于心腔。

2)心最小静脉:从小动脉经毛细血管,再经心最小静脉开口于心腔。

3)心肌窦:从小动脉经心肌窦开口于心腔。心肌窦与其他器官的血窦相似,壁薄,形状不规则。

2. 心的静脉 心的静脉包括冠状窦及其属支、心前静脉和心最小静脉。

(1)冠状窦(coronary sinus):位于心膈面的冠状沟内,左心房和左心室之间。其长约 3.8cm,中段口径 5.5cm。冠状窦开口在右心房内,下腔静脉与右房室口之间,多数冠状窦口的后下方有半月形的冠状窦瓣。冠状窦的属支如下。

1)心大静脉(great cardiac vein):位于心尖,与左冠状动脉的前室间支伴行,沿前室间沟上行至心室底,离开前室间支进入左冠状沟,至心的后面注入冠状窦。心大静脉沿途收集左、右心室和左心房的血液。

2)心中静脉(middle cardiac vein):起于心尖,在后室间沟内与后室间支伴行,沿途收集左、右心室壁的血液,在房室交点附近注入冠状窦。

3)心小静脉(small cardiac vein):起于右心室前壁或后壁,有的起于右缘静脉,上行至右冠状沟内,注入心中静脉(87.7%)、冠状窦右端(9.9%),或直接开口于右心房(2.5%)。

4)左心室后静脉:起于左心室后壁,注入冠状窦或心大静脉。

5)左心房斜静脉:很细小,自左心房后面斜行下降,终止于冠状窦左端。

(2)心前静脉(anterior cardiac vein):位于右心室前壁,直接注入右心房。

(3)心最小静脉(smallest cardiac vein):在心壁中,直接开口于心腔,大部分至心房,也有一小部分到心室。

八、心脏的神经

心脏的神经包括交感神经、副交感神经和感觉神经。

支配心脏的副交感神经节前纤维起于迷走神经背核。节前纤维出延髓后,行于迷走神经中,在心丛或心壁内的副交感神经节内换神经元,其节后纤维随冠状动脉及其分支到达窦房结、房室结、房室束及心房肌和心室肌。副交感神经是胆碱能纤维,兴奋时可使心率减慢、心肌收缩力减弱。

支配心脏的交感神经节前纤维起于第 1~4、5 胸髓节段的侧角。节前纤维出脊髓后,行至上胸部交感神经节,或经交感干至颈部交感神经节,交换神经元后,其节后纤维组成心神经,随冠状动脉及其分支到达窦房结、房室结、房室束及心房肌和心室肌。交感神经是肾上腺素能纤维,兴奋时,作用与副交感神经相反,可使心率加快、心肌收缩力增强。

心脏的传入神经纤维主要通过迷走神经心支和交感神经的心神经传入中枢。

## 第四节　胸部交感神经节阻滞径路

胸部交感神经节阻滞是阻滞胸部交感干及交感神经节的方法。由于穿刺时易损伤肺,应用较少。近年来,在 X 线引导下的操作减少了损伤的可能且效果更加确切。常用方法是后方旁脊椎法。

（一）体位

胸部交感神经节阻滞采用的体位有 3 种:①俯卧位,此体位在透视下不易看到针尖和肺、肋骨的关系,但针尖与椎体的关系看得较清楚。②斜位,患侧在上,前胸部垫枕,在透视下使椎体前缘和棘突外侧 4cm 处的进针点相一致的斜位。在透视下由肋间刺入时,针尖不要达到患侧椎体的外侧。③侧卧位,术者立于患侧,患者胸腹部皆垫枕。此体位在透视下肺、椎体侧面、肋骨等和针尖的位置关系清晰,但针尖和椎体深度关系不清楚。

（二）进针深度的判断

胸部交感神经节阻滞前应摄胸部正、侧位片,胸椎正、侧位片,由侧位片上可知皮肤至椎体的深度。一般侧位片上第 2、3 胸椎的深度因肩胛骨的影响不准判断,而测皮肤至第 6、7 胸椎的深度是实际测定的 1.1~1.2倍,用以补偿俯卧位透视难以把握深度的困难。一般进针 6~8cm,肌肉发达、胸廓大者为 10cm,穿刺点距棘突增至 6cm。

（三）穿刺点的确定

在棘突外侧 4~5cm 处画一条与脊柱平行的线,在透视下确定欲阻滞的椎体与其肋间线的交点即为穿刺点。用 21G、长 10~12cm 穿刺针。一般情况下,原则上同时阻滞 2 个椎体,先阻滞下方椎体。在透视下,针尖对准目标椎体横突根部下缘椎弓根外侧,以确定穿刺角度。由于此角度针尖可达椎体后缘,此时针杆与皮肤表面为 70°~80°,穿刺针到达椎体后摄侧位片,进针应不深于预测深度。俯卧位透视时,脊椎应与透视台平行,故棘突应在椎弓根的中央。第 12 胸椎因肋骨深度不同,其进针点应在棘突外侧 5~6cm,沿第 12 肋刺入即可达椎体,然后摄侧位片以确定到达的深度。局麻药为每点注射 1%~2% 利多卡因 3~5ml。

（四）阻滞效果判断

在上部胸椎阻滞者,出现手背、手掌皮肤温度升高,停止出汗,疼痛消失及发绀得到改善。中、下部胸部阻滞治疗带状疱疹者,疼痛减轻或消失。

（五）适应证

血管闭塞性脉管炎、雷诺病、带状疱疹、反射性交感神经萎缩症、末梢性神经麻痹、多汗症及术后痛。

（六）并发症

可有神经损伤、出血、气胸、误入蛛网膜下腔、声音嘶哑及损伤食管、气管或主动脉。

## 第五节　胸椎旁神经节阻滞径路

（一）胸椎旁神经的组成

脊神经位于后根上,近前、后根结合处的神经节,呈纺锤形膨大。此脊神经节自椎间孔发出后分为前支、后支和脊膜支。胸神经前支不同于其他脊神经前支,它保持着明显的节段性。胸神经的后支经上、下横突之间,其内侧支以感觉纤维为主,支配背部深层肌肉。脊膜支很小,在脊神经分为前支和后支之前分出,反向走行,经椎间孔进入椎管,分布于脊膜、椎骨、椎骨的韧带及脊髓的血管。因此,在椎间孔处进行椎旁阻滞,在阻滞前支的痛觉传导的同时,也应阻滞后支、脊膜支及交感神经节,主要解决背部深部痛。

胸椎旁神经阻滞(thoracic paravertebral blockade,TPVB)可用于多种胸背部疼痛的治疗,如带状疱疹后神经痛,疼痛范围从后背到前胸呈带状分布。若进行肋间神经阻滞,则只能解决前胸壁至侧胸壁的疼痛。只有胸椎旁神经阻滞方可彻底阻断胸神经前、后支及交感神经交通支的传导。对于肋椎关节损伤,患者有突发的后背剧烈疼痛,性质呈挛缩样、压榨样、撕裂样疼痛,可向前胸、背部放射,低头、弯腰、咳嗽、大声说话等均可使疼痛加重,患者常以特殊体位来就诊。急性损伤患者行胸椎旁神经阻滞,效果明显。

（二）胸椎旁神经阻滞途径

1. 体位　患者取俯卧位,胸前垫一个薄枕。

2. 穿刺点　根据胸椎平片,测量横突基底部至后正中线的距离。因胸椎棘突向足端倾斜,从后面观呈叠瓦状排列,故横突高度平上位棘突的下缘。穿刺定位在病变上位棘突的下缘,旁开实测距离处。

3. 穿刺方法　用22G穿刺针经穿刺点垂直进针,直达横突,测量进针深度,然后退针至皮下,调整进针方向,稍向下向内(约30°),经横突滑过,不超过原进针深度2cm,有放射痛出现,回吸无血、无液、无气后,注射局麻药5~10ml。

4. 注意事项

(1)测量定点力求准确,避免反复寻找横突,防止气胸发生。

(2)注意进针深度,反复回吸,避免血管损伤及误入蛛网膜下腔。

5. 超声引导下胸椎旁神经阻滞　近年来随着可视化技术的不断进步与成熟,胸椎旁神经阻滞得以迅速发展。超声具有动态、实时、可记录及无辐射等特点,超声引导下胸椎旁神经阻滞通过对穿刺靶点周围重要组织及结构的可视化,可以避开障碍物,制定穿刺目标部位的最佳穿刺路线,使穿刺针斜面接近神经分布区域,保证局麻药准确分布于椎旁间隙,同时避免损伤周围重要组织结构,减少局麻药的用量。同时结合彩色多普勒,能够更好地观察到血管及局麻药流动扩散情况,这对局麻药扩散范围的评估具有重要意义。

根据超声探头与脊柱后正中线的关系,分为超声引导的横向平面内和纵向平面内两种穿刺方法。

(1)超声引导的横向平面内穿刺法:常规消毒后,在阻滞节段相应肋间隙水平将超声探头垂直放置在脊柱后正中线旁,调整探头位置,探头长轴沿肋间隙扫查可见内侧为横突、外侧斜坡样高回声声影为胸膜。患者深呼吸时,在超声影像下可见脏胸膜和壁胸膜滑动产生的胸膜滑动征,浅部可见肋横突上韧带。于探头外侧1cm处平行于超声平面向内、向里进针,始终保持针体在超声视野范围内,适当调整进针方向避开横突,待针尖进入胸椎旁间隙,回吸无血、无气,即可注入局麻药,可见局麻药扩散并有胸膜压低。

(2)超声引导的纵向平面内穿刺法:在预穿刺水平常规消毒后,将超声探头与脊柱平行放置,旁开正中线2.5cm,探头中点放置在两个横突之间。超声视野可见2个横突声影,横突间可见肋横突上韧带、胸膜、胸膜滑动征及胸膜下的肺组织。穿刺针于探头下1cm处向头侧进针,始终保持针体在超声视野范围内。适当调整进针方向,避开横突,突破肋横突上韧带进入胸椎旁间隙,回吸无血、无气,即可注入局麻药,可见药液在胸膜外侧增多而形成的弱回声团,并可见胸膜向前压低肺组织。

（王英伟）

# 第六章　腹　部

腹部（abdomen）位于胸部与盆部之间，包括腹壁、腹膜腔和腹腔器官及血管、淋巴管和淋巴结、神经等。

腹壁（abdominal wall）由皮肤、浅筋膜、肌层与腹内筋膜等构成，腹壁与膈围成腹腔（abdominal cavity），包容腹膜腔与腹腔器官的大部分，向下与盆腔相通。

## 第一节　腹部的体表标志

### 一、腹部的境界

腹壁的上界为剑突、肋弓、第11肋前端、第12肋下缘至第12胸椎棘突的连线；下界为耻骨联合上缘、耻骨嵴、耻骨结节、腹股沟、髂嵴至第5腰椎棘突的连线。腹壁以两侧腋后线的延长线为界，分为腹前外侧壁与腹后壁。

腹腔的实际范围与腹壁的体表分界不一致，其上界为膈穹窿，左、右侧膈穹窿顶部可分别至第4、5肋间隙水平，故胸腔下部的贯通伤可能同时伤及腹腔上部的器官；反之，腹腔上部的外伤也可能引起胸腔下部器官的损伤。腹腔下界为小骨盆上口，但是小肠等腹部器官也常位于盆腔内。因此，腹腔的范围要大于腹壁的体表界限。

### 二、腹部的体表标志

1. 骨性标志　在腹前外侧壁可触及剑突、肋弓、髂前上棘、耻骨结节、耻骨联合上缘等。第9胸椎平剑突，第1腰椎平幽门、胰颈和肾门，第3腰椎平第9肋下缘的连线。

2. 软组织标志　白线位于腹前正中线的深面，其两侧为腹直肌，腹直肌的外侧缘为半月线。脐位于腹前正中线上，其后方一般平第3、4腰椎间隙。髂前上棘与耻骨结节之间为腹股沟，此沟的深面有腹股沟韧带。

为了便于描述和确定腹腔器官的位置，临床通常用2条水平线及2条垂直线将腹部分为3部、9个区（"九分法"）。上水平线为经过两侧肋弓下缘最低点（相当于第10肋）的连线，下水平线为经过两侧髂结节的连线，这2条水平线将腹部分为上腹部、中腹部和下腹部；2条垂直线为两侧腹股沟韧带中点向上的垂直线。9个区分别为：上腹部的左、右季肋区与中间的腹上区；中腹部的左、右腹外侧区（左、右腰区）与两者间的脐区；下腹部的左、右腹股沟区（左、右髂区）与中间的腹下区。此外，还有通过脐的垂直线与水平线将腹部分为左、右上腹及左、右下腹的"四分法"（图1-41）。

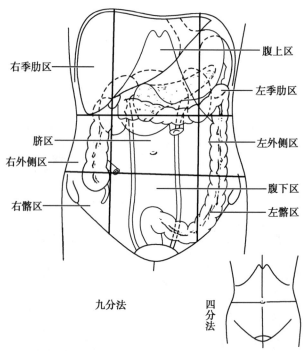

右季肋区　腹上区　左季肋区　脐区　右外侧区　左外侧区　右髂区　腹下区　左髂区　九分法　四分法

图1-41　腹部的分区及腹部主要器官的体表投影

## 第二节　腹壁的神经分布

腹前外侧壁有保护、支持腹腔器官及产生腹压等作用,可分为浅、深2层结构。浅层结构包括皮肤、浅筋膜、浅层的血管和神经等;深层结构包括深筋膜、肌层、腹横筋膜、腹膜外筋膜和壁腹膜及深层的血管和神经。

(一) 腹前外侧壁浅层

腹前外侧壁浅层皮肤的感觉神经分布有明显的节段性:第6肋间神经分布于剑突平面;第8肋间神经分布于肋弓平面;第10肋间神经分布于脐平面;第12胸神经的前支分布于脐与耻骨联合连线中点平面;第1腰神经的前支分布于腹股沟韧带的上方。临床上借此确定脊髓损伤的平面与手术所需要的麻醉平面(图1-42)。

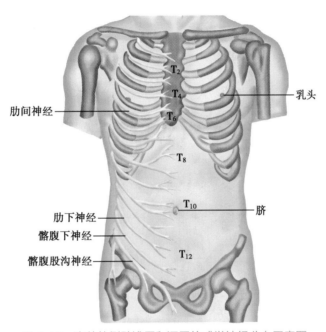

图1-42　腹前外侧壁浅层和深层的感觉神经分布示意图

(二) 腹前外侧壁深层

腹前外侧壁深层的神经分布:第7~12胸神经的前支自胸壁斜向前下,行于腹内斜肌与腹横肌之间,至腹直肌外侧缘处进入腹直肌鞘,沿途分支支配腹前外侧壁各肌层组织,其皮支分布于相应区域内的皮肤(图1-43)。

1. 髂腹下神经(iliohypogastric nerve)　发自第12胸神经的前支,行于腹内斜肌与腹横肌之间,至髂前上棘内侧2.5cm附近穿过腹内斜肌(图1-44),于腹外斜肌深面行向内下,在腹股沟管浅环上方约2.5cm处穿腹外斜肌腱膜,分布于耻骨联合上方的皮肤,肌支支配腹前外侧壁下部的肌层组织(图1-45)。

2. 髂腹股沟神经(ilioinguinal nerve)　发自第1腰神经的前支,在髂腹下神经下约一横指与之平行走行(图1-44),经腹股沟管,走行于精索的前上方,穿过腹股沟管浅环后分布于阴囊(或女性大阴唇)前部的皮肤(图1-45)。

3. 生殖股神经(genitofemoral nerve)　其生殖支沿精索内侧下行(图1-44),穿过腹股沟管浅环分布于提睾肌及阴囊肉膜(或女性大阴唇)(图1-45)。

腹股沟疝手术时,须注意勿损伤上述神经,以免所支配的肌肉瘫痪。

(三) 腹股沟区

腹股沟区的血管和神经分布:腹股沟区为下腹部两侧的三角形区域,其内侧界为腹直肌外侧缘,上界为髂前上棘至腹直肌外侧缘的水平线,下界为腹股沟韧带。该区的血管、神经包括髂腹下神经、髂腹股沟神经、生殖股神经生殖支及腹壁下血管、旋髂深血管等(图1-45)。

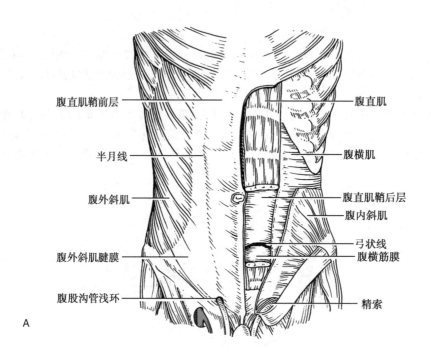

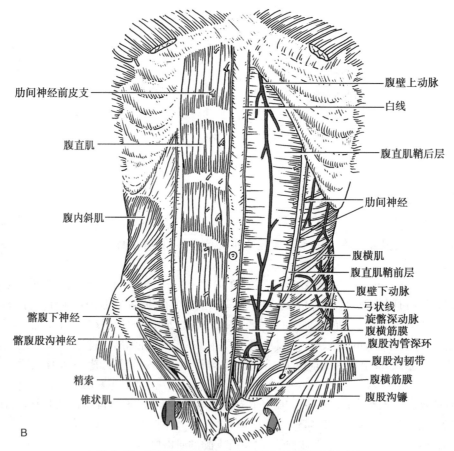

图 1-43　腹前外侧壁深层肌及血管、神经分布（A、B）

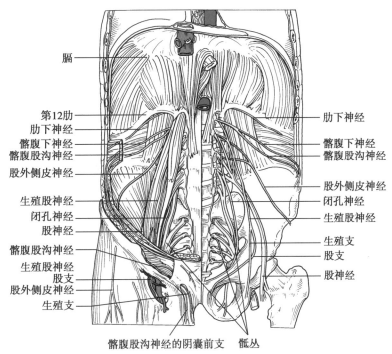

膈
第12肋
肋下神经
髂腹下神经
髂腹股沟神经
股外侧皮神经
生殖股神经
闭孔神经
股神经
髂腹股沟神经
生殖股神经
股支
股外侧皮神经
生殖支
肋下神经
髂腹下神经
髂腹股沟神经
股外侧皮神经
闭孔神经
生殖股神经
生殖支
股支
股神经
髂腹股沟神经的阴囊前支　　骶丛

图 1-44　腹前外侧壁深层及腹股沟区的神经分布

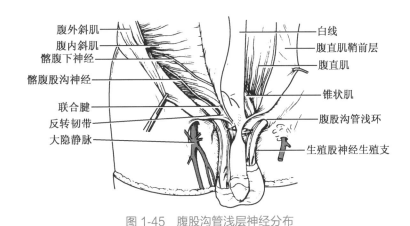

腹外斜肌
腹内斜肌
髂腹下神经
髂腹股沟神经
联合腱
反转韧带
大隐静脉
白线
腹直肌鞘前层
腹直肌
锥状肌
腹股沟管浅环
生殖股神经生殖支

图 1-45　腹股沟管浅层神经分布

## 第三节　腹部自主神经分布

腹膜腔(peritoneal cavity)以横结肠及其系膜为界,分为结肠上区和结肠下区。

一、结肠上区

结肠上区(supracolic compartment)的器官主要包括食管腹部、胃、肝脏、肝外胆管和脾脏,十二指肠和胰腺主要位于腹膜后间隙,但是与上述器官关系密切。

1. 胃(stomach)的神经分布　胃的形态随胃的充盈程度、体位及体型不同而有很大的变化。胃中度充盈时,大部分位于左季肋区,小部分位于腹上区。胃贲门和幽门的位置较固定,贲门在第 11 胸椎左侧,幽门在第 1 腰椎右侧。胃前壁右侧邻近左半肝,左侧上部邻接膈,两者下方的胃前壁邻贴腹前壁。胃后壁隔网膜囊与膈、脾脏、胰腺、左侧肾脏和肾上腺、横结肠及其系膜等相邻,共同形成胃床。

支配胃的神经有副交感神经、交感神经和内脏感觉神经。

(1)副交感神经:胃的副交感神经节前纤维来自迷走神经(图 1-46)。左、右迷走神经在气管权平面以下形成食管丛,此食管丛在膈食管裂孔下方分别形成迷走神经前、后干。

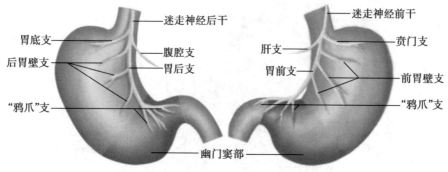

图 1-46　迷走神经在胃部的分支

1）迷走神经前干（anterior vagal trunk）：其神经纤维主要来自左迷走神经，在食管腹部的前面、近食管中线的浆膜深面下行。在贲门附近分为肝支和胃前支。

肝支（hepatic branch）通常从前干的右侧发出，加入肝丛。

胃前支（anterior gastric branch）沿胃小弯侧走行，沿途发出 4~6 条胃体前支，分布于胃体前壁，最后于胃角切迹附近分为 1~3 支终末支称为胃窦前神经或"鸦爪"支，分布于幽门窦及幽门管前壁。

2）迷走神经后干（posterior vagal trunk）：后干稍粗，在食管腹部的右后方、浆膜的深面下行，在贲门附近分为腹腔支和胃后支。

腹腔支（celiac branch）沿胃左动脉向右走行，加入腹腔丛。

胃后支（posterior gastric branch）沿胃小弯深部走行，沿途发出 4~6 条胃体后支，分布到胃体后壁。最后分为 2~4 条终末支，称为胃窦后神经或"鸦爪"支，分布于幽门窦和幽门管后壁。

迷走神经各胃支在胃壁神经丛内终止于副交感神经节，节后纤维支配胃腺与肌层，作用主要为促进胃酸和胃蛋白酶的分泌，并增强胃的运动。

（2）交感神经：胃的交感神经节前纤维来自脊髓第 6~10 胸节，经交感干、内脏大神经至腹腔丛内的腹腔神经节，在节内交换神经元，节后纤维随腹腔干的分支至胃壁。作用主要为抑制胃的分泌和蠕动，增强幽门括约肌的张力，并使胃的血管收缩。

（3）胃的感觉神经：因传递不同的感觉冲动，其传入路径有所不同。胃的痛觉冲动主要随交感神经通过腹腔丛、交感干传入脊髓第 6~10 胸节。胃手术时，阻滞腹腔丛可阻滞痛觉的传入。胃的牵拉感和饥饿感的神经冲动可经迷走神经传入延髓，因此行胃手术时过度牵拉胃，可强烈刺激迷走神经，偶可引起心搏骤停，应予以重视。

2. 肝脏（liver）的神经分布　肝脏是人体内最大的实质性器官，也是机体代谢最活跃的器官。肝脏大部分位于右季肋区和腹上区，小部分位于左季肋区，左、右肋弓间的部分与腹前壁相贴。肝脏右半部膈面借膈与右肋膈隐窝和右肺底相邻；脏面与右侧肾上腺、右侧肾脏、十二指肠上部及结肠右曲相邻；左半部膈面借膈与心脏膈面相邻，后缘近左纵沟处邻贴食管，脏面与胃前面小弯侧相邻。

肝脏的神经分布来自腹腔的交感神经和迷走神经的分支及右侧膈神经。腹腔丛的分支围绕在肝动脉和门静脉的周围形成肝丛，并汇入肝血管的分支经肝门入肝，分布于肝小叶间及肝细胞间。肝丛可分为肝前丛和肝后丛，肝前丛由左腹腔神经节和左迷走神经分支组成，包括胆囊管、胆囊和胆总管分支，其在肝动脉周围形成鞘，并沿肝动脉进入肝脏。肝后丛由右腹腔神经节和右迷走神经分支组成，主要沿肝外胆管和门静脉分布，并有分支与肝前丛分支相沟通。入肝的神经多为无髓神经纤维，但有时也会夹杂少数有髓神经纤维，这些神经纤维与小叶间血管和小叶间胆管并行，并有分支分布于汇管区的血管和胆管，它们的分支围绕静脉分支吻合成神经丛。神经纤维最终进入肝小叶，穿行于 disse 间隙内，其末端止于肝细胞和窦状隙的内皮。一般认为，肝血管仅由交感神经支配其收缩，以调节血流量，而胆管和胆囊则由交感神经和副交感神经（迷走神经）分布。肝的传入神经是右膈神经，其纤维一部分分布于肝纤维膜内，一部分绕过肝前缘，随肝丛分布于肝内、胆囊和胆管系统，因此肝脏和胆囊疾病可引起右肩部的放射痛。切割或穿刺肝脏并不产生疼痛的感觉，而肝大或牵拉肝纤维囊或腹膜所形成的韧带时则可引起肝痛。

3. 肝外胆管的神经分布　肝外胆管系统包括肝左管、肝右管、肝总管、胆囊、胆囊管及胆总管（common bile duct）。其中胆总管由肝总管和胆囊管汇合而成，向下在十二指肠降部与胰管汇合后，开口于十二指肠大乳头。

根据胆总管的走行和毗邻可以分为十二指肠上段、十二指肠后段、胰腺段和十二指肠壁内段 4 个部分。

肝外胆管受自主神经和感觉神经双重支配。肝十二指肠韧带内有丰富的自主神经丛,可分为肝前、肝后丛。肝前、肝后丛多数神经纤维伴肝动脉及其分支进入肝内,但均发出分支到肝外胆管系统。副交感神经兴奋引起胆囊收缩、奥迪括约肌舒张,使胆汁排入十二指肠。交感神经兴奋使胆囊舒张、奥迪括约肌收缩,使胆汁潴留在胆囊内。胆囊和胆管的痛觉神经、自主神经传至脊髓。右膈神经的躯体感觉神经纤维也经肝丛分布于肝外胆管等处。胆囊、胆管部位迷走神经分布密集,手术游离胆囊床、胆囊颈或探查胆总管时,可引起内脏牵拉痛、血压下降、心动过缓,甚至冠状动脉痉挛、心搏骤停,称为"胆心反射",应予以重视。

4. 脾脏(spleen)的神经分布　脾脏是人体最大的淋巴器官,其大小和形状与本人拳头相似,除了具有造血和储血等功能外,还是人体重要的免疫器官。脾脏位于左季肋区第 9~11 肋的深面、胃底和膈之间,正常成人的脾脏全部被肋弓覆盖,不能扪及。脾脏的膈面与膈、膈结肠韧带接触;脏面前上部与胃底相邻;后下部与左侧肾脏、左侧肾上腺相邻;脾门邻近胰尾;下方与结肠左曲相接。

脾脏的神经支配主要来自腹腔丛、左肾上腺丛和左膈丛,循脾动脉及其分支构成脾丛入脾。左膈神经终末支有时达膈脾韧带,故脾脏疾患可出现左肩部牵涉痛。

5. 十二指肠(duodenum)的神经分布　十二指肠介于胃和空肠之间,长 20~25cm。其上端始于胃的幽门,下端至十二指肠空肠曲续于空肠,整体呈 "C" 字形弯曲,凸侧向右,凹侧向左上方环绕于胰头的上、右、下三面。十二指肠除起始及末端周围被腹膜包绕,活动度较大外,其余大部分与胰头共同位于腹膜后间隙内,紧贴腹后壁第 1~3 腰椎的右后方,因此是最为固定且位置最深的小肠段。

十二指肠的神经支配来自腹腔丛的交感神经和来自迷走神经肝支及腹腔支的副交感神经,含有运动和感觉神经纤维,神经纤维进入十二指肠壁后形成许多神经丛分布于黏膜下和肌间,包含在十二指肠动脉中。

6. 胰腺(pancreas)的神经分布　胰腺是人体内仅次于肝脏的第二大腺体,也是在消化过程中起主要作用的消化腺。胰腺位于腹膜后间隙,在腹上区与左季肋区,全长 14~20cm,横跨第 1、2 腰椎椎体前方。胰腺的前方隔网膜囊与胃相邻,右方邻近下腔静脉、胆总管、肝门静脉和腹主动脉,其右端胰头被十二指肠环抱,左端胰尾接触脾门。胰腺自左向右分为胰头、胰颈、胰体和胰尾 4 部分,各部分无明显界限,毗邻器官也各不相同。

胰腺的神经来自腹腔丛、肝丛、脾丛和肠系膜上丛的胰支,这些神经支到达胰后形成胰前、胰后丛。当发生胰腺炎或胰腺肿瘤时,可刺激或压迫该神经丛而引起腰背部疼痛。胰腺的痛觉纤维主要随内脏大神经、内脏小神经和腰交感干上部而行,迷走神经与胰腺的痛觉传导无关。

## 二、结肠下区

结肠下区(infracolic compartment)位于横结肠及其系膜与小骨盆上口之间。该区范围内主要有空肠、回肠、盲肠、阑尾和结肠等器官。

1. 空肠和回肠的神经分布　十二指肠、空肠和回肠合称为小肠。小肠是脂肪、蛋白质、糖和矿物质等营养物质消化、吸收的器官。空肠(jejunum)起于十二指肠空肠曲,占空、回肠全长的近侧 2/5,主要位于左腹外侧区与左髂区,一部分在脐区;回肠(ileum)续于空肠,占空、回肠全长的远侧 3/5,主要位于脐区、右腹外侧区、右髂区,部分在腹下区与盆腔,末端续接盲肠。空肠和回肠间无明显界限。空、回肠平均全长约410.5cm,借小肠系膜悬附于腹后壁,属于腹膜内器官。

空肠和回肠的神经来自腹腔丛和肠系膜上丛,循肠系膜上动脉及其分支到肠壁,包括交感神经、副交感神经和内脏感觉神经纤维。

(1)交感神经节前纤维:起于脊髓第 9~11 胸节,经交感干、内脏大神经、内脏小神经入腹腔丛和肠系膜上丛,在腹腔神经节和肠系膜上神经节内换元为节后纤维,分布到肠壁。作用为抑制肠蠕动和消化液的分泌,使肠的血管收缩,将血液调配至身体的其他部分。

(2)副交感神经节前纤维:来自迷走神经,至肠壁内神经丛,换元后的节后纤维支配肌层和肠腺。作用为促进肠蠕动和消化液的分泌,但并不支配肠管的血管。

(3)感觉神经纤维:小肠的感觉是双侧传导的,随交感和副交感神经分别传入脊髓第 9~11 胸节和延髓。痛觉冲动主要经交感神经传入脊髓,故小肠病变时牵涉痛多出现于脐的周围(第 9~11 胸神经分布区)。

2. 盲肠和阑尾的神经分布　盲肠(cecum)为大肠的起始部,下端以膨大的盲端起始,多位于右髂窝内,前邻腹前壁,常被大网膜覆盖,后邻髂腰肌,右侧为右结肠旁沟,并以其内面的回盲瓣平面为界上接升结肠。阑尾(vermiform appendix)为附于盲肠后内侧壁3条结肠带汇集处的蚓状盲突,长5~7cm,阑尾腔开口于盲肠回盲瓣下2~3cm处,三角形的阑尾系膜连于肠系膜的末端,系膜内含有血管、淋巴和神经。

盲肠和阑尾均受腹腔神经节和肠系膜上神经节的交感神经节后纤维与迷走神经的副交感神经纤维共同组成的肠系膜上神经丛所支配。其痛觉纤维随交感神经进入脊髓右侧第10胸节至第1腰节,其他感觉纤维随迷走神经进入延髓孤束核。因盲肠和阑尾受自主神经支配,对疼痛刺激不及皮肤敏感,故急性阑尾炎早期一般多见为脐周痛,实际为患者不能准确辨明疼痛的确切部位。而后患者感到右下腹痛,一般认为是炎症已发展到阑尾浆膜,刺激壁腹膜的表现。由于壁腹膜受躯体神经支配,对疼痛刺激敏感,所以疼痛部位较为明确。

3. 结肠(colon)的神经分布　结肠位于右髂窝内,续于盲肠,至第3骶椎平面下续直肠。

支配升结肠和横结肠的交感、副交感神经节前纤维分别来自脊髓第6~10胸节侧角与迷走神经背核;支配降结肠和乙状结肠的交感、副交感神经节前纤维分别来自脊髓第1~2腰节侧角与骶副交感核,两部分分别经肠系膜上、下丛伴肠系膜血管分布于肠壁。左半结肠和右半结肠的痛觉神经纤维分别伴左、右交感神经走行。

支配结肠的交感和副交感神经属自主神经系统,由于自主神经系统的功能主要是支配血管的活动,控制内脏平滑肌的收缩、舒张及腺体的活动,故又称为内脏神经。交感神经的作用是使腹腔内脏血管收缩,同时又抑制胃肠道平滑肌和腺体分泌;而副交感神经的作用则兴奋胃肠道平滑肌的活动和腺体分泌。结肠受交感神经和副交感神经双重支配,在中枢神经系统的控制和调节下,交感和副交感神经相互作用、相互对抗,又经常处于相对协调中。

### 三、腹膜后间隙

腹膜后间隙(retroperitoneal space)位于腹后壁腹内筋膜与后部壁腹膜之间,是腹腔的一部分,上方至膈,下达骶岬、骨盆上口等处。此间隙上经腰肋三角与后纵隔通连,下与盆腔腹膜后间隙延续,故腹膜后间隙内的感染易向上、向下扩散。腹膜后间隙内有肾脏、肾上腺、输尿管腹段、胰十二指肠的降部和水平部、腹主动脉及其分支、下腔静脉及其属支、胸导管起始部、腰交感支、腹腔丛等重要结构(图1-47),并有大量疏松结缔组织。因此,上述器官的手术,多采用腰腹部斜切口经腹膜外入路。

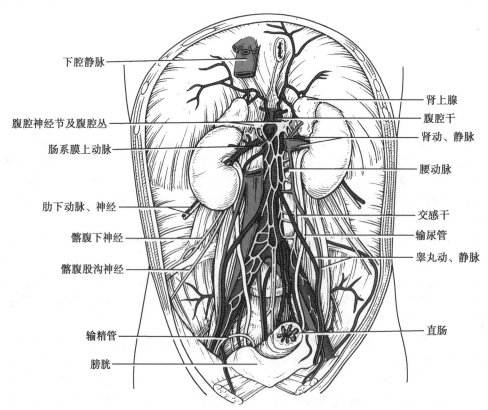

图1-47　腹膜后间隙的血管和神经的分布

1. 肾脏（kidney）的神经分布　肾脏位于脊柱腰段的两侧，贴靠腹后壁的上部。右肾上端平第 12 胸椎上缘，下端平第 3 腰椎上缘；左肾上端平第 11 胸椎下缘，下端平第 2 腰椎下缘。第 12 肋斜越左肾后面的中部、右肾后面的上部。两侧肾脏上方借疏松结缔组织与肾上腺相邻，内下方以肾盂续输尿管，内后方为腰交感干（图 1-48）。

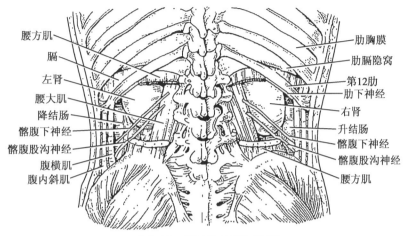

图 1-48　肾脏的位置与毗邻

支配肾脏的神经主要有交感神经和副交感神经。交感神经来自腹腔丛发出的肾丛；副交感神经则来自迷走神经的分支。这些神经沿肾血管进入肾实质内，形成神经末梢网，分布于肾小球及肾小管。血管外膜有感觉神经末梢，肌层则有运动神经末梢。肾内的神经主要是交感神经，肾交感神经从第 12 胸髓到第 2 腰髓发出，其纤维经腹腔丛支配肾动脉（尤其是入球小动脉和出球小动脉）、肾小管和释放肾素的颗粒细胞。肾交感神经末梢释放去甲肾上腺素收缩肾血管，并调节肾血流量、肾小球滤过率、肾小管的重吸收及肾素释放。而副交感神经可能只终止于肾盂平滑肌。感觉神经循交感、副交感神经走行，故切除或阻滞肾丛可消除肾脏疾病引起的疼痛。

2. 输尿管（ureter）腹部的神经分布　输尿管腹部位于脊柱两侧，起于肾盂，在腰大肌前方下行，至跨越髂血管处移行于输尿管盆段。

输尿管的神经主要由肾丛、腹主动脉丛、腹下神经丛的神经纤维组成，这些神经纤维的中枢位于第 10~12 胸髓、第 1 腰髓和第 2~4 骶髓。输尿管的神经为自主神经，网状分布于输尿管结缔组织中，然后再进入肌层。神经节细胞大多数分布于输尿管膀胱部，少数在腹部，盆部则极少。由于输尿管的蠕动，可由类似交感神经、副交感神经的药物来改变，因此这些神经即使受伤，输尿管的蠕动也不受影响。

3. 肾上腺（adrenal gland）的神经分布　肾上腺是人体内重要的内分泌腺之一。紧贴肾的上端，与肾脏共同位于肾筋膜和脂肪囊内。左肾上腺前邻胃、胰腺及脾动脉，内侧为腹主动脉，后为膈。右肾上腺前邻肝脏，后为膈，内侧紧邻下腔静脉。

肾上腺的神经来自腹腔丛、肾丛和膈丛。在腺体内侧形成肾上腺丛。交感神经为节前纤维，分布于肾上腺皮质和髓质，髓质中无副交感神经纤维分布。

## 第四节　腰部交感神经节阻滞径路

近年来，交感神经系统和各种慢性疼痛症状间的功能相关性已经得到广泛的认识。各种交感神经阻滞在治疗慢性疼痛中的作用也越来越受到临床医师的关注。1926 年，Mendl 等首次描述了腰交感神经阻滞技术。目前，腰交感神经阻滞在临床治疗下肢慢性疼痛性疾病中常用。

### 一、腰部交感神经的解剖

腰交感干（lumbar sympathetic trunk）由 3~4 个交感神经节和节间支构成，位于腰椎椎体前外侧表面，在第 2~5 腰椎水平被腰肌及其筋膜与腰丛分隔。其上方连于胸交感干，下方延续为骶交感干。左、右交感干之间有交通支相连,因此行腰部交感神经切除术时,须同时切除左、右两侧。左侧腰交感干与腹主动脉相邻,右侧则位于下腔静脉的后方,与下腔静脉非常接近。两侧的下端分居左、右髂总静脉的后方,腰大肌位于交感干的后外侧(图 1-49)。

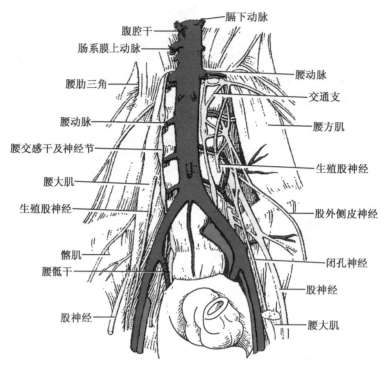

膈下动脉
腹腔干
肠系膜上动脉
腰肋三角
腰动脉
腰交感干及神经节
腰大肌
生殖股神经
髂肌
腰骶干
股神经
腰动脉
交通支
腰方肌
生殖股神经
股外侧皮神经
闭孔神经
股神经
腰大肌

图 1-49　腰部交感干及神经节解剖

腰部交感神经节大小不一,数量和位置也存在个体差异,绝大多数腰交感神经节位于第 3 腰椎椎体水平。腰交感干包括支配盆腔内脏和下肢血管的节前和节后神经元感觉传入纤维,其中节后神经元传导伤害性刺激冲动,并支配下肢的交感神经节前神经元的细胞体,其轴突传入相应的脊髓前根,并通过白交通支到交感干,向下终止于下 3 个腰节和上 3 个骶节,与节后神经元细胞体形成突触。有些节后神经元的轴突直接到达髂动脉和股动脉,并围绕形成神经丛。多数节后神经元的轴突加入脊神经形成腰丛和骶丛。这些交感神经纤维是股神经、坐骨神经和闭孔神经的部分和分支,并节段性分布到下肢血管(图 1-48)。因此,临床上阻滞第 2、3 腰椎水平交感神经节可几乎全部阻断下肢的交感神经纤维。

二、腰部交感神经节阻滞适应证

1. 复杂性区域疼痛综合征(complex regional pain syndrome,CRPS)　包括外伤性灼痛、幻肢痛、断肢痛、带状疱疹后遗神经痛、脊柱手术后下肢痛等。
2. 血管功能不全(vascular insufficiency)　主要为末梢血液循环障碍及其伴发的疼痛性疾病,如血栓闭塞性脉管炎、雷诺病、糖尿病性坏死、下肢难治性溃疡、股骨头无菌性坏死,以及急、慢性动脉闭塞性疾病和闭塞性动脉硬化症等。
3. 下肢癌性疼痛(cancer pain)。

三、腰部交感神经节阻滞径路

腰部交感神经节阻滞(lumbar sympathetic ganglion block)的方法有一针阻滞法和多针阻滞法,目前尚未明确其中哪种方法更具有优越性,临床上可根据患者的具体情况选择合适的阻滞方法,常用的方法有后入路法、旁正中入路法和经椎间盘法。

1. 后入路法
(1)三针法:患者取健侧卧位,分别以第 2~4 腰椎棘突距正中线向患侧旁开 5~7cm 为穿刺点。常规皮肤消毒后,用长 8cm 的 22G 穿刺针,进针方向与皮肤呈 75°~80°,向前内侧缓慢进针直至椎体前方(图 1-50)。将针体深度标志固定在距离皮肤 2cm 处,并退至皮下后再次进针,角度较前次略大且稍向侧方,当针尖穿过腰肌时可有阻力消失感。此时再缓慢进针,注射器稍加压,当针尖穿过较厚的腰肌筋膜时再次出现明显的阻力消失,反复回吸无血、无脑脊液后即可缓慢注入局麻药 10~15ml,此法多用于诊断性腰交感神经节阻滞。

(2)两针法:侧方入路时通常使用此法,以相应棘突距正中线向患侧旁开 10cm 为穿刺点,常规皮肤消毒后用长 10cm 的 22G 穿刺针,向内、向前进针直至椎体侧面(图 1-51),进针 6~7cm 时刺入腰肌,当穿刺针穿过腰肌时有明显的阻力消失感,注药方法与三针法相同。

(3)一针法:此法必须在 X 线辅助下进行。以第 3 腰椎棘突距正中线向患侧旁开 7~10cm 为穿刺点,常规皮肤消毒后用长 15cm 的 22G 穿刺针向第 3 腰椎上、中 1/3 椎体方向进针,当针尖触及椎体时改变穿刺针的进针角度,使针尖缓慢滑过椎体前缘,当穿刺针穿过腰肌时同样有明显的阻力消失感。然后注入造影剂并在 X 线辅助下观察前后位和侧位造影剂沿腰肌前缘的扩散情况,以进一步明确穿刺针的位置,注药方法同上。

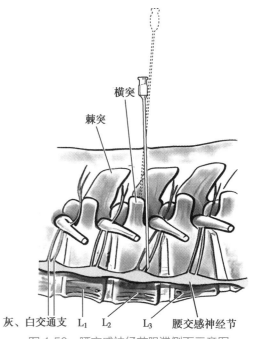

图 1-50　腰交感神经节阻滞侧面示意图

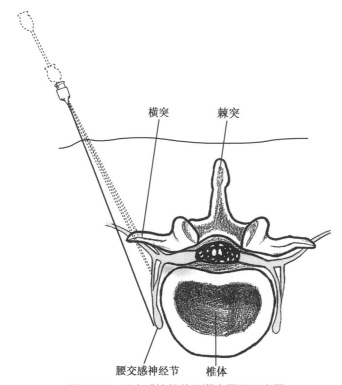

图 1-51　腰交感神经节阻滞水平面示意图

2. 旁正中入路法　患者取俯卧位,以第 2~4 腰椎棘突距正中线向患侧旁开 4~5cm 为穿刺点,常规皮肤消毒后用长 10cm 的 22G 穿刺针以 70°~80° 向中线进针,进针 4~6cm 时可触及横突,并在距皮肤 3~5cm 处的针体上标记,重新向下、向中间进针,使针尖滑过椎体进针直至标记处,此时针尖位于椎体前外侧缘的腰肌筋膜内,注药方法同上。

3. 经椎间盘法　患者取俯卧位,可将腹部下方垫高以减少腰椎的向前弯曲。以第 2、3 腰椎距正中线向患侧旁开 3~4cm 处为穿刺点。

（1）在 X 线背腹方向透视下，由穿刺点向椎间关节裂隙稍外侧进针，当针尖触及下位腰椎关节的上关节突时可略微退针，再稍向外侧进入，沿上关节突外侧面进针，当感到与骨性组织有贴附韧性感时，则针尖已触及椎间盘外侧。在此期间为防止穿刺针伤及神经根，宜缓慢进针。在 X 线辅助下确认穿刺针已触及椎间盘表面时，将针向椎间盘内刺入 1~1.5cm。

（2）在侧面透视下，针尖进入椎间盘前部，采用注射生理盐水阻力消失法，阻力消失时停止进针。

（3）在前后位方向透视下确认针尖的位置，若针尖位于椎间盘前侧，即可注入造影剂并观察造影剂沿椎间盘上、下方向的扩散情况，在确认无腰大肌内扩散或椎间盘逆流后，可缓慢注入局麻药。

此法存在一定的风险，可能诱发和促使椎间盘炎、椎间盘变性及神经根损伤等严重并发症。

### 四、腰交感神经节阻滞的疗效评估

腰交感神经节阻滞是一种十分有效的诊断、预防及治疗下肢疼痛性疾病的方法，评价其阻滞效果通常需要进行一些交感神经功能的特殊试验，包括皮肤传导反应、出汗试验、皮肤体积扫描等。测量腰交感神经阻滞后血流量的改变亦被认为是一种实用、有效的评价方法，腰交感神经阻滞可以通过直接的扩张血管效应和间接阻断交感神经性疼痛的恶性循环来改变血流量。血流量的改变可以通过测量皮肤温度的变化、激光多普勒血流仪等进行评估。

### 五、腰部交感神经节阻滞的并发症

主要并发症有毗邻的生殖股神经、腰丛分支及邻近腹主动脉等大血管的损伤、感染及局麻药毒性反应等。

## 第五节　腰椎旁神经阻滞径路

### 一、腰丛的组成、分支及分布

腰丛（lumbar plexus）由第 12 胸神经前支、第 1~4 腰神经前支构成，分布于髂腰肌、腰方肌、腹壁下缘与大腿前内侧的肌肉和皮肤、小腿与足内侧及大腿外侧的皮肤，以及生殖器等处。上位腰丛（第 12 胸椎 ~ 第 1 腰椎）形成髂腹下神经、髂腹股沟神经和生殖股神经，这 3 支神经前行穿过腹部肌肉，支配臀部和腹股沟区域。下位腰丛（第 2~4 腰椎）形成股外侧皮神经、股神经和闭孔神经，这 3 支神经主要支配下肢腹侧面的感觉和运动（图 1-52）。

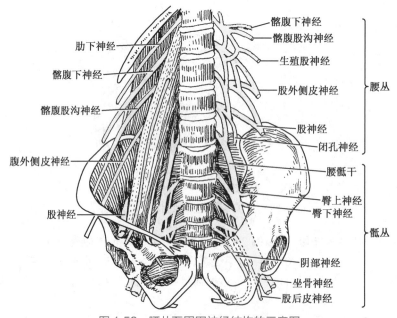

图 1-52　腰丛至周围神经结构的示意图

腰丛位于腰大肌深面、腰椎横突的前方,呈上窄下宽的三角形,该处称为腰大肌间隙。间隙的前外侧壁即腰大肌,后壁为第1~5腰椎横突、横突间肌及横突间韧带,后外侧为腰方肌与部分腰大肌纤维,内侧是第1~5腰椎椎体和椎间盘的外侧面及起于此面的腰大肌纤维,上界至第12肋,向下沿腰骶干与盆腔的骶前间隙相通。腰丛及股神经、闭孔神经、股外侧皮神经的起始部都在此间隙中。

### 二、腰丛的阻滞径路

腰丛的阻滞定位主要有腰大肌间隙腰丛阻滞法和"三合一"腰丛阻滞法。

1. 腰大肌间隙腰丛阻滞(psoas compartment block)法

(1)适应证:适用于腰和下肢痛、下肢末梢血液循环障碍、髋关节疼痛、第1~4腰神经区带状疱疹、腰交感神经节阻滞后神经炎、单侧髋关节及下肢手术的术中麻醉和术后镇痛,临床上常需联合坐骨神经阻滞以达到完善的麻醉镇痛效果。

(2)经典阻滞入路:在第4腰椎棘突下3cm、后正中线外侧(阻滞侧)5cm处垂直进针,触及第5腰椎横突(进针6~8cm),稍退针从第5腰椎横突上缘滑过,出现落空感即进入腰大肌间隙(6~8cm),此时即可注入局麻药30~40ml。也可在两侧髂嵴最高点连线上方1.5cm、后正中线外侧4cm处穿刺,触及第4腰椎横突后从该横突下缘下方向前进入腰大肌间隙。由于腰大肌间隙较大,腰丛分布也很不集中,所以腰丛阻滞常不如椎管内阻滞效果确切,且需要较大的局麻药用量。

(3)神经电刺激定位:患者取侧卧位,屈髋,术侧向上。取髂嵴连线头侧3cm、正中线旁开4~5cm为穿刺点。常规皮肤消毒后使用长10cm的22G穿刺针垂直进针。当针尖触及第4腰椎横突时,调整针尖偏向头侧,直至0.5mA左右电流刺激引出腰丛所支配的股四头肌收缩(伸膝),提示已到达腰丛附近。反复回吸确认无血和脑脊液,缓慢注射30~40ml局麻药,即可阻滞股外侧皮神经、股神经和闭孔神经。若引出缝匠肌收缩(屈髋和屈膝)时注药,阻滞效果往往不满意。

(4)超声引导定位:成人选用凸阵探头,深度7~10cm,腰丛位于腰大肌间隙内,其位置较深。使用超声引导定位得到的图像质量往往较差,但可以根据横突和腰大肌的重要标志来确定其位置(图1-53)。腰丛不是单一的神经,不能用长轴或短轴进行描述,只能根据超声探头和脊柱的方向,以横截面和纵截面来表示。

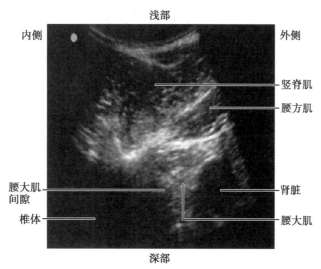

图1-53 超声引导定位下腰大肌间隙腰丛阻滞

横截面:在第2或第3腰椎横突上端水平将超声探头沿脊柱的方向垂直放置,探头的一端置于后背正中,稍向头侧移动,即可看到横突影像。然后向足侧平移1cm左右,显示横突中间水平的影像。上部肌肉是竖脊肌,其外侧为腰方肌,两肌肉交界处下方为腰大肌。腰大肌的外侧为肾脏,内侧低回声区为椎体。椎体和腰大肌之间为腰大肌间隙。常规皮肤消毒和局部浸润麻醉后,使用长10cm的22G穿刺针,采用平面内技术从探头的外侧端进针至腰大肌间隙,回吸注射器确认无血后,缓慢注射30~40ml局麻药。此法的优点是能全程实时看到穿刺针的轨迹。

纵截面：以第2~3腰椎棘突间隙为中心，将超声探头平行于后背正中线放置，探头距中线3~4cm。第2~4腰椎横突显示为"城垛样"图形，而腰丛的位置在横突之间，距离横突表面1.5~2cm处。当取纵截面图像时，可采用平面外技术从探头的侧方在第3~4腰椎或第2~3腰椎横突间隙对应的皮肤位置垂直进针，进针深度在进针处相邻两个横突表面连线下1.5~2cm处，当确定穿刺针到达腰大肌间隙，回吸注射器确认无血后，缓慢注射30~40ml局麻药。此方法的优点是容易辨认图像，尤其横突显示明显，缺点是不容易确定针尖的位置。

(5)并发症：硬膜外阻滞或蛛网膜下腔阻滞、误穿血管致出血和血肿、神经损伤、感染、局麻药毒性反应等。

2."三合一"腰丛阻滞法

(1)适应证：通过单次注药完成腰丛3个分支的阻滞。事实上，该阻滞技术仅阻滞股神经和闭孔神经，对股外侧皮神经阻滞效果不佳。

(2)经典阻滞入路：患者取仰卧位，下肢轻度外展，于腹股沟韧带下方、股动脉外侧1cm处穿刺，穿刺针以45°向头侧推进，2次突破感(穿过阔筋膜与髂筋膜)后出现异感，确认回吸无血即可注射30~40ml局麻药。

(3)神经电刺激定位：患者取仰卧位，于腹股沟韧带下方、股动脉外侧为穿刺点，实施常规皮肤消毒后使用长5cm的22G神经穿刺针，以45°向头端进针，直至0.5mA左右电流刺激引发股神经支配的股四头肌收缩(伸膝)。固定针尖，同时保持远端加压，经回吸无血后缓慢注射30~40ml局麻药，使药液向腰丛近端扩散。

(4)超声引导定位：将低频凸阵探头(频率4~7MHz)置于腹股沟皱褶处，超声探头垂直于大腿长轴。显示屏上可清晰看到股静脉、股动脉和股神经依次从大腿内侧向外侧排列。在腹股沟水平，股静脉呈三角形的高回声结构，中心为蜂窝状。常规皮肤消毒和局部浸润麻醉后，使用长5cm的22G穿刺针，采用平面内或平面外技术进针至股神经(图1-54)。回吸注射器确认无血后，远端加压缓慢注射30~40ml局麻药。

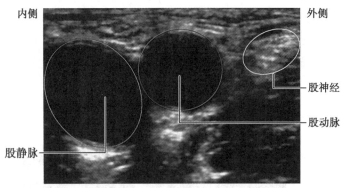

内侧　　　　　　　　　　　　　　　外侧

股神经

股动脉

股静脉

图1-54 超声引导定位下"三合一"腰丛阻滞

目前腰丛阻滞临床上多采用超声引导定位和/或神经电刺激定位技术，准确定位到相应腰椎横突和腰大肌的位置，可进一步提高腰丛阻滞的准确性和安全性。

(5)并发症：误穿血管致出血和血肿、神经损伤、感染、局麻药毒性反应等。

三、腰椎旁神经阻滞径路

椎旁神经阻滞由Hugo Sellheim在1905年首次提出，目前胸椎旁神经阻滞技术已广泛应用于单侧乳房、腋窝或胸壁手术及急、慢性疼痛综合征的治疗，但出于有效性和安全性方面的顾虑，颈部及腰部椎旁神经阻滞技术在临床的应用受到了一定限制。

1.腰神经的组成、分支及分布 腰神经由第1~5腰椎共5对脊神经组成，脊神经出椎间孔后分为前支、后支、脊膜支及向前行构成腰交感神经节。

(1)脊神经前支：第1~3腰神经前支和第4腰神经前支一部分组成腰丛，位于腰大肌深面、腰椎横突前方、腰方肌内侧。第1腰神经前支分为髂腹下神经、髂腹股沟神经和与第2腰神经相连的生殖股神经。第2~4腰神经前支的一部分均分为较小的前股和较大的后股，前股合成闭孔神经，后股组成股外侧皮神经和股神经。其肌支为第2~4腰神经支配腰大肌；第1腰神经支配腰小肌；第2~3腰神经支配髂腰肌(图1-55)。

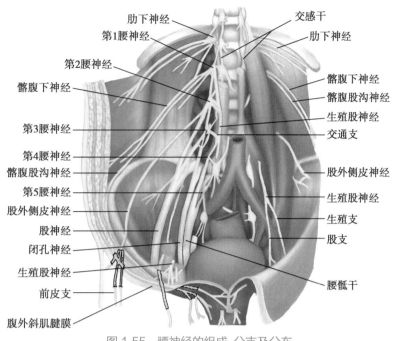

图 1-55 腰神经的组成、分支及分布

（2）脊神经后支：分为后内侧支和后外侧支，支配腰下部的皮肤和肌肉组织。后内侧支分布于沿途椎间关节连线内侧至后正中线之间的组织结构，于正中线附近穿过深筋膜终止于皮下。后外侧支发出与分布如下：第 1 腰神经至臀外侧；第 2~3 腰神经至臀后侧；第 4~5 腰神经至骶髂关节或骶后部。后外侧支主要沿横突背面走行，这也是腰椎旁神经阻滞选择后外侧支的穿刺点，其沿途发出许多小分支，分布于椎间关节连线外侧的组织中。第 1 腰神经外侧支分布于臀中肌表面上部；第 2 腰神经外侧支分布于臀中肌表面下部和臀大肌浅层；第 1~3 腰神经和第 2 骶神经后外侧支（也可来自第 11 胸神经到第 4 腰神经后外侧支）支配臀上皮神经；第 4~5 腰神经分布于骶髂关节或骶后部；第 5 腰神经和第 1~2 骶神经后外侧支支配臀下神经，相邻腰神经后支之间均存在交通支相连。

（3）脊膜支：又称窦椎神经，为腰神经后支或腰神经总干的分支，经椎间孔返回到椎管内，分布于椎间盘纤维环、后纵韧带、硬脊膜外结缔组织、血管和脊髓背膜等处。

（4）腰交感神经：由第 1~3 腰神经灰、白交通支构成腰交感神经节，相连的腰交感神经节构成腰交感神经。其随内脏支分布于肠系膜下动脉、结肠左曲以下的肠管及盆腔器官，并有纤维伴血管分布至下肢；随血管支分布于腹主动脉丛、髂内及髂外动脉丛；经灰、白交通支分布于腰神经丛。

2. 腰椎旁神经阻滞径路

（1）适应证：腰部局限性疼痛、腰椎间盘突出症疼痛、判断腰痛的腰神经侵犯部位。

（2）并发症：局麻药毒性反应、神经损伤、感染、局麻药渗入硬膜外腔或蛛网膜下腔等。

（3）腰椎旁神经阻滞径路：患者取健侧卧位或俯卧位，以待阻滞水平相应的腰椎棘突上缘距患侧旁开1.5~2cm 为穿刺点，常规皮肤消毒后用长 8cm 的 22G 穿刺针垂直缓慢进针，当针尖触及椎体横突后，即稍调整穿刺针以越过横突后 0.5cm，反复回吸确认无血、无脑脊液后缓慢注入局麻药，进针过深可能会进入腰大肌而影响阻滞效果。

超声引导定位和 / 或神经电刺激定位技术已被广泛运用于椎旁神经阻滞中。在神经电刺激定位下，穿刺针在到达相应椎体横突后，可以诱发支配肌肉的收缩，但是如果行多节段阻滞，由于局麻药可以从一节段扩散至相邻节段，因此可减弱肌肉的收缩反应。超声引导定位可以清晰地显示皮肤到椎体横突的距离及腰大肌的位置及深度，从而提高了腰椎旁神经阻滞的安全性和成功率。

（王英伟）

# 第七章　盆部及会阴

盆部（pelvis）及会阴（perineum）位于躯干的下部。盆部上承腹部和腰部，下连臀部和股部。骨盆构成盆部的骨性基础，其内覆盖盆壁肌、盆底肌及其筋膜，消化、泌尿和生殖系统的器官位于盆腔内。盆部的前面以耻骨联合上缘、耻骨结节、腹股沟和髂嵴前部的连线与腹部分界；后面以髂嵴后部和髂后上棘至尾骨尖的连线与腰区及骶尾区分界。

会阴是指盆膈以下封闭骨盆下口的全部软组织，即广义会阴。广义的会阴外侧与股部相连，其境界与骨盆下口一致，由前方的耻骨联合下缘，两侧的耻骨下支、坐骨支、坐骨结节、骶结节韧带和后方的尾骨尖围成，呈菱形。通过两侧坐骨结节前缘的连线，可将会阴分为前、后两部。前部为尿生殖区，又称尿生殖三角，男性有尿道通过，女性有尿道和阴道通过。后部为肛区，又称肛门三角，有肛管通过。临床上，常将肛门和外生殖器之间的区域称为会阴，即狭义的会阴，其深面有会阴中心腱，有许多会阴肌附着于此。

## 第一节　体表标志

### 一、盆部可触到的体表标志

有髂嵴（iliac crest）、髂结节（tubercle of iliac crest）、髂前上棘（anterior superior iliac spine）、髂前下棘（anterior inferior iliac spine）、髂后上棘（posterior superior iliac spine）、髂后下棘（posterior inferior iliac spine）、耻骨结节（pubic tubercle）和耻骨联合（pubic symphysis）上缘等。两侧髂嵴最高点连线平第 4 腰椎棘突，可作为腰椎穿刺定位的标志，也可作为腰椎计数的标志。两侧髂后上棘连线平对第 2 骶椎中部，为蛛网膜下腔下端平面的标志。

### 二、会阴部可触到的体表标志

有耻骨弓（public arch）、坐骨结节（ischial tuberosity）及尾骨尖（coccygeal apex），它们是产科常用的骨性标志。

## 第二节　盆肌、盆膈及盆筋膜

骨盆由左右髋骨、后方的骶骨和尾骨，借助骨连结围成。人体直立时，骨盆向前倾斜，两髂前上棘与两耻骨结节位于同一冠状面内，尾骨尖与耻骨联合上缘位于同一水平面上。骶骨岬及两侧的弓状线、耻骨梳、耻骨结节、耻骨嵴和耻骨联合上缘共同连成一条环状的界线（terminal line），又称骨盆上口（superior pelvic aperture）。以界线为界，可将骨盆分为上方的大骨盆（greater pelvis）和下方的小骨盆（lesser pelvis）。大骨盆又称假骨盆，属于腹部。小骨盆又称真骨盆，其下界为骨盆下口（inferior pelvic aperture），即会阴的菱形周界。骨盆是躯干与下肢骨之间的骨性成分，起着传导重力和支持、保护盆腔器官的作用。

骨盆构成盆部的支架，盆壁肌与盆底肌及其筋膜附着其上，共同围成盆腔。盆壁可分为前壁、后壁及外侧壁，各壁向下移行于盆底。骨性盆壁前壁较短，为耻骨联合内面及其邻近的耻骨部分；后壁为凹陷的骶、尾骨前面；两侧壁为髂骨、坐骨、骶结节韧带及骶棘韧带。

骶结节韧带（sacrotuberous ligament）位于骨盆后方，起自骶、尾骨的侧缘，止于坐骨结节内侧缘，呈扇形。骶棘韧带（sacrospinous ligament）位于骶结节韧带的前方，起自骶、尾骨侧缘，止于坐骨棘，呈三角形，其起始部被骶结节韧带所遮掩。骶棘韧带与坐骨大切迹围成坐骨大孔,骶棘韧带、骶结节韧带和坐骨小切迹围成坐骨小孔。有肌肉、血管和神经等从盆腔经此两孔达臀部和会阴。盆壁前外侧有闭孔,其周缘附着一层结缔组织膜,称闭孔膜(obturator membrane),封闭闭孔并供盆内外肌肉附着。膜前上部与闭孔沟围成一个斜行前内下的管状裂隙,称闭膜管(obturator canal),管内有神经、血管通过。

一、盆肌

盆肌可分为盆壁肌和盆底肌。

1. 盆壁肌 覆盖于骨性盆壁内面,主要有闭孔内肌和梨状肌。

(1)闭孔内肌(obturator internus):位于盆侧壁的前部,起自闭孔膜内面及其周围骨面,肌束向后汇集成肌腱,绕坐骨小切迹,由坐骨小孔出骨盆转折向外,止于股骨转子窝。闭孔内肌的作用是使大腿旋外。该肌及其筋膜的上缘参与形成闭膜管,管内有闭孔神经和闭孔血管通过。

(2)梨状肌(piriformis):位于盆侧壁的后部,起自盆内骶骨前面骶前孔的外侧,经坐骨大孔穿出达臀部,止于股骨大转子。梨状肌的作用是使伸直的大腿旋外。该肌上、下两缘与坐骨大孔之间的空隙分别称为梨状肌上孔(suprapiriformi foramen)和梨状肌下孔(infrapiriform foramen),盆部的血管和神经通过此两孔出盆腔,供应和支配臀部、会阴和下肢。

2. 盆底肌 有肛提肌和尾骨肌(图 1-56)。

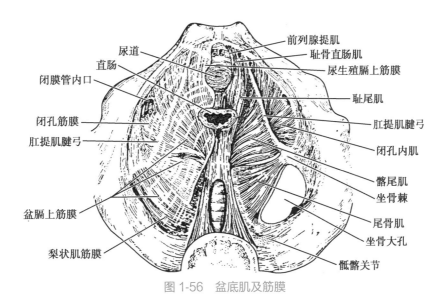

图 1-56 盆底肌及筋膜

(1)肛提肌(levator ani muscle):是位于骨盆底的成对宽薄肌,呈四边形,向下、向内左右联合成漏斗状,封闭骨盆下口的大部分。肛提肌的作用是构成盆底,提起盆底,承托盆腔器官,并对肛管和阴道有括约作用。肛提肌按纤维起止及排列,可分为四部分。

1)前列腺提肌(levator prostatae)(女性为耻骨阴道肌):居内侧,起自耻骨盆面和肛提肌腱弓的前部,经前列腺两侧,止于会阴中心腱,有悬吊固定前列腺的作用。在女性此肌的肌纤维沿尿道和阴道侧行,与尿道壁及阴道壁肌层交织,可牵引阴道后壁向前,协同阴道括约肌使阴道口缩小。

2)耻骨直肠肌(puborectalis):居中间,起自耻骨盆面和肛提肌腱弓的前部,肌纤维向后行经前列腺(女性经阴道)侧面、直肠与肛管交界处两侧,止于肛管侧壁、后壁及会阴中心腱。在直肠与肛管移行处,两侧肌束构成"U"形袢,从后方套绕直肠,是肛直肠环的主要组成部分。此肌收缩使直肠后壁接近前壁,维持直肠会阴曲。当排便时,耻骨直肠肌松弛,会阴曲消失,利于排便。

3)耻尾肌(pubococcygeus):居外侧,起自耻骨盆面和肛提肌腱弓中部,止于骶、尾骨尖和侧缘及肛尾韧带。

4)髂尾肌(iliococcygeus):居外侧,起自肛提肌腱弓的后部和坐骨棘盆面,止于尾骨侧缘及肛尾韧带。

(2)尾骨肌(coccygeus):位于肛提肌的后方,覆于骶棘韧带的上面,位于骶结节韧带的前方,起自骶骨下端和尾骨的外侧缘,止于坐骨棘,呈三角形。此肌与肛提肌共同封闭骨盆下口,参与构成盆底,并对骶骨和尾骨有固定作用。

## 二、盆膈

盆膈(pelvic diaphragm)又称盆底,由肛提肌、尾骨肌及覆盖于两肌上、下面的盆膈上筋膜(superior fascia of pelvic diaphragm)和盆膈下筋膜(inferior fascia of pelvic diaphragm)构成。盆膈作为盆腔的底,封闭骨盆下口大部分,将盆腔和会阴分开。盆膈前部有盆膈裂孔(hiatus of pelvic diaphragm),在男性孔内有尿道通过,在女性则有尿道和阴道通过。盆膈后部有直肠通过。盆膈对支持和固定盆腔器官有重要作用,并与维持正常腹内压、排便和分娩等动作有密切关系。

## 三、盆筋膜

盆筋膜(pelvic fascia)是腹内筋膜的延续,可分为盆壁筋膜、盆脏筋膜和盆膈筋膜三部分(图1-57、图1-58)。

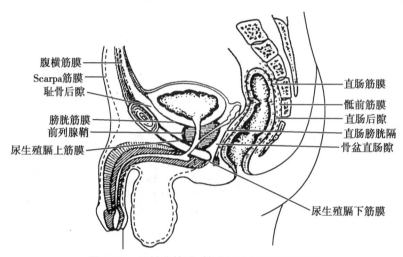

图1-57　男性盆筋膜、筋膜间隙与腹膜的配布

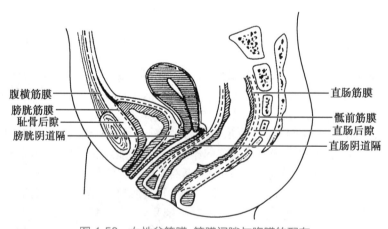

图1-58　女性盆筋膜、筋膜间隙与腹膜的配布

1. 盆壁筋膜(parietal pelvic fascia)　小骨盆壁均被盆壁筋膜覆盖。从耻骨联合后面至坐骨棘间连线的筋膜呈线性增厚,形成盆筋膜腱弓(tendinous arch of pelvic fascia),又称肛提肌腱弓,为肛提肌及盆膈上、下筋膜的附着处。盆壁筋膜按其所处的部位予以命名,如被覆于闭孔内肌和梨状肌内面的,分别称为闭孔筋膜(obturator fascia)和梨状肌筋膜,被覆于骶骨前方的称骶前筋膜(anterior sacral fascia)。骶前筋膜与骶骨之间

含有丰富的静脉丛,临床上行直肠切除术,在分离直肠后方时,应在直肠筋膜鞘与骶前筋膜之间进行,注意勿将骶前筋膜从骶骨前面剥离,以免引起骶前静脉丛破裂,产生难以控制的出血。

2. 盆脏筋膜(visceral pelvic fascia)　是包绕盆腔各器官周围的结缔组织,为盆膈上筋膜向器官表面的延续,并在器官周围形成一些筋膜鞘、筋膜隔和韧带等,有支持、固定器官位置的作用。

盆脏筋膜增厚形成韧带,在男性主要有耻骨前列腺韧带(连接前列腺至耻骨联合下缘)、膀胱外侧韧带;在女性主要有耻骨膀胱韧带(连接膀胱颈至耻骨联合下缘)、子宫主韧带、子宫骶韧带等。这些韧带的主要作用是维持器官的位置。有些盆脏筋膜在血管和神经通过处,不但构成一些能够通过的开口,而且与之相结合,形成器官侧韧带或血管神经鞘,盆腔炎症和血肿可通过这些韧带或鞘蔓延。

盆脏筋膜在相邻两器官间还形成筋膜隔,在男性于直肠和膀胱、前列腺、精囊之间形成直肠膀胱隔(rectovesical septum);在女性于直肠和阴道之间形成直肠阴道隔(rectovaginal septum),在阴道和膀胱、尿道之间,分别形成膀胱阴道隔(vesicovaginal septum)及尿道阴道隔(urethrovaginal septum)。

3. 盆膈筋膜　盆膈上筋膜覆盖肛提肌和尾骨肌的上表面,前方和两侧附着于肛提肌腱弓,后方与梨状肌筋膜和骶前筋膜相延续。盆膈下筋膜被覆肛提肌和尾骨肌的下表面,前端附着于肛提肌腱弓,后端与肛门括约肌的筋膜融合,构成坐骨肛门窝的内侧壁。两筋膜与盆膈共同构成盆膈。

盆壁、脏筋膜与覆盖盆腔的腹膜之间含有疏松结缔组织,构成潜在的盆筋膜间隙。这些筋膜间隙有利于手术时分离器官,脓液和血液等也易在间隙内积聚。具有重要临床意义的盆筋膜间隙如下。

(1)耻骨后隙(retropubic space):又称 Retzius 隙、膀胱前隙,位于耻骨与膀胱之间。前界为耻骨联合、耻骨上支及闭孔内肌筋膜;后界在男性为膀胱、前列腺和膀胱侧韧带,在女性为膀胱和膀胱侧韧带;两侧界为脐内侧韧带;上界为壁腹膜反折部;下界在男性为盆膈和耻骨前列腺韧带,在女性为盆膈和耻骨膀胱韧带。当耻骨骨折时,此间隙内可发生血肿;当膀胱前壁或尿道前列腺部损伤时,尿液可渗入此间隙,可作耻骨上正中切口进行引流。在妊娠妇女,可切开此间隙达子宫下段,以完成腹膜外剖宫产。

(2)骨盆直肠隙(pelvirectal space):又称直肠旁隙,位于腹膜与盆膈之间,直肠周围。前界在男性为膀胱、前列腺和膀胱侧韧带,女性为子宫阔韧带、子宫颈下部和阴道上部;后界为直肠及直肠侧韧带。此间隙宽大并充满脂肪等结缔组织。此间隙若有感染积脓,可通过直肠指诊在直肠壶腹下部两侧触及。若此隙内脓液引流不及时,炎症可沿分布于器官的血管神经束蔓延。

(3)直肠后隙(retrorectal space):又称骶前间隙,位于直肠筋膜与骶前筋膜之间。前界为直肠筋膜鞘,后界为骶前筋膜,两侧借直肠侧韧带与骨盆直肠隙相隔,上界为盆腹膜在骶骨前面的反折部,下界为盆膈。此隙上方和腹后壁的腹膜外组织相续,故直肠后隙的炎症或血肿,可沿腹膜后间隙向上蔓延。临床作腹膜后间隙空气造影,也通过此间隙进行。

# 第三节　与麻醉相关的盆腔血管走行

## 一、髂总血管

1. 髂总动脉(common iliac artery)　腹主动脉平第4腰椎椎体下缘高度分为左、右髂总动脉,沿腰大肌内侧向外下方斜行,至骶髂关节前方分为髂内动脉和髂外动脉(图 1-59)。

2. 髂总静脉(common iliac vein)　在骶髂关节前方由髂内、髂外静脉汇合而成,行于髂总动脉的后内方。髂总静脉斜向内上行至第 4~5 腰椎椎体右前方,腹主动脉分叉处的右侧偏下处,与对侧髂总静脉汇合成下腔静脉。一般左髂总静脉长于右髂总静脉。

## 二、髂外血管

1. 髂外动脉(external iliac artery)　循腰大肌内侧缘下降,经腹股沟韧带中点深面至股前部移行为股动脉。右髂外动脉起始部的前方有输尿管跨过。在男性,右髂外动脉外侧有睾丸动、静脉和生殖股神经与之伴行,其末段的前方有输精管跨过;在女性,髂外动脉起始部的前方有卵巢动、静脉跨过,其末段的前上方有子宫圆韧带跨过。髂外动脉在靠近腹股沟韧带处发出腹壁下动脉和旋髂深动脉。

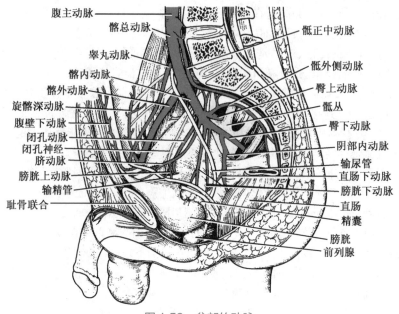

图 1-59　盆部的动脉

2. 髂外静脉（external iliac vein）　是股静脉的直接延续，伴行于髂外动脉的内侧，至骶髂关节前方与髂内静脉汇合成髂总静脉。髂外静脉收集下肢和腹前壁下部的静脉血。

3. 髂总动脉及髂外动脉的体表投影　从髂前上棘与耻骨联合连线的中点画线至脐下 2cm 处，此线的上 1/3 段为髂总动脉的投影；下 2/3 段为髂外动脉的投影；上、中 1/3 交界处即为髂内动脉起点。

三、髂内动脉

髂内动脉（internal iliac artery）为一根短干，长约 4cm，斜向内下至小骨盆，是盆部的动脉主干。髂内动脉前方有输尿管跨过，后方有腰骶干，内侧有髂内静脉，稍下有闭孔神经。髂内动脉沿盆腔侧壁下行，主干到达梨状肌上缘分为前、后两干，后干的分支都是壁支，前干的分支既有壁支又有脏支。壁支供应盆壁，脏支供应盆内器官及外生殖器。

1. 壁支

（1）髂腰动脉（iliolumbar artery）：发自髂内动脉起始处，向后上行于腰大肌深面，再向外至髂窝，分布于髂腰肌、腰方肌、髂骨、马尾和脊髓被膜等。

（2）骶外侧动脉（lateral sacral artery）：发自髂内动脉后干，沿骶前孔的内侧下行，分布于梨状肌、肛提肌和骶管内各结构。

（3）臀上动脉（superior gluteal artery）：为髂内动脉后干的直接延续，在第 1、2 骶神经或腰骶干与第 1 骶神经之间穿行，穿过梨状肌上孔出坐骨大孔到臀部，分布于臀肌和髋关节。

（4）臀下动脉（inferior gluteal artery）：发自髂内动脉前干，在第 2、3 骶神经之间穿行，向下内穿过梨状肌下孔出坐骨大孔到臀部，分布于臀部和股后部。

（5）闭孔动脉（obturator artery）：发自髂内动脉前干，沿骨盆侧壁行向前下方，有同名静脉和神经与之伴行，经闭膜管出盆腔至大腿内侧，分为前、后两终支，分布于股内收肌群和髋关节。

2. 脏支　包括脐动脉、膀胱上动脉、膀胱下动脉、直肠下动脉、子宫动脉、阴部内动脉等。

此外，还有发自腹主动脉末端后壁的骶正中动脉（median sacral artery），沿腰椎和骶骨前面下降，经左髂总静脉的深面，跨第 5 腰椎椎体的前方进入盆内，终于骶尾部，主要分布于盆腔后壁的组织结构。

四、髂内静脉

髂内静脉（internal iliac vein）在坐骨大孔稍上方由盆部的静脉汇合而成后，沿盆侧壁髂内动脉的后内侧上行，至骶髂关节前方与髂外静脉汇合成髂总静脉（图 1-60）。其属支可分为壁支和脏支，与髂内动脉同名分支伴行，收集盆部、臀部和会阴部的静脉血，盆腔内大多数静脉注入髂内静脉。盆腔内器官周围的静脉广泛吻合形成许多静脉丛,如膀胱静脉丛、直肠静脉丛,在男性还有前列腺静脉丛,女性有子宫静脉丛、阴道静脉丛、卵巢静脉丛等。各静脉丛间相互沟通,且与会阴部静脉也有交通,以适应不同生理状态下的静脉回流。

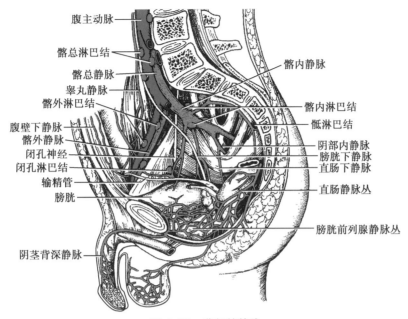

图 1-60  盆部的静脉

### 五、膀胱及其血管

膀胱(urinary bladder)空虚时呈锥体状,充盈时呈球形。可分为尖、体、底、颈四部分。顶端朝向前上,称膀胱尖。底部呈三角形,朝向后下,称膀胱底。尖与底之间的大部分称膀胱体。膀胱下部有尿道内口(内径较细),这一变细的部分称膀胱颈。

膀胱前方与耻骨联合相邻,其间为耻骨后隙;膀胱的下外侧面与肛提肌、闭孔内肌及其筋膜相邻;后方在男性与精囊、输精管壶腹和直肠相邻;女性则与子宫、阴道相邻。膀胱颈下方,在男性邻接前列腺,女性则直接邻接尿生殖膈。膀胱上面有腹膜覆盖,在男性邻小肠,女性则有子宫伏于其上。

膀胱位于耻骨联合及耻骨支的后方,故耻骨骨折易损伤膀胱。膀胱空虚时,膀胱尖不超过耻骨联合上缘。膀胱充盈时,膀胱尖即上升至耻骨联合上缘以上,此时腹前壁折向膀胱的腹膜也相应地被向上推移,使膀胱的前下壁直接与腹前壁相贴。故临床上进行膀胱穿刺或膀胱手术时,可利用这一特点,在耻骨联合上缘进行而不进入腹膜腔,避免损伤腹膜。成人的膀胱位于盆腔前部,新生儿和儿童的膀胱位置比成人的高,大部分位于腹腔内,到 6 岁才逐渐降至盆腔。老年人因盆底肌肉松弛,膀胱位置更低。

膀胱的动脉有膀胱上动脉(superior vesical artery)和膀胱下动脉(inferior vesical artery)。膀胱上动脉起自髂内动脉的脐动脉近侧段,有 2~3 支,分布于膀胱上、中部。膀胱下动脉起自髂内动脉,分布于膀胱底、精囊、前列腺及输尿管盆段下部等。

膀胱的静脉汇入围绕膀胱颈和前列腺的膀胱静脉丛(vesical venous plexus),经膀胱静脉注入髂内静脉。

### 六、输尿管盆段及其血管

输尿管(ureter)盆段于髂血管处续于输尿管腹段,在骨盆上口处,左、右输尿管分别越过左髂总动脉末端和右髂外动脉起始部的前方。入盆后,先沿盆腔侧壁向下、向后,经髂内动、静脉,腰骶干及骶髂关节前方,继而在脐动脉和闭孔血管、神经的内侧经过,约在坐骨棘水平转向前内侧,穿入膀胱底的外上角。

男性输尿管盆段位于输精管的后外方,经输精管壶腹与精囊之间到达膀胱底。女性输尿管盆段自后外向前内行经子宫阔韧带基底部至子宫颈外侧 1.5~2cm 处(正对阴道穹窿侧部的外上方),其前上方有子宫动脉横过,在施行子宫全切术结扎子宫动脉时,应注意勿损伤输尿管。

输尿管自膀胱底的外上角向内下斜穿膀胱壁全层,开口于膀胱三角的输尿管口(ureteric orifice),此部称为壁内段,长约 1.5cm,是输尿管的最狭窄处,也是常见输尿管结石滞留的部位。当膀胱充盈时,膀胱内压增高,压迫输尿管壁内段,使壁内段管腔闭合,可防止膀胱中的尿液反流入输尿管。当壁内段过短或其周围的肌组织发育不良时,可出现尿反流现象。

输尿管盆段接近膀胱处的血液供应,来自膀胱下动脉的分支,在女性也有来自子宫动脉分支的血液供应。这些分支自外侧缘分布至输尿管。

### 七、前列腺及其血管

前列腺(prostate)是不成对的实质性器官,由腺组织和肌组织构成。前列腺呈前后稍扁的栗子形,上端宽大为前列腺底,邻接膀胱颈,其前部有尿道穿入,后部有双侧射精管向前下穿入。下端尖细,位于尿生殖膈上,称为前列腺尖,尿道由此穿出,两侧有前列腺提肌绕过。前列腺底与尖之间为前列腺体。前列腺体分前面、后面和外侧面。前面有耻骨前列腺韧带,使前列腺筋膜(鞘)与耻骨后面相连。体的后面较平坦,在正中线上有一纵向浅沟,称为前列腺沟(prostatic groove)。前列腺可分为五叶:前叶、中叶、后叶和左、右两个侧叶。

前列腺位于膀胱与尿生殖膈之间,前列腺底与膀胱颈、精囊和输精管壶腹相邻。前方为耻骨联合,后方借直肠膀胱隔与直肠壶腹相邻,前列腺距肛门约 4cm,直肠指诊时向前可触及前列腺沟,并可评估前列腺的大小、形态、硬度,对前列腺疾病的诊断有参考意义。

前列腺的血液供应主要来自膀胱下动脉、输精管动脉、直肠下动脉、髂内动脉的前干及脐动脉等。前列腺表面包被两层被膜,内层称前列腺囊(prostatic capsule),为一坚韧的纤维膜,紧紧包裹在前列腺表面,并伸入前列腺实质内。外层称前列腺鞘(prostatic sheath),包裹于前列腺囊的外面,鞘与囊之间有丰富的静脉丛,行前列腺切除时,腺体应由囊内取出,以免损伤静脉丛。

### 八、子宫及其血管

1. 子宫(uterus) 似前后稍扁的倒置梨形,有前、后两面及左、右两缘。子宫分为底、体、颈三部。子宫底(fundus of uterus)为位于两侧输卵管子宫口水平以上的圆形游离部分。子宫颈(cervix of uterus)为下端长而狭细的部分,是炎症和肿瘤的好发部位。子宫体(body of uterus)为底与颈之间的部分。子宫颈在成人长 2.5~3cm,其下端嵌入阴道内的部分,称为子宫颈阴道部(vaginal part of cervix);在阴道以上的部分称为子宫颈阴道上部(supravaginal part of cervix)。子宫峡(isthmus of uterus)为子宫颈上端与子宫体相接的狭窄部分。在非妊娠期,子宫峡不明显,长仅 1cm;在妊娠期间,子宫峡逐渐伸展变长,形成子宫下段,妊娠末期,子宫峡可延长至 7~11cm。产科常在此处进行剖宫取胎术,可避免进入腹膜腔。

子宫位于盆腔中部,膀胱与直肠之间,下端接阴道,两侧有输卵管和卵巢。其位置随直肠和膀胱的充盈状态和体位的不同而变化。当膀胱空虚时,成人子宫的正常姿势是轻度前倾、前屈位。前倾即子宫的长轴与阴道的长轴之间呈向前开放的钝角,稍大于 90°,前屈为子宫体与子宫颈之间形成的钝角,约为 170°。当人体直立时,子宫体伏于膀胱上,几乎与地面平行,子宫颈的下端则在坐骨棘平面的稍上方。子宫位置异常是女性不孕的原因之一。

子宫前面隔膀胱子宫陷凹,与膀胱上面相邻。子宫颈阴道上部的前面借疏松结缔组织与膀胱底相邻。子宫后面为直肠子宫陷凹,子宫颈和阴道穹窿后部隔直肠子宫陷凹及直肠阴道隔与直肠相邻。直肠指诊时,可评估子宫颈与子宫体下部情况。

2. 子宫动脉(uterine artery) 为营养子宫的主要动脉,起于髂内动脉,沿盆侧壁向前内下行,进入子宫阔韧带基底部,然后沿子宫主韧带的上方行至子宫颈的两侧,在距子宫颈外侧约 2cm 处从输尿管前上方跨过,继而于子宫阔韧带内沿子宫侧缘分别向上、向下走行,分布于子宫、阴道、输卵管和卵巢。子宫动脉在行进过程中出现弯曲的行程,以适应妊娠时子宫的扩张。子宫动脉越过输尿管的前上方,是子宫全切术中应特别注意的地方,结扎子宫动脉时应注意勿伤及其下方的输尿管(图 1-61)。

3. 子宫静脉(uterine vein) 子宫的静脉比较发达,起于子宫阴道静脉丛,在平子宫口高度汇合成子宫静脉,注入髂内静脉。子宫阴道静脉丛与膀胱和直肠静脉丛广泛交通。所以在妊娠末期容易发生外阴和阴道的静脉曲张,以及直肠静脉丛的曲张。

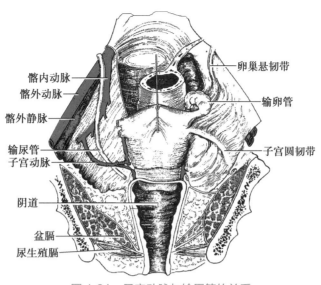

图 1-61 子宫动脉与输尿管的关系

### 九、卵巢及其血管

卵巢(ovary)左右各一,呈扁卵圆形,其大小、形态、位置常因年龄、个体发育和妊娠而发生变化。卵巢可分为上、下两端,前、后两缘和内、外两面。卵巢上端被输卵管围绕称输卵管端,该端和输卵管漏斗与盆侧壁之间的腹膜皱襞称卵巢悬韧带(suspensory ligament of ovary),又称骨盆漏斗韧带,其内含有卵巢血管、神经丛等;下端通过卵巢固有韧带(proper ligament of ovary)连至输卵管与子宫结合处的后下方,称子宫端。卵巢前缘有阔韧带后层构成的系膜,称为系膜缘,其中部有血管、神经等出入,称卵巢门(hilum of ovary);后缘游离,称为独立缘。卵巢外侧面贴靠位于髂内、外动脉分叉处的卵巢窝,此窝的前界为脐外侧韧带,后界为髂内动脉和输尿管,卵巢的内侧面朝向盆腔,与小肠相邻。

卵巢的血液由卵巢动脉(ovarian artery)及子宫动脉的卵巢支供应。卵巢动脉起自腹主动脉,从腹后壁下降至骶髂关节处,在输尿管的前外侧跨过髂外血管后,在盆侧壁穿入卵巢悬韧带,下行到子宫阔韧带两层间,与子宫动脉的卵巢支吻合成弓,自弓发出分支到卵巢和子宫。卵巢静脉起自卵巢静脉丛,在卵巢悬韧带内与同名动脉伴行,左侧注入左肾静脉,右侧注入下腔静脉。

### 十、输卵管及其血管

输卵管(uterine tube)位于子宫底两侧,包裹在腹膜所形成的子宫阔韧带上缘内,长为 8~12cm,由内向外可分为四部分:输卵管子宫部(uterine part of uterine tube)、输卵管峡(isthmus of uterine tube)、输卵管壶腹(ampulla of uterine tube)和输卵管漏斗部(infundibulum of uterine tube)。女性的腹膜腔借输卵管、子宫和阴道与外界相通,故阴道、子宫及输卵管的感染可以成为腹膜腔感染的来源。

输卵管的动脉主要来自子宫动脉分支,输卵管漏斗和壶腹由卵巢动脉分支供应。输卵管静脉一部分汇入子宫静脉,一部分汇入卵巢静脉。

### 十一、直肠及其血管

直肠(rectum)位于小骨盆腔的后部,骶骨的前方,在第 3 骶椎平面续于乙状结肠,向下沿第 4~5 骶椎和尾椎前面下行,穿盆膈续于肛管。直肠全长 10~14cm,直肠下段管腔明显膨大,称直肠壶腹(ampulla of rectum)。直肠并非笔直,在矢状面上有两个弯曲,上部弯曲与骶骨前面的曲度相一致,凹向前称骶曲(sacral flexure);下部绕过尾骨尖的前方,凹向后,称会阴曲(perineal flexure)。在冠状面上有三个侧屈,上下两个弯曲略凸向右侧,中间一个弯曲明显凸向左侧,临床上进行直肠镜或结肠镜检查时,应注意这些弯曲以免损伤肠壁。

直肠的后面邻骶、尾骨前面和骶前筋膜,其间有直肠上血管、骶丛、盆内脏神经和盆交感干等结构。直肠两侧有将直肠连于盆侧壁的直肠侧韧带,韧带中有直肠下血管和盆内脏神经。韧带的后方有下腹下丛及髂内血管的分支。

直肠的血供来自直肠上动脉、直肠下动脉(成对)及骶正中动脉(图1-62)。直肠上动脉(superior rectal artery)为肠系膜下动脉的直接延续,在乙状结肠系膜内下行,至第3骶椎高度分为左、右两支,沿直肠两侧分布于直肠上部,在直肠表面和壁内与直肠下动脉的分支吻合。直肠下动脉(inferior rectal artery)为髂内动脉的分支,分布于直肠下部和肛管上部,该动脉与直肠上动脉、肛动脉吻合。骶正中动脉发出分支经直肠后面分布于直肠后壁。

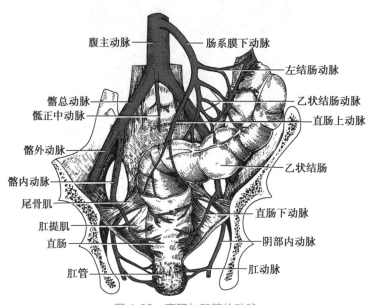

图 1-62　直肠与肛管的动脉

直肠的静脉与同名动脉伴行。直肠上部的静脉血回流入直肠上静脉,经肠系膜下静脉入门静脉;直肠下部的静脉血回流入直肠下静脉,经髂内静脉汇入下腔静脉。直肠静脉丛可分为黏膜下及肛管皮下的直肠肛管内丛,以及位于腹膜反折线以下、肌层表面的直肠肛管外丛。直肠下段黏膜下层内的直肠静脉丛与肝门静脉系的肠系膜下静脉属支之间有吻合交通。直肠肛管内丛静脉曲张形成痔,在齿状线以上者称内痔,齿状线以下者称外痔。

# 第四节　盆部神经

盆部的神经一部分来自腰、骶神经,另一部分来自自主神经。腰丛的闭孔神经(obturator nerve)沿盆侧壁经闭膜管至股部。

## 一、骶丛

骶丛(sacral plexus)由腰骶干(第4~5腰神经)及全部骶神经和尾神经的前支组成,是人体最大的神经丛(图1-63)。骶丛位于盆腔后壁,骶骨及梨状肌前方,髂内动脉的后方,借盆筋膜的壁层与前方的髂内血管分隔。其分支分别穿过梨状肌上、下孔分布于盆壁、臀部、会阴、股后部、小腿及足肌和皮肤。骶丛除直接发出许多短小的肌支支配梨状肌、闭孔内肌、股方肌等外,还发出臀上神经、臀下神经、阴部神经、股后皮神经、坐骨神经等。盆部肿瘤、妇女妊娠期子宫内的胎头都可能压迫骶丛,引起下肢痛。

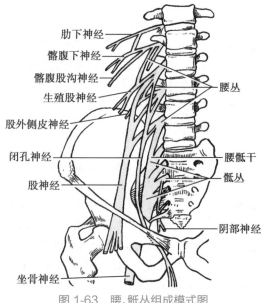

图 1-63　腰、骶丛组成模式图

## 二、盆部的自主神经

1. 盆交感干（pelvic sympathetic trunk） 由腰交感干下延而来，位于骶骨前面，骶前孔内侧。每一侧盆交感干上有 2~3 个骶交感干神经节，左、右交感干在尾椎前方互相汇合，终于奇神经节（impar ganglion），节后纤维参与构成下腹下丛（盆丛）。

2. 盆内脏神经（pelvic splanchnic nerve） 节前纤维起自位于脊髓第 2~4 骶神经节段的骶副交感核，随骶神经前支出骶前孔，离开骶神经前支形成盆内脏神经，加入下腹下丛，随下腹下丛分支到盆部器官附近或器官壁内的副交感神经节交换神经元，部分骶部副交感神经纤维向上经腹下丛到肠系膜下丛，随肠系膜下动脉分支分布到降结肠和乙状结肠。故骶副交感神经节后纤维支配结肠左区以下的消化道和盆腔器官等。

3. 腹下丛（hypogastric plexus） 可分为上腹下丛和下腹下丛。上腹下丛（又称骶前神经）位于第 5 腰椎椎体及第 1 骶椎上部的前方，两髂总动脉之间，是腹主动脉丛向下的延续部分，从两侧接受下位腰神经节发出的腰内脏神经，并从此丛分出左、右腹下神经（hypogastric nerve），分别连接左、右下腹下丛。下腹下丛即盆丛（pelvic plexus），由上腹下丛延续到直肠两侧，接受骶交感干的节后纤维及第 2~4 骶神经的副交感神经节前纤维（即盆内脏神经）。此丛发出分支伴髂内动脉的分支走行，围绕盆腔器官形成直肠丛、膀胱丛、前列腺丛、子宫阴道丛等，并随动脉分支分布于盆腔各器官。盆腔内肿瘤、妊娠子宫的压迫、子宫颈癌广泛清除术、直肠癌切除术等，均可损伤下腹下丛，导致尿潴留和勃起功能障碍。

## 三、盆部神经的阻滞定位

1. 骶丛的阻滞定位 是将穿刺针经第 1~4 骶后孔穿入至相应骶前孔处注药，使麻醉药沿骶骨前面扩散阻滞骶丛（图 1-64）。骶丛阻滞多采用侧卧位，阻滞侧向上，对于不宜侧卧的患者也可采用俯卧位。首先在髂后上棘内下方 1cm 处确定第 2 骶后孔，再在骶角外上方确定第 4 骶后孔，在此二孔连线中点处确定第 3 骶后孔，最后在第 2 骶后孔上方 1~2cm 处确定第 1 骶后孔。从皮肤至各骶后孔的距离各不相同，一般第 1 骶后孔为 2~2.5cm，以下依次减少 0.5cm。穿刺针位置可通过 X 线进行确认。

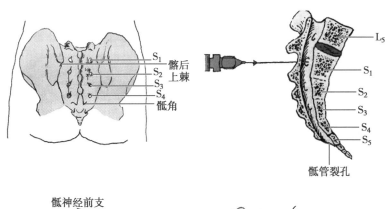

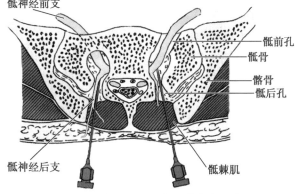

图 1-64 经骶后孔骶丛阻滞定位示意图

此外,从骶后孔经骶前孔至盆腔阻滞盆丛(下腹下丛)可控制直肠或女性内生殖系统肿瘤引起的会阴疼痛,近年来研究结果显示阻滞效果令人满意,但尚需做更多、更深入的研究。

2. 上腹下丛阻滞定位　侧卧位,取第 5 腰椎和第 1 骶椎棘突间隙中点外侧 5~7cm 处进针,与皮肤约成 60° 刺向椎体外缘方向,在 X 线透视引导下缓慢进针,穿透椎间盘抵达神经丛附近,注入造影剂证实针尖位于腹膜后间隙的正确位置后,缓慢注入局麻药(图 1-65)。上腹下丛前面毗邻左、右髂总动、静脉,穿刺时过于靠外或过深均易损伤血管,造成腹膜后血肿、腹腔内出血等急症,故需要严格在 X 线透视引导下操作,并确认穿刺针到达的部位。

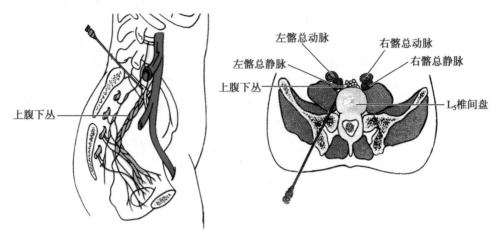

图 1-65　上腹下丛阻滞的定位示意图

下腹下丛包含来自宫颈、子宫、膀胱、前列腺和直肠的内脏感觉纤维,阻滞上腹下丛可间接阻滞下腹下丛。上腹下丛阻滞通常用于因宫颈癌、子宫癌、膀胱癌、前列腺癌或直肠癌引起疼痛的患者,对某些妇女长期原因不明的良性盆腔痛亦有效果。

四、膀胱的神经

膀胱的神经支配来自下腹下丛,其分支随髂内动脉分支到达膀胱侧部构成膀胱神经丛,该神经丛内含有神经纤维束及神经节,副交感神经节前纤维就在此节内交换神经元。膀胱的交感神经来自脊髓第 11、12 胸神经节和第 1、2 腰神经节,经下腹下丛随血管至膀胱壁,使膀胱平滑肌松弛、尿道内括约肌收缩而储尿。副交感神经来自脊髓第 2~4 骶神经节的盆内脏神经,支配膀胱逼尿肌,抑制尿道括约肌,是控制排尿的主要神经。意识性控制排尿相关的尿道括约肌(女性为尿道阴道括约肌),则由阴部神经支配。膀胱排尿反射的传入神经纤维也通过盆内脏神经传入。

五、子宫的神经和宫颈旁神经阻滞

1. 子宫的神经　主要来自下腹下丛的子宫阴道丛。其交感神经节前纤维来源于第 11、12 胸神经节和第 1、2 腰神经节,副交感神经节前纤维来源于第 2~4 骶神经节,经盆内脏神经到达子宫。交感神经的作用是引起子宫及其血管收缩,副交感神经的作用是引起子宫及其血管舒张。子宫的传入神经纤维经上腹下丛、腰交感干及第 11、12 腰神经后根进入脊髓,其中含有来自子宫底和子宫体部的痛觉传入纤维。因此,子宫手术的麻醉平面必须高于第 11 腰椎。对最末两条胸神经施行椎旁神经阻滞,可消除子宫收缩引起的阵痛。

宫颈旁神经位于宫颈旁的子宫阴道神经丛中,子宫阔韧带基底部两侧层之间,子宫颈及阴道上部两侧。来自腹下丛的部分神经节前纤维伴阴道动脉下行分布于阴道,其余分布于子宫颈、子宫体和输卵管。

2. 宫颈旁神经阻滞定位　以左手示指和中指轻轻进入阴道引导,右手持针,在宫颈旁阴道侧、后穹窿交界处进针,穿过阴道黏膜 1~2cm,回吸无血后注入局麻药即可。穿刺注药时避免损伤子宫动、静脉丛和输尿管等周围结构(图 1-66)。对侧也采用同样方法阻滞。宫颈旁神经阻滞主要用于阴道无痛分娩、妇科诊断刮宫术、妊娠终止术和经阴道子宫切除术的辅助麻醉等,通过阴道穹窿置入注药导管可进行连续镇痛。

### 六、直肠的神经及阻滞定位

1. 直肠的神经 直肠和齿状线以上的肛管由交感神经和副交感神经支配。肠系膜下丛的分支随直肠上动脉、下腹下丛随直肠下动脉,经直肠侧韧带分布于直肠和肛管。与排便反射有关的感觉神经纤维也经盆内脏神经传入。在齿状线以下由属于躯体神经的阴部神经分支支配。感觉纤维分布于肛管及肛门周围皮肤,运动纤维支配肛门外括约肌。故齿状线以上的直肠黏膜对疼痛不敏感,如内痔、肿瘤等疾病不感觉疼痛,因而早期往往不易发觉;而齿状线以下的部分则感觉敏锐,如有病变则可引起剧烈疼痛。

2. 直肠和肛门神经丛阻滞定位 患者取截石位或俯卧位,在十字方位的四个点上,于肛周皮肤和黏膜交界处注射一个皮丘,然后经此四个点进行环形皮下注射局麻药,从而阻滞直肠、肛管黏膜,周围软组织和肛门括约肌(图 1-67)。操作时应将示指放进直肠以保证针尖不刺破直肠黏膜。主要用于痔疮、直肠和肛门手术的麻醉。

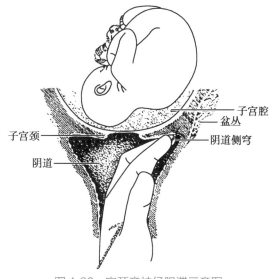

图 1-66 宫颈旁神经阻滞示意图

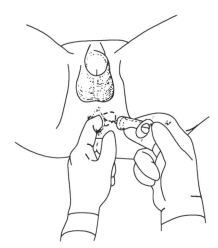

图 1-67 直肠和肛门神经丛阻滞定位示意图

## 第五节 阴部神经及其阻滞定位

### 一、阴部神经

阴部神经(pudendal nerve)由第 2~4 骶神经前支在盆腔组成,伴阴部内动、静脉出梨状肌下孔,绕坐骨棘经坐骨小孔入坐骨肛门窝(ischioanal fossa),向前进入阴部管(pudendal canal)(位于坐骨肛门窝外侧壁上,闭孔内肌表面的筋膜,其中部分裂成两层,形成一个矢状位的管状裂隙,又称 Alcock 管,有阴部内动、静脉和阴部神经穿行其中),分支分布于会阴与外生殖器的肌肉和皮肤。

阴部神经在坐骨肛门窝内发出的分支如下。

1. 肛(直肠下)神经(anal nerve) 在阴部管的后部,穿过阴部管的内侧壁与同名血管伴行到坐骨肛门窝,支配肛门外括约肌、肛管齿状线以下和肛门周围皮肤的感觉。在肛门周围手术时注意勿损伤此神经。

2. 会阴神经(perineal nerve) 经阴部管的前部内侧壁进入坐骨肛门窝,与同名血管伴行。有深、浅两支,深支支配会阴浅、深诸肌;浅支分布于阴囊或大阴唇后部的皮肤,称阴囊(阴唇)后神经。

3. 阴茎(阴蒂)背神经(perineal nerve of penis/clitoris) 伴阴茎(阴蒂)动脉入会阴深隙,沿坐骨、耻骨支前行,经尿生殖膈下筋膜前缘,沿阴茎(阴蒂)背面前行,分布于阴茎的皮肤、包皮、阴茎头及海绵体(阴蒂和阴蒂头)。

### 二、阴部神经阻滞定位

阴部神经阻滞主要有两种方法:以左手示指伸入肛门,触及坐骨棘,右手持针,在坐骨结节与肛门连线中点,经皮下进针至坐骨棘,遇到骶棘韧带,深度 3~6cm,注入局麻药即可(图 1-68)。在女性也可以经阴道触及坐骨棘,然后以手指为导向,穿刺针自阴道刺向坐骨棘及骶棘韧带,注入局麻药。

阴部神经阻滞多用于产科,如会阴切开或产钳分娩等。

### 三、阴茎神经及其阻滞定位

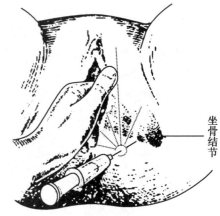

1. 阴茎背神经(dorsal nerve of penis) 为阴部神经的两条终支之一,是阴茎的主要感觉神经。两侧的阴茎背神经穿骨盆横韧带下缘至阴茎背部,在阴茎深筋膜深部进入阴茎,在阴茎背动脉外侧行向阴茎头,并分出背侧支和腹侧支,分布于阴茎的皮肤、包皮、阴茎头及海绵体。此外,生殖股神经和髂腹股沟神经通过皮下分支提供阴茎根部的感觉。阴茎的自主神经来自下腹下丛,交感神经有阴茎海绵体大、小神经,分布于阴茎;副交感神经来自第 2~4 骶神经前支,经盆内脏神经随血管分布于各海绵体的勃起组织,故名勃起神经。

图 1-68 阴部神经阻滞定位示意图

2. 阴茎背神经阻滞定位 做包皮环切术等阴茎手术时,可在阴茎根背面两侧深部行阴茎背神经阻滞麻醉。在阴茎根部中线两侧旁开 2~4cm 应用局麻药行扇形区域阻滞,能够阻滞阴茎的感觉神经并避免损伤血管。如需更满意的阻滞效果或扩大手术范围,可在耻骨联合面中线外侧 30°~60° 进针达耻骨联合下界,轻轻退针,变动进针方向使其刚好擦过骨面,刺过 Buck 筋膜(即阴茎深筋膜),回吸无血后注入局麻药。

### 四、生殖股神经及其阻滞定位

生殖股神经(genitofemoral nerve)由腰丛发出(第 1、2 腰神经前支),穿过腰大肌后在其浅面下行并分为股支和生殖支。股支与股动脉一起走行,支配腹股沟韧带以下股三角部的皮肤感觉;生殖支走行于腹股沟管内,男性与精索伴行,支配提睾肌和阴囊的皮肤,女性与子宫圆韧带伴行,分布于大阴唇的皮肤。在腹股沟韧带中、内 1/3 下方皮下注入局麻药可阻滞股支;在耻骨结节外侧皮下注入局麻药可阻滞生殖支。

(王英伟)

# 第八章 脊 柱 区

## 第一节 概 述

### 一、境界与分区

脊柱区又称背区,是指包括脊柱及其后方和两侧的软组织所配布的区域。

1. 境界 脊柱区的上界为枕外隆凸和上项线,下界为尾骨尖,两侧界为自上而下连接斜方肌前缘、三角肌后缘上部、腋后襞与胸壁交界处、腋后线、髂嵴后部、髂后上棘至尾骨尖的连线。

2. 分区 脊柱区又可分为项区、胸背区、腰区和骶尾区。

(1)项区:上界即脊柱区的上界,下界为第7颈椎棘突至两侧肩峰的连线。

(2)胸背区:上界即项区下界,下界为第12胸椎棘突至两侧第12肋下缘、第11肋前部之间的连线。

(3)腰区:上界即胸背区下界,下界为两侧髂嵴后部至髂后上棘及两侧髂后上棘之间的连线。

(4)骶尾区:为两侧髂后上棘与尾骨尖所围成的三角区。

### 二、体表标志

1. 棘突 在后正中线上可触及大部分椎骨棘突。第7颈椎棘突较长,常作为辨认椎骨序数的标志;胸椎棘突斜向后下,呈叠瓦状;腰椎棘突呈水平位,第4腰椎棘突约平两侧髂嵴最高点的连线;骶椎棘突相互融合为骶正中嵴。

2. 骶管裂孔和骶角 沿骶正中嵴向下,由第4、5骶椎背面的切迹与尾骨围成的三角形孔称为骶管裂孔,是椎管的下口。裂孔两侧向下的突起为骶角,相当于第5骶椎的下关节突,易触及,是骶管麻醉的进针定位标志。

3. 尾骨 由4块退化的尾椎融合而成。位于骶骨下方,肛门后方,有肛尾韧带附着。

4. 髂嵴和髂后上棘 髂嵴为髂骨翼的上缘,呈“S”形弯曲,前部凹向内方,后部凹向外方,两侧髂嵴最高点的连线平第4腰椎棘突。髂后上棘是髂嵴后端的突起,两侧髂后上棘的连线平第2骶椎棘突。

左、右髂后上棘与第5腰椎棘突和尾骨尖的连线,构成一菱形区,当腰椎或骶、尾椎骨折或骨盆畸形时,菱形区可变形。菱形区上、下角连线的深部为骶正中嵴,由骶椎棘突融合而成,其外侧的隆嵴为骶外侧嵴,由骶椎横突融合而成,骶外侧嵴是经骶后孔作骶神经阻滞的定位标志。

5. 肩胛冈 为肩胛骨背面高耸斜跨的骨嵴,成年男性长约13.6cm,女性长约12.0cm。两侧肩胛冈内侧端的连线平第3胸椎棘突,肩胛冈外侧端扁平的突起称为肩峰,是肩部的最高点。

6. 肩胛骨下角 呈锐角,由脊柱缘与腋缘会合而成。当上肢下垂时易于触及。双上肢自然下垂时两肩胛骨下角的连线平第7胸椎棘突。

7. 第12肋骨 肋头较大,肋骨体窄细,无肋结节、肋颈和肋沟。在竖脊肌外侧可触及此肋,但有时甚短,易将第11肋骨误认为第12肋骨,以致腰部的切口过高,有损伤胸膜的可能。

8. 竖脊肌(骶棘肌) 在棘突两侧可触及,该肌外侧缘与第12肋骨的交角称脊肋角。肾位于该角深部,是肾囊阻滞常用的进针部位。

### 三、脊柱区的三角

1. 枕下三角 位于枕下、项区上部深层,是由枕下肌围成的三角。其内上界为头后大直肌,外上界为头上斜肌,外下界为头下斜肌。三角的底为寰枕后膜和寰椎后弓,浅面借致密结缔组织与夹肌和半棘肌相贴,枕大神经行于其间。三角内有枕下神经和椎动脉的第三段经过。椎动脉穿寰椎横突孔后转向内,行于寰椎后弓上面的椎动脉沟内,继续穿寰枕后膜入椎管,再经枕骨大孔入颅。头部过度旋转或枕下肌痉挛可压迫椎动脉,使颅内供血不足。枕下神经为第1颈神经后支,在椎动脉与寰椎后弓间穿出行经枕下三角支配枕下肌。

2. 听诊三角(肩胛旁三角)　在斜方肌的外下方,肩胛骨下角的内侧角。其内上界为斜方肌的外下缘,外侧界为肩胛骨脊柱缘,下界为背阔肌上缘。三角的底为薄层脂肪组织、筋膜和第6肋骨间隙,表面覆以皮肤和筋膜,是背部呼吸音听诊最清楚的部位。当肩胛骨向前外移位时,该三角范围扩大。

3. 腰上三角　位于背阔肌深面,第12肋骨的下方。三角的内侧界为竖脊肌外侧缘,外下界为腹内斜肌后缘,上界为第12肋骨。有时,由于下后锯肌在第12肋骨的附着处与腹内斜肌后缘相距较近,则下后锯肌亦参与构成一个边,共同构成一四边形的间隙。三角的底为腹横肌起始部的腱膜,腱膜深面有三条与第12肋骨平行排列的神经,自上而下为肋下神经、髂腹下神经和髂腹股沟神经。腱膜的前方有肾和腰方肌。第12肋骨前方与胸膜腔相邻,需要扩大手术视野时常切断腰肋韧带,并上提第12肋骨,此时易损伤胸膜引起气胸。肾周围脓肿时可在此切开引流。腰上三角是腹后壁薄弱区之一,腹腔器官可经此三角向后突,形成腰疝。

4. 腰下三角　位于腰区下部,腰上三角的外下方。由髂嵴、腹外斜肌后缘和背阔肌前下缘围成。三角的底为腹内斜肌,表面仅覆以皮肤和浅筋膜。此三角为腹后壁的又一薄弱区,亦可形成腰疝。在右侧,三角前方与阑尾、盲肠相对应,故盲肠后位深部阑尾炎时,此三角区有明显压痛。腰区深部脓肿可经此三角突于皮下。

# 第二节　脊柱的构造

## 一、概述

脊柱位于躯干背侧部中央,成年男性长约70cm,女性长约65cm,构成人体的中轴。从侧面观察脊柱呈"S"形弯曲,即有颈、胸、腰和骶4个生理弯曲(图1-69)。脊柱由各椎骨(包括骶、尾骨)及椎间盘、椎间关节、韧带等构成。有支持体重,承托颅,容纳和保护脊髓、神经根及被膜,参与构成胸廓、腹腔和盆腔及运动等功能。

## 二、椎骨的形态

幼年时,椎骨总数有33个,即颈椎7个、胸椎12个、腰椎5个、骶椎5个和尾椎4个。颈椎、胸椎及腰椎终生不融合,可以活动,故称为可动椎或真椎,成年后5个骶椎融合成1个骶骨,4个尾椎愈合成1个尾骨,因不能活动而称为不动椎或假椎。

1. 椎骨的一般形态　椎骨主要由前方的椎体、后方的椎弓及由椎弓上发出的突起构成。椎体和椎弓之间围成椎孔。全部椎孔加骶管叠连构成椎管。椎管内容纳脊髓及其被膜等结构。

(1)椎体:呈圆柱状,位于椎弓前方,主要由骨松质构成,表面密质较薄,受暴力外伤时可被压扁,形成压缩性骨折。

(2)椎弓:自椎体后面两侧发出,由1对椎弓根、1对椎弓板、1个棘突、2个横突及4个关节突构成。

1)椎弓根:细而短,呈水平位,连于椎体的后外侧,上、下

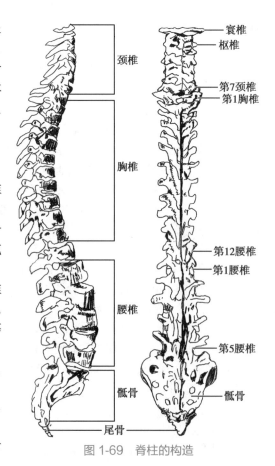

图 1-69　脊柱的构造

缘各有一个凹陷,分别称椎上切迹和椎下切迹。上位椎骨的下切迹与下位椎骨的上切迹相合围成一个孔,称椎间孔,孔内有脊神经及血管通过。

2)椎弓板:为椎弓后部呈板状的部分,上缘及前下面粗糙,为黄韧带附着处,前上面光滑,构成椎管后壁。临床上可以切除椎弓板而进入椎管或穿刺针沿椎弓上缘进入椎管,治疗椎管内的疾病或进行椎管内麻醉。

(3)突起

1)棘突:位于椎弓的背面正中部,呈矢状位,突向后下方,为肌和韧带的附着部。棘突的大小、形状及方向因所在部位的差异而有所不同。

2)横突:自椎弓根与椎板的结合处发出,略呈额状位,突向外侧,为肌和韧带的附着部位。胸椎的横突与肋结节相关节,可限制肋骨的运动。

3)关节突:分一对上关节突和一对下关节突,均发自椎弓根与椎板的连结处。上关节突向上突起,下关节突突向下方,分别与相邻椎骨的关节突相关节。颈椎关节突的关节面呈水平位;胸椎关节突的关节面呈额状位;腰椎关节突的关节面呈矢状位。

2. 各部椎骨的形态特点　尽管椎骨具有共同的基本形态,但由于所在的部位、承受的压力、邻近的结构、各自的功能不同,因而各部椎骨在形态上也各有不同。

(1)颈椎:椎体小,上、下面均呈鞍状,第3~7颈椎体上面侧缘有明显向上的嵴样突起,称椎体钩;下面侧缘的相应部位有斜坡样的唇缘,两者参与组成钩椎关节。椎体钩的作用是限制上一椎体向两侧移位,增加椎体间的稳定性,并防止椎间盘向后外方脱出(图1-70)。椎体钩前方为颈长肌,外侧为椎动、静脉及周围的交感神经丛,后外侧部参与构成椎间孔前壁,有颈神经和颈神经根血管通过。

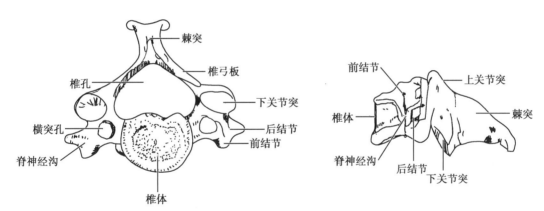

图 1-70　颈椎的形态

横突根部有横突孔,孔内有椎动、静脉和交感神经丛。横突末端分横突前、后结节。第6颈椎横突前结节前方有颈总动脉,结节间有脊神经通过。前结节是肋骨的遗迹,有时第7颈椎横突前结节长而肥大,形成颈肋,可伸达斜角肌间隙或第1肋骨上面,压迫臂丛神经、锁骨下动脉和锁骨下静脉。关节突的关节面几乎呈水平位,受斜向或横向暴力时易脱位。

相邻椎弓根的上、下切迹围成椎间孔,是骨性管道,其前内侧壁为椎体钩、椎间盘和椎体的下部,后外侧壁为椎间关节。颈椎的椎体钩、横突和关节突构成复合体,有脊神经和椎动脉在此通过。复合体任何组成结构的病变均可压迫神经和/或血管。

第1颈椎又称寰椎,由前、后弓和侧块组成,无椎体、棘突和关节突。后弓上面近侧块处有椎动脉沟,椎动脉和枕下神经由此经过。

第2颈椎又称枢椎,其椎体向上伸出齿突。头颈部的旋转活动,主要是在寰椎与齿突之间。如旋转活动受限,病变可能在寰椎与枢椎齿突或两者之间。枢椎棘突最大最坚固,常作为定位标志。

(2)胸椎:椎体两侧和横突末端有肋凹,棘突长,斜向后下,关节突的关节面近似额状位,易发生骨折而不易脱位。

(3)腰椎:椎体大,关节突的关节面从额状位逐渐演变为矢状位。上关节突后缘有一突起,称乳突。横突根部后下方的突起称副突,副突与乳突间有上关节突副突韧带,韧带深面有腰神经后内侧支通过,该处的韧带肥厚或骨质增生,均可压迫神经(图1-71)。

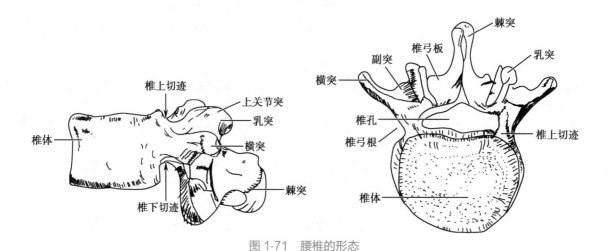

图 1-71　腰椎的形态

第3腰椎横突最长,有较多的肌肉附着,穿行于肌筋膜的脊神经后外侧支,可因肌膜损伤而受累,引起腰腿部疼痛,即第三腰椎横突综合征。棘突宽,呈矢状位后伸。相邻两棘突间距较宽,腰椎穿刺或麻醉常选第3~5腰椎棘突间隙。

(4)骶骨:由5个骶椎融合而成。有时第1、2骶椎间不骨化融合,则第1骶椎似为第6腰椎,称第1骶椎腰椎化;有时第1骶椎与第5腰椎骨化融合,称腰椎骶化(图1-72)。上述两种情况常可刺激坐骨神经根而致腰腿部疼痛。骶骨的内腔称骶管,其上口呈三角形,是椎管的一部分,向下终于骶管裂孔,是椎管的下口,背面覆以骶尾背侧浅韧带。裂孔下部两侧有第5骶椎下关节突形成的骶角,体表易于触及,是骶管裂孔的定位标志。骶正中嵴两侧有4对骶后孔,分别有第1~4骶神经后支穿过,可经这些孔行骶神经阻滞。

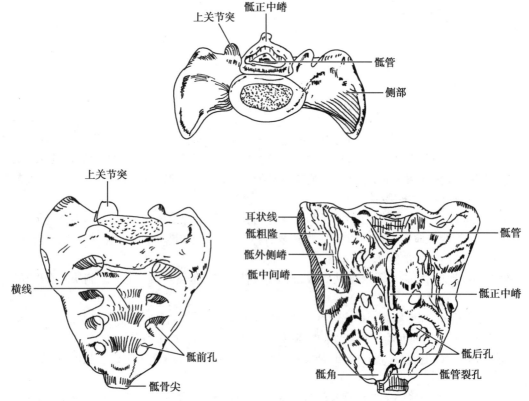

图 1-72　骶骨的形态

骶管裂孔的体表定位:除以骶角作为标志外,还可用下述方法进行定位。将左、右髂后上棘分别定为 A 点和 B 点,左、右坐骨结节定为 C 点和 D 点,AD 线与 BC 线的交点处,即为骶管裂孔的定位点。

(5)尾骨:由 3~5 个尾椎融合而成。

### 三、椎骨间的连接

1. **椎体间的连接** 椎体借椎间盘、前纵韧带和后纵韧带相连(图 1-73)。

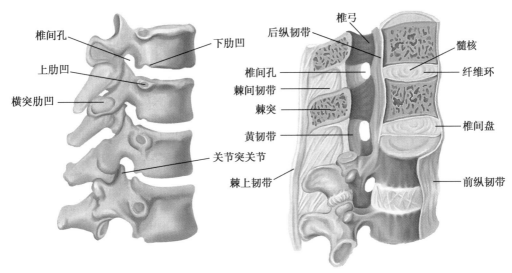

图 1-73　椎体间的连接

(1)椎间盘:位于相邻两椎体间,共 23 个,自第 2 颈椎向下至第 1 骶椎。第 2 颈椎体与齿突骨化融合,其间偶有椎间盘的遗迹,X 线片上呈透明线状,应与骨折相鉴别。椎间盘由髓核、纤维环和上、下软骨板构成。上、下软骨板紧贴于椎体上、下面;纤维环为围绕于髓核周围的纤维软骨,其前部较厚,后外侧部较薄;髓核呈半透明胶冻状,位于纤维环的中央偏后。椎间盘富于弹性,可缓冲外力对脊柱和颅脑的震动。

椎间盘的弹性和厚度与髓核的含水量和所承受的压力密切相关。含水量多,所受压力小,椎间盘厚且弹性好。相反,含水量少,所受力大,则椎间盘变薄,弹性降低。椎间盘的含水量和弹性随年龄的增长而降低。

胎儿期椎间盘内有血管,出生后逐渐闭锁消失,除周围部外无血管,其营养和代谢以渗透方式进行。所以,随年龄的增长,椎间盘易发生退行性变,过度负重或剧烈运动可致纤维环破坏,髓核突出,称椎间盘突出症,以第 4~5 腰椎椎间盘多见。由于椎间盘前方有宽的前纵韧带,后方中部有窄的后纵韧带加强,后外侧薄弱并对向椎间孔,因此髓核常向后外侧突出(约占 87%),压迫脊神经。仅 13% 突向前部和前外侧部。颈段椎间盘的后外方有椎体钩加固,胸段脊柱活动幅度小,故颈、胸段的椎间盘突出症较少见。

(2)前纵韧带:位于椎体和椎间盘前方,上自枕骨的咽结节,下经寰椎前结节及各椎体的前面,止于第1、2 骶椎前面,宽而坚韧,与椎体边缘和椎间盘连接紧密,有防止椎间盘向前突出和限制脊柱过度后伸的作用。

(3)后纵韧带:位于椎体和椎间盘后方,上自枢椎,下至骶骨,窄细而坚韧,与椎体边缘和椎间盘连接紧密,而与椎体连接疏松。有防止椎间盘向后突出和限制脊柱过度前屈的作用。由于此韧带窄细,椎间盘的后外侧部相对较为薄弱,是椎间盘突出的好发部位。有时后纵韧带可骨化肥厚,向后压迫脊髓。

(4)钩椎关节:又称 Luschka 关节,由第 3~7 颈椎的椎体钩与上位椎体的唇缘所组成,钩椎关节是否为一个真正的滑膜关节尚存在不同的看法。但近年来多数学者的观察认为,钩椎关节不是恒定的典型滑膜关节,是自 5 岁以后随着颈段脊柱的运动而逐渐形成的,是由直接连接向间接连接分化的结果。

钩椎关节的重要毗邻:后方为脊髓、脊膜支和椎体的血管;后外侧部构成椎间孔的前壁,邻接颈神经根;外侧有椎动、静脉和交感神经丛。随年龄增长,椎体钩常出现骨质增生,可能压迫脊神经或血管。

2. **椎弓间的连接** 相邻椎弓板由黄韧带相连接,黄韧带又称弓间韧带,是结缔组织膜,从上位椎弓板的下缘和内面连至下位椎弓板上缘和外面,参与围成椎管的后壁和后外侧壁。黄韧带厚 0.2~0.3cm,但其厚度和宽度在脊柱的不同部位有所差异,颈段薄而宽,胸段窄而稍厚,腰段最厚,腰椎穿刺或硬膜外阻滞,需穿过此韧带方达椎管。刺入黄韧带时的阻力骤增感和刺透黄韧带后的阻力消失感均较显著,常以此作为判断是否刺入硬膜外腔的依据之一。两侧韧带间在中线处有一窄隙,有小静脉穿过。随年龄增长,黄韧带可出现增生肥厚,弹性减退,甚至钙化,以腰段为多见,常导致腰椎管狭窄,压迫马尾,引起腰腿痛。

3. 突起间的连接

(1)棘间韧带:位于相邻两棘突间,前接黄韧带,后续棘上韧带。

(2)棘上韧带和项韧带:位于棘突和棘间韧带后方,是连于棘突尖的纵长纤维束。在第7颈椎以上部分称项韧带,该韧带为三角形的弹性纤维膜,其底部向上方附着于枕外隆突和枕外嵴;尖部向下方,与寰椎后结节及下6节颈椎棘突相连,后缘游离且增厚,是斜方肌的附着部位,人类已趋退化。在第7颈椎以下部分为棘上韧带,其细长而坚韧,沿各椎骨的棘突尖部下行,并逐渐变薄,至腰部又增厚,止于骶正中嵴。当脊柱过度前屈时,可损伤两韧带,以腰部为多见,引起腰痛。椎管穿刺若用钝针直入进针,则针尖抵此韧带后往往滑开,不易刺入。老年人棘上韧带可能骨化,则应采取旁正中入路,避开骨化的棘上韧带。

(3)横突间韧带:位于相邻两横突间。颈部常缺如,胸部呈索状,腰部较发达,呈膜状。韧带的内下方有腰神经,该韧带增生肥厚时,可压迫神经,是引起腰腿痛椎管外因素中常见的病因之一。

(4)关节突关节:由相邻关节面组成,各关节囊松紧不一,颈部松弛易于脱位,胸部紧而厚。前方有黄韧带,后方有棘间韧带加强。关节突关节参与构成椎间孔的后壁,前方与脊神经相邻,颈段还有椎动脉穿行。

关节突关节由脊神经后支分支支配,神经受压或被牵拉,均可引起腰背痛。

4. 脊柱的整体观

(1)脊柱的侧面观:在相邻椎弓根之间可见一系列椎间孔。成人脊柱有4个生理性弯曲,分别为颈曲、胸曲、腰曲和骶曲。其中,颈曲和腰曲凸向前,为后天形成;胸曲和骶曲凸向后,为先天性的。新生儿的脊柱只有一个凸向后的弯曲,当婴儿开始抬头时,逐渐形成颈曲;当其直立时,则逐渐形成腰曲。脊柱生理弯曲与人体直立姿势相适应,具有维持人体重心,增加脊柱弹性及吸收震荡等功能。

(2)脊柱的后面观:在后正中线上可见各部棘突,其后伸的方向并不一致,其中颈、腰部棘突近于水平,而胸部棘突向后下倾斜,相互呈叠瓦状。在行椎管穿刺时,穿刺方向应与棘突方向一致,以便能顺利完成穿刺。

(3)脊柱的前面观:可见椎体自第2颈椎至腰椎、骶椎逐渐增大,这与负荷增加有关。

## 第三节　椎管及其内容物

### 一、椎管

椎管由游离椎骨的椎孔和骶管连成,上接枕骨大孔与颅腔相通,下达骶管裂孔而终。其内容物有脊髓、脑脊液脊髓被膜、脊神经根、血管及少量结缔组织等。

1. 管壁的构成　椎管是一个纤维骨性管道,其前壁由椎体后面、椎间盘后缘和后纵韧带构成,后壁为椎弓板、黄韧带和关节突关节,两侧壁为椎弓根和椎间孔。椎管骶段由骶椎的椎孔连成,为骨性管道。构成椎管壁的任何结构发生病变,均可使椎管管腔变形或变狭窄,压迫其内容物而引起一系列症状。

2. 椎管的形态　在横断面,椎管的形态和大小不完全相同。颈段上部近枕骨大孔处近似圆形,向下为三角形,矢径短,横径长;胸段大致呈圆形;腰段上、中部呈三角形,下部呈三叶形;骶段呈扁三角形。椎管以第4~6胸椎最为狭小,颈段以第7颈椎、腰段以第4腰椎较小。

### 二、椎管内容物

椎管内容物有脊髓及其被膜等结构。脊髓上端平枕骨大孔处连于延髓,下端终于第1腰椎下缘(小儿平第3腰椎),向下以终丝附于尾骨背面。脊髓表面被覆三层被膜,由外向内为硬脊膜、脊髓蛛网膜和软脊膜。各层膜间及硬脊膜与椎管骨膜间均存在腔隙,由外向内依次有硬膜外腔、硬膜下腔和蛛网膜下腔。

1. 脊髓被膜

(1)硬脊膜:由致密的结缔组织构成,厚而坚韧,弹性小,穿刺后不易马上闭合,常致脑脊液外溢。膜的厚度各段不一,以寰枕区最厚(2~2.5mm),颈胸段次之(分别为1.5mm和1.0mm),腰段再次之(0.33~0.66mm),

骶段最薄(约 0.25mm)。硬脊膜套在脊髓周围,形成一长筒状的硬脊膜囊。上方附于枕骨大孔周缘,与硬脑膜相续,向下在第 2 骶椎平面形成盲端,并借终丝附于尾骨。硬膜囊两侧伸出的筒状鞘膜分别包被脊神经前根和后根,形成硬根膜。硬脊膜外面在前、后中线处及左、右两侧都或多或少地通过纤维组织隔或小梁连于椎管内壁,前、后方的隔或小梁在颈、胸段较致密完整,而向下则逐渐减少,甚至缺如。

(2)脊髓蛛网膜:衬于硬脊膜的内面,薄且呈半透明。向上与脑蛛网膜相续,向下在第 2 骶椎水平形成盲端。在两侧,随硬脊膜延续包绕脊神经根,称为根蛛网膜。蛛网膜还向外发出一些细小的囊状突起,可穿过硬脊膜,突入硬膜外腔的静脉内,即蛛网膜绒毛。它们与颅内蛛网膜颗粒同属脑脊液回流结构。

(3)软脊膜:与脊髓表面紧密相贴,并深入其沟裂内。软脊膜菲薄、柔软且富含血管。在前正中裂、后正中沟处的软脊膜稍致密,分别称为软脊膜前纤维索和后纤维隔。在脊髓两侧,软脊膜增厚并向外侧突出,形成齿状韧带。

齿状韧带为三角形,额状位,介于前、后根之间。底连脊髓,尖向外侧,推顶脊髓蛛网膜而附于硬脊膜。每侧 15~22 个,最上一对在第 1 颈神经根附近,最下一对可位于第 11 胸神经根至第 2 腰神经根,其附着处下方常发出一根细小的结缔组织纤维索。齿状韧带有维持脊髓正常位置的作用。

2. 被膜间隙

(1)硬膜外腔:是位于椎管内壁与硬脊膜之间的窄腔,内有脂肪、椎内静脉丛和淋巴管等,并有脊神经根及伴行血管通过。此腔上端起自枕骨大孔,下端终于骶管裂孔,由于硬脊膜附于枕骨大孔边缘,故此腔与颅腔不相通。临床上行硬膜外麻醉时,即将局麻药注入此腔隙,以阻滞脊神经根。硬膜外腔一般呈负压状态,穿刺针穿入此腔后因负压而有抽空感,这与穿入蛛网膜下腔时不同,蛛网膜下腔有脑脊液流出并呈正压(图 1-74)。

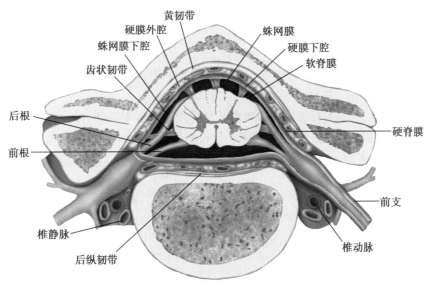

图 1-74 被膜间隙

硬膜外腔被脊神经根划分为前、后两腔。前腔窄小,后腔较大。在中线上,前腔常有疏松结缔组织连于硬脊膜与后纵韧带,后腔常有纤维中隔连于椎弓板与硬脊膜后面。这些结构以颈段和上胸段出现概率较高,且较致密,并可将前、后两腔再分为两部分,这是导致硬膜外阻滞有时会出现单侧麻醉或阻滞不全的解剖学因素。骶段硬膜外腔上部大、下部小,前宽后窄,硬脊膜紧靠椎管后壁,间距为 1.0~1.5mm。硬脊膜囊平第 2 骶椎高度变细,裹以终丝,其前、后有纤维索连于骶管前、后壁,结合较紧,似有中隔作用,且腔内充满脂肪,这可能是骶管麻醉亦会出现单侧麻醉的原因。骶管裂孔至终池下端的距离平均为 5.7cm。硬膜外腔的总容量约为 100ml,其中骶管的容量为 20~30ml。

椎静脉丛:可分为椎内、外静脉丛。椎内静脉丛密布于硬膜外腔内,上自枕骨大孔,下达骶骨尖端,贯穿椎管全长。椎外静脉丛位于椎体前方、椎弓及其突起的后方。两丛互相吻合交通,无瓣膜,收集脊柱、脊髓及邻近肌肉的静脉血,汇入椎静脉、肋间后静脉、腰静脉和骶外侧静脉。向上与颅内的横窦、乙状窦等交通,向

83

下与盆腔内的静脉广泛吻合。因此,椎静脉丛是沟通上、下腔静脉系和颅内、外静脉的重要通道。当胸、腹、盆腔等部位的器官发生感染、肿瘤和寄生虫病时,可经椎静脉丛侵入颅内或其他远位器官。

(2)硬膜下腔:是位于硬脊膜与脊髓蛛网膜之间的潜在腔隙。

(3)蛛网膜下腔:位于脊髓蛛网膜与软脊膜之间,其内充满脑脊液。向上经枕骨大孔与颅内相应的间隙相通,向下终止于第2骶椎高度,两侧围绕脊神经根形成脊神经周围隙。蛛网膜下腔在第1腰椎至第2骶椎范围内扩大,称终池。池内有腰、骶神经根构成的马尾和软脊膜向下延伸的终丝。

蛛网膜下腔是充满脑脊液的"水囊",脑和脊髓悬浮于其中。成人脊髓下端平第1腰椎下缘,故在第3~4腰椎或第4~5腰椎间进行穿刺,一般不会损伤脊髓。

脑脊液无色透明,充满蛛网膜下腔和脑、脊髓的室管系统。成人脑脊液总量为125~150ml,其中脊髓蛛网膜下腔含有25~30ml。脑脊液压力在侧卧时为70~170mmH$_2$O(1mmH$_2$O=0.009 81kPa),平卧时<100mmH$_2$O,坐位时腰骶段压力显著升高,可达200~300mmH$_2$O,当咳嗽、用力或压迫颈静脉时,脑脊液压力可进一步升高。

(4)软脊膜下腔:又称His间隙,是位于软脊膜与脊髓实质间潜在的腔隙。少量局麻药进入此间隙能使神经组织分开,甚至可沿此间隙到达高位中枢,引起突然昏迷。局麻药进入并聚集于此间隙后,达到一定张力即可使软脊膜破裂,药物急骤进入脑脊液,可引起高位或全脊髓麻醉。但也有人否认此间隙的存在。

3. 被膜的血管和神经

(1)血管:硬脊膜的血供来自节段性的根动脉。这些根动脉在颈段来自椎动脉、甲状颈干、颈升动脉等;在胸段来自肋间后动脉、肋下动脉;在腰段来自腰下动脉、腰动脉等。根动脉发出分支至脊神经根和硬脊膜表面,穿过硬脊膜、蛛网膜到软脊膜与脊髓。较粗大、较长的根动脉分支可供应几个脊髓节段被膜,并可与脊髓前、后动脉相吻合。一条根动脉常有两条静脉伴行,动脉与静脉间常有较多的吻合。

(2)神经:脊髓被膜的神经主要来自脊神经的脊膜支。

4. 脊神经根

(1)行程和分段:脊神经根丝离开脊髓后,即横行或斜行于蛛网膜下腔,相邻的数条神经根丝汇合,分别形成脊神经前根和后根,穿过蛛网膜和硬脊膜,进入硬膜外腔。脊神经根在硬脊膜囊内的一段,称蛛网膜下腔段;穿出硬脊膜的一段,称硬膜外段。

(2)与脊髓被膜的关系:脊神经根覆以软脊膜离开脊髓,穿过蛛网膜和硬脊膜时,两者包绕脊神经形成蛛网膜鞘和硬脊膜鞘。三层被膜向外达椎间孔,逐渐与脊神经外膜、神经束膜和神经内膜相延续。在神经根周围向外侧延伸的蛛网膜下腔,至脊神经节近端附近逐渐封闭消失。有时可继续延伸,因此,在进行脊柱旁注射时,药液可能由此进入蛛网膜下腔。

(3)与椎间孔和椎间盘的关系:脊神经根的硬膜外段较短,借硬根膜紧密连于椎间孔周围,以固定硬脊膜囊和保护囊内的神经根不受牵拉。此段脊神经根在椎间孔处最易受压。椎间孔的上、下界为相邻椎骨椎弓根的下、上切迹,前界为椎间盘和椎体,后界为关节突关节,椎间盘突出和骨质增生是压迫脊神经根的最常见原因。

5. 脊髓

(1)脊髓的外形和内部结构:脊髓呈前后略扁的圆柱形,长40~45cm。全长粗细不等,与上肢神经相连的区段形成颈膨大(第4颈神经节段至第1胸神经节段),与下肢神经相连的区段形成腰骶膨大(第2腰神经节段至第3骶神经节段)。自腰骶膨大向下逐渐变细,称为脊髓圆锥,并向下延伸为一根细长的终丝,但已无神经组织,下端止于尾骨的背面,有固定脊髓的作用。在胚胎3个月之前,脊柱和脊髓等长。所有脊神经根均水平向外侧通过相应的椎间孔。从胚胎4个月开始,脊髓的生长速度落后于脊柱,脊髓上端与延髓相连,故脊髓下段逐渐相对上移。至出生时,脊髓下端平第3腰椎,成人脊髓下端则平第1腰椎椎体下缘。然而,脊神经仍从原来的椎间孔离开椎骨,神经根丝在椎管内下行一段后,才可达相应的椎间孔,它们围绕终丝形成马尾。成人一般在第1腰椎以下已无脊髓。故临床上常经第3、4或第4、5腰椎间隙进行蛛网膜下腔穿刺。

脊髓的内部结构:在脊髓的横切面上,正中有中央管,管周围是"H"形的灰质,主要由神经元胞体组成,胞体间有一些纵横交织的神经纤维。灰质的周围是白质,主要由纵向排列的神经纤维束组成。在灰质中部两侧与白质相接处是灰、白质交织的网状结构,以颈髓最为显著。

(2)脊髓的血管:动脉来源于椎动脉的脊髓前、后动脉和节段性的根动脉。脊髓前动脉起自椎动脉颅内段,向内下行一段距离即合为一干,沿脊髓前正中裂下行至脊髓下端,沿途发出分支营养脊髓灰质(后角后部除外）和侧索、前索深部，有节段性动脉与之相吻合，脊髓的前动脉通常呈连续性。脊髓前动脉在下降的过程中发出 2 个分支：一个是绕脊髓向后与脊髓后动脉分支吻合的动脉冠；另一个是沟动脉或称脊髓中央动脉，进入前正中裂，沟动脉以腰部最多，胸部最少。脊髓后动脉起自椎动脉颅内段，斜向后内下，沿后外侧沟或在脊髓后表面迂曲下行，在下行过程中可接受 6~10 条根动脉的加入，有时在下行中两动脉合为一干走行一段，沿途分支互相吻合成动脉网，营养脊髓后角的后部和后索。根动脉起自节段性动脉的脊支，颈段主要来自椎动脉和颈深动脉，胸段来自肋间后动脉和肋下动脉，腰段来自腰动脉，骶尾段来自骶外侧动脉。根动脉伴随脊神经穿椎间孔入椎管，分为前、后根动脉和脊膜支。

前根动脉沿脊神经前根至脊髓，发出分支与脊髓前动脉吻合，并分出升、降支连接相邻的前根动脉。前根动脉供应脊髓下颈节以下腹侧 2/3 区域，其数量不等，少于后根动脉，主要出现在下颈节、上胸节和上腰节。其中有两支较粗大，称大前根动脉或 Adamkiewicz 动脉。一支常出现在第 5~8 颈神经节段和第 1~6 胸神经节段，称颈膨大动脉，供应第 5 颈神经到第 6 胸神经节段；另一支出现在第 8~12 胸神经节段和第 1 腰神经节段，以第 11 胸神经节段为多见，称腰骶膨大动脉，主要营养第 7 胸神经节段以下的脊髓。在主动脉造影时，如造影剂误注入腰骶膨大动脉，则可阻断该部脊髓的血液循环，有导致截瘫的可能。后根动脉沿脊神经后根至脊髓，与脊髓后动脉吻合，分支营养脊髓侧索后部。

在脊髓表面有连接脊髓前、后动脉，前、后根动脉和两脊髓后动脉间的血管，形成环状，称动脉冠，分支营养脊髓周边部。

脊髓各供血动脉的吻合，在第 4 胸神经节段和第 1 腰神经节段供血不足，为乏血供区，易发生血液循环障碍，从而导致脊髓的缺血损伤。

脊髓的静脉：脊髓表面有 6 条纵行静脉，行于前正中裂、后正中沟和前、后外侧沟。纵行静脉有许多交通支互相吻合，穿硬脊膜入椎内静脉丛。

## 第四节　脊神经节段与椎骨的对应关系

脊神经共 31 对，每对脊神经借一组神经根附于一段脊髓，称为一个脊神经节段。因此脊髓有 31 个节段，即颈段 8 节、胸段 12 节、腰段 5 节、骶段 5 节和尾段 1 节。在胚胎早期脊髓与脊柱等长，每一个脊神经节段大体对应一个椎骨，脊神经根也几呈水平位向外进入椎间孔。了解脊神经节段与椎骨的对应关系，对临床测定麻醉平面和脊髓病变部位有实用意义。

脊神经节段与椎体的对应关系：成人颈神经第 1~4 节段与同序数椎体相对应。第 5~8 颈神经节段和第 1~4 胸神经节段与同序数椎体的上一个椎体相对应。第 5~8 胸神经节段与同序数椎体的上 2 个椎体相对应。第 9~12 胸神经节段与同序数椎体的上 3 个椎体相对应。第 1~5 腰神经节段与第 10~11 胸椎体相对应。第 1~5 骶神经节段和第 1 尾神经节段与第 12 胸椎和第 1 腰椎椎体相对应。脊神经节段与棘突尖的对应关系见表 1-4。

表 1-4　脊神经节段与棘突尖的对应关系

| 脊神经节段 | 棘突尖 |
| --- | --- |
| 第 7 颈神经节段 | 第 6 颈椎 |
| 第 6 胸神经节段 | 第 4 胸椎 |
| 第 1 腰神经节段 | 第 10 胸椎 |
| 第 3 腰神经节段 | 第 11 胸椎 |
| 第 1 骶神经节段 | 第 12 胸椎 |

## 第五节　椎管内麻醉穿刺入路层次

人类进行蛛网膜下腔阻滞和硬膜外阻滞的技术始于 20 世纪初，到 20 世纪 40 年代肌肉松弛药（简称"肌松药"）使用之前，该项技术已被广泛采用，目前已普遍应用于外科手术麻醉、术后镇痛、产科麻醉及慢性疼痛的治疗等。

### 一、硬膜外阻滞麻醉穿刺入路

硬膜外阻滞麻醉是将麻醉药注入硬膜外腔,麻醉腔隙内的脊神经。随着硬膜外阻滞麻醉操作技术的提高、麻醉药品的筛选及给药量控制的改进,许多患者越来越愿意接受硬膜外阻滞。

硬膜外腔的穿刺入路有 2 种,即后正中和旁正中入路,两种方法各有其优点。

1. 后正中入路穿刺法 通过脊柱的后正中线在相邻的椎骨之间向椎管内进针,进针的角度根据椎骨棘突方向的不同而不同,在腰部穿刺针几乎为垂直方向进针,而在胸段进针的角度可以更倾斜。

当位置确定后,在选定的部位用局麻药注射一个皮丘,在椎骨的棘突之间进针,进针时针尖方向与棘突的方向相一致。穿刺针依次经过皮肤、浅筋膜、深筋膜、棘上韧带、棘间韧带和黄韧带,再稍进针就可进入硬膜外腔。继续进针穿破硬脊膜至硬膜下腔,即刺破蛛网膜而达到蛛网膜下腔。

这种进针的方法简单易行,不会导致创伤。对于脊柱活动性大并且能够自由弯曲脊柱的年轻人,宜选用此法。但老年人由于不能良好地配合脊柱弯曲的姿势,或由于胸椎棘突显著下垂,穿刺成功率低,则宜采用旁正中入路穿刺法。

2. 旁正中入路穿刺法 穿刺点距正中线的距离通常为 1.5~2.0cm。以腰椎穿刺为例,穿刺针依次经过皮肤、浅筋膜、深筋膜、背阔肌腱膜、竖脊肌、椎板间隙、黄韧带和硬膜外腔,再推进穿刺针,依次经过硬脊膜、硬膜下腔、蛛网膜和蛛网膜下腔。另一种旁正中入路穿刺法是将穿刺针从侧面穿刺到达椎板,再沿椎板移动穿刺针,通常是向头侧移动,上、下椎板之间的位置就是黄韧带,这时可以感觉到明显的硬度变化。继续进针,穿过黄韧带即进入硬膜外腔,如再继续进针即可进入蛛网膜下腔。

从骶管裂孔到枕骨大孔都可以采用旁正中入路穿刺法。这种方法使麻醉操作者在无须患者良好地弯曲脊柱的情况下即可顺利地进行穿刺。

### 二、蛛网膜下腔阻滞穿刺入路

蛛网膜下腔阻滞也称脊髓麻醉或脊麻。自该麻醉方式产生以来,尽管有争论,但随着对其的深入认识、器械的改进及无菌技术的提高,使其成为一种可供选择且有效安全的麻醉方法。

蛛网膜下腔阻滞穿刺时,患者体位基本同硬膜外阻滞。穿刺入路有后正中和旁正中入路,与硬膜外腔穿刺入路相同。穿刺针进入硬膜外腔,刺破硬脊膜即至硬膜下腔(潜在),再刺破蛛网膜即达蛛网膜下腔,穿刺针内有脑脊液溢出。

### 三、骶管阻滞

进行骶管阻滞时,患者可采取俯卧位。男性和非妊娠妇女采用俯卧位能使体表标志更为明显,更容易完成神经阻滞。对于妊娠妇女,适合侧卧位,还可考虑膝胸卧位。

较瘦患者较易暴露骶骨角标志,骶骨角距尾骨尖大约 5cm。确定位置后,术者将示指和中指的掌面放在两个骶骨角上,在两点中间用局麻药注射一个皮丘,但不可浸润过多,否则会使体表标志不清楚。然后以 45° 在两个骶骨角之间刺入,向前进针刺入骶尾背侧浅韧带,阻力消失即进入骶管。

当穿刺针碰到骶骨时,应改变针的角度,男性患者几乎与皮肤平行,即与皮肤成 5° 或更小的角度进针;女性患者进针角度稍大些,成 15° 进针。这时穿刺针已经进入骶骨内大约 2cm 的深度,通常该距离适当,可避免刺破硬脊膜的危险(硬膜囊终止于第 2 骶椎水平)。穿刺到该位置,回吸应无血,否则必须调整穿刺针的位置,直到无血为止。回吸对于判断是否能吸出脑脊液十分重要,因硬脊膜可能向下延伸超过了第 2 骶椎水平,小儿更是如此,有刺穿硬脊膜的可能。

(李文志)

# 第九章 上 肢

上肢与颈、胸及脊柱区相连,以锁骨上缘外 1/3 及肩峰至第 7 颈椎棘突的连线与颈部为界,分别以三角肌前、后缘上部及腋前、后襞下缘中点的连线与胸和脊柱区为界。上肢分为肩、臂、肘、前臂和手部。肩部分为腋区、三角肌区和肩胛区;臂、肘、前臂又分为前、后两区;手部分为手掌、手背和手指三部。上肢的动脉容易触及,浅静脉位于皮下也易于暴露,临床上常采用上肢的血管进行穿刺插管。上肢的神经是臂丛的分支,可以通过臂丛神经阻滞实施麻醉或镇痛。膈以上的上肢骨可以作为骨髓腔穿刺的部位(美国心脏协会 2020 指南),进行紧急抢救给药或输液。

## 第一节 体表标志和体表投影

### 一、体表标志

肩部的最高点为肩峰(acromion),后面可触及肩胛冈,肩胛冈根部平第 3 胸椎棘突,肩胛骨下角平第 7 胸椎棘突。锁骨中、外 1/3 交界处下方约 2.5cm 处的后外可触及喙突(coracoid process)。肱骨远端最突出的骨性突起是肱骨内上髁和外上髁,内上髁底部后方是尺神经沟,可触及尺神经滚动。肘部后方最显著的骨性突起是尺骨鹰嘴。屈肘时,在肘前方可扪及肱二头肌肌腱,其内侧与肱血管和正中神经毗邻。腕部桡侧可触及桡骨茎突,前臂旋前时可见腕部后面内侧隆起的尺骨头,尺骨头后内侧面向远侧突出的部分为尺骨茎突。屈腕、握拳时,腕前区可见三条纵向隆起的肌腱,中间为掌长肌肌腱,其桡侧为桡侧腕屈肌肌腱,尺侧为尺侧腕屈肌肌腱,正中神经走行于掌长肌肌腱与桡侧腕屈肌肌腱之间。充分伸展拇指时,在腕后区外侧可见一浅凹,即"鼻烟壶",内可触及桡动脉搏动。

### 二、体表投影

1. 动脉干的体表投影 上肢外展 90°、掌心向上,从锁骨中点至肘前横纹中点远侧 2cm 处的连线即为腋动脉和肱动脉的体表投影,二者以大圆肌下缘为界。从肘前横纹中点远侧 2cm 处开始,连线至桡骨茎突前方为桡动脉的体表投影,连线至豌豆骨桡侧为尺动脉的体表投影(图 1-75)。

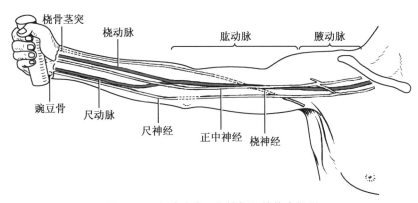

图 1-75 上肢动脉干和神经干的体表投影

2. 神经干的体表投影 正中神经的体表投影在臂部与肱动脉一致,在前臂为从肱骨内上髁与肱二头肌腱连线的中点出发,至腕前远侧横纹中点稍外侧的连线。尺神经的体表投影为从腋窝顶部开始,经肱骨内上髁与尺骨鹰嘴间,至豌豆骨桡侧缘的连线。桡神经的体表投影为从腋后襞下缘外侧与臂交点处,斜过肱骨后方,至肱骨外上髁的连线(图1-75)。

## 第二节　腋窝的内容物及臂丛神经阻滞

在肩关节下方,臂与胸上部之间为腋区(axillary region)。上肢外展时,肩下方呈穹窿状的皮肤凹陷为腋窝(axillary fossa),内为四棱锥体形状的腔隙称为腋腔(axillary cavity),有上肢的血管和神经通过。

1. 腋窝　腋窝内容包括臂丛神经锁骨下部及其分支、腋动脉及其分支、腋静脉及其属支、腋淋巴结及疏松结缔组织等(图1-76)。

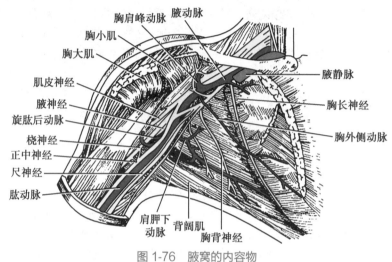

图 1-76　腋窝的内容物

(1)腋动脉(axillary artery):锁骨下动脉在第一肋外缘处延续为腋动脉,经腋腔至背阔肌下缘移行为肱动脉。腋动脉位于胸大肌和胸小肌深面,腋动脉内侧有腋静脉,臂丛神经包绕在腋动脉周围。腋动脉管径较粗,搏动显著,可用于动脉穿刺插管。以胸小肌为标志可将腋动脉分为以下三段。

第一段:位于第一肋外侧缘至胸小肌上缘间的锁骨胸肌三角内。此段发出胸上动脉走向内侧,分布于第1、2肋间隙前部。

第二段:位于胸小肌深面的胸肌三角内。前为皮肤、浅筋膜、胸大肌、胸小肌及其筋膜,后为臂丛神经后束及肩胛下肌,外侧为臂丛神经外侧束,内侧为臂丛神经内侧束及腋静脉。此段发出胸肩峰动脉(thoracoacromial artery)和胸外侧动脉(lateral thoracic artery)。胸肩峰动脉穿过锁胸筋膜后分布于胸大肌、胸小肌、三角肌和肩峰等处。胸外侧动脉于腋中线前方沿前锯肌下行,营养该肌。女性有分支至乳房。

第三段:位于胸小肌下缘至大圆肌下缘间的胸肌下三角内。此段发出肩胛下动脉(subscapular artery)和旋肱前动脉(anterior humeral circumflex artery)、旋肱后动脉(posterior humeral circumflex artery)。于肩胛下肌下缘,肩胛下动脉又发出旋肩胛动脉和胸背动脉,胸背动脉与胸背神经(thoracodorsal nerve)伴行入背阔肌;旋肱后动脉与腋神经共同穿过四边孔,然后与旋肱前动脉分别绕过肱骨外科颈的后方和前方,相互吻合并分布于三角肌和肩关节。

腋动脉靠近主动脉,管径粗,压力和搏动良好,一般在腋窝的最高点即可触及动脉搏动,直接经皮穿刺常易成功。腋动脉有广泛的侧支循环,即使结扎腋动脉或有血栓形成,也不会引起远端肢体的血流障碍。穿刺成功后将导管插入15~20cm即可达主动脉弓,能直接测量中心主动脉压力,可根据记录的压力波形估算患者的心排血量。另外,腋动脉的搏动点也可作为臂丛神经阻滞的定位标志。

(2)腋静脉(axillary vein):被腋鞘包绕,其外侧为腋动脉,外伤时易发生动静脉瘘。腋静脉压力低、管壁薄,管壁与包绕的腋鞘附着,腋静脉位于腋窝的深面,收集来自上臂的静脉血液。

(3)腋鞘(axillary sheath):颈部的颈深筋膜深层(椎前层)自颈椎向下外方延续,包绕腋血管和臂丛神经,构成腋鞘。由于腋鞘从颈椎到腋窝远端一直被椎前筋膜及其延续的筋膜所围绕,因此,此连续相通的筋膜间隙又被称为颈腋管。锁骨下部臂丛神经阻滞时,只需将局麻药注入腋鞘内,即可产生良好的阻滞效果。在腋鞘内,腋血管、臂丛神经及腋淋巴结之间填充有疏松结缔组织,并沿着血管神经束与邻近各区相交通。

2. 臂丛神经(brachial plexus) 臂丛神经主要由第5~8颈神经及第1胸神经前支组成,有时第4颈神经及第2胸神经前支分出的小支也参与其中,主要支配整个手、臂的运动和绝大部分手、臂的感觉。臂丛神经由锁骨分为锁骨上部(5根、3干、6股组成)和锁骨下部(3束组成)(图1-77)。

(1)锁骨上部:主要包括臂丛神经的根和干。构成臂丛的神经从椎间孔穿出后被椎前筋膜覆盖,经横突前后结节之间穿行于前、中斜角肌筋膜间隙(此间隙为前斜角肌后壁筋膜与中斜角肌前壁筋膜所构成),离开斜角肌间隙继续被喙锁胸筋膜被覆,在锁骨外与腋动、静脉同时被肩胛下肌前壁及胸大、小肌后壁的筋膜所围绕,行至腋窝继续被腋筋膜所包围。臂丛神经各根在锁骨下动脉第二段上方穿出前、中斜角肌间隙,恰在穿出间隙的前后组成三干。其中上、中干走行于锁骨下动脉的上方,下干走行于动脉的后方。椎前筋膜包绕臂丛神经三干和锁骨下动脉,形成锁骨下血管周围鞘,该鞘与血管之间称为锁骨下血管旁间隙。臂丛神经三干行至第一肋外缘时分为6股,经锁骨后进入腋窝,移行为锁骨下部。锁骨上部还发出肩胛背神经、胸长神经和肩胛上神经。

(2)锁骨下部:臂丛神经自颈外侧区进入腋窝后,已经由6股组成为内、外、后3束。各束最初位于腋动脉第一段的后外侧,此后位于腋动脉第二段外侧、内侧及后方,分别为外侧束、内侧束和后束,之后在腋动脉第三段的周围发出分支至上肢各部。主要分支有:外侧束第5~7颈神经发出胸外侧神经和肌皮神经;内侧束第8颈神经到第1胸神经发出胸内侧神经、尺神经、前臂内侧皮神经和臂内侧皮神经;外、内侧束分别发出外、内侧根组成正中神经;后束第5颈神经到第1胸神经发出胸背神经、肩胛下神经、腋神经和桡神经。

(3)臂丛神经阻滞径路:常用的臂丛神经阻滞径路有肌间沟径路、锁骨上径路、锁骨下血管旁径路、腋路径路和喙突下径路。

1)肌间沟径路(interscalene approach):患者去枕仰卧,头偏向对侧,上肢紧贴身体,手尽量下垂,暴露患侧颈部。嘱患者轻抬头,暴露胸锁乳突肌的锁骨头,在其后缘可触及一条肌肉即前斜角肌;在前斜角肌外缘还可触及一条肌肉即中斜角肌,前、中斜角肌之间的凹陷即为前、中斜角肌肌间沟(图1-78)。在锁骨上方约1cm处可触及一条横行走行的肌肉即肩胛舌骨肌,该肌与前、中斜角肌共同构成一个三角形,靠近该三角形底边处即为穿刺点。在该点用力向脊柱方向按压,可出现手臂麻木、酸胀或异感。如果患者较胖或肌肉欠发达,肩胛舌骨肌触摸不清,可在锁骨上2cm处的肌间沟作为穿刺点。穿刺针在此穿刺点垂直刺入皮肤,略向足侧推进,直至出现异感。回吸无脑脊液和血液,即可注入20~25ml局麻药(图1-79)。

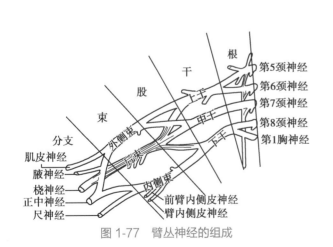

图1-77 臂丛神经的组成

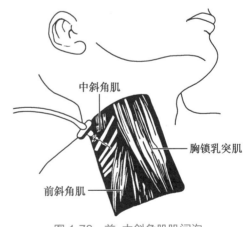

图1-78 前、中斜角肌肌间沟

2)锁骨上径路(supraclavicular approach):患者平卧,头偏向对侧,患侧肩下垫一薄垫,患侧上肢紧贴胸部,锁骨中点上方1~1.5cm处即为穿刺点。穿刺针于穿刺点刺入皮肤,针尖向内、后、下推进,进针1~2cm后可触及第一肋表面。在此肋表面寻找异感,同时切忌刺入过深,以免造成气胸。出现异感后固定针头,回吸无血液和气体,即可注入20ml局麻药(图1-80)。此径路定位简单,适用于肌间沟触摸不清的患者,但气胸的发生率较高。

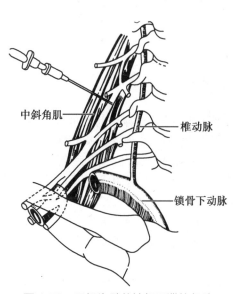

图 1-79　肌间沟臂丛神经阻滞的径路

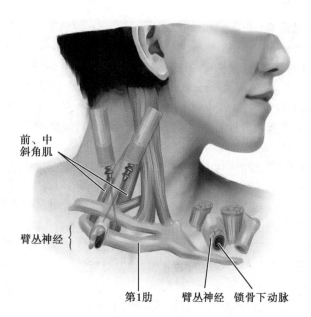

图 1-80　锁骨上径路

3）锁骨下血管旁径路（subclavian perivascular approach）：体位同"肌间沟径路"，沿前、中斜角肌肌间沟向下，直至触及锁骨下动脉搏动。一只手置于动脉搏动处，另一只手持针从锁骨下动脉搏动点外侧，沿中斜角肌内侧缘、朝向下肢方向推进，刺破腋鞘时有突破感，出现异感后回吸无血液和气体，即可注入 20~30ml 局麻药（图 1-81）。

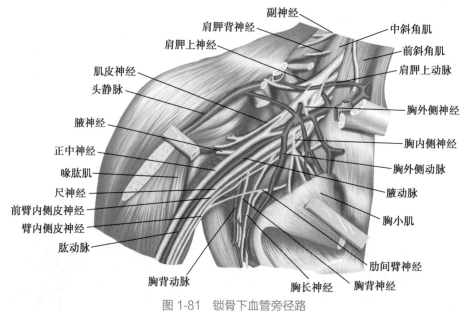

图 1-81　锁骨下血管旁径路

4）腋路径路（axillary approach）：又称腋血管旁径路。患者仰卧，头偏向对侧，被阻滞侧上肢外展，臂外旋，肘屈曲，手臂贴床且靠近头部作"军礼"动作。在腋窝触及腋动脉搏动，沿动脉走行，向上触摸至胸大肌下缘腋动脉搏动消失处，略向下动脉搏动最明显处即为穿刺点。用一只手示指压住腋动脉，另一只手持针沿腋动脉的尺侧缘或桡侧缘、斜向腋窝方向进针，穿刺针与动脉成 20°，缓慢推进，在穿破鞘膜时有明显的落空感，或患者出现异感后停止进针。松开持针手指，可见针头随动脉搏动而摆动，提示穿刺针已进入腋鞘。接注射器，回吸无血后注入 30~35ml 局麻药，注射器内应留 2~3ml 局麻药，待退针至皮下时将剩余的局麻药注入腋窝下缘皮下，可阻滞肋间臂神经，能减轻上臂的止血带反应（图 1-82）。

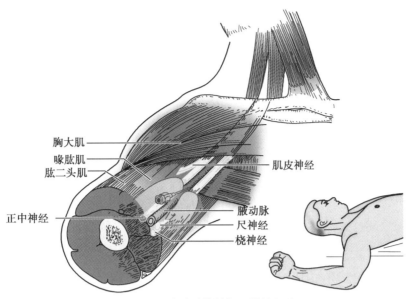

图 1-82 腋路臂丛神经阻滞的径路

胸大肌　喙肱肌　肱二头肌　正中神经　肌皮神经　腋动脉　尺神经　桡神经

5）喙突下径路（subcoracoid approach）：臂丛神经在喙突内下方通过胸小肌深面时，内侧束、外侧束和后束围绕腋动脉第二段，位置相对集中，同样容量的局麻药在此处注入比腋路阻滞的范围更广、效果更佳。患者仰卧位，头偏向对侧，在锁骨肩峰下方、肱骨头内侧可触及一"孤岛状"骨性突起，即为喙突。自喙突至胸廓外侧壁最近处连一条直线，即喙线，在喙线上测量喙胸距离（mm），喙胸距离 × 0.3+8（mm），所得数值即为喙突下穿刺点。如喙胸距离为 40mm，则在喙突下 20mm 即相当于三角肌 - 胸大肌肌间沟处为穿刺点，垂直皮肤进针，向足侧、向外并向后倾斜 10° 左右推进，刺破胸大肌和胸小肌时可出现 2 次突破感，直至出现向肘下传导的异感，此时松开持针手指，也可见针体随动脉搏动而摆动，回吸无血即可注入 20~30ml 局麻药（图 1-83）。

（4）肩胛上神经（suprascapular nerve）及其阻滞径路：肩胛上神经起自臂丛神经锁骨上部（第 5、6 颈神经），向外下方走行，与肩胛上血管一起经斜方肌深面穿过肩胛切迹入冈上窝，再行至冈下窝，分布于冈上肌和冈下肌。其阻滞方法有 Moore 法和简易法两种。

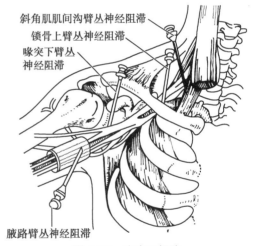

斜角肌肌间沟臂丛神经阻滞
锁骨上臂丛神经阻滞
喙突下臂丛神经阻滞
腋路臂丛神经阻滞

图 1-83 喙突下径路

1）Moore 法：患者取坐位，头略屈，双臂靠内，双手置于膝上。沿肩胛冈上缘，由肩峰至肩胛骨内缘画一条横线，在此横线中点再画一条与脊柱平行的纵线，在两条线相交的外上角等分角线上距交点 2.5cm 处即为穿刺点。在此穿刺点垂直皮肤刺入 4~5cm，即可到达肩胛切迹外侧，然后退针少许，再略向内侧刺入即达肩胛骨切迹，回吸无血后注入局麻药。

2）简易法：在肩胛骨与锁骨之间可用手触及一个三角形凹陷部。阻滞右侧时，左手拇指触及的是锁骨，中指触及的是肩胛冈，示指触及的凹陷中心部即为穿刺点。而阻滞左侧时，左手示指触及的凹陷中心部仍为穿刺点，但中指触及的是锁骨，拇指触及的为肩胛冈。穿刺方法同 Moore 法。

## 第三节　上肢的主要血管

### 一、动脉

腋动脉穿出腋鞘后，在臂部的肱二头肌内侧沟延续为肱动脉，与两条肱静脉、贵要静脉及三条大神经（尺神经、桡神经、正中神经）伴行，在臂部分出肱深动脉（与桡神经伴行）、尺侧上副动脉（与尺神经伴行）及尺侧下副动脉三个小分支,行至肘部平桡骨颈高度分为桡动脉和尺动脉两大支(图1-84)。肱动脉、桡动脉和尺动脉常用于插管直接测量周围动脉压,其中桡动脉是首选。

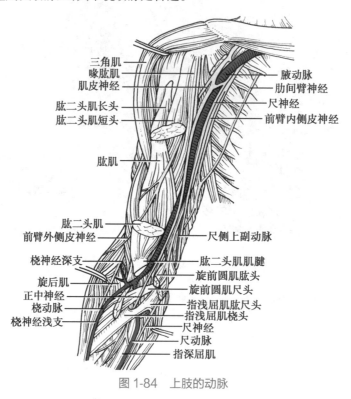

图 1-84　上肢的动脉

1. 肱动脉(brachial artery)　在大圆肌下缘续于腋动脉,与两条肱静脉及正中神经伴行,在肘窝下方分为桡动脉和尺动脉。肱动脉在肘窝部容易摸到,此处是间接测量血压时的听诊部位,也常在此处穿刺插管直接测量动脉压。常以肱二头肌肌腱作为触摸、确定肱动脉的标志。在肘关节部位肱动脉与远端的尺动脉、桡动脉之间有侧支循环,遇有侧支循环不良时,肱动脉完全阻塞会影响前臂和手部的血供。

2. 桡动脉(radial artery)　自肱动脉发出后,沿肱桡肌内侧下行至腕部,从肘前横纹中点远侧2cm处到桡骨茎突前方的连线是桡动脉的体表投影。在腕部桡侧腕屈肌肌腱的外侧可清楚扪及桡动脉搏动,此处位置浅表,相对固定,是动脉穿刺插管的最常用部位。桡动脉与尺动脉在掌部组成掌深弓和掌浅弓,形成平行的血流灌注,即使桡动脉插管后发生了阻塞或栓塞,只要尺动脉循环良好,就不会引起手部的血流灌注障碍。因此,桡动脉穿刺或切开前常采用改良Allen试验测试尺动脉供血是否畅通。改良Allen试验的操作步骤:同时压迫桡动脉和尺动脉,然后将该手举起并做数次握拳、松开动作,使手掌颜色苍白,然后解除对尺动脉的压迫,同时将手下垂并自然伸开。如果手掌颜色转红时间在3秒左右,表明尺动脉供血良好,最长不超过6秒;如果超过15秒仍未转红,提示尺动脉供血障碍,不宜使用同侧桡动脉进行穿刺或切开。

3. 尺动脉(ulnar artery)　自肱动脉发出后,沿尺侧腕屈肌深面下行,在豌豆骨桡侧与尺神经伴行。尺动脉终支与桡动脉在腕部掌侧发出的掌浅支吻合成掌浅弓;尺动脉掌深支与桡动脉终支在手掌深部吻合成掌深弓。尺动脉可代替桡动脉进行插管,特别是Allen试验证实手部血供以桡动脉为主时,选用尺动脉可提高安全性,但成功率较低。

二、静脉

可分为深静脉和浅静脉。

1. 深静脉　上肢深静脉与同名动脉伴行,位于同名动脉两侧,两支之间存在一些小的横支相互交通。上肢的静脉血大部分来自浅静脉回流,深静脉的回流量较小。

2. 浅静脉　上肢浅静脉起源于手背静脉网,然后汇集成头静脉、贵要静脉及肘正中静脉等,其吻合支很广泛,临床上常用上肢浅静脉作为采血、补液、给药或插入导管的途径,故上肢浅静脉具有重要的实用意义。

(1)头静脉(cephalic vein):起自手背静脉网的桡侧,沿前臂外侧皮下上行,至肘窝处通过肘正中静脉与贵要静脉交通。此后,头静脉再沿肱二头肌外侧缘上行,经三角肌-胸大肌肌间沟穿过深筋膜注入腋静脉。当肘静脉高位阻塞时,头静脉可成为上肢血液回流的重要途径。由于头静脉与腋静脉成锐角,且汇入处常有瓣膜,致使经头静脉向腋静脉、锁骨下静脉插管较困难,因此头静脉不适于实施中心静脉及肺动脉插管。

(2)贵要静脉(basilic vein):起自手背静脉网的尺侧部分,逐渐转至前臂前面上行,至肘窝处接受肘正中静脉,然后沿肱二头肌内侧沟上行达臂中点,再穿过深筋膜注入肱静脉或继续上行汇入腋静脉。由于贵要静脉是上肢最粗大的浅静脉,位置表浅且恒定,其汇入段与肱静脉或腋静脉的方向相延续,故行上肢静脉置管时多选用此静脉。

(3)肘正中静脉(median cubital vein):常起自头静脉,相当于肱骨外上髁远侧约2.5cm处,向内上方延伸,在肘窝横纹上方约2.5cm处与贵要静脉汇合。头静脉、肘正中静脉和贵要静脉三者间的吻合形式多呈"H"形(51.9%),而当有前臂正中静脉注入时,则呈"M"形(30.5%)。由于前臂正中静脉不受肘关节屈曲的影响,因此静脉输液也多选用此静脉。在肘窝中部,肘正中静脉的深面常有一交通支穿过深筋膜与肱静脉连通,故此处浅静脉比较固定,适于进行穿刺。

## 第四节 上肢的主要神经

上肢的神经主要包括尺神经、正中神经和桡神经。尺神经和前臂内侧皮神经在臂上部位于肱动脉的内侧;正中神经在臂部位于肱动脉的外侧,到臂中部越过肱动脉的前方或后方,向下转至肱动脉的内侧;桡神经在臂上部位于肱动脉的后方,再沿桡神经沟转至臂后面(图1-85)。

1. 尺神经(ulnar nerve)

(1)解剖:尺神经是臂丛神经内侧束的直接延续,最初沿腋动、静脉之间,继而循肱动脉内侧下行,至喙肱肌止点(约相当于上臂中点)逐渐转向后,伴随尺侧上副动脉一同穿过臂内侧肌间隔至臂后区,再贴肱三头肌内侧头前面降至肘后,行于尺神经沟。该处表浅,可以触及。而后尺神经穿过尺侧腕屈肌的肱、尺二头之间至前臂。在前臂,先行于尺侧腕屈肌与指深屈肌之间,再经腕部豌豆骨桡侧穿过腕尺侧管进入手掌。在前臂上1/3段尺神经与尺血管相距较远,而在前臂下2/3段,尺神经伴行于尺血管的尺侧。尺神经在肘关节附近发出肌支,分布于尺侧腕屈肌、指深屈肌尺侧半及手肌的大部;在桡腕关节近侧5cm处发出手背支,分布于手背尺侧半和尺侧两个半手指背侧的皮肤;发出浅终支,分布于手掌尺侧半和尺侧一个半手指掌侧面皮肤。

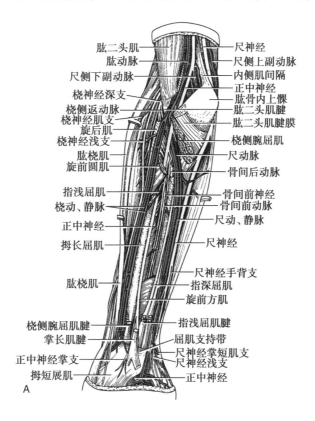

A

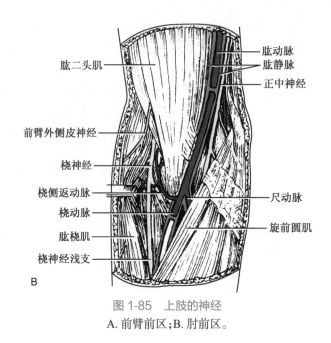

图 1-85 上肢的神经
A. 前臂前区;B. 肘前区。

(2)阻滞径路:可在肱部、肘后或腕前等三处进行。

1)肱部径路:在肱二头肌内侧沟中点处可触及肱动脉搏动,在此中点进针指向肱动脉后方,出现向小指放射的异感后,即可注入局麻药 5~10ml。在此点尺神经和正中神经相邻,容易同时阻滞。

2)肘部径路:前臂屈至 90°,在肱骨内上髁与尺骨鹰嘴之间(尺神经沟)穿刺针与尺神经平行刺入,沿神经沟向心性进入 0.7~2.5cm,出现异感后注入局麻药 5~10ml。

3)腕前径路:手握拳,掌心向上,屈曲腕关节以暴露尺侧腕屈肌,在其桡侧可扪及尺动脉。在尺侧茎突平面横过腕部画一条直线(相当于第二腕横纹),与尺侧腕屈肌肌腱桡侧缘的交点即为穿刺点,垂直刺入,出现异感后注入局麻药 5ml。也可在豌豆骨桡侧行尺神经阻滞(图 1-86)。

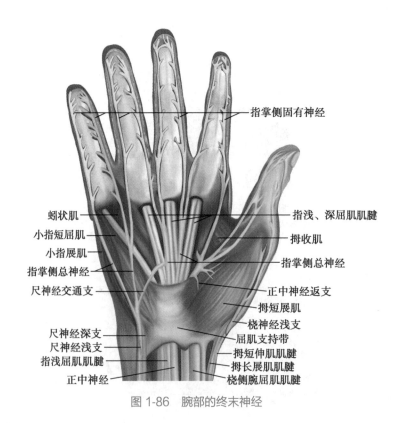

图 1-86 腕部的终末神经

2. 正中神经（median nerve）

（1）解剖：以外侧根第5~7颈神经根与内侧根第8颈神经根至第1胸神经根分别起于外、内侧束，两根在腋动脉第三段前方（或外侧）合成正中神经。正中神经先循肱动脉外侧、沿肱二头肌内侧沟下行，至上臂中点跨过肱动脉前（或后）方转至动脉内侧下行。至肘窝时，行于肱二头肌腱膜与肘正中静脉的深面，肱肌的浅面，然后穿过旋前圆肌的肱、尺两头间（借此肌分隔尺动脉）到前臂。入前臂后，正中神经走在指浅、深两层屈肌之间垂直向下，经腕管中线至手掌。正中神经在臂部一般无分支。在前臂发出肌支，分布于除肱桡肌、尺侧腕屈肌和指深屈肌尺侧半以外的前臂前群肌，以及鱼际肌群和第1、2蚓状肌，还分布于肘和腕关节。正中神经发出皮支，分布于手掌桡侧半及桡侧3个半手指的皮肤。

（2）阻滞径路：可在肘部或腕部进行。

1）肘部径路：伸直肘关节，在肱骨内上髁和外上髁之间画一横线，该线与肱动脉交叉点的内侧约0.7cm处即为穿刺点，相当于二头肌肌腱的外缘与内上髁之间的中点，垂直刺入3~5cm直至出现异感，即可注入局麻药5ml（图1-87）。

2）腕部径路：手握拳、微屈腕关节时，可以见到桡侧腕屈肌和掌长肌肌腱。在桡骨茎突平面，横过腕关节画一条横线，在此腕横线上，于上述两个肌腱间的交点处垂直刺入，穿过前臂深筋膜，再向前0.5cm即出现异感，放射至掌的桡侧，注入局麻药5ml（图1-86）。

3. 桡神经（radial nerve）

（1）解剖：是臂丛神经后束最大的分支。桡神经在大圆肌与肱骨交角处伴肱深血管斜向外下，进入肱骨肌管，沿肱骨桡神经沟转向外下，穿过臂外侧肌间隔转至前面，在肱肌和肱桡肌之间穿出，分为浅、深两终支。桡神经分支分布于上肢后面全部肌肉、皮肤（手背尺侧半皮肤除外）、肘关节和腕关节。桡神经深支穿入旋后肌，绕桡骨上端外侧面行向外下后方，至前臂后区深部，再从旋后肌穿出，成为骨间后神经，下行分支至前臂后群诸肌。

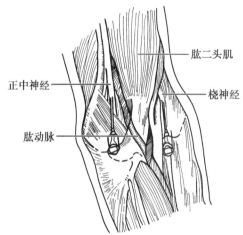

图1-87　肘部的正中神经与桡神经

桡神经浅支为感觉性分支，沿肱桡肌深面向下伴行于桡动脉外侧，约在腕上7cm处离开桡动脉，转至前臂后区，下行至手背。桡神经浅支分布于手背桡侧半和桡侧2个半手指背侧皮肤。桡神经通过肱骨肌管时紧贴肱骨面，当肱骨中段骨折时，容易损伤桡神经，导致前臂伸肌麻痹，出现"腕下垂"和相关皮肤感觉缺失。

（2）阻滞径路：可在臂部、肘部、前臂后区或腕部等处进行。

1）臂部径路：伸直肘部，在肱骨外上髁上方10cm处稍外侧即为穿刺点，压迫该部位时手背出现异感。在此处刺入，触及骨质后呈扇形移动针头寻找异感，注射局麻药5ml。

2）肘部径路：伸直肘部，掌心向上，在肱骨内、外髁连一条横线，在此横线上肱二头肌肌腱外缘的外侧1cm处（约一横指半）即为穿刺点。垂直刺入，触及肱骨骨面，出现异感后边退针边注入局麻药5ml（图1-87）。

3）前臂后区径路：阻滞桡神经深支。伸直肘部，前臂内旋，在肱骨外上髁背侧外缘远端2横指、桡侧腕短伸肌内侧缘压痛点处垂直进针，出现异感后注入局麻药。

4）腕部径路：阻滞桡神经浅支。在桡骨茎突上方7cm处的背外侧缘，垂直向桡骨进针，出现异感后注入局麻药。桡神经在腕部并非一支，而是有多个细的分支，因此，阻滞时可在腕部进行半环形皮下浸润。此外，因多数桡神经纤维通过腕背桡凹（拇指外伸时腕部桡骨侧可见的凹陷），故可在此处进行重点阻滞（图1-86）。

4. 肌皮神经（musculocutaneous nerve）

（1）解剖：起自臂丛神经外侧束，穿过喙肱肌，经肱二头肌和肱肌之间向外下方走行。肌皮神经先发出肌支，分布于喙肱肌、肱二头肌和肱肌；发出终末支，在肱二头肌外侧沟的下部浅出深筋膜，称为前臂外侧皮神经，分布于前臂外侧部皮肤。

（2）阻滞径路：可在腋窝或臂部进行。

1）腋窝径路：阻滞肌皮神经干，穿刺点与腋路臂丛神经相似，进针后向腋鞘的上方刺入，直至喙肱肌，即可注入局麻药 10ml。

2)臂部径路:阻滞肌皮神经的末支 - 前臂外侧皮神经,穿刺点位于肱骨内上髁和外上髁水平,肱二头肌肌腱外侧,垂直刺入,触及骨质后呈扇形注入局麻药 10ml。

5. 体表可触及的上肢神经　在锁骨上窝紧贴第 1 肋或在前中斜角肌间隙对第 6 颈椎横突处,能模糊触及臂丛神经干,压迫该处有不适异感。在锁骨前缘能触及滚动的锁骨上神经(颈丛神经浅支)。在肘窝处,于肱动脉内侧,可触及正中神经。在肱骨内上髁后外侧及钩骨钩处能触及尺神经。在拇长伸肌肌腱处("鼻烟壶"的尺侧界)可以触及桡神经浅支。

# 第五节　手　部

## 一、手掌血管

手的血液来自桡动脉和尺动脉的分支,彼此吻合成掌浅弓和掌深弓。

1. 掌浅弓(superficial palmar arch)　由尺动脉终支和桡动脉掌浅支吻合而成。掌浅弓的组成变异较大,有的桡动脉掌浅支不发达,甚至缺如不能形成掌浅弓,而由尺动脉发出分支。掌浅弓发出 4 条分支:3 支指掌侧总动脉和 1 支小指尺掌侧动脉。

2. 掌深弓(deep palmar arch)　由桡动脉终支和尺动脉掌深支吻合而成,发出 3 支掌心动脉,与相应的指掌侧总动脉吻合。

3. 手指血管　每根手指掌侧面都有 2 条指掌侧固有动脉和静脉,行于各指掌侧面的两侧。

## 二、手部神经

1. 尺神经　经腕尺侧管在尺动脉尺侧进入手掌,于豌豆骨桡侧下方分为深、浅 2 支。深支与掌深弓伴行;浅支与尺血管伴行,并在掌短肌深面分为指掌侧固有神经(分布于小指掌侧内侧缘)和指掌侧总神经(图 1-88)。

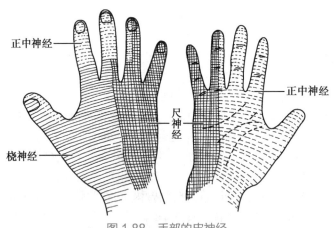

图 1-88　手部的皮神经

2. 正中神经　经腕管入手掌,位于掌浅弓与指屈肌肌腱之间。正中神经发出 1 支返支,支配除拇收肌之外的鱼际肌群,该返支位置表浅,容易受伤,损伤后拇指丧失对掌功能。正中神经还发出 3 支指掌侧总神经,之后在掌指关节处又各自分支为 2 支指掌侧固有神经(图 1-88)。

3. 手指神经　每根手指掌侧面都有 2 条指掌侧固有神经,分布于指掌侧的皮肤和深层结构,还发出分支分布于手指中、远节背面皮肤。

4. 手背皮神经　包括桡神经浅支和尺神经手背支,均各自发出 5 支指背神经(dorsal digital nerve),分别分布于手背的桡侧半和尺侧半,以及各 2 个半手指的背侧皮肤(图 1-88)。

5. 指神经阻滞径路　每根手指都有 2 条指掌侧固有神经和 2 条指背神经,行指神经阻滞时需同时阻滞这 4 条神经。在掌指关节远侧 1cm 的指背外侧即为穿刺点,与皮肤成 45° 刺入皮下,注入 1ml 局麻药,然后沿指骨根部侧面滑至掌侧,在离开指骨时再注入 1ml 局麻药。阻滞对侧时也采取相同方法注入 2ml 局麻药,注意每根手指的局麻药总量不能超过 5ml,以免压力过高致使手指血管受压缺血。

## 第六节 上肢神经的节段性分布和神经损伤

### 一、上肢皮神经的节段性分布

上肢皮神经分布于来自第 3~8 颈神经节段和第 1~2 胸神经节段前支,具体分布情况见图 1-89 :

第 3、4 颈神经(锁骨上神经)分布于肩上区。

第 5 颈神经分布于三角肌区、上臂及前臂上部外侧面。

第 6 颈神经分布于前臂外侧区及拇指。

第 7 颈神经分布于手掌、手背及中间 3 指。

第 8 颈神经分布于第 5 指和手与前臂下部的内侧面。

第 1 胸神经分布于上臂下部和前臂上部的内侧面。

第 2 胸神经(肋间臂神经)分布于上臂上部内侧面。

由于各个相邻皮神经之间互有重叠,因此,单根神经受损时,不会产生明显的感觉缺失;而实施麻醉时只阻滞单根神经,也未必能得到理想的麻醉效果。

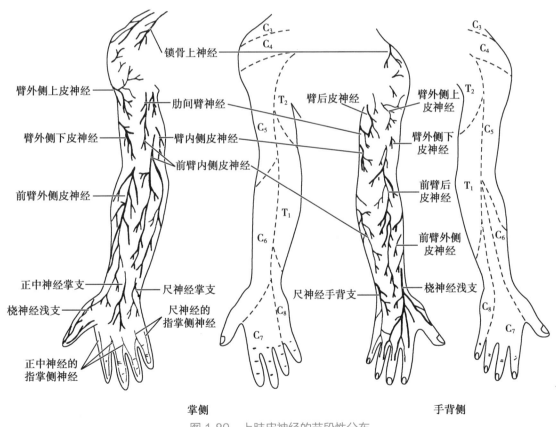

掌侧　　　　　　　　　　　　　　　手背侧

图 1-89　上肢皮神经的节段性分布

### 二、上肢肌神经的节段性支配

支配上肢肌肉的神经来自第 5~8 颈神经和第 1 胸神经前支,具体支配情况如下。

第 5 颈神经支配肩关节的外展和外旋肌。

第5~8颈神经支配肩关节的内收和内旋肌。

第5、6颈神经支配肘关节的屈肌。

第7、8颈神经支配肘关节的伸肌。

颈6脊神经支配前臂旋前和旋后肌。

第6、7颈神经支配腕关节的长屈和伸肌。

第7、8颈神经支配指关节的长屈和伸肌。

第1胸神经支配手部肌群。

### 三、上肢神经的损伤

1. 臂丛神经损伤

(1)臂丛神经上部损伤：分娩时牵引胎头过于暴力；手术时头部过度后仰，而无垫肩托过于贴近颈部；或患者上臂长时间下垂于床旁(尤其是使用肌松药时)，使肱骨头过度向下方移位，上述情况均可导致臂丛神经上部神经根(第5、6神经根)受损。

损伤后呈现 Erb-Duchenne 麻痹征：由第5、6颈神经根参与构成的腋神经、肌皮神经、肩胛下神经及部分桡神经会受到影响，致使支配肩关节外展的三角肌、支配屈肘和前臂旋后的肱肌与肱二头肌及部分前臂伸肌麻痹。由于上述肌群的麻痹，导致上臂无力外展而呈内收状；屈肘和伸腕明显减弱，使得前臂呈旋前、屈腕、掌心向后状。同时伴有三角肌外侧面皮肤感觉障碍。

(2)臂丛神经下部损伤：臀位分娩时暴力牵引、术中上肢过度外展、受到颈肋的压迫或肺尖恶性肿瘤的进行性浸润，均可导致臂丛神经下部神经根(第8颈神经根、第1胸神经根)受损。

该损伤会造成尺神经所支配的手内部肌和屈指肌麻痹，导致拇指呈外展状、环指和小指掌指关节过伸及指间关节屈曲、骨间掌侧肌瘫痪萎缩，呈"爪形手"。同时伴有手内侧缘感觉障碍。如果恶性肿瘤影响交感神经节，可出现霍纳综合征(Horner syndrome)。

此外，颈椎骨质增生的压迫可导致臂丛神经根受损，引起上肢麻木不适，即颈椎综合征；颈肋或相连纤维束的压迫可导致臂丛神经干受损，引起前臂尺侧缘感觉异常、手部肌肉乏力甚至萎缩；偶有暴力牵拉或枪击伤导致全臂丛神经损伤，致使上肢完全瘫痪、皮肤感觉完全消失。

2. 腋神经损伤　腋神经的一段紧贴肩关节囊下面，当肱骨头向前脱位时，易牵拉到腋神经；自肩关节囊下面下行的腋神经又紧贴肱骨外科颈，当肱骨外科颈骨折时，可伤及腋神经。此外，腋下拄拐或三角肌严重挫伤时，也可能会伤及腋神经。

腋神经受损可导致三角肌瘫痪、萎缩，形成扁平的"方形肩"，造成肩关节无力外展，同时肩部外侧面皮肤出现感觉障碍。

3. 尺神经损伤　在肘后区，尺神经位于尺神经沟的骨表面，仅覆盖薄层皮肤，容易受伤。如果此段尺神经受伤，可导致屈腕和内收腕力减弱、拇指不能内收、环指和小指屈曲力减弱、掌指关节过伸、指间关节屈曲，同时有骨间肌萎缩，呈"爪形手"。此外，尺神经的浅支、掌支和手背支受累，会导致手掌、手背尺侧部及尺侧的一个半手指出现感觉异常。而在腕部尺神经受损时，不出现屈腕和内收腕力减弱，其他表现与肘后区受损情况相同。

"夹纸试验"是检查尺神经是否麻痹的主要方法。检查者将一张纸片放在患者手指间，嘱患者用力夹紧，如检查者能轻易地抽出纸片，即为阳性。手指间夹持的力量来源于手内部的骨间肌，其神经支配为尺神经，尺神经麻痹时肌间肌弛缓无力，夹持纸片容易被抽出。"夹纸试验"能验证骨间肌的功能，试验阳性对尺神经麻痹有较高的诊断价值，能确定尺神经受损的范围。

4. 正中神经损伤　髁上骨折时容易造成肘部以上正中神经受损，导致前臂不能旋前，屈腕力减弱且偏向尺侧，桡侧三指不能屈曲，拇指对掌功能障碍；同时伴有手掌桡侧半和桡侧三个半手指皮肤感觉障碍。Colles 骨折、腕管综合征可导致腕部正中神经受损，导致拇指外展减弱，呈内收状态，对掌功能丧失；同时伴有桡侧三个半手指皮肤感觉障碍。腕部正中神经损伤晚期可因神经性萎缩出现鱼际肌群变平，拇指内收状且对掌功能丧失，形似"猿手"。

5. 桡神经损伤　肱骨干骨折、止血带压迫、体位不当引起手术台边缘压迫及长期使用拐杖等，均可造成桡神经受损。高位桡神经损伤时，会出现肘半屈、前臂旋前、腕下垂及手指半屈等症状，同时伴有手背桡侧半及拇指、示指背面和中指的一半皮肤感觉障碍,前臂的后面出现感觉迟钝。桡骨头脱位或骨折可造成桡神经深支受损,导致前臂后区除肱桡肌和桡侧腕长伸肌以外的其余伸肌瘫痪,使得伸腕时无力且向桡侧偏斜,但不出现感觉减退。过紧的手表带、手镯等压迫可导致桡神经浅支受损,致使其相应分布区域出现感觉异常。

6. 肌皮神经损伤 即使受到损伤,在前臂旋后状态下,借助前臂浅层屈肌,肘关节仍能屈曲,但对比健侧屈曲力量明显减弱。同时还可出现肌皮神经的终支 - 前臂外侧皮神经分布区域感觉障碍。

(薄玉龙 李文志)

# 第十章 下 肢

下肢的主要功能为支持体重,完成直立与行走。下肢骨骼粗大、肌肉发达、韧带坚韧,其稳定性大于灵活性。下肢的骨由下肢带骨和自由下肢骨组成。借助骨连接,下肢带骨与骶、尾骨构成坚强的骨盆环,增强了支撑的稳固性。在髋关节周围,旋外肌明显多于旋内肌,内收肌强于外展肌,足与小腿几乎成直角并有足弓等结构存在,这些都适于人体直立姿势及行走时力的平衡的需要。下肢的血管和神经干一般与相应部位的骨平行走行,动脉、静脉和神经也多相互伴行,组成血管神经束,而且在行程中多位于肢体屈侧深面或隐蔽的部位,使其不易受到损伤。

下肢可分为臀部、股部(股前、后区)、膝部(膝前、后区)、小腿部(小腿前、后区)、踝部(踝前、后区)及足部(足背和足底)。

## 第一节 体表标志和体表投影

### 一、体表标志

髂嵴的最高点与第4腰椎棘突平齐,全长均可以触及,其前端为髂前上棘、后端为髂后上棘。屈髋时在臀大肌下缘可以触及坐骨结节。髂前上棘与坐骨结节连线的中点处可触及股骨大转子。膝关节前面可以触及髌骨,其后内侧与后外侧的骨性隆起为股骨内侧髁、外侧髁,两髁最突出的部分为股骨内上髁、外上髁,股骨内上髁上方有一个小骨性隆起为收肌结节。髌骨下缘下4横指处为胫骨粗隆,其外侧可触及腓骨头。此外,在踝部可以触及内踝、外踝,足跟部可以触及跟骨结节(图1-90)。

股前区和腹前壁连接处的皮肤斜沟为腹股沟,其深面有腹股沟韧带。在腹股沟内侧端距正中平面约2.5cm处可触及耻骨结节,两侧耻骨结节连线的中点即为耻骨联合。

### 二、体表投影

1. 股动脉(femoral artery) 屈曲并外旋、外展髋关节和膝关节,然后从髂前上棘与耻骨联合连线的中点,向内下至收肌结节作一条线,此线的上2/3部分即为股动脉的投影。

2. 腘动脉(popliteal artery) 腘动脉的投影分为两段:斜行段和垂直段。于股部中、下1/3交界处水平作一条环线,以此线与股后正中线相交处内侧约2.5cm处为起点,该点至腘窝中点的连线即为腘动脉斜行段的投影;而经腘窝中点向下至胫骨粗隆平面的垂直线,即为腘动脉垂直段的投影。

3. 胫前动脉(anterior tibial artery) 经胫骨粗隆至腓骨头作一条线,取其中点;再经内、外踝与足背作一条线,也取其中点,两点之间的连线即为胫前动脉的投影。

4. 胫后动脉(posterior tibial artery) 取腘窝中点下方7~8cm处为起点,再取内踝后缘与跟腱内侧缘之间连线的中点为止点,两点之间的连线即为胫后动脉的投影。

5. 足背动脉(dorsalis pedics artery) 内踝、外踝经足背连线的中点为起点,至第1、2跖骨底之间作一条线,即为足背动脉的投影。

6. 坐骨神经(sciatic nerve) 坐骨神经的投影分为臀部和股后区两段。取髂后上棘与坐骨结节连线的中点为起点;再取该起点与股骨大转子尖连线的中、内1/3交点作为中间点;取坐骨结节与股骨大转子连线的中点为止点,连接此三点的弧线即为坐骨神经在臀部行经的投影。取此段下端为起点,股骨内侧髁、外侧髁之间的中点为止点,两点之间的连线即为坐骨神经在股后区行经的投影。当坐骨神经疼痛时,其投影线上常有压痛。

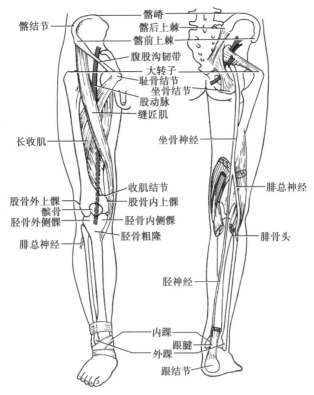

图 1-90　下肢的体表标志及投影

# 第二节　下肢的特殊结构

## 一、肌腔隙和血管腔隙

在腹股沟韧带与髋骨前面之间存在两个腔隙,以髂耻弓为隔分为外侧的肌腔隙(lacuna musculorum)和内侧的血管腔隙(lacuna vasorum)。肌腔隙的前界为腹股沟韧带,后界为髂骨,内侧界为髂耻弓;其内有髂腰肌、股外侧皮神经和股神经。血管腔隙的前界也是腹股沟韧带,后界为耻骨梳韧带,内侧界为腔隙韧带,外侧界为髂耻弓;其内有股动脉、股静脉、生殖股神经及腹股沟深淋巴结(图 1-91)。

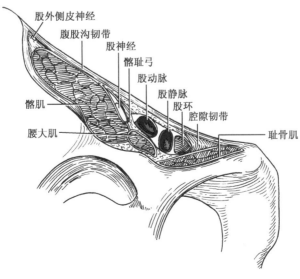

图 1-91　肌腔隙和血管腔隙

## 二、股三角

　　股三角（femoral triangle）位于股前区上部 1/3，是一个由肌构成的底朝上、尖朝下的三角形区（图 1-92）。股三角分为三界（上界、内侧界、外侧界）和两壁（前壁、后壁）。其上界为腹股沟韧带，内侧界为长收肌内侧缘，外侧界为缝匠肌内侧缘；其前壁为阔筋膜，后壁为一个凹陷，从外侧至内侧由髂腰肌、耻骨肌和长收肌组成。缝匠肌与长收肌相交处为股三角的尖，向下与收肌管相通。腰椎结核时，脓液可沿腰大肌下行，进入股三角。股三角从外侧向内侧依次有股神经、股动脉、股静脉，上述血管和神经的分支与属支，腹股沟深淋巴结及结缔组织等，股动脉、股静脉及股管共同包被于股鞘内。

## 三、股鞘

　　股鞘（femoral sheath）为包裹股动、静脉上段的筋膜鞘。鞘的前壁为腹横筋膜的延续，后壁为髂腰筋膜的延续。股鞘近似漏斗形，长 3~4cm，其内腔由两条纵行的筋膜隔分为外、中、内三部分，外侧部容纳股动脉，中间部容纳股静脉，内侧部形成股管。股管为股鞘中最小的部分，股鞘的下端与股血管壁的外膜融合（图 1-93）。

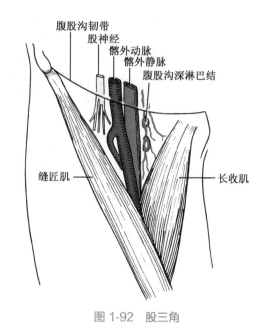

图 1-92　股三角

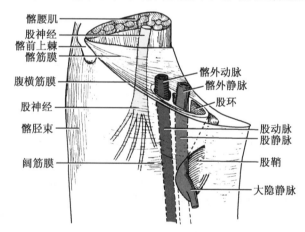

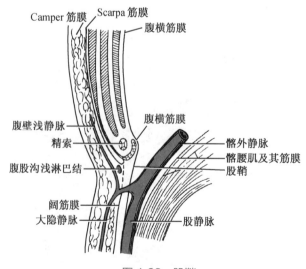

图 1-93　股鞘

### 四、股管

股管(femoral canal)位于股鞘内侧部的一个近似圆锥形、长约 1.5cm 的间隙。股管的前壁与阔筋膜融合,后壁与耻骨肌筋膜融合,内侧壁即为股鞘内侧壁,外侧壁为分隔股静脉与股管的筋膜隔。股管内有少许脂肪组织及 1~2 枚淋巴结。股管的上口是股环,下端为盲端,对向隐静脉裂孔(图 1-93)。

### 五、股环

股环(femoral ring)是股管的上口,呈卵圆形,直径为 0.8~1.0cm。股环的前界为股管的前壁和与之相贴的腹股沟韧带内侧部分,后界为股管的后壁和耻骨梳韧带,内侧界为股管的内侧壁和腔隙韧带,外侧界为分隔股管与股静脉的纤维隔。由于女性的骨盆宽于男性且女性的股血管口径小于男性,因此女性股环的直径大于男性。腹腔内器官连同腹膜壁层经股环突入股管即为股疝(femoral hernia),多见于中年以上的经产妇女。股疝在股管下端突向前方,经隐静脉裂孔突出至皮下,并可折转向前上,形成一个锐角,加上股环狭小,周围韧带坚韧,因此极易发生嵌顿。

### 六、收肌管

收肌管(adductor canal)又称 Hunter 管,位于股前内侧区中 1/3 段,在缝匠肌的深面。其前壁为大收肌肌腱板,后壁为长收肌与大收肌,外侧壁为股内侧肌。收肌管的上口与股三角尖端相通,下口(收肌肌腱裂孔)与腘窝相通。其内由前向后分别为隐神经、股动脉及股静脉,其中股动、静脉出下口后续为腘动、静脉。因收肌管上连股三角、下通腘窝,故此处如有炎症,可经此管向上、下蔓延。

### 七、腘窝

腘窝(popliteal fossa)是股后区一个由肌肉围成的菱形窝。腘窝的结构包括一顶(即腘筋膜)、一底(由股骨腘面、膝关节囊后部及腘肌组成)和四壁(上内侧壁由半膜肌和半腱肌组成,上外侧壁为股二头肌,下内侧壁为腓肠肌内侧头,下外侧壁为腓肠肌外侧头)。腘窝内由浅入深分别为胫神经、腘静脉、腘动脉及其属支和分支,在腘窝的上外侧缘有腓总神经(图 1-94)。

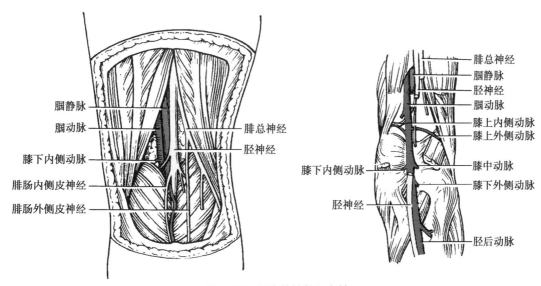

图 1-94 腘窝的神经和血管

## 第三节　下肢的主要血管

一、动脉

1. 股动脉（femoral artery）　髂外动脉直接延续为股动脉，经腹股沟韧带中、内 1/3 交点的后方下行至股三角，再由股三角尖端进入收肌管，后穿出收肌肌腱裂孔至腘窝，移行为腘动脉。在股三角股动脉分出肌支、腹壁浅动脉、旋髂浅动脉、阴部外动脉、腹股沟支及股深动脉等（图 1-95）。

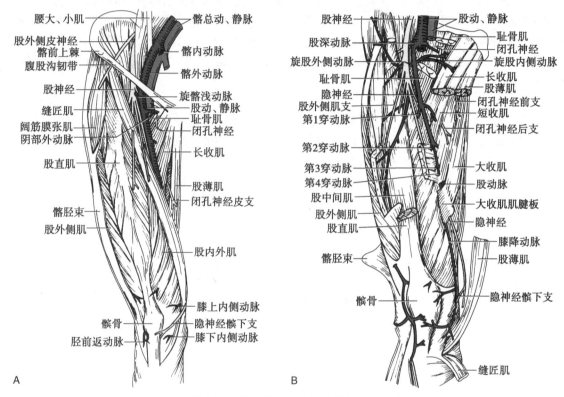

图 1-95　股前区的血管和神经（A、B）

在腹股沟韧带中点稍下方可扪及股动脉搏动，其穿刺操作方便、成功率高，临床上常在此处行股动脉穿刺，或在紧急情况时进行压迫止血。此外，也可在此处进行小腿动脉或主动脉造影、血管内灌注栓塞及血管成形术等。

2. 股深动脉（deep femoral artery）　由股动脉在腹股沟韧带下 3~5cm 处发出，沿途发出旋股内侧动脉、旋股外侧动脉和穿动脉（图 1-95）。其中穿动脉紧贴股骨干，因此，股骨干骨折时容易受损。

3. 腘动脉（popliteal artery）　紧邻股骨腘面和膝关节后部，由股动脉延续而来，沿中线下行至腘肌下缘，分为胫前、胫后动脉（图 1-94）。腘动脉与股骨腘面相贴，位置最深，当股骨髁上骨折时，易伤及此动脉。

4. 足背动脉（dorsal artery of foot）　由胫前动脉延续而来。起于内外踝连线中点下方，在跚长伸肌肌腱和趾长伸肌肌腱之间前行，于第 1 跖骨间隙处分为 2 条终支：足底深支和第 1 跖背动脉。从第 1 跖骨间隙穿出的足底深支与足底外侧动脉末端吻合，形成足底弓。

在足背跚长伸肌肌腱的外侧可以触及足背动脉搏动，在此处穿刺插管较易成功。由于胫前、胫后动脉在足底部建立动脉弓，因此，足背动脉插管前应了解胫后动脉的血供情况，以免造成跚趾缺血性坏死。具体方法是：压迫并阻断足背动脉，然后再压迫跚趾甲数秒使之变苍白，继而解除对跚趾甲的压迫（仍继续压迫足背动脉）后，观察趾甲颜色转红的时间，如迅速恢复常色，说明侧支血流良好，即胫后动脉供血良好，进行足背动脉穿刺插管是安全的。足背动脉穿刺成功率较高，一般可达 70%~80%，血栓发生率也较桡动脉为低。但有 5%~12% 的患者足背动脉触摸不清，而且常是双侧性的。

二、静脉

下肢的静脉分为浅、深两组,深组静脉通常与同名动脉及其分支伴行,小腿、踝、足部一般为两支静脉,位于同名动脉的两侧。浅、深两组静脉之间有交通支,常以直角方向由浅静脉至深静脉。交通支内有瓣膜,具有调节下肢浅、深静脉血流的作用。

1. 股静脉(femoral vein) 由股动脉分支伴行的静脉和大隐静脉延续而成,伴股动脉上行,在腹股沟韧带深面延续为髂外静脉(图1-95)。在紧邻腹股沟韧带下方,股静脉位于股动脉的内侧,且位置恒定,因此,临床上常先在此处触及股动脉搏动点,然后在其内侧进行股静脉穿刺或插管。

2. 大隐静脉(great saphenous vein)及其属支 大隐静脉是全身最长的浅静脉。起自足背静脉弓内侧端,经内踝前方约1cm处上行,沿小腿内侧至大腿内侧并渐转向前方,至耻骨结节外下方3~4cm处,穿阔筋膜形成的隐静脉裂孔注入股静脉。隐静脉裂孔(saphenous hiatus)又称卵圆孔,是阔筋膜在耻骨结节外下方3~4cm处的一个缺口。大隐静脉在隐静脉裂孔附近接受5条属支,分别为腹壁浅静脉、旋髂浅静脉、阴部外静脉、股内侧浅静脉、股外侧浅静脉。因此,临床上行大隐静脉曲张高位结扎手术时,需分别结扎并切断各属支,以防复发。大隐静脉在小腿部与隐神经伴行,在股部与股内侧皮神经伴行。

大隐静脉有9~10对瓣膜,可以防止血液逆流。尤其是近侧端两对静脉瓣的作用尤为重要,一对位于大隐静脉即将穿出筛筋膜处,另一对位于大隐静脉末端即将汇入股静脉处。

临床上在麻醉和手术过程中,开放静脉进行输液、输血时,可采用低位的足背静脉网或大隐静脉起始处(多在内踝前方位置表浅处)进行穿刺或切开。如果在高位大隐静脉进行输液、输血,则在隐静脉裂孔处进行切开或穿刺插管。大隐静脉的缺点是容易形成血栓。

# 第四节 下肢的主要神经

一、闭孔神经

1. 解剖 闭孔神经(obturator nerve)自腰丛发出,穿出盆腔后分为前、后两支。前支分支支配长收肌、短收肌、股薄肌及髋关节和膝关节,同时发出皮支分布于股前区内上部皮肤;后支分支支配闭孔外肌和大收肌。

2. 阻滞径路 首先操作者确定患者的耻骨结节,在耻骨结节下方约一横指(1.5cm),再向外侧也约一横指处即为穿刺点,阻滞侧大腿外展15°左右,垂直刺入直至耻骨下支,再稍后退针约2cm,然后稍向上、偏外侧与皮肤约80°,并紧贴耻骨下支下缘再刺入2.5cm,针尖即已进入闭膜管,此时可注入局麻药10ml。偶有可能存在副闭孔神经,可在针退至皮下时,再注入局麻药10ml。此外,还有主张股动脉鞘内注药的方法,即在腹股沟韧带下触及股动脉搏动,在其外侧向上、向内进针,有突破感、同时伴有股神经异感后,注入局麻药25ml。注药时用一根手指压迫股动脉鞘的远端,使药液尽量只向上沿着动脉鞘扩散。进针时还应注意避免进针过深而刺入膀胱。

二、股神经

1. 解剖 股神经(femoral nerve)是腰丛的最大分支。自腰丛发出,经腰大肌与髂肌之间下行到髂筋膜深面,在髂腰肌前面和股动脉外侧,经腹股沟韧带下方进入大腿前面,在腹股沟韧带附近,股神经分成若干束,在股三角区又合为前后两组。股神经发出肌支、关节支和皮支,其中肌支支配股前群肌与耻骨肌;关节支分布于髋关节和膝关节;皮支包括股中间皮神经、股内侧皮神经及隐神经(图1-95)。

2. 阻滞径路 一般采用腹股沟血管旁阻滞法,在腹股沟韧带中点下缘、股动脉搏动的外侧1cm,相当于耻骨联合顶点水平处即为穿刺点,垂直刺入,同时用另一根手指将股动脉推向内侧,穿刺针从动脉外侧进针,刺入深筋膜时有落空感,当针尖触及股神经时,患者有向大腿前面、膝部和小腿内侧放射的异感,此时即可注入局麻药5~7ml。若无异感出现,则可沿与腹股沟韧带平行的方向反复寻找,或作扇形阻滞。

三、隐神经

1. 解剖 隐神经(saphenous nerve)为股神经的一个皮支(图1-95),与股血管相伴下行进入收肌管,在收肌管的下部穿过大收肌肌腱板至膝关节内侧,再经缝匠肌和股薄肌之间穿出深筋膜,下降至小腿前内侧面和足内侧缘。隐神经分布于髌骨下方、小腿前内侧和足内侧缘的皮肤,因此,小腿内侧面手术时,仅进行骶丛神经阻滞是不够的,还需加行隐神经阻滞。

2. 阻滞径路　患者仰卧,在髌骨上缘水平、股骨内侧髁内侧面垂直刺入,缓慢进针寻找异感,如果进针遇骨质,可在此骨面上呈扇形进针寻找异感,出现异感后即可注入局麻药 5~10ml。

### 四、坐骨神经

1. 解剖　坐骨神经(sciatic nerve)为骶丛发出的分支,是全身最大的神经,通常以一条单干从梨状肌下孔穿出至臀部,在臀大肌深面、股方肌浅面,于坐骨结节和股骨大转子之间进入股后区(图 1-96)。

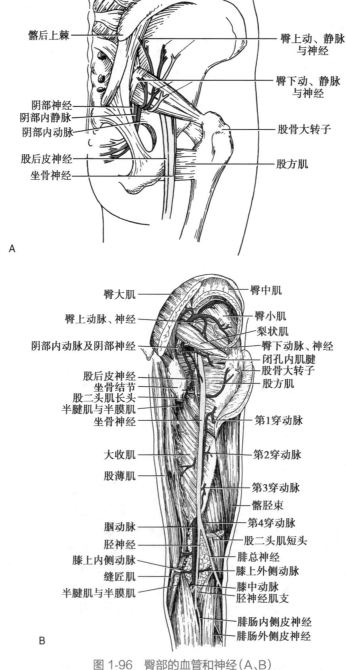

图 1-96　臀部的血管和神经(A、B)

坐骨神经与梨状肌的关系类型:①多数坐骨神经以单股的方式经梨状肌下孔穿出骨盆,约占 66.3%;②部分坐骨神经分成二股,其中一股穿过梨状肌,另一股经梨状肌下孔出盆,约占 27.3%;③其余方式约占6.4%(图 1-97)。由于坐骨神经的行程、位置与梨状肌关系密切,故梨状肌的强烈收缩或损伤等,可压迫坐骨神经,导致臀部和腿部疼痛,称梨状肌综合征。

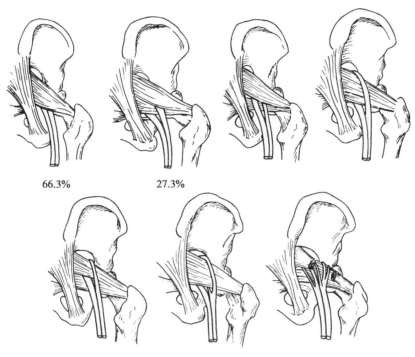

图 1-97 坐骨神经的类型

2. 阻滞径路 坐骨神经阻滞径路有多种,包括臀部坐骨神经阻滞、坐骨神经前入路阻滞和腘窝阻滞径路,其中臀部坐骨神经阻滞还分为近端阻滞和远端阻滞。

(1)臀部坐骨神经近端阻滞径路:患者侧卧位,屈曲髋关节 90° 并略内收,屈曲膝关节 90°,从股骨大转子上缘至髂后上棘作一条线,取其中点、斜向内下方与该连线作一条垂线,此垂线与股骨大转子至骶管裂孔的连线相交,此交点即为穿刺点(图 1-98)。垂直进针,直至出现异感,注入局麻药 20ml。注药时应压迫神经远端,以促使局麻药尽量向头侧扩散。

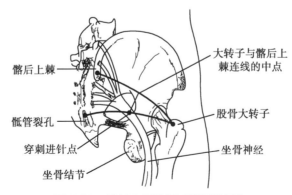

图 1-98 臀部坐骨神经近端阻滞径路

(2)臀部坐骨神经远端阻滞径路:患者 Sims 位(侧卧位,阻滞侧在上,同时屈曲髋关节和膝关节),或也可以仰卧、屈髋、屈膝体位,然后从股骨大转子至坐骨结节作一条线,其中点或稍内侧即为穿刺点。垂直进针,直至出现异感,注入局麻药 20ml。

(3)坐骨神经前入路阻滞径路:患者取仰卧位,连接髂前上棘与耻骨结节作一条直线(相当于腹股沟韧带),称为上线;再由股骨大转子引出一条与腹股沟韧带(即上线)平行的线,称为下线。将上线三等分,取其中、内 1/3 交点,作一条与下线垂直的垂线,该垂线与下线的交点处即为穿刺点(约距离腹股沟韧带 8cm)(图 1-99)。从该点垂直进针,然后稍偏向外侧,直至股骨小转子,退针 1~2cm,再向内侧调整方向,使穿刺针与皮肤垂直,再沿股骨内侧缘向后进针 2~3cm,出现异感后回吸无血即可注入局麻药。

(4)腘窝阻滞径路:患者取俯卧位,屈曲膝关节,此时可呈现一个三角形的腘窝,其底边为腘窝皱褶,外侧边为股二头肌长头,内侧边为重叠的半膜肌和半腱肌肌腱。沿该三角形的定点作一垂线,将腘窝分为两个三角形,此垂线与腘窝底边交点,沿底边外侧 1cm 处即为穿刺点(图 1-94)。穿刺针与皮肤成 45°~60° 刺入,直至出现异感即可注入局麻药 30~40ml。

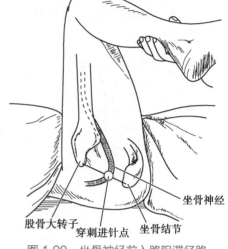

坐骨神经

股骨大转子　穿刺进针点　坐骨结节

图 1-99　坐骨神经前入路阻滞径路

### 五、胫神经

1. 解剖　胫神经(tibial nerve)为坐骨神经干的直接延续,是坐骨神经在腘窝上角处的粗大分支,位于腘窝最浅面。胫神经在腘窝中间垂直下降,起初位于腘动脉外侧,至腘窝中点时跨过腘动脉背面至其内侧,当下达至腘肌下缘时与腘动脉共同穿过比目鱼肌肌腱深侧,直至小腿后侧的上部;胫神经位于深、浅屈肌之间,降至小腿后侧下 1/3 以下时,该神经仅被皮肤及深筋膜覆盖;在内踝后侧,胫神经与胫后动脉一同穿过分裂韧带的深侧,并行进入足底,分为足底外侧神经及足底内侧神经。胫神经发出肌支支配小腿和足底诸肌,发出膝关节支支配膝、踝、跗骨及跖骨间的关节,还发出皮支分布于小腿和足底的皮肤。

2. 阻滞径路　分为腘窝部和踝关节部阻滞径路。

(1)腘窝部阻滞径路:患者俯卧位或侧卧位,伸直膝关节,在髌骨中点作一条水平线,该线与下肢长轴线的交点即为穿刺点。经此点向腘动脉搏动的外侧刺入,出现异感后回吸无血,即可注入局麻药 10ml。

(2)踝关节部阻滞径路:患者仰卧位,患侧大腿外旋,屈曲膝关节,膝关节腓侧垫枕。由内踝尖至跟腱内侧缘作一条垂线,该垂线的中点即为穿刺点。经此穿刺点垂直皮肤进针,直达骨面,然后退针 0.5~1cm,回吸无血后注入局麻药 10ml。

### 六、腓总神经

1. 解剖　腓总神经(common peroneal nerve)为坐骨神经在腘窝上角处的另一条分支,较胫神经小。斜向外下侧,沿腘窝的上外侧缘和股二头肌的内侧下降至腓骨头,继而向后并绕过腓骨头,在腓骨长肌起始部深侧分为腓浅神经和腓深神经 2 条终末支。由于腓总神经绕行腓骨颈处时位置表浅且与骨膜紧贴,因此,该处既是神经易受损的部位,也是神经阻滞时的定位所在。临床上在进行膀胱截石位手术时,如果手术时间过长,可能会因为腓总神经长时间受压或姿势不正确而导致损伤,应尽量避免。

2. 阻滞径路　患者侧卧位,患侧在上,屈曲健侧膝关节,伸直患侧膝关节,胫侧垫枕,腓骨小头下 0.5cm 即为穿刺点。经穿刺点垂直向皮肤进针,直达骨面(即腓骨颈),略退针并向腓骨后偏斜,进针 0.5cm 左右,即可注入局麻药 10ml。当出现足下垂和小腿外侧至足背皮肤痛觉消失时,说明阻滞部位正确。

## 第五节　下肢神经的节段性分布和神经损伤

### 一、下肢皮神经的节段性分布

脊神经在下肢皮肤的分布不像躯干部具有明显的节段性,但也具有一定的规律性(图 1-100),可按其分布的规律,进行麻醉平面的判定或相应的疼痛治疗。其具体分布情况如下。

第 1~3 腰神经分布于大腿前内侧面和膝前区皮肤。

第 4 腰神经分布于小腿前内侧面和足内缘皮肤。

第 5 腰神经分布于小腿前外侧面、足背和足底内侧区皮肤。

第 1 骶神经分布于足外侧缘和足底外侧部分皮肤。

第 2 骶神经分布于大腿和小腿后面皮肤。

第 3、4 骶神经分布于臀部和会阴皮肤。

外生殖器前部分皮肤分布第 1 腰神经、后部分布第 3、4 骶神经。

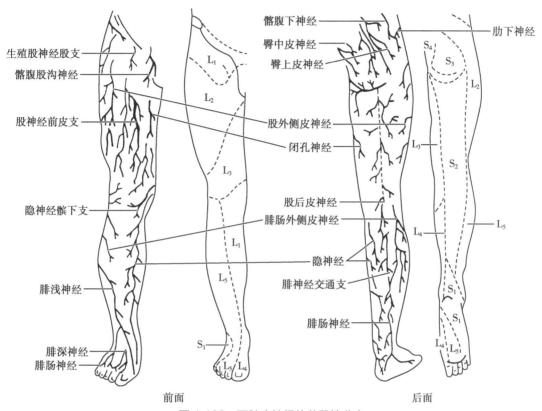

图 1-100　下肢皮神经的节段性分布

## 二、下肢肌神经的节段性支配

脊神经对下肢肌肉的支配节段性不明显,经常出现一条脊神经纤维分布到多块肌肉或一块肌肉由多条脊神经纤维来支配。因此,临床上可以看到一条脊神经受损后,会引起肌肉功能减退而其功能不会完全丧失,但是却可累及多块肌肉。其节段性支配的具体情况如下。

第 2~4 腰神经(腰丛分支)支配髂肌前群和大腿前群、内侧群肌肉。

第 4、5 腰神经和第 1 骶神经支配臀部肌肉、股后肌群、腘肌、小腿前群肌肉及足背肌肉。

第 4、5 腰神经和第 1、2 骶神经支配小腿三头肌。

第 5 腰神经和第 1 骶神经支配小腿外侧群肌肉。

第 5 腰神经和第 1、2/3 骶神经支配小腿后群肌肉深层和足底肌肉。

## 三、下肢神经的损伤

临床上一些下肢骨折常会使下肢神经受损,同时伴有相应症状的出现。

1. 臀上神经损伤　臀上神经支配的臀中肌、臀小肌和阔筋膜张肌麻痹,导致髋关节不能外展,内旋力量变弱,大腿呈外旋位,出现跛行。直立时,患肢单腿站立不稳,骨盆和整个身体向健侧倾斜。

2. 臀下神经损伤　臀下神经支配的臀大肌麻痹,导致髋关节伸展无力,上楼梯困难,长时间受损会引起后臀部消瘦、隆起消失。

3. 坐骨神经损伤 坐骨神经支配的大腿后群肌肉、小腿全部肌肉及足部肌肉麻痹,导致不能屈膝及膝关节以下所有运动消失;除隐神经分布区域外,膝关节以下皮肤感觉消失;同时伴有跖反射和跟腱反射消失,但膝反射不受影响。

4. 闭孔神经损伤 闭孔神经支配的股内侧群肌肉麻痹,导致大腿不能内收,不能完成下肢的交叉动作;同时伴有大腿内侧面上部皮肤感觉障碍。

5. 股神经损伤 股神经支配的大腿前群肌肉麻痹,导致屈髋能力下降,不能伸直小腿,出现行走尤其是上楼梯困难;股前区、膝前区内侧及小腿前内侧皮肤感觉障碍,且常出现烧灼样神经痛;同时伴有膝反射消失。

6. 胫神经损伤 胫神经支配的小腿后群肌肉和足底肌肉麻痹,导致踝关节不能跖屈(钩形足),亦不能屈趾(仰趾畸形);小腿后面、足外侧缘及足底皮肤感觉障碍;同时伴有跖反射和跟腱反射消失。

7. 腓总神经损伤 腓总神经支配的小腿前群和外侧群肌肉及足背肌肉麻痹,导致踝关节不能背屈、不能伸趾、不能外翻足(马蹄内翻足);同时伴有小腿前外侧面、足背及趾背皮肤感觉消失。

(薄玉龙 李文志)

# 第二篇
## 麻醉生理学

# 第一章　概　　述

麻醉生理学是研究生理学在临床麻醉、急救复苏、重症监护治疗、疼痛诊疗中的应用及麻醉和手术对机体各种生命活动规律的影响的科学。

## 第一节　内环境和稳态的概念

内环境(internal environment)是指机体内围绕在各细胞周围的细胞外液(extracellular fluid),为机体的细胞提供一个适宜的生活环境而得名。细胞外液又可分为血浆和组织液两部分。血浆量约占体重的 5%,组织间液量约占体重的 15%。绝大多数组织间液能迅速地与血管内液体进行交换并取得平衡,另有一小部分组织间液如脑脊液、关节液等仅有缓慢地交换和取得平衡的能力。相对于机体所直接接触的外界环境而言,内环境的最大特点是其理化性质的相对恒定,因此,内环境不仅为细胞提供所需的氧和营养物质、接受细胞排出的代谢产物,也为细胞的生存提供必要的理化条件。

内环境的各种物理、化学性质(如温度、pH、渗透压、各种成分等)保持相对恒定的状态称为内环境稳态(homeostasis)。内环境稳态是细胞维持正常生理功能的必要条件。由于细胞不断地进行代谢活动,不断与细胞外液进行物质交换,因而也就不断地改变内环境的稳态。另外,外界环境因素的改变也可影响内环境稳态。因此,内环境理化性质的相对恒定不是指固定不变,而是一种可变但又相对稳定的状态,是一种波动于很小范围内的动态平衡。例如,正常人的体温波动于 37℃上下,但每天波动幅度不超过 1℃。目前,生理学中稳态的概念还扩展到用于描述细胞、器官系统及整个机体不同水平上的各种生理功能相对稳定的维持,如基因的调节稳态、血压稳态、情绪稳态等,也应用于个体之外的社会群体水平的相对稳定,如生态自稳态等。当机体稳态遭受破坏时,可引起相应的功能和代谢障碍而发生疾病。体内的各个器官、组织的功能往往都是从某个方面参与维持内环境稳态的。例如,肺的呼吸活动可从外界环境摄取氧,排出二氧化碳,维持细胞外液氧分压和二氧化碳分压的稳态;胃肠道的消化和吸收可补充细胞代谢所消耗的各种营养物质;肾脏的排泄功能可将各种代谢产物排出体外;血液循环则能保证体内各种营养物质和代谢产物的运输。麻醉的目的则是通过使用各种麻醉药、镇静药、镇痛药、肌松药和其他方法实现睡眠、减轻或消除疼痛和意识活动、稳定自主神经功能并使肌肉松弛,以稳定内环境,使人体的各种功能处于稳态,从而确保手术的顺利进行。

## 第二节　手术及麻醉对人体生理功能的主要影响

### 一、手术对人体生理功能的主要影响

手术对人体是一种强烈、创伤性的刺激,人体随创伤的程度会发生各种不同的生理性与病理性反应,使内环境的平衡与稳定遭到破坏。严重的创伤不仅会削弱人体对创伤的修复能力,也会降低人体对各种有害因素袭击的防御能力,以致发生各种并发症,如感染和多器官功能障碍综合征等。手术对人体生理功能的主要影响表现如下。

1. 产生应激反应　应激反应又称适应综合征(adaptation syndrome),是指人体对一系列有害刺激作出的保护自己的综合反应。应激反应突出的特点是下丘脑 - 腺垂体 - 肾上腺皮质系统、交感 - 肾上腺髓质系统及肾素 - 血管紧张素系统的活动加强,血中儿茶酚胺、胰高血糖素、生长素、ACTH、皮质酮、催乳素和加压素水平升高。这些激素含量的提高,不仅使人体心率增加,心肌收缩力增强,皮肤、骨骼肌、肾、胃等器官血管收缩

导致血压升高；同时也动员体内能源，促进肝糖原、肌糖原分解和糖酵解，使血糖升高；激活脂肪酶将甘油三酯分解为游离脂肪酸和甘油，使血浆脂肪酸含量增加等一系列生物化学反应。损伤部位的传入刺激是引起手术期应激反应的主要刺激。动物实验证明，切除神经可阻止损伤导致的应激反应中的激素变化。

2. 出血、疼痛和情绪紧张　手术常伴有出血、疼痛和紧张情绪反应，这些反应又可加强上述应激反应，以及一些自主神经系统功能变化，如恶心、呕吐、呼吸活动不规则、出汗等。

3. 启动生理性出血反应　手术部位可释放凝血因子如组织因子(TF)，激活血小板，促进凝血(增进生理性止血进程)与血栓形成。

4. 局部炎症细胞聚集　手术还可使创伤的组织与细胞释放一些细胞因子如肿瘤坏死因子(TNF-α)和白介素-1、白介素-2等，以及中性粒细胞在手术区的聚集，产生一系列功能反应。

5. 反射性骨骼肌收缩增强　手术的刺激常可反射性地引起骨骼肌收缩增强，特别是手术区的肌紧张，因而不利于手术的进行。

### 二、麻醉对人体生理功能的主要影响

人体功能的稳态有赖于神经、体液的调节来实现，因此，各种麻醉手段对人体功能的影响主要通过影响神经系统和内分泌腺体的活动。例如，麻醉药物的镇痛与松弛肌肉作用，目前认为前者主要是通过激活中枢神经内的下行抑制系统来抑制背角痛敏神经元的痛传递产生镇痛效应；后者则主要通过抑制大脑，下行抑制脊髓前角 α 运动神经元来产生松弛肌肉。又如全身麻醉药是通过抑制大脑皮质的功能来消除意识和疼痛；通过关闭钠通道来阻止神经冲动的产生与传导，从而减轻因手术的刺激所引起的各种反应。此外，在对患者施行麻醉前必须对其进行全面细致的检查，以便合理地选择麻醉方法和麻醉药，因为不同的麻醉方法和大多麻醉药有不同程度的不良反应，加之有时难以准确把握患者的个体差异，可能对患者还会产生不良影响。例如，采用硫喷妥钠快速诱导，可抑制呼吸，抑制心脏活动，诱发喉痉挛；恩氟烷可抑制呼吸，舒张血管平滑肌，致使外周血管阻力降低，产生低血压，甚至还可引起恶性高热；镇痛药芬太尼亦可抑制呼吸，还可致心动过缓、支气管平滑肌收缩、呕吐与肌肉僵硬；去极化肌松药氯琥珀胆碱可导致高钾血症、眼压增高、心律失常、心动过缓、流涎和肌肉酸痛等。

（熊利泽）

# 第二章　麻醉与神经系统

## 第一节　麻醉与神经系统的生物电现象

### 一、神经细胞生物电的形成机制与特点

神经细胞为可兴奋细胞,安静或活动状态下均存在生物电现象。安静状态下,细胞膜内外存在电位差,膜外为正,膜内为负,称为静息电位(resting potential,RP)。哺乳动物神经细胞静息电位一般为 $-90\sim-70$mV。当神经细胞受到刺激时,膜内负电位消失,膜内外电位性质发生倒转,产生一次可向周围迅速扩散的短暂电位波动,称为动作电位(action potential,AP)。

1. **静息电位的产生**　静息电位是指细胞未受刺激时,存在于细胞膜内外两侧的外正内负的电位差。它是一切生物电产生和变化的基础。

静息状态下细胞膜两侧离子呈不均衡分布状态,膜内钾离子浓度高于膜外,而膜内钠离子、氯离子浓度低于膜外,从而在膜内形成高钾、低钠、低氯的环境。此外,在静息状态下,细胞膜对钾离子通透性大,对钠离子通透性很小(仅为钾离子的1/100~1/50),主要离子流为钾离子外流,导致正电荷由膜内向膜外转移,形成膜外侧电位高而膜内侧电位低的电位差。因此,钾离子外流是静息电位形成的基础,推动钾离子外流的动力是膜内外钾离子浓度差,属于协助扩散,不消耗能量。

2. **动作电位形成的机制与特点**　动作电位是可兴奋细胞兴奋的共同特征,是指受到刺激时可兴奋细胞在静息电位基础上产生的一次膜两侧电位的快速而可逆地倒转和复原的过程。动作电位包括峰电位(迅速去极化上升支和迅速复极化下降支的总和)和后电位(缓慢的电位变化,包括负后电位和正后电位)。峰电位是动作电位的主要组成,即通常意义上的动作电位,其幅度为90~130mV,一般超过零电位水平约35mV,这一段被称为超射。神经纤维的动作电位一般历时0.5~2.0毫秒,可沿膜传播,又称神经冲动。

动作电位的形成需要具备以下条件:①细胞膜两侧存在离子浓度差,这种浓度差的维持主要依靠离子泵的主动转运;②细胞膜在不同状态下对不同离子的通透性不同,静息状态时主要允许钾离子通过,而去极化至阈电位水平时又主要允许钠离子通过;③可兴奋细胞接受阈刺激或阈上刺激。

在静息状态下,细胞外钠离子的浓度远远高于细胞内,当受到刺激时,少量兴奋性较高的钠通道首先开放,使微量钠离子顺浓度差进入细胞内,细胞膜两侧电位差减小,当膜电位减小到一定数值(即阈电位,一般是 $-70$mV)时,引起细胞膜上大量钠通道同时开放,膜外钠离子会在膜两侧离子浓度差和电位差的作用下快速、大量内流,导致细胞内正电荷迅速增加,电位急剧上升,从而构成动作电位上升支(去极化)。当膜内侧正电位增大,促使钠离子内流的动力与其阻力达到平衡时,钠离子达到平衡电位($E_{Na}$)且钠通道失活关闭,钠离子停止内流。膜内电位停留在 $E_{Na}$ 水平时间极短,随着钠离子内流,细胞膜对钾离子通透性逐渐增加,钾通道被激活而开放,钾离子顺浓度梯度从膜内流向膜外,当钠离子内流速度和钾离子外流速度平衡时,产生峰值电位。随后,当钾离子外流速度大于钠离子内流速度时,大量的阳离子外流导致膜内电位迅速下降并向静息状态恢复,因而出现复极化,形成动作电位的下降支。

动作电位之后膜内外离子不均衡分布主要通过钠钾泵的活动将流入的钠离子泵出,并将流出的钾离子泵入而恢复。钠钾泵具有以下特点:①轻微的钠离子浓度增加就能够促进钠钾泵的活动;②这是一个耗能的过程,能够逆浓度同时转运钠离子、钾离子,即泵出胞内钠离子,泵入膜外钾离子;③这一比例通常为3:2,从而可以使一定时间内泵出的钠离子超过泵入的钾离子,恢复膜内负电位,使膜两侧电位向超极化方向转变。

总之,去极化是由于大量的钠通道开放引起的钠离子大量、快速内流所致;复极化则是由大量钾通道

开放引起钾离子快速外流的结果。动作电位具有以下特点：①任何强度的阈上刺激与阈刺激引起的动作电位水平是相同的；②不能叠加，动作电位的产生不是阈下刺激的叠加或总和；③不衰减性传导，在细胞膜任一点产生的动作电位都会导致整个细胞膜经历一次完全相同的动作电位，其形状与波幅均不发生任何变化。

3. 动作电位的传导　动作电位沿轴突的传导是通过跨膜的局部电流实现的。当动作电位产生时，该段神经纤维膜内外电位差暂时翻转，即由安静时内负外正变为内正外负，被称作兴奋膜。兴奋膜与周围静息膜在膜内外都存在电位差，而且细胞膜两侧均存在导电溶液，使得兴奋膜和静息膜之间可以发生电荷移动，即局部电流。在膜外，电流从静息膜流向兴奋膜；在膜内，电流由兴奋膜流向静息膜。这样静息膜内电位升高而膜外降低，发生去极化，当去极化达到阈电位时，大量钠通道激活，引起动作电位，静息膜转为兴奋膜，继续向周围静息膜传导。因此，所谓动作电位的传导实际上就是兴奋膜向前移动的过程。在受到刺激产生兴奋的轴突与周围静息膜之间都可以产生局部电流，向两个方向传导，这又被称为动作电位的双向传导，而且这一传导过程不会衰减。

### 二、脑电图和诱发电位的基本波形与产生机制

1. 脑电图（electroencephalogram，EEG）和脑诱发电位的基本波形　正常人类脑电图波形根据频率可分为 0.5~3 次 /s 的 δ 波、4~7 次 /s 的 θ 波、8~13 次 /s 的 α 波和 14~30 次 /s 的 β 波。频率慢的一般波幅较大，反之波幅较小。一般成人 δ、θ 波幅为 20~200μV，α 波幅为 20~100μV，而 β 波只有 5~20μV。当皮质处于安静状态时表现为 α 波，通常在成人清醒、安静并闭眼时出现，主要在枕部，睁眼或受到其他刺激则立即消失而出现快波，此现象称为 α 阻断。当新皮质处于紧张活动状态时出现 β 波，一般额顶叶较显著。清醒状态下正常成人没有慢波（δ、θ 波），但是困倦、极度疲劳、睡眠或麻醉时可出现，随着睡眠加深，脑电图表现为频率逐渐变慢，振幅加大而 δ 比例增多。可以将慢波理解为皮质处于抑制状态，而快波则是皮质处于兴奋状态。

2. 脑诱发电位（cerebral evoked potential）　诱发电位（evoked potential）是当外周感受器、感觉神经、感觉通路或与感觉系统有关的任何结构或大脑的一部分在给予或撤除刺激时，在中枢神经系统内产生的有锁时关系（time-locked）的电位变化的统称。脑诱发电位是在自发脑电波背景下产生的，可在头皮记录，由于记录电极离大脑较远，加之颅骨电阻很大，因而记录到的电位变化很微弱，且有自发脑电波夹杂其中，难以辨别。因此，采用计算机叠加平均技术将诱发电位从背景活动中分离和凸显出来并进行记录，又称为平均诱发电位（average evoked potential）。临床上常用的诱发电位包括体感诱发电位（somatosensory evoked potential，SEP）、听觉诱发电位（auditory evoked potential，AEP）和视觉诱发电位（visual evoked potential，VEP）。脑诱发电位具有以下特点：①有明确的内外刺激；②有较恒定的潜伏期；③由各种刺激引起的诱发电位在脑内具有一定空间分布规律；④某种刺激所致诱发电位具有一定形式，不同感觉系统的反应形式不同。

一般认为，皮质表面的电位变化主要由突触后电位变化形成；但是单一神经细胞突触后电位变化并不足以引起皮质表面的电位改变。事实上，大脑皮质内锥体细胞排列方向一致，且顶树突相互平行、垂直于皮质表面，多数神经细胞及中间神经细胞形成闭合回路。当回路中某一神经细胞发生兴奋，冲动可通过回路中的神经细胞作用反过来刺激该细胞自身，产生周期性反复的神经细胞放电；而且一个神经细胞回路放电也能通过电场效应影响邻近的神经细胞回路，使得皮质内众多细胞如"合唱"般发生同步化。而且丘脑和皮质间的兴奋和反馈作用对脑电活动的发生影响重大，同时也决定了脑电的节律性同步活动。目前的研究发现，皮质脑电波是在皮质接受丘脑非特异性投射系统的冲动，经锥体细胞产生的突触后电位同步综合而成。

### 三、麻醉、手术对神经系统生物电活动的影响

手术对身体是一种伤害性刺激，因此手术部位的感受器在受到刺激后会产生局部去极化并总和为神经动作电位，并传导至中枢神经系统，使脑电图出现 α 波阻断和快波，同时还可产生诱发电位。诱发电位的频率和种类与手术部位及手术伤害程度关联密切，如眼部手术可产生 VEP，内耳手术可产生脑干听觉诱发电位（brainstem auditory evoked potential，BAEP）。

麻醉过程中，脑电图发生特征性改变，随着麻醉深度增加，脑电波形表现为基础频率变慢，波幅进行性增加，等电位周期性出现，并且会伴有电活动的突然改变，称为暴发性抑制。临床上可以通过脑电双频指数（bispectral index，BIS）和中潜伏期听觉诱发电位（middle latency auditory evoked response，MLAER）观察麻醉

深度。

麻醉药可通过阻断各种离子通道活性来影响神经系统生物电活动。如局麻药可阻断手术部位神经细胞电压门控钠通道;氯胺酮可产生"闪烁样"阻断作用,使外周或中枢神经系统的神经细胞不能产生动作电位,阻滞脊髓网状结构对痛觉的传导并促进抑制性氨基酸递质的释放;恩氟烷能抑制钙离子依赖性的钾通道;而氟烷、异氟烷能抑制 L 型电压依赖钙通道,使得细胞内钙离子浓度降低,从而减少化学性突触传递的递质释放,影响突触后电位的产生。另外,某些麻醉药可通过作用于神经递质的受体从而间接影响神经细胞的电位变化,如异氟烷可以激活腺苷酸环化酶和鸟苷酸环化酶,分别使细胞内 cAMP 和 cGMP 含量增加,前者使肌质网膜的钙泵活性增加,降低细胞内钙离子浓度;后者激活 NO 合成酶,使 NO 合成增加,降低细胞内钙离子浓度,从而使神经细胞递质释放受到影响,最终影响生物电变化。

## 第二节　麻醉与意识

### 一、意识与觉醒

意识是指机体对自身和环境的感知。人类意识包括意识内容和觉醒状态。意识内容包括语言、思维、学习、记忆、定向和情感;语言是意识活动内容的外在表现,思维随语言发生而发展,也是语言在大脑中形成的活动过程;两者是人类意识内容活动的核心。人类通过视觉、语言、技巧性运动和复杂的机体反应与外界保持正常联系。人类大脑皮质左右半球功能分工明确,相互制约、补偿,这是人类意识活动的基本规律。而觉醒是人和动物都有的生理现象,由脑干网状结构上行激活系统传入冲动,激活大脑皮质,使其维持一定兴奋性,可以认为它是大脑意识活动内容的基础;觉醒系统受到不同部位或不同程度的损伤都会产生一定程度的意识障碍。

正常的意识状态应表现为语言速度随意、适度,眼睛睁开、运动自如灵活,思维清晰、敏捷,随意运动和反射活动正常。意识具有以下特征:①意识是神经系统的功能活动,凡具有神经系统的生物体都能从外表考察意识的存在,由于意识的水平主要取决于大脑,主要是大脑皮质的功能状态,因此,在全身麻醉药的作用下大脑功能受到抑制可导致暂时的、可逆性的意识丧失。②意识具有主观能动性,即可选择活动,具备选择一个目标而放弃另一个目标的能力。③意识具有易变性,就个体而言,不同时间的意识程度是不同的,例如,人从正常觉醒状态到瞌睡、浅睡,然后进入深睡眠时自身的感觉和对外界的认识也是从模糊、淡漠直至消失。④意识以感觉为先决条件,感觉传入冲动减少或缺乏可导致意识水平的降低,许多药物如麻醉药物可以通过抑制脑干网状结构上行激活系统,阻断传入冲动对意识产生的影响,即可发挥麻醉作用。⑤意识以记忆为先决条件,记忆是将体外的信息存储于脑内,在这种往事回忆的基础上决策未来的活动。记忆也是意识的内容组成。全身麻醉后可出现短暂的近期记忆丧失,即对术前发生的某些事情出现遗忘,但是患者苏醒后记忆迅速恢复。

觉醒状态包括行为觉醒和脑电觉醒;根据觉醒时有无意识内容活动,又可分为意识觉醒(mind wakefulness)和无意识觉醒(mindless wakefulness)。前者是大脑皮质与上行投射系统相互作用产生的,也称皮质觉醒;后者是下丘脑生物钟在脑干网状上行激活系统下产生的,又称皮质下觉醒。皮质觉醒依赖上行投射系统来维持,上行投射系统包括特异性上行投射系统和非特异性上行投射系统。后者又包括上行网状激活系统(ascending reticular activating system,ARAS)和上行网状抑制系统(ascending reticular inhibiting system,ARIS)。皮质下觉醒依赖于下丘脑的生物钟、脑干网状结构上行投射系统和下丘脑的行为觉醒。皮质觉醒和皮质下觉醒都是在网状结构上行激活系统和抑制系统作用下产生的;觉醒激活系统主要包括 ARAS、下丘脑激活系统和皮质边缘激活系统。觉醒抑制系统包括延髓网状系统、尾状核及其发出的皮质投射纤维和下丘脑前区。这些激活和抑制系统除能接受各种躯体感觉和内脏感觉的上行冲动和大脑皮质下行冲动的影响外,还可以受到其他如谷氨酸等递质的激发。

### 二、麻醉与意识

麻醉状态下,生物体的意识活动、感觉及大多数反射均会逐渐消失,这种消失是暂时、可逆的,随着患者逐渐苏醒,意识也会逐渐恢复。一般认为,麻醉状态下的意识变化与中枢神经系统的发育和进化顺序有关,大脑皮质最后发育,其功能尤其是条件反射首先被抑制,其次是脑干和脊髓被抑制,延髓最后被抑制。早期的研究认为,麻醉状态下的意识丧失主要是全身麻醉药作用于大脑皮质产生抑制所致;现在则认为 ARAS 亦是全身麻醉药作用的主要靶区。事实上,脑干网状结构也受多种药物的影响,通过使用不同的药物阻断大脑皮质和 ARAS 神经元上的不同受体如胆碱受体、单胺类递质受体等,同样可以引起意识丧失。麻醉对意识的影响机制研究,经历了"非特异性学说(脂质学说)"和"特异性学说(蛋白学说)",目前对麻醉药物引起意识消失的机制主要集中在上行模式、下行模式的调控上,其中包括脑干、丘脑、下丘脑、中脑及皮质等多个区域,对此类区域的改变能够对麻醉产生影响。

### 三、意识障碍

以觉醒状态为主的意识障碍多为 ARAS 功能受损或抑制所致,表现如下。

1. 嗜睡(drowsiness) 表现为持续性、延长的睡眠状态。

2. 昏睡(stupor) 表现为觉醒水平、意识内容及随意运动均明显降低。呼唤、推动患者不能使其觉醒;同时可见运动性震颤、肌肉粗大抽动、木僵及吮吸反射的消失,但角膜反射、瞳孔对光反射存在。

3. 意识模糊(clouding of consciousness) 属于轻度意识障碍,表现在觉醒与认知功能方面的障碍,以及嗜睡、眼球活动与眨眼减少,注意力不集中,思维迟钝且不清晰。

4. 昏迷(coma) 觉醒状态、意识内容及随意运动均丧失,角膜反射、吞咽、咳嗽反射和瞳孔对光反射均消失,可以引出巴宾斯基征(+),可能有大小便潴留或失禁。

## 第三节 麻醉与疼痛

### 一、疼痛

疼痛是由伤害刺激所引起的一种复杂的主观感觉,常伴有自主神经反应、躯体防御性反应和心理、情感行为。疼痛包括痛觉和痛反应两部分。痛觉指的是躯体某种厌恶和不愉快的感觉,主要发生在大脑皮质。痛反应的发生则与中枢神经系统的各级水平有关,主要有屈肌反射、腹肌紧张性增强、心率加快、外周血管收缩、血压升高、呼吸运动改变、瞳孔扩大、出汗、呻吟、恐惧、烦躁不安和痛苦表情等。事实上,疼痛为机体提供受到伤害的警报信号,使机体能迅速作出逃避或防御反应,对机体的生存具有重要意义。但疼痛通常也会给患者带来痛苦,临床医师也常以此作为明确诊断的重要依据,并依此消除疼痛或给患者减轻痛苦。

### 二、麻醉镇痛

镇痛药物(analgesics)是指主要作用于中枢神经系统,能选择性抑制痛觉的药物,典型的镇痛药物为阿片类药物,如吗啡、可待因、芬太尼、美沙酮等,目前其作用机制尚未完全阐明。主要假说包括:①脑内释放脑啡肽(ENK)和内啡肽类物质,与突触后膜阿片受体结合,降低去极化时对钠离子的通透性,从而抑制痛觉传递;也可与突触前膜阿片受体结合,使突触前膜部分去极化,产生突触前抑制,减少 P 物质或乙酰胆碱(ACh)释放,抑制痛觉冲动传入脑内。②通过中枢神经系统某些部位释放抑制性神经递质如 γ-氨基丁酸(GABA)、甘氨酸等,引起对氯离子的通透性增加而引起超极化,增加对兴奋性递质的抵抗力,从而发挥镇痛效应。③与相应膜受体结合,关闭钠通道,阻断痛信息的传递而发挥作用。

1. 局麻药镇痛机制 局麻药主要通过阻断神经冲动的发生和传导发挥作用,对于任何神经,无论是外周还是中枢、传出还是传入、轴突还是胞体、末梢还是突触都有阻断作用。其镇痛机制目前有多种假说:①此类药物带有 2 个正电荷的胺基,能在静电引力作用下与钠通道闸门附近的磷脂分子中负电荷的磷酸基形成横桥,从而阻滞钠通道,使细胞外钠离子不能大量、迅速内流;②局麻药与对应受体结合后,改变了细胞膜对钠离子的通透性,从而阻止钠离子快速内流,阻滞了神经的痛信息传递功能;③局麻药的碱基结构溶解于膜的磷脂后,使钠通道受压或扭曲,阻碍钠离子内流,降低膜去极化速率和幅度,使膜电位无法达到阈值,使兴奋阈升高、动作电位降低、传导速率减慢、不应期延长,影响神经冲动的发生和传导。

2. 全麻药镇痛机制 全麻药的镇痛机制与全身麻醉药种类有关,目前并无统一解释。由于全身麻醉药普遍具有较高的亲脂特性,易与细胞膜脂质结合,因此有假说认为全麻药与脂质的结合使膜脂质分子排列紊乱,或使膜膨胀,或由胶态变为液态,从而改变膜上离子通道通透性,如钠通道关闭,从而妨碍动作电位形成,阻滞痛信息的传递。同样也有人认为全麻药可促进中枢神经系统抑制性神经递质GABA等的释放,削弱兴奋性神经递质如谷氨酸的敏感性。有研究表明,全麻药作用于非极化环境,对神经元功能的干扰包括在突触传递及其余神经传导的各个环节,也可能影响中枢神经系统内痛觉调制系统功能。

3. 其他镇痛措施及机制 目前研究证实了针灸及经皮穴位电刺激等的镇痛效果。

已知针刺镇痛作用机制与其能兴奋Ⅱ类和Ⅲ类传入神经纤维有关,是其传入信号在中枢神经系统内与痛信号相互作用并经加工和整合的结果。这一机制与痛信号的相互作用至少包括三个网络:①同一水平,甚至同一核团之间的相互作用,如脊髓背角;②抑制性调制,通过回路间接作用于痛敏神经元;③针刺激活下行抑制系统,抑制背角痛敏神经元的传递。但是需要认识到,针刺镇痛是由许多神经递质、神经调质及其相应受体相结合而共同实现的。

经皮电刺激通过表面电极直接刺激皮肤,兴奋A类神经纤维,通过其传入冲动抑制脊髓背角伤害性神经元。此外,刺激脊髓背柱,将电极插入中缝大核、外侧网状核、中央灰质、蓝斑核、中脑腹侧被盖、第三脑室灰质、中央中核、外侧下丘脑、尾核头部、隔区、杏仁核乃至额叶皮质等部位,也能诱导明显的镇痛效应。其镇痛机制目前认为主要是通过上述部位的下行神经纤维终止于脊髓背角内源性下行镇痛系统而实现。此外,神经递质也在其中发挥重要作用。

## 第四节 麻醉与躯体运动

### 一、躯体运动

躯体运动是指在神经系统的调控下,通过骨骼肌纤维、肌群发生协调而有节律地收缩与舒张,包括反射运动与随意运动。反射运动是简单的和基本的运动,包括肌紧张和各种姿势反射,主要是由特异的感觉刺激引起,不受意识影响,且在短时间内完成。随意运动则是为达到某一目的进行的定向运动,既可对感觉刺激发生反应,也能随主观意念而产生,运动的方向、轨迹、速度及时程可随意开始或停止,一般受感觉信息所控制。无论何种运动,都离不开肌肉收缩产生一定的张力,因此肌紧张(muscular tension)是一切运动的基础。

### 二、肌紧张

肌紧张是肌牵张反射的一种类型,在自然条件下,由于骨骼肌不断受到重力的作用而持续被牵拉,反射性地引起被牵拉肌肉持续性收缩,从而产生张力,使机体得以保持一定的姿势、进行各种复杂的运动。

1. 脊髓调节机制 肌紧张的反射中枢在中枢神经系统各节段,脊髓是其基本的中枢。在脊髓前角存在大量运动神经元如α、γ运动神经元,其轴突离开脊髓后直达所支配的肌肉。α运动神经元的轴突末梢在肌肉分成许多小分支,每一个小分支支配一条骨骼肌纤维,即梭外肌纤维。由一个α运动神经元及其支配的全部肌纤维所组成的功能单位称运动单位。γ运动神经元的轴突也经前根离开脊髓,支配梭内肌纤维。当肌肉被拉长时,肌梭也随之被拉长,受到刺激而发生兴奋,再经感觉神经Ⅰ类、Ⅱ类纤维传入中枢,反射性引起收缩而产生肌紧张;同时,γ神经元也可被高级中枢下行冲动和外周传入冲动所兴奋,通过γ传出纤维使梭内肌收缩,反射性地加强梭外肌收缩。

2. 中枢调节机制 除了脊髓作为产生肌紧张的基本中枢外,还有两种反馈调节。第一,梭外肌收缩可兴奋位于肌腱中的腱器官,通过$I_b$类传入纤维兴奋脊髓抑制性中间神经元,从而抑制相连的α运动神经元,使腱器官所在肌肉收缩减弱、消失,这一反射称反转的牵张反射。第二,脊髓前角α神经元在离开脊髓前,发出侧支与脊髓抑制性中间神经元构成突触联系,后者再与α运动神经元发生联系,因而可通过抑制性中间神经元抑制α神经元,使骨骼肌张力不致过度产生。

脑干网状结构有两个区域与肌紧张有关:一个是脑干前端背外侧核的网状结构存在加强肌紧张和躯体运动的区域,即易化区;另一个是延髓尾部腹内侧网状结构对肌紧张和运动有抑制作用,称抑制区。易化区活动接受小脑经红核传来的冲动、从前庭核传来的冲动及经上行感觉通路侧支和小脑前叶两侧部传来的冲动。上述三种冲动通过网状脊髓束下传,兴奋脊髓前角α和γ运动神经元,促进肌紧张。抑制区并无自发放电,依赖大脑皮质抑制区、尾状核及小脑前叶蚓部与单小叶的下行冲动来始化抑制区,发挥作用,从而降低肌紧张。

纹状体和苍白球与肌紧张有关,纹状体一方面沿尾核→壳核→苍白球→丘脑→大脑皮质通路形成尾核抑制系统;另一方面从大脑 4S 区下行至尾核,再从丘脑上行至大脑皮质第 4 区形成负反馈环路,对上运动神经元产生抑制作用,从而发挥大脑的抑制作用。而且纹状体的下行纤维可加强脑干网状结构抑制区作用。而苍白球则为易化核通过对丘脑腹外侧核下行,通过网状结构易化区再经网状脊髓束兴奋脊髓前角 γ 运动神经,来加强肌紧张。

小脑对肌紧张的调节具有双重性。一方面通过小脑(齿状核)→红核→丘脑→大脑皮质运动区→锥体束→脊髓前角 α 运动神经元通路和小脑前叶→红核→脑干网状结构易化区→网状脊髓束→脊髓前角 γ 运动神经元,使脊髓前角 γ 运动神经元兴奋,来加强肌紧张;另一方面还可以通过小脑前叶→顶核→脑干网状结构抑制区→网状脊髓束→抑制脊髓前角 γ 运动神经元,使脊髓前角 γ 运动神经元抑制,来减弱肌紧张。

3. 突触调节机制　骨骼肌受运动神经支配,运动神经纤维在到达神经末梢处脱髓鞘,裸露的轴突末梢嵌入肌细胞终板膜凹陷。轴突末梢膜和终板膜之间存在 40~50nm 间隙,由细胞外液充填,因而电阻较大。运动神经末梢膜、间隙与终板膜统称为神经肌肉接头。神经冲动不能直接传递到终板膜,而是通过化学传递,将 ACh 传递到胆碱能 N 型受体,使膜内蛋白质发生构象变化,引起离子通道开放,出现钠离子内流和少量钾离子外流,导致终板膜原有静息电位降低,出现去极化。这一电位变化过程称为终板电位(end plate potential, EPP)。EPP 是一种局部兴奋电位,不具有“全或无”,无不应期,可以总和,其大小与接头前膜释放的 ACh 量成正比。但生成的 EPP 可以通过电紧张形式影响周围肌细胞膜,当肌细胞膜静息电位受其影响去极化达到该处膜阈电位时,可引发向整个细胞传导的“全或无”式动作电位,后者通过兴奋收缩耦联引起肌细胞收缩产生肌紧张,最终完成神经纤维与肌细胞之间的信息传递。

神经肌肉接头处的兴奋传递是一对一的,但是一次冲动所释放的 ACh 及其引起的终板电位大小超过引起肌细胞动作电位所需阈值的 3~4 倍。因此,一对一的接头传递还要在兴奋后将每次神经冲动所释放的 ACh 通过接头间隙和接头后膜上的胆碱酯酶(AChE)迅速清除。此外,ACh 还可以通过神经肌肉接头间隙向组织液扩散以及再摄取而被清除。ACh 除存在于囊泡外,也存在于轴浆,各占 1/2,因此神经肌肉接头 ACh 释放机制除囊泡假说外,还存在闸门学说。后者认为自发或刺激引起的 ACh 释放是直接来源于胞质中合成的 ACh 而非囊泡,递质的释放不是囊泡外排,而是从蛋白质介导的膜闸门直接进出的过程。

4. 分子调节机制　从整体来看,骨骼肌是在躯体神经兴奋产生动作电位后始动收缩。以膜电位变化为特征的兴奋和以肌丝滑行为基础的机械收缩过程,称为兴奋收缩耦联,其中除了电兴奋通过膜系统传向肌细胞深处三联管结构处的信息传递外,肌质网对钙离子的储存、释放和再聚集以触发肌肉收缩和舒张也尤为重要。安静时,肌质网钙离子浓度低于 $10^{-7}$mol/L,而肌细胞兴奋去极化产生的动作电位到达终末池时,诱发胞质三磷酸肌醇($IP_3$)生成增多,后者促使终末池内钙离子释放,其胞质浓度升高($10^{-5}$mol/L)。钙离子与肌钙蛋白亚单位 C 结合,引起肌钙蛋白分子发生构象变化,原肌球蛋白的双螺旋结构发生移位,从而暴露肌动蛋白上能与肌球蛋白横桥头结合的位点,两者结合,横桥上 ATP 酶被激活,使 ATP 分解,从而为横桥摆动提供能量,细肌丝向粗肌丝滑行,肌小节缩短,肌肉收缩。此外,肌质网膜上的钙泵(钙镁依赖式 ATP 酶),可逆浓度差将钙离子由肌质转运回肌质网,使肌质中钙离子浓度降低,与肌钙蛋白结合的钙离子解离,肌钙蛋白与原肌球蛋白相继复位,横桥脱离肌动蛋白,肌小节复位,肌肉舒张。因此钙离子是兴奋收缩的耦联因子。

### 三、麻醉药物对躯体运动的影响

全麻药主要通过自上而下的逐渐性抑制作用来影响各级中枢神经系统。当大脑皮质处于抑制状态,而皮质下调节运动中枢未被抑制而处于兴奋时,机体会出现无意识地挣扎、肌肉紧张度增加等现象。当麻醉逐步从大脑皮质向下移行至脊髓 α、γ 运动神经元时,才会出现骨骼肌松弛。不同种类全麻药对躯体运动和肌肉松弛程度的影响不同。此外,与非去极化肌松药作用机制不同,吸入麻醉药所致的肌松作用不能被新斯的明所拮抗。

对局麻药而言,不同的药物种类及不同给药途径对躯体运动的影响不同。局麻药只局限于周围神经组织,而椎管内麻醉则可使麻醉范围内肌肉松弛。适量的麻醉药仅影响麻醉范围内的躯体运动和肌张力,但若药物剂量过高,使血药浓度过高,则会导致一系列中毒症状如肌肉震颤和惊厥。

除麻醉药外,临床实施麻醉时常使用肌松药以松弛骨骼肌,降低肌张力,避免深度全身麻醉对人体的不良影响,也有利于暴露手术区域及调控机械通气。肌松药主要作用于神经肌肉接头处,根据作用机制可分为非去极化和去极化肌松药,前者包括右旋筒箭毒碱、加拉碘铵、维库溴铵等,后者主要是琥珀胆碱。去极化肌松药对神经肌肉接头终板膜上 $N_2$ 型 ACh 受体都有较强亲和力,因而能与 ACh 竞争受体。非去极化肌松药与受体结合后不是 ACh 促进 ACh 受体(AChR)中的离子通道(主要是钠通道)开放,因而不能产生去极化和终板电位。如果 AChR 被非去极化肌松药占据的数量很多,则在接头后膜上与 ACh 结合的 AChR 数量减少,不能产生达到阈值的终板电位来兴奋周围肌膜,动作电位也就不能产生,兴奋传导受到阻滞。与非去极化肌松药不同,去极化肌松药与 AChR 结合后能产生与 ACh 类似的去极化作用,可使终板膜钠通道开放,终板膜去极化并产生终板电位,但是这一作用比 ACh 更持久,不仅可以扩散到邻近的肌膜,还可以使其持续去极化。持续去极化的终板膜上的受体不再对神经元后续释放的 ACh 发生反应,也就失去电兴奋性,从而在神经肌肉接头处形成一个无电兴奋区域,阻滞了神经肌肉接头的兴奋传递,肌张力降低乃至消失。

临床上通常根据患者的自主活动如能否睁眼、抬头、举臂和握力等临床特征或肌松监测设备来监测神经肌肉传递功能,如四个成串刺激(TOF)及记录肌电图(electromyogram,EMG)等。

## 第五节　麻醉与自主神经系统的功能

自主神经系统是指支配和调节内脏活动的神经结构。自主神经系统包括传入神经、中枢和传出神经,但习惯上仅指支配内脏活动的传出神经,分为交感神经和副交感神经。麻醉药对自主神经系统的作用主要是抑制交感神经系统和压力反射,从而影响心血管系统。

### 一、全身麻醉药对自主神经系统的影响

1. 吸入麻醉药　吸入麻醉药对交感神经系统的作用会引起的不同临床表现,影响因素主要是压力感受器和减压反射的作用。吸入麻醉药抑制交感神经系统,引起外周血管扩张,也能直接抑制心肌,导致血压下降;如果对压力反射影响不明显,低血压还可通过压力反射激活交感神经系统,维持血压不至过低。如果通过压力反射对血压的维持作用也被吸入麻醉药抑制,则血压会显著降低。

氟烷通过浓度依赖的方式抑制交感神经系统和压力反射,高浓度能引起外周血管扩张、血压下降、心率减慢。1.5%~2.5% 异氟烷能直接抑制交感神经系统,但几乎不影响减压反射,因此异氟烷直接抑制交感神经系统所致的低血压可通过减压反射兴奋交感神经系统,抵消其直接作用,最后表现为血压可能改变不明显,但心率可能增快;进一步增加异氟烷浓度,对交感神经系统的抑制显著增强,导致外周血管显著扩张、血压下降及心率增快。恩氟烷对交感神经系统及压力反射均能产生抑制,从而引起外周血管扩张、血压下降,但心率增快不明显。七氟烷在低浓度时对交感神经系统影响不明显,高浓度时则有明显抑制效应,当七氟烷浓度高于 3% 时,会出现交感神经系统中枢抑制效应,浓度高于 4% 时则显著抑制心交感神经和减压反射。地氟烷在麻醉诱导及维持中吸入浓度迅速增加时,能显著增加交感神经系统的兴奋性,这是因为地氟烷直接作用于中枢神经系统,并且对呼吸道刺激兴奋。迷走神经在地氟烷引起的交感神经兴奋中发挥重要作用,切断动物双侧迷走神经后,地氟烷不再能诱发交感神经兴奋。吸入 50%~70% 氧化亚氮主要引起肾交感神经的兴奋,使后者活动增加约 50%,因此氧化亚氮与其他对心血管有一定抑制作用的吸入麻醉药物同时使用,有利于维持心血管系统功能的稳定。

2. 静脉麻醉药　使用丙泊酚 2.5mg/kg 麻醉诱导时,能使交感神经传出冲动减少 34%;在 0.1mg/(kg·min) 稳态输注的过程中,交感神经传出冲动减少 37%。与其他静脉麻醉药相比,丙泊酚能够兴奋中枢迷走神经并抑制压力反射,降低动脉血压的同时引起心动过缓,此作用主要通过抑制窦房结功能和心脏传导系统引起。硫喷妥钠(4mg/kg)诱导对交感神经活动的抑制约为 50%;氯胺酮能引起交感神经兴奋,使心率增快、血压升高;麻醉剂量的依托咪酯对自主神经系统和心脏传导系统无明显影响。

3. 镇痛药　大剂量镇痛药能抑制交感神经系统、激活迷走神经的心脏运动纤维,从而引起心动过缓和一定程度的血压降低。镇痛药能兴奋中枢 M 受体、增强上述心率和血压的改变。

4. 肌松药　琥珀胆碱,尤其是其代谢产物能够兴奋心脏的毒蕈碱样受体,引起心动过缓或心律失常。与琥珀胆碱不同,非去极化肌松药泮库溴铵能够拮抗心脏毒蕈碱样受体、抑制交感神经对去甲肾上腺素的再

摄取,产生心动过速及血压升高。需要注意,其他临床常用非去极化肌松药对自主神经系统并无显著影响。

### 二、椎管内麻醉对自主神经系统的影响

局麻药在注入蛛网膜下腔和硬膜外阻滞感觉神经的同时,能产生交感神经阻滞。一般交感神经阻滞的范围比感觉神经阻滞的范围宽2~6个脊髓节段。阻滞交感神经后外周血管扩张,机体依靠减压反射维持血压。若同时阻滞心交感神经,则心率减慢,血压也不易维持。

静息状态下,交感神经对肠道活动的抑制并不被激活。当进行腹部手术时,对肠道的激惹将激活交感神经系统对肠道活动的抑制,导致术后肠麻痹。当椎管内阻滞达到胸部中段至腰部水平时,能够阻滞交感神经对肠道的抑制,使括约肌松弛、小肠收缩,但肠蠕动存在,而当局麻药浓度足够高时,可产生完全肌肉松弛作用,为腹部手术提供条件。

总之,麻醉药对自主神经系统的影响广泛且多种多样,所有的吸入麻醉药在高浓度时都抑制交感神经的活动和压力反射。因此吸入高浓度药物时,对循环功能的影响较大。此外,氧化亚氮、地氟烷、氯胺酮和泮库溴铵能增加交感神经的兴奋性,对患者可能有利,但也可能产生风险。以上主要取决于患者是否合并基础疾病。需要注意,丙泊酚和硫喷妥钠等麻醉药及广泛的椎管内麻醉能抑制交感神经兴奋性和压力反射,产生心动过缓、血压下降,甚至引起严重的心血管抑制。

## 第六节 麻醉期间的常见反射

### 一、循环系统反射

1. 主动脉弓和颈动脉窦的压力感受性反射 该负反馈调节主要影响血压。当出现体位改变、急性少量出血引起动脉血压降低时,机体可通过此反射使血压升至正常水平。而如果因麻醉前精神紧张、浅麻醉、气管内插管、手术刺激使动脉血压突然升高时,机体可通过此反射将血压降低到一定的水平。因此,机体内环境在一定范围内变化时,这一反射可将血压维持在一个相对稳定的水平,从而维持生命活动正常进行。因此这一反射又被称作"减压反射"或"稳压反射"。

2. 心肺感受性反射 在心房、心室及肺循环大血管壁内存在许多感受器,统称心肺感受器。此类感受器的适宜刺激如下。

(1)机械牵张:如心房容量增大、肺循环大血管压力升高,使心房与血管壁受到牵张。

(2)化学物质:如前列腺素、缓激肽等刺激感受器,可反射性引起交感神经兴奋性降低、心迷走神经兴奋性增强,导致心率变慢、血压下降,而且抑制肾素、血管加压素的释放。

此外,迷走神经传入及通过下丘脑抑制抗利尿激素(antidiuretic hormone,ADH)的分泌,可增加尿量、减少循环血量;反之,循环血量减少也可以通过此类反射引起循环血量增加。

3. 躯体感受器引起的心血管反射 位于躯体不同部位、不同性质的感受器,在接受刺激后其传入冲动传导至心血管中枢,反射性引起各种心血管反射。如皮肤温度升高,感受器受到刺激后可抑制皮肤缩血管活动;低强度、低频率的电脉冲刺激骨骼肌的传入神经,可以使血压降低;皮肤痛也可引起加压反射。

4. 眼心反射 眼科手术时压迫眼球、激惹或牵拉眼外肌,经三叉神经眼支传入脑干心血管中枢,整合后再由迷走神经传出,可导致心动过缓乃至心搏骤停。

5. 肝、胆、胃肠、膀胱感受器引起的心血管反射 此类器官壁内均存在机械感受器,它们的传入纤维走行于迷走神经或交感神经内,因此对此类器官的手术牵拉、扩张,会反射性引起心率变慢、血压下降,甚至心搏骤停。

### 二、呼吸系统反射

1. 颈动脉体和主动脉体化学感受性反射 主动脉和颈动脉有着非常丰富的血液供应,因此对血中$O_2$、$H^+$及$CO_2$变化(尤其是$O_2$降低)十分敏感,血中氧分压降低、$H^+$及$CO_2$升高可刺激主动脉、颈动脉体,反射性使心率加快、心排血量增加、血压升高,使心、脑血流量增加,从而维持基本生命活动。

2. 肺内感受器反射 又称吸气抑制性反射,当呼气时,可引起呼吸活动增加,如果仍属于成人正常潮

气量范围内的呼吸,肺充气或呼气并不因该反射引起肺通气量的变化。只有当成人肺充气量超过功能残气量 800ml 时或出现严重肺萎缩时,该反射才有作用,但是病理状态如肺炎时出现的呼吸浅快可能与此反射有关。

3. 肺毛细血管旁感受器(juxtapulmonary capillary receptor)反射　又称 J 感受器反射。此类感受器主要位于肺毛细血管和肺泡的间质,运动呼吸增强、肺毛细血管充血、间质积液如肺水肿,均可引起呼吸急促、心率变慢、血压下降。

4. 呼吸肌本体感受性反射　是指呼吸肌本体感受器传入冲动引起的反射性呼吸变化,当气道阻力增加时这一反射效应增强,以加强呼吸肌收缩强度,克服气道阻力,维持肺通气量基本不变。

5. 防御性呼吸反射　呼吸道黏膜受刺激所致的、具有对机体保护作用的呼吸反射。

6. 咳嗽反射　传入冲动经迷走神经传至延髓,感受器位于喉、气管及支气管黏膜。刺激可反射性引起短促吸气或深吸气 - 声门紧闭 - 呼吸肌强烈收缩 - 肺内压急剧上升 - 声门打开,气体以极高速度从肺内喷出,将呼吸道内分泌物或异物排出。

7. 喷嚏反射　感受器位于鼻黏膜,由三叉神经传入,中枢位于延髓。当鼻黏膜受到刺激(刺激性气体、冷空气)可反射性引起腭垂下降,舌压向软腭,高压气流流向鼻腔。

### 三、呕吐反射

麻醉时常会出现呕吐,且伴有恶心、唾液增多、心动过速、痉挛性呼吸、低血压、面色苍白和瞳孔散大等表现,是由广泛性自主神经兴奋引起的复杂反射运动。

### 四、其他反射

1. 眨眼反射　又称睫毛反射,该反射传入神经为三叉神经眼支,传出神经为面神经,中枢除面神经核、三叉神经核外,可能还有大脑皮质参与。用细棉丝轻触睫毛即可引发此反射。

2. 眼睑反射　传入神经为三叉神经眼支,传出神经为双侧面神经,中枢是三叉神经感觉主核、脊束核、面神经运动核。用细棉丝轻触角膜可引起眼轮匝肌收缩、眼睑闭合。

3. 皮肤反射　分为皮肤浅反射和深反射。轻划腹壁皮肤引起腹壁肌收缩,为浅反射;而机械刺激皮肤引起防御性躯体运动、肢体收缩为深反射。此类反射基本中枢主要位于脊髓和低位脑干的调节躯体运动的核团。

4. 咽反射　该反射传入神经为三叉神经、舌咽神经和迷走神经,传出神经在三叉神经、舌咽神经、迷走神经和舌下神经中,基本中枢位于延髓。机械刺激、分泌物等刺激口腔与咽部黏膜,引起软腭上举、关闭鼻咽、咽肌收缩、喉上提、食管肌肉急速收缩、食管蠕动、呼吸暂停等一系列复杂的吞咽动作。

5. 腹膜反射　该反射传入与传出神经均在交感与副交感神经内,基本中枢在延髓和脊髓侧角灰质。机械刺激腹膜会引起心率和血压反射性波动,呼吸浅快。

6. 喉反射　该反射传入神经为迷走神经的喉上神经,传出神经为舌咽神经与迷走神经的分支,基本中枢在延髓。机械刺激、分泌物刺激等刺激咽后壁,会厌区反射性引起喉部肌肉(主要是侧环杓肌、甲杓肌、杓状软骨肌、环甲肌)收缩而声门关闭。

7. 瞳孔对光反射　使用适当光亮照射一侧瞳孔,反射性引起双侧瞳孔括约肌收缩,瞳孔缩小,称瞳孔对光反射。被照射的瞳孔缩小称为直接对光反射,非照射侧瞳孔缩小称间接对光反射或互感式对光反射。这一反射传入神经为视神经,基本中枢位于中脑上丘,传出神经为动眼神经,进入眶后终止于睫状神经节,换元后为睫状短神经。

(熊利泽)

# 第三章　麻醉与呼吸

呼吸系统不良事件是麻醉过程中最常见的不良事件。阿片类药物、肌松药的残留或区域麻醉所致的呼吸抑制,都会导致严重低氧血症。即使在全身麻醉下未发生重要不良事件,全身麻醉也会对呼吸功能和肺生理产生严重影响。

## 第一节　呼吸生理学

### 一、细胞内呼吸

正常动脉氧分压($PaO_2$)接近 100mmHg,经线粒体呼吸链作用,最终氧分压降至 4~22mmHg。葡萄糖要通过有氧氧化和糖酵解两种途径,转化为能量(ATP)、$H_2O$ 及 $CO_2$。在有氧条件下,糖或糖原被分解为丙酮酸,进一步分解成乙酰 CoA 进入三羧酸循环,生成 $H_2O$ 和 $CO_2$。糖酵解是指将葡萄糖或糖原分解为丙酮酸、ATP、NADH 和 $H^+$ 的过程,此过程中伴有少量 ATP 生成。这一过程在细胞质中进行,不需要氧气,每一反应步骤基本都由特异的酶催化。在缺氧条件下丙酮酸则可在乳酸脱氢酶的催化下,接受磷酸丙糖脱下的氢,被还原为乳酸。

### 二、气体在血液中的运输

1. 氧的运输　动脉血运输 $O_2$ 到达细胞的总量称为氧供(delivery of oxygen,$DO_2$),等于动脉血氧含量(oxygen content of arterial blood,$CaO_2$)和心排血量(cardiac output,CO)的乘积。$CaO_2$ 为 100ml 血液中氧的含量。$CaO_2 = 1.34ml/(g) \times SaO_2 \times Hb(g) + 0.003ml/(dl \cdot mmHg) \times PaO_2(mmHg)$。$SaO_2$ 为动脉血氧饱和度,血红蛋白氧结合力为每克血红蛋白结合 1.34ml $O_2$,Hb 为每 100ml 血液中血红蛋白的质量(g),$PaO_2$ 为动脉氧分压,血浆中氧的溶解度为 0.003ml/(dl·mmHg)。氧与血红蛋白结合的能力受后者结构的影响。三价铁离子($Fe^{3+}$)取代二价铁离子($Fe^{2+}$)与氧结合,形成高铁血红蛋白(MetHb),高铁血红蛋白与氧的结合能力减弱,导致氧含量降低。MetHb 为蓝褐色,即使 MetHb 的比例很小,患者也仍会呈现蓝紫色,特殊的氧测量法能测定 MetHb 水平。明显的发绀对于氧疗效果并不佳,治疗涉及将 MetHb 转化(即还原)成 Hb(通过亚甲蓝)。医学上形成 MetHb 的重要原因包括苯佐卡因、氨苯砜及易感人群吸入一氧化氮(NO)。一氧化碳(CO)中毒时,CO 与血红蛋白结合,CO 与血红蛋白的亲和力比 $O_2$ 高 200 倍,形成 CO-Hb,使 Hb 与氧的结合位点变少,血液中 $CaO_2$ 含量因此减少。但 CO-Hb 颜色与 Hb 相似,患者血液为鲜红色。CO 中毒和高铁血红蛋白血症患者 $PaO_2$ 正常,计算的 $CaO_2$ 正常,但测定的 $CaO_2$ 会降低,因此会产生乳酸酸中毒。

2. 氧解离曲线(oxygen dissociation curve)　表示 Hb 与 $O_2$ 结合与解离特性的曲线。Hb 与 $O_2$ 结合的饱和度主要取决于 $PaO_2$,$PaO_2$ 降低,氧解离增多,氧饱和度下降。氧解离曲线呈"S"形,上部平坦,说明 $PaO_2$ 在 60~100mmHg 时,虽然氧分压增加,但是对氧饱和度影响较小,只要 $PaO_2$ 不低于 60mmHg,血氧饱和度可以维持在 90%。曲线下方坡度陡直,$PaO_2$ 在 20~40mmHg 时,轻微的 $PaO_2$ 下降都可以引起氧解离增加,提高组织供氧能力。

$P_{50}$ 是指 pH 为 7.4、$PaO_2$ 为 40mmHg 及温度为 37℃ 条件下,氧饱和度为 50% 时的 $PaO_2$,正常为 26.6mmHg。$P_{50}$ 增大提示氧解离曲线右移,血红蛋白与氧的亲和力下降;$P_{50}$ 减少提示氧解离曲线左移,血红蛋白与氧的亲和力增高,不利于组织细胞获氧。

影响氧解离曲线的因素如下。

(1)pH 和 $PaCO_2$ 的影响:pH 降低或 $PaCO_2$ 增高,氧解离曲线右移,血氧饱和度下降;pH 升高或 $PaCO_2$ 降低,则氧解离曲线左移,血氧饱和度增高,pH 和 $PaCO_2$ 变化对氧解离曲线的影响称为波尔效应(Bohr effect)。

(2)温度的影响:温度增高使氧解离曲线右移,温度降低使氧解离曲线左移,可能与 $H^+$ 活动有关。

(3)吸入麻醉药:吸入麻醉药使氧解离曲线轻度右移,$P_{50}$ 增加 2~3.5mmHg。

(4)2,3 二磷酸甘油酸(2,3-diphosphoglyceric acid,2,3-DPG)与血红蛋白结合后可降低后者与氧的结合力,在低氧血症、贫血、心力衰竭、甲状腺激素和生长激素使用情况下均可以使其增加。库存血在冷藏过程中红细胞内 2,3-DPG 浓度逐渐下降,大量输注库存血会影响氧的释放。皮质醇可以降低血红蛋白与氧的亲和力,因此大量输注库存血时可以给予。

3. $CO_2$ 的运输　$CO_2$ 是由线粒体生成,因此线粒体中含量最高。$CO_2$ 也是按照逐渐降低的压力梯度,从线粒体释放,经过小静脉,最后形成混合静脉血从肺泡排出。在血液中 $CO_2$ 运输主要有三种形式:物理溶解,形成 $PaCO_2$,约占运输总量 5%;碳酸氢根离子($HCO_3^-$,约占 90%);氨基甲酸化(与血红蛋白结合,约占 5%)。动脉血和混合静脉血中,$CO_2$ 正常量分别为 21.5mmol/L 和 23.3mmol/L。在血浆中 $CO_2$ 与水结合形成碳酸的过程缓慢,而在红细胞中有较高浓度的碳酸酐酶,加速碳酸生成。$CO_2$ 扩散入红细胞后迅速形成碳酸,又迅速形成碳酸氢盐。碳酸解离为 $H^+$ 和 $HCO_3^-$,对 $H^+$ 的缓冲和形成碳酸氢盐主要是血红蛋白发挥作用。红细胞中 $HCO_3^-$ 浓度增加,使一部分 $HCO_3^-$ 弥散至血浆,同时血浆中 $Cl^-$ 向红细胞内转移,红细胞内以 $KHCO_3$ 形式存在,在血浆中以 $NaHCO_3$ 形式存在。在肺部,因肺泡内 $PaCO_2$ 低于静脉血,碳酸酐酶分解碳酸形成 $CO_2$ 和水,排出体外。$CO_2$ 与血红蛋白结合成氨基甲酸血红蛋白的反应是可逆的,调节它的主要作用是氧合作用。在肺泡毛细血管中,由于血红蛋白的氧合作用,使 $CO_2$ 从氨基甲酸血红蛋白中解离而释放入肺泡。

$PaCO_2$ 与血中 $CO_2$ 的关系形成二氧化碳解离曲线。两者呈直线正相关关系。二氧化碳解离曲线的位置受氧合血红蛋白浓度影响,氧合血红蛋白比例增加时,$CO_2$ 释放,二氧化碳解离曲线右移,反之则左移,这就是何尔登效应。

4. 肺内和不同大静脉中氧饱和度($SO_2$)是不同的,与上腔静脉相比,下腔静脉的氧饱和度相对较高,冠状静脉的血氧饱和度最低,提示心脏氧利用度最高。上、下腔静脉血在心房混合为中心静脉血,其血氧饱和度低于与冠状静脉血混合后的血氧饱和度,即混合静脉血氧饱和度。

### 三、通气

肺通气(pulmonary ventilation)是肺与外界环境之间的气体交换过程,包括吸气和呼气。实现肺通气的器官包括呼吸道、肺泡、胸廓和膈等,呼吸道是肺泡连接外界的通道;肺泡是肺泡气与血液气进行交换的主要场所;而胸廓和膈的节律性呼吸运动则是实现肺通气的动力。

1. 肺通气的动力　气体进入肺脏取决于两方面因素:一是推动气体流动的动力;二是阻止气体流动的阻力。肺通气的直接动力是肺泡气与大气之间的压力差,气体总是由浓度高的区域向浓度低的区域扩散直至平衡。气体的浓度与压强有关,浓度高,压强就大;反之,浓度低,压强小。因此也可以说,气体由压强高向压强低的区域扩散。气体在肺泡和组织内的交换,都是通过这种扩散效应来实现的。

(1)呼吸运动(respiratory movement):呼吸运动是呼吸的原动力,实际上是呼吸肌的收缩与舒张引起胸廓有节律性地扩大和缩小。

1)吸气运动:只有在吸气肌收缩时,才会发生吸气运动,所以吸气总是主动过程。膈肌形状似钟罩,静止时向上隆起,位于胸腔和腹腔之间,构成胸腔的底。膈肌收缩时,隆起的中心下移,从而增大了胸腔的上下径,胸腔和肺容积增大,产生吸气。膈下移的距离视其收缩强度而异,平静吸气时,下移 1~2cm;深吸气时,下移可达 7~10cm。由于胸廓呈圆锥形,其横截面积上部较小,下部明显加大。因此,膈稍下降就可使胸腔容积大大增加。据估计,平静呼吸时因膈肌收缩而增加的胸腔容积相当于总通气量的 4/5,所以膈肌的舒缩在肺通气中起重要作用。膈肌收缩而下移时,腹腔内的器官因受压迫而使腹壁突出;膈肌舒张时,腹腔内脏位置恢复。因而膈肌舒缩引起的呼吸运动伴以腹壁的起伏,这种形式的呼吸称为腹式呼吸。

肋间外肌的肌纤维起自上一根肋骨的近脊椎端的下缘,斜向前下方走行,止于下一根肋骨近胸骨端的上缘。由于脊椎的位置是固定的,而胸骨可以上下移动,所以当肋间外肌收缩时,肋骨和胸骨都向上提,肋骨下缘还向外侧偏转,从而增大了胸腔的前后径和左右径,产生吸气。肋间外肌收缩越强,胸腔容积增大越多。在平静呼吸中肋间外肌所起的作用较膈肌小。由肋间肌舒缩使肋骨和胸骨运动所产生的呼吸运动,称为胸式呼吸。

腹式呼吸和胸式呼吸常是同时存在的,成年女性以胸式呼吸为主,男性以腹式呼吸为主。只有在胸部或腹部活动受到限制时,才可能单独出现某一种形式的呼吸。

2)呼气运动:平静呼气时,呼气运动不是由呼气肌收缩所引起,而是因膈肌和肋间外肌舒张,肺依靠本身的回缩力而回位,并牵引胸廓缩小,恢复其吸气开始前的位置,产生呼气。所以平静呼吸时,呼气是被动的。用力呼吸时,呼气肌才参与收缩,使胸廓进一步缩小,呼气也有了主动的成分。肋间内肌走行方向与肋间外肌相反,收缩时使肋骨和胸骨下移,肋骨还向内侧旋转,使胸腔前后、左右缩小,产生呼气。腹壁肌的收缩,一方面压迫腹腔器官,推动膈上移,另一方面也牵拉下部的肋骨向下、向内移位,两者都使胸腔容积缩小,协助呼气。

3)平静呼吸和用力呼吸:安静状态下的呼吸称为平静(平和)呼吸,特点是呼吸运动较为平衡均匀,成人呼吸频率 12~18 次 /min,吸气是主动的,呼气是被动的。机体活动时,或吸入气中的 $CO_2$ 含量增加或 $O_2$ 含量减少时,呼吸将加深、加快,成为深呼吸或用力呼吸。这时不仅有更多的吸气肌参与收缩,收缩加强,而且呼气肌也主动参与收缩。在缺氧或 $CO_2$ 增多较严重的情况下,会出现呼吸困难(dyspnea),这时,不仅呼吸大大加深,而且出现鼻翼扇动等,同时主观上有不舒服的困压感。

(2)肺内压:是指肺泡内的压力。在呼吸暂停、声带开放、呼吸道畅通时,肺内压与大气压相等。吸气初期,肺容积增大,肺内压暂时下降,低于大气压,空气在压差的推动下进入肺泡,随着肺内气体逐渐增加,肺内压也逐渐升高,至吸气末,肺内压升高到和大气压相等,吸入气流也随之停止;反之,呼气初,肺容积缩小,肺内压暂时升高并超过大气压,肺内气体流出肺,使肺内气体逐渐减少,肺内压逐渐下降,至呼气末,肺内压又降至和大气压相等。

由此可见,在呼吸过程中由于肺内压的周期性交替升降,造成肺内压和大气压之间出现压力差,这一压力差成为推动气体进出肺的直接动力。一旦呼吸停止,便可根据这一原理,用人为的方法制造肺内压和大气压之间的压力差来维持肺通气,这就是人工呼吸。

2. 肺通气的阻力　肺通气的动力需要克服肺通气的阻力才能实现肺通气,阻力增高是临床上肺通气障碍的最常见原因。肺通气的阻力有两种表现形式,弹性阻力和非弹性阻力。

(1)弹性阻力:是弹性组织在外力的作用下变形时,具有对抗变形和回位倾向的力,通常用顺应性衡量。肺通气的弹性阻力包括肺的弹性阻力和胸廓的弹性阻力两部分,是平静呼吸时的主要阻力,约占总阻力的 70%。

1)顺应性(compliance):是弹性组织在外力作用下发生变形的难易程度,是度量弹性阻力大小的指标。肺的顺应性计算公式为:$C_L=\dfrac{\Delta V}{\Delta P}$ ,式中 $C$ 为顺应性(单位:$L/cmH_2O$),$\Delta P$ 为跨壁压的变化量,跨肺压为肺内压与胸膜腔内压之差,$\Delta V$ 为容积变化量。顺应性的正常值肺为 0.2,胸廓为 0.2,因为胸廓与肺为串联系统,所以呼吸系统总的顺应性为 0.1。

因而,肺顺应性是指单位压力改变时所引起的肺容量变化程度,它反映了胸腔压力改变对肺容积的影响。肺在被动扩张时,产生的变形回缩力是吸气时的阻力,同时也是呼气时的动力。

肺顺应性的改变可以反映一些肺部疾患,如各种类型纤维化、肺气肿、肺不张等。正常及几种异常情况下顺应性曲线见图 2-1。

顺应性降低,肺弹性阻力增加,会吸气困难;反之,顺应性增大,肺弹性阻力减小,会呼气困难。

2)顺应性与弹性阻力:弹性组织在外力的作用下发生变形。顺应性反映了在外力作用下弹性组织的可扩张性,因而,用同等大小的外力作用于弹性组织时,不易扩张的顺应性小,变形程度小,弹性阻力大;容易扩张的顺应性大,变形程度大,弹性阻力小。由此可见,顺应性与弹性阻力成反比。

(2)非弹性阻力:包括气道阻力、惯性阻力和组织的黏滞阻力,约占总阻力的 30%,其中气道阻力占非弹性阻力的 80%~90%。气道阻力由气流流速、气流形式和气道管径

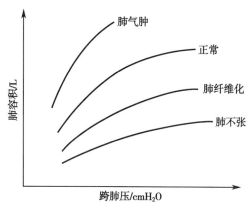

图 2-1　正常及几种异常情况下肺顺应性曲线

决定(主要来自主支气管以上的大气道,尽管细支气管、终末细支气管口径很小,但数量极多,因而总阻力很小)。在疾病情况下细支气管对气道阻力影响会很大,气道阻力增加是临床上通气障碍最常见的病因。

3. 肺通气功能的评价 肺通气是指肺与外界环境之间的气体交换,其功能的大小可用交换气体量的多少来衡量。

(1)肺容量:又称为肺总量(total lung capacity,TLC)是指肺容纳的气体量,是呼吸道与肺泡的总容量,反映外呼吸的空间。在呼吸周期中,肺容量随着进出肺的气体量而变化,吸气时,肺容量增大;呼气时减小。其变化幅度主要与呼吸深度有关,可用肺量计测定和描记。按呼吸运动的特点,肺容量可以分解为图 2-2 所示的各部分指标。

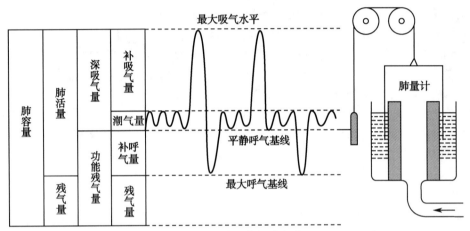

图 2-2 肺容量的组成部分

肺容量共有 4 个互不重叠的基础容积,即潮气量、补吸气量、补呼气量和残气量。由其中 2 个或 2 个以上基础容积构成 4 个肺容量,即深吸气量、功能残气量、肺活量和残气量。

1)潮气量(tidal volume,$V_T$):是指静息状态下每次吸入或呼出的气量,它与年龄、性别、体表面积、呼吸习惯及机体的新陈代谢有关,正常人的潮气量为 8~15ml/kg,潮气量与呼吸频率决定了每分通气量。严格来说,因为吸入的 $O_2$ 大于排出的 $CO_2$,所以吸入量稍大于呼出量。

2)补吸气量(inspiratory reserve volume,IRV)和深吸气量(inspiratory capacity,IC):补吸气量是指平静吸气末再尽力吸气所能吸入的气体量,正常成人为 2 500~2 600ml,它反映肺的吸气储备功能。深吸气量是指平静呼气后再深度吸入的最大气量,$IC=V_T+IRV$,正常成人约为 3 000ml。

补吸气量和深吸气量反映了肺和胸廓在静态时的最大膨胀度,与人体的吸气储备功能、胸廓弹性及呼吸道通畅状况有关。深吸气量是最大通气量和肺活量的主要成分(约占肺活量的 75%),因此,足够的深吸气量可以保证肺活量和最大通气量。

3)补呼气量(expiratory reserve volume,ERV):是指平静呼气后还能呼出的最大气量,正常成人约为 1 000ml,ERV 反映肺的呼气储备功能和呼气肌、腹肌的肌力。在仰卧、肥胖、妊娠、腹腔积液、肠胀气时,ERV 减少。

4)肺活量(vital capacity,VC):是指一次尽力吸气后,再尽力呼出的气体总量,包括潮气量、补吸气量和补呼气量三部分。肺活量是一次呼吸的最大通气量,在一定意义上可反映呼吸功能的潜在能力。肺活量与人的呼吸密切相关,主要取决于胸腔壁扩张与收缩的程度。生理学研究表明,人体的各器官、系统、组织、细胞每时每刻都在消耗氧,机体只有在氧供应充足的情况下才能正常工作。人体内部的氧供给全部靠肺的呼吸来获得,在呼吸过程中,肺不仅要摄入 $O_2$,还要将体内代谢的 $CO_2$ 排出。肺是机体气体交换的中转站,这一中转站的容积大小直接决定每次呼吸气体交换的量,因而肺活量是评价肺通气功能最为客观的生理指标。

肺活量测定的数值低,说明机体摄氧能力和排出废气的能力差,人体内部的氧供应会不充足,一旦机体需氧量增加时(如长时间学习、工作、剧烈运动时),由于消耗氧并有大量的代谢产物蓄积不能及时排出,从而导致诸如头痛、头晕、胸闷、精神萎靡、注意力不集中、记忆力下降、失眠等不良反应,它不仅会影响学习与工作,而且会给身体带来伤害。肺活量因性别和年龄而异,男性明显高于女性。在 20 岁前,肺活量随着年龄增长而逐渐增大,20 岁后增加量就不明显了,成年男性的肺活量 3 500~4 000ml,成年女性 2 500~3 000ml。体育锻炼可以明显提高肺活量,如中长跑运动员和游泳运动员的肺活量可达 6 000ml 以上。

5)功能残气量(functional residual capacity,FRC):是指平静呼气后肺腔内残留的气体量,$FRC=RC+ERV$。功能残气量在生理上起稳定肺泡气体分压的缓冲作用,减少通气间歇对肺泡内气体交换的影响。如果没有功能残气量,呼气末期肺泡将完全陷闭,流经肺泡的血液将失去进行气体交换的机会,就会产生静 - 动脉分流。功能残气量增加,提示肺泡扩张;功能残气量减少,说明肺泡缩小或萎陷。

6)残气量(residual volume,RV):是指深呼气后,肺内剩余的气量,其生理意义与功能残气量相同。临床上必须结合残气量占肺总量的百分比(RV/TLC%)进行综合分析,以排除体表面积对残气量绝对值的影响。任何可引起残气量绝对值的增加或肺总量减少的疾病,都将导致 RV/TLC% 的增高。

(2)肺通气量:是指单位时间内出入肺的气体量,是衡量空气进入肺泡及废气从肺泡排出过程的动态指标。一般指肺的动态气量,它反映了肺的通气功能。肺通气量可分为每分通气量、肺泡通气量、最大通气量、时间肺活量等。

1)每分通气量(minute ventilation,$V_E$):是指每分钟呼出或吸入的气量,即潮气量与呼吸频率的乘积。$V_E=V_T×RR$,式中 $RR$ 为呼吸频率。

在静息状态时每分通气量正常值为 5~8L,男性约 6.6L,女性约 5.0L。大于 10L 提示通气过度,小于 3L 提示通气不足。

2)肺泡通气量(minute alveolar ventilation,$V_A$):是指静息状态下,单位时间内进入肺泡进行有效气体交换的新鲜空气总量。由于气体进出肺泡必然要经过呼吸道,呼吸道内气体不能与血液进行气体交换,构成了解剖学意义上的无效腔。因而,肺泡通气量等于每分通气量($V_E$)减去生理无效腔通气量($V_D$):$V_A=(V_E-V_D)×RR$。

正常呼吸中,呼吸性细支气管以上的气道仅起气体传导作用,不参与肺泡气体交换,称为解剖无效腔或死腔;部分进入肺泡的气体因无相应的肺泡毛细血管血流与之进行气体交换,所以亦无法进行气体交换,称为肺泡无效腔。解剖无效腔和肺泡无效腔合称为生理无效腔(生理死腔),不能进行气体交换的这部分气体称为无效腔通气。正常情况下,因通气 / 血流比值正常,肺泡无效腔量极小,可忽略不计,因此,生理无效腔量基本等于解剖无效腔量。解剖无效腔量一般变化不大(除支气管扩张外),故生理无效腔量的变化主要反映肺泡无效腔量的变化。

肺泡通气量能较客观地反映有效通气量。每分通气量降低或无效腔比例增加都可导致肺泡通气量不足,从而可使肺泡氧分压降低,二氧化碳分压增高。深慢呼吸的无效腔比例较浅速呼吸为小,因此潮气量大、呼吸频率小,对提高肺泡通气量有利。

3)最大通气量(maximal voluntary ventilation,MVV):是指肺功能测定时,单位时间内所能呼吸的最大气量。最大通气量取决于三个因素:①胸部的完整结构和呼吸肌的力量;②呼吸道的通畅程度;③肺组织的弹性。

我国成人正常男性最大通气量约为 100L,女性约为 80L,最大通气量的大小与年龄、性别、体表面积、胸廓、呼吸肌和肺组织是否健全及呼吸道是否畅通等因素有关。确定被检者最大通气量是否正常时,应将实测值与预测值比较,若实测值占预测值的 80%~100%,为基本正常;60%~70% 为稍减退;40%~50% 为显著减退。最大通气量的生理意义与时间肺活量的意义相同,因其测定费力,故常用时间肺活量代替。

4)时间肺活量(forced vital capacity,FVC):也称为用力呼气量,是指最大深吸气后用力进行快速呼气直至残气位,是在一定时间内所能呼出的气量。测验时,要求被检者在深吸气后,以最短的时间将全部肺活量气体呼尽,所测得的肺活量称为时间肺活量。

## 第二节　麻醉与呼吸

### 一、常用麻醉药物对呼吸道及肺血管的影响

1. 阿托品和东莨菪碱　均为 M 胆碱受体拮抗药,使支气管平滑肌松弛,麻醉过程中用于减少气道分泌物,但东莨菪碱弱于阿托品。新型抗胆碱药盐酸戊乙奎醚(长托宁)也有很强的支气管平滑肌松弛作用。部

分研究证实 M 胆碱受体拮抗药可增加术后认知功能障碍的发生率。

2. 利多卡因　可经雾化吸入或气管内给药,直接作用于支气管平滑肌而产生轻度的支气管扩张作用;若采用注射途径则无此种作用,目前临床已经少用。

3. 氯胺酮　可直接作用于支气管平滑肌,并间接地通过增加内源性儿茶酚胺的释放,兴奋 β 受体而致支气管扩张,可用于哮喘患者的麻醉。氯胺酮增加肺血管的阻力,使肺动脉压升高,不宜用于肺动脉高压或右心衰竭的患者。

4. 硫喷妥钠　对交感神经的抑制较明显,使副交感神经的作用相对增强,局部或远处刺激均可诱发喉痉挛或支气管痉挛,不宜用于哮喘患者。但临床麻醉药物浓度对支气管平滑肌无明显影响,高浓度才可使平滑肌收缩。文献报道的硫喷妥钠麻醉后支气管痉挛多数是由于麻醉不完全或过浅,而不是硫喷妥钠本身所致。

5. 苯二氮䓬类药物　不引起支气管痉挛,可安全地用于哮喘患者。

6. 依托咪酯　无组胺释放作用,对肺血流动力学无影响。

7. 吗啡、哌替啶、芬太尼和舒芬太尼　由于可引起组胺释放和对平滑肌的直接作用,可导致支气管痉挛,使支气管哮喘患者的哮喘发作。哌替啶与吗啡一样也促使组胺释放,应慎用于哮喘患者。芬太尼则不引起组胺释放。舒芬太尼快速静脉滴注,可引起胸壁和腹壁肌肉僵硬而影响呼吸,大量反复应用可导致呼吸抑制,不可用于分娩过程。

8. 氟烷、恩氟烷和异氟烷　均直接松弛支气管平滑肌,但作用程度不等,三者中异氟烷居末位。氟烷麻醉时肺血流量降低,肺动脉压微降或不改变、肺血管阻力中度增加。恩氟烷也降低肺血流,肺血管阻力不变或微升。异氟烷可使肺血管阻力轻度下降,也可不变或微升。

9. 七氟烷和地氟烷　七氟烷可抑制乙酰胆碱和组胺引起的支气管痉挛,故可用于哮喘患者。地氟烷对气道有刺激作用,不适合吸入诱导麻醉。

10. 氧化亚氮　使肺血管收缩。如患者原来的肺血管阻力较高,则氧化亚氮的此种收缩作用会加强,不宜用于肺动脉高压或右心室功能不全的患者。

11. 筒箭毒碱　有组胺释放作用,可增加支气管平滑肌的张力。

12. 新斯的明、毒扁豆碱和溴吡斯的明　均为胆碱酯酶抑制药,通过乙酰胆碱的毒蕈碱样作用使支气管平滑肌收缩,此种作用可被阿托品拮抗。

13. 氨茶碱　松弛支气管平滑肌,对小动脉有直接扩张作用。

二、麻醉药对肺通气的影响

常用的吸入麻醉药和静脉麻醉药都是肺通气抑制药,抑制的程度和表现因药物的不同和剂量大小而异。剂量增加,抑制随之加深。

1. 氟烷类吸入麻醉药　均使自主呼吸的患者潮气量减少,而呼吸频率呈代偿性增加,呼吸变浅变快,但这种代偿是不完全的。异氟烷则降低潮气量而不增加呼吸频率。$PaCO_2$ 均随麻醉深度的增加而增加,以恩氟烷的肺通气抑制作用最强。氟烷、恩氟烷、异氟烷均抑制 $CO_2$ 通气反应,在低于产生麻醉所需剂量如 0.1MAC［最低肺泡有效浓度(minimum alveolar concentration,MAC)］时可无明显影响;浅麻醉使反应曲线右移,斜度降低;加深麻醉则使反应曲线进一步右移,最终反应消失。七氟烷和地氟烷也均能抑制由 $CO_2$ 引起的通气效应。氧化亚氮有轻微的肺通气抑制作用,可使 $PaCO_2$ 轻度增加。在与其他麻醉药合用时,对该麻醉药的肺通气抑制效应有协同而非相加作用,但仍比单独应用该麻醉药达到同样的麻醉深度所产生的抑制作用小。例如,异氟烷 1.4MAC 时,$PaCO_2$ 为 60mmHg,如吸入 0.75% 异氟烷和 70% 氧化亚氮,仍为 1.4MAC,$PaCO_2$ 为 52mmHg。氧化亚氮不抑制 $CO_2$ 通气反应。上述吸入麻醉药包括氧化亚氮均抑制急性低氧通气反应,0.1MAC 即可引起一定程度抑制,1.1MAC 可完全抑制此种反应。吸入麻醉药还可使 $CO_2$ 通气反应与急性低氧通气反应的协同作用减弱。

2. 静脉麻醉药　硫喷妥钠和丙泊酚抑制呼吸作用较强,其对 $CO_2$ 通气反应的抑制程度均与注射速度和剂量呈正相关。硫喷妥钠对低氧血症通气反应的抑制较吸入麻醉药小。在非快速静脉注射的条件下,氯胺酮轻度增加 $CO_2$ 通气反应。如注射速度过快,剂量偏大,可出现一过性呼吸抑制,虽然对 $CO_2$ 通气反应无明显抑制作用,但如辅用麻醉性镇痛药,可造成明显的呼吸抑制。

3. 麻醉性镇痛药　此类药物几乎对呼吸都有程度不等的抑制,且与剂量呈正相关。吗啡在小剂量(如 0.1mg/kg 静脉注射或 0.15mg/kg 肌内注射)时,只使呼吸频率减慢,而潮气量无变化;如剂量增大,则呼吸频率和潮气量均下降;如大剂量(1~3mg/kg)静脉注射吗啡,则呼吸频率的降低远较潮气量的减小明显,直至自主呼吸完全停止。在以等效镇痛剂量肌内注射时,哌替啶对肺通气的抑制作用为吗啡的 1.3~1.9 倍。芬太尼抑制肺通气的表现与吗啡相似,抑制的程度则与等效镇痛剂量的哌替啶相似。麻醉性镇痛药吗啡、芬太尼等均使 $CO_2$ 通气反应曲线右移,斜度不变,但哌替啶则同时使斜度降低。麻醉性镇痛药均抑制急性低氧通气反应。

4. 苯二氮䓬类药物　静脉注射常用剂量均可引起程度不等的肺通气抑制,主要表现为潮气量减少,对慢性阻塞性气道疾病患者的抑制作用较明显。如与麻醉性镇痛药合用时,呼吸抑制加重。地西泮可抑制急性低氧通气反应,但不影响呼吸中枢对 $CO_2$ 的反应。由于急性低氧通气反应极易受麻醉药物的抑制,故麻醉后早期可能出现的低氧血症不太可能引起肺泡通气增加。麻醉下的手术刺激仍能明显增加每分通气量,降低 $PaCO_2$。因此,应该警惕在术后早期由于停止了手术刺激而重新出现肺通气的抑制情况。

### 三、麻醉期间影响肺通气的因素

1. 体位　如手术体位限制胸廓或膈活动或因液体重力作用增加肺血容量(如头低足高位),可降低胸廓和肺的顺应性,减少潮气量并降低肺活量。一般手术体位均可减少功能残气量,进而影响功能残气量与闭合容量的相对关系。

2. 呼吸道梗阻　各种原因引起的呼吸道梗阻均可使呼吸道阻力增加,延长肺泡充气所需时间。吸气有阻力时,肺内压下降可造成闭合容量增加和低通气。持续低通气量呼吸时,肺顺应性逐渐下降。

3. 麻醉方法和麻醉装置　硬膜外阻滞平面过高可减少肺活量,全身麻醉几乎均使潮气量减少。吸入麻醉装置故障,气管导管过长、过细或有扭曲会增加呼吸道阻力。气管插管或气管造口一般可减少解剖无效腔的 1/2。吸气末的肺容量每增加 100ml,解剖无效腔相应增加 2~3ml。全身麻醉装置常增加机械无效腔。较长时间吸入纯氧或高浓度氧、$CO_2$ 蓄积、体外循环及任何原因所致肺血流减少(如肺栓塞)等,均可使肺表面活性物质减少或活性降低。脂溶性吸入麻醉药可能也影响肺表面活性物质的活性,使肺顺应性降低。

4. 低血压　麻醉期间使用控制性低血压,或因椎管内麻醉平面过高、范围过大并伴有血压下降,或有大出血、休克等,均可因心排血量减少、肺血流量相应减少而致肺通气/血流比值增大,肺泡无效腔明显增加。

5. 正压通气的影响　正压通气(IPPV)是与自主呼吸生理机制相违反的一种被动通气方式。实施机械通气时,是用正压克服气道阻力、胸廓及肺的弹性阻力而将气体压入肺。胸膜腔内压和肺内压的升高,必然使腔静脉回心血量减少,肺血管阻力增加,右心室后负荷增加。在肺泡充气量达高峰时,流经肺泡的血量反而减少,影响通气/血流比值。这种对循环的影响与通气时的气道内压力高低及其持续时间有关,亦与压力曲线波形的正压面积有关。正压面积越大,对循环的影响越严重。在施行机械通气时一般都使用呼气末平压(zeroed-expiratory pressure,ZEEP),使呼气末气道内压力随着压入肺内气体的排出,逐渐降至与大气压同等的水平,便于在呼气末恢复胸内负压。通气频率也采用常频通气,其吸气与呼气间期比例(I∶E)一般为 1∶2。此较长的呼气间期便于胸内负压得到充分恢复,有利于减轻 IPPV 对循环的不良影响。此外,机体经过对正压通气的适应,通过周围血管收缩,也可以适当补偿对循环的影响。

机械通气时每次压入的气体容量一般稍大于患者的潮气量,以取得较好的气体交换效果。如通气量过低,吸气时间过短,加压急骤,则气体交换效果差,且易导致肺顺应性差的肺泡区膨胀不全,气体分布不均匀,而加大肺内生理性分流。如每次通气量过大或跨肺压过高,则肺泡扩张,通气过度,流经肺泡血量锐减,可使通气/血流比值增高,肺泡无效腔加大,而且有造成肺泡气压伤的危险。机械通气的通气效果还受到胸廓和肺顺应性及气道阻力的影响。肺顺应性的大小用单位压力下所能引起的肺容量改变来表示,压力增加时肺容量也会递增。但这种递增受到胸腔容积的限制,在潮气量范围内增加压力,肺容量的递增率比较稳定;在潮气量以上范围加压,则肺容量的递增率渐减。故对肺顺应性较差的患者,宜适当控制每次通气量;超过潮气量范围使用过高压力的通气不但影响循环,而且所增加的气体量往往进入原来顺应性较好的肺泡区,反而增加生理无效腔。对此类患者只能在顺应性有所改善后,再相应调整每次通气量。气道阻力主要影响气体流速,对气道阻力很大的患者应适当延长吸气时间,减少机械通气频率。因为对这类患者如果在通气加压至预定压力后立即转为呼气,可因吸气时间过短,肺泡不能得到足够的通气量,而致通气不足;如果按常用频率将预定每次通气量压入肺内,则可造成气道内压力骤增,影响循环。目前在用通气机进行呼吸治疗方面,一般均主张用低潮气量(6~8ml/kg,不超过 10ml/kg)。

### 四、麻醉对肺内气体交换的影响

1. 麻醉对通气/血流比值的影响　体位和全身麻醉对闭合容量的影响轻微,但对 FRC 的影响较大。清醒成人从直立位改为仰卧位时,功能残气量平均减少 800ml,全麻诱导后可进一步减少 20%,肌松药也有同样的作用,但与全身麻醉药的作用并不相加。因此,在体位和全身麻醉的影响下,若闭合容量大于功能残气量,则可使肺内分流增加。体位也影响吸入气和肺血流量的分布。仰卧位时两侧肺的相对通气无改变;侧卧位自主呼吸时,则低侧肺通气较好,因低侧膈顶部位置较高,可比高侧的膈形成更为有力的收缩。全身麻醉时,不论患者保持自主呼吸还是人工通气,高侧肺通气较好而肺血流量分布较少,致肺泡无效腔量增加。侧卧位时,约有 2/3 的肺血流分布在低侧肺。如于侧卧位行开胸术,因手术操作限制或妨碍高侧(术侧)肺的活动,肺通气转向低侧肺,则可与肺血流量的增加相匹配。单肺通气时,如正常肺的容量过度增加,则可压迫肺泡膜的毛细血管,增加正常肺的血流阻力,使血液转向术侧肺。全身麻醉时,不论自主呼吸还是人工通气,肺泡无效腔量也均有所增加,这可能与潮气量增大、肺血流减少及肺动脉压降低、吸气时间缩短(吸入气易分布到血流灌注不良的肺泡)及体位因素有关。已经证明,在全身麻醉吸入纯氧并用肌松药后,仰卧位即有 $V_A/Q$ 比值失调,且侧卧位时更为严重。如前所述,各种原因引起的心排血量减少均可使肺血流量相应减少,肺泡无效腔量明显增大,$V_D/Q_T$ 增加。手控通气或机械通气,如操作不当或所选择的参数欠妥,均可使 $V_A/Q$ 比值失调、增加肺泡无效腔量或增加肺内分流。

在肺通气与肺血流的关系之间存在着自身调节机制。肺泡氧分压($P_AO_2$)<70mmHg 时造成肺血管收缩,称为缺氧性肺血管收缩(hypoxic pulmonary vasoconstriction,HPV)。在局部肺缺氧的情况下,肺泡低通气区的肺血管收缩,从而减少该区的血流量,使血液从缺氧的部位转向非缺氧的部位,这样就能够调节局部通气/血流比值,减少肺内分流,维持 $PaO_2$。但这种调节机制可受很多因素的影响。凡能增加肺动脉压的临床情况(如左房室瓣狭窄、血容量增加、低温、血管活性药物等)都能抑制 HPV。$PaCO_2$ 上升可促进局部 HPV,$PaCO_2$ 下降则可直接抑制 HPV。常用的血管扩张药(如硝普钠、硝酸甘油等)也能抑制局部 HPV。吸入全身麻醉药对 HPV 的影响不一,恩氟烷抑制局部 HPV,氟烷对 HPV 影响极小,异氟烷对 HPV 的影响有待进一步证实。单侧肺通气时,若将 $FiO_2$ 从 100% 渐减至 30%~50%,此种吸入气中氧浓度的降低也可引起通气侧肺血管的阻力增加,减少血液从对侧向通气侧肺的转移。故单侧通气一般均用纯氧以促进对侧萎缩肺的 HPV。此外,混合静脉血氧分压($PvO_2$)的增加或降低均能抑制 HPV。

综上所述,在麻醉中采用合理措施,使患者能获得适当的通气量,可以保证有足够的肺泡通气量并维持良好的循环功能,对保持正常的通气与血流的匹配关系具有极其重要的意义。

2. 麻醉对肺内气体弥散的影响　气体弥散受到各种因素的影响。麻醉对肺内气体弥散的影响主要表现如下。

(1)在吸入麻醉时,麻醉气体在吸入气中占有一定的分压,使吸入气体中的氧分压相对减少。因此无论保持自主呼吸还是行人工通气,均须给予一定浓度的氧以增加吸入气中的氧分压。

(2)全身麻醉诱导前吸氧去氮已成为一种常规方法。由于吸入空气氧分压相对较低,因此无法增加氧的弥散速率。吸入 100% 的氧 1 分钟,$PaO_2$ 可上升至 400mmHg;吸入 100% 的氧 5 分钟,$PaO_2$ 可升至近 500mmHg;此时改吸空气仅 2 分钟,$PaO_2$ 可降至正常水平。

(3)进行全身麻醉时,可采用合理的通气方法以解除支气管痉挛、清除支气管分泌物等,克服有效交换面积减少、气体弥散距离增加等异常情况。

(4)全身麻醉过程中,只要肺泡内氧分压不低于 60mmHg,对氧的弥散可无明显影响,但肺泡气二氧化碳分压很快升高,可造成二氧化碳蓄积。

(熊利泽)

# 第四章　麻醉与循环

心血管生理是麻醉和危重医学的重要理论基础,心血管生理功能的主要作用是通过血液循环完成物质运输、实现体液调节、维持内环境理化特性相对恒定和机体的防御功能。手术麻醉和 ICU 中危重患者,心血管功能常易发生变化,因此,深入了解心血管生理功能、麻醉期间血流动力学变化及危重患者的病理生理特点,对指导临床麻醉处理、急救复苏、危重患者监护治疗等都有重要意义。本章对心肌生物电现象和生理特性、心动周期、心肌收缩原理、心排血量、心脏功能、血管生理、心血管调节及冠脉循环和肺循环进行详细介绍。

## 第一节　心脏的电活动

心肌细胞可分为两大类:一类是普通的心肌细胞(又称工作细胞),包括心房肌和心室肌,有收缩性、兴奋性和传导性,但传导性较低,是非自律细胞,没有自律性;另一类是组成特殊传导系统的、分化了的心肌细胞,主要包括 P 细胞和浦肯野细胞,是自律细胞,有自律性、兴奋性和传导性,但没有收缩性。

### 一、工作细胞的跨膜电位

静息电位和动作电位:心室肌细胞的静息电位约 $-90mV$,主要是静息时膜对 $K^+$ 通透性较高,$K^+$ 顺浓度梯度由膜内向膜外扩散所达到的平衡电位。心室肌动作电位的复极过程持续时间长,动作电位升支和降支不对称。可分为如下 5 个时期(图 2-3A)。

(1)除极(去极)过程:又称 0 期。在适宜的外来刺激作用下,膜内电位由静息状态下的 $-90mV$ 迅速上升到 $+30mV$ 左右,原有的极化状态消除并发生倒转,构成动作电位的升支。除极相仅占 1~2 毫秒,除极幅度达 $120mV$。

(2)复极过程:除极达顶峰后,立即复极,整个复极过程缓慢,包括 3 个阶段。

1)1 期复极(快速复极初期):在复极初期,膜内电位由 $+30mV$ 左右迅速下降到 $0mV$,占时约 10 毫秒。0 期和 1 期的膜电位变化速度都很快,常统称峰电位。

2)2 期复极(平台期):1 期复极达 $0mV$ 后,膜内电位下降速度大为减慢,基本上停滞于 $0mV$ 左右,膜两侧呈等电位状态。此期持续 100~150 毫秒,是心肌动作电位持续时间长的主要原因。

3)3 期复极(快速复极末期):2 期复极过程末,复极速度加速,膜内电位由 $0mV$ 左右较快地下降到 $-90mV$,完成复极化过程,占时 100~150 毫秒。

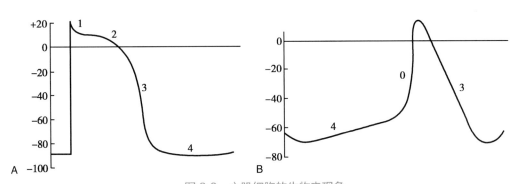

图 2-3　心肌细胞的生物电现象
A.心室肌细胞的动作电位;B.窦房结细胞的动作电位。

4) 4 期(静息期):是膜复极完毕,膜电位恢复后的时期。在心室肌细胞或其他自律细胞,4 期的膜电位稳定于静息电位水平。

## 二、自律细胞的跨膜电位

在自律细胞,当动作电位 3 期复极未达到最大值(称最大复极电位)后,4 期的膜电位并不稳定于这一水平,而是开始自动除极,除极达阈电位后引起兴奋。4 期自动除极是自律细胞产生自动节律性兴奋的基础。不同类型的自律细胞,4 期自动除极的速度不同,构成净内向电流的离子流的方向和离子本质不完全相同。

1. 浦肯野细胞　是快反应自律细胞,其动作电位的形态与心室肌相似,产生的离子基础基本相同,但形成 4 期的离子基础则不同。浦肯野细胞 4 期自动除极主要是由随时间而逐渐增强的内向电流所致,也有逐渐衰减的外向 $K^+$ 电流参与。这种 4 期内向电流,称为起搏电流,内向电流通道与钠快通道不同。内向电流可被 $Ca^{2+}$ 所阻断,而不被河鲀毒素(TTX)阻断。

2. 窦房结细胞的跨膜电位及其形成机制　当膜电位由最大复极电位自动除极达阈电位时,激活膜上钙通道,引起 $Ca^{2+}$ 内流($I_{Ca}$),导致 0 期除极;随后,钙通道逐渐失活,$Ca^{2+}$ 内流相应减少,膜逐渐复极。由慢通道控制的 $Ca^{2+}$ 内流所引起的缓慢 0 期除极,是窦房结细胞动作电位的主要特征,故亦称为慢反应细胞和慢反应电位(图 2-3B)。

窦房结细胞 4 期自动除极也是由随时间而增长的净内向电流所引起。净内向电流由一种外向电流和两种内向电流所构成。其中由于 $I_k$ 通道逐渐失活所造成的 $K^+$ 外流的进行性衰减,是窦房结 4 期除极的最重要的离子基础。内向电流是一种进行性增强的内向离子流(主要是 $Na^+$),它对起搏活动的作用远不如 $I_k$ 衰减。还有非特异性的缓慢内向电流。它在自动除极的后 1/3 才起作用,可能是生电性 $Na^+-Ca^{2+}$ 交换的结果。

## 三、心肌的电生理特征

1. 心肌的兴奋性　兴奋性的周期性变化包括以下几方面。

(1)有效不应期:从除极开始到复极 –60mV 这一期间内无论用多强的刺激,肌膜都不能产生传播性兴奋。这是由于钠通道完全失活或刚开始复活,还没有恢复到备用状态。

(2)相对不应期:从 –60mV 到 –80mV 由于膜电位仍低于静息电位,其钠通道开放能力尚未恢复正常,需要高于正常阈值的强刺激方可引起传播性兴奋。

(3)超常期:膜电位由 –80mV 恢复到 –90mV 的时期内,由于距阈电位的差值小于正常,故兴奋性高于正常。最后,膜电位恢复到正常静息水平,兴奋性也恢复正常。

2. 心肌的自律性　在不同的自律组织中,窦房结自律性最高(约 100 次 /min),浦肯野纤维网自律性最低(约 25 次 /min),房室交界(约 50 次 /min)和房室束支(约 40 次 /min)的自律性介于两者之间。

3. 心肌的传导性和心脏兴奋的传导　窦房结发出的兴奋,通过心房肌传到整个心房,尤其是沿着"优势传导通路"迅速传到房室交界区,然后经房室束和左、右束支传到浦肯野纤维网,引起心室肌兴奋。传导组织各部分的传导速度是不同的,浦肯野纤维传导速度最快,这对于保持心室肌的同步收缩十分重要。房室交界区传导速度最慢,兴奋在此延搁一段时间(称房 - 室延搁)才向心室传播,这就使心室在心房收缩完毕之后才开始收缩,不至于产生房室收缩重叠的现象。

麻醉和手术过程中影响心脏节律和传导的原因很多,通过神经系统、内分泌系统、电解质和酸碱的改变都可引起心律和心率的变化。局麻药的不同血药浓度可产生不同的电生理作用,如利多卡因低血药浓度所产生的电生理效应有治疗心律失常的作用;但血药浓度过高,作用于钠快通道,则抑制心脏的传导。

# 第二节　心脏的泵血功能

心脏一次收缩和舒张,称一个心动周期,包括收缩期和舒张期。每个心动周期中,先是两个心房收缩,继而心房舒张,当心房开始舒张时,两个心室也几乎同时收缩,接着心室舒张,而心房又开始收缩。若成人心率为 75 次 /min,则每个心动周期持续 0.8 秒,其中心房收缩期约为 0.1 秒,舒张期为 0.7 秒;心室收缩期为 0.3 秒,舒张期为 0.5 秒。心率增快,心动周期即缩短,且舒张期的缩短更明显。

## 一、心脏泵血过程和机制

1. 心房收缩期 心房收缩前,心脏处于全心舒张期,心房压略高于心室压,房室瓣开放,血液由心房进入心室,使心室充盈。此时,心室压低于主动脉压,故半月瓣是关闭的,心房开始收缩,内压升高,心房内血液被挤入心室,使心室血液充盈量进一步增加。持续 0.1 秒后进入舒张期。

2. 心室收缩期

(1)等容收缩期:约 0.05 秒。心房舒张后不久,心室开始收缩,当室内压超过房内压时,房室瓣关闭。此时,室内压尚低于主动脉压,半月瓣仍然关闭,心室成为封闭腔;此时心室肌强烈收缩使室内压急剧升高,而心室容积不变,称等容收缩期,其特点是室内压升高幅度大,速度快。

(2)射血期:当室内压超过主动脉压时,半月瓣开放,等容收缩结束进入射血。射血的最初 1/3 左右时间内,心室肌强烈收缩,由心室射入主动脉的血量很大,流速很快,容积明显缩小,室内压上升达峰值,称快速射血期(0.10 秒);随后,心室内血液减少,心室肌收缩强度减弱,射血速度逐渐减弱,称缓慢射血期(0.10 秒)。

在快速射血的中期或稍后,室内压已低于主动脉压,但心室内血液因受到心室肌收缩的作用而有较高的动能,依其惯性作用射入主动脉。

3. 心室舒张期

(1)等容舒张期:0.06~0.08 秒。心室肌舒张后,室内压下降,半月瓣关闭,但室内压仍高于房内压,房室瓣依然关闭,心室又成为封闭腔。此时心室肌舒张使室内压迅速大幅度下降,但心室容积不变,称等容舒张期。

(2)心室充盈期:当室内压下降到低于房内压时,血液冲开房室瓣,快速进入心室,称快速充盈期(0.11秒);随后流入速度减慢称缓慢充盈期(0.22 秒)。此后,进入下一个心动周期,心房开始收缩,心室又快速充盈。

由上可知,心室肌的收缩和舒张造成室内压的变化,并且是导致心房和心室之间及心室和主动脉之间产生压力阶差的根本原因,而压力阶差是血液流动的重要动力,血液的单向流动是在瓣膜活动的配合下实现的。

## 二、心动周期中心房压力的变化

每个心动周期中(图 2-4),左心房曲线出现 3 个小正向波:a 波、c 波和 v 波;以及 2 个下降波:x 波和 y 波。a 波是心房收缩,房内压升高所形成;c 波是心室开始收缩,室内压升高使房室瓣凸向心房腔,房内压轻度上升所形成;x 波是心室射血时容积缩小,心底部下移,房室瓣下陷,以致心房容积趋于扩大,房内压下降所形成;v 波是静脉血不断回流入心房,房内压渐增所形成;y 降波是房室瓣开放,房内血流迅速进入心室所形成。成人安静卧位时,左心房压为 3~16cmH$_2$O,右心房压为 0~7cmH$_2$O。

## 三、压力 - 容量曲线

压力 - 容量曲线可反映左心室泵功能(图 2-5)。图中有两条曲线:收缩压曲线和舒张压曲线。在舒张压曲线上左心室容量达 150ml 时,舒张压才有明显增加。正常的左心室最大收缩压为 250~300mmHg。

1. Ⅰ期:充盈期 当肺静脉血从心房流入心室,心动周期就进入充盈期,Ⅰ期起始前心室内的含血量称为左心室收缩末期容积(left ventricular end-systolic volume,LVESV),至 Ⅰ 期末左心室舒张末期容积达 115ml,增加了 70ml,但左心室压力仅上升了 5mmHg。心室的充盈程度取决于心室壁的顺应性或弹性。例如,体外循环后,主动脉瓣狭窄继发左心室肥厚及心肌梗死后,都能引起心室壁顺应性减退和心室僵硬,阻碍心房内血液被动流入心室。

2. Ⅱ期:等容收缩期 心脏开始收缩,左心室内压力急剧上升而容量无改变。此时,二尖瓣已关闭,而主动脉瓣还未开放,所以心室容量保持不变。

3. Ⅲ期:射血期 当室内压超过主动脉压时,主动脉瓣开放,血液迅速流入主动脉,心室容量急剧下降,直至室内压低于主动脉压,主动脉瓣关闭。射血期末左心室血容量即为 LVESV。每搏输出量($SV$)= $LVEDV$–$LVESV$,其中 $LVEDV$ 为左心室舒张末期容积(left ventricular end-distolic volume);射血分数($EF$)= $SV/LVEDV \times 100\%$。

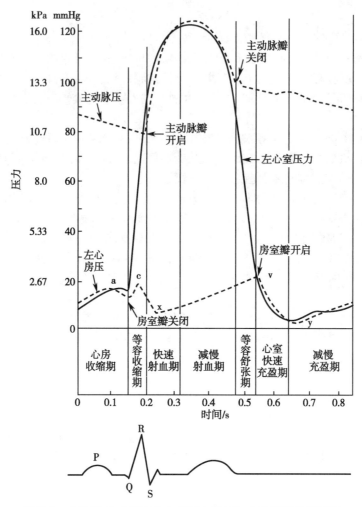

图 2-4　主动脉、左心室和左心房压力波形与心动周期的各时相

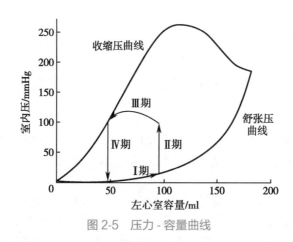

图 2-5　压力 - 容量曲线

4. Ⅳ期：等容舒张期　当室内压低于主动脉压，主动脉瓣关闭，心室开始舒张。Ⅳ期心室内压力急剧下降，容量无变化，当室内压低于房内压，二尖瓣开放进入下一个心动周期。LVEDV 代表了左心室前负荷。

四、心排血量

心跳一次心室射出的血量，称每搏输出量（SV），每分钟射出的血量，称为每分钟心排血量（CO），$CO=SV \times HR$。成人男性静息状态下，每搏输出量约 70ml（60~80ml），心排血量约 5L/min（4.5~6.0L/min）。由于心排血量与体表面积（body surface area，BSA）有关，故常采用心排血指数（cardiac index，CI）来表示，

$CI=CO/BSA$。体重 70kg 的成人,心指数为 2.5~3.5L/(min·m$^2$)。

影响心排血量的因素很多,包括静脉回心血量、外周血管阻力、周围组织需氧量、血容量、体位、呼吸方式、心率和心肌收缩性等,而决定因素主要为每搏输出量和心率。

1. 每搏输出量的调节

(1)前负荷:通过心肌细胞本身初长度的变化而引起心肌收缩强度的改变,称为等长调节,即 Starling 机制。在完整无病变的心脏中,前负荷是指左心室舒张末期容积(LVEDV)或压力(LVEDP),取决于心室的充盈量,反映左心室舒张末期容积和心排血量的关系,即所谓 Starling 心功能曲线(图 2-6)。心室充盈量受静脉回流速度、心室舒张充盈期持续时间和心室射血剩余血量影响。输血、补液均能使静脉压升高而影响前负荷。肌肉运动、焦虑和低血压通过神经性调节都能增强静脉张力。拟交感类药和强心苷都能引起静脉收缩。交感神经节阻滞药、亚硝酸盐、交感神经抑制药及能引起交感神经抑制的各项操作(如蛛网膜下腔和硬膜外阻滞等),均可导致静脉张力降低,使静脉容积增加。中央静脉与外周静脉压力的差别能引起静脉系统内血液回流入右心腔,于舒张期使右心室充盈,直至舒张末期,为右心室舒张末期容积(right ventricular end-distolic volume,RVEDV)。心率明显增加能使舒张期缩短,致使前负荷减少。心房同步收缩能明显增加左心室前负荷。结性节律时,由于心房收缩消失,血压和心排血量可下降 10%~30%。

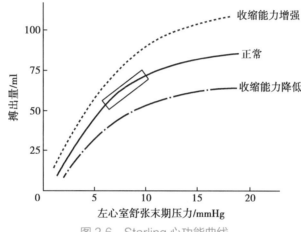

图 2-6　Starling 心功能曲线

在正常情况下,心室的顺应性呈非线性(图 2-7),有许多因素可影响心室顺应性,如心室壁增厚、强直能使顺应性降低。在缺血性心脏病或主动脉狭窄的患者中,左心室顺应性降低,左心室内容量稍有增加,即可引起左心室充盈压力明显升高,表明顺应性曲线左移(图 2-7)。主动脉瓣关闭不全或心内直视术患者使用心脏停搏液后,停止人工心肺机转流即刻,左心室充盈量增加,但左心室压力升高很小(顺应性增加),表明顺应性曲线右移(图 2-7)。所以,当心肌顺应性异常时,左心室压力不能准确反映左心室舒张末期容积。二尖瓣正常的患者,在进行心脏手术时,可通过左心房压(LAP)来反映前负荷,同时也能较好地反映左心室舒张末期压力。临床上使用漂浮导管测肺小动脉楔压(pulmonary arterial wedge pressure,PAWP),又称肺毛细血管楔压(pulmonary capillary wedge pressure,PCWP),也能间接提示左心房压的变化。左、右心室的前负荷和左、右心室功能曲线常不相等,其变化也不平行(图 2-8)。

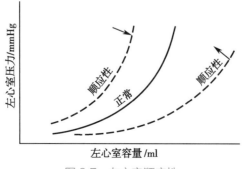

图 2-7　左心室顺应性

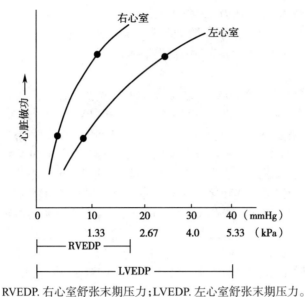

RVEDP. 右心室舒张末期压力；LVEDP. 左心室舒张末期压力。

图 2-8 左、右心室功能曲线

（2）后负荷：是指左心室射血时心肌壁所承受的压力，在心率、心肌初长度和收缩功能不变的情况下，如动脉压增高，则等容收缩期延长而射血期缩短，同时，心室肌缩短的程度和速度均减少，射血速度减慢，每搏输出量减少。另一方面，每搏输出量减少造成心室内余血量增加，通过等长调节，使每搏输出量恢复正常，此时，通过神经体液调节，加强心肌收缩能力，使心室舒张末期容积也恢复到原有水平。平均动脉压（$MAP$）− 右房压（$RAP$）= 心排血量（$CO$）× 总外周血管阻力（$SVR$），因此，$MAP$ 不能代表后负荷，而 $SVR$ 能较确切地反映后负荷。通过无创或有创的方法测量 $CO$、$MAP$ 等，即可计算 $SVR$，$SVR$ 正常值为 675~1 125mmHg/（s·L）。右心室的后负荷通常以肺血管阻力（$PVR$）来表示，$PVR=PAP−LAP/CO$，式中 $PAP$ 为肺动脉压，$LAP$ 为左心房压，$PVR$ 正常值为 37.5~112.5mmHg/（s·L）。上述公式均可表明心排血量与后负荷成反比，心功能不全的患者，当后负荷急剧升高时，可导致 $CO$ 明显下降，常见于麻醉期间心肌受抑制时。临床上出现 $SVR$ 或 $PVR$ 升高，可采用扩血管药降低后负荷，以提高 $CO$，改善组织灌流和心功能。

（3）心肌收缩性：通过心肌收缩能力（即心肌不依赖前、后负荷而改变其力学活动的一种内在特性）的改变，从而影响心肌收缩的强度和速度，使心脏排出量和排出功能相应发生改变的调节，称为等长调节。心肌收缩的基本过程是 $Ca^{2+}$ 激活了肌球蛋白分子头部与肌动蛋白相交部位之间的横桥。当心房和心室肌细胞除极时，钠快通道开放，$Na^+$ 迅速流入细胞内。随着钙慢通道开放，仅少量 $Ca^{2+}$ 流入细胞内，从而激发肌质网释放 $Ca^{2+}$，$Ca^{2+}$ 从 $10^{-7}$mol/L 增加至 $10^{-5}$mol/L，$Ca^{2+}$ 与肌钙蛋白细胞结合，解除肌钙蛋白 I 的抑制作用。随着原肌球蛋白使肌球蛋白头部的横桥移向肌动蛋白，并与之结合，致使肌动蛋白向 A 带中央滑行，造成肌节长度缩短。当心肌细胞膜复极时，$Ca^{2+}$ 离开肌钙蛋白细胞进入肌质网，细胞内 $Ca^{2+}$ 浓度低于 $10^{-7}$mol/L，致使原肌球蛋白又覆盖肌动蛋白的结合处，肌动蛋白离开 A 带中央，故肌节长度延伸，整个心肌处于舒张状态。

肌动蛋白和肌球蛋白的结合需要能量，是由 $Ca^{2+}$ 激活肌球蛋白三磷腺苷酶（ATPase），使三磷腺苷（ATP）水解为二磷酸腺苷（ADP）和无机磷而产生能量。因此，心肌收缩性取决于肌质网 $Ca^{2+}$ 的运转、线粒体产生 ATP 和肌球蛋白 ATP 酶活性的程度，其中横桥联结数（活化横桥数）和肌球蛋白的 ATP 酶活性是控制收缩能力的主要因素。凡能增加兴奋后胞质 $Ca^{2+}$ 浓度和 / 或肌钙蛋白对 $Ca^{2+}$ 亲和力的因素，均可增加横桥联结数，使收缩能力增强。儿茶酚胺能激活 β 受体，导致 cAMP 浓度增加，细胞质 $Ca^{2+}$ 浓度也增加，则横桥联结数增多，收缩力增强。在年龄相关性心脏病和甲状腺功能减退患者，其心脏 ATP 酶活性较低，故收缩力减弱。

（4）左心室壁运动异常：左心室壁局部有异常活动，可呈现收缩低下（hypokinesis）、收缩消失（akinesis）和收缩异常（diskinesis）。心肌壁出现活动异常能使前后负荷、收缩性和每搏输出量均降低，其严重程度与活动失常的范围和数量有关,常见于冠心病和二尖瓣狭窄患者。

(5)瓣膜功能异常:4 个瓣膜中的任何一个产生狭窄或关闭不全或两者兼有,均可导致瓣膜功能异常。房室瓣狭窄(如二尖瓣狭窄),由于前负荷降低,致使 SV 下降;半月瓣狭窄,使后负荷增加,SV 减小。瓣膜关闭不全时,由于心室每次收缩产生反流,即使前负荷、心肌收缩性及室壁活动均无明显改变,有效 SV 也会降低。

2. 心率的调节　心率在 40~180 次 /min 内,心率增快,心排血量增多。心率超过 180 次 /min,则心室充盈时间明显缩短,充盈量减少,每搏输出量显著减少,心排血量亦开始下降;心率慢于 40 次 /min,心脏舒张期过长,心室充盈早已接近极限,再延长心脏舒张时间也不能增加充盈量和每搏输出量,故心排血量也减少。

心率受自主神经调节,交感神经活动增强时,心率增快,迷走神经活动增强时,心率减慢。一些体液因素和体温对心率也有影响,体温升高 1℃,心率可增加 12~18 次 /min。

## 第三节　心血管功能调节

### 一、神经调节

1. 心脏和血管的神经支配
(1)心脏的神经支配:支配心脏的传出神经为心交感神经和心迷走神经。

1)心交感神经:心交感节前神经元为胆碱能神经元,其末梢释放乙酰胆碱;节后神经元为肾上腺素能神经元,其轴突组成心脏神经丛,支配窦房结、房室交界、房室束、心房肌和心室肌。心交感神经兴奋时,末梢释放的去甲肾上腺素与心肌细胞膜上的 β 受体结合,导致心率增快、传导加速和心肌收缩增强。

2)心迷走神经:节前神经元的轴突在胸腔内和心交感神经一起组成心脏神经丛,与心交感神经节后纤维伴行进入心脏,与心内神经节的细胞发生突触联系。心迷走神经的节前和节后纤维均属于胆碱能纤维。节后神经末梢释放乙酰胆碱,与心肌细胞膜 M 受体结合,导致心率减慢、心房肌收缩减弱和房室传导速度减慢。

(2)血管的神经支配:除真毛细血管外,其余血管平滑肌都受自主神经支配。有缩血管神经纤维和舒血管神经纤维,统称血管运动神经纤维,缩血管神经纤维都是交感神经纤维,节后神经元末梢释放去甲肾上腺素,与 α 受体结合导致血管平滑肌收缩,与 β 受体结合导致血管平滑肌舒张,但以缩血管效应为主。交感舒血管神经纤维和副交感舒血管神经纤维末梢均释放乙酰胆碱,引起血管扩张。

2. 心血管中枢　延髓是调节血管活动的重要神经中枢,延髓头端网状结构的背外侧部分有加压区,兴奋该区能引起全身交感神经系统的兴奋活动,血压急剧上升,实际上是缩血管中枢和心交感中枢。延髓尾端网状结构的腹内侧部分能引起血压急剧下降,它抑制延髓或脊髓交感神经、中枢神经元的兴奋活动。刺激下丘脑和中脑的某些部位也可引起加压反应,故下丘脑和脑干各水平也存在心血管中枢。

3. 心血管反射
(1)压力感受器反射:颈动脉窦和主动脉弓管壁上有特殊的压力感受器,在动脉外膜下有极其丰富的传入神经末梢。动脉压上升时,管壁扩张,外膜下神经末梢受机械牵张产生神经冲动,颈动脉窦、主动脉弓的传入神经分别经舌咽神经、迷走神经进入脑干,使迷走神经中枢兴奋,使心率减慢、抑制交感中枢,引起血管舒张,血压下降;反之,当动脉压下降时,压力感受器传入冲动减少,抑制迷走神经,使交感神经兴奋,使心率加快,动脉压升高。压力感受器反射是一种负反馈调节机制,使动脉血压保持相对稳定。

(2)化学感受器反射:颈总动脉分叉处有颈动脉体,主动脉弓有主动脉体,含有丰富的血管和传入神经末梢。当血中 $PO_2$ 低于 50mmHg、$PaCO_2$ 过高、$H^+$ 浓度过高时,均可使动脉体的传入神经兴奋,颈动脉体、主动脉体分别经舌咽神经、迷走神经将冲动传至延髓化学敏感中枢,继而兴奋延髓呼吸中枢,使呼吸加深加快、血压上升、心率增快。

(3)心肺感受器反射:在心房、心室和肺循环大血管壁存在许多感受器,统称心肺感受器。当心房、心室或肺循环大血管压力升高,或血容量增多使心脏或血管壁受到牵张时,感受器就会兴奋;另一类是化学物质,如前列腺素、缓激肽等也能刺激感受器。大多数心肺感受器兴奋时产生的反射效应是交感紧张性降低、心迷走紧张性加强,导致心率减慢、心排血量减少、外周血管阻力和血压降低。

（4）中枢神经缺血反射：颅内压增高引起中枢神经缺血，体内释放大量肾上腺素和去甲肾上腺素，导致心率加快、心肌收缩增强，血压升高，使心排血量增加 100% 以上。

（5）眼心反射：眼外肌有伸展感受器，压迫眼球或牵拉眼球周围组织通过迷走神经反射，使心率减慢。

（6）胆心反射：胆管部位迷走神经分布密集，且有膈神经分支参与，外科手术在分离胆囊床、胆囊颈和探查胆总管时可发生胆心反射和迷走 - 迷走反射。

麻醉对心血管调节的影响是复杂的，取决于麻醉药的应用、通气方式、手术和麻醉操作等诸多因素。全身麻醉药和 $PaCO_2$ 变化通过中枢神经和自主神经系统，影响压力感受反射。在人体静脉注射硫喷妥钠（7mg/kg）能抑制压力感受器调节心率，引起心动过速。泮库溴铵有抑制迷走作用，使心率增加，血压升高。氯胺酮可抑制交感神经节前纤维和压力感受器刺激，引起心率变化。椎管内麻醉时，由于交感神经节纤维传导被阻滞，血管扩张，可使血压降低，CI 下降，SI 无明显变化；但高位硬膜外阻滞或蛛网膜下腔阻滞平面超过胸 4 节段，尤其对全身情况较差者施行上腹部手术，椎管内阻滞后易出现持续低血压，导致心肌缺血，严重心律失常，甚至心力衰竭。所以，椎管内阻滞时，尤其麻醉平面高于胸 6 节段者，应考虑患者的循环系统能否代偿。机械通气时，若每分通气量过少，血中 $CO_2$ 浓度升高，能兴奋交感神经节前纤维，使心率增快。而术中牵拉胆囊或压迫眼球，均会通过迷走神经反射，使心率变慢。

## 二、体液调节

1. 全身性调节　主要通过内分泌系统释放激素，经血液循环至全身心血管系统，进行全身性调节。

醛固酮是一种肾上腺素皮质激素，对细胞外液和血容量的调节起着很大作用，又能促进肾小管对钠、水的重吸收。醛固酮分泌过多，水钠潴留，使细胞外液量增多，血容量增加，心排血量增多，血压升高。肾上腺髓质分泌肾上腺素，由血液输送至全身，作用于心血管系统，使心排血量增加，心率加速，皮肤、内脏血管收缩，肌肉（包括心肌）血管舒张。当交感神经兴奋或肾脏灌注不足时，肾小球近球细胞释放肾素，它能激活 α 球蛋白血管紧张素原，使之水解为血管紧张素 I，继而又被肺循环中转换酶脱去 2 个氨基酸，形成血管紧张素 II。后者引起动脉壁平滑肌强烈收缩，升高血压。血管紧张素 II 又刺激肾上腺皮质释放醛固酮，增加细胞外液量，使静脉回心血量增多，心排血量增加，血压上升。血管紧张素 II 又能直接作用于肾脏，发挥潴水、潴钠作用。

2. 局部体液调节　激肽是一种具有扩血管作用的直链低分子多肽，最常见的是缓激肽和血管舒张素。激肽可使血管平滑肌舒张和毛细血管通透性增加，但对其他器官平滑肌则引起收缩。在某些腺体中，可使局部血管舒张，血流量增加。

内皮细胞的前列环素合成酶可以合成前列环素（$PGI_2$），后者使血管舒张。内皮细胞表面存在一些受体，激活后可释放内皮舒张因子（可能是一氧化氮），可使血管平滑肌内的鸟苷酸环化酶激活，cGMP 浓度升高，游离钙浓度降低，血管舒张。血管内皮细胞也可产生多种缩血管物质，内皮素是最强烈的缩血管物质之一。

组织细胞代谢率增加，或血流灌注不足，能引起小血管扩张；反之，血流量过多则引起小血管收缩。缺氧、$CO_2$ 和 $H^+$ 增多，$K^+$ 浓度升高，以及腺苷、腺苷酸、三羟酸循环中许多代谢产物等，都能引起血管扩张。

# 第四节　冠脉循环和肺循环

## 一、冠脉循环

1. 冠脉循环的解剖特点　心脏的血供主要来自左、右冠状动脉，分别起源于升主动脉的左、右主动脉窦。左冠状动脉长 0~40mm，分出左前降支和回旋支。左前降支近端分出 4~6 支中隔支，分别进入室间隔；左前降支又分 1~3 支对角支继续为左心室前壁、侧壁供血，随后在室间隔内下行，通常围绕心尖部运行。回旋支在左房室沟内下行，其主要分支为钝缘支，1~3 支，为左心室侧壁供血。右冠状动脉自右主动脉窦分出后，在右房室沟内下行，至心脏房室交叉前又分出锐缘支，为右心室右前壁供血。心脏有大量的静脉，主要有心脏中静脉和心脏小静脉。心脏的静脉主要通过冠状窦回流至右心房，只有心前静脉直接汇入右心房。心肌的毛细血管网分布极为丰富。毛细血管数和心肌纤维数的比例为 1:1。在心肌横截面上，每平方毫米面积上有 2 500~3 000 根毛细血管。因此,心肌和冠脉血液之间的物质交换可以很快地进行。

2. 冠脉循环生理　在安静状态下,中等体重的人冠脉血流量为 225ml/min,占每分钟心排血量的 4%~5%。

心肌节律性舒缩对冠脉血流产生很大影响。左心室等容收缩期,左冠状动脉血流急剧减少,甚至倒流。射血期,主动脉压升高,冠脉血压也升高,血流量增加。缓慢射血期,冠脉血流量又下降。等容舒张期,冠脉血流量突然增加,到舒张早期达最高峰,然后逐渐回降。一般而言,左心室在收缩期的血流量为舒张期的 20%~30%。舒张压(diastolic blood pressure,$DBP$)的高低及心舒张期的长短是影响冠脉血流量的重要因素。冠脉灌注压(coronary perfusion pressure,$CPP$)=$DBP-LVEDP$,$LVEDP$ 为左心室舒张末期压力。

3. 冠脉循环的调节　冠脉循环的调节是为了保持氧供/氧需平衡,心肌氧需主要取决于心脏代谢速度,它又受心肌收缩性、心率、室壁张力的影响。心肌氧供主要取决于冠脉血流量和血流中释放的氧量,氧输送($DO_2$)=$BF \times (CaO_2-CvO_2)$,氧消耗($VO_2$)=$CO \times (CaO_2-CvO_2)$,氧释放比率($EO_2$)=$(CaO_2-CvO_2)/CaO_2$,$BF$ 为常数,$CaO_2$ 为动脉血氧含量,$CvO_2$ 为静脉血氧含量。$EO_2$ 在氧供处于正常值或较高水平时,$VO_2$ 是一个常数,与 $DO_2$ 无关。而 $DO_2$ 逐渐下降时,$EO_2$ 即上升,能维持 $VO_2$ 不改变,最后达到 $EO_2$ 增加不足以维持 $VO_2$ 时,$VO_2$ 开始下降,这个阈值,称为 $DO_2$ 关键点($DO_{2crit}$),在此水平以下 $VO_2$ 受氧供限制。

心肌氧供的一个重要特点是即使在静息状态下仍有 70% 的冠脉血流。冠脉血流随心肌代谢氧耗的增加而增加,二者呈正比。剧烈运动时,冠脉血流可增加 3~4 倍。局部代谢是主要的调节机制之一,然而,氧耗引起冠脉扩张和冠脉血流增加的确切机制还不明确,推测氧供的减少会引起血管扩张物质释放入心肌细胞,如腺苷、ADP、$H^+$、$K^+$、乳酸等。

### 二、肺循环

肺循环的功能是使血液在流经肺泡时,与肺泡气之间进行气体交换。肺循环和支气管血管的末梢之间有吻合支相通,一部分支气管静脉血可经过这些吻合支进入肺静脉和左心房,使主动脉血液中掺入 1%~2% 的静脉血。

肺动脉管壁较薄,可扩张性较大,故对血流的阻力较小。肺动脉的收缩压平均为 22mmHg,与右心室收缩压相同,舒张压为 8mmHg,平均压为 13mmHg,肺循环毛细血管血压平均为 7mmHg。肺静脉压平均为 2mmHg,与左心室内压相等。在肺动脉内插入 Swan-Ganz 导管能测出肺动脉压,插至肺小动脉,当气囊充气时就能测出肺小动脉楔压,肺小动脉楔压通常比左心房压高 2~3mmHg,这样就能得出左心房压。肺动脉压正常时,肺动脉舒张压和肺小动脉楔压相关。

肺泡缺氧,$PaO_2$ 小于 70mmHg 会引起供应这些肺泡的肺动脉收缩,从而使通气不良的肺泡血流减少,这样降低了肺内分流,提高了 $PaO_2$。

肺血流量取决于肺动脉压(PPa)及肺泡压(PA)大小。右上肺叶可划分为三个血流区:1 区,肺毛细血管塌陷使肺泡压大于肺动脉压、肺动脉压大于肺静脉压(PPv),PA>PPa>PPv;2 区,肺毛细血管仅在舒张期塌陷,因此肺泡压高于肺静脉压,但低于肺动脉压,PPa>PA>PPv;3 区,肺动脉压高于肺泡压,肺血流是持续的,PPa>PPv>PA。在平卧位时,全肺血流均如 3 区一样均匀分布。只有当肺动脉导管的顶端位于肺的 3 区时,肺动脉楔压才能反映左心房压。

## 第五节　麻醉药对心血管功能的影响

围手术期影响循环功能的因素很多,其中以麻醉药最为重要。不管是全麻药(吸入麻醉药及静脉麻醉药)还是局麻药(利多卡因、布比卡因和罗哌卡因等)对心血管功能都会产生不同程度的影响;同时,影响程度呈剂量依赖性,而且与药物浓度和注药途径及速度有关。熟悉麻醉药对心血管功能的影响,对选择麻醉药物、决定用药剂量和方法,以及维持适当麻醉深度和围手术期循环功能稳定具有重要意义。

### 一、吸入麻醉药对循环功能的影响

1. 氟烷(halothane)　氟烷对心肌有直接抑制作用,使血压随麻醉深度的增加而逐渐下降,其原因可能为:直接抑制心肌,同时具有轻度神经节阻滞作用,导致血管扩张,回心血量减少,从而减少心排血量。氟烷还具有中枢性抑制效应,降低了交感神经维持内环境稳定的有效作用。以上综合效应导致氟烷麻醉时,血压随麻醉深度的增加而逐渐下降。

一般在停止吸入氟烷后,血压可自行回升。若出现低血压或伴有心动过缓,使用阿托品增快心率后亦可以使血压回升。此外,氟烷能增加心肌对肾上腺素和去甲肾上腺素的敏感性,可产生室性心动过速,特别是在患者出现 $CO_2$ 蓄积时,因此临床上应引起注意。

2. 恩氟烷(enflurane)　恩氟烷对循环系统的抑制程度与吸入浓度有关。恩氟烷对心肌收缩有抑制作用,麻醉时可使每搏输出量和心排血量减少,而右心房压升高。吸入 1MAC 的恩氟烷即可产生抑制;2MAC可严重减少心排血量。并且其抑制作用与 $PaCO_2$ 有关,$PaCO_2$ 下降时心排血指数亦明显下降。

恩氟烷麻醉时心律稳定,很少出现心律失常。心电图上虽可见到房室传导时间延长,但不影响心室内传导,往往持续时间也短,改善通气即可消失。心率变化情况与麻醉前的心率相关,麻醉前心率快者(90 次 /min)麻醉后可减慢,心率慢者(65 次 /min)可增快。

恩氟烷降低血压程度与减少心排血量的程度一致或更重。由于血压下降与恩氟烷的麻醉深度相关,临床上将血压下降作为恩氟烷麻醉过深的指标。吸入 1.0MAC 和 1.5MAC 恩氟烷,可使血压分别下降(30.0±3.3)% 与(38.3±4.0)%。1.5MAC 恩氟烷对血压及心排血量的抑制程度相当于 2MAC 氟烷。术前有血压高的患者经恩氟烷麻醉后血压下降更明显。

恩氟烷不增加心肌对儿茶酚胺的敏感性,抑制心脏内交感神经末梢释放去甲肾上腺素,适用于嗜铬细胞瘤患者。可与肾上腺素合用。

3. 异氟烷(isoflurane)　异氟烷对循环系统的抑制作用弱于恩氟烷及氟烷,心脏麻醉指数(心脏衰竭时全身麻醉药浓度 / 麻醉所需浓度)为 5.7,大于恩氟烷(3.3)及氟烷(3.0)。在健康人保持 $PaCO_2$ 正常,1~2MAC的异氟烷不抑制或仅轻度抑制心功能。异氟烷在 0.9~1.4MAC 时对右心房压无明显影响,在 1.9MAC 时稍增高,随吸入浓度的增加,心排血量明显减少,但低于氧化亚氮、恩氟烷和氟烷。异氟烷使心率稍增快,但心律稳定,不减慢希 - 浦纤维的传导,不诱发心律失常,不增加心肌对儿茶酚胺的敏感性。因此,异氟烷麻醉时可合用肾上腺素。与氟烷相比,在 1.5MAC 条件下,异氟烷麻醉时引起 50% 动物发生室性心律失常的肾上腺素的量为氟烷的 3 倍以上。异氟烷降低血压的作用主要是由于周围血管阻力下降所致。

异氟烷能减低心肌耗氧量及冠脉阻力,不减少甚至增加冠脉血流量。因此对冠心病患者的麻醉具有一定程度的心肌保护作用。对行体外循环的患者,吸入异氟烷可以降低术后心肌细胞释放钙蛋白 I,对心肌功能具有保护作用。但亦有在冠心病患者中可引起"心肌窃血"的报道,即引起正常冠脉供血量增加而狭窄冠脉供血量减少,但该现象有待进一步研究。

4. 七氟烷(sevoflurane)　七氟烷对心肌的抑制作用亦具有浓度依赖性。人体超声心动图显示:2%~4%七氟烷使左心室收缩功能(表现为左心室内压变化)和心脏泵功能(表现为左心室圆周缩小速度及左心室横径缩短率的变化)随药量增加而产生显著性降低。吸入 2.5%~5% 七氟烷,等容舒张期左心室内压变化时间系数 T(反映左心室舒张功能的指标)呈剂量依赖性延长,表明七氟烷随吸入浓度的增加会抑制左心室舒张功能。

用 10% 七氟烷诱导时,心率约减少 5%,再以 2%~3% 七氟烷维持时(自主呼吸、$PaCO_2$ 约 50mmHg)心率又恢复到诱导前水平。高浓度七氟烷引起心率减慢与心肌抑制作用有关;而中低浓度时的心率增加可能是由于七氟烷对人体压力感受器无抑制作用,血压下降时可通过压力感受器引起反应性的心率增加所致。七氟烷也有增加心肌对儿茶酚胺敏感性的作用。其心肌敏感性评分(表示吸入麻醉药对肾上腺素诱发室性期前收缩及心室扑动的影响)为 9.7,明显低于氟烷的 34。这可能是因为七氟烷对房室传导及浦肯野纤维传导的抑制作用较弱,难以发生因折返所致的快速型心律失常。

七氟烷所致血压降低与其吸入浓度有关,临床上吸入 2%~3% 七氟烷(保留自主呼吸、$PaCO_2$ 约50mmHg)可使收缩压降低约 11%;吸入 2%~4% 七氟烷(机械通气、$PaCO_2$ 保持在正常范围)可使平均动脉压下降约 15%。这一方面是由于心肌收缩力降低使心排血量减少,另一方面是由于七氟烷对外周血管的扩张作用所致。

七氟烷对冠脉也有扩张作用,降低了冠脉灌注压,而冠脉血流维持不变。在浓度为 2MAC 时,七氟烷降低冠脉阻力的作用与异氟烷比较无显著差异。

5. 地氟烷(desflurane)　地氟烷可降低左心室每搏输出量和外周血管阻力,其对心血管功能和心肌收缩力的抑制作用亦具有浓度依赖性。但由于地氟烷可引起心率增加,所以仍可维持心排血量的基本不变。此外,地氟烷对心脏前负荷、心排血指数、左心室射血分数和平均肺动脉压均无明显影响。有关混合静脉血氧饱和度、氧耗、氧供和氧需/氧供比值的研究表明,地氟烷麻醉下虽然外周血管阻力下降,但组织灌注无明显变化。

对患者和健康志愿者的研究发现,使用地氟烷麻醉诱导的开始阶段迅速加大其浓度(使呼气末浓度大于1.0MAC)时,出现2~4分钟交感神经性心血管兴奋,即心率增快、血压升高,以及血清肾上腺素和血管升压素增加的现象。这种状态一般是自主性的,随着麻醉药浓度的增加,心血管系统的兴奋性会逐渐降低。氧化亚氮、抑制交感神经兴奋性的药物如阿片类(芬太尼)、β肾上腺素受体拮抗药(艾司洛尔)和$\alpha_2$肾上腺素受体激动药(可乐定)均可有效抑制这种一过性的交感神经性心血管兴奋。

地氟烷可有效抑制冠心病患者术中劈胸骨时的血压反应,维持正常的心排血指数和肺动脉楔压。

6. 氧化亚氮 体外实验证明,氧化亚氮对心肌有直接抑制作用,其程度与浓度有关。但与氟化全身麻醉药相比,其抑制程度较轻,其机制可能与干扰心肌$Ca^{2+}$的利用有关。在体实验发现,低浓度氧化亚氮不引起明显的血流动力学的变化;高浓度时因兴奋交感神经系统而出现血中儿茶酚胺浓度升高,从而掩盖了氧化亚氮对心肌的抑制作用。心率、每搏输出量、平均动脉压、外周血管阻力等指标不变或略有增加。但当血容量减少时,每搏输出量、平均动脉压降低,而外周血管阻力仍无明显变化。

体外实验发现氧化亚氮可增加离体血管平滑肌的反应性。与挥发性全身麻醉药增加皮肤血流量不同,40%氧化亚氮可引起皮肤血管收缩且增加肺血管阻力,增加右心房压。这在先天性心脏病的患者可能增加右向左的分流,降低动脉血氧饱和度。

氧化亚氮还可改变其他麻醉药的心血管作用,减轻氟化全身麻醉药的心血管抑制作用,但与麻醉性镇痛药合用时将加重后者的循环抑制。此外,氧化亚氮很少引起心律失常,但与氟烷合用时容易引起心律失常。

吸入麻醉药抑制心肌收缩力主要是通过对L型钙通道、肌质网及收缩蛋白的影响发挥作用,并与吸入麻醉药的浓度相关。使用微电极电压钳技术记录到,氟烷、恩氟烷和异氟烷均可以使犬和小鼠的完整心室肌细胞的$Ca^{2+}$电流($I_{Ca}$)降低。定量试验表明,0.9mmol/L氟烷和0.8mmol/L异氟烷可分别降低整个细胞$Ca^{2+}$电流的40%与20%。但吸入麻醉药对收缩蛋白$Ca^{2+}$敏感性影响的研究仍存争议。氟烷可以使心肌肌丝$Ca^{2+}$的敏感性下降,七氟烷对收缩蛋白$Ca^{2+}$的敏感性则无影响。此外,吸入麻醉药可以使心肌细胞胞质内$Ca^{2+}$转运减少。氟烷、异氟烷与七氟烷都能降低$I_{Ca}$的幅度,使心肌细胞兴奋时肌质网内$Ca^{2+}$的部分释放减少。

已有大量证据证明,经吸入麻醉药预处理(APC)后对缺血-再灌注损伤的心肌具有保护作用,其机制有4个方面。①这种保护作用与线粒体膜和肌细胞膜上的ATP敏感性钾通道($K_{ATP}$)的激活有关,$K_{ATP}$开放,促进$K^+$外流,组织细胞内$Ca^{2+}$超载,从而阻止受损细胞的肿胀和死亡。②吸入麻醉药引起的$K_{ATP}$开放,是由于G蛋白偶联受体的激活所激发的。主要涉及$A_1$受体和阿片类受体。激活$A_1$受体可以使$K_{ATP}$开放,受损细胞产生和释放到组织间隙中的腺苷减少。③蛋白激酶系统也参与了吸入麻醉药的心肌保护机制。尤其是蛋白激酶C(PKC),是缺血预处理和药物预处理的信号传递系统中最为重要的因子。④少量活性氧(ROS)的释放也与这种APC的心肌保护机制有关。APC时引起少量的ROS释放,如羟自由基和超氧阴离子的释放,从而启动线粒体膜$K_{ATP}$开放,同时也激活PKC。

## 二、静脉麻醉药对循环功能的影响

1. 硫喷妥钠(thiopental sodium) 硫喷妥钠对左心室收缩功能、延髓血管运动中枢有剂量依赖性抑制作用,同时具有外周血管扩张作用,可使心排血量减少,血压下降。硫喷妥钠深麻醉时,尤其伴有缺氧和二氧化碳潴留时,血压降低并不一定随麻醉变浅而迅速回升,可维持较长时间的低血压状态。

但硫喷妥钠诱导气管插管时,可能导致交感神经过度兴奋,释放大量儿茶酚胺,血管收缩痉挛,致使血管内皮细胞功能失调,从而抑制一氧化氮合酶(NOS)的活性和一氧化氮(NO)的合成,致使心率增加,血压明显增高,且可使插管即刻和其后2分钟内的心肌耗氧量增加。

2. 咪达唑仑(midazolam) 咪达唑仑的镇静、催眠作用较强,可使外周血管阻力有轻度下降,引起血压下降,心率反射性增快。还能使左心室前负荷、肺动脉楔压和左心室舒张末期压力降低,这可能是其对静脉血管的直接作用所致。使用咪达唑仑进行麻醉诱导时,血流动力学仅表现为血压轻度下降,这种作用是短暂的且可以通过体位或扩容迅速纠正;气管插管时血压增高和心率增快,在给药前注入芬太尼5~7μg/kg,可减轻因气管插管引起的心血管反应。

3. 依托咪酯(etomidate) 对离体心脏、在体犬及健康人或心脏病患者的研究显示,依托咪酯对心肌收缩力几乎无抑制作用。这可能与其能维持心肌兴奋收缩耦联所需的细胞内 $Ca^{2+}$ 浓度,以及不影响正常的交感神经兴奋性和自主神经反射有关,有助于维持麻醉期间血流动力学的稳定。因此也有文献报道,依托咪酯较丙泊酚更适合用于老年患者,尤其是有心血管疾病且代偿能力较差的患者。

4. 丙泊酚(propofol) 丙泊酚能抑制肌质网对 $Ca^{2+}$ 的摄取,从而抑制心肌收缩力;促使血管内皮细胞释放 NO,使细胞内环鸟苷酸(cGMP)的含量增加,松弛血管平滑肌,导致血管扩张,外周血管阻力下降;抑制循环压力感受器和血管运动中枢;阻滞交感神经末梢释放去甲肾上腺素(NE)。在对离体的完整兔心脏的研究中发现,丙泊酚能降低左心室的压力和收缩性,在高浓度时可引发剂量依赖性的心率下降,而且这种负性心脏作用不依赖于心率的变化。因此,大剂量(2.5mg/kg)静脉注射丙泊酚可引起收缩压、舒张压和平均动脉压下降,但心率无明显变化或轻度减慢,可能与迷走神经张力增加有关。与等效剂量的硫喷妥钠相比,丙泊酚对心肌收缩力影响较小。

丙泊酚对心肌缺血 - 再灌注损伤的保护作用已在动物实验和临床研究中得到证实,它能减少术中氧自由基的生成、提高机体抗氧自由基的能力。有报道,在体外循环中使用大剂量丙泊酚能降低术后心肌细胞的损伤,同时可明显降低术后 24 小时的外周血管阻力。然而由于心肌保护机制的不同,在缺血前吸入异氟烷的同时输注丙泊酚,可能会减弱异氟烷对心肌的保护作用。

丙泊酚对肺循环的影响小于对体循环的影响,在离体鼠肺和灌注兔肺模型中发现,丙泊酚可使肺血管阻力降低,舒张肺动脉,浓度为 5~10μg/ml 的丙泊酚可使已增高的肺血管阻力下降,但对正常张力的肺血管阻力则无明显影响,说明丙泊酚对肺血管的舒张作用与基础张力有关。丙泊酚的肺动脉舒张作用呈内皮依赖性,去内皮后肺动脉的舒张作用减弱。

有研究将四种常用静脉麻醉药丙泊酚、硫喷妥钠、依托咪酯及咪达唑仑对老年患者血流动力学影响进行比较,结果显示:丙泊酚引起的血压下降最显著。丙泊酚和硫喷妥钠可使患者的射血前期(PEP)/ 左心室射血期(LVET)比值明显增加,且硫喷妥钠增加程度大于丙泊酚。除依托咪酯外另三种静脉麻醉药的每搏指数(SI)、心排血指数(CI)、射血速率(EV)和每搏功(LVP)均有不同程度的降低,丙泊酚降低程度最显著。依托咪酯对外周血管阻力无明显影响,硫喷妥钠和咪达唑仑均有不同程度的升高,以咪达唑仑为显著,而丙泊酚使外周血管阻力明显下降。咪达唑仑明显降低舒张末容积(EDV),其他三种静脉麻醉药无明显变化。

5. 氯胺酮(ketamine) 氯胺酮对心血管系统有双重作用,既直接抑制心脏,又兴奋交感神经中枢。负性肌力作用可能是由于氯胺酮抑制跨膜 $Ca^{2+}$ 内流,继而减少细胞内的 $Ca^{2+}$ 水平所致。兴奋交感神经中枢则是通过抑制神经元及神经元外的儿茶酚胺再摄取、增加血浆儿茶酚胺浓度而发挥作用。一般情况下兴奋作用强于抑制作用,所以临床表现为血压上升、心率增快。但危重患者应用氯胺酮,尤其是交感神经兴奋性减弱的患者,由于儿茶酚胺耗竭而主要表现为心血管系统的抑制作用,可能直接引起心肌抑制和血管扩张,这亦可能是一些危重患者应用氯胺酮后循环衰竭的原因。

氯胺酮对肺循环的影响比对体循环的影响更加明显,能舒张肺血管,但对肺循环的整体影响取决于对中枢交感神经兴奋和直接肺血管效应的平衡。

### 三、麻醉性镇痛药对循环功能的影响

1. 吗啡(morphine) 多数阿片类药物由于抑制交感神经兴奋性,增强迷走神经张力,常引起低血压。吗啡在单次、快速给药时,即使小剂量(5~10mg 静脉注射)也可能引起血压下降,大剂量(1~4mg/kg 静脉注射)时血压下降的发生率更高,但缓慢注射(注射速度低于 5mg/min)可减少低血压的发生。这些变化并非对心肌直接抑制所致,而是由于吗啡对血管平滑肌的直接作用和组胺释放的间接作用,引起外周血管扩张的结果。大剂量应用吗啡,尤其与氟烷共用时要注意补充血容量,小剂量(<0.5mg/kg)时相对安全。为减少低血压反应,还可预先使用组胺 $H_1$、$H_2$ 受体拮抗药,或临时采用头低足高位。

另外,也有报道吗啡麻醉下行心脏手术时发生高血压者,使用吗啡总量达 595mg 时,血压仍高于术前 15%,同时有血浆肾上腺素浓度增高。人们将此归于各种不同原因,如浅麻醉、反射机制、高血压蛋白酶原 - 血管紧张素机制、交感肾上腺素系统激活等。

2. 哌替啶(pethidine)　与绝大多数阿片类药物相比,哌替啶抑制心肌收缩的作用更强,动物实验证实使用 10mg/kg 的剂量时,除明显的心排血量下降外,还可发生呼吸抑制。哌替啶引起的组胺释放作用也较吗啡强,还具有明显的阿托品样作用,在给药后常有心率增快(也有人解释心率过快是由于其中枢毒性作用的结果),心动过缓较少见。其组胺释放作用在女性比男性明显,相对血压下降的幅度也要大。有研究表明,1mg/kg 静脉注射哌替啶可致心率一过性显著增快,并伴有心肌耗氧指标(RPP)的显著上升。这种变化对有心血管疾病的老年患者而言,足以诱发心血管不良事件,应予以高度关注。

3. 芬太尼族

(1)芬太尼(fentanyl):临床上小剂量(≤10μg/kg)对血压无明显影响,即使应用大剂量(30~100μg/kg)的芬太尼也很少引起低血压,左心室功能较差者也很少出现低血压,有人认为主要是其没有组胺释放作用的影响。另外,多数人认为芬太尼不引起或很少引起心肌收缩力的变化。Miller 比较了芬太尼(75μg/kg)、舒芬太尼(15μg/kg)、阿芬太尼(125μg/kg)对麻醉患者心功能的影响,结果发现芬太尼对循环功能影响最小。使用芬太尼后出现的低血压都与心动过缓有关,交感神经张力较高者更易发生,可能是中枢交感神经冲动传出受到抑制的缘故。

芬太尼麻醉时也有血压突然升高的情况,尤其在气管插管或强的手术刺激时发生较多。而且在冠状动脉旁路移植术中,左心功能好的患者更易有高血压,常与浅麻醉或剂量低出现觉醒有关。芬太尼的剂量通常限制在 30μg/kg 以下,全身麻醉诱导剂量更多控制在 5~10μg/kg 以下,此时如血压控制仍不满意,可使用辅助麻醉药物如静脉镇静药或吸入麻醉药等,也可采用血管扩张药帮助降压。

(2)舒芬太尼(sufentanil):舒芬太尼在芬太尼族中镇痛作用最强,且维持时间持久。但常引起低血压,这与交感神经张力下降及副交感神经张力增强有关,同时也是血管平滑肌直接抑制的结果。但有学者认为在心脏手术中使用舒芬太尼时,循环功能的可控性更好,体外循环期、复跳后恢复期及术后所需血管扩张药较少。一般剂量为 15~25μg/kg。

(3)阿芬太尼(alfentanil):阿芬太尼致意识丧失的 $ED_{50}$ 为 100~125μg/kg,除具有芬太尼和舒芬太尼的特性外,不足之处是心脏手术中对心血管的应激反应抑制不稳定,并可能发生心肌缺血。许多资料都证实阿芬太尼比舒芬太尼和芬太尼更易引起血压下降和心动过缓。

(4)瑞芬太尼(remifentanil):瑞芬太尼是一种新型 μ 受体激动药,亦可有效地抑制心血管应激反应。体外研究发现,瑞芬太尼不引起显著的负性肌力作用,并能保持心肌收缩力和对 β 肾上腺素能刺激的反应性。但在临床应用中,瑞芬太尼常引起心动过缓和低血压等不良反应。曾有多次使用瑞芬太尼而引起严重心动过缓(心率<30 次/min)的报道。瑞芬太尼致心动过缓在细胞水平(如窦房结自律细胞)上的具体机制还未明确。在大鼠保留完整内皮的胸主动脉实验中观察到,瑞芬太尼的血管扩张作用可能既有内皮依赖机制,内皮释放 NO 和前列腺素(PG),又有非内皮依赖机制,抑制电压门控钙通道。此外,瑞芬太尼通过兴奋中枢迷走神经,以及心血管运动中枢,致心率减慢、血压下降,且此抑制作用可被中枢神经系统 μ 受体介导的交感神经兴奋作用所减弱。但瑞芬太尼不减弱动脉压力反射的敏感性。同时,瑞芬太尼也可能部分通过兴奋外周神经和心血管中枢中的 μ 受体来降低平均动脉压和心率。保持动脉压力反射的完整性,有助于瑞芬太尼麻醉时血流动力学的稳定。

对大鼠离体肾动脉的研究发现:瑞芬太尼和舒芬太尼均产生浓度依赖的血管扩张,且不受环氧合酶抑制剂、β 受体拮抗药、NO 合酶抑制剂和非选择性阿片受体拮抗药的影响,它们降低大鼠肾脏灌注压的机制可能与钙激活钾通道(KCa)有关。

麻醉性镇痛药的应激抑制作用并非始终与剂量呈正相关,50μg/kg 和 100μg/kg 芬太尼、1.5μg/kg 和 3μg/kg 舒芬太尼对冠状动脉旁路移植术患者血流动力学和应激激素释放的影响相同,因此目前并不主张大剂量应用芬太尼。相反,15μg/kg 舒芬太尼可刺激心血管,增加不良反应,相对低浓度的舒芬太尼(3μg/kg)复合神经镇静类药物可产生最大的应激抑制作用,满足诱导和插管的需要。

### 四、肌肉松弛药对循环功能的影响

肌肉松弛药(简称"肌松药")能或多或少地激动或拮抗神经肌肉接头以外的胆碱受体,如自主神经节的烟碱样乙酰胆碱受体,以及在肠、膀胱、气管、心脏窦房结及房室结和瞳孔括约肌等的副交感神经节后纤维的毒蕈碱样乙酰胆碱受体。这是肌松药引起心血管和自主神经系统不良反应的重要原因。去极化肌松药氯琥珀胆碱兴奋胆碱受体,而非去极化肌松药一般拮抗胆碱受体。此外,部分肌松药还有不同程度的组胺释放作用。组胺释放可使外周血管阻力降低、低血压、心动过速、皮肤红斑、毛细血管通透性增加从而导致组织水肿、支气管痉挛等。肌松药对自主神经的作用、组胺释放及心血管系统的影响见表2-1。

表2-1　肌松药对自主神经的作用、组胺释放及心血管系统的影响

| 药名 | 自主神经节 | 心脏毒蕈碱受体 | 组胺释放 | 血管阻力 | 心排血量 | 血压 | 心率 |
|---|---|---|---|---|---|---|---|
| 筒箭毒碱 | 阻滞 | 无 | 中度 | ↓ | ↑ | ↓ | ↑ |
| 氯二甲箭毒 | 阻滞弱 | 无 | 轻度 | ↓ | — | ↓ | ↑ |
| 加拉碘铵 | 无 | 拮抗强 | 无 | — | ↑ | ↑ | ↑ |
| 潘库溴铵 | 无 | 拮抗弱 | 无 | — | ↑ | ↑ | ↑ |
| 阿库氯铵 | 微弱 | 拮抗弱 | 轻度 | ↓ | ↑ | ↓ | ↑ |
| 阿曲库铵 | 无 | 无 | 无 | —,↓ | —,↑ | —,↓ | —,↑ |
| 维库溴铵 | 无 | 无 | 无 | — | — | — | — |
| 罗库溴铵 | 无 | 无 | 无 | — | —,↑ | —,↑ | — |
| 米库氯铵 | 无 | 无 | 轻度 | —,↓ | —,↑ | —,↓ | — |
| 多库氯铵 | 无 | 无 | 无 | — | — | — | — |
| 哌库溴铵 | 无 | 无 | 无 | — | — | — | — |
| 顺阿曲库铵 | 无 | 无 | 无 | — | — | — | — |
| 琥珀胆碱 | 兴奋 | 兴奋 | 轻度 | — | —,↓ | —,↓ | ↓ |

注:—代表不变;↑代表升高;↓代表下降。

1. 去极化肌松药　琥珀胆碱(suxamethonium)可兴奋所有自主神经系统的胆碱受体,产生各种心律失常,包括窦性或室性心律失常。其兴奋心脏窦房结毒蕈碱样受体可产生窦性心动过缓,这种现象在术前未用阿托品的患者及交感神经紧张性相对较高的儿童更易发生。在首次静脉滴注琥珀胆碱后5分钟左右再次静脉滴注时,易发生窦性心动过缓、结性心律、室性逸搏,甚至心搏骤停。此外,琥珀胆碱具有升高血钾的作用,可能引起严重的心律失常,临床使用时应引起注意。

2. 非去极化肌松药　对兔离体心房的研究发现,泮库溴铵能增加心率,维库溴铵和罗库溴铵能引起正性肌力作用,而且维库溴铵能够缩短心肌细胞的不应期。这些作用可能与它们拮抗了心肌细胞的 $M_2$ 毒蕈碱受体有关,但是引起这些作用的剂量高于临床用于住院患者麻醉的剂量。在猪离体冠状动脉模型的研究中发现,泮库溴铵可以产生剂量依赖性减弱乙酰胆碱介导的血管收缩作用,阿曲库铵、罗库溴铵和维库溴铵对乙酰胆碱、组胺和5-羟色胺所介导的血管收缩反应均无明显作用。在对猫的研究中也发现,泮库溴铵对心脏的副交感神经功能有抑制作用,罗库溴铵和维库溴铵对心脏的自主神经系统没有明显影响。

### 五、局部麻醉药对循环功能的影响

局部麻醉药(简称"局麻药")的直接心血管效应是降低心肌收缩力、降低心肌传导系统的传导速率及外周血管扩张作用。局麻药对心血管系统还具有交感神经系统介导的间接作用。相对小剂量的局麻药使交感神经和心血管系统兴奋;随着局麻药浓度的增加,才逐渐表现为心血管系统被抑制,甚至衰竭。

1. 普鲁卡因(procaine)　普鲁卡因为酯类局麻药的代表,作用时效短,麻醉效能弱,对心脏的毒性为局麻药中最小的。普鲁卡因虽具有奎尼丁样抗心律失常作用,能降低自主节律性,延长心肌不应期及抗胆碱能作用。但由于其同时具有中枢神经系统毒性和生物转化过快的特性,因而不适于抗心律失常。

2. 丁卡因(dicaine)　丁卡因与普鲁卡因一样同属酯类局麻药,作用时效长,麻醉效能强,在局麻药中心

脏毒性最大。在负性肌力的比较上,丁卡因比利多卡因强 30 倍,而布比卡因和依替卡因仅是利多卡因强度的 20 倍。但丁卡因的心血管毒性与其麻醉效能相符,因此临床引起心血管不良反应的现象不如布比卡因和依替卡因普遍。

3. 利多卡因(lidocaine)　利多卡因具有与奎尼丁类似的膜稳定作用,但又与奎尼丁有区别,能缩短心肌的不应期。可能正是因为这一点,使利多卡因具有抗心律失常的作用。利多卡因一般是静脉给药,偶尔也肌内注射。因其消除半衰期短(约 90 分钟),通过反复给药来维持血药浓度困难,故口服给药效果不佳。静脉给药是安全的,消除半衰期短有利于血药浓度的调整。利多卡因几乎全部在肝脏代谢,从血中的清除速率与肝血流密切相关。

利多卡因主要用于治疗室性心律失常,尤其有心肌梗死的患者。在急性心肌梗死发作时,预防性给予利多卡因能降低早期心室颤动的发生率。治疗剂量的血药浓度为 2~5μg/ml(血浆浓度为 2.5~6μg/ml)。紧急治疗时可先静脉给予负荷剂量 1~2mg/kg,随后持续静脉滴注 15~30μg/(kg·min)。治疗心律失常时,先以 1mg/kg 静脉注射,以后必要时每隔 8~10 分钟追加 0.5mg/kg,可加至总量为 3mg/kg。在院外遇到紧急情况时,可肌内注射 4~5mg/kg。气管内给予 2mg/kg 的利多卡因也可达到治疗剂量的血浆浓度,至少在肺循环和体循环仍正常时是这样。对心排血量降低、老年(大于 70 岁)和肝功能异常的患者,利多卡因治疗心律失常的剂量应酌减。此外,也有报道在气管插管前 2 分钟静脉注射利多卡因 1.5mg/kg 可以有效地抑制插管的心血管反应,这可能与利多卡因增加了麻醉深度有关。

4. 布比卡因(bupivacaine)和依替卡因(etidocaine)　不同的局麻药在心血管的毒性方面存在很大差别(不论是定性还是定量)。尤其布比卡因和依替卡因,两者有很强的与其麻醉效能不一致的心血管毒性:布比卡因引起心血管毒性反应时的剂量为引起中枢神经毒性反应时剂量的 4 倍(利多卡因为 7 倍)。布比卡因影响心脏传导系统的潜能约是利多卡因的 70 倍,而其阻滞神经传导的效能仅为利多卡因的 4 倍。

布比卡因和依替卡因还能引起室性心律失常。在临床上,因布比卡因毒性引起的严重室性心律失常和循环衰竭的处理非常困难。

5. 左布比卡因(levobupivacaine)　左布比卡因是长效酰胺类局麻药布比卡因的左旋体,研究表明,酰胺类局麻药的毒性存在镜像体选择性,布比卡因是左旋体和右旋体等量混合的消旋体型,其中神经系统和心脏毒性主要来源于右旋镜像体,而左旋镜像体在体内分布广,清除慢。从布比卡因消旋混合物中单独提取而制成的左布比卡因效能与布比卡因相仿,但去掉了右旋体,所以神经和心脏毒性均明显降低,使用更安全。研究认为,长效酰胺类局麻药的心肌毒性机制主要是抑制多种离子通道。布比卡因对钠通道的阻滞呈“快进-慢出”方式,且与通道的结合迅速持久,从而影响钠通道的恢复。布比卡因的左旋体和右旋体与激活的钠通道具有相同的亲和力,而右旋体与失活的钠通道的亲和力明显高于左旋体,使其恢复至静息状态所需的时间延长,可能是布比卡因右旋体毒性强于其左旋体的原因。

动物实验研究结果显示,布比卡因、左布比卡因、罗哌卡因延长 QRS 波时限的比例为 1:0.4:0.3;而导致心律失常的心脏数比为 6:3:3,三者诱发心律失常的剂量由小到大分别为布比卡因、左布比卡因、罗哌卡因。实验中静脉注射致心力衰竭后,采用相同复苏流程,不成功率为布比卡因 50%、左布比卡因 30%、罗哌卡因 10%;而心力衰竭复苏后,血浆未结合浓度布比卡因:左布比卡因:罗哌卡因为 5.7:9.4:19.8。由此可见,左布比卡因的心血管毒性介于布比卡因与罗哌卡因之间。

6. 罗哌卡因(ropivacaine)　罗哌卡因的心脏毒性明显小于布比卡因。动物实验表明,罗哌卡因对心率、心肌收缩强度、房室传导抑制较弱,较少引起室性心律失常,且对出现毒性的离体心脏电起搏成功率高。QRS 波时限延长是反映药物致心律失常可能的指标之一,引起此心肌电生理毒性的三药之比,布比卡因:罗哌卡因:利多卡因为 15:6.7:1。用罗哌卡因和布比卡因的麻醉强度(布比卡因:罗哌卡因 =1.3:1)校正后,两药的毒性比为 1.7:1,即罗哌卡因致心律失常的强度约为布比卡因的一半。临床研究中,两药均致 QRS 波时限延长的情况下,罗哌卡因延长较短,且超声心动图示罗哌卡因对心脏抑制作用较布比卡因小。

罗哌卡因对钠通道的结合作用相对较弱,解离较迅速。它与布比卡因对克隆的人心肌钾通道和鼠心肌 L 型钙通道均有不同程度的抑制作用,但罗哌卡因的抑制强度均较布比卡因弱。罗哌卡因和布比卡因的心肌毒性也可能与干扰心脏线粒体的能量代谢,进而抑制心脏功能致心血管循环衰竭有关。两药均可使鼠心脏线粒体中氧化与磷酸化脱偶联,相等的浓度下(3μmol/L)布比卡因可完全抑制 ATP 的合成,而罗哌卡因只抑制 40%。

总之,对罗哌卡因毒性的临床前期研究认为,与布比卡因相比:①动物和人体对罗哌卡因的耐受性较好,随剂量增大,出现各种严重心律失常如心室颤动、心动过缓的概率较布比卡因少;②对于罗哌卡因过量引起的心搏骤停,药物和起搏复苏效果较好。

（俞卫锋）

# 第五章 麻醉与肝脏

肝脏是人体重要的器官,在药物吸收、转化、排泄的过程中有重要作用。大部分麻醉药物都需要经肝脏或肾脏代谢。肝肾功能不全患者的麻醉用药与正常人有显著差异,是由于器官功能的改变对药物的药代动力学和药效动力学产生的影响所致。此外,部分麻醉药物又会对肝功能造成一定影响。因此,临床医师应充分了解麻醉药物与肝肾功能之间的密切关系,有利于临床精准和合理用药。

肝脏在药物的代谢和排泄中起着十分重要的作用,大多数药物和毒物在肝脏经过生物转化作用而排出体外。因此,肝脏是人体最大和最重要的解毒器官。肝脏的正常状态对药物在体内的代谢过程起着至关重要的影响,可进一步影响药物的疗效和不良反应的发生。部分麻醉药物在经过肝脏代谢后可能对肝功能造成损害,因此,应掌握肝脏在药物代谢中的作用,对肝功能异常患者进行合理用药,可减少不良反应,避免药物加重肝损伤。

## 第一节 肝脏对药物的代谢作用

药物受机体作用而发生结构变化的过程称为药物代谢,又称生物转化(biotransformation)。在体内,一般包括吸收、分布、代谢和排泄四个过程。体内催化药物代谢转化的酶,主要分布在肝细胞微粒体中。药物在肝内进行的生物转化过程可分为两个阶段:①第一相反应,为氧化、还原和水解反应;②第二相反应,为结合作用。

1. 第一相反应 多数药物的第一相反应在肝细胞滑面内质网(微粒体)进行。由一组药酶(又称混合功能氧化酶系)所催化的各种类型的氧化作用,使非极性、脂溶性化合物产生带氧的极性基团(如羟基),从而增加其水溶性。有时羟化后形成的不稳定产物还可进一步分解,脱去原来的烷基或氨基等。其反应可概括如下:

$$D + A \rightarrow DA$$
$$NADPH + DA + H^+ \rightarrow DAH_2 + NADP^-$$
$$DAH_2 + O_2 + HADPH \rightarrow A + DOH + H_2O + NADP^-$$
(注:D,药物;A,细胞色素 P450 还原酶)

药酶是滑面内质网上的一组混合功能氧化酶系,其中最重要的是细胞色素 P450 还原酶,其他有关的酶和辅酶包括 NADPH(还原型辅酶 2)细胞色素 P450 还原酶、细胞色素 b5、磷脂酰胆碱和 NADPH 等。细胞色素 P450 还原酶(以下简称"P450")是一种铁卟啉蛋白,能进行氧化和还原。当外源性化学物质进入肝细胞后,即在滑面内质网上与氧化型 P450 结合,形成一种复合物,再在 NADPH P450 作用下,被 NADPH 所提供的电子还原,并形成还原型复合物。后者与分子氧($O_2$)作用,产生含氧复合物,并接受 NADPH 所提供的电子,与 $O_2$ 形成 $H_2O$,同时药物(或毒物)被氧化成为氧化产物。

一般说来,药物经过第一相的氧化、还原等作用,变为极性和水溶性较高而活性低的代谢物,再经过第二相的结合作用,通过胆汁或尿液排到体外。一些研究表明,严重的肝脏疾病可弱化第一相反应中的 P450 酶系的蛋白活性和基因表达,使一些主要依赖其转化的麻醉药物如芬太尼、阿芬太尼、咪达唑仑和氟烷等在体内的代谢方式改变,消除时间延长,患者出现耐量降低、苏醒延迟等现象。此外,P450 酶系的基因多态性也对麻醉药物的代谢有重要的影响,将在下文详述。

2. 第二相反应 第二相反应负责生成药物的非活性形式并使之排出体外,因此是真正的解毒途径。药物经第一相反应后,往往要通过结合反应,分别与极性配体如葡糖醛酸、硫酸、甲基、乙酰基、巯基、谷胱甘肽、甘氨酸、谷酰胺等基团结合。通过结合作用,不仅遮盖了药物分子上某些功能基团,而且还可改变其理化性质,增加其水溶性,通过胆汁或尿液排出体外。药物结合作用的相对能力也有不同,葡糖醛酸、乙酰化和甲基化的结合能力较强;甘氨酸、谷酰胺和硫酸的结合能力则相对较低。葡糖醛酸结合反应是机体最重要的第二相反应,是许多内源性和外源性物质进行生物转化的重要途径。许多麻醉药物体内消除也是通过与葡糖醛酸结合,如阿片类药物吗啡、可待因、氢吗啡酮、丁丙诺啡、烯丙吗啡、纳曲酮、纳洛酮等,酚类药物如丙泊酚,丁酰苯类如氟哌啶醇、氟哌利多等。另外,苯二氮䓬类如地西泮、咪达唑仑虽然主要依靠 P450 酶系转化,但仍需要与葡糖醛酸、硫酸等进行结合反应后,由尿液和胆汁排出。

3. 第三相反应 近年来发现肝细胞和肾小管上皮细胞上存在着一类转运载体,即有机阴离子转运多肽(organic anion translating peptide,OATP),它们在细胞摄取、分泌内源性化合物和外源性物质如药物时起着重要作用。机体首先需要从血浆中摄取这些物质,才能进一步进行代谢。有学者将 OATP 对其底物的转运作用称为除第一相和第二相反应之外的第三相反应,把 OATP 称为第三相反应代谢酶。此外,以往发现的有机阳离子转运体(organic cation transporter,OCT)和有机阴离子转运体(organic anion transporter,OAT)均是细胞跨膜转运体,它们分别转运分子量较小的有机阳离子和有机阴离子。从代谢的角度来说,由于物质在体内的代谢首先需要将它们转运至细胞内,除 OATP 之外,OAT 和 OCT 等膜转运体也都应是第三相代谢酶。

OATP 是一个超级家族的转运体,最初命名时因为其主要转运有机阴离子,但后来发现它还转运种类众多的内源性化合物、外源性有机阳离子及无电荷的化合物,如胆红素等有机胆盐、维库溴铵等二价有机阳离子等体积较大的化合物。OATP 还对血 - 脑屏障、胎盘屏障等生物屏障的形成和维持起重要作用。它们在肝脏和肾脏等器官表达的改变,可影响其底物的代谢。已经发现一些麻醉药和内源性阿片类物质是 OATP 的底物,如肌松药罗库溴铵是大鼠 Oatp1、Oatp2 和 Oatp3 及人类 OATP-A 的底物。

各种酶的基因多态性是个体及种间药物代谢差异的基因基础,酶活性的数量或活性的下降也会使药物的代谢受到明显影响。有研究表明,慢性肝硬化和阻塞性黄疸患者 P450 数量和活性均明显下降。这也可能是慢性肝病患者药物代谢能力下降的主要原因之一。此外,不同病理条件下,内源性化合物在体内代谢的堆积可导致一些酶类的数量和质量发生改变,这些代谢酶的变化可进一步影响同一底物的药物的代谢。

## 第二节 肝脏对药物的排泄作用

### 一、肝脏清除率

多数药物经肝脏生物转化和肾脏排泄从体内清除,因而总清除率为肝脏清除率(hepatic clearance,$CL_H$)和肾脏清除率(renal clearance,$CL_R$)之和。实际上,除高度亲水性药物外,多数药物主要经过肝脏生物转化被清除。药物在肝脏的分解代谢率是流经肝脏的药物总量与肝脏分解代谢量之间的比例。有些药物如丙泊酚几乎 100% 在肝脏分解代谢,清除率为 1(即 100%),也就是说丙泊酚的清除率就是肝脏的血流量。因此,肝脏血流量减少时丙泊酚清除率明显下降,这些药物被称为血流依赖性药物(flow dependent)。血流依赖性药物的优点是肝功能的变化不影响药物清除。但多数药物(如阿芬太尼)的分解代谢率小于 1。清除率与肝脏分解代谢能力明显有关,这些药物被称为能力依赖性药物(capacity dependent)。肝脏分解代谢能力的任何变化都会影响清除率,而肝脏血流量的变化对清除率几乎无影响。

肝脏清除率与肝血流量、肝血窦的摄取和代谢及药物随胆汁排泄消除等密切相关。肝脏容积、肝血流量及肝脏的分解代谢能力随年龄增长而降低。吸烟、药物及环境中的某些物质会诱导转氨酶生成,转氨酶生成使吸收率低的药物清除率增加(如肝脏清除率低的药物)。老年人转氨酶生成减少而致清除率降低,此为老年患者劳拉西泮(lorazepam)清除率降低的原因。此外,药物本身也影响肝脏血流,如吸入麻醉药氟烷(halothane)可使狗的肝血流量下降 60%。

药物首次通过肝脏时发生清除,到达循环系统的原形药物量减少,称为首过效应。首过效应的程度和临床意义取决于肝血流量、肝脏摄取药物的能力、药物浓度、肝功能状态及是否存在活性代谢产物等多种因素。

### 二、胆汁排泄

除生物转化外,肝脏对药物代谢的第二个重要功能是将药物从胆汁排出。一般来说,分子量大于

400~500Da 的化合物主要直接从胆汁排泄,分子量小于 300Da 的物质进入血液,从肾脏排出。从胆汁排出的药物大多是通过第一相和第二相生物转化后已经形成的结合代谢物,但也有少数未经转变或仍呈活性状态。肝脏对后者的排泄能力直接影响该药物的血药浓度。经胆汁排入肠道的结合代谢产物为高度水溶性,不易从肠道吸收,随同粪便一起排出体外。但有些代谢物在肠壁或细菌某些水解酶(如葡糖醛酸苷酶)作用下,去结合物后又成为脂溶性,可从肠道黏膜吸收进入门静脉系统,形成肠肝循环进而延长药物作用时间。此外,在肾功能减退时,肝脏对药物的排泄可能是一个重要的代偿途径。

## 第三节　肝脏酶系对麻醉药物代谢的影响

### 一、编码 P450 的基因多态性

P450 是参与药物代谢最重要的酶。P450 实际上为同一家族的多种异构型。迄今为止,人类 P450 的基因已发现有 27 种,编码多种 P450。基本上分成至少 4 个基因族,又可进一步区分为不同亚族。其分类为 *CYP1*、*CYP2*、*CYP3* 和 *CYP4*,亚族的分类按英语 A、B、C……和阿拉伯数字 1、2、3……进一步分类。按其功能,人类的 P450 可分成两类。*CYP1*、*CYP2* 和 *CYP3* 编码的 P450 主要代谢外源性化合物,如药物、毒物等,有交叉的底物特异性,常可被外源性物质诱导,在进化过程中,其保守性差。*CYP4* 编码的 P450 则主要代谢内源性物质,有高度特异性,通常不能被外源性物质诱导,在进化过程中相对保守。在麻醉药物代谢中最活跃的是 *CYP3A4*、*CYP2D6*、*CYP2E1* 编码的 P450。

### 二、编码 P450 的基因多态性与麻醉药代谢

1. 阿片类药物　阿片类药物是临床应用很广泛的麻醉性镇痛药,包括芬太尼、舒芬太尼、瑞芬太尼等。大量研究证实 *CYP3A4* 编码的 P450 在阿片类药物代谢方面发挥着重要作用。芬太尼主要依赖 *CYP3A4* 编码的 P450 催化代谢为去甲芬太尼,*CYP3A4* 多态性影响芬太尼代谢和药效反应。可待因在肝脏主要经 *CYP2D6* 编码的 P450 进行代谢,*CYP2D6* 编码的 P450 能将可待因转化成活性产物吗啡发挥镇痛作用。*CYP2D6* 基因突变编码的 P450 导致酶活性增强或减弱,使可待因在携带不同基因型患者的体内代谢率不同。

*CYP2D6* 编码的 P450 还参与曲马多 O- 脱甲基和 N- 脱甲基过程,且与主要代谢产物 $M_1$ 的生成有关。有研究证实,曲马多代谢和药效反应的个体差异与 *CYP2D6* 基因多态性密切相关。

2. 镇静药　丙泊酚是目前临床重要的麻醉药物,它是一种高度亲脂性的酚类化合物,在肝脏中与葡糖醛酸和硫酸根结合,代谢生成醌类化合物。目前参与代谢丙泊酚的 CYP 酶尚未明确,多数认为 *CYP2E1* 编码的 P450 在代谢和消除丙泊酚的过程中起重要作用。咪达唑仑口服后在小肠黏膜内存在明显首过消除作用,主要由小肠黏膜上的 *CYP3A4* 和 *CYP3A5* 编码的 P450 介导。*CYP3A4* 编码的 P450 可催化咪达唑仑生成代谢产物 1- 羟基咪达唑仑、4- 羟基咪达唑仑和 1-4- 二羟基咪达唑仑。很多研究已证明 *CYP3A4* 基因多态性是造成咪达唑仑代谢差异的重要遗传学因素。

3. 吸入麻醉药　临床常用挥发性麻醉药包括异氟烷、七氟烷、恩氟烷等,大部分经呼吸道以原形排出体外,但仍有小部分在肝脏中代谢。*CYP2E1* 编码的 P450 是目前与吸入麻醉药代谢关系最密切的代谢酶。吸入麻醉药经 *CYP2E1* 编码的 P450 催化代谢,如七氟烷经 *CYP2E1* 编码的 P450 转化生成葡糖醛酸六氟异丙醇和无机氟。吸入麻醉药既是肝药酶的代谢底物,同时也能诱导或抑制肝药酶。实验证明,长时间吸入低浓度七氟烷后,大鼠的 *CYP2E1* 编码的 P450 活性显著增加,肝脏代谢七氟烷的能力增强。氟烷性肝炎是吸入麻醉药最严重的不良反应,发病率约 1 : 10 000,尽管有家族分布倾向,但其相关遗传机制还不清楚。有研究认为七氟烷在呼吸环路中与二氧化碳吸收剂相互作用产生氟甲基 -2,2- 二氟 -1-［三氟甲基］乙烯基烷,它可能是造成肝损伤的诱因。

## 第四节　肝功能不全患者的药代动力学、药效动力学特点

肝功能随年龄增长而降低。但是,由于肝脏的代谢能力很强,年龄所致的功能下降引起的药代动力学、药效动力学变化并无临床意义。然而,肝脏疾病却是使药代动力学发生改变的最常见原因。通过不同机制,

肝脏疾病可改变药物的药代动力学和药效动力学特性。但是由于肝脏血流（包括门－体循环和肝内循环）的分流、肝细胞功能损害、胆汁排泄受损及蛋白结合降低，很难预测肝脏损害对药代动力学的影响。一般来说，肝功能损害主要影响药物的吸收、体内分布及代谢清除。

1. 肝功能不全时的药代动力学改变　肝功能不全时主要通过三个方面影响肝脏的药物代谢：①通过血流灌注方式的改变，间接使药物代谢发生异常，如通过侧支分流，使门静脉血中药物逃避肝细胞的代谢；②肝脏代谢药物的能力受损，如肝脏混合功能氧化酶活力改变；③血清白蛋白合成减少，药物与血浆蛋白结合率降低，从而使药物在体内的分布、代谢或排泄发生改变，易导致药物中毒。

(1) 对药物吸收的影响：肝脏疾病时可出现肝内血流阻力增加、门静脉高压、肝内外门体分流及肝实质损害，肝脏清除率下降。内源性缩血管活性物质在肝内灭活减少，影响高摄取药，即流速限定药物的摄取比率，药物不能有效地经过肝脏的首过消除效应，使主要在肝脏代谢清除的药物的生物利用度提高；同时，体内血药浓度明显增高，影响药物的作用，药物的不良反应发生率也可能升高。

(2) 对药物体内分布的影响：药物主要通过与血浆蛋白结合进行运转。肝脏疾病患者血中胆酸、胆红素的含量升高时，药物竞争性与蛋白质结合，结果使药物的蛋白结合率下降，血浆中游离型药物浓度升高。

2. 肝功能不全时药效学改变　慢性肝功能损害的患者由于肝功能损害，影响药物吸收、分布、血浆蛋白结合率、药酶数量和活性及排泄，导致药物作用和药理效应改变。在慢性肝功能损害时，由于药代动力学、药效动力学发生改变，药物的药理效应可表现为增强或减弱。慢性肝病时，血浆白蛋白合成减少，药物的蛋白结合率下降，在应用治疗范围的药物剂量时，游离药物血药浓度相对升高，虽然使其药理效应增强，但也可能使不良反应的发生率相应增加。例如，临床上对于慢性肝病患者，给予巴比妥类药物往往会诱发肝性脑病，即与肝功能损害时药效学的改变有关。

以肝病患者对肌松药的异常反应为例，肝病患者对肌松药的拮抗性增强和肌松作用延长。肝脏疾病时，泮库溴铵消除相分布容积增大，消除半衰期延长，作用时效延长。罗库溴铵50%~60%经胆汁排泄，维库溴铵被肝脏大量摄取并排泄，在肝硬化患者的体内作用时效延长。在黄疸患者中，这两种甾体类肌松药时效也有延长，可能与胆盐蓄积有关。阿曲库铵和琥珀胆碱经肝脏代谢而降解失活，有代谢减慢的因素如低温（阿曲库铵）、假性胆碱酯酶活性降低或遗传异常（琥珀胆碱），可使其作用时效延长。

## 第五节　吸入麻醉药对肝功能的影响

### 一、氟烷的肝毒性作用

氟烷最初应用于临床时被认为是一种非常安全的药物，最初的动物研究认为氟烷几乎没有肝脏毒性，早期临床研究也支持这种观点。但1958年报道了第一例吸入氟烷麻醉后引起的肝坏死。到1963年，5年内全世界报告350例"氟烷性肝炎"病例。临床上可以粗略地将氟烷肝毒性分成两型。一种是麻醉后约20%的患者出现轻度肝功能紊乱，以AST、ALT、GST等转氨酶增高为主要临床表现，为Ⅰ型氟烷性肝炎，可能与氟烷还原代谢及产生自由基和脂质过氧化作用有关。更严重的是有1/40 000~1/35 000氟烷麻醉患者术后出现暴发性肝坏死，临床表现为高热、黄疸和严重转氨酶升高，即Ⅱ型氟烷性肝炎，可能与氟烷氧化代谢和自身免疫反应有关，约75%病例因无法控制病情而死亡。

目前广泛使用的恩氟烷、异氟烷等其他卤族吸入麻醉药与氟烷相比，虽然肝毒性的发生率有明显下降，但并未完全消除，而且这类药物与氟烷有相似的发病机制。恩氟烷、异氟烷等卤族吸入麻醉药在肝脏内只有氧化代谢途径，形成的肝损害类似于Ⅱ型氟烷性肝炎。由于吸入麻醉药肝毒性临床表现的复杂性，以及研究者所使用的动物模型、研究方法与途径的不同，形成了许多解释卤族吸入麻醉药肝毒性机制的观点。最主要的有代谢激活学说、免疫学说和钙失衡学说。

### 二、其他卤族吸入麻醉药的肝毒性作用

恩氟烷、异氟烷和地氟烷等卤族吸入麻醉药在体内只有氧化代谢途径，均通过肝脏内CYP2E1同工酶代谢，体内代谢率低于氟烷，分别为2.4%、0.2%、0.02%。这些卤族吸入麻醉药在CYP2E1同工酶中氧化代谢也生成类似氟烷代谢中间产物的物质，同样可以结合肝细胞内的某些蛋白，在一定条件下可激发机体免疫反

应。但是由于这些卤族吸入麻醉药在体内代谢率低，一般情况下可能达不到刺激机体免疫应答所需的阈值浓度。但对于一些高敏患者来说，可能吸入很少的卤族麻醉药就会引起肝损害。

恩氟烷、异氟烷和地氟烷等卤族吸入麻醉药与氟烷有相似的结构，其肝毒性虽然减少，但仍不能排除。吸入这些麻醉药引起肝毒性的患者以前多数使用过氟烷，因此两者可能有非常密切的联系。免疫学实验证实恩氟烷、异氟烷代谢过程中都能产生与三氟乙酰乙酸（TFAA）蛋白类似的化合物，这些化合物能被氟烷性肝炎患者的血浆识别，因此可以这样解释：患者吸入氟烷诱导免疫应答，再次吸入其他卤族吸入麻醉药后产生"交叉致敏"现象，即以前形成的抗体能够与现在生成的"非我"物质发生免疫反应，而引起肝损害。单独吸入恩氟烷、异氟烷等不易引起肝毒性。

七氟烷的代谢产物为六氟异丙醇，在人体内生成率极低，且与葡糖醛酸结合后失活，生成的葡糖醛酸化合物 - 六氟异丙醇几乎无毒性。七氟烷的代谢产物中没有 TFAA，因此，七氟烷几乎没有肝毒性。

## 第六节 肌肉松弛药与肝功能

肌肉松弛药（简称"肌松药"）的药代动力学一般属于开放二室模型。开始时肌松药血药浓度迅速降低，是由于肌松药分布于血液、细胞外液及与神经肌肉接头的受体相结合，即分布相。然后血药浓度缓慢降低，是由于药物在体内排泄、代谢及被神经肌肉接头再摄取，即消除相。

严重肝脏病变患者影响大多数药代动力学的主要因素是表观分布容积增加。门静脉高压、低蛋白血症和水钠潴留使细胞外液增加，可能是表观分布容积变大的原因，尤其对于水溶性药物如肌松药更是如此。这种情况下导致患者可能对常规插管剂量的肌松药产生一定的抵抗作用，因此必须增加剂量才能获得与正常人同样效果的神经肌肉阻滞，这样的后果又使药物从体内消除的时间延长，导致肌松恢复延迟或副作用增加。

另外，肝脏疾病本身也可影响肌松药的消除。对泮库溴铵和维库溴铵来说，这一影响的主要原因是两者在肝脏代谢。研究发现，静脉注射后肝脏中聚集了 10%~20% 的泮库溴铵、40% 的维库溴铵的药物原形和代谢产物。肝脏疾病患者血浆胆盐浓度升高，使肝脏摄取药物的能力降低，从而导致药物的消除减慢，作用时间延长，恢复延迟。同样，有关罗库溴铵的研究也说明其药物分布容积增大，药物的起效和消除均减慢，作用时间延长。

然而，对于阿曲库铵和顺阿曲库铵，由于两者不依赖于脏器而进行消除，肝脏疾病一般不影响它们的临床作用时间。而且从理论上讲，分布在中央室和外周室的阿曲库铵、顺阿曲库铵能同时消除，如果表现分布容积增大，则其从中央室的清除速率加快。但是，药物的作用时间并没有相应缩短。

在严重肝脏疾病的患者，由于肝脏合成酶能力降低，血浆中的乙酰胆碱酯酶活性下降。一些依靠乙酰胆碱酯酶分解而消除的肌松药的清除速率减慢，临床作用时间延长。如米库氯铵的清除率在肝硬化患者中降低了 50%，而作用时间延长了 3 倍。

1. 肝功能障碍对肌松药药效的影响 临床研究表明，严重肝硬化患者需要更大剂量的筒箭毒碱和泮库溴铵才能达到普通患者相同程度的肌松效果。这是因为筒箭毒碱和泮库溴铵在肝硬化患者往往有较大的表观分布容积，故需较大的剂量才能达到相同的药效；该类患者有较高浓度的 γ- 球蛋白，与球蛋白结合的筒箭毒碱和泮库溴铵增多，游离药物相对较少，也会使有效药物浓度降低；严重肝病时，血浆胆碱酯酶水平降低，以致神经肌肉接头处的乙酰胆碱浓度升高，导致此处受体对筒箭毒不敏感。

2. 肝功能障碍对肌松药代谢的影响 肝功能障碍对多数肌松药的代谢有明显影响，尤其是以肝脏作为代谢主要部位的药物。

（1）影响药物生物转化：所有在肝脏内转化的药物作用时间可延长。对于氨基类固醇类肌松药，代谢的去羟基作用会明显减弱，从而影响此类药物的代谢速度。肝硬化和阻塞性黄疸患者的肝细胞 P450 中 CYP3A4 家族活性和含量都有明显下降。约 12% 的维库溴铵通过转化为 3- 去乙酰维库溴铵进行清除，30%~40% 的原形通过胆汁排泄。维库溴铵还可通过肾脏排泄。

（2）影响药物从胆汁中排泄：肝硬化及阻塞性黄疸的患者胆汁排泄速度明显减慢，尤其是阻塞性黄疸。对于主要从胆汁排泄的肌松药，其消除时间可有明显延长；部分从胆汁中排泄的药物，其代谢也有一定延长。如罗库溴铵等在肝功能障碍时，其作用时间有一定延长。有研究表明，胆管结扎使大鼠罗库溴铵作用时效延长 1 倍。

(3)影响依赖血浆胆碱酯酶进行代谢的肌松药的消除:肝脏是血浆胆碱酯酶合成的主要场所。严重肝病时,血浆胆碱酯酶水平降低,以致神经肌肉接头处的乙酰胆碱浓度升高,大大延长氯琥珀胆碱的作用时间;同样,米库氯铵的时效也大大延长。Cook 和 Heed-Papson 等发现肝硬化和肝功能衰竭患者血浆胆碱酯酶活性明显低于正常水平;米库氯铵的药代动力学参数显示肝硬化患者四个成串刺激的 T1 恢复到 75% 和四个成串刺激比率(TOFr)恢复到 0.7 的时间比正常肝功能正常者分别延长 85.8% 和 58.1%;肝功能衰竭患者 T1 恢复到 25% 的时间为肝功能正常患者的 3.06 倍,表明肝功能越差,米库氯铵的神经肌肉阻滞作用时间越长。

虽然肝功能障碍对阿曲库铵代谢水平并无明显影响,但由于其代谢产物之一的 N- 甲基四氢罂粟碱能自由通过血 - 脑屏障,并且具有中枢兴奋作用,而且在体内需要通过肝肾消除,并且半衰期较其母体长,因此伴有肝脏疾病的患者使用阿曲库铵时,N- 甲基四氢罂粟碱浓度可能升高。但目前鲜见术中 N- 甲基四氢罂粟碱引起的不良反应的报道。在 ICU 中,合并肝功能障碍的患者如长期输注阿曲库铵,则应警惕阿曲库铵代谢产物引起的不良反应。

(4)肝功能障碍时水电解质紊乱、低蛋白血症影响肌松药的代谢:肝功能障碍常可导致腹腔积液和水肿、低蛋白血症、电解质紊乱,这些因素对肌松药的代谢可产生复杂的影响。低蛋白血症时,应用与蛋白质结合的肌松药,有药理活性的部分增多,可能发生"意外的"药物敏感性增强。肝硬化、门静脉高压可使肝血流减少,药物的代谢和清除减慢。

(张马忠　俞卫锋)

# 第六章　麻醉与肾脏

肾脏是机体的主要排泄器官,对调节和维持人体内环境的体液容量及成分有重要作用。肾脏可分皮质和髓质两部分,皮质中主要为肾小球、近曲和远曲小管及集合管的近端;髓质中主要为髓袢及集合管的远端。肾脏结构和功能的基本单位为肾单位,每个肾脏约有 120 万个,每个肾单位有肾小体(由肾小球和肾小球囊组成)和肾小管两部分。肾小球为血液过滤器,过滤膜分为三层,内层为内皮细胞,中层为比较致密均匀的基膜,外层为上皮细胞胞质。在肾小球小叶毛细血管之间还有系膜细胞,该细胞大致有三个功能:①通过刺激该细胞纤维丝收缩,可调节毛细血管表面积,从而对肾小球血流量有所控制;②能维护邻近基膜并对肾小球毛细血管起支架作用;③系膜细胞有吞噬和清除异物的功能。另外在入球及出球动脉与远曲小管毗邻的三角区又存在肾小球旁器,主要有四种细胞组成,即分泌肾素的颗粒细胞、对钠离子敏感的调节颗粒细胞、分泌肾素的致密斑细胞及功能还不太明确的球外系膜细胞(又称 Lacis 细胞)。

## 第一节　肾脏的主要生理功能

肾脏是一个具有多种功能的重要脏器,主要包括外分泌排泄功能和内分泌功能。肾脏的外分泌排泄功能是通过生成尿液,维持渗透压与体液平衡,调节体内的酸碱平衡,并通过排出蛋白代谢所产生的含氮物质,主要有尿素、尿酸、肌酸等,从而保持内环境稳定。此外,肾脏还具有多种内分泌功能,分泌的激素与维持内环境稳定、骨代谢、红细胞生成有关。麻醉和手术对患者的肾功能有不同程度的影响,特别是术前就存在慢性肾功能不全的患者,可能造成急性肾衰竭。因此,麻醉医生了解肾脏功能并在围手术期采取保护肾功能的措施显得尤为重要。

### 一、分泌尿液、排出代谢产物、毒物和药物

肾脏血液供应丰富,肾血流量占全身血流量的 1/5~1/4,肾小球滤液每分钟约生成 120ml,一昼夜总滤液量 170~180L。滤液流经肾小管时,绝大部分被回吸收,水分达 99% 左右,故正常人尿量约为 1 500ml/d。葡萄糖、氨基酸、维生素、多肽类物质和少量蛋白质,在近曲小管第一段几乎被全部重吸收;而肌酐、尿素、尿酸及其他代谢产物,经过选择,或部分吸收或完全排出。肾小管尚可排出药物及毒物。为维持正常排泄功能,肾血流量一般保持在恒定范围内(肾血浆流量为每分钟 600~800ml),肾小球滤过率为 120ml/min,滤过比例为 20% 左右。肾小球滤过率受血压、肾小球囊压、胶体渗透压及滤过系数的影响。

### 二、调节体内水和渗透压

水的再吸收常与钠、其他盐类及溶液的再吸收一起进行,肾小管不同部位的吸收功能不同。近曲小管为等渗性再吸收,以前端 1/3 作用最强,是吸收 $Na^+$ 及分泌 $H^+$ 的重要场所。在近曲小管中,葡萄糖及氨基酸被完全重吸收,碳酸氢根重吸收 70%~80%,水和钠重吸收 65%~70%。肾小球 - 小管平衡现象为当肾小球毛细血管内血压增高时,肾小球滤液增多,滤过比例也升高,肾小管周围毛细血管血液的胶体渗透压相应上升,重吸收肾小管腔液增多;相反,肾小球滤过减少时,肾小管回吸收相对降低,因此可调节肾小管液体流量。滤液进入髓袢后,通过逆流倍增机制而被浓缩。浓缩的原理主要是由于一方面自皮质到髓质,存在一个渗透压梯度;另一方面髓袢各段的通透性不同。当滤液进入远曲小管时,其渗透压低,不透水,但能吸收部分钠盐。而皮质、髓质、集合管在抗利尿激素存在时,则通透性迅速增加。总之,调节人体水和渗透压平衡的部位主要在肾小管,仅在肾功能严重减退、滤过率极度减少时,肾小球也可影响水的排泄。

### 三、调节电解质浓度

肾小球滤液中含有多种电解质,当进入肾小管后,钠、钾、钙、镁、碳酸氢盐、氯及磷酸盐等大部分被回吸收。按人体的需要,神经 - 内分泌和体液因素调节其吸收量。由于钠在体液平衡中很重要,有几种机制参与调节,如体液容量改变时机体可借肾小球 - 小管平衡机制、肾素 - 血管紧张素 - 醛固酮系统及利钠激素(心房钠尿肽,能抑制 $Na^+$-$K^+$-ATP 酶的利钠激素,可能由下丘脑释放),来调节尿钠排泄量;其他激素如皮质素、雌激素、生长激素均可调节尿钠的回吸收,对钙、镁的排泄也有影响,但对钠的影响较小。钾在近曲小管和髓袢的回吸收量与钠相似,分别为 70% 和 20%~30%;远曲小管和集合管能分泌及回吸收钾,但取决于食物中钾的摄入量、血钾浓度、盐类皮质激素分泌水平及肾小管中尿流速度,在钠排泄增多时浓度也增加。

### 四、调节酸碱平衡

肾脏调节酸碱平衡主要是通过分泌 $H^+$、重吸收 $Na^+$(即所谓的 $Na^+$-$H^+$ 交换)实现的。肾小球滤过原尿,其 pH 与血浆相同,平均 pH 为 7.40,此时原尿中［$NaHCO_3$］/［$H_2CO_3$］为 20∶1,［$Na_2HPO_4$］/［$NaH_2PO_4$］为 4∶1;但流经远曲小管后,其 pH 下降,若 pH 变为 4.8,则 $NaHCO_3$ 几乎消失,［$Na_2HPO_4$］/［$NaH_2PO_4$］为 1∶99,也就是说原尿经过远曲小管后,其 pH 从 7.4 降至 4.8 的过程中,$NaHCO_3$ 几乎被完全重吸收,绝大部分 $Na_2HPO_4$ 转变为 $NaH_2PO_4$。这一重吸收和转变过程,需要 $H^+$ 代替其中的 $Na^+$,即排出 $H^+$ 保留 $Na^+$。由于 $Na^+$-$H^+$ 交换与 $Na^+$-$K^+$ 交换均在远曲小管进行,所以两者存在竞争性抑制作用,若 $H^+$ 分泌增加,$K^+$ 分泌便减少,因而 $Na^+$-$H^+$ 交换占优势时,抑制了 $Na^+$-$K^+$ 交换;相反,$K^+$ 分泌增加,$Na^+$-$K^+$ 交换占优势时,则抑制 $Na^+$-$H^+$ 交换。因此,高钾血症往往与酸中毒伴随,而低钾血症往往与碱中毒伴随。远曲小管尚能分泌 $NH_3$,使之与肾小管腔内的 $H^+$ 结合,形成 $NH_4^+$ 排出;同时换回 $Na^+$ 以补充血浆 $NaHCO_3$,这是肾脏排 $H^+$ 保 $Na^+$ 调节酸碱平衡的又一形式。血浆 $NaHCO_3$ 的正常浓度为 22~27mmol/L,当其浓度在 13~22mmol/L 时,原尿中 $NaHCO_3$ 可全部重吸收;当超过 28mmol/L 时,则重吸收减少。代谢性碱中毒时,超量的 $NaHCO_3$ 经尿排出,这种肾脏能排出过多的碱的能力,是肾脏调节酸碱平衡的又一佐证。

### 五、肾脏的内分泌功能

肾脏不仅是排泄器官,而且还是重要的内分泌器官,分泌不少激素并破坏许多多肽类激素。肾脏主要分泌以下几类物质。

(1)肾素血管紧张素 - 醛固酮系统分泌的激素:该系统在低血容量和低钠时被激活,通过血管收缩、促水钠潴留而升高血压。此外,尚可作用于心肌膜上的钙通道,增加心肌收缩力。

(2)前列腺素(PG):许多组织均能合成前列腺素类物质,而肾脏为主要的合成脏器之一。前列腺素可分为两类,一类有扩血管作用,以 $PGA_2$、$PGE_2$ 及 $PGI_2$ 为主;另一类可引起血管收缩,如 $PGF_2\alpha$ 和血栓素。目前认为这些类激素可扩张肾血管、调节肾血流量及增加水和钠盐的排泄,作用机制为通过对抗利尿激素及 $Na^+$-$K^+$-ATP 酶的拮抗并刺激近球细胞分泌肾素。

(3)激肽类物质:肾脏中存在的激肽释放酶为活性形式,可作用于激肽酶原而生成激肽(在肾脏中主要为缓激肽即血管舒缓素)。缓激肽能刺激前列腺素分泌,两者均能引起小动脉扩张,肾血流量增加,并降低血压,促进水钠排泄。

(4)1,25- 二羟维生素 $D_3$:在肾近曲小管上皮细胞线粒体中有 1- 羟化酶,可将 25-(OH)$_3$ 转化为 1,25-(OH)-$D_3$,其活性较维生素 D 强 10 倍以上。

(5)红细胞生成素:一般认为红细胞生成素在肾皮质中生成,但是到底由肾小球毛细血管上皮细胞还是系膜细胞产生,仍未确定。其作用主要是刺激骨髓中红细胞集落(CFU-E),使干细胞以下细胞的系列增殖分化,并促进血红蛋白的形成。

(6)其他:许多小分子量蛋白质及多肽类物质(分子量小于 5 000Da)均可被滤入肾小球滤液,后者到达近曲小管可被细胞吞噬,从而被降解、销毁。因此胰岛素、甲状旁腺素、胰高糖素、生长激素及降钙素等均可被近曲小管细胞灭活,从而参与了激素代谢的调节。

## 第二节 急性肾衰竭

临床上将急性肾衰竭(acute renal failure,ARF)分为三类,分别为肾前性肾衰竭、肾实质性肾衰竭和肾后性肾衰竭。

### 一、急性肾衰竭的原因

肾前性肾衰竭是由于休克、脱水、细胞外液减少或血容量积聚在第三间隙(如急性腹膜炎、胰腺炎和肠坏死等)及心排血量降低等因素,使肾脏灌注量不足所引起的肾功能衰竭。这种肾前性肾功能障碍,由于无实质性肾损害,经补充液体、恢复肾灌注后,其功能损害是可逆的。

肾实质性肾衰竭是由于肾缺血或肾毒性因素引起的肾小管坏死,或由于严重感染引起肾小球及肾血管损伤所致,见表2-2。

表 2-2 急性肾衰竭的病因

| |
| --- |
| 急性肾小管坏死(ATN) |
| 肾血管损害 |
| 严重休克、出血、缺氧、败血症 |
| 动脉粥样硬化、肾静脉阻塞性疾病 |
| 原先存在的肾功能不全 |
| 全身性疾病 |
| 糖尿病,妊娠高血压、硬皮病等 |
| 急性间质性肾炎 |
| 急性肾小球肾炎 |
| 腹内压增高 |

肾后性肾衰竭是由于各种原因引起的排尿梗阻所致的肾实质性损害,其损害程度与梗阻持续时间、梗阻部位和程度及是否存在感染有关。

外科领域内,急性肾衰竭的主要病因为肾前性和急性肾小管坏死,两者的预后和治疗方法不同,应予以鉴别。肾前性少尿和肾性肾衰竭的鉴别见表2-3。

表 2-3 肾前性少尿和肾性肾衰竭的鉴别

| 鉴别要点 | 肾前性少尿 | 肾性肾衰竭 |
| --- | --- | --- |
| 补液后尿量 | 增加 | 不增加 |
| 尿比重 | >1.020 | 固定于 1.010~1.012 0 |
| 尿沉淀 | 阴性 | 肾小管上皮细胞和颗粒管型 |
| 尿钠浓度 /$(mmol \cdot L^{-1})$ | <20 | >40 |
| 尿 / 血浆尿素比 | >20 | <10 |
| 尿 / 血浆肌酐比 | >40 | <10 |
| 尿 / 血浆渗透分子浓度比 | <2.1 | <1.2 |
| 尿渗压 /$(\mu mmol \cdot L^{-1})$ | >500 | <400 |
| 血钾 | 轻度缓慢上升 | 直线上升 |
| 血细胞比容 | 上升 | 下降 |
| 血浆蛋白 | 上升 | 下降 |

## 二、急性肾衰竭的病理生理机制

1. 肾脏氧供 - 氧耗的关系　肾脏血流量占心排血量的 20%,每分钟约 1 200ml,其中 94% 左右的血流分布在肾皮质,5%~6% 分布在髓质外层,其余不到 1% 供应髓质内层,通常所说的肾血流量是指肾皮质血流量。因肾脏血液供应丰富,按每克组织计算平均血流量较其他器官均高,故肾脏对氧的摄取量很小。由于肾皮质和髓质的血流分布很不相同,故氧供和氧耗在不同部位不一致,见表 2-4。在总血流量相对正常的情况下,髓质部位也可发生严重缺氧。

表 2-4　肾脏不同部位的血流量分布和氧耗

| 部位 | 血流分布 /% | O₂ 摄取率（VO₂/DO₂） | PO₂/kPa |
|---|---|---|---|
| 皮质 | 94 | 0.18 | 6.67 |
| 髓质 | 6 | 0.79 | 1.07 |

髓袢升支对组织缺氧最敏感,肾灌注量降低时,髓袢升支对 NaCl 重吸收增加,即在氧供降低的情况下耗氧量增加。交感肾上腺系统被激活时,肾皮质血管收缩,从而使血流迅速地从皮质转移到髓质,以保证髓质部位的血液供应。由于 NaCl 重吸收增多,刺激远曲小管起始部的致密细胞,引起管球反馈,使肾素释放,导致入球动脉收缩,从而使肾小球滤过率减少,以降低髓袢升支的溶质重吸收、降低氧耗并保存血容量。

治疗肾功能不全的方法主要是增加氧运输(增加心排血量、增加肾血流量和血液含氧量)和降低氧耗(利用利尿剂减少溶质重吸收)。

2. 缺血性损害　任何应激反应(疼痛、创伤、出血、低灌注、感染、慢性肝功能衰竭等)都能激活交感肾上腺素系统,引起肾皮质血管收缩和肾小管缺血。在严重缺氧、中毒性休克等病理情况下,由于交感神经兴奋,肾血流量和肾小球血浆流量将显著降低,肾小球滤过率也因之而显著减少。严重外伤、大面积烧伤、大手术、大量出血、严重感染、败血症、脱水和电解质紊乱,特别是合并休克者,均易导致严重肾缺血和急性肾小管坏死。术前循环血容量减少和心排血量降低,可激活交感神经系统和肾素 - 血管紧张素 - 醛固酮系统,血管紧张素 Ⅱ 可使肾血管收缩、肾血流量减少,持续性肾血管收缩是急性肾衰竭发病机制中的关键因素。

3. 肾毒性损害　肾毒性损害可由很多因素引起,主要为药物、创伤和疾病因素等。

(1)抗生素:其中庆大霉素、妥布霉素、卡那霉素、头孢菌素、新霉素、两性霉素 B 等均可产生肾毒性作用,尤其当血药浓度高、年龄大、感染、低血容量和采用辅助药物治疗时容易产生。如使用袢利尿剂和非激素类抗炎剂,则更易产生肾脏毒性作用。通常表现为非少尿性肾衰竭、肾浓缩功能降低,并出现渐进性氮质血症。因此,在抗生素治疗期间,尤其对危重患者必须进行药物浓度监测,以达到有效治疗剂量;同时,防止过量所致的肾毒性损害。

(2)放射性碘造影剂:碘造影剂可引起切迹红细胞阻塞微血管及产生直接肾毒性作用。这种情况容易见于糖尿病性肾功能不全、低血容量、慢性肝病及骨髓瘤患者。放射性碘剂是高渗性溶液,可产生高渗性利尿,从而加重低血容量和肾损害。常在造影后 24~48 小时开始出现氮质血症,3~5 天达到高峰,若在此期间进行手术,极可能导致围手术期急性肾衰竭。可采用充分补液、甘露醇、延期手术至药物效应消失或经治疗肾功能得到改善后再行手术进行预防。

(3)横纹肌溶解和肌红蛋白:严重挤压伤、烧伤可引起肌肉急性坏死产生挤压综合征,临床表现为机体代谢率增高、发热、肌阵挛或癫痫样状态,并出现严重高钾、低磷、蛋白溶解(急性胰腺炎等)及少尿等。处理方法主要是维持肾血流量和肾灌注,使每小时尿量达 100~150ml。采用渗透性利尿剂(甘露醇)6.25~12.5g 静脉注射,每 6 小时 1 次,必要时追加 10~20mg 呋塞米,以及用 NaHCO₃ 使尿液 pH 大于 5.6,高钾时可使用钙剂。

(4)血管内溶血:输血错误(ABO 不相容)可直接引起肾功能损害,损害机制主要为红细胞溶血引起肾小管损伤。治疗方法同挤压综合征。

(5)阻塞性黄疸:术前有阻塞性黄疸患者术后易引起肾功能不全,当胆红素超过一定范围时,说明胆盐排出有严重障碍,可导致门静脉感染及肾损害,称为肝肾综合征和脓毒症。其原因为循环内毒素引起的肾血管收缩和脓毒损害。

<h2 style="text-align:center">第三节　麻醉药与肾功能</h2>

肾脏是维持机体内环境稳态的重要器官,同时也是药物最重要的代谢和排泄器官之一。肾功能与肝功能密切相关,两者互为因果。肾功能障碍时,药物的肾脏排泄和代谢及药物的药效学均会发生重要的变化。而部分麻醉药对肾功能也会产生一定影响。

### 一、肾脏对药物的代谢作用

肾脏排泄是药物及其代谢产物从体内清除的一种主要途径,包括肾小球被动滤过、肾小管和集合管的分泌和重吸收。分泌和重吸收的过程均有肾小管上广泛分布的多种药物转运蛋白参与。慢性肾功能不全(CRF)不仅会降低肾小球滤过率,还会影响药物代谢酶及转运体的活性,转运体活性的变化则可能影响药物的体内过程,使血药浓度升高或降低;同时介导药物的相互作用,进而影响药物的疗效,严重者可导致不良反应,甚至危及患者生命。

肾脏清除主要包括肾小球滤过、肾小管细胞主动分泌和重吸收三个过程。正常情况下,如药物只是从肾小管经过而不被重吸收,那么清除率就相当于肾小球滤过率,约 125ml/min,相当于流经肾脏血流(600~700ml/min)的 20%;如发生重吸收,清除率即小于 125ml/min。如 99% 的药物被重吸收,则清除率接近 1ml/min;如药物可由肾小管迅速主动分泌,则通过肾脏的血浆中的所有药物分子被迅速清除,清除率为 600~700ml/min,即相当于流经肾脏的血流量。肾功能正常者的药物清除与尿 pH、血浆蛋白结合程度及肾血流量有关。肾脏血流量随增龄而降低。临床仅由肾小球滤过排泄的药物通常用肌酐清除率作为药物清除率的指标,可据此调整肾功能受损患者的某些药物的给药方案。

$$男性:肌酐清除率(ml/min) = \frac{(140- 年龄) \times 体重(kg)}{72 \times 血清肌酐(mg/dl)}$$

女性约为上式计算值的 85%。由上式可见老年患者即使血清肌酐正常,肌酐清除率也有所降低。清除率降低导致血药浓度显著升高,延缓药物排泄。临床使用的大多数静脉麻醉药在肝脏的分解代谢远高于肾脏排泄。但肌松药泮库溴铵主要经肾脏排泄(约 85%),老年人给予泮库溴铵时应减少剂量。此外,药物本身也会影响肾脏血流量,如吸入麻醉药会减少肾脏血流量,导致心排血量减少。

### 二、肝肾功能的相互影响

1. 肝脏疾病对肾功能的影响　肾脏代谢与肝脏的关系相当密切。严重肝脏疾病、失代偿性肝硬化患者,由于肾脏灌注压低下引起的功能性急性肾衰竭即定义为肝肾综合征。慢性肝炎、肝硬化都可继发肾功能障碍,出现水钠潴留。由于肾皮质外层灌注降低、皮质和髓质间动静脉分流的影响,使有效循环血浆容量减少,刺激肾素 - 血管紧张素 - 醛固酮系统,促使血管痉挛;又引起前列腺素和缓激肽活性升高,导致血管扩张,借此缓解血管痉挛。行门静脉高压分流术后,腹腔积液消退对肾小球滤过率下降较轻者的肾功能恢复有利;而采用利尿药治疗腹腔积液者,往往可使肾功能进一步恶化。肝硬化患者心房钠尿肽虽然增加,但不足以对抗其他血管活性物质的作用。严重肝硬化时,抗利尿激素和血管升压素增加,可导致水潴留。内毒素、肠血管活性多肽及肾活性物质合成的增加是诱发肾功能减退和恶化的因素。

2. 慢性肾功能不全对肝脏的影响　主要集中在药物经肝脏代谢下降。大鼠急、慢性肾衰竭模型的体内实验提示,不仅细胞色素 P450 还原酶(主要为细胞色素 P450 的 2C11、3A1、3A2)的活性降低,还可继发性引起各自的基因表达降低;同时,其他药物代谢如 N- 乙酰基转移酶的活性也有所改变。但 UDP- 葡萄糖醛酸转移酶 1A 和 2B 却保持原有活性。而尿毒症时,毒素在体内的蓄积则是引起这些酶活性改变的原因。虽然肝药酶的活性减弱可以在一定程度上降低药物的代谢,但转运体的改变则是肾衰竭影响肝代谢更为重要的原因。转运体在肝、肾、肠有着广泛的分布,肾脏疾病引起这些转运体的变化与病程和药物疗效有密切的关系。

### 三、肾功能不全患者的药代动力学、药效动力学特点

从药代动力学和药效动力学的角度考虑,肾功能正常与否同麻醉药作用相关性的重要意义在于:肾脏是药物代谢和排泄的主要器官之一,其功能改变对药物作用的变化有重要影响。药物的肾脏排泄与肾小球滤过、肾小管主动分泌和重吸收有密切关系。临床麻醉中,肾功能不全对麻醉药作用的影响因素有:①大多数麻醉药为高脂溶性,这些药物若不能通过代谢分解为水溶性物质,就会被肾小管重吸收而滞留体内。②药物与血浆蛋白结合后,很难通过肾小球血管膜孔被滤过。蛋白结合率越大或在脂肪内蓄积量多的药物,排泄速度变慢,作用时效延长。③尿 pH 也直接影响药物排泄。碱性尿能加速巴比妥类和哌替啶等酸性药物排泄,而碱性药物则在酸性尿液中排泄较快。因此,肾功能障碍或伴肝功能不全的患者,不仅药物排泄的速度显著减慢,还因蛋白质减少使血浆内游离药物浓度增加,极易出现药物过量的毒副作用。

由于清除途径不同,吸入麻醉药的作用一般不受肾功能改变的影响。静脉麻醉药中,凡是主要经过肾脏排泄的药物,其药效均随肾功能受损的程度而变化,故麻醉用药时应权衡利弊。肌松药的血浆蛋白结合率一般最多 50%,且药物的解离分子与结合分子间很快建立平衡。因此,蛋白结合方面的改变对肌松药的清除影响很小。值得注意的是不同肌松药经肾脏排泄的依赖程度不同。阿曲库铵不通过肾脏排泄,目前被列为肾功能障碍患者的首选肌松药。肾病患者的肌松药耐量常偏大,包括维库溴铵、阿曲库铵等。阿曲库铵本身不受肾功能不全的影响而改变药效,但它的代谢产物则不然,由于肾衰竭可使其清除时间延长 10 倍,故大量使用时须慎重。琥珀胆碱用于肾功能不全时常应考虑两方面问题:一是血钾浓度变化的潜在危险;二是血浆胆碱酯酶浓度下降的影响,应根据具体病情酌情选择。拮抗药新斯的明约 50% 以原形药物经肾脏排泄,故肾功能不全时半衰期明显延长。

### 四、麻醉药对肾功能的影响

麻醉是药物与机体之间相互作用的一个复杂的动态过程。麻醉药作用于机体可影响肾血流量、肾小球滤过率、肾小球旁器、肾小管及肾自主调节功能。麻醉药一般有较高的油 / 水分布系数,能从肺迅速消除,部分经肝生物转化,生成水溶性增高的代谢物从肾排泄。对肾功能的抑制主要是通过对循环、交感神经和内分泌系统的间接作用及对肾小管转运的直接作用产生的;另外,少数麻醉药的代谢产物可有肾毒性作用。

1. 吸入麻醉药　目前常用的挥发性吸入麻醉药为卤代羟基烷类,即含氟麻醉药。吸入麻醉药中的氟是吸入麻醉药代谢过程中对肾功能影响最大的因素,干扰髓袢升支 $Na^+$-$K^+$-$Cl^-$ 的主动转运,也作用于皮质的稀释段,并增强血管扩张作用,增加髓质血流,还可引起肾小管水肿和坏死。含氟麻醉药在人体的代谢程度若很高,用药后血清氟浓度会上升到一定程度并持续一段时间,可造成肾损伤。另外,机体为代偿麻醉药引起的低血压而轻、中度增加肾血管阻力,致肾血流量和肾小球滤过率降低,也会影响肾功能。

恩氟烷能产生轻度肾功能抑制,但麻醉结束后很快恢复。恩氟烷麻醉时,肾小球滤过率可减少20%~25%,肾血流量减少 23%,麻醉停止后 2 小时,上述变化均恢复正常。恩氟烷麻醉后血清无机氟最高平均值为 7~22.2μmol/L,未超过肾功能损害阈值 50~80μmol/L,说明恩氟烷麻醉后短时间内肾脏损伤的危险很小。异氟烷能降低肾血流量、肾小球滤过率和尿量,与恩氟烷差别很小。异氟烷由于代谢少(0.17%~0.25%)和排除迅速,肾功能没有或只有轻微损害,且无残留,长时间麻醉后血清肌酐或尿酸不增加。地氟烷代谢程度最低(0.1%),肾毒性发生的可能性极小,但不排除交叉致敏性。

2. 静脉麻醉药　按静脉麻醉药的化学性质分为巴比妥类和非巴比妥类。绝大部分经肾脏排泄(部分为原形,部分为代谢产物),少量经胆系排泄。静脉麻醉药对肾脏有间接影响。通过降低血压和心排血量,激活交感神经,使肾素、血管紧张素、缩血管物质释放增多,从而减少肾血流,降低肾小球滤过率,导致少尿。硫喷妥钠使肾小球滤过减少 20%~30%,钠、氯排泄物受抑制,现已少用。苯二氮䓬类药物特别是地西泮的半衰期较长,在体内容易蓄积,而目前常用的氯胺酮、依托咪酯、丙泊酚等对肾功能的影响很小。

3. 肌松药及其拮抗药　琥珀胆碱是由血浆假性胆碱酯酶分解,在肾功能不全患者血浆中的假性胆碱酯酶的量也会减少,因而可能有体内蓄积,尿毒症、肾功能不全患者应尽量避免应用琥珀胆碱。阿曲库铵和顺阿曲库铵在体内通过霍夫曼消除,半衰期在肾功能不全患者中没有任何改变,是目前较为理想的、可应用于肾功能不全患者的肌松药。维库溴铵约有 30% 经肾脏排泄,半衰期在肾功能不全患者中显著延长,应该慎

用。罗库溴铵的半衰期在肾功能不全患者中也有所延长。总之,对于经肾脏排出的肌松药,应减少单次剂量并延长给药间隔时间。

肌松药的拮抗药新斯的明的 50%,溴吡斯的明、依酚氯铵的 70% 由肾脏排出。3 种胆碱酯酶抑制剂的消除均慢于肌松药的消除。

4. 局麻药　局麻药按化学结构可分为酯类和酰胺类。常用的酯类局麻药有普鲁卡因、丁卡因和可卡因等;常用的酰胺类局麻药有利多卡因、布比卡因等。局麻药对肾功能的直接影响较小,但当局麻药用于硬膜外或蛛网膜下腔阻滞时,药物对肾功能的影响与平均动脉压的下降呈正相关。

(张马忠　俞卫锋)

# 第七章　麻醉与内分泌

内分泌系统对于机体适应内外环境变化及维持内外环境平衡十分重要。内分泌系统是由多个内分泌腺体及某些脏器的内分泌组织所组成的体液调节系统,它分泌的激素作用于靶细胞后,产生一系列生物反应而发挥效应。内分泌腺体功能亢进或功能减低时出现机体内分泌紊乱,引起机体多系统器官功能障碍及代谢异常。许多内分泌疾病能够通过外科手术得到治疗,一些需要接受手术治疗的患者又常合并内分泌系统疾病和/或内分泌功能异常,同时麻醉和手术对内分泌系统也有不同程度的影响。因此,麻醉医师应熟悉内分泌系统的主要生理功能及病理生理变化,了解有关麻醉与内分泌系统的相互影响,正确处理好围手术期各种内分泌系统的功能紊乱,对选择合适的麻醉方法及麻醉用药、改善麻醉管理、使患者安全顺利地度过围手术期都十分重要。内分泌系统的研究亦可指导临床工作,如硬膜外阻滞可降低上腹部手术的应激反应,为减少手术和麻醉等应激对机体的损害提供理论基础。

## 第一节　内分泌与机体稳态

### 一、内分泌腺体及其生理功能

内分泌腺体主要包括垂体、甲状腺及甲状旁腺、胰腺、肾上腺等,它们合成及分泌相应的激素,进入血液循环发挥相应的作用。

(一)垂体

垂体位于蝶鞍内,呈卵圆形,分为前叶(又称腺垂体)和后叶(又称神经垂体)。

1. 腺垂体　腺垂体分泌的激素有促进其他内分泌腺体激素释放的作用,又称为促激素,包括:①促甲状腺激素(TSH);②促肾上腺皮质激素(ACTH);③促性腺激素,有卵泡刺激激素(FSH)和黄体生成素(LH)。这些促激素通过作用于周围腺体而发挥效应。此外,腺垂体还分泌:①生长激素(GH),通过影响糖、脂肪及蛋白质等代谢,促进机体的生长发育;②催乳素(PRL),可促进乳腺分泌组织的发育、生长并分泌乳汁;③促黑素细胞激素(MSH),促进黑色素的合成,使皮肤、黏膜色素加深。这些激素直接作用于外周器官组织。腺垂体分泌的激素除受内分泌腺体分泌功能的负反馈调节外,下丘脑分泌各种释放激素或释放抑制激素也调节腺垂体的内分泌功能,如促甲状腺激素释放激素(TRH)、促肾上腺皮质激素释放激素(CRH)、促性腺激素释放激素(GnRH)、生长激素释放激素(GHRH)和生长激素释放抑制激素(GHRIH)、催乳素释放激素(PRH)和催乳素释放抑制激素(PRIH)、促黑素细胞激素释放因子(MRF)和促黑素细胞激素释放抑制因子(MIF)等。

2. 神经垂体　神经垂体分泌抗利尿激素(ADH)和催产素(OXT),两者均合成于下丘脑。抗利尿激素合成于下丘脑的室上核,催产素合成于室旁核,沿下丘脑-垂体束的神经纤维输送到神经垂体贮存。抗利尿激素在调节机体水平衡方面发挥重要作用,主要是通过促进肾小管对水的重吸收,从而保留了水分,浓缩尿液成为高渗。它还能通过收缩动脉和毛细血管从而升高血压,因此又被称为血管升压素。催产素的生理作用主要是促进子宫收缩,还促进乳腺分泌。

(二)甲状腺及甲状旁腺

1. 甲状腺　甲状腺位于甲状软骨下,紧贴在气管的第3、4软骨环前面,由左、右两叶和中间的峡部组成。甲状腺是人体最大的内分泌腺体,甲状腺滤泡上皮细胞从血液中摄取碘,经酪氨酸碘化,最终合成甲状腺激素,主要为甲状腺素($T_4$)和少量的三碘甲状腺原氨酸($T_3$),并贮存于甲状腺内。外周组织将 $T_4$ 转化为

$T_3$,$T_3$ 的半衰期较短,作用效能是 $T_4$ 的 8~10 倍。大部分 $T_4$ 与甲状腺结合球蛋白(TBG)结合,少部分与甲状腺结合前白蛋白(TBPA)结合,只有很少一部分与白蛋白结合。$T_3$ 与 TBPA 结合很少,与 TBG 结合也较松散。只有游离(非结合)的 $T_3$、$T_4$ 才具有生理活性。

甲状腺的生理功能:①产热,加速体内细胞氧化反应而释放能量。②调节生长、发育及组织分化,甲状腺激素对于维持正常的生长发育十分重要,甲状腺激素和生长激素对生长发育有协同作用。③对蛋白质、糖、脂肪代谢的影响,促进机体蛋白质合成,维持机体正常的需要,但分泌过多时可加速蛋白质分解。加速肠道对糖的吸收,同时促进肝糖原分解和糖异生,增加组织对糖的利用,促进肝、肌肉和脂肪组织摄取葡萄糖。促进脂肪的氧化和分解。④对神经系统的影响,甲状腺功能正常对中枢神经系统的发育和功能调节十分重要,在胎儿及幼年时期缺乏甲状腺激素可影响大脑发育,出现智力低下;成人甲状腺激素缺乏时,可表现为反应迟钝、智力减退。⑤对心血管系统的影响,甲状腺素过多时,刺激心肌,心脏收缩增强,心率加快,心排血量增加。甲状腺素减少时,心肌张力降低,心率减慢,心排血量减少。甲状腺素和肾上腺素、去甲肾上腺素有相互增强的作用。⑥其他,甲状腺素对维持机体内环境的生理平衡和病理过程都有影响。

2. 甲状旁腺　正常甲状旁腺分上下 2 对,上甲状旁腺一般位于甲状腺上极背侧附近,下甲状旁腺位于甲状腺下极前或侧后面。甲状旁腺分泌甲状旁腺激素(PTH),其生理功能为调节机体钙、磷代谢和维持血钙、磷浓度稳定。PTH 直接作用于骨和肾,间接作用于小肠,包括:①作用于破骨细胞,促进骨质溶解;②促进肾小管对钙的重吸收,抑制肾小管对磷的再吸收,促进尿中磷酸盐的排出;③促进肠对钙的吸收,使血钙增高、血磷降低、尿磷增高。

(三) 胰腺

胰腺的胰岛细胞主要有 β 细胞和 α 细胞。前者分泌胰岛素,后者分泌胰高血糖素。

1. 胰岛素　是人体血糖调节最主要的激素,其主要生理作用有:①糖代谢,胰岛素增加细胞对葡萄糖的通透性,促进葡萄糖从细胞外向细胞内转移,加速糖的利用;促进葡萄糖的氧化和酵解,促进葡萄糖转变为脂肪;促进肝糖原的合成和贮存,抑制糖原的分解及异生;②脂代谢,胰岛素能促进肝脏和脂肪细胞的脂肪酸合成,抑制脂肪分解,降低血中游离脂肪酸含量,减少酮体的产生;③蛋白质代谢,促进蛋白质合成,抑制其分解。

2. 胰高血糖素　具有升高血糖的作用,促进肝糖原的分解和异生,抑制肝糖原的合成,升高血糖浓度;激活脂肪细胞中的脂肪酶,加快脂肪分解,使血中游离脂肪酸升高;促进氨基酸进入肝细胞,加速脱氨基作用,增进糖异生,促进蛋白质分解;促进降钙素分泌,降低血钙浓度。

(四) 肾上腺

肾上腺包括肾上腺皮质和髓质,两者在形态发生、生理功能方面完全不同,外层皮质占 90%,中央髓质占 10%。

1. 肾上腺皮质　按解剖结构从外层到内层分别为球状带、束状带和网状带,依次分泌盐皮质激素、糖皮质激素及性激素。肾上腺皮质激素具有广泛的生理功能,为机体维持基本生命活动所必需。

(1)盐皮质激素:以醛固酮为代表,在维持体内钠和钾平衡方面起主要作用。醛固酮能明显增加肾远曲小管对钠离子的重吸收和钾离子、氢离子的分泌作用,使细胞外液中钠离子浓度及细胞外液容量增高,维持正常的血钾浓度。如果摄入的钠量减少,或肾近曲小管重吸收钠增多,到达肾远曲小管的钠量减少时,醛固酮的排钾作用明显减弱。值得注意的是,醛固酮的潴钠作用有"逸脱"现象。近年来对心房钠尿肽的研究发现,心房钠尿肽作为排钠激素,在醛固酮等盐皮质激素产生的钠"逸脱"中起重要的作用,当体内钠量过多,体液容量增多,促使心房钠尿肽分泌而使尿钠排泄增多。但醛固酮的排钾作用并不出现"逸脱"现象。另外与糖皮质激素一样,盐皮质激素可增强血管对儿茶酚胺的敏感性。

盐皮质激素的分泌与肾血流量和血钠浓度有关。当肾血流量不足或血钠浓度下降,以及前列腺素或 β 肾上腺素能兴奋时,引起肾小球旁细胞分泌肾素。肾素促使血液中血管紧张素原转变为血管紧张素 I,然后在肺和其他组织中的血浆转换酶的作用下转变为血管紧张素 II。血管紧张素 II 直接作用于肾上腺皮质,促进醛固酮分泌,同时还有强烈的收缩血管和升高血压的作用。血钠浓度的改变可通过细胞外液的容量变化来调整醛固酮分泌。高钾血症可刺激醛固酮分泌,而低钾血症则抑制其分泌。腺垂体的促肾上腺皮质激素(ACTH)也参与醛固酮的调节,但 ACTH 对醛固酮分泌的长期持续作用则不明显。醛固酮除促进肾脏的潴钠排钾作用外,对其他有分泌和吸收功能的组织如胃肠道、唾液腺、汗腺等也有减少钠排泄和增加钾排泄,即保钠排钾的作用。由于潴钠时细胞外液增多致有效血容量增加,心排血量增多,同时小动脉壁的钠、水含量增加,使小动脉管腔半径缩小,外周血管阻力增加,从而导致高血压。此外,醛固酮和钠亦可影响去甲肾上腺素的代谢,使交感神经系统的兴奋性增强,也使血压升高。

(2)糖皮质激素:主要是皮质醇(氢化可的松)和少量皮质酮,作用极其广泛,主要调节糖、蛋白质、脂肪和水、盐代谢,从而维持内环境的平衡。糖皮质激素是机体对抗胰岛素低血糖症的"升糖"调节激素之一,它通过刺激肝脏葡萄糖异生、增加肝脏糖原合成、抑制外周组织对葡萄糖的利用而升高血糖。它还通过直接作用或通过增强儿茶酚胺和生长激素等的脂解作用,促进脂肪分解,增加游离脂肪酸入血;另一方面是其引起的血糖升高,可促进胰岛素分泌,促进脂肪合成,使身体总的脂肪量增多。糖皮质激素还能促进蛋白质分解,抑制其合成,导致负氮平衡。长期过量使用糖皮质激素可引起严重肌肉消耗萎缩,骨质疏松,影响儿童生长发育。

皮质醇在生理情况下具有弱的盐皮质激素活性,即保钠排钾;主要的心血管作用是增加血管对血管紧张素Ⅱ和儿茶酚胺的敏感性,从而维持血压。糖皮质激素还可以增加心排血量,亦可使胃壁细胞增多增高,胃酸和胃蛋白酶分泌增多。糖皮质激素还能影响多种神经系统功能,包括情绪、行为和神经活动等。长期大量应用糖皮质激素,一方面抑制蛋白质合成,促进蛋白质分解,影响骨基质的形成;另一方面促进骨质吸收,增加钙、磷排泄,使骨骼的矿化不足,从而引起骨质疏松。糖皮质激素具有稳定溶酶体膜的作用,抑制过敏、炎症及毒性反应。糖皮质激素对机体应激反应,一方面具有保护作用,其机制为允许作用,即在基础水平下对内环境稳定预防机制的允许作用,使机体在受到应激时能表现出适当反应;而另一方面为抑制作用,限制已经激活的内环境防御机制不要过分剧烈反应,防止损害机体。

(3)性激素:主要是脱氢表雄酮和具有弱雄性激素作用的雄烯二酮,以及少量的睾酮和雌二醇。主要生理功能是在正常情况下与青春期的发动有关,作用于肌肉、毛发等第二性征,也有促进蛋白质合成的作用。一般情况下肾上腺皮质分泌性激素的量很小。

2. 肾上腺髓质 肾上腺髓质起源于外胚层,主要由嗜铬细胞构成,间有少量交感神经细胞。嗜铬细胞分泌和储存儿茶酚胺(CA),即肾上腺素(E)、去甲肾上腺素(NE)和多巴胺(DA)。按嗜铬细胞不同的形态、功能及组织化学特征分为产生肾上腺素或去甲肾上腺素的两种细胞,人肾上腺髓质嗜铬细胞产生的儿茶酚胺中约85%是肾上腺素。这些细胞还存在于胸、腹椎旁神经节及心、脑、脾、前列腺、卵巢和膀胱等处。

肾上腺髓质受交感神经胆碱能节前纤维直接支配,分泌和贮存肾上腺素和去甲肾上腺素,通过肾上腺素受体而产生作用,调节心血管、中枢神经系统及自主神经,对糖和脂肪代谢均有重要的生理意义。它能兴奋心脏,使心肌收缩力增强、心率加快、传导加速、心排血量增加;还能使小动脉和小静脉收缩,增加外周血管阻力;还可松弛支气管平滑肌,解除支气管痉挛;亦能促进糖原分解,升高血糖,促进脂肪分解,并可刺激下丘脑和垂体分泌促肾上腺皮质激素和促甲状腺激素。

二、内分泌功能的生理调控

内分泌系统功能受多种因素的影响及调控,以保持其功能状态相对稳定。如果这一稳定状态因某种原因而被破坏,导致内分泌功能亢进或低下,将影响机体正常的生理功能。

1. 神经系统对内分泌系统的影响

(1)中枢神经系统对内分泌功能的影响:高级神经及自主神经活动均可影响内分泌系统的功能,而内分泌功能正常与否也能影响神经系统的功能。高级神经活动如紧张、焦虑、饥饿、寒冷、手术创伤、疼痛等可影响下丘脑内分泌功能,也能引起交感神经兴奋,使肾上腺皮质激素及儿茶酚胺分泌增加。而甲状腺功能减退可出现智力低下、反应迟钝等,胰岛素瘤患者可出现精神症状。

(2)神经递质对内分泌功能的影响:中枢神经递质如多巴胺、去甲肾上腺素、乙酰胆碱、5-羟色胺等均参与调节下丘脑及腺垂体激素的释放或抑制。

2. 下丘脑 - 垂体 - 内分泌腺的反馈性调节

(1)下丘脑 - 垂体 - 甲状腺之间的反馈性调节:腺垂体分泌的 TSH 能促进甲状腺增生肥大,刺激甲状腺激素的合成与分泌。TSH 的分泌受两种因素的调节:下丘脑分泌的 TRH 可刺激 TSH 的分泌;同时甲状腺激素可直接抑制 TSH 的分泌,还可对抗 TRH 的作用。甲状腺激素负反馈机制控制体内 TSH 分泌的平衡。

(2)下丘脑 - 垂体 - 肾上腺之间的反馈性调节:下丘脑分泌的 CRH 刺激垂体分泌 ACTH,ACTH 又刺激肾上腺皮质分泌皮质醇;当血中肾上腺皮质激素浓度过高时,能抑制下丘脑分泌 CRH 及垂体分泌 ACTH。

(3)下丘脑 - 垂体 - 性腺之间的反馈性调节:在月经周期的排卵前,垂体分泌 FSH、LH 增加,作用于卵巢导致雌激素分泌增多;当接近排卵时,下丘脑、垂体分泌功能增强,FSH 和 LH 分泌增加,促进排卵。

3. 内分泌腺体及激素之间的相互影响

(1)腺体内及腺体之间的互相影响:甲状腺腺体内调节同样是重要的,有机碘在腺体内含量的改变可影响甲状腺激素的合成与分泌,可能是通过改变对 TSH 反应而产生作用。胰岛分泌的胰岛素和胰高血糖素可相互影响,相互制约。嗜铬细胞瘤分泌大量儿茶酚胺,可抑制胰岛 β 细胞的分泌功能,患者表现为血糖升高或糖尿病。

(2)相关激素之间的相互影响:TSH 对 TRH 反应还受其他因素的影响,如生长抑素及多巴胺对 TRH 的分泌有抑制作用,女性激素增强 TRH 的反应,而糖皮质激素对此则是抑制作用;生长激素有抗胰岛素作用,肢端肥大症患者可有血糖升高表现;ACTH 可直接影响醛固酮的合成与分泌。

4. 体液因素对内分泌功能的影响

(1)钙磷代谢与甲状旁腺素及降钙素之间的相互作用:血清钙离子浓度增高时,PTH 的分泌受到抑制,降钙素分泌增多;而血清钙离子浓度降低时,兴奋甲状旁腺分泌 PTH,同时抑制降钙素的分泌。PTH 和降钙素通过调节血钙而相互影响。

(2)血糖与胰岛素及胰高血糖素之间的相互作用:当血糖升高时,刺激胰岛 β 细胞分泌胰岛素,同时抑制胰岛 α 细胞分泌胰高血糖素;血糖降低时,刺激胰岛 α 细胞及肾上腺髓质,使胰高血糖素和肾上腺素分泌增加,胰岛素的分泌受到抑制。

(3)水及电解质与抗利尿激素及醛固酮之间的相互作用:当有效血容量减少、血压下降时,抗利尿激素分泌增加,同时肾素 - 血管紧张素系统兴奋,刺激醛固酮分泌。高钾血症也刺激醛固酮的分泌,而低钾血症则抑制醛固酮的分泌。

### 三、内分泌系统功能异常对机体的影响

1. 垂体　垂体可因各种疾病而影响其分泌功能。当垂体分泌功能亢进时,可出现相应的临床表现及症状,如垂体腺瘤能引起催乳素瘤、生长素瘤及皮质醇增多症。垂体功能减退,除分泌的激素减少外,同时促激素也分泌不足,可影响内分泌腺功能。神经垂体功能减退时可出现抗利尿激素分泌过少,发生尿崩症。

(1)垂体功能亢进:主要原因为垂体腺瘤,根据垂体细胞分泌激素的不同分为催乳素瘤、生长激素瘤、促肾上腺皮质激素瘤及无功能腺瘤。

1)催乳素瘤:催乳素分泌增加,导致男性性功能减退、睾酮合成减少和精子产生减少;女性患者抑制卵巢合成孕酮,表现为闭经、泌乳。肿瘤增大可出现肿瘤压迫和垂体功能减低症状,如头痛、视野缺损、眼外肌麻痹、急性视力下降、复视等,以及甲状腺、肾上腺皮质功能继发性减低。催乳素是应激激素,精神紧张、体力活动、低血糖、麻醉和手术等刺激均可使其分泌增加,手术后催乳素水平可升高 5 倍以上。催乳素瘤对全身影响较小,如无肿瘤压迫所引起的垂体分泌功能障碍,手术麻醉的处理应无特殊。否则,应针对病情给予补充激素治疗和对症治疗。

2)生长激素瘤:生长激素过度分泌发生于骨骺关闭前或后,可表现出临床上的巨人症和肢端肥大症。其特征有:①骨骼增大突出、手足增宽、鼻大而宽厚、唇厚舌肥、腭垂和软腭增厚及声门下气管狭窄;②糖耐量降低或糖尿病;③腺垂体功能减低,首先影响性腺,对甲状腺及肾上腺皮质功能影响较少;④高血压、心脏肥大及左心室功能不全、冠心病和心律失常等。呼吸系统可因口咽软组织增生导致口咽部狭窄,表现为阻塞型睡眠呼吸暂停。肢端肥大患者麻醉中可能会出现上呼吸道梗阻、气管插管困难、心律失常等问题,应给予重视,并准备好各型号的导管、口咽或鼻咽通气道、清醒插管器械等。

3)促肾上腺皮质激素瘤:由于垂体分泌过多的 ACTH,促进肾上腺皮质增生并分泌过量的皮质醇,引起糖、脂肪及蛋白质代谢异常,称皮质醇增多症,又称库欣综合征(Cushing syndrome)。其表现主要有:①向心性肥胖、满月脸、水牛背,躯干肥胖而四肢细弱;②皮肤菲薄、紫纹、瘀斑、肌肉萎缩无力、骨质疏松、病理性骨折及伤口愈合困难;③糖耐量降低或糖尿病;④高血压、低钾血症及性腺功能紊乱等。患者麻醉诱导时易发生呼吸困难,麻醉期间循环波动较明显;此外,还应注意高血压、高血糖、水和电解质紊乱等病理改变。

4)无功能腺瘤:垂体腺瘤无分泌功能,其表现主要取决于肿瘤的大小及其对正常组织的压迫情况。临

床表现为头痛、视力下降、视野缺损、复视及斜视、腺垂体分泌功能减低。无功能腺瘤患者出现垂体功能减低时,应及时补充激素。

(2)垂体功能减退

1)腺垂体功能减退:由于肿瘤、炎症、供血障碍及垂体手术、放疗后,引起腺垂体分泌功能减退,出现甲状腺、肾上腺皮质及性腺功能减退等症状,表现为食欲缺乏、恶心、呕吐、低血糖、低钠血症、低温、淡漠、休克、严重心律失常,甚至昏迷等症状。如因肿瘤所致,可有颅内高压、头痛、视力障碍等症状。患者对麻醉药物十分敏感,机体代偿功能差,术前应认真检查,充分准备,选择适当的麻醉方法,术前用药如巴比妥类、吗啡类等易引起神经系统抑制,应慎用或不用;麻醉维持用药应严格控制剂量,术中加强监测,防止缺氧和二氧化碳蓄积。治疗原则为支持疗法,纠正水、电解质紊乱,纠正代谢紊乱,补充肾上腺皮质激素等。此类患者易发生心功能不全或肺水肿,术中应注意控制输液速度和输液量。

2)神经垂体功能减退:主要为尿崩症,由肿瘤、炎症、结核、颅脑外伤和垂体手术后引起,出现抗利尿激素分泌减少。临床表现为烦渴、多饮、大量低渗、低比重尿,严重者出现脱水,甚至嗜睡、意识障碍、虚脱和死亡。可用抗利尿激素治疗,或 1- 脱氨基 -8-D- 精氨酸血管升压素(DDAVP)治疗;氯磺丙脲及氢氯噻嗪也有效。

2. 甲状腺

(1)甲状腺功能亢进:甲状腺激素主要调节组织的代谢。当甲状腺激素分泌过多时,机体产热增加、耗氧量增高、加速蛋白质分解、促进脂肪的氧化和分解,还可增强神经的兴奋性,刺激心肌,使心脏收缩力增强、心率加快、心排血量增加。患者表现为怕热、多汗、易激动、消瘦、无力和震颤、基础代谢率增高、呈负氮平衡,以及脉压增大、心律失常,严重者出现心力衰竭。此类患者麻醉处理的关键是术前治疗甲状腺功能亢进症、术前准备及防治并发症。麻醉诱导和麻醉恢复期,甲状腺功能亢进症患者可能存在气管受压移位、声带麻痹等,要注意可能会出现呼吸道梗阻、气管插管困难、气管塌陷等。术中应避免增加交感神经兴奋的因素,注意维持适宜的麻醉深度。

(2)甲状腺功能减退:甲状腺激素分泌不足导致了甲状腺功能减退。甲状腺激素具有调节生长、发育及组织分化作用;甲状腺功能正常对中枢神经系统的发育和功能调节十分重要。在胎儿及幼年时期,缺乏甲状腺激素可影响大脑发育,出现智力低下,又称为呆小病;而成人甲状腺激素缺乏时,可表现为反应迟钝、智力减退。甲状腺功能减退时,心肌张力减低,心率减慢,心排血量减少,患者体内有水、钠潴留,可表现为畏寒、无力、疲倦、便秘、舌大、面部水肿、心排血量减少、心动过缓,心电图显示 QRS 波幅降低,以及心包积液、胸腔或腹腔积液、贫血、胃排空延迟、麻痹性肠梗阻等。甲状腺激素和肾上腺素、去甲肾上腺素有相互增强作用。因此,患者可能存在肾上腺萎缩、皮质激素生成减少、稀释性低钠血症及水排泄减少。此类患者应尽量择期手术,对急诊手术的患者应重视。因为此类患者对麻醉药非常敏感,对麻醉及手术的耐受性较差,麻醉恢复期可能延长,甚至出现循环不稳定。应减少术前药物用量、及时补充血容量、纠正贫血及低血糖、补充皮质激素等,注意保暖,避免不必要的用药,加强术中监测和麻醉恢复期的管理。

3. 甲状旁腺

(1)甲状旁腺功能亢进(简称"甲旁亢"):由于甲状旁腺腺瘤、增生等引起甲状旁腺素合成和分泌过多,出现钙、磷和骨代谢紊乱,是一种全身性疾病,表现为高钙血症、高钙尿症、低磷血症和高磷尿症。甲状旁腺素分泌过多,使骨钙溶解释放入血、肾小管和肠道吸收钙的能力增强,血钙升高;同时使近端肾小管对磷的吸收降低,尿磷排出增多,血磷降低。因此,患者可能存在:①骨质疏松、骨质软化及纤维性囊性骨炎;②肾结石、肾钙化,甚至肾功能损害;③胃肠道表现为高酸性消化道溃疡、急性胰腺炎等。甲旁亢的治疗以手术为主,术前应给予低钙、高磷饮食并多饮水,纠正高钙血症,纠正血容量及其他电解质的异常。麻醉前应注意检查及治疗肾功能损害、心律失常和心力衰竭等。如患者需用强心苷治疗,应从小剂量开始。麻醉用药应注意患者的心、肾功能,避免肾功能进一步损害。术中输注生理盐水可起到稀释高血钙的作用,也可使用肾上腺皮质激素,静脉注射降钙素、依地酸二钠,或透析来降低血钙。在搬动患者的过程中应轻柔,防止出现骨折。术中和术后应监测血清中游离钙的浓度。

(2)甲状旁腺功能减低(简称"甲旁减"):因甲状旁腺素产生减少而引起的代谢异常,多是由于手术中误切除甲状旁腺或损伤所致,表现为手足搐搦、癫痫发作、低钙血症和高磷血症。甲旁减的症状通常发生于术后数周或数月,但是偶尔在术后即刻也可发生急性低钙血症。应注意纠正钙和其他电解质的异常、呼吸或代谢性碱中毒,同时还应注意因低钙血症引起的凝血功能变化。患者有心率加快或心律失常,严重者可出现心力衰竭,甚至因心肌痉挛突然死亡。当快速输注血液制品、低温和肾功能障碍时,可加重低钙血症。

4. 胰岛细胞

(1)糖尿病:由于各种原因造成胰岛素相对或绝对不足,使体内糖、脂肪及蛋白质代谢紊乱,出现以血糖增高和/或尿糖等为特征的慢性全身性疾病。当胰岛素减少时,肝糖原合成减少,糖原分解和异生增加,肌肉及脂肪组织中葡萄糖利用减少,导致血糖增高,当血糖超过肾糖阈时,出现尿糖;脂肪合成减少,分解加强,严重者可出现酮症酸中毒;同时抑制蛋白质合成,加快蛋白质分解,出现负氮平衡、水及电解质紊乱,甚至脱水及酸中毒等。术前应详细了解病史,充分准备,特别是有并发症的患者,应控制糖尿病症状,改善全身状况,提高患者对麻醉和手术的耐受性。机体应激时,外周组织对胰岛素利用障碍,同时胰高血糖素分泌增加,出现血糖增高。因此,应尽可能选用对糖代谢影响小的麻醉方法及用药,术中及术后应反复测定血糖水平,防止发生酮症酸中毒及非酮症高渗性昏迷。对于合并肾功能障碍、心脏疾病的患者,应加强监测,如直接动脉置管测压和反复测定血糖、尿糖、尿酮体。

(2)胰岛素瘤:胰岛素分泌过多,出现低血糖症状,临床上表现为心动过速、出汗、心悸和颤抖。此外,可有神经系统症状,包括头痛、头晕、反应迟钝、癫痫发作,甚至昏迷。一些患者还有精神异常。术前正确诊断及防止低血糖发作十分重要。此类患者的麻醉处理应力求平稳,尽量避免外源性葡萄糖引起的血糖波动,术中反复、间断测定血糖的水平,必要时输注葡萄糖溶液或胰岛素调控血糖,注意鉴别低血糖昏迷。

5. 肾上腺

(1)糖皮质激素分泌过多:垂体病变及肾上腺皮质肿瘤或增生等原因使肾上腺皮质激素分泌增多,可引起一系列代谢紊乱和相应的临床症状,称为皮质醇增多症。其临床表现为:①肝糖原增加,血糖增高;②蛋白质分解代谢增加,出现肌肉无力、皮肤较薄、骨质疏松;③脂肪代谢增强,血胆固醇增高,脂肪重新分布,呈现四肢细弱、满月脸、水牛背等向心性肥胖的表现;④循环容量增多,高血压,心肌收缩力降低,心肌发生退行性变;⑤胃壁细胞增多、增高,胃酸和胃蛋白酶分泌增多。长期大量应用糖皮质激素,一方面可使溃疡形成,抑制蛋白质合成,促进蛋白质分解,影响骨基质的形成;另一方面,促进骨吸收,增加钙、磷排泄,使骨骼的矿化不足,从而引起骨质疏松。皮质醇增多症的患者对手术麻醉的耐受性差,术前准备十分重要,应控制血压、纠正电解质及代谢紊乱,适当补充皮质激素。

(2)盐皮质激素分泌过多:由于肾上腺皮质腺瘤或增生导致盐皮质激素分泌过多,产生醛固酮增多症。醛固酮分泌过多会使钠的重吸收增加及钾、氢的排出增加,从而引起钠和水的潴留,使细胞外液及血容量增加,出现高血压,但不依赖肾素含量。醛固酮还促使肾小管排钾增加,尿中大量丢失钾,使细胞外液的钾浓度降低,一般血钾浓度在 3mmol/L 以下。此外,还引起神经肌肉应激性下降,发生肌无力,甚至周期性四肢麻痹或抽搐,并伴有碱中毒和细胞内酸中毒。长期失钾可引起肾小管上皮细胞功能严重紊乱,肾功能减退。术前准备十分重要,应纠正电解质异常,使血钾尽可能恢复至正常,控制高血压。此类患者麻醉用药剂量宜偏小,特别是老年患者。术中应密切监测,特别是对于有心律失常或心肌病变的患者,要注意心电图变化。此外,还应加强呼吸管理,防止过度通气。

(3)皮质性激素分泌过多:由于先天性肾上腺皮质增生,如 21-羟化酶缺陷症(21-HD)、11β-羟化酶缺陷症(11-HD)及肾上腺皮质肿瘤,分泌大量的肾上腺皮质雄性激素,出现肾上腺性异常征。一般是以雄激素分泌过多引起的临床表现为主,女性男性化或男性假性性早熟。21-羟化酶缺陷症患者皮质醇分泌低于正常,有不同程度的失盐倾向,可出现皮肤色素沉着、女性男性化及男性假性性早熟。而 11β-羟化酶缺陷症患者因 11-去氧皮质酮和 11-脱氧皮质醇的生成明显增加,11-脱氧皮质醇具有弱的盐皮质激素作用,患者不仅无失盐的表现,还有潴钠的效果,出现血容量增加,血压升高。此类患者应在术前、术中及术后补充肾上腺皮质激素,预防手术及麻醉期间出现肾上腺皮质功能低下。

(4)肾上腺皮质功能低下:由于特发性自身免疫性萎缩、肾上腺结核、手术切除后、放疗、肿瘤转移、感染或垂体肿瘤所导致 ACTH 缺乏、产后大出血引起的希恩(Sheehan)综合征、外源性补充激素等原因,患者出现肾上腺皮质功能低下,临床表现为乏力、皮肤黏膜色素沉着、体重下降、厌食、恶心、呕吐、腹痛、腹泻或便秘、血压偏低、高钾血症等。肾上腺皮质功能减退症的患者容易发生感染,并且病情往往严重,甚至死亡,提示内源性糖皮质激素可控制炎症过程,也控制自身免疫反应。此类患者对手术及麻醉耐受性差,心肌极易受抑制。遇有应激时,机体不能作出适当的反应,可出现急性肾上腺皮质功能衰竭,甚至导致死亡。麻醉前应纠正水、电解质紊乱,补充皮质激素;麻醉期间应加强监测,麻醉药剂量应适当减小;术中、术后应酌情补充激素。

(5)肾上腺髓质功能亢进:主要是由于嗜铬细胞瘤分泌大量儿茶酚胺,引起血中儿茶酚胺浓度增高。表现为:①心排血量增加、心率加快、外周血管收缩,血压升高;②中枢神经系统及交感神经兴奋,耗氧量增加,基础代谢率增加;③脂肪分解加快,出现消瘦;④加快糖原分解,血糖升高,可出现尿糖。肾上腺髓质增生也可出现与嗜铬细胞瘤相似的临床症状。

## 第二节　麻醉和手术对内分泌功能的影响

### 一、麻醉药对内分泌系统的影响

大多数麻醉药能够抑制机体对手术刺激等应激的内分泌反应。

1. 麻醉性镇痛药　吗啡可抑制下丘脑促肾上腺皮质激素释放激素,从而影响垂体 ACTH 及肾上腺皮质激素的分泌,促进抗利尿激素的分泌。吗啡还能刺激肾上腺髓质释放儿茶酚胺。哌替啶可抑制垂体分泌 ATCH。

2. 静脉麻醉药　巴比妥类药物可抑制下丘脑 - 垂体 - 肾上腺轴的肾上腺皮质激素的释放,抑制甲状腺摄取碘和释放碘的作用,促进抗利尿激素的分泌。吩噻嗪类药物可增加 ACTH 的分泌。氯胺酮和 γ- 羟基丁酸钠能促进 ACTH 和肾上腺皮质激素的分泌。

3. 吸入麻醉药　乙醚能明显增强内分泌系统的活性,促进抗利尿激素、生长激素、ACTH、甲状腺素($T_4$)及儿茶酚胺的分泌。氟烷能促进抗利尿激素、生长激素、ACTH、甲状腺激素、醛固酮、肾上腺皮质激素的分泌。甲氧氟烷可促进抗利尿激素、生长激素的分泌。恩氟烷、异氟烷对内分泌影响较小,生长激素及催乳素水平无明显变化。

4. 肌松药　目前所知,肌松药对内分泌系统无明显影响。

### 二、麻醉方法对内分泌系统的影响

1. 椎管内麻醉　椎管内麻醉对内分泌系统的影响较小。由于交感神经受阻滞,机体对手术等刺激的反应受到抑制,肾上腺皮质激素、甲状腺激素、儿茶酚胺等分泌均减少。

2. 全身麻醉　全身麻醉对内分泌系统的影响较椎管内麻醉显著,目前常用的全身麻醉药对内分泌系统的影响明显小于手术刺激对内分泌系统的影响。

### 三、手术对内分泌系统的影响

1. 精神紧张、手术等应激反应及正压通气等均可促进抗利尿激素的释放。低血糖、麻醉和手术等刺激均可引起催乳素分泌增加。手术及创伤使得交感神经兴奋,肾上腺皮质激素分泌增加,甲状腺素、胰高血糖素分泌增加,胰岛素分泌减少。

2. 低温能抑制内分泌反应,使肾上腺皮质激素、甲状腺激素、胰岛素、儿茶酚胺分泌减少。

3. 缺氧、二氧化碳蓄积可促进垂体 ACTH 的分泌,刺激儿茶酚胺的释放。

4. 循环血容量不足时,抗利尿激素、肾上腺皮质激素、生长激素、胰岛素分泌增加,儿茶酚胺释放增多。

(郭曲练)

# 第八章  麻醉与体温

## 第一节  体温的调节

体温是重要的生命体征。人是恒温动物,通过自主性体温调节和行为性体温调节保持人体核心温度的相对稳定。正常的体温是保证机体新陈代谢和生命活动正常进行的必要条件。围手术期,尤其是麻醉期间,机体行为性体温调节功能丧失;同时,全身麻醉药抑制下丘脑的体温调节中枢,造成自主性体温调节功能减弱,导致机体难以维持产热和散热过程的动态平衡。因此,围手术期普遍存在体温失衡的现象。

### 一、人体的温度

人体的核心温度和表层温度是不同的。机体核心部分的温度称为核心温度(core temperature),有时也称深部温度,主要指心、脑、肺、腹腔内脏等处的温度,一般比表层温度高,且较稳定,各部位差异较小。医学上所说的体温通常是指机体核心部分的平均温度。由于代谢水平的差异,体内核心部分各器官的温度也略有不同。在安静状态下,肝脏的代谢活动最强,产热量最大,因此温度也最高,约为38℃;脑的产热量也较大,温度接近38℃;肾、胰、十二指肠等处的温度较低,直肠内的温度更低。由于血液循环流动,可使核心部分器官温度趋于相近。临床实际工作中,一般通过测定直肠、口腔或腋窝等部位的温度来代表体温。

1. 直肠温度(rectal temperature)  直肠的密封性好,不易受外界环境温度的影响,所测得的温度值比较接近核心温度。正常人直肠平均温度为36.9~37.9℃。但是直肠测温存在明显的滞后现象,不适用于体温变化较快时的监测,如在体外循环降温和复温的过程中,应予重视。

2. 口腔温度(oral temperature)  测量口腔温度比较方便,临床常用此方法测量体温,正常人口腔平均温度为36.7~37.7℃。口腔测温的缺点是易受进食、饮水及经口呼吸等因素的影响,测量结果误差大,麻醉、昏迷、精神病患者及哭闹的小儿等不配合者不宜使用。

3. 腋窝温度(axillary temperature)  腋窝是常用的测温部位,正常人腋窝平均温度为36.0~37.4℃,但是易受环境温度、出汗和测量姿势的影响。

4. 其他

(1)鼻咽温度:鼻咽温度较直肠温度低2~3℃,可反映脑的温度,并随血液温度变化迅速,但是有损伤鼻黏膜、造成鼻出血的风险,故对于有明显出血倾向的患者不宜使用。

(2)食管温度:食管中央部分与右心房血液的温度大致相同,且两者对温度的反应也相近,可将食管温度作为深部温度的一个指标。

(3)鼓膜温度:鼓膜温度大致接近下丘脑温度,且变化过程也与之一致,因此常作为脑组织温度的指标,是目前测量核心温度最准确的部位。

(4)皮肤温度(skin temperature):皮肤表面的温度。在寒冷环境中,皮肤血管收缩,血流量减少,皮肤温度较低;相反,在炎热环境中,皮肤血管舒张,血流量增加,皮肤温度升高。机体各部位皮肤温度差异较大,四肢末梢的皮肤温度最低,躯干和头部的皮肤温度较高。当环境温度为23℃时,足部皮肤温度约为27℃,手部皮肤为30℃,躯干皮肤为32℃,额部皮肤为33~34℃。当环境温度达32℃以上时,皮肤温度的部位差异减小。因此,一般用10点法、8点法、6点法、4点法、3点法等计算平均皮肤温度。以10点法为例,平均皮肤温度 = 0.3×(胸部温度 + 上臂温度)+0.2×(大腿温度 + 小腿温度)。皮肤温度可间接反映外周灌注状况,温度过低时提示外周循环较差或存在心排血量减低等情况。

从体温的角度看,机体核心部分和表层部分的范围并不是固定不变的,随着环境温度的变化,其比例也会发生改变。如在寒冷环境下,核心温度分布区域缩小,主要集中在颅内和胸腔、腹腔内的器官,而表层温度的区域扩大;炎热环境下则相反。

## 二、体温的调节

正常的体温是维持机体各项生理功能的基本保证。体温的相对恒定,有赖于自主性和行为性两种体温调节功能。

1. 自主性体温调节(automatic thermoregulation)　是体温调节的基础。自主性体温调节是在下丘脑体温调节中枢的控制下,通过增减皮肤血流量、发汗、寒战等生理反应,调节机体产热和散热过程,达到动态平衡。

(1)温度感受器:机体通过温度感受器感受温度变化。根据部位分为外周温度感受器和中枢温度感受器。外周温度感受器是指位于中枢神经系统以外、对温度感受敏感的外周游离神经末梢,主要分布于全身皮肤和某些黏膜。按功能分为热感受器和冷感受器,分别感受热和冷的温度信号。温度感受器在皮肤上呈点状分布,其中冷感受器较多。一般认为,皮温在30℃时引起冷感,35℃时产生温觉,由皮神经传入,冷冲动通过 A-δ 纤维传导,热冲动通过无髓鞘的 C 纤维传导。中枢温度感受器广泛分布于脊髓、延髓、脑干网状结构、下丘脑、丘脑及大脑皮质等部位,包括热敏神经元和冷敏神经元。温度敏感神经元感受到温度变化,将信息传至体温调节中枢进行整合,从而调节机体产热和散热的平衡,维持体温相对恒定。

(2)体温调节的调定点学说:机体的自主性调节机制尚未明确,但很多学者用调定点学说进行解释。调定点学说认为体温调节类似一个恒温器的调节。视前区 - 下丘脑前部是体温调节中枢,决定调定点的温度值,如 37℃。当体温和调定点水平一致时,机体的产热和散热处于相对平衡状态。当机体感受到内外界环境的变化时,体温发生变化。当体温低于调定点时,通过相应的温度感受器将温度变化信息沿着传入神经传至中枢,体温调节中枢将信息进行整合,使机体产热活动增加、散热活动减少,体温可重新升至 37℃;反之,当体温高于调定点时,则通过相同途径使机体产热减少、散热增加。

目前多认为视前区 - 下丘脑前部的温度敏感神经元的活动决定了体温调定点的水平。当热敏神经元阈值升高或冷敏神经元阈值降低时,调定点上移;反之,则调定点下移。这种体温调定点被重新设置的现象,称为重调定。如细菌感染时发生调定点向高温侧移动,则出现发热。人在长时间接受日照或处于高温环境中引起中暑时,也会出现体温升高,但是这种情况不是因为调定点的改变,而是由于机体散热不足或体温调节中枢本身出现功能障碍所致。

正常情况下体温可出现生理性波动,变化幅度一般不超过 1℃。性别、年龄、环境、进食等都会引起体温的生理性波动。

2. 行为性体温调节　机体通过有意识地改变行为而调节产热和散热的方式,即行为性体温调节,这是动物在进化过程中发展的一种能力。例如,候鸟迁徙、冬眠现象、炎热时躲在树荫下或钻进洞穴等行为。人的行为则更为复杂,如使用空调、增减衣物等。行为性体温调节是对自主性体温调节的补充。

# 第二节　围手术期影响体温的因素

围手术期许多因素都会引起机体温度变化,体温过高或过低对机体都有害。因此,围手术期应密切关注患者体温变化,及时做好预防和处理措施。

## 一、患者自身因素对体温的影响

年龄是影响围手术期体温的一个重要因素。青春期体温控制不稳定;老年人皮下脂肪少,新陈代谢低,体温偏低,且对温度变化敏感度差;小儿因体表面积和体重之比相对较大,热传导性高,皮下组织较少及缺乏寒战反应,体温调节中枢功能不完善,体温易受外界环境影响,这些因素对缺乏棕色脂肪的早产儿影响更为突出,易发生低体温。久病的患者容易出现体温下降。

## 二、手术期间对体温的影响

1. 手术室室温和相对湿度的影响　环境温度可直接影响患者体温。一般情况下,手术室室温应控制在

22~25℃,相对湿度在50%~60%。当室温低于21℃时,患者散热明显增加,体温常低于36℃,术后易出现血管收缩和寒战。其中,小儿、老年患者、新生儿、早产儿体温下降程度更为严重,手术时需严密监测。室温过高则不利于机体散热,尤其是术中无菌单覆盖。若湿度过大将更不利于机体散热。

2. 麻醉对体温的影响　全身麻醉时,体温调节中枢的功能被抑制,器官反应减弱,代谢率降低,都会使自身体温调节能力下降。除氯胺酮外,几乎所有麻醉药都能够调节体温,它们能提高出汗阈值、降低血管收缩和寒战反应的阈值,导致全身麻醉时体温调节阈值增大,在此范围内(34.5~38.0℃)体温随温度的改变而改变。吸入麻醉药可扩张血管,轻微增加出汗阈值,随着浓度升高,对血管收缩和寒战的抑制程度升高,但不呈线性关系。局麻时,体温调节中枢保持功能,但是自主性体温调节能力下降,仍可使体温降低。例如,患者不觉得冷,但是发生寒战,这是因为机体的血管收缩和寒战反应的阈值降低,冷感受器传递至中枢的信息减少。阿片类药物和肌松药是麻醉辅助药,也可使体温下降。镇静类药物,除咪达唑仑外,均可明显削弱机体的温度调控能力。

全身麻醉期间,患者处于低体温状态,降低氧耗,保护重要脏器,有利于手术进行。但是由于患者肌肉松弛,意识消失,且温度调节功能降低,不利于体温的维持。全身麻醉期间的低体温具有阶段性。①第一阶段:在麻醉最初1小时内,核心温度快速下降0.5~1.5℃。生理情况下,体内热量的不均匀分布,造成其他部位的温度比核心温度低2~4℃。这种核心-外周温度梯度差异依靠紧张性温度调节维持血管收缩。但是在全身麻醉药的作用下,血管扩张,使中心热量向外周分布,出现因核心温度快速下降引起的体温再分布。②第二阶段:麻醉1小时后,核心温度呈缓慢、线性降低,持续2~4小时。降低的原因是热量持续释放到外周,约90%依靠皮肤散失,导致体热丢失量大于产热量。③第三阶段:麻醉后3~4小时,核心温度开始停止降低,形成温度平台,主要是由于机体的产热和散热达到了平衡状态,建立了新的核心-外周温度梯度。

3. 手术操作和输血、输液的影响　术前手术区皮肤消毒,如暴露的皮肤面积大,可通过皮肤的蒸发、辐射丢失热量。手术过程中胸、腹腔冲洗,或胸、腹腔的手术野面积过大且长时间暴露,亦可造成热量丢失。术中输入大量未经加热的液体和血液,将导致体温下降,通常输入1L室温晶体溶液或1单位4℃库存血,体温下降0.25℃。当大量快速输血,即以每分钟100ml的速度连续输注4℃库存血20分钟,体温可降至32~34℃,这不利于患者的围手术期预后。同时,输血、输液反应会使体温升高。

### 三、术后管理对体温的影响

手术结束后患者在运往麻醉术后监护室或病房的途中,如保暖措施不当,可造成体热散失。

## 第三节　术中体温升高和降低对机体的影响

### 一、术中体温升高对机体的影响

围手术期可因某些疾病的病理状态、环境温度、麻醉程度、药物、输血反应、恶性高热等因素,引起体温升高。体温过高可引起一系列的代谢紊乱。首先,体温每升高1℃,物质代谢增加13%,同时耗氧量增加,组织可出现相对供氧不足。其次,体温每升高1℃,成人心率增加10次/min,儿童增加15次/min,易诱发心律失常或心肌缺血。最后,体温升高时,机体大量出汗,引起水、电解质平衡的紊乱,消化酶分泌减少且活性降低,胃肠运动功能减弱,中枢神经系统活动受抑制等。小儿高热时易惊厥。

### 二、术中体温降低对机体的影响

围手术期低温可降低机体代谢率,减少组织氧耗,保护脑细胞,对缺血、缺氧组织有一定保护作用,有利于手术进行。但是,体温过低或长时间低温,势必造成患者生理功能失衡及内环境紊乱。

1. 对代谢的影响　低温使机体代谢率降低。体温为28℃时,代谢率为正常的50%。体温<36℃称为体温过低。体温每下降1℃,耗氧量减少5%~6%。但是,不同器官耗氧量减少程度与全身耗氧量减少程度并不一致。例如,当体温下降至31℃以下时,脑的氧摄取量才出现明显改变。器官耗氧量的降低程度与其功能降低程度也不一致,其中,脑功能受抑制最明显;肝脏耗氧量中等程度降低时,代谢明显下降。尽管低温时人体可通过降低代谢率而减少对氧的需求,但低温引起的氧运输能力的下降仍可导致机体严重缺氧。体温每

降低 1℃,氢离子浓度增加 0.017mol/L,血红蛋白对氧的亲和力增加 5.7%,供氧减少,易造成组织缺氧。

体温降低时,肝肾代谢药物的速率减慢,所有麻醉药的代谢和排泄时间都延长,麻醉药的抑制作用增强。大多数药物代谢酶都对温度极其敏感,因此,药物代谢是温度依赖性的。低温可增加麻醉药(如丙泊酚)的血浆浓度,降低吸入麻醉药的最低肺泡有效浓度(MAC)约 5%,加上药物代谢减慢,将使患者苏醒延迟。

2. 对呼吸系统的影响 低温时呼吸频率减慢、呼吸幅度加深、每分通气量减少,可发生呼吸性酸中毒。体温在 32℃时,呼吸频率减慢至 10~12 次 /min,此时自主呼吸的通气量和气体交换仍然能满足机体的需要。体温为 27℃时,呼吸频率减至 6~8 次 /min,自主呼吸不足以维持通气需要。

低温抑制呼吸中枢对低氧和高二氧化碳的通气反应,可使支气管扩张,增加生理无效腔。低温时,氧解离曲线左移,血红蛋白对氧的亲和力增加,不利于组织供氧;但是,低温时二氧化碳溶解度增加,二氧化碳分压升高及酸中毒又使氧解离曲线右移,有一定代偿作用。

3. 对循环系统的影响 低温对心脏的影响主要表现为抑制窦房结功能,减慢传导,心率、心排血量随体温下降而降低,冠脉血流减少,循环时间延长,心肌耗氧量减少。体温在 25℃时,心率、冠脉血流量及心肌对氧的摄取量较常温时约降低 50%。

低温导致儿茶酚胺升高,血管收缩,外周血管阻力增加和血液黏稠度升高,增加心脏作功,可能导致心肌缺血和心律失常。当体温降至 28℃以下时,可发生严重心律失常,如室性期前收缩和房室传导阻滞等。当体温降至 25℃时,随时可能发生心室颤动,且电除颤通常无效。心室颤动的原因可能与窦房结功能受抑制、心室兴奋性增高及冠脉血流量减少导致酸碱失衡、电解质紊乱等有关。

4. 对神经系统的影响 低温可降低脑耗氧量和需氧量,减少脑血流量,降低颅内压,保持动静脉氧分压差不变,静脉乳酸浓度不升高。如体温每下降 1℃,脑血流量减少约 6.7%,颅内压和静脉压降低约 5.5%。核心温度在 33℃以上时,脑功能维持良好;在 28℃以下时,意识丧失;25℃以上时,呕吐反射、缩瞳反射、单突触反射等原始反射仍保留。

低温可阻滞神经纤维的兴奋性和传导功能,在外周神经中,较粗大的 A-δ 纤维比 C 纤维和交感神经更易受体温的抑制。核心温度降低时,神经传导速度减慢,但是动作电位增强,肌张力增高,可出现肌强直和阵发性肌阵挛。

温度低于 32℃时,脑电波的波幅开始下降,体感或听觉诱发电位已不能反映脑电波的活动状态。

5. 对血液系统的影响 低温会使血液黏稠度增加,血流速度减慢,血浆浓缩,血容量减少,血细胞比容增加,发生血栓的可能性增加。低温时,血小板功能受损,凝血因子、纤维蛋白原减少,导致凝血时间延长。因此,低温时出血风险增加。

6. 对肝肾功能的影响 低温时,肾脏血流量下降最明显,但是当体温在 18~37℃时,肾动静脉的氧含量差并无差异,提示肾血流量下降主要是需氧减少所致。低温造成肾功能一过性下降或轻度损伤,缓慢复温后可保持良好的肾功能。低温早期,尿量并不减少,可能是由于交感神经兴奋、血压增高等原因引起的代偿所致。但是当体温持续降低时,尿量会明显减少。低温时,尿钾含量减少,尿钠、氯增加,但是血浆电解质浓度仍然维持在正常范围内。低温可延长肾动脉阻断时间,但不影响手术操作,同时减轻肾脏缺血 - 再灌注损伤。

7. 对电解质和酸碱平衡的影响 低温本身、寒战、通气情况等多种因素均会影响电解质和酸碱平衡,其中低温本身对电解质影响不大,但是低温时心肌细胞对钙离子的敏感性增加,易出现心室颤动。血清中钾离子浓度的变化与酸碱平衡相关,过度通气时 pH 升高,$K^+$ 向细胞内转移,血清 $K^+$ 减少;当发生寒战时,机体耗氧量增加,二氧化碳分压升高,血清 $K^+$ 增加。体温每下降 1℃,pH 升高 0.017。低温时肺通气不足,二氧化碳分压升高,造成 pH 进一步升高,同时组织灌注不足,将导致机体出现代谢性酸中毒。

8. 其他 全身亚低温可能保护机体免疫功能,也可能产生免疫抑制作用,并且随着时间的延长,对免疫功能的影响越来越大。目前的研究并无明确定论,但是轻度低温(33~35℃)对免疫系统有抑制作用,将影响患者预后。

低温激活交感神经系统,使皮肤血管收缩,减少热量丧失;也可增加促代谢激素的释放,使机体的代谢活动增强,还可增强骨骼肌的紧张性,出现寒战反应。因此,低温时机体主要通过血管收缩和寒战等方式减少散热、增加产热,防止体温过低。低温可促进甲状腺激素和促甲状腺激素分泌,抑制胰岛素分泌,麻醉中易出现高血糖症状。研究报道,亚低温改善急性卒中时机体应激激素的紊乱,降低血糖水平,保护脑神经细胞。

新生儿和早产儿对体温下降十分敏感,由于皮下脂肪含有较多熔点较高的固体脂肪酸,易并发硬肿症。当受到寒冷刺激时,肺血管阻力可能增大,可出现血液经未闭的卵圆孔或动脉导管流出,形成右向左分流。

# 第四节　恶性高热

恶性高热(malignant hyperthermia,MH)是一种罕见的常染色体连锁的遗传性肌肉系统疾病,常见症状包括全身骨骼肌强直性收缩、体温急剧上升、呼气末二氧化碳(ETCO$_2$)增加及心律失常,有很高的死亡率。主要发生在全身麻醉的患者。

### 一、流行病学特征

据报道,接受全麻的患者恶性高热的发病率为 1/100 000~1/5 000,儿童则为 1/15 000~1/3 000,男女发病率比值为(2.5~4.5):1,报道的最小年龄为 6 个月。国内亦有报道恶性高热的病例,死亡率很高。随着对该病的认识加深,应用丹曲林(硝苯呋海因)进行治疗,死亡率已从 70% 降至 10%。

### 二、诱因和病因

恶性高热是一种常染色体显性遗传疾病。在人类,恶性高热最常见的基因变异与 19 号染色体上的雷诺丁受体(RYR1)相关联。但是,研究表明并非所有恶性高热家族都与此有关。RYR1 是肌质网与肌纤维膜之间钙离子释放通路的重要组成部分。

恶性高热由卤素类吸入麻醉药和去极化肌松药(琥珀胆碱)所诱发,其中吸入麻醉药包括七氟烷、地氟烷、氟烷等。此外,甲氧氟烷、异氟烷、恩氟烷、氧化亚氮、乙醚、环丙烷、三氯乙烯、哌替啶、加拉碘铵、右旋筒箭毒碱、酚噻嗪类药物(如氯丙嗪)、氯胺酮、酰胺类局麻药(如利多卡因、甲哌卡因)也可能诱发恶性高热。在麻醉诱导期间使用琥珀胆碱可造成暴发性恶性高热,5~10 分钟内即可出现症状。近年有报道称,剧烈运动、发热可能也是恶性高热的诱因之一。焦虑会明显加快恶性高热的发生。

### 三、发病机制

恶性高热的发病机制与骨骼肌内肌质网 Ca$^{2+}$ 释放失调有关。几乎所有的恶性高热高敏者均存在肌质网膜上钙通道缺陷。在外界诱因刺激下,肌质网大量释放 Ca$^{2+}$,引起肌肉收缩增强,氧耗增加,二氧化碳生成增加,ATP 含量急剧下降,随着肌肉对氧供需求的不断升高,体温升高。恶性高热患者的 Ca$^{2+}$ 再摄取机制受损,为使 Ca$^{2+}$ 重返肌质网,需要消耗大量能量,肌肉进入高代谢状态并出现挛缩。细胞膜被破坏,随后细胞内 K$^+$、Ca$^{2+}$、肌红蛋白、Na$^+$ 及肌酸磷酸激酶大量增加和渗漏,出现骨骼肌横纹肌溶解。高钾血症是导致恶性高热早期死亡的主要原因。

### 四、临床表现

恶性高热发生于麻醉中的任何时期和术后早期。典型临床表现为"一紧两高"。早期发生骨骼肌强直性收缩及横纹肌溶解、呼气末二氧化碳升高;晚期出现快速发展的高热(体温几乎每 15 分钟上升 1℃,常在40℃以上),还可出现可乐色尿(肌红蛋白尿)及血浆肌酸激酶增加。其中,肌肉紧张表现为咬肌或全身肌肉紧张,可呈现典型的"铁板样"骨骼肌疼挛。非特异性临床症状有急性严重的酸中毒、高钾血症、呼吸急促、心律失常、血压异常、苍白病等。患者血浆中神经型肌酸激酶同工酶升高,而非肌肉型肌酸激酶同工酶。起病初期,因交感神经的刺激,血压升高;随后由于严重的酸中毒和高钾血症导致心肌抑制,继发血压降低;晚期可表现为循环衰竭和心搏骤停。

### 五、辅助检查

1. 血常规　表现为血红蛋白降低,血小板减少。
2. 凝血功能　凝血时间和部分促凝血酶原激酶时间延长,纤维蛋白原降低,纤维降解产物增多。早期即有出现 DIC 的倾向。

171

3. 血气分析 出现高钾血症、高镁血症、高钙血症(早期)、严重低钙血症(晚期)及高钠血症等。起病初期即可出现高碳酸血症、碱缺乏等。

4. 肌红蛋白和肌酸激酶的测定 肌酸激酶水平超过 20 000IU/L 即可诊断恶性高热,但要排除重大手术引起的肌酸激酶增高。

5. 心电图 常显示心律失常,如室性期前收缩和室性心动过速,随着高钾血症的发生,心电图 T 波高尖,出现宽大的 QRS 波群。

6. 其他检查 可行肌肉活检试验,以确定是否存在与恶性高热相关的功能标志物。咖啡因 - 氟烷收缩试验是目前公认的"金标准",一般于局麻下取股外侧肌或股四头肌,暴露于一系列浓度梯度的咖啡因(0.5mmol/L、1.0mmol/L、2.0mmol/L、4.0mmol/L、8.0mmol/L、32.0mmol/L)4 分钟或 2% 氟烷中 10 分钟,肌肉对 2.0mmol/L 咖啡因或 3% 氟烷的张力改变大于 0.3g、0.7g 为阳性,诊断为恶性高热敏感(malignant hyperthemia susceptible,MHS),两者均为阴性诊断为恶性高热不敏感(malignant hyperthemia nonsusceptible,MHN),仅对两者之一显示阳性分别诊断为恶性高热咖啡因敏感(MHS-caffeine,MHSc)或恶性高热氟烷敏感(MHS-halothane,MHSh)。此外,微创代谢试验和基因诊断还有待进一步研究。

### 六、恶性高热高敏患者的麻醉

恶性高热敏感患者的麻醉应使用巴比妥类药物、依托咪酯、丙泊酚、阿片类镇痛药、镇静药和 / 或非去极化肌松药。避免使用挥发性麻醉药和琥珀胆碱。在未使用诱发性药物的情况下,无须丹曲林预处理。此类患者行重大手术前,需用丹曲林预处理,可口服也可静脉注射。口服剂量是 4.8mg/(kg·d),麻醉前 48 小时内分 3~4 次给药,或在诱导前一次性静脉注射 2.5mg/kg。一般推荐静脉注射,可减轻不良反应。

### 七、治疗

对恶性高热进行早期诊断,早期预防,可有较好预后。一旦起病,应做好:①去除诱因,停止手术操作,停用相关麻醉药物如吸入麻醉药和琥珀胆碱;②纯氧通气,排出过多的二氧化碳,纠正严重的酸中毒和电解质紊乱;③使用特效药如丹曲林,降低胞内 $Ca^{2+}$ 浓度;④根据血气分析结果,及时纠正代谢性酸中毒,给予碳酸氢钠;⑤患者体温过高,予以物理降温(冰浴、乙醇擦拭皮肤等);置入胃管、导尿管进行胃和膀胱冲洗降温,静脉持续输入 4℃生理盐水等;在降温幅度方面,欧洲恶性高热处理指南推荐的目标是 38.5℃以下;⑥处理高钾血症;⑦早期重视肾功能的维护,积极补液利尿、碱化尿液,避免肌红蛋白血症,避免肾功能损害。

(方向明)

# 第九章 麻醉与凝血功能

## 第一节 生 理 止 血

止血过程是由一系列细胞和生物化学过程组成的,目的是限制由损伤引起的机体出血、维持血管内血液的流动性及促进损伤后被血栓堵塞部位的血管再生。正常生理止血过程需要在以下两者之间取得平衡:一方面是可以形成一个稳定的、局限性的凝血块的促凝途径;另一方面是除损伤部位外限制其他部位血栓形成的抗凝机制。血管内皮细胞、血小板、血浆凝血蛋白在这个过程中起着同样重要的作用。一旦无法维持此稳态平衡,则会导致过度出血或病理性血栓形成。

机械性或生物化学性血管内皮细胞损伤,导致血小板在损伤部位聚集,这个过程通常被称为初期止血。尽管初期止血对于轻微损伤可能已经足够了,但是对于更为严重的出血,就需要有稳定的凝血块形成。这种凝血块含有交联的纤维蛋白,该过程由激活的血浆凝血因子所介导,通常称为二期止血。所谓的初期止血和二期止血的定义是为了描述和诊断,针对止血所包含的细胞和分子过程方面取得的研究进展提示,血管内皮细胞、血小板及血浆的相互作用比在该模型中的情况复杂得多。

### 一、止血过程中血管内皮细胞的作用

在正常生理状态下,血管内皮细胞提供了一个不促进血栓形成的光滑表面,以利于血液的流动。正常的血管内皮细胞具有抗血小板、抗凝及促纤维蛋白溶解的作用,以抑制凝血块的形成。携带负电荷的血管内皮细胞排斥血小板,同时产生前列环素($PGI_2$)和一氧化氮(NO),它们是强效的血小板抑制剂。由血管内皮细胞合成的二磷酸腺苷酶(ADP 酶)降解二磷酸腺苷(ADP),ADP 酶是另一种强效的血小板激活剂。由于这些内源性的抗血小板效应,非激活状态的血小板是不黏附于健康血管内皮细胞的。血管内皮细胞还同时表达几种血浆介导止血过程的抑制物,包括血栓调节蛋白(一种间接的凝血酶抑制物)、肝素样葡萄糖胺聚糖及组织因子途径抑制物(tissue factor pathway inhibitor,TFPI)。最后,血管内皮细胞还合成组织型纤维蛋白溶解酶原激活因子(tPA),它的作用是激活纤维蛋白溶解反应(一种初步的、限制凝血块蔓延的拮抗性调节机制)。

尽管存在这些生理的、抑制血栓形成的防御机制,一系列机械性和化学性的刺激可以使这一平衡的方向发生移动,以至于内皮细胞会促进凝血块形成。血管内皮细胞的损伤使位于其下方的细胞外基质(ECM)包括胶原、血管假性血友病因子(vWF)及其他具有黏附血小板作用的糖蛋白暴露。由于 ECM 的暴露,血小板与之结合并被激活。组织因子的暴露会激活血浆介导的凝血途径,进而产生凝血酶,最终产生纤维蛋白凝块。某些特定的细胞因子(如白介素-1、肿瘤坏死因子、γ干扰素)和激素(如去氨加压素和内皮素)会引起血管内皮细胞的促血栓形成性变化,包括 vWF、组织因子及纤溶酶原激活物抑制剂(PAI-1)的合成和表达;同时,正常情况下阻止血栓形成的细胞和生物化学途径也被下调。凝血酶、低氧血症和高血流剪切力能够诱发血管内皮细胞合成的 PAI-1 增加,以及与之相关的对纤维蛋白溶解作用的抑制,此机制被认为与术后促血栓形成状态和静脉血栓形成有关。

### 二、血小板和止血

血小板在止血过程中起着关键作用。血小板来源于骨髓巨核细胞,当未被激活时以圆盘状的无核细胞在血液中循环。血小板膜的特征是有多种受体及一个与表面相连的开放的管道系统,这有助于增加血小板膜的表面积,同时还可促进血小板内部和外部环境的快速联系。在正常情况下,血小板并不与血管内皮细胞结合,但是当后者损伤暴露 ECM 时,血小板经历一系列的生物化学和物理学变化,表现为三个主要阶段,即

血小板的黏附、激活和聚集。

内皮下基质蛋白(即胶原蛋白、vWF、纤维连接蛋白)的暴露使血小板黏附于血管壁。vWF 被证实是一个非常重要的连接分子,可以连接 ECM 和血小板糖蛋白 Ib/IX 因子/ V 因子受体复合物。缺少 vWF 或血小板糖蛋白 Ib/IX 因子 / V 因子受体复合物,都会引起出血。

当血小板黏附于 ECM 时,会发生一系列物理和生物化学变化,被称为血小板的激活。血小板含有两种类型的储存颗粒:α 颗粒和致密体。α 颗粒内含有对止血和损伤修复起重要作用的一些蛋白质,包括纤维蛋白原、凝血因子 V 和Ⅷ、vWF、血小板衍生生长因子(PDGF)及其他物质。致密体内含有 ADP、腺苷三磷酸(ATP)、钙离子、5- 羟色胺、组胺和肾上腺素。在激活阶段,血小板释放颗粒内容物,引起更多血小板的募集和活化,进而启动血浆介导的凝血过程。在激活阶段,血小板结构发生变化,形成了伪足样的膜伸展,同时释放具有生理活性的微颗粒,这两种方式都有助于明显增加血小板膜的表面积。在激活阶段,血小板膜磷脂的重新分布暴露了更多活化的血小板表面糖蛋白受体,以及与钙离子和凝血因子激活复合物结合的磷脂结合位点,这对血浆介导的止血过程很重要。

### 三、血浆介导的止血过程

血浆介导的止血过程即凝血级联反应,可以很好地被概括为一个增强放大系统,它加速了无活性的前体即凝血酶原生成凝血酶的过程。通过暴露于组织因子或异物表面,激活微量的血浆蛋白,引发了一系列的级联反应,最终导致可溶性纤维蛋白原转变为不溶性纤维蛋白。凝血酶的生成,也被称为"凝血酶暴发",是止血过程中一个关键的调节步骤。凝血酶不仅能产生纤维蛋白,也能激活血小板,同时介导一系列的附加过程,后者影响炎症反应、丝裂原形成,甚至止血过程的下调。

传统意义上,血浆介导的止血过程的凝血级联反应分为内源性和外源性途径,这两条途径最终终止于一条共同途径,即纤维蛋白的产生。尽管有人认为这个级联反应过程的模型过于简化,但是如果要展开对血浆介导的止血过程的讨论,它仍然是一个有效的描述方式。大部分凝血因子是在肝脏合成的,以一种被称为酶原的无活性形式循环在血液中。经典的凝血级联反应的命名法之所以存在争议,是基于如下事实:无活性的酶原是按照被发现的次序被冠以罗马数字的。当酶原转化为有活性的酶时,一个小写字母 a 就被加在罗马数字命名之后。例如,无活性的凝血酶原被称为 Ⅱ 因子,而有活性的凝血酶被称为 Ⅱ a 因子。随着对有关止血过程的生物化学机制的理解加深,有些凝血因子名称已经不再使用或被重新命名。

凝血级联反应特征性地描述了一系列酶促反应,包括无活性的前体(即酶原)经过激活并放大整个反应。级联反应的每一阶段都需要与膜相结合的激活复合物发生聚合,每个激活复合物都由一种酶(激活的凝血因子)、底物(无活性的前体酶原)、辅助因子(加速剂 / 催化剂)和钙离子四者共同组成。这些激活复合物的聚合发生在磷脂膜上(血小板膜或微颗粒膜),有助于这些复合物的定位和聚集。如果缺乏磷脂膜的结合位点,凝血因子的激活过程会明显延缓。

1. 凝血的外源性途径　凝血的外源性途径被广泛认为是血浆介导的止血过程的启动步骤,它是从血浆与组织因子的接触开始的。组织因子在围绕血管的内皮下组织中广泛存在,在正常生理状态下,血管内皮细胞会尽量减少组织因子与血浆凝血因子的接触。在血管受到损伤后,循环于血浆中的低浓度Ⅶa 因子与组织因子、X 因子和钙离子一起形成与磷脂相结合的激活复合物,促进 X 因子转化成 X a 因子。最近,组织因子/Ⅶa 因子复合物已经被证明能够激活内源性途径的Ⅸ因子,进一步证实了组织因子在启动止血过程中的关键作用。

2. 凝血的内源性途径　经典理论认为,内源性或接触激活系统是一条通过Ⅻ因子促进凝血酶生成的并行途径。然而,由于接触激活因子缺乏而引起的出血性疾病是罕见的,因此可将内源性途径理解为一种放大系统,即在外源性途径启动后,内源性途径会增加凝血酶的生成。近期以细胞为基础的凝血模型提示,由外源性途径产生凝血酶的过程被一种天然抑制剂 - 组织因子途径抑制物(TFPI)所抑制。然而,由外源性途径产生的少量凝血酶在被中和以前,会激活Ⅺ因子和内源性途径。内源性途径继而放大并增强止血反应,以产生最大化的凝血酶。尽管Ⅻ因子能被异物表面(如心肺转流的管道或玻璃瓶)所激活,但是内源性途径在启动止血过程中的作用似乎不大。然而,内源性途径的相关蛋白可以促进炎症反应、补体的激活、纤维蛋白的溶解、激肽的生成和血管发生。

3. 凝血的共同途径　最终途径是内源性和外源性凝血级联反应所共有的,主要是凝血酶的产生和之后的纤维蛋白的生成。贯穿于内源性和外源性途径中的信号放大终止于凝血酶原酶复合物(即与磷脂膜结合的激活复合物)的产生,凝血酶原酶复合物由Ⅹa因子、Ⅱ因子、Ⅴa因子和钙离子共同组成。凝血酶原酶复合物介导凝血酶产生,即从无活性的前体凝血酶原转化成大量的凝血酶。凝血酶以蛋白水解的方式将纤维蛋白原分子裂解为纤维蛋白肽A和B,以产生纤维蛋白单体,纤维蛋白单体相互聚合形成纤维蛋白链即纤维蛋白凝块。最后,由凝血酶激活的一个谷氨酰胺转移酶ⅩⅢa因子,以共价方式交联纤维蛋白链,形成不溶的纤维蛋白凝块,以抵抗纤维蛋白的降解作用。同样,凝血酶的生成是调节止血过程的关键酶学步骤。凝血酶的活性不仅介导纤维蛋白原转化为纤维蛋白,还能激活血小板,将无活性的辅助因子Ⅴ与Ⅷ转化为有活性的形式,激活Ⅺ因子和内源性凝血途径,上调组织因子的细胞表达,刺激血管内皮细胞表达PAI-1来下调纤维蛋白溶解活性。

### 四、内在抗凝机制

止血过程被激活后,对它的调节作用表现为限制凝血块的蔓延,以使之不超出损伤部位。此简单、重要的抗凝机制来源于血液流动和血液稀释。早期的血小板/纤维蛋白凝血块对血液流动时剪切力的破坏作用高度敏感。血液流动进一步限制了血小板和凝血因子的局部定位和浓聚,使得临界数量的止血成分很难结合。然而,在形成凝血块的后期,需要有更强大的抗凝机制来限制凝血块的蔓延。已经发现有四个主要的抗凝途径对下调止血过程很重要:纤维蛋白溶解作用、TFPI、蛋白C系统及丝氨酸蛋白酶抑制剂。

纤维蛋白溶解系统由一个级联放大反应组成,最终生成纤溶酶,并且以蛋白水解的方式降解纤维蛋白和纤维蛋白原。正如血浆介导的凝血级联反应,无活性的前体蛋白被转化为有活性的酶,需要有一个可调节控制的平衡系统来预防过度出血或血栓形成。纤维蛋白溶解最重要的酶学介导物是纤溶酶,它是由无活性的前体即纤溶酶原生成的。在体内,纤维蛋白溶解酶的产生通常来源于血管内皮细胞的tPA或尿激酶的释放而启动。凝血酶是tPA合成的一个强烈的刺激因子。内源性途径的ⅩⅡa因子和激肽释放酶在暴露于异物表面后,会激活纤维蛋白溶解,纤维蛋白的存在会加速纤溶酶的生成。对游离的纤溶酶的快速抑制可以限制纤维蛋白溶解活性的扩大。除了对纤维蛋白和纤维蛋白原的酶学降解,纤溶酶还可以通过降解关键性的辅助因子Ⅴa、Ⅷ,以及减少对血小板黏附和聚集非常重要的血小板糖蛋白受体,从而抑制止血过程。纤维蛋白的降解产物同样具有轻微的抗凝活性。

TFPI抑制组织因子/Ⅶa因子的复合物,进而抑制负责启动止血过程的外源性途径。TFPI和Ⅹa因子形成了与磷脂膜结合的复合物,包裹并迅速中止组织因子/Ⅶa因子的活性,内源性途径对凝血酶和纤维蛋白的继续产生所起的关键作用就变得明显了。

蛋白C系统在下调止血的过程中显得至关重要,因为它不仅抑制凝血酶,也抑制重要的辅助因子Ⅴa、Ⅷa。凝血酶通过与一种膜相关蛋白(血栓调节素)的结合而激活蛋白C,从而启动这个抑制途径。蛋白C与其辅助因子蛋白S共同降解辅助因子Ⅴa、Ⅷa。如果缺少这些重要的辅助因子,就限制了弹性蛋白酶与凝血酶原酶激活复合物的形成,而后两者分别对Ⅹ因子和凝血酶的形成起重要作用。凝血酶一旦与血栓调节素结合就会被灭活,并从循环中清除,这也为蛋白C下调止血过程提供了另外一种机制。

调节止血过程最重要的丝氨酸蛋白酶抑制剂,包括抗凝血酶(AT)和肝素辅助因子Ⅱ。抗凝血酶与凝血酶结合后会抑制凝血酶,也抑制Ⅸa、Ⅹa、Ⅺa、Ⅻa因子。肝素辅助因子Ⅱ只抑制凝血酶。尽管肝素辅助因子Ⅱ的确切生理作用还不是很清楚,但抗凝血酶在下调止血的过程中起关键作用。肝素作为一个催化性的加速剂与抗凝血酶结合,增强了抗凝血酶对靶酶的抑制作用。在体内,位于血管内皮的肝素样葡萄糖胺聚糖提供了对凝血酶和Ⅹa因子的抑制位点。

## 第二节　麻醉和手术对止血的影响

在正常情况下,人体的凝血和纤溶系统处于动态平衡。任何因素破坏这种平衡,都可能引起凝血功能障碍,包括异常出血或血栓形成。在围手术期维持正常的凝血功能至关重要。影响围手术期凝血功能的因素很多,除病变本身(如感染、肿瘤等)可引起凝血功能的改变外,手术创伤、低温、缺氧、晶体和胶体溶液和血液的输注及某些药物等均可影响凝血功能。作为麻醉医师,有必要了解麻醉、手术等是否会影响凝血功能,以及有何影响。

### 一、麻醉药对凝血功能的影响

影响围手术期凝血功能的因素很多,因此,了解麻醉药对凝血功能的影响,对于合理选择麻醉药、对围手术期凝血功能变化进行研究及排除麻醉药对凝血功能的影响因素等,都是非常必要的。

1. 局麻药　局麻药可以抑制血小板的功能,包括抑制血小板 $\alpha$ 颗粒的释放和血小板的聚集,同时抑制血栓烷 $A_2$ 的信号转导通路,从而抑制凝血功能。Tobias 等分别对 1%、0.5% 利多卡因和 0.25%、0.125% 布比卡因进行离体血栓弹力图(TEG)监测,发现 4 组血样本的 $\alpha$ 角和 MA 值均显著降低,1% 利多卡因组 R 时间与其他组相比显著延长,证实利多卡因和布比卡因均可抑制血小板的功能,且利多卡因抑制凝血的作用强于布比卡因。Leonard 等报道左布比卡因对血小板的功能也有一定的抑制作用,且与剂量相关。

2. 静脉麻醉药

(1)丙泊酚:近年来,关于丙泊酚对凝血功能的影响有很多报道,认为丙泊酚对 ADP 诱导的血小板聚集有显著的抑制作用,而对血小板数目和反映凝血因子功能的 PT、APTT 等无明显抑制。关于丙泊酚对血小板聚集抑制的作用机制,有研究认为丙泊酚影响血小板聚集可能主要与其能刺激淋巴细胞内一氧化氮合酶(NOS)有关,通过一氧化氮/环鸟苷酸(NO/cGMP)途径影响血小板聚集功能,环鸟苷酸有明显抑制血小板聚集的作用。NO 作用于血管壁平滑肌,激活鸟苷酸环化酶,cGMP 含量增加,导致血管扩张,血压降低,对血小板的剪切力减弱。管壁剪切力速度明显影响血小板黏附于皮内或皮下,血流减少也降低血小板活性。另外,丙泊酚对血小板聚集的影响也与抑制血小板细胞内血栓合成酶,从而抑制血栓素 $A_2$(TXA$_2$)和血栓素 $B_2$(TXB$_2$)的生成有关。大剂量丙泊酚可抑制血小板与中性粒细胞和单核细胞的结合,因此对于长时间的全身麻醉手术或有凝血功能障碍的患者,应避免长期、大剂量使用丙泊酚。

(2)咪达唑仑:咪达唑仑可以抑制血小板的功能,其机制可能是引起血小板膜的构象改变,导致蛋白激酶 C 活性改变,继而抑制磷酸肌醇的清除和血栓烷 $A_2$ 的形成,最终抑制细胞内 $Ca^{2+}$ 的活动和 $P_{47}$ 的磷酸化作用。咪达唑仑抑制血小板的功能也与剂量相关。临床镇静浓度的咪达唑仑就可能会抑制血小板的聚集功能。

(3)硫喷妥钠:对凝血功能的影响通常可忽略不计。

3. 吸入麻醉药　吸入麻醉药对凝血功能的影响有很多不同的观点,但氟烷和七氟烷对血小板功能的抑制基本已达成共识,这种抑制作用有剂量相关性。氟烷可影响细胞内的第二信使三磷酸肌醇,抑制血小板 $Ca^{2+}$ 稳定作用、血栓烷 $A_2$ 的形成及包括环腺苷酸在内的信号转导通路。七氟烷则通过抑制血栓烷 $A_2$ 的形成抑制血小板的功能。临床剂量的异氟烷、恩氟烷、地氟烷和氧化亚氮对凝血功能的影响基本上可以忽略,但大量使用上述吸入麻醉药对凝血功能的影响还有待进一步研究。

4. 阿片类药物和肌松药　对凝血功能基本上没有影响。

### 二、麻醉方法对凝血功能的影响

不同的麻醉方法对凝血功能的影响也不同。全麻比区域阻滞、硬膜外阻滞对凝血功能的影响都大,有促进凝血的作用。全麻对凝血的促进作用可能是由于气管插管时存在显著的应激反应和儿茶酚胺释放增加,促进血小板的聚集,继而加速血液凝固。此外,拔管和术后疼痛都会导致应激增加,促进凝血。全身麻醉诱导时,阿片类药物的使用可以减轻插管时的应激反应,降低儿茶酚胺水平,改善诱导时所致的高凝状态。插管前利多卡因和 β 受体拮抗药的使用,可能也会减慢加速的凝血反应。

硬膜外阻滞可以降低术后血栓形成和肺栓塞的发生率,也可以防止术后的高凝状态。其机制可能除与局麻药抑制血小板功能有关外,还与区域阻滞时交感神经抑制,血管扩张,下肢血流量增加有关。此外,区域阻滞使儿茶酚胺释放减少,同时局麻药的残余作用减轻了术后的疼痛刺激,从而减轻了应激反应对凝血功能的影响。全身麻醉复合硬膜外阻滞可以较完善地抑制应激反应,从而抑制应激反应触发的凝血系统激活,进而有效降低患者围手术期血液高凝状态的发生,有利于消除或预防术后血栓形成。静脉-吸入复合全身麻醉联合硬膜外阻滞可以明显地减少血小板活化,使 $P_2$ 选择素的浓度降低、血管性血友病因子(vWF)水平降低,对于老年人、高血压、糖尿病及其他栓塞性疾病患者的手术可能更有意义。

### 三、其他影响凝血功能的因素

外科手术及麻醉本身对机体就是一种创伤,机体遭受创伤后凝血功能会发生变化,包括血管壁损伤、血流减慢和血液凝固性增高等。血管壁创伤可直接损伤局部组织和血管壁。血流变慢和涡流的最终效应,使血小板易于聚集于血管壁受损处,血小板活化促进局部凝血物质浓度增加,从而加速了血栓形成。创伤可直接激活外源性途径,同时使纤维蛋白溶解系统功能减弱,从而使血液处于高凝状态,加速了血栓形成。此外,创伤还可引起机体发生一系列应激反应。创伤致机体发生应激反应时,外周交感神经末梢释放儿茶酚胺(CA)。麻醉过程中降低应激反应,对保持血流动力学稳定,抑制各种内分泌激素的过量释放,改善血小板及凝血功能有重要作用。手术麻醉引起的应激反应,主要由交感 - 肾上腺髓质系统和下丘脑 - 垂体 - 肾上腺皮质系统的强烈兴奋启动。在血流动力学方面主要表现为心率加快、心肌收缩力增强、心排血量增加、血压升高;同时还会对血小板聚集率产生一定的影响。不同的麻醉方法和药物对手术应激时 CA 的分泌量也有不同影响。疼痛是一种继发性应激反应,可增加 CA 的分泌量,有效镇痛虽不能保证完全消除应激状态,但可降低交感 - 肾上腺髓质系统的应激反应。

凝血酶 - 抗凝血酶复合物(TAT)是凝血系统激活的早期分子标志物,其含量的相对或绝对增加提示凝血活性增强。研究证实,术后 TAT 浓度明显增加,TAT 浓度高峰在术后 3 小时且患者 TAT 的变化趋势与 CA 的变化趋势类似,提示神经内分泌系统对手术的应激反应是导致术后凝血功能增强的主要原因。血小板在外科手术止血中发挥重要作用。手术应激状态下,多种活性物质均可活化血小板,促使血小板聚集和释放。这既有利于局部止血和组织修复,也可促进血栓形成,是术后产生急性心肌梗死、脑血栓和血栓性静脉炎的重要原因。

低温对凝血也有很大影响,可引起凝血功能紊乱,出血时间延长。大量输血时,库存血中 V 因子、Ⅷ因子、血小板减少;枸橼酸钠可降低毛细血管张力,改变血管壁的通透性;同时,枸橼酸与 $Ca^{2+}$ 结合,使血浆游离 $Ca^{2+}$ 浓度下降,使凝血途径中的 $Ca^{2+}$ 减少。大失血时凝血因子丢失多,加上组织灌注不足、缺氧、酸中毒等,进一步加重凝血障碍。大量输血时出现的出血倾向与血小板密切相关。

### 四、血液病患者术前全面评估及准备

术前评估出血风险非常重要,但是确定这个风险的合适方法仍然是争论的话题。尽管术前对所有外科手术患者进行常规的凝血功能检查,但是该方法对出血性疾病缺少预测价值。有出血病史仍然是预测围手术期出血最有效的方法。非创伤性、自发性出血病史,如果是发生在关节或深部肌肉,应值得注意。术前应用阿司匹林等抗凝药和与凝血功能相关的疾病,如肾病、肝病、骨髓疾病及恶性肿瘤等都应引起重视。

对有出血功能障碍患者宜输新鲜血小板、冷沉淀物,以弥补因子Ⅷ的不足。输血小板应限量,以防产生血小板抗原(antiplatelet antigen)。

有出血功能障碍者不宜选用局麻或神经阻滞麻醉及椎管内麻醉。如选用全麻,气管插管时应注意保护口咽部黏膜,有因气管黏膜出血、血块阻塞窒息死亡的报道,应引起重视。血友病患者的麻醉选择比较困难,有报道因局麻造成巨大血肿,椎管内阻滞亦易引起出血,具有一定的危险,故仍以快速诱导气管插管麻醉为宜。四肢关节手术如血友病膝关节血肿或指 / 趾骨血肿、形成假性骨肿瘤须截骨者,可选用区域静脉麻醉,麻醉前应补充Ⅷ因子(AHG)、新鲜冷沉淀物或新鲜成分输血(新鲜血小板),止血带时间以 1 小时为宜,并安全掌握止血带放松技术。

某些血液病除全血细胞减少外,可有不同程度的低血容量。因贫血,血浆假性胆碱酯酶浓度低,静脉大量快速用药后易发生低血压,影响心排血量。全麻用药可选用地西泮、氯胺酮或羟丁酸钠诱导,可给予小剂量非去极化肌松药阿曲库铵,以协助插管及维持麻醉的稳定性。氧化亚氮 - 恩氟烷或异氟烷复合吸入,可监测 $SpO_2$ 及呼气末 $CO_2$ 以避免发生低氧血症。神经安定镇痛药吩噻嗪类药对凝血功能有影响,应防止过量;吩噻嗪类药物对血液病患者的降压作用也较正常人明显。有报道少数患者使用氟哌利多后可发生白细胞减少和粒细胞缺乏症。小剂量芬太尼可延缓纤溶作用,有明显镇静、镇痛作用,可减轻牵拉反应。应避免任何原因所致的缺氧、酸中毒,以免血管扩张、微循环淤血,增加创面渗血。对血液病患者,一切用药均应少于一般外科手术。

长期严重贫血的患者手术麻醉时易发生肾上腺皮质功能不全,麻醉前应补充肾上腺皮质激素,可防止肾上腺皮质功能不全及麻醉药的变态反应,增强患者对麻醉的耐受性和麻醉药物的安全性。例如,术前氢化可的松 100~400mg 与丙酸睾酮 50~100mg 合用,麻醉期间用地塞米松 10~20mg 或氢化可的松 100~200mg 溶于 100~200ml 生理盐水静脉滴注。避免经输血管道内注药,更不可混合在血瓶或储血袋内用药,以防药物破坏血细胞产生溶血。肾上腺皮质激素对维持血压、防止休克有效,低血压时,可在扩容的同时缓慢静脉注射氢化可的松 100mg 或地塞米松 10~20mg。血小板减少性紫癜患者使用肾上腺皮质激素后,可改善毛细血管功能状态,使毛细血管脆性试验由阳性转变为阴性,出血倾向好转;并可抑制血小板抗体生成,减少血管通透性,提高手术麻醉的安全性。

胸部手术行气管插管全身麻醉时,应选用低压套囊一次性塑料气管导管,避免经环甲膜穿刺注药,气管插管时避免黏膜损伤。

(郭曲练)

# 第十章　麻醉与老年人、小儿和肥胖患者的生理

## 第一节　麻醉与老年人生理

随着人类社会的发展,物质和文化生活的提高,医疗卫生事业的发展,各国人口的平均寿命正在不断延长。老龄人口的增加必然导致老年人因病就医而需手术治疗者的数量增多。

衰老是生命过程中与时间推移密切结合且不可逆的一种表现。衰老的进程受诸多因素的影响,与疾病、生活方式(如运动、吸烟、嗜酒、生活不规律等)、环境等相互关联,密不可分。对衰老机制的探讨虽已从基因、细胞、免疫、神经内分泌、自由基等方面取得进展,但还需进一步阐明其机制。从医学概念看,老年是指因年龄增长而致周身器官功能减退和组织细胞退行性改变的阶段。目前临床上由于没有可靠的、评价生理年龄的方法,故一般均采用年代年龄亦即从出生算起的实际年龄。麻醉医生在对老年患者进行评估时,除参照实际年龄外,应根据其病史、体格检查、实验室检查和特殊检查等,对其全身情况、器官功能进行评估。应注意对老年人造成威胁的是其潜在或并存疾病,而非年龄本身。

### 一、神经系统

1. 中枢神经系统　老年人神经系统呈退行性改变,储备功能降低。

老年人的脑血管自主调节功能一般仍能保持正常,但增龄并非一定伴有脑动脉僵硬和脑灌注不足。脑血流降低是脑组织萎缩的结果而非原因。但如果老年患者具有卒中和动脉粥样硬化的危险因素,则脑血管的舒张和收缩反应性降低,特别是对低氧的反应性降低,即低氧不能明显使脑血流量增加。

2. 周围神经系统和神经肌肉接头功能　老年人各种感觉的阈值均增高,包括视觉、听觉、触觉、关节位置觉、嗅觉、外周痛觉、温度觉等,此种情况可因特殊感觉器官的退行性改变而加速。

老年人的骨骼肌无明显的、普遍性的改变,其酶系统也保持相对完整。由于老年人运动神经元不断丧失从胞体沿轴突向远端运送胞质的能力,因此降低了对骨骼肌的营养性支持,神经肌接头发生明显改变。其表现为接头后膜增厚并扩展至超出通常的终板范围,还可伴有接头外非典型胆碱受体的生成增加。对于此种运动终板的增殖和非典型胆碱受体在接头外的扩展,一般认为是弥散性、神经源性肌萎缩的表现。在终板和周围区域胆碱受体数量的增加,可能代偿由于年龄增长所致的运动终板数量和密度的下降,因而老年人对非去极化型肌松药的敏感性很可能无明显下降。至于某些老年人对琥珀胆碱的敏感性增加,是由于血浆胆碱酯酶浓度降低而非由于神经肌接头的改变。

3. 自主神经功能　老年人自主神经系统同样也经历着退行性改变,神经元丧失、神经纤维数量减少,传导减慢,受体和神经递质在数量和功能方面发生改变。在交感肾上腺系统,肾上腺体积随增龄老化而缩小,到 80 岁时肾上腺体积约减少 15%。血浆中儿茶酚胺特别是去甲肾上腺素的水平,无论在静息时或运动引起的应激时,老年人均高于青年人 2~4 倍。但老年人的高儿茶酚胺水平在临床上并无明显相应表现,因为增龄使自主神经系统的终末靶器官、组织、细胞的应答性降低。实验证明,β 受体激动药加强心肌收缩力和收缩速率的作用及加快兴奋组织发放冲动速率的作用均因增龄而显著减弱。老年人对异丙肾上腺素的最大变时性反应降低,对经 β 受体介导的血管扩张作用降低。对这种增龄老化所致的内源性 β 受体拮抗的机制,可能包括受体耗损、对激动药分子的亲和力降低、腺苷酸环化酶的激活削弱,可能还包括细胞膜流动性的降低。药理研究数据表明,老年人 β 受体对激动药和拮抗药的亲和力均降低,提示 β 受体的改变是质的改变而非量的变化。

老年人自主神经反射的反应速度减慢,反应强度减弱。其压力反射反应、冷刺激的血管收缩反应和体

位改变后的心率反应均启动较慢,反应幅度较小,不能有效地稳定血压。故老年人不易维持血流动力学的稳定,其适应外界因素改变的能力和反应速度下降。老年人自主神经系统的自我调控能力差,如使用能降低血浆儿茶酚胺水平或能破坏终末靶器官功能的麻醉药,或采用迅速阻滞交感神经的麻醉技术如蛛网膜下腔阻滞或硬膜外阻滞,都很可能导致低血压。如患者在手术前因失代偿的器官疾病(如充血性心力衰竭)使自主神经兴奋性过高,则会危及生命。

## 二、心血管系统

1. 血管　随着年龄的增长,主动脉和周围动脉管壁增厚,硬化程度增加,对血流的阻抗增加,收缩压、脉压增加。一般来说,与年龄有关的大动脉僵硬度的增加,会增加心脏射血的阻抗,也提高主动脉舒张压。动脉弹性的丧失则使脉压增加和舒张压下降。老年人血压的上升也可能还与血浆中去甲肾上腺素水平随年龄的增长而升高有关。

2. 心脏　在无明显疾病的情况下,心脏亦随年龄的增长呈退行性改变。在解剖学上的主要改变是心室壁肥厚、心肌纤维化的程度加重及瓣膜的纤维钙化。一般认为老年人心功能降低,心排血量可较年轻人减少30%~50%,55 岁以后每增加 1 岁,心排血量约减少 1%,心指数约减少 0.8%。经过运动训练的老年人能达到并维持高水平的心排血量和最大耗氧量,但增龄使最大心排血量出现"封顶"现象,这提示老年人的最大心率储备降低、心脏收缩和舒张所需时间延长。由于老龄使心室肥厚,心室腔的弹性降低,舒张期充盈较慢,故更多地依赖于心房收缩。如果老年人丧失窦性节律和心房收缩,将严重影响其心排血量。心脏舒张功能障碍是老年人血流动力学功能不全的常见原因。心律失常的发生率随年龄增长而增加,以室上性和室性期前收缩多见。

老年人的心血管功能除受衰老进程的影响外,还常受到各种疾病的损害,在老年人中 50%~65% 有心血管疾病。故在评估心血管功能状态时应特别重视储备功能,在围手术期要注意对心功能的支持、维护和对异常情况及时处理。

## 三、呼吸系统

老年人呼吸系统的功能随年龄增长而减退,特别是呼吸储备和气体交换功能下降。在 59 岁以后呼吸功能减退较明显,但女性的减退程度较轻。

1. 通气功能的改变　老年人在睡眠中易出现呼吸暂停和血氧饱和度降低,多见于男性,女性在停经后出现睡眠性呼吸暂停的概率与男性相似,其发生机制尚不完全明了。有睡眠呼吸暂停综合征者麻醉后较易在恢复室发生呼吸暂停和呼吸道梗阻,需警惕并采取预防性措施。老年人对高二氧化碳和低氧的通气反应均降低,表现为潮气量增加不足,而通气频率仍维持原水平,致每分通气量无明显增加,可能是呼吸中枢本身功能改变所致。易造成低氧血症,引起心律失常、心绞痛甚至心力衰竭。

2. 气道及肺实质　大、小气道均随增龄而顺应性增加,变得较为松软,在用力呼气时气道容易受压,导致最大呼气流速下降并使余气量增加。老年人肺的弹性回缩力进行性下降,静态顺应性增加,但也因此使扩张的肺泡和小气道的负压降低,影响吸入气的恰当分布,肺低垂部小气道的闭合倾向增大,这种倾向又因气道松软而加强,使余气量渐进性增加而肺活量逐渐降低。老年人有进行性的通气/血流比值失调趋势,影响氧合,甚至降低二氧化碳的排出效率。

基于上述变化,老年人在应激时易发生低氧血症、高二氧化碳血症和酸中毒。在围手术期应注意监测、维护和支持呼吸功能,防止呼吸系统并发症和呼吸衰竭的发生。

## 四、消化系统

老年人胃肠道的退行性改变主要表现在胃肠道血流量降低,胃黏膜萎缩,唾液及胃液分泌减少,胃排空时间延长,肠蠕动减弱。

老年人肝脏重量减轻,肝细胞数量减少,肝血流量也相应减少。老年人肝合成蛋白质的能力降低,血浆蛋白减少,清蛋白与球蛋白的比值下降。在老年人,阿片类药物、巴比妥类药物、苯二氮䓬类药物、丙泊酚、依托咪酯、大多数非去极化肌松药及其他需经肝脏进行生物转化的药物,血浆清除率均降低。

### 五、肾脏

增龄对肾脏的主要影响是肾组织萎缩、重量减轻,肾单位数量平行下降,到 80 岁时较青年人肾脏总体积约减少 30%。增龄也通过对肾血管的影响损害肾功能。肾血流量在 40 岁以前一般尚可保持良好,其后进行性下降,每 10 年降低 10% 或更多,主要为肾皮质血流量减少。至 80 岁肾血流量可降低 50%,此时约一半肾功能单位已丧失或无功能。

尽管老年人残留的肾功能在满足基础需要的情况下可以避免严重的氮质血症或尿毒症,但能经受极度的水、电解质失衡的肾功能储备很有限。老年人对葡萄糖的最大吸收速率降低;肾脏保钠的能力较差,肾素 - 血管紧张素 - 醛固酮系统反应迟钝、肾单位减少、每个肾单位溶质负荷加重等,均可能是造成其保钠能力下降的原因,故老年人易出现低钠血症。因老年人 GFR 降低,对急性钠负荷过重也不能适应,可造成高钠血症。老年人肾素 - 醛固酮反应迟钝(功能性低醛固酮症),GFR 又明显下降,存在发生高钾血症的潜在危险;但另一方面,由于无脂肪组织的减少降低了全身可交换钾的储备,又易出现医源性低钾血症。

老年人肾浓缩功能降低,保水能力下降,遇有对水摄入的限制或摄入不足的情况时,可出现高钠血症;另一方面,应激反应所致 ADH 过度分泌或某些药物影响水的排出,也使老年人有发生水中毒的危险。此外,老年人常有潜在性酸中毒。

老年人的肾功能改变对药代动力学的主要影响是需经肾清除的麻醉药及其代谢产物的消除半衰期延长。由于老年人的肾功能发生改变,为此应:①对维持老年人的水、电解质和酸碱平衡要进行适当监测,精确地计算和调节;②对经肾排泄的药物要注意调整剂量;③尽可能避免增加肾脏过多的负担,避免使用有肾毒性的药物。

### 六、内分泌系统及代谢

下丘脑是神经系统和内分泌系统相互联系的枢纽。增龄使下丘脑体温调控区神经元减少,下丘脑多巴胺和去甲肾上腺素含量减少。随年龄增长,下丘脑对葡萄糖和肾上腺皮质激素变得较不敏感,对甲状腺激素却较为敏感。受体数量减少可能是老年人对某些激素和代谢产物反应降低的原因。

健康老年人在中等程度的应激状态下,仍能正常地增加 ACTH 和皮质醇的分泌,可以耐受中等程度的应激。肾上腺重量随年龄逐渐减轻,到 80 岁时重量约减少 15%。

所有老年人糖耐量均降低,其原因可能为胰岛素抵抗或胰岛素功能不全,也可能与增龄所致肌肉等无脂肪组织减少引起的可储存糖类的场所减少有关。因此,在围手术期对老年人不应静脉输入大量含糖液体。

由于肌肉组织的丧失,对于体力活动多的老年男性,其最大耗氧量降低 30%~50%,体热的产生也与之平行下降。老年人体温调节能力降低,在周围环境温度下降时,血管收缩反应减弱,寒战反应也较微弱,体热容易丧失过多,出现体温下降或意外的低温。因此,手术期间应注意保温。另一方面,在温热的环境下老年人外周血管扩张反应也减弱。

老年人体液总量减少,特别是细胞内液明显减少。59 岁以上男性体液总量约占体重的 52%,女性约占体重的 42%,均减少约体重的 8%。过去认为血浆容量随年龄增长而下降,与细胞内液情况相似。现在的研究表明健康、活跃的老年人仍能较好地维持血浆容量。

### 七、血液系统

在无疾病的情况下,增龄对血液中的红细胞总量、白细胞计数、血小板数量或功能及凝血功能的影响均很低。骨髓总量和脾脏体积随年龄增长而逐渐缩减,使老年人在贫血时的红细胞生成反应减弱、红细胞脆性增加。增龄使免疫反应的选择性和有效性受到抑制,使老年人易于受到感染。免疫反应的低下和胸腺的退化与 T 细胞的功能改变有关。

### 八、心理方面

老年外科患者在心理方面与青年人并无明显的差别,但关注的内容可能不同。老年人考虑较多的是:①了解并感到自己在许多方面的储备降低或不足,担心不能耐受手术;②担心可能因此丧失独立进行日常生活的能力;③担心可能需长期住院(或其他医疗机构);④经济问题、家庭问题、社会交往、孤寂等;⑤下意识地或感情上感到自己很可能接近死亡。但另一方面,老年人在面对癌症时较年轻人或中年人要平静得多。

老年人探索、思考、与医师合作、同意治疗的能力未受到损害。在术前老年患者可能特别关注往事,耐心地聆听患者的叙述可能有助于麻醉医师从心理方面做术前准备。如果老年患者表现得过分关注琐事或过去的经验,可能提示有内源性或反应性抑制,有内源性抑制者术后发病率和死亡率较高,而且从内源性抑制中恢复常需较长时间。总之,与年轻人相比,老年人在情感障碍和心理异常方面的发病率较高。

### 九、其他

老年人机体成分随年龄增大而变化显著,影响脂溶性麻醉药和辅助药物的药代动力学。与年轻人相比,在 59 岁之前,男性和女性的体重均有所增加,男性约增加 25%,女性增加约 18%。之后体重骤减,降至接近年轻时或更低水平。这一变化源于脂肪比例增加,水分减少,导致老年人体内易贮存脂溶性麻醉药和其他药物。

此外,老年人在机体构成成分的变化上存在性别差异。女性因骨质疏松及水分减少,所以虽然脂肪增长快,但总体重变化不大;男性则与骨骼肌萎缩紧密相关的多处组织(包括脂肪、骨质及水分)丢失。这些性别差异使老年人在药物代谢上更为复杂。

### 十、麻醉管理

大多数吸入麻醉药的最低肺泡有效浓度随着年龄的增长每 10 年降低 6%,最低肺泡清醒浓度的变化也与之相似。

大脑对硫喷妥钠的敏感性不随年龄增加而变化,但是硫喷妥钠在老年人麻醉中的用量随着年龄增加而有所降低,这与其初始分布容积降低有关。依托咪酯的年龄依赖变化也如此,是由清除率和分布容积降低所致,而不能用大脑对药物反应的改变来解释老年患者对依托咪酯的需要量降低。大脑对丙泊酚作用的敏感性随着增龄而增高,而对其清除率却降低,这种叠加效应使老年患者对丙泊酚的敏感性增加 30%~50%。

吗啡及其代谢产物吗啡 -6- 葡糖苷酸都具有镇痛特性。老年人对吗啡的清除能力降低,吗啡 -6- 葡糖苷酸经肾排泄,肾功能不全的患者对吗啡 -6- 葡糖苷酸的清除能力降低,这可能是部分老年患者给予吗啡后镇痛作用增强的原因。舒芬太尼、阿芬太尼和芬太尼用于老年患者时其药效增加,主要是因为大脑对阿片类药物的敏感性增强,而不是药代动力学的改变。瑞芬太尼的药代动力学及药效动力学的变化与老龄化有关,大脑对瑞芬太尼的敏感性随着年龄增加而增强。

总之,年龄不会对肌松药的药代动力学造成显著影响。如果药物清除依靠肝或肾代谢,那么药物的作用可能会延长。由此可以预测,老年人泮库溴铵清除能力降低,是因其主要依靠肾排泄;然而,泮库溴铵随增龄而清除率下降的观点却存在争议。顺阿曲库铵通过霍夫曼途径降解,因此不受年龄的影响。老年患者维库溴铵血浆清除率较低。

年龄对布比卡因腰麻所致的运动阻滞时间没有影响,但是其起效时间延迟,重比重布比卡因溶液扩散增强。老年患者对局麻药的血浆清除率降低,因此在追加给药和采用连续输注时应减少注药剂量并减慢输注速率。使用 0.75% 罗哌卡因进行臂丛神经阻滞时,年龄是决定运动和感觉阻滞作用时间的重要因素。

## 第二节　麻醉与小儿生理

小儿年龄范围是自出生至 12 岁。年龄在 1 个月以内者称新生儿,1 个月 ~1 岁称婴儿,2~3 岁称幼儿,4~12 岁为儿童。年龄越小,在解剖、生理、药理方面与成人的差别越大。新生儿和婴幼儿时期各项生理功能都发生迅速而急剧的变化,与成人的差别大,至学龄儿童与成人的差别即减小。因此,不能把小儿看作是成人的缩影。从事小儿麻醉者必须熟悉与麻醉有关的小儿解剖、生理、药理特点,并选择相应的麻醉方法和适合小儿的麻醉与监测设备,使小儿在麻醉期间能处于生理内环境恒定的状态,从而使小儿安全度过麻醉和手术,并在术后顺利恢复。

## 一、呼吸系统

小儿头部及舌相对较大,颈短。鼻孔大小约与环状软骨处相等,气管导管如能通过鼻孔,一般均能进入气管。小儿鼻腔较狭窄,易被分泌物或黏膜水肿所阻塞。由于小儿主要经鼻腔呼吸,因此鼻腔阻塞可产生呼吸困难。鼻咽部淋巴组织丰富,腺样体增大,但不影响经鼻腔气管插管。小儿喉头位置较高,位于第3~4颈椎平面(成人位于第5~6颈椎平面),且较偏向头侧并向前,其长轴向下、向前;而会厌软骨较大,与声门成45°,因此会厌常下垂,妨碍声门暴露。小儿有时需用直型喉镜片作气管插管。婴幼儿喉头最狭窄的部位是环状软骨处,该处呈圆形,气管导管通过环状软骨后行控制呼吸或肺脏扩张时,可无明显漏气,故婴幼儿一般不需用带套囊的气管导管。但6岁以后的儿童,喉头最狭窄部位在声门,而声门并不呈圆形,为防止控制呼吸或张肺时漏气,应用带套囊的导管。

婴儿气管短,仅4.0~4.3cm,直径小,新生儿气管直径为3.5~4.0mm(成人10~14mm),环状软骨处的黏膜如水肿1mm,气管直径即减少50%。根据Poiseuille定律,呼吸阻力与呼吸道半径的4次方成反比,故直径减少50%,阻力增加16倍。婴儿气管支气管分叉高,在第2胸椎平面(成人在第5胸椎平面)。气管支气管分叉处所成角度在小婴儿两侧基本相同,如气管导管插入较深,导管进入左侧支气管的机会与右侧相等。婴儿支气管的平滑肌较儿童少,小婴儿哮喘时,用支气管扩张药治疗常无效。

婴儿肋骨呈水平位,胸壁顺应性高,而肋骨对肺的支持少,难以维持胸内负压,因此,每次呼吸均有功能性呼吸道闭合。新生儿和婴儿的肋间肌及膈中Ⅰ型肌纤维少,Ⅰ型肌纤维可提供重复作功的能力,当Ⅰ型肌纤维缺少时,任何因素所致的呼吸作功增加,均可引起呼吸肌早期疲劳,导致呼吸暂停、二氧化碳蓄积和呼吸衰竭。婴儿胸式呼吸不发达,胸廓的扩张主要靠膈。如腹腔内容物增加,可影响膈活动,也影响呼吸。

新生儿潮气量($V_T$)小,仅20ml,6~7ml/kg,无效腔量($V_D$)按体重计,新生儿与成人相同,均为2.2ml/kg,无效腔量与潮气量之比($V_D/V_T$)亦相同(0.3),但新生儿呼吸道容量小,故麻醉时器械无效腔要小。人工呼吸时潮气量也要小,以免肺泡过度扩张。新生儿肺泡通气量($V_A$)按比例约为成人的2倍,新生儿主要通过增加呼吸频率(而不是容量)来满足高代谢的需要,故婴儿呼吸频率较快。

新生儿时期即存在功能性余气,足以保持对吸入气的缓冲,婴儿功能残气量(FRC)及残气量(RV)与肺总容量(TLC)之比较成人高,提示呼气后肺部存在较大量的残气。

新生儿总呼吸顺应性的绝对值很小,仅5ml/cmH₂O(成人170ml/cmH₂O),但比顺应性(specific compliance)即总呼吸顺应性与肺总容量或功能性余气之比在新生儿和成人相同。同样,虽然新生儿呼吸道细,对气流的阻力大,达2.8kPa/(L·s)[成人为0.2kPa/(L·s)],但如结合肺容量再测定气流阻力,新生儿与成人相仿。故人工呼吸时,新生儿所用的压力与成人差别不大。与成人不同的是,婴幼儿外周(远端)呼吸道阻力占总阻力的百分比较高,且阻力分布不均匀。呼吸道阻力增加时,呼吸做功也增加,小气道易患疾病,导致呼吸困难。

新生儿血气分析显示有轻度呼吸性碱中毒及代谢性酸中毒,血浆$HCO_3^-$浓度低。出生时卵圆孔及动脉导管未闭,心排血量有20%~30%分流,$PaO_2$较低,仅60~80mmHg。

## 二、循环系统

新生儿由于卵圆孔和动脉导管闭合,心室作功明显增加,尤以左心室更为明显,处于超负荷状态。与成人相比,新生儿的心肌结构特别是与收缩性有关的心肌肌群发育差,心室顺应性较低,心肌收缩性也差,每搏输出量较小,心功能曲线左移,这些特点使新生儿和婴儿有心力衰竭的倾向。心脏对容量负荷敏感,对后负荷增高的耐受性差,心排血量呈心率依赖性。

正常新生儿收缩血压是60~80mmHg,心率120~140次/min,随着年龄增长,血压逐渐升高,心率亦逐渐下降。小儿麻醉时应测量血压,但袖套应选用合适,袖套宽,血压读数低;袖套窄,读数高。正确的袖套宽度应是上臂长度的2/3。

小儿脉搏较快,6月以下婴儿,麻醉期间如心率低于100次/min,应注意有无缺氧、迷走神经反射或深麻醉等情况,应减浅麻醉,纠正缺氧,用阿托品治疗,必要时暂停手术。小儿血容量按千克体重计算,比成人高,但因体重低,血容量绝对值很小,手术时稍有出血,血容量就会明显降低。

新生儿血红蛋白为170g/L,大部分是胎儿血红蛋白(fetal Hb),胎儿血红蛋白氧解离曲线左移,$P_{50}$为

18mmHg,成人 $P_{50}$ 为 26mmHg。6 个月时胎儿血红蛋白由成人血红蛋白替代,血红蛋白也降至 110g/L,故 6 个月以内婴儿血红蛋白携氧能力较低。

### 三、神经系统

新生儿已有传导痛觉的神经末梢,外周神经与脊髓背角有交通支,中枢神经系统髓鞘已发育完全。新生儿对疼痛性刺激有生理及生化反应。现已确认:新生儿能感知疼痛,对伤害性刺激有应激反应,故新生儿应和成人一样,手术时要采取完善的麻醉镇痛措施。

### 四、肝肾功能和胃肠道

新生儿肝功能发育未全尚未完全,与药物代谢有关的酶系统虽已存在,但药物的酶诱导作用不足。随着年龄的增长,肝血流增加,酶系统发育完全,肝脏代谢药物的能力迅速增加。新生儿对药物的结合能力差,导致新生儿黄疸;对药物的降解反应减少,以致药物清除半衰期延长。

早产儿肝糖原储备少,且处理大量蛋白负荷的能力差,故早产儿有低血糖和酸中毒倾向,当喂养食物中蛋白含量太高时体重并不增加。新生儿比婴儿血浆中蛋白及其他与药物结合的蛋白含量低,清蛋白浓度低时蛋白结合力低,血浆中游离药物的浓度高。

新生儿肾灌注压低,且肾小球滤过和肾小管功能发育不全,按体表面积计,肾小球滤过率是成人的 30%。新生儿吸收钠的能力低,易丧失钠离子,输液中如不含钠盐,可产生低钠血症。肾对葡萄糖、无机磷、氨基酸及碳酸氢盐的吸收也少,且不能保留钾离子。此外,新生儿对液体过量或脱水的耐受性弱,输液及补充电解质应精细调节。

刚出生时新生儿胃液 pH 呈碱性,出生后第二天胃液 pH 与年长儿呈相同的生理范围。吞咽与呼吸的协调能力在出生后 4~5 个月才发育完全,故新生儿出现胃食管反流的发生率高。当有胃肠道畸形时,常在出生后 24~36 小时出现症状,上消化道畸形时有呕吐和反流,下消化道畸形时有腹胀和便秘。

### 五、体液平衡和代谢

小儿细胞外液占体重的比例较成人大,成人细胞外液占体重的 20%,小儿占 30%,新生儿占 35%~40%。小儿水转换率比成人高,婴儿转换率达 100ml/(kg·d),故婴儿容易脱水。

小儿新陈代谢率高,耗氧量也高,成人耗氧量 3ml/(kg·min),小儿耗氧量 6ml/(kg·min),故小儿麻醉期间应常规吸氧。新生儿和婴儿对禁食及液体限制的耐受性差,机体的糖和脂肪储备少,较长时间禁食有引起低血糖及代谢性酸中毒倾向,故婴儿手术前禁食时间应适当缩短,术中应适当输注葡萄糖。

小儿基础代谢率高,细胞外液比例大,效应器官的反应迟钝,常需应用较大剂量的药物,易出现用药过量及毒性反应。麻醉时应考虑麻醉药的吸收和排泄,从而控制用药剂量。

### 六、体温控制

新生儿体温调节功能发育不全,皮下脂肪少,而体表面积相对较大,容易散热,故体温易下降。新生儿无寒战反应,只能通过褐色脂肪以化学方式产生热量。褐色脂肪由交感神经支配,交感神经兴奋,释放去甲肾上腺素,刺激脂肪代谢,使甘油三酯水解而产热。体温下降时全身麻醉易加深,引起呼吸、循环抑制,同时可导致患儿麻醉苏醒延迟,术后肺部并发症增加,且易并发硬肿症,故新生儿麻醉时应采取保温措施(保温毯、棉垫包绕四肢)。

6 个月以上小儿麻醉期间体温有升高倾向,其诱因有术前发热、脱水、环境温度升高、应用胆碱能抑制药、术中手术单覆盖过多及呼吸道阻塞等。麻醉期间体温升高时,新陈代谢及耗氧量相应增高,术中易缺氧,体温过高时术中可发生惊厥。

术前如有发热,应先行输液,应用抗生素、冰袋降温等措施,待体温下降后再手术。如为急诊手术,可先施行麻醉,然后积极降温,使体温适当下降后再进行手术,可降低手术麻醉的危险性。

### 七、麻醉管理

婴幼儿(尤其新生儿)对药物的反应受很多因素的影响,如身体状态、蛋白质结合、体温、心排血量的分布、心脏功能的成熟程度、血脑屏障的成熟情况、肝肾的相对大小（功能成熟状况）及有无先天畸形等。年长儿肝肾功能逐步成熟，并有接近成人的蛋白质、脂肪和肌肉含量。年长儿与新生儿相比，肝肾重量相对于总体重的比例较大，供给肝肾的血流量在心排血量中所占的比例也较大。这些因素表明，2岁以上儿童大多数药物的半衰期比成人短。总体而言，大多数药物的清除半衰期在早产儿和足月儿延长，从2岁到少年早期的儿童将缩短，进入成年期时又延长。

小儿吸入麻醉药的最低肺泡有效浓度随着年龄不同而变化。对照研究发现，早产儿对麻醉药物的需要量比足月新生儿低，足月新生儿比出生3个月的婴儿低。婴儿的最低肺泡有效浓度比年长儿高，但原因尚未得到充分解释。大量临床资料显示，七氟烷的刺激性较异氟烷和地氟烷小。一些作者认为七氟烷用于小儿诱导，效果优于或近似于氟烷。大量统计研究数据发现，七氟烷和氟烷在麻醉诱导期间的气道并发症的发生率相似，但是七氟烷的诱导速度更快。氟烷和七氟烷均可导致剂量依赖性呼吸抑制，氟烷可降低潮气量并增快呼吸频率，而七氟烷可同时降低潮气量和呼吸频率。

与巴比妥类药物相似，低龄儿童比年长儿童的丙泊酚诱导剂量大，这种差异与低龄儿童中央室容积较大、清除较快有关。丙泊酚的主要缺点是注射时疼痛，尤其是经小静脉注射时。硫喷妥钠经肌肉和脂肪组织再分布而使药效消失，因此脂肪储备少的儿童尤其是新生儿或营养不良的婴儿要减少剂量。

芬太尼是婴幼儿最常用的麻醉镇痛药。芬太尼麻醉所需的剂量个体差异极大，与小儿的年龄、外科手术、健康状况及使用麻醉辅助药物有关。舒芬太尼主要用于心脏手术，其药代动力学与年龄也有明显相关性，尤其是在出生第1个月。舒芬太尼在儿童中的清除比成人快。

比较婴儿与年长儿或成人对非去极化肌松药的反应显示，婴儿对此类药物更敏感，而且个体差异更大。尽管不同年龄的患儿按体重计算肌松药的用量，但其起始剂量基本相同。由于新生儿的分布容积较大、肝肾功能较差，因此可导致肌松药清除速度较慢、药效延长，并在血药浓度较低时即可出现神经肌肉阻滞。

## 第三节　麻醉与肥胖患者的生理

随着经济发展，饮食结构改变，我国的肥胖人数将日益增多。肥胖患者常伴随重要脏器的生理功能改变及并存相关疾病，可在一定程度上增加麻醉和手术的风险。肥胖引起的解剖异常也给麻醉管理带来了困难。近年来公认用体重指数（body mass index，BMI）来表示体重标准更切合实际，现已成为普遍用于衡量肥胖的标准。体重指数为体重（kg）除以身高（m）的平方，即 $BMI(kg/m^2) =$ 体重（kg）/身高（m）$^2$，$BMI \leqslant 25kg/m^2$ 属正常；$BMI\ 26{\sim}29kg/m^2$ 为超重（over weight），相当于体重超过标准体重20%；$BMI \geqslant 30kg/m^2$，而体重尚未超过标准体重100%或45kg者为肥胖（obesity）；$BMI > 40kg/m^2$，体重超过标准体重100%者，为病态肥胖（morbid obesity）。大部分病态肥胖患者的动脉 $CO_2$ 分压（$PaCO_2$）仍在正常范围，属单纯肥胖；但有5%~10%患者可出现低通气量及高 $CO_2$ 血症，即肥胖性低通气量综合征（obesity-hypoventilation syndrome，OHS）或匹克威克综合征（Pick-Wickian syndrome）。

### 一、呼吸系统

肥胖患者胸、腹部堆积大量脂肪，肺顺应性降低，膈升高，功能残气量（FRC）、肺活量（VC）及肺总量（TLC）减少。FRC减少主要是由于补呼气量（ERV）减少，而残气量（RV）并未改变，这会对FRC和闭合容量（CC）之间的关系产生不利的影响。CC是小气道开始关闭时的肺容量，肥胖患者的CC并未发生改变。当远端无通气肺泡仍有灌注时，便产生通气/血流（V/Q）失调，静脉血掺杂增加，氧分压（$PaO_2$）降低。

脂肪组织代谢活跃，肥胖患者的大量脂肪组织必然增加耗氧量及 $CO_2$ 的产生。由于代谢与体重和体表面积呈线性相关，所以肥胖患者基础代谢仍在正常范围。为了呼出增多的 $CO_2$ 以维持体内正常的 $PaCO_2$、驱动厚重的胸腹部，肥胖患者在静息时必须维持较大的每分通气量。

如肥胖时间较长可使胸椎后凸，胸骨下部上提，肋骨活动受限，胸廓相对固定。异常增多的胸壁和腹壁脂肪降低了胸廓的"风箱样"活动，并使膈上抬，呼吸做功增加，呼吸耗氧量增加。

体位改变对肥胖患者肺容量的影响非常明显。直立位时，补呼气量和功能残气量都减少，FRC的降低，导致在正常潮气量通气时的肺容量低于闭合容量，随之产生肺通气/血流异常，或明显地右向左分流，甚至发生低氧血症。仰卧位时，FRC进一步减少，加重肺顺应性低下及通气/血流失调。多数肥胖患者的低氧血症通过增大通气量及增加心排血量得到代偿。麻醉后 FRC 进一步减少,故加大通气量、控制呼吸对肥胖患者围手术期低氧血症的预防是很有必要的。

大多数肥胖患者 $PaO_2$ 虽降低,但有充足的每分通气量用于维持正常的 $CO_2$ 并保持对 $CO_2$ 变化所应有的反应。因此,如无肺内疾患、无肌肉脂肪浸润、呼吸中枢无药物影响,肥胖患者直立位时不会产生通气不足,但这种平衡非常脆弱,仅改变体位就可产生明显改变。

OHS 患者手术和麻醉的风险非常高,仅取仰卧位对他们来说就可能是致命的。如果有坐位睡觉的患者,应引起高度重视。但这类患者只要体重有轻度下降就会大大改善其生理状况,因此对于择期手术的肥胖患者应强调术前减肥。

### 二、心血管系统

不同解剖部位的脂肪组织可以引起不同的生理和病理生理的改变。男性肥胖患者的脂肪主要分布于躯干部位,这种肥胖可增加氧的消耗和心血管疾病发生率。而女性肥胖患者的脂肪主要分布于臀部和两股,这些脂肪的代谢活性较低,与心血管疾病的关系不大。另有研究认为,分布于腹内的脂肪与心血管病和左心室功能不全的关系较密切。

肥胖患者的循环血量、血浆容量和心排血量随着体重和耗氧量的增加而增加,由于耗氧量和心排血量平行增加,因此全身的动 - 静脉氧差能保持在正常范围或仅轻度增加。肥胖患者耗氧量增加显著降低了心血管储备功能,增加围手术期的风险。肥胖患者运动时心排血量的增加比正常体重的人更明显,并伴有左心室舒张末压和肺动脉楔压的增加。肥胖患者运动时心功能的变化与在围手术期所观察到的变化相似。所以,有心血管疾病的肥胖患者围手术期的风险更大。

肥胖患者发生高血压的风险是正常人的 10 倍。主要是因为超过理想体重后,血容量及心排血量相应增加,导致血压升高。大多数肥胖患者的肺动脉压增高。肺血容量增加、左心室舒张末压增高、慢性低氧性肺血管收缩、肺容量减少及膈抬高等,都是肺动脉压增高的可能原因。肺动脉压增高可导致右心室功能不全,这给临床麻醉处理带来极大的困难。

肥胖与猝死之间的关系尚无定论。通过动态心电图监测发现,没有心脏疾病的单纯高血压肥胖患者的室性期前收缩比对照组高 10 倍;伴左心室离心性肥厚肥胖患者的室性期前收缩是正常人的 30 倍。室性期前收缩包括无症状的三联律、四联律及室性心动过速,这可能是肥胖患者引起猝死的先兆。另外,脂肪组织浸润心脏传导组织,可继发传导阻滞,也是猝死的可能因素。肥胖无疑与心血管疾病的发生有着密切的联系,尤其是 50 岁以下的肥胖患者,并发冠心病、心肌梗死和猝死的概率明显增加。

### 三、内分泌和胃肠道系统

虽然肥胖患者的胰岛细胞增生,血浆胰岛素含量高于正常,但其糖耐量降低,故常并发非胰岛素依赖性糖尿病。肥胖患者甘油三酯增高,从而使缺血性心脏病的发生率增加。加之高血压、血管硬化,尤其是重要器官的小血管硬化,血供减少,加速了重要器官功能不全的发生和疾病的发展。

禁食状态下,肥胖患者仍有高容量和高酸性的胃液。有研究发现,麻醉诱导期间 90% 已禁食的过度肥胖患者,其胃液量大于 25ml,胃液 pH 低于 2.5。肥胖患者腹内压增高,所以食管裂孔疝、误吸及吸入性肺炎的发生率均高于非肥胖患者。胃液 pH 低,可能与促胃液素释放增多及壁细胞分泌大量的低 pH 胃液有关;至于胃液量增多,是否与肥胖患者胃容积增大、排空减慢有关,尚无定论。

某些药物可减少肥胖患者围手术期误吸的危险。$H_2$ 受体拮抗药如雷尼替丁或西咪替丁可有效减少胃液量和升高胃液 pH。目前多以雷尼替丁与甲氧氯普胺(灭吐宁)合用,效果较好。

### 四、肝脏

过度肥胖患者 90% 有肝内脂肪浸润,但常规临床肝功能试验多无异常表现。肝内脂肪浸润量与肥胖持续时间的关系要比肥胖的程度更为密切。肥胖患者肝脏的其他病理组织学变化有炎性改变、局灶性坏死、肝纤维化。肥胖患者肝转氨酶可能轻度升高,其原因可能是由于细胞内脂质聚集使肝细胞破裂,以及脂质溢出堵塞胆小管的结果。此外,肥胖患者常发生胆石症。

## 五、肾脏

肥胖患者并发肾脏疾病时,多出现蛋白尿。没有临床症状的严重肥胖患者肾活检时,多数有局限性肾小球硬化和 / 或糖尿病肾病。高血压、肾血流增多、糖耐量异常可能是引起这些组织病理学改变的因素。

## 六、麻醉管理

肥胖患者给麻醉医师带来了很多方面的挑战,包括气道管理、体位转换、监护、麻醉技术、麻醉药物选择、疼痛治疗和液体管理等。这些问题在手术后管理阶段同样重要,其中最重要的是气道管理,包括气管插管、呼吸生理及维持合适的血液氧合和肺容量的方法。

众所周知,阿片类、丙泊酚、苯二氮䓬类等麻醉药物在 OSA 患者中作用增强。这些药物可以降低咽部肌肉张力,而这种张力在维持呼吸道通畅方面很关键。常用麻醉药物的剂量应该根据患者的实际体重还是理想体重进行计算主要取决于药物的脂溶性。正如所预想的,脂溶性药物在肥胖患者中的分布容积会发生改变,这在常用的苯二氮䓬类和巴比妥类药物中尤为明显。因此常用的麻醉药,如丙泊酚、维库溴铵、罗库溴铵和瑞芬太尼的剂量应根据理想体重给予。相反,硫喷妥钠、咪达唑仑、阿曲库铵、顺阿曲库铵、芬太尼和舒芬太尼的剂量应根据实际体重给予。但是需要注意的是,丙泊酚的维持剂量应根据实际体重计算,舒芬太尼的维持剂量应根据理想体重计算。这意味着根据患者体重,可以使用偏大剂量的苯二氮䓬类、芬太尼或舒芬太尼,最好逐渐增加剂量以达到预期的临床效果。相反,在对患者实施麻醉时应根据实际体重,选用偏小剂量的丙泊酚。对于维库溴铵或罗库溴铵来说,初始剂量应根据理想体重给予,之后应根据神经 - 肌肉阻滞效果的监测结果来决定追加剂量。

挥发性麻醉药物的选择应根据其组织溶解度等物理特性。有证据提示,地氟烷是一种可供选择的麻醉药物,因为与七氟烷及丙泊酚相比,前者具有更加稳定且迅速恢复的特点。然而,最近的一项研究显示,七氟烷和地氟烷在快速恢复方面没有明显的临床差异。尽管氧化亚氮具有一定的镇痛效果,而且清除迅速,但是肥胖患者的耗氧量很高,应尽量避免使用。

(郭曲练　李文志)

# 第十一章　麻醉与免疫

## 第一节　免疫调节

免疫调节是指在免疫应答过程中,免疫系统感知免疫细胞、免疫分子等成分发生"质"与"量"的改变而实施的自我调节。这种自我调节是多系统、多细胞与多分子间相互促进和抑制,形成正负作用的网络结构,目标是使免疫应答维持合适的强度,以保证机体内环境的稳定。这种调节贯穿于免疫应答过程的始终。免疫调节一旦发生障碍,可导致全身和局部免疫异常,引起过敏、自身免疫性疾病、持续感染等免疫性疾病。因而免疫应答调节与临床疾病的关系十分密切。

### 一、抗原的调节作用

抗原是引起免疫应答的始动因素,在一定数量范围内,增加抗原浓度可以增强免疫应答。随着抗原在体内不断分解、清除而浓度降低,可使免疫应答逐渐减弱。低剂量或高剂量抗原在一定条件下可诱导机体的免疫耐受状态。当两种抗原先后进入同一机体时,先进入的抗原可抑制机体对后进入抗原的免疫应答,这种抗原之间的竞争性抑制作用对维护机体的免疫平衡有重要调节作用。

### 二、抗体的反馈调节

由特异性抗原刺激而产生的相应抗体,反过来可以对特异性体液免疫应答产生抑制作用,称为抗体的反馈性调节。抗体反馈性抑制的机制可能包括:①免疫应答产生的抗体与抗原结合后,促进吞噬细胞对抗原的吞噬,加速对抗原的清除,从而减少抗原对免疫活性细胞或记忆细胞的刺激,由此可抑制抗体的进一步产生;②抗体与抗原特异性结合形成免疫复合物(IC)后,其中的抗原与 B 细胞上的 BCR(mIg)结合,抗体(IgG)借 Fc 片段与 B 细胞上的 Fc 受体(FcγR Ⅱ)发生交联,向 B 细胞传入抑制信号,使 B 细胞不被活化,从而抑制抗体的产生;③大量产生的抗体分子(Ab1)能诱发出独特型抗体(Ab2),抗独特型抗体也能使 BCR 与 Fc 受体发生交联,传递抑制信号。

抗体反馈抑制免疫应答的原理已应用于临床,例如,将抗 Rh 抗体注射给刚分娩 Rh(+)新生儿的 Rh(−)母体,即可阻止母体产生抗 Rh 抗体,从而预防以后妊娠时发生新生儿溶血症。

抗体对细胞免疫亦有抑制作用。例如,在肿瘤患者体内产生针对肿瘤特异性抗原的抗体,这种抗体可以结合并封闭肿瘤细胞上的抗原决定簇,从而保护肿瘤细胞免受 CTL 细胞对其识别和杀伤效应,这种抗体称为封闭抗体。

### 三、细胞因子的免疫调节作用

细胞因子的生物学作用极为广泛,可调节免疫细胞发育、分化、活化和效应等,细胞因子之间作用关系也很复杂,它们相互影响、相互协同、相互制约,在体内形成细胞因子网络,从而精细、有效地调节免疫应答。这一网络是免疫细胞间相互影响与调节的重要方式。例如,在 T 细胞和 B 细胞之间,T 细胞产生 IL-2、IL-4、IL-5、IL-6、IL-10、IL-13、IFN-γ 等细胞因子,刺激 B 细胞的分化、增殖和抗体产生;而 B 细胞又可产生 IL-12,调节 Th1 细胞和 CTL 细胞的活性。在单核巨噬细胞与淋巴细胞之间,前者产生 IL-6、IL-8、IL-10、12、IL-IFN-α、TNF-α 等细胞因子,促进或抑制 T、B、NK 细胞功能,而淋巴细胞又产生 IL-2、IL-6、IL-10、IFN-γ、GM-CSF 等细胞因子,调节单核巨噬细胞的功能。许多免疫细胞还可通过分泌细胞因子产生自身调节作用,例如,T 细胞产生的 IL-2 可刺激 T 细胞的 IL-2 受体表达和进一步分泌 IL-2 ;Th1 细胞通过产生 IFN-γ 可抑制 Th2 细胞的细胞因子产生,Th2 细胞又通过 IL-4、IL-10、IL-13 抑制 Th1 细胞的细胞因子产生。

### 四、激活性受体和抑制性受体介导的免疫调节

跨模型激活性受体和抑制性受体分子均表达于免疫细胞表面,其胞内段分别含有免疫受体酪氨酸激活模体(ITAM)和免疫受体酪氨酸抑制模体(ITIM),相应受体与配体结合,使受体胞内段构型发生改变,导致 ITAM 或 ITIM 磷酸化,分别招募游离于胞质中功能相反的蛋白酪氨酸激酶(PTK)和蛋白酪氨酸磷酸酶(PTP),可以分别启动活化或抑制信号,进而激活或抑制相应免疫细胞的活性。

1. CD28 和 CTLA-4:CD28 是表达于 T 细胞表面的重要共刺激分子,其胞内段有 ITAM,与 CD80/CD86(B7)分子结合,提供 T 细胞活化第二信号。CTLA-4 是细胞毒性 T 淋巴细胞机关抗原 -4,即 CD152,仅表达于活化的 T 细胞,与 CD28 高度同源,其胞内段带有 ITIM,属于抑制性受体;其配体也是 B7 分子,且 CTLA-4 与 B7 亲和力高于 CD28。随着 T 细胞活化过程增强,CTLA-4 表达逐渐增加,并与 CD28 竞争地结合 B7 分子,通过启动抑制性信号,使已活化的 T 细胞停止增殖,从而有效负控调节 T 细胞应答。应用 CTLA-4 融合蛋白(CTLA-4Ig)和抗 CTLA-4 制剂进行免疫干预,能抑制或增强特异性 T 细胞活性,已在抗肿瘤、器官移植和自身免疫病防治中初见成效。

2. KAR 和 KIR:人 NK 细胞杀伤活化受体(KAR)包括 CD16、NCR 等,其与相应糖类配体结合,可使胞内段 ITAM 发生磷酸化,从而启动激活信号,使 NK 细胞活化发生效应;杀伤细胞抑制受体(KIR)包括 KIR 家族、CD94/NKG2A 等,其配体是自身 MHC Ⅰ类分子。KIR 与自身 MHC Ⅰ类分子结合,使胞内段 ITIM 发生磷酸化,启动抑制信号,从而阻断 NK 细胞活化并抑制其杀伤功能。KAR 和 KIR 协同发挥调节作用,在正常情况下,KIR 介导的抑制性效应占主导地位,通过识别组织细胞表面的自身 MHC Ⅰ类分子,使 NK 细胞失活;若 KIR 途径受阻(如肿瘤细胞 MHC Ⅰ类分子表达下降或丢失),则启动 KAR 途径,NK 细胞被激活并发挥效应。在母胎耐受机制中,由于胎盘滋养层细胞高表达 HLA-G 等 MHC Ⅰ类分子,从而使 KIR 激活,启动抑制信号,使 NK 细胞失活,从而有利于保护胎儿在分娩前不被母体排斥。

3. BCR 和 FcγR Ⅱ-B 之间形成交联,激活 FcγR Ⅱ-B 并传递抑制信号,则 B 细胞的分化受阻,体液免疫应答的强度受到控制。

### 五、调节性 T 细胞参与免疫调节

1. 调节性 T 细胞　是体内存在的一类可抑制免疫应答的调节性 T 细胞亚群,主要为 CD4$^+$CD25$^+$ T 细胞,包括自然调节性 T 细胞和适应性调节性 T 细胞。自然调节性 T 细胞在胸腺中分化形成,在人类和小鼠外周血及脾脏 T 细胞中占 5%~10%,具有免疫无反应性及免疫抑制性两大特性。适应性调节性 T 细胞又称诱导性调节性 T 细胞,一般在外周由抗原或其他因素诱导而成,可以来自初始 T 细胞,也可由自然调节性 T 细胞分化而成。此类亚群细胞主要起负调节作用,其机制可通过直接接触、分泌抑制性细胞因子等途径抑制效应性 T 细胞活化、增殖和效应,在维持自身免疫功能稳定中发挥重要作用。其中 Tr1 和 Th3 是两类重要的适应性调节性 T 细胞。Tr1 细胞同时分泌 IL-10 和 TGF-β,而 Th3 主要产生 TGF-β。细胞因子 IL-10 和 TGF-β 主要发挥抑制作用,因而 Tr1 和 Th3 主要起负调节作用。

2. Th1 和 Th2 细胞间相互调节　Th1 和 Th2 是效应性 T 细胞,Th1 主要介导细胞免疫和炎症反应、抗病毒和抗胞内寄生菌感染,参与移植物排斥;Th2 主要涉及 B 细胞增殖、抗体产生、超敏反应和抗寄生虫免疫。这两群细胞分泌的细胞因子不同,其中关键性细胞因子是 Th1,分泌 INF-γ,Th2 分泌 IL-4。

Th1 和 Th2 有免疫调节作用,并且互为抑制性细胞,形成对机体细胞免疫和体液免疫应答的反馈性调节网络。Th1 细胞可通过分泌 INF-γ,对 Th0 细胞向 Th2 细胞分化产生抑制作用;Th2 细胞分泌 IL-10、TGF-β,可抑制 Th1 细胞的生成。Th1/Th2 细胞平衡是维持机体自身稳态的重要机制,任一亚群比例过高或活性过强,均可导致特定类型的免疫应答及效应呈优势,此为免疫偏离。由此,对某些由 Th1 细胞介导的疾病如胞外病原感染、过敏等,则往往通过增强 Th1 细胞的功能,上调细胞免疫来实现。

### 六、凋亡对免疫应答的负反馈调节

Fas 介导的凋亡在特异性免疫调节中起重要作用。Fas 属于 TNFR/NGFR 家族成员,又称 CD95,普遍表

达于多种细胞,如淋巴细胞表面。而其配体即 FasL,通常只出现于活化的 T 细胞(尤其是 CTL)和 NK 细胞。FasL 既可以表达在细胞膜上,又可以分泌或脱落至细胞外。无论是膜结合型还是游离型 FasL,与细胞膜上 Fas 结合后均可有效地诱导 Fas 所在的细胞凋亡。Caspase 简称半胱天冬氨酸蛋白酶,在 Fas 相关的凋亡信号转导中发挥重要作用。在 Fas 相关的凋亡途径中,发挥启动作用的是 caspase-8,随后激活的是 caspase-3 及其他的效应性 caspase,最终细胞出现一系列特征性变化,包括活化内切酶在核小体处切断 DNA,形成 DNA 片段化、染色质浓缩、破坏细胞架构蛋白,使细胞膜泡沫化、细胞皱缩,最终导致细胞死亡,并裂解形成凋亡小体。

活化的 T 细胞主要是 CTL 细胞,表达 FasL。一方面可以通过诱导细胞凋亡的途径更有效地杀死表达 Fas 的靶细胞,这是 CTL 细胞杀伤机制之一;另一方面,表达 FasL 的 CTL 会以释放的 FasL 与自身表面的 Fas 结合,诱导自身凋亡,这一机制被称为活化诱导的细胞死亡(activation-induced cell death,AICD)。AICD 机制在免疫调节中起很重要的作用:一是导致活化的、已发生特异性克隆扩增的 T 细胞(主要是 CTL)数量迅速下降;二是被释放的 FasL 可以杀伤自己(自杀),而使特异性细胞免疫和体液免疫应答均受到负性调节。通过启动 AICD,使因抗原刺激而活化并发生克隆扩增的淋巴细胞发生 AICD,并清除自身反应性细胞,在免疫应答晚期及时终止免疫应答。

### 七、独特型 - 抗独特型网络的调节

抗原进入体内后,选择表达特定 BCR 的 B 细胞并发生克隆扩增,分化成浆细胞后大量分泌特异性抗体(Ab1),当 Ab1 数量足够多时可以作为抗原,在体内诱发抗抗体(Ab2)的产生。抗抗体所针对的抗原表位只能是抗体分子上或 BCR 分子上的独特型抗体(idiotype antibody,Id),因而 Ab2 称为抗独特型抗体(anti-idiotype antibody,AId)。抗独特型抗体可以有两种,分别针对抗体分子可变区的支架部分(α 型,称 Ab2α)和抗原结合部位(β 型,称 Ab2β)。值得注意的是 Ab2β 因结构与抗原表位相似,并能与抗原竞争性地和 Ab1 结合,故 β 型抗独特型抗体被称为体内的抗原内影像。抗抗体中的 Ab2α 和 Ab2β 作为一种负反馈因素,对 Ab1 的分泌起抑制作用;然而,当抗抗体(Ab2)大量产生后,又可以诱发出 Ab3,Ab3 与 Ab1 的相似性又使得 Ab1 和 Ab3 可以协同应对 Ab2。如此反复和交错,构成独特型 - 抗独特型网络。

Jenne 于 1974 年提出这一独特型网络学说,其要点是:体内 T 细胞、B 细胞通过独特型抗体 - 抗独特型抗体相互识别,形成潜在的网络;在抗原进入机体前,体内已存在如 Ab2、Ab3,但其数量并未达到能引起连锁反应的阈值,故独特型抗体网络保持相对平衡。机体受抗原刺激后,针对该抗原的特异性淋巴细胞克隆增殖,产生大量抗体(Ab1),也形成大量表达含特定独特型的 BCR 的淋巴细胞克隆;Ab1 和 BCR 所含的 Id 可作为抗原,诱导 AId(Ab2)产生。Ab2 可抑制 Ab1 分泌,并调节抗原特异性淋巴细胞克隆应答,Ab2β 作为抗原内影像,可模拟抗原,增强并放大抗原的免疫效应。由此,独特型网络成为机体免疫调节的重要机制。

### 八、神经 - 内分泌 - 免疫系统的相互作用和调节

1. 神经内分泌系统下丘脑 - 垂体 - 肾上腺轴(HPA 轴)对免疫系统的调节 免疫细胞存在能接受多种激素信号的受体。在大多数情况下,皮质激素和雄激素等内分泌因子可抑制免疫应答;雌激素、生长激素、甲状腺激素、胰岛素等能增强免疫应答;内啡肽则可增强淋巴细胞的有丝分裂和 NK 细胞的活性,促进单核巨噬细胞和中性粒细胞的趋化性,但抑制抗体的产生;神经递质包括去甲肾上腺素、P 物质、血管活性肠肽和 5-羟色胺,对免疫功能也具有广泛而特异的作用。

2. 免疫系统对神经内分泌系统的调节作用 免疫系统接受刺激被激活后产生的细胞因子、激素样物质和递质样物质均能作用于神经内分泌系统,引起神经内分泌系统功能状态的改变。如 IL-1 可通过 HPA 轴产生和释放糖皮质激素,后者可以抑制巨噬细胞的活性,使得细胞因子的含量降低,导致皮质激素合成减少,从而解除对免疫细胞的抑制。然后细胞因子含量又会增加,再促进皮质激素的合成。如此循环,可见免疫系统与神经内分泌系统之间存在相互调节的网络,共同维持机体内环境的平衡。

## 第二节　机体免疫状态的评估

机体通过自身正常的免疫调节,使免疫应答维持合适的强度,以保证机体内环境的稳定。若免疫调节一

且发生障碍,则可导致免疫功能亢进或受到抑制,从而引起过敏、自身免疫性疾病、免疫缺陷病等病理状态。研究证明,围手术期外科手术创伤、麻醉方式和药物的选择都可以影响患者的免疫功能,进而影响外科手术患者的远期预后。因此,医师尤其是麻醉医师,有必要评估外科手术患者的免疫状态,然后选择合适的麻醉方式和麻醉药物,从而,最大限度地有利于外科手术患者的远期预后。

### 一、免疫应答

免疫应答是指机体免疫系统受抗原刺激后,淋巴细胞特异性识别抗原分子,发生活化、增殖、分化、凋亡,进而表现出一定生物学效应的过程。免疫应答分为固有性免疫应答和适应性免疫应答。

1. 固有性免疫应答　固有性免疫亦称非特异性免疫,是生物在长期种系进化过程中形成的一系列防御机制,是炎症早期(数分钟至 96 小时)首先并迅速起防卫作用的免疫应答。该系统在个体出生时即具备,可对侵入的病原体迅速产生应答,发挥非特异性抗感染效应,亦可清除体内损伤、衰老或畸变的细胞,并参与适应性免疫应答。参与固有免疫应答的物质主要包括组织屏障、固有免疫细胞、固有免疫分子如补体、细胞因子及具有抗菌作用的多肽、蛋白和酶类物质等。

2. 适应性免疫应答　适应性免疫应答是机体在个体发育过程中接触抗原后发展而成的免疫能力,因而又称为获得性免疫或特异性免疫。它包括产生特异性抗体的体液免疫和致敏淋巴细胞介导的细胞免疫,两者相互作用和影响。其主要特点是免疫具有针对性,即机体只对原入侵的、特定的病原体或抗原起免疫应答作用。

适应性免疫应答首先是进入机体的抗原被 APC 摄取,形成具有免疫原性的多肽,并与该细胞表面的 MHC 分子结合为抗原肽 -MHC 分子复合物。其作为第一信号,可被 T 细胞受体(TCR)识别而形成抗原肽 -MHC(Ⅰ或Ⅱ类)分子 -TCR 三元复合体,进而才可启动 T 细胞内的第二信号系统,使 T 细胞活化,最后在相应的 CK 参与下,增殖并分化为不同功能的效应 T 细胞。

B 细胞膜表达的 B 细胞受体(BCR)可直接识别并特异性结合入侵抗原而被活化,在相应 CK 参与下增殖(克隆扩增)和分化为浆细胞,分泌抗体执行功能。

T 细胞和 B 细胞在克隆扩增后,有一部分分化为记忆细胞,再次遇到相同抗原后,能执行高效持久的免疫功能。总之,特异性免疫应答是指免疫系统经过识别 - 应答 - 效应三个阶段来完成,最终清除非己抗原物质或诱导机体产生免疫耐受,从而维持机体正常生理状态。

机体的免疫应答一般分为感应、应答和效应三个阶段:①感应阶段是识别和处理抗原的阶段,是抗原第一次进入体内,经巨噬细胞处理后将抗原信息传递给免疫活性细胞的阶段。②应答阶段是免疫活性细胞接受抗原刺激后,进行分化、增殖和产生大量致敏 T 细胞和 B 细胞的阶段。此外,尚有小部分细胞转化为记忆细胞,当机体在抗原刺激消失数月或数年后,若再次接触相同抗原,机体能迅速而强烈地产生免疫应答,即回忆应答。③效应阶段是指致敏淋巴细胞再次接受相同抗原刺激时产生抗体和 / 或淋巴因子,发挥体液免疫应答和细胞免疫效应的阶段。

### 二、免疫耐受

免疫耐受是指免疫活性细胞接触抗原性物质时所表现的一种特异性的无应答状态(a state of unresponsiveness)。它是免疫应答的另一种重要类型,其表现为对各种抗原均无应答或低应答。免疫耐受按形成特点可分为天然和获得两种。针对自身抗原呈现的免疫耐受称自身耐受。按照免疫耐受的程度,又可分为完全耐受和不完全耐受。

影响免疫耐受形成的因素有:①抗原方面的因素,包括抗原的性质、剂量及进入机体的途径等;②机体因素,包括年龄因素、遗传因素、免疫抑制的联合应用。

免疫耐受的机制目前认为有克隆清除、克隆不应答及抑制细胞的分泌等。

### 三、免疫病理

1. 变态反应　机体受微生物感染或接触抗原后,呈现致敏状态,若同样的微生物或抗原再次进入机体,即可与致敏机体内所形成的特异性抗体或致敏淋巴细胞发生反应,导致组织损伤,这种由相同抗原进入,引起致敏机体组织损伤的反应称变态反应,也称超敏反应。从本质上看,变态反应也是机体为了清除抗原异物的一种免疫反应,它不同于正常生理免疫反应。根据超敏反应发生机制和临床特点,可将其分为4型:Ⅰ型超敏反应,即速发型超敏反应;Ⅱ型超敏反应,即细胞毒性或细胞溶解型超敏反应;Ⅲ型超敏反应,即免疫复合物型或血管炎型超敏反应;Ⅳ型超敏反应,即迟发型超敏反应。

(1)Ⅰ型超敏反应:主要由特异性IgE抗体介导产生,是一种即刻发生的超敏反应,是接触抗原后几分钟内发生的爆炸性反应。可发生于局部,亦可发生于全身。其主要特征是:①反应发生快,消退亦快;②常引起生理功能紊乱,几乎不造成严重的组织细胞损伤;③具有明显个体差异和遗传倾向。

(2)Ⅱ型超敏反应:是由IgG或IgM类抗体与自身组织细胞表面相应抗原结合后,在补体、吞噬细胞和NK细胞参与下,引起以细胞溶解或组织损伤为主的病理性免疫反应。

(3)Ⅲ型超敏反应:是由可溶性自身或外来抗原与相应的IgG或IgM类抗体结合,形成可溶性抗原-抗体复合物。正常状态下,免疫复合物会被单核巨噬细胞吞噬清除。但是如果宿主的吞噬细胞功能异常或所形成的复合物超过了它们的吞噬能力,则血液中的免疫复合物就会在组织中沉积,并通过激活补体和炎症细胞,引起以充血、水肿、局部坏死和中性粒细胞浸润为主要特征的炎症反应和组织损伤。临床常见的Ⅲ型超敏反应性疾病有血清病、链球菌感染后肾小球肾炎、类风湿关节炎和局部过敏坏死反应(Arthus反应和类Arthus反应)。

(4)Ⅳ型超敏反应:是由致敏T细胞与相应抗原作用后引起。效应T细胞与特异性抗原结合作用后,可引起以单核细胞浸润和组织损伤为主要特征的炎症反应。DTH与抗体和补体无关,而与效应T细胞、吞噬细胞及其产生的CK(淋巴毒素、IFN-γ、TNF-β和趋化因子等)有关。该型超敏反应发生较慢,通常在接触相同抗原后24~72小时出现炎症反应,因此称为迟型超敏反应。临床常见的Ⅳ型超敏反应有结核菌素试验、肉芽肿和接触性皮炎。

随着医学的快速发展,围手术期广泛应用大量合成药物和新的医用物品,导致麻醉与手术中超敏反应逐年增多。药物过敏反应或类过敏反应症状常在注药后1~5分钟内出现,80%以上来势凶猛,有的来不及抢救即已死亡。主要表现为循环系统、呼吸系统和皮肤症状。超敏反应的症状轻重因人而异,差别很大。影响因素有注入的药量、肥大细胞和嗜碱性粒细胞的活性、支气管和血管平滑肌的反应性和自主神经系统的反应性。情绪的变化也可影响超敏反应的症状,因为周围自主神经系统的活性受中枢神经系统影响,如手术和麻醉前的情绪变化可能影响支气管哮喘的严重程度。

目前国际通行做法是将过敏反应临床症状分为4级。Ⅰ级,仅出现皮肤症状;Ⅱ级,出现明显但尚无生命危险的症状,包括皮肤反应和低血压(血压下降30%伴其他不可解释的心动过速);Ⅲ级,出现威胁生命的症状,包括心动过速、心动过缓、心律失常及严重的气道痉挛;Ⅳ级,循环无效,呼吸、心搏骤停。

2. 自身免疫性疾病 自身免疫是指免疫系统对宿主自身细胞或自身成分表现出免疫反应性增高,而导致对自身组织损害的病理过程。机体对外来抗原免疫应答的结果通常是仅对外来抗原的清除,但在对自身细胞或组织抗原发生免疫应答时,机体的免疫系统是持续不断地对自身细胞或组织进行免疫攻击,结果引起自身免疫性疾病。自身免疫性疾病的本质是变态反应。自身免疫病与变态反应的区别在于前者有明显的遗传倾向。感染、手术、药物或辐射等外因可使自身组织成为能被免疫系统所识别的自身抗原,因此,所形成的变态反应也属于自身免疫性疾病。

与其他疾病相比,自身免疫性疾病的特点包括:①患者体内可监测到针对自身抗原的自身抗体和/或自身反应性T淋巴细胞;②自身抗体和/或自身反应性T淋巴细胞介导对自身细胞或自身成分的适应性免疫应答,造成损伤或功能障碍;③病情的转归与自身免疫反应强度密切相关;④易反复发作,慢性迁延。

自身免疫性疾病可分为器官特异性自身免疫性疾病和全身免疫性疾病。前者的病变局限于某一特定的器官,由对器官特异性抗原的免疫应答引起。典型的疾病有慢性淋巴细胞性甲状腺炎、格雷夫斯病和1型糖尿病。全身性自身免疫性疾病,又称系统性自身免疫性疾病,患者的病变可见于多种器官和组织。系统性红斑狼疮是典型的全身性自身免疫性疾病,患者的皮肤、肾脏和脑等均可发生病变,表现出相关的症状和体征。

3. 免疫缺陷病 是免疫系统先天发育不全或后天损害,而使免疫细胞的发育、增殖、分化和代谢异常,并导致免疫功能不全所出现的临床综合征。按病因不同分为原发性免疫缺陷病和获得性免疫缺陷病两大类;根据主要累及的免疫系统成分不同,可分为体液免疫缺陷、细胞免疫缺陷、联合免疫缺陷(体液和细胞免疫同时发生缺陷)、吞噬细胞缺陷和补体缺陷等。

免疫缺陷病患者对各种病原体的易感性增加,易发生反复感染且难以控制,往往是造成死亡的主要原因。多数原发性免疫缺陷病有遗传倾向,且有高度伴发自身免疫病的倾向(以系统性红斑狼疮、类风湿关节炎和恶性贫血等多见)。原发性免疫缺陷病患者尤其是细胞免疫缺陷者,恶性肿瘤的发病率比同龄正常人群高 100~300 倍,以白血病和淋巴系统肿瘤等居多。

## 第三节 围手术期免疫状态的变化及调控

患者在手术麻醉期间,可因外科疾病或并存疾病、麻醉药物及方式、手术创伤和失血等因素引起机体生理功能变化。其中,麻醉药物对机体免疫功能有着直接或间接的影响,麻醉与手术创伤引起的应激反应对机体免疫功能的影响更大,严重者可危及生命。因此,麻醉期间应密切观察和监测患者的生命体征,主动采取措施预防严重病理生理改变,一旦发现,力求及时纠正,以避免围手术期严重并发症。

### 一、麻醉药和免疫功能

大量研究显示,许多临床应用的麻醉药、镇静药和镇痛药可以直接调节免疫细胞功能,或活化下丘脑 - 垂体 - 肾上腺轴和自主神经系统,通过神经内分泌调节免疫系统,从而抑制机体的免疫功能,增加围手术期患者受感染的风险。尤其是长时间应用麻醉药引起的免疫抑制,在重症监护病房(intensive care unit,ICU)中对患者可产生有害的影响。研究证实,感染和并发症的发生与长时间给予患者镇静药呈正相关。但是,麻醉药的抗炎作用对缺血 - 再灌注损伤或全身炎症反应综合征(systemic inflammatory response syndrome,SIRS)等临床状况还是有一定影响的。

全身麻醉可以通过影响自然杀伤细胞活性,抑制中性粒细胞与单核巨噬细胞的黏附和吞噬活性,影响淋巴细胞的转化和抗体的生成,直接或通过影响细胞表面受体的表达间接调控细胞因子的释放等,调节机体免疫功能。其中,细胞因子在麻醉药物免疫作用中日益受到重视,许多学者已就此展开了大量研究。

1. 吸入麻醉药 许多体外研究阐明了吸入麻醉药对免疫细胞有剂量和时间依赖性的免疫抑制作用。有研究表明,患者在吸入麻醉诱导后,血中的中性粒细胞、单核巨噬细胞和淋巴细胞大量减少,并不同程度地抑制中性粒细胞和单核巨噬细胞的黏附、吞噬活性,抑制淋巴细胞增殖,调节炎症介质的合成和分泌等。

机体发生创伤或炎症反应时,通常是中性粒细胞最先到达受损部位并产生关键作用。中性粒细胞发生吞噬作用后可发生呼吸暴发作用,即快速产生氧自由基,消灭外来物质的同时亦能破坏正常组织。达到临床麻醉作用浓度的异氟烷和七氟烷可以通过抑制中性粒细胞的激活,来降低中性粒细胞对人内皮细胞的黏附。在大鼠肝移植模型中发现,七氟烷能减少中性粒细胞对肾脏的损伤和浸润,以及降低肿瘤坏死因子 $\alpha$(TNF-$\alpha$)和白介素 6(IL-6)。

外周血单核细胞(PBMC)包括淋巴细胞和单核细胞,其中单核细胞在迁移到组织后成为巨噬细胞。巨噬细胞与中性粒细胞类似,在先天性免疫中起吞噬清除作用,并对感染产生应答,传递对免疫效应细胞的募集信号。大量体外研究显示,吸入麻醉药能抑制 PBMC(包括淋巴细胞、NK 细胞)细胞因子的释放。氧化亚氮抑制 PBMC 细胞增殖,七氟烷复合氧化亚氮可弥补氧化亚氮的免疫抑制作用。吸入临床浓度的氟烷、恩氟烷、异氟烷和地氟烷(0.25~2.0MAC),呈时间与剂量依赖性地降低 LPS 或 IFN-$\gamma$ 刺激下的巨噬细胞 NO 生成和诱导性 NO 合酶(iNOS)的表达,可能的机制为:通过减轻细胞内钙离子释放,明显降低 iNOS mRNA 的表达及 iNOS 蛋白水平和活性。NK 细胞是淋巴细胞的一个亚群,在防御重大感染及肿瘤性疾病时发挥关键作用。体外研究显示,异氟烷和七氟烷会抑制细胞毒性和细胞因子相关的 NK 细胞活化。氟烷和恩氟烷在体外能够抑制 NK 细胞的杀伤活性,氟烷和异氟烷可以抑制 IFN-$\gamma$ 诱导的小鼠脾脏中 NK 细胞的细胞毒性作用。七氟烷降低 TNF-$\alpha$ 的释放。研究表明,七氟烷、异氟烷和恩氟烷都能够抑制 PBMC 合成及释放 IL-1$\beta$ 和 TNF-$\gamma$。

吸入麻醉药通常会造成 T 细胞数量和增殖的减少,但是不同麻醉药对 Th 细胞的作用有所不同。异氟烷麻醉的患者显示机体 Th1/Th2 比例没有变化,但是存在皮质醇增加的现象,皮质醇能催化产生 Th2 细胞。有报道地氟烷能维持 Th1/Th2 比例,以及它们的产物 IL-2/IL-4 在机体中的比例。但也有研究发现地氟烷能增加 Th1/Th2 比例,原因主要是机体的 Th1 型免疫反应增强了。这些不同的结果仍需深入研究,进一步阐明吸入麻醉药对 T 细胞介导的免疫应答所产生的各种效应。选择适宜的麻醉药物和方法能调节 Th 亚群平衡状态,甚至有利于维持机体的抗肿瘤反应平衡状态。

大部分研究报道了吸入麻醉药有免疫抑制作用,其对患者是否有害仍未可知,但亦必须重视其可能对临床患者产生的不利影响。

2. 静脉麻醉药　研究表明,丙泊酚可降低中性粒细胞的呼吸暴发,主要是通过降低中性粒细胞胞质内钙离子浓度,从而剂量依赖性地抑制中性粒细胞的趋化活性和 ROS 产生,对于脓毒症和急性呼吸窘迫综合征患者产生抗氧化和抗炎作用。其他研究亦发现,巴比妥钠、硫喷妥钠和氯胺酮也能不同程度地抑制中性粒细胞的呼吸暴发和吞噬作用。

丙泊酚或硫喷妥钠麻醉诱导后,T 细胞、记忆淋巴细胞和 B 细胞的水平增加,而 NK 细胞水平降低,其中比较明显的是丙泊酚诱导的患者外周血 T 细胞($CD4^+$)水平增加,而硫喷妥钠无此作用。硫喷妥钠和依托咪酯降低 CD14 的表达,但不影响 HLA-DR 的表达。临床研究表明,硫喷妥钠和氯胺酮均能降低患者 NK 细胞活性,而 β 肾上腺素受体拮抗药或小剂量慢性免疫增强剂可明显预防此作用的发生。氯胺酮可抑制 LPS 介导的 TNF-α 和 IL-1β 的释放。

在围手术期,丙泊酚可以使 NK 细胞水平显著降低,而代表细胞免疫功能的重要指标 $CD4^+$/$CD8^+$ T 细胞比例及 IL-2/IL-4 比例并未发生显著变化。丙泊酚可维持机体免疫功能,使 PBMC $CD3^+$、$CD4^+$ 和 $CD8^+$ T 细胞都保持在较高水平。氯胺酮可抑制促炎因子反应,具有抗炎作用。临床研究表明,小剂量氯胺酮能有效抑制手术引起的促炎因子 TNF-α、IL-1β、IL-6 和 IL-8 的产生。

3. 局麻药　局麻药的作用机制为阻滞电压依赖性钠通道,从而阻断神经冲动在轴突上的产生和传导。尽管局麻药应用广泛,不良反应却很少。统计表明,在所有局麻药的不良反应中,约 1% 属于免疫反应。最常见的原因是局麻药过量中毒、误入血管或注射部位对局麻药吸收过快,其他原因还有个体差异、对局麻药耐受力下降和局麻药内肾上腺素过量。对疑有局麻药过敏的患者应仔细询问病史及发病表现,如患者有荨麻疹和呼吸困难,可能是超敏反应;如用药后发生惊厥或低血压则可能是局麻药过量或误入血管;用药后心悸、高血压则可能是局麻药中肾上腺素吸收后的全身反应;注射局麻药后出现心率过缓和晕厥,提示迷走神经反射。

现有的局麻药可以分为两大化学类别:酯类和酰胺类。局麻药在多个水平上通过同炎症级联反应相互作用来降低炎症反应,在治疗急性和慢性炎性疾病中的作用值得注意。大量研究表明,局麻药可减弱某些重要的促炎因子的功能,例如,减少促黏附白细胞整合素(CD11b-CD18)和过氧化物的形成,降低白三烯、IL-1α 和组胺的释放。这有助于解释在急性损伤(如急性呼吸窘迫综合征、热损伤和心肌梗死)的模型和慢性炎性疾病(如炎症性肠病)中,局麻药能减轻白细胞黏附与迁移、水肿的形成及组织损害。重要的是,局麻药能降低白细胞的活性,故可能增加已存在的细菌感染的风险。

一般认为,局麻药对免疫功能的影响较小。椎管内麻醉和局部神经阻滞阻断了神经传导通路,抑制手术应激反应,减轻体内激素、儿茶酚胺和 IL-6 浓度的上升,亦可维持淋巴细胞和单核细胞功能、NK 细胞活性及 Th1/Th2 比例。研究表明,硬膜外阻滞能减轻手术引起的免疫抑制和应激反应。有研究比较全身麻醉和全身麻醉复合硬膜外阻滞对肺癌患者围手术期免疫反应的影响,发现全身麻醉复合硬膜外阻滞对机体免疫及细胞因子水平影响较小。其可能的机制为:手术创伤所致的传入刺激可产生沿脊髓上传的神经冲动,胸段硬膜外阻滞阻断了此神经冲动的上传,从而减少对 HPA 轴的刺激,导致血浆儿茶酚胺分泌减少,最终抑制交感神经兴奋性,缩短患者的免疫抑制时间。但也有研究认为,硬膜外阻滞不改善大手术如上腹部手术患者的免疫抑制和应激反应,食管癌根治术后患者血淋巴细胞和 NK 细胞相对数及 $CD4^+$/$CD8^+$ 比例明显降低,白细胞计数和 B 细胞相对计数上升,术后血 IL-1β、IL-6、IL-10、CRP、NE 及术中血皮质醇、促肾上腺皮质激素、肾上腺素、去甲肾上腺素明显增高。

总之,大型手术与全身麻醉导致的免疫抑制仅依靠麻醉方式进行调节是不全面的。神经内分泌系统并不能直接感受来自病毒、内毒素、肿瘤等的刺激,而免疫系统则对这些刺激十分敏感,且可通过先天性和获得性免疫细胞活化、释放细胞因子发动免疫应答,这些并不能被椎管内麻醉所阻断。建议采用联合麻醉和恰当的麻醉药,更好地调控麻醉对术中各种伤害性刺激引起的不良反应,将更有利于减少应激反应和维护免疫状态。

4. 镇痛药　阿片类药物为中枢神经镇痛药,主要有吗啡、哌替啶、芬太尼等,通过与阿片受体结合,激活自主神经系统和 HPA,促进释放儿茶酚胺,从而调节外周淋巴细胞、NK 细胞和巨噬细胞等的功能。

阿片类药物,特别是吗啡,可直接刺激肥大细胞和嗜碱性粒细胞释放组胺,对敏感患者产生类过敏反应。

吗啡是目前临床上治疗急、慢性疼痛的主要药物。已知吗啡能抑制固有免疫和获得性免疫功能,主要包括损害单核细胞和中性粒细胞功能,减弱 NK 细胞的细胞毒性与淋巴细胞的增殖,活化巨噬细胞和淋巴细胞的程序性死亡。吗啡既通过与阿片受体相互作用,又通过改变 NO 释放、抑制细胞黏附及调节应激激素水平,来调节机体的免疫功能。吗啡还呈剂量依赖性地降低淋巴细胞增殖,降低 TNF-α 和 IFN-β 的产生,此作用可由纳洛酮逆转。吗啡明显抑制 IFN-γ 刺激的人 NK 细胞活性,通过下调蛋白激酶 C(PKC)活性、抑制生长抑素活性及保证促凋亡蛋白酶活性,可引起细胞凋亡,使用纳洛酮可阻止细胞凋亡。而瑞芬太尼、芬太尼和阿芬太尼等合成的阿片类药物,对中性粒细胞引起的呼吸暴发、超氧化物释放和吞噬作用等方面无明显影响。临床研究结果显示,芬太尼不能预防手术导致的免疫抑制;阿片类药物缓释给药较快速或短期内给药能产生相对较小程度的免疫抑制。

5. 其他麻醉辅助药 右美托咪定是选择性较高的 α₂ 肾上腺素受体激动药,具有镇静、抗焦虑、催眠、镇痛和降低交感神经张力的作用。本药对中枢神经系统的保护作用尚未完全确定。在不完全脑缺血 - 再灌注的动物模型中,右美托咪定可减少脑组织坏死,改善神经系统预后。目前普遍被接受的观点是,右美托咪定减少损伤时颅内儿茶酚胺释放,减轻神经损伤程度。许多研究报道,使用右美托咪定可以减弱手术创伤的应激反应,减轻术后免疫功能抑制。术前应用右美托咪定可减少术中瑞芬太尼和丙泊酚的用量,减少静脉麻醉药对全身的免疫抑制作用。许多研究表明,右美托咪定可减少单肺通气导致的肺缺血 - 再灌注损伤,降低肺血管通透性、保护肺泡内膜和改善局部氧供,起到保护肺功能的作用。右美托咪定还通过抑制炎症反应、减轻肾小管上皮细胞缺氧程度,从而减轻肾小管的损害,保护肾功能。总之,右美托咪定能减轻器官缺血 - 再灌注损伤,保护细胞免疫功能。

许多报道称,给予肌松药后患者出现过敏反应和类过敏反应,在对琥珀胆碱和其他肌松药有过敏反应的患者中检测出针对胆碱的特异性抗体 -IgE 抗体。所有肌松药都可能诱发肥大细胞和嗜碱性粒细胞释放组胺,其中诱发作用最小的是维库溴铵。首次给予肌松药即出现过敏的报道多为女性病例。

### 二、麻醉和手术及应激对免疫状态的影响

已知创伤和大手术后机体免疫功能普遍下降,包括白细胞趋化和吞噬功能下降,抑制单核巨噬细胞对抗原的提呈,抑制 B 细胞合成、分泌抗体和 T 细胞的增殖分化。学者们就此提出了"神经 - 内分泌 - 免疫调节"学说,认为神经内分泌系统与免疫系统之间存在双向调节,相互作用、相互制约,构成了一个复杂的网络,任何一个环节紊乱都会影响其他系统功能。神经介质及内分泌激素是神经内分泌系统作用于免疫系统的主要物质基础。手术过程中机体受精神、麻醉、手术刺激等多种因素的影响,可通过神经内分泌系统影响免疫应答,而免疫系统通过感受抗原刺激、合成并分泌细胞因子等,发挥神经内分泌系统调节作用。

术中持续创伤刺激作用于机体,引起应激反应。首先发生的是交感神经 - 肾上腺髓质的反应,机体血浆儿茶酚胺分泌增加,血压升高,血流重新分配。随后,下丘脑 - 垂体 - 肾上腺轴被激活,发生最慢且最长的应激生理反应。术中手术刺激的强度无法精准控制,因此,需要麻醉医师选择合适的麻醉方法和麻醉药、改善麻醉技术和调节麻醉药的剂量,来调整和抑制过度的应激反应。一般来说,区域麻醉较全身麻醉能更好地抑制手术应激反应。

手术和麻醉均可引起神经内分泌功能紊乱,引起体内糖皮质激素、内啡肽、ACTH 等大量释放,同时亦能显著抑制淋巴细胞的增殖和炎症因子的合成分泌,抑制吞噬细胞的趋化和吞噬活性,介导细胞和体液免疫的淋巴细胞功能受到抑制。

1. 创伤与免疫状态 严重创伤的致命性并不在于创伤本身,而在于后续临床治疗过程中的免疫调节障碍。严重创伤和失血性休克后数分钟,机体即展开免疫应答,以单核细胞立即活化为特征,后者引起炎症介质合成和释放增加。在健康人体内,促炎因子(TNF-α、IL-1、IL-6 和 IL-8)和抗炎因子(IL-4、IL-10、IL-11、IL-13 和 TGF-β)处于平衡状态,但是一旦机体遭受异常侵袭,即会破坏这种平衡。根据不同创伤严重程度和低血压持续时间,机体可出现局部或全身广泛的炎症过程,引起一系列复杂的级联式细胞因子和介质超量释放,在这种调控失衡的情况下,使细胞和体液免疫系统全面激活,最终诱发全身性炎症反应综合征和多器官功能障碍综合征。

严重创伤后观察到的特异性和非特异性免疫功能变化如下:

(1)非特异性免疫功能变化:单核细胞增加,血浆 IL-6 水平上升,急性期蛋白合成增加,IL-1 和 PGE₂ 生

成增加；后者血浆水平上升，可使粒细胞的趋化和吞噬功能下降等。

（2）特异性免疫功能变化：淋巴细胞减少，CD4/CD8 比值<1，T 细胞增殖抑制，B 细胞增殖分化受到抑制，NK 细胞活性降低，淋巴细胞因子（IL-2、IL-3 和 IFN-γ）生成减少，IL-2 受体表达下降，IL-4 和 IL-10 生成增加，人类白细胞抗原 -DR（HLA-DR）表达降低和 DTH 皮肤试验反应减弱。

患者软组织创伤、骨折和失血性休克后，将明显抑制适应性免疫功能；并且在发生失血性休克后，患者更易发展为脓毒症。

2. 麻醉与手术对感染和抗肿瘤作用的影响　麻醉对免疫功能产生抑制作用，但手术创伤对免疫功能的抑制作用更大。促炎细胞因子 TNF-α、IL-1 和 IL-6 具有局部和全身作用，为组织愈合和修复提供适宜的环境，抗炎细胞因子 IL-4 和 IL-10 能限制损伤和炎症的扩大。但过于剧烈的促炎反应可导致机体损害，甚至多器官功能障碍综合征；而过于剧烈的抗炎反应则导致机体免疫抑制，引起感染和肿瘤转移。

（1）对机体抗感染作用的影响：围手术期的主要并发症之一是感染，主要通过细菌的直接侵袭和对免疫功能的抑制作用间接造成。术后感染在住院患者中发生率很高，可能的原因是患者经历大手术、长时间麻醉及术后使用激素，使机体的防御机制受到抑制，病原体更易侵入机体。全身麻醉气管插管术后，患者发生下呼吸道感染的概率明显高于椎管内麻醉，机体处于病理状态使免疫力低下是原因之一。

感染时需要动员大量中性粒细胞，使其移动至炎症区域，发挥吞噬作用。大量研究表明，全身麻醉药和镇痛药可在一定程度上抑制中性粒细胞的趋化、黏附和吞噬作用，并同时抑制淋巴细胞的功能。麻醉药物的免疫抑制作用，使围手术期潜在感染风险增加。应激反应导致的皮质醇和儿茶酚胺的释放，可造成机体长时间的免疫抑制，使机体抗感染能力下降。可推测，适宜深度的麻醉比过浅麻醉更合理，因为过浅麻醉不能完全抑制交感神经系统的兴奋性。

（2）对机体抗肿瘤作用的影响：机体免疫功能和肿瘤的发生、发展关系密切，宿主细胞的免疫应答可抑制肿瘤生长。一般认为，细胞免疫是肿瘤免疫的主要免疫反应，体液免疫仅起协同作用。手术易诱发机体的应激反应，通过不同的麻醉方法和麻醉药物可减少应激反应，并影响肿瘤患者的免疫功能，在一定程度上也影响着肿瘤的治疗和预后。一方面，肿瘤患者外周 T 细胞和 NK 细胞活性均下降，晚期患者表现更为明显。细胞因子，如 TNF-α、转化生长因子、白介素等，对识别和杀伤突变细胞的能力下降。另一方面，肿瘤细胞可产生大量免疫抑制因子，广泛抑制 NK 细胞的活性和淋巴细胞的增殖分化。

不同麻醉方式对患者免疫功能和肿瘤转移有不同影响。比较不同麻醉方式对直肠癌根治术患者的免疫功能，发现靶控输注静脉麻醉和腰硬联合麻醉均可抑制直肠癌根治术患者的免疫功能，尤其以抑制细胞免疫为主，其中腰硬联合麻醉对免疫功能的抑制作用较轻。两种麻醉方式对患者免疫球蛋白水平均无显著影响，说明麻醉方式对直肠癌根治术患者体液免疫影响较小。腰硬联合麻醉的免疫抑制作用更轻。丙泊酚可以通过下调细胞外信号调节激酶血管内皮生长因子 / 基质金属蛋白酶 -9 信号的表达，来抑制食管鳞状上皮癌的增殖、转移及病灶处的血管再生。研究发现，丙泊酚对乳腺癌细胞的黏附、迁移有抑制作用，还可诱导癌细胞的凋亡。比较各种麻醉方式对肿瘤患者免疫功能的影响后发现，复合麻醉较单纯全身麻醉对患者免疫功能的抑制作用更小；硬膜外阻滞对肿瘤患者免疫抑制作用最弱，其次是静脉麻醉，最后是静脉 - 吸入复合麻醉。由于各项研究的纳入标准、观察指标难以完全一致，还需要进行更深入的研究。

### 三、围手术期机体免疫状态的调控

促炎反应和抗炎反应的过度或持续激活将引起组织损伤，并最终诱发器官功能障碍，甚至衰竭。随着病程的进一步发展，患者可表现为以 T 细胞低反应或无反应、抗原呈递缺陷为特征的免疫低下状态。围手术期的应激反应在术后达到高峰，过度的应激反应会对机体造成一定程度的损害，不利于患者的术后康复。另一个更有效的阻止疼痛伤害性刺激向中枢传导的麻醉技术，是通过蛛网膜下腔或硬膜外腔注入局麻药和阿片类药物，完全阻断疼痛的上行传导。此方法有时仅适用于腰部以下的手术，却是最有效的能缓解围手术期免疫抑制的镇痛方法，包括恢复对围手术期 NK 细胞活力的抑制，维持 T 细胞数量，减少 IL-1、IL-6 细胞因子。

1. 选择合适的麻醉药和镇痛药　麻醉药和镇痛药可调节神经体液内分泌反应，直接或间接影响手术患者免疫功能，减轻应激反应。围手术期选择合适的麻醉药和镇痛药对患者具有益处。

（1）可乐定：可乐定是选择性 α₂ 肾上腺能受体部分激动药，具有抗焦虑、镇静、镇痛作用，围手术期应用此药可降低术后 2 年死亡率，远期效果好。研究表明，氯胺酮复合可乐定硬膜外腔给药用于髋关节置换术，能改善术后免疫抑制时间和程度,减少患者术中和术后应激反应。可乐定降低 CABG 术后患者外周血 Th1/Th2 和 Tc1/Tc2 比例,减轻术后早期 T 细胞亚群促炎反应,但是对全身炎症反应无影响。

(2)曲马多:曲马多为中枢性镇痛药,既有弱阿片受体激动作用,又能抑制神经突触对去甲肾上腺素和 5-羟色胺的再摄取。研究表明,曲马多并不抑制免疫功能,对于需要长期镇痛或无法耐受吗啡镇痛的患者可选择使用曲马多。

(3)非甾体抗炎药(NSAIDs):NSAIDs 具有解热、镇痛、消炎、抗风湿、抗血小板聚集等多种功能,主要用于炎症、发热和疼痛的对症治疗。长期以来,人们对 NSAIDs 进行了广泛的研究,发现它的作用机制为:通过抑制外周环氧合酶(COX)来抑制前列腺素的合成,实现抗炎作用。一些 NSAIDs 在免疫调节中起重要作用。如心脏手术前给予患者吲哚美辛,可纠正 Th1/Th2 细胞和其细胞因子的失衡,降低特异性补体的消耗。甲芬那酸是常用的 NSAIDs,研究发现该药具有免疫抑制作用,可剂量依赖性地降低白细胞总数和淋巴细胞水平等。亦有研究发现,环磷酰胺诱导的小鼠骨髓抑制模型中,甲芬那酸能减缓细胞免疫介导的迟发型超敏反应和血液学参数的衰减;其对体液免疫的抑制作用表现在降低不同剂量药物的抗体效价。

2. 围手术期血糖控制　手术或创伤后常引起机体高血糖,主要机制包括激素作用、细胞因子及胰岛素抵抗。高血糖可导致细胞免疫功能受损,刺激炎症细胞因子生成,影响微循环,导致感染风险增加和伤口愈合延迟。

高血糖状态可加重细胞免疫功能紊乱,使 T 细胞和 B 细胞的增殖分化受到抑制,CD4$^+$/CD8$^+$ 比值下降,细胞因子生成减少,使 NK 细胞减少,活性降低等,导致进一步的免疫功能受损。多中心随机试验的数据建议,ICU 患者血糖控制目标是 7.8~10mmol/L,一般住院患者的控制目标是 5.6~10mmol/L。1 型和 2 型糖尿病患者在围手术期都要接受胰岛素治疗,否则易因手术应激发生高渗性高血糖或酮症酸中毒。目前,多数学者建议 ICU 患者应强化胰岛素治疗,将血糖控制在正常范围内,改善预后。

3. 维持正常体温　低温可降低机体免疫功能,并导致外周血管收缩血流量减少,增加术后伤口感染的发生。因此,围手术期维持正常的体温可减轻机体炎症反应或免疫抑制。

(1)调节手术室温度:研究报道,手术室温度保持在 24℃ 以上,所有患者在麻醉中的体温均保持正常,增加手术室温度对保持患者体温很重要,一般成人手术室温度不超过 23℃,婴儿不超过 25℃。

(2)血液和液体加温:室温下输注一个单位冷冻血浆或 1 000ml 液体,可使平均体温降低 0.25℃,输液加温器可最大程度减少这部分热能损失,一般采用电加热或微波加热。

(3)其他方法:如气体加温加湿器、变温水箱、变温毯和食管加热器等。

4. 避免不必要的同种异体输血　输血可以在短期内改善因贫血而产生的缺氧症状,提高患者对手术的耐受力,安全度过围手术期;但是,同种异体输血也可能导致免疫抑制。因此,血红蛋白浓度>100g/L 时一般不输血;血红蛋白浓度<60g/L 为输血指征,特别是急性贫血患者;血红蛋白浓度在 60~100g/L 时应根据患者是否有氧合不好的危险来决定是否输血。简单地依据血红蛋白浓度判断是否输血是不可取的;术前自体献血、术中或术后自体血回输或用等容血液稀释等方法来减少同种异体输血是可取的;自体输血的指征比异体输血的指征宽。

输血后的免疫抑制可能机制为:①离子盐等生化方面的变化导致单核吞噬细胞系统负荷过重;②单核细胞生成前列腺素 E$_2$ 增加导致巨噬细胞 2 级抗原表达下调,从而使 IL-2 生成受抑制;③T 细胞对 IL-2 的抑制使 B 细胞的刺激应答和抗体产生减少;④使抑制性 T 细胞的生成减少;⑤抗个体基因产物理论,即 T 细胞在输血时的受体或抗体形成新的抗原,参与竞争结合抗体。

为了避免或减少因输血带来的免疫抑制和其他不良反应,可采取以下措施:

(1)术前自体献血。

(2)急性等容血液稀释。

(3)围手术期血液回收技术。

(4)重组人红细胞生成素。

(5)成分输血:由于全血成分复杂,输注后易引起各种输血反应,使用单一的血液成分,可避免不必要的成分引起的反应,且合理利用血源,节约血源。

(6)减少手术创伤和出血,如应用电刀切割分离组织和微创手术技术,避免术中失血过多。

5. 提高免疫力,营养饮食　围手术期免疫强化可经肠营养改善手术患者免疫力,减轻炎症反应,改善体内氮平衡和蛋白合成,尤其对癌症手术治疗患者的术后恢复有益处。

6. 应用 INF-α 治疗  INF-α 有提高固有免疫和适应性免疫功能的作用。研究表明,INF 可下调 CD4$^+$ T 细胞上可诱导共刺激分子的表达,纠正细胞免疫偏移。围手术期给予 INF-α 能增加 NK 细胞、T 细胞和自然杀伤 T 细胞活化标记物的表达。此外,INF-α 通过调节凋亡和细胞周期产生直接的抗肿瘤效应。临床实践中,INF-α 可预防慢性病毒性肝炎患者肝癌的发生,推迟肝癌术后复发及抗肝癌侵袭和转移的作用;给予肾癌患者 INF 和 IL-2 联合免疫治疗,可以明显提高治疗效果。

7. 其他措施  围手术期药物应用和输血成分可能引起过敏反应,严重者危及生命,应仔细询问患者病史,关注生命体征,尽量避免过敏反应。手术损伤导致的全身炎症反应如果失控,将导致术后患者器官功能障碍,应及时采取措施,减轻大手术后的炎症反应。

### 四、总结

围手术期的手术创伤、麻醉方式和药物的选择都可以影响患者的免疫功能。手术创伤引发机体的应激反应,导致神经内分泌系统的改变;麻醉药物对免疫细胞的直接抑制效应,导致围手术期免疫炎症反应受到抑制;围手术期的镇痛、血糖控制、体温调控及输血等治疗措施,也在一定程度上影响患者预后。因此,麻醉医师需要根据患者的免疫功能和麻醉药的药理作用,设计合理的麻醉方案和术后管理策略,以期为患者带来最优的治疗效果和预后,提高围手术期管理质量。

(方向明)

# 第一章  总  论

## 第一节  全身麻醉药的作用

自全身麻醉药发现至今已有 150 多年,而且每天都有成千上万的患者接受全身麻醉,但是全身麻醉药的作用机制至今仍不完全清楚。这些全身麻醉药无论是化学结构、分子大小还是化学活性等都有很大的差别,但均可产生全身麻醉作用,其作用机制仍有待进一步阐明。

1. 全身麻醉药的发展史  1798 年,英国化学家 Humphry Davy 开始研究氧化亚氮的化学和药理性质,这种气体由于可使人产生类似癔症的现象,故取名"笑气"。Davy 吸入氧化亚氮后牙痛消失,他于 1800 年发表了论文,提出吸入氧化亚氮可以缓解疼痛,建议将氧化亚氮用于手术。William T.G.Morton 是来自波士顿的牙科医师,Morton 于 1846 年 9 月 30 日将乙醚用于拔牙取得满意的止痛效果。Morton 于 10 月 16 日在马萨诸塞总医院演示乙醚麻醉下进行颈部外科手术,麻醉的效果很好,获得成功。11 月《波士顿医学与外科学杂志》发表了乙醚麻醉手术的论文。依据乙醚麻醉后的生理变化,"麻醉"的英文单词被提议为"anesthesia",即源于希腊的"an(无)"与"esthesia(知觉)"的组合。1846 年 10 月 16 日为近代麻醉学的开端,麻醉学从此进入了新纪元。

20 世纪 50 年代化学家合成了氟烷,并对其药理特性进行了研究。与乙醚相比,因氟烷麻醉作用强,诱导迅速平稳、患者苏醒迅速及不易燃烧、爆炸等优点,迅速取代了乙醚而风靡数十年。但因为有引起急性重型肝炎的报道,使其临床应用受限。随之,甲氧氟烷也曾一度用于临床,后来也因较强的肾脏毒性而停止了应用。20 世纪 60 年代后,更多的学者致力于寻找并合成"理想的麻醉药",恩氟烷、异氟烷、七氟烷、地氟烷等现代氟化麻醉药相继问世,成为吸入麻醉药的主流。

与此同时,全身麻醉药的另一大类——静脉麻醉药,也在不断探索之中。1872 年,Ore 用水合氯醛开启了静脉麻醉药的先河。1903 年第一个有镇静作用的巴比妥类麻醉药在德国柏林被合成,而短效的静脉麻醉药在 30 年后才出现。随之,被称为静脉麻醉方法创始人的 Helmut Weese 于 1932 年报道了几千例应用苯巴比妥静脉麻醉的病例。1934 年 John Lundy 详细报道了硫喷妥钠在临床麻醉中的应用,并提出了"平衡麻醉"概念。

由于上述静脉麻醉药具有一定的毒副作用,如心血管的抑制作用等,一些学者不断地寻找毒副作用更小的静脉麻醉药。1960 年开发出了首个应用于临床的苯二氮䓬类药物,1963 年咪达唑仑出现,1978 年其特异性的拮抗药也研究成功。

氯胺酮是苯环己哌啶的衍生物之一,1962 年首次合成之后,于 1966 年应用于临床。鉴于其对心血管功能无抑制作用,一直作为临床必备的药物,但由于其致幻作用,使其应用在一定程度上受限。

丙泊酚是烷基酚类化合物,与巴比妥类药物相比,具有一定的优势,1977 年开始应用于临床。因其作用能快速消除的特点,故在临床广泛使用至今。为了降低药物的毒副作用,并且达到更好的麻醉效果,麻醉工作者仍在不断地探索。此外,目前临床麻醉仍在使用的还有羟丁酸钠和依托咪酯。

2. 全身麻醉作用机制的研究  全身麻醉作用机制的研究是麻醉学最重要的基本理论之一,阐明全身麻醉作用机制对提高临床麻醉质量、建立更好的麻醉深度监测方法、研发新型全身麻醉药乃至揭示脑的奥秘,都有重大意义。21 世纪脑科学的研究成为热点,2005 年,*Science* 将全身麻醉机制列为尚待研究的 100 个重要科学问题之一。

意识消失是全身麻醉的基本特征,无论是静脉还是吸入麻醉都能使患者在很短的时间内失去意识。明确全身麻醉药导致意识消失的机制是全身麻醉原理研究的关键工作。有学者认为全身麻醉药导致的意识消失可能与其引起的皮质慢振荡的非同步化有关。而 Nick Franks 认为,现在仍然不清楚慢振荡是否导致了意识的丧失,仍需进一步研究证实。脑电图研究显示:丙泊酚诱导意识消失时可见大脑清醒状态与睡眠状态的快速转换,而在全身麻醉维持期间的脑电活动与自然睡眠状态下的脑电活动有很多相似之处。因此,有些学者试图从睡眠 - 觉醒的角度来研究全身麻醉药导致意识消失的机制,并且取得了重要的研究成果。Vazey 和 Aston-Jones 等运用化学遗传学 DREADD 技术研究发现,特异性激活蓝斑核(LC)去甲肾上腺素能神经元能促进异氟烷麻醉患者的苏醒,并且伴随皮质脑电的激活。Nick Franks 同样利用化学遗传学技术,研究发现右美托咪定的镇静效应和致大鼠翻正反射效应由不同的脑区介导。研究发现脑内 Orexinergic 系统参与调节麻醉 - 觉醒,发现丙泊酚麻醉下大鼠皮质电活动与自然睡眠具有一定的相似性。

3. 麻醉药物的作用机制

(1)药物的非特异性作用机制:一般是指药物通过其理化性质,如酸碱性、脂溶性、解离度、表面张力、渗透压等发挥作用,而与药物的化学结构无明显关系。主要包括:①改变细胞外环境的 pH;②螯合作用;③渗透压作用;④通过脂溶性影响神经细胞膜的功能;⑤消毒防腐。

(2)特异性作用机制:①G 蛋白偶联受体,如氯胺酮可通过阿片受体和单胺受体发挥作用;②配体门控离子通道,如丙泊酚或依托咪酯可通过作用于 $GABA_A$ 受体,氯离子向细胞内流动,引起膜电位超极化,产生突触后抑制;③电压门控离子通道,研究表明依托咪酯对电压门控钠通道具有抑制作用。此外,离子泵、第二信使、酶等也可能是麻醉药物的作用靶点。

此外,研究证实 $\alpha_2$ 肾上腺素受体、谷氨酸受体、ACh 受体、尼古丁受体、钾通道等均可能是全身麻醉药的作用靶点。尽管全身麻醉机制的研究取得了一定的研究成果,但阐明其具体的机制仍有待研究。

## 第二节　静脉给药的药代动力学

### 一、静脉注射的药代动力学分析

#### (一)单室模型静脉注射

1. 模型建立　单室模型药物静脉注射给药时,药物没有吸收过程,迅速进行分布和消除,药物消除按一级动力学进行,体内药物浓度衰减规律的方程式为:

$$\frac{\mathrm{d}C}{\mathrm{d}t}=-k_eC \tag{3-1}$$

经积分、移项,可得表示在某一时点 t 时的药物浓度 $C_t$ 与初始(t=0 时)药物浓度 $C_0$ 的关系:

$$C_t=C_0\mathrm{e}^{-k_et} \tag{3-2}$$

上式以常用对数表示,则为:

$$\lg C_t = \frac{-k_e}{2.303}t+\lg C_0 \tag{3-3}$$

式(3-2)表示体内药物浓度随时间变化的指数函数表达式,其血药浓度 - 时间曲线为一单指数曲线(图 3-1A);式(3-3)表明血药浓度的对数值与时间呈直线关系,即以 $\lg C_t$ 对时间(t)作图,可得一条直线,其斜率为 $-k/2.303$,截距为 $\lg C_0$(图 3-1B)。

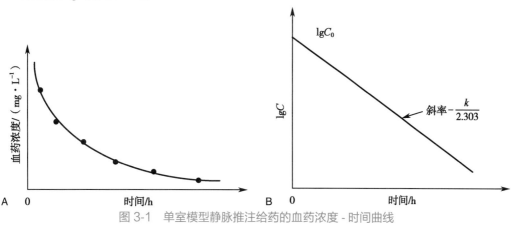

图 3-1　单室模型静脉推注给药的血药浓度 - 时间曲线

A. $C_t$ 曲线;B. $\lg C_t$ 曲线。

2. 基本参数计算

(1) 半衰期($t_{1/2}$)：将式 (3-3) 变换成 $t=\lg\dfrac{C_0}{C_t}\times\dfrac{2.303}{k_e}$，$t_{1/2}$ 时 $C_t=C_0/2$，故 $t_{1/2}=\lg2\times\dfrac{2.303}{k_e}=0.301\times\dfrac{2.303}{k_e}=\dfrac{0.693}{k_e}$。

(2) 表观分布容积：$V_d=\dfrac{A}{C_0}$。其中 $C_0$ 为初始浓度，可由回归直线方程的截距求得。

(3) 曲线下面积：

$$AUC_{0\to\infty}=\int_0^\infty Cdt=\int_0^\infty C_0\cdot e^{-k_e t}dt=C_0\int_0^\infty d^{-k_e t}=\frac{C_0}{k_e}=\frac{A_0}{k_e V_d} \tag{3-4}$$

(二) 二室模型静脉注射

1. 模型建立 二室模型的药物经静脉注射后，进入中央室，然后再逐渐向周边室转运；同时，周边室的部分药物返回中央室，药物在中央室与周边室之间进行双向可逆性转运。药物在中央室同时按一级动力学消除。

2. 血药浓度与时间的关系 $\dfrac{dX_c}{dt}=k_{21}X_p-k_{12}X_c-k_{10}X_c$；$\dfrac{dX_p}{dt}=k_{12}X_c-k_{12}X_p$。 $\tag{3-5}$

经 Laplace 变换得：

$$X_c=\frac{X_0(\alpha-k_{21})}{\alpha-\beta}e^{-\alpha t}+\frac{X_0(k_{21}-\beta)}{\alpha-\beta}e^{-\beta t} \tag{3-6}$$

$$\alpha+\beta=k_{12}+k_{21}+k_{10}$$
$$\alpha\beta=k_{21}k_{10}$$

$\alpha$ 称为分布速率常数，$\beta$ 称为消除速率常数。$\alpha$ 和 $\beta$ 分别代表 2 个指数项，即分布相和消除相的特征。由于中央室内的药量与血药浓度之间存在如下关系：

$$X_c=V_c\cdot C \tag{3-7}$$

式中，$V_c$ 为中央室的表观分布容积。将上式代入式 (3-6)，得到中央室血药浓度与时间的函数表达式如下：

$$C=\frac{X_0(\alpha-k_{21})}{V_c(\alpha-\beta)}\cdot e^{-\alpha t}+\frac{X_0(k_{21}-\beta)}{V_c(\alpha-\beta)}\cdot e^{-\beta t} \tag{3-8}$$

上式中，设：

$$A=\frac{X_0(\alpha-k_{21})}{V_c(\alpha-\beta)} \qquad B=\frac{X_0(k_{21}-\beta)}{V_c(\alpha-\beta)} \tag{3-9}$$

则

$$C=A\cdot e^{-\alpha t}+B\cdot e^{-\beta t} \tag{3-10}$$

二、静脉输注的药代动力学分析

(一) 单室模型静脉输注

1. 模型的建立 静脉输注是经静脉以恒速方式向血管内给药的一种方式。在静脉输注期间，体内药量不断增加，同时伴有药物的消除，当药物输注停止后，体内仅存在药物的消除过程。因此，单室模型药物静脉输注时其体内过程包括两方面：一是药物以恒定速率 ($k_0$) 进入体内；二是体内药物以一级速率常数 ($k$) 从体内消除。

2. 血药浓度与时间的关系 在药物输注期间，体内药量 ($X$) 的变化受恒定滴速 ($k_0$) 和一级速率常数 ($k$) 的双重影响，体内药量的变化速率是这两部分变化的代数和，而且药物体内的消除速率与当时体内药量成正比。用微分方程式可表示为：

$$\frac{dX}{dt}=k_0-kX \tag{3-11}$$

式中，$\dfrac{dX}{dt}$ 表示体内药量瞬间变化率；$k_0$ 为静脉滴注速率，以单位时间内输注的药量来表示；$k$ 为一级速率常数；$X$ 表示体内当时的药量。

经 Laplace 变换得：

$$X=\frac{k_0}{k}(1-e^{-kt})\qquad(3\text{-}12)$$

由于 $X=CV$，$C=\frac{k_0}{kV}(1-e^{-kt})$。

式(3-4)为单室静脉输注给药时体内血药浓度 $C$ 与时间($t$)的函数关系式。

3. 稳态血药浓度　单室模型药物静脉输注时，随着药物不断滴入体内，血药浓度开始时逐渐上升，然后趋于一个恒定水平，此时的血药浓度值称为稳态血药浓度或坪浓度(steady state plasma concentration, $C_{ss}$)。

由式(3-4)，当 $t\rightarrow\infty$ 时，$e^{-kt}\rightarrow0$，$(1-e^{-kt})\rightarrow1$，此时的血药浓度用 $C_{ss}$ 来表示，则：

$$C_{ss}=\frac{k_0}{kV}\qquad(3\text{-}13)$$

该公式为单室模型静脉输注给药时稳态血药浓度计算公式，从公式可看出，稳态血药浓度与静脉滴注速率($k_0$)成正比。

（二）二室模型静脉输注

1. 模型的建立　二室模型药物静脉注射时，药物在瞬间全部进入中央室，此时药物只在中央室与周边室进行双向转运。当静脉输注给药时，一方面药物以恒定速率($k_0$)逐渐进入中央室，不断补充中央室的药物量；另一方面，药物同时也在中央室与周边室双向转运。因此，只需将静脉注射模型的给药部分改作恒定速率给药，即得静脉输注给药的二室模型。

2. 血药浓度与时间的关系　设滴注时间($t$)时，中央室与周边室的药物量分别为 $X_c$ 与 $X_p$，药物浓度分别为 $C$ 和 $C_p$，表观分布容积分别为 $V_c$ 和 $V_p$，则二室模型静脉输注给药，各空间药物的转运方程为：

$$\frac{dX_c}{dt}=k_0+k_{21}X_p-(k_{12}+k_{10})X_c\qquad(3\text{-}14)$$

$$\frac{dX_p}{dt}=k_{12}X_c-k_{21}X_p\qquad(3\text{-}15)$$

经 Laplace 变换得：

$$C=\frac{k_0}{V_ck_{10}}\left(1-\frac{k_{10}-\beta}{\alpha-\beta}\cdot e^{-\alpha t}-\frac{\alpha-k_{10}}{\alpha-\beta}\cdot e^{-\beta t}\right)\qquad(3\text{-}16)$$

3. 稳态血药浓度　滴注开始后血药浓度随时间而增加，接近于一个恒定水平，即稳态血药浓度($C_{ss}$)，此时消除速度等于输入速度。$C_{ss}$ 的计算可令式(3-16)中 $t\rightarrow\infty$，则 $e^{-\alpha t}$ 及 $e^{-\beta t}$ 趋于零，得：

$$C_{ss}=\frac{k_0}{V_ck_{10}}\qquad(3\text{-}17)$$

上式即为二室模型药物静脉输注给药的稳态血药浓度计算公式。

# 第三节　静脉给药的药效动力学

药效动力学(pharmacodynamics)简称药效学，是研究药物对机体的作用及作用机制的学科。其主要内容为药物作用于机体引起的药理学效应及其机制。

## 一、药物的基本作用

药物作用(drug action)是指药物对机体所产生的初始作用，是动因，是分子反应机制。药物效应(drug effect)指药物作用所引起的机体功能和／或形态改变，是继发的反应。例如，静脉麻醉药丙泊酚和依托咪酯作用于 $GABA_A$ 受体，激活氯通道，增强抑制性突触的传递，同时抑制 NMDA 受体，产生中枢抑制作用。丙泊酚与 $GABA_A$ 受体相结合是药物作用，引起中枢抑制作用是药物效应。由于药物作用后必然产生效应，因此，药物作用与药物效应常作为同义词相互通用。

药物能使机体的功能发生改变，使原有功能提高的称为兴奋(excitation)，原有功能降低的称为抑制(inhibition)。药物作用的选择性(selectivity)，是指治疗剂量的某一药物只选择性地作用于某一个或几个器官、组织，而对其他器官、组织不发生作用。

## 二、静脉麻醉药的不良反应

药物作用具有二重性（dualism）。符合用药目的、达到防治疾病效果的称为治疗作用；不符合用药目的，甚至引起不利于患者的反应称为不良反应（untoward reaction）。不良反应与治疗作用一样，是药物所固有的效应，在一般情况下可以预知，但不能避免。

1. 副作用（side effect）　是药物在治疗剂量时出现的与治疗目的无关的作用。副作用是与治疗作用同时发生的药物固有的作用，会给患者带来不适，但多数可以自行恢复的功能性变化。副作用的发生由药物选择性不高、作用广泛所致。

2. 毒性反应（toxic reaction）　主要由药物剂量过大或用药时间过长而引起。有时剂量虽在规定范围内，但由于机体对药物的敏感性增高，也可引起毒性反应。

3. 后遗效应（residual effect）　指停药后血浆中的药物浓度已降至阈浓度（最低有效浓度）以下，残存的药理作用。

4. 药物依赖（drug dependence）　是指反复用药（具有依赖性潜力的药物）引起的机体对该药心理和/或生理的依赖状态，表现出渴望继续用药的行为和其他反应，以追求精神满足和避免不适。

## 三、药物作用的构效关系、时效关系和量效关系

1. 构效关系　药物的化学结构与其药理活性之间的关系称为构效关系（structure-activity relationship，SAR）。药物作用的特异性取决于化学反应的专一性，后者取决于药物的化学结构。药物与靶点形成复合体并能产生药物效应，即药物兼具亲和力和效应力，则此药称为激动药（agonist）；药物与靶点有亲和力但不产生效应者，称为拮抗药（antagonist）。

2. 时效关系　药物效应与时间的关系称为时效关系（time-effect relationship），药物效应常随着时间变化。从给药到开始出现效应的一段时间称为潜伏期（latent period），主要反映药物的吸收、分布过程和起效的快慢。根据潜伏期可将药物分成慢效、中效、速效、超速药。

3. 量效关系　药物的剂量与其效应的关系称为量效关系（dose-effect relationship）。能引起药物效应的最小剂量（浓度）称为最小有效剂量或阈剂量（threshold dose）。半数有效量（median effective dose，$ED_{50}$）指药物引起半数实验动物发生阳性反应（质反应）的剂量。若以死亡作为阳性反应的指标，则为半数致死量（median lethal dose，$LD_{50}$）。$ED_{50}$ 表示药物作用强度的大小，$LD_{50}$ 表示药物毒性的大小，两者的测定原理、计算方法相同。药物的治疗指数（therapeutic index，TI）等于两者的比值，即 $TI = LD_{50}/ED_{50}$，表示对半数动物有效的剂量增大多少倍可引起半数动物死亡，是评价药物安全性的重要指标。TI 越大，药物越安全。

# 第四节　计算机辅助输注

靶目标控制输注（target controlled infusion，TCI）又称为靶控输注或计算机辅助持续输注（computer assisted continuous infusion，CACI），是由药代动力学理论与计算机技术相结合而产生的给药方法，能快速达到并维持设定的血浆或效应部位药物浓度，并根据临床需要随时调整给药。

## 一、计算机辅助输注系统组成

1. 药代动力学和药效动力学参数。
2. 计算药物输注速度（包括控制输注泵的软件）的控制单位。
3. 控制单位和输注泵连接的设备（RS232 接口）。
4. 输入患者数据和靶控浓度（血浆或效应室浓度）的用户界面。

## 二、靶目标控制输注（TCI）使用注意事项

1. ΔT 的设置　TCI 的计算精度（特别是靶控初期）依赖于ΔT，通常取值范围为 5~30 秒。尽管理论上 ΔT 越小越好，趋近于无穷小时即为微积分，但以目前的技术要使输注泵达到瞬时改变速度是不可能的（输注

泵滞后）。

2. 选择合适的药物 并非所有的药物均可使用靶控输注方式给药。

3. 技术误差 负荷剂量、导管脱落、血管外输注、管道夹闭、高速输注时药物反流、药物配制浓度不准确等，均可导致实际输注量和软件计算的药物需要量之间的差异。

4. 关注效应部位浓度滞后现象。

### 三、靶目标控制输注（TCI）的影响因素

1. 输注泵的精确度。

2. 药理学变异性。

3. 药代动力学参数失配 取样时间、药物混合不充分等均可能影响药物早期的分布相及中央室容积的正确估算，因而衍生的某些参数可能缺乏准确性。

手术期间失血、失液、电解质紊乱、血流动力学的变化、靶控药物引起短时的生理学变化（如剂量依赖性药代动力学）及配伍药物，也可能改变药物的药代动力学。

### 四、靶目标控制输注（TCI）系统性能的评价指标

TCI 系统的精确性以预测浓度（CP）与实测浓度（CM）的误差来衡量，对于每个实测浓度与预期浓度的误差，用执行误差（performance error，PE）的百分数（PE%）表示。计算公式为 $PE\% = \dfrac{C_m - C_p}{C_p} \times 100\%$。对于系统效果的评价，通常用以下指标。

1. 偏离（bias） 代表达到预期浓度系统的误差，偏离可以用中位执行误差（median performance error，MDPE），即执行误差的中位数表示。

2. 不准确度（inaccuracy） 代表达到预期浓度所期望的测定值的误差。

3. 分散度（divergence） 代表一定时间内的执行效果的稳定度，用每小时的执行误差的绝对值（APE）变化表示。

4. 摆动（wobble） 代表执行误差的易变性。摆动用中位绝对偏差，即执行误差相对于 MDPE 的偏差绝对值的中位数表示。

## 第五节 吸入给药的药代动力学

吸入麻醉药进入脑组织前，先进入肺泡，透过肺泡膜弥散入血，再随血液循环透过血-脑脊液屏障进入脑组织。

### 一、血药浓度模型

与静脉输注给药相似，吸入麻醉药持续吸入给药时一方面药物以恒定速度逐渐进入中央室，不断补充中央室的药物量；另一方面，药物同时也在中央室与周边室双向转运。因此，吸入麻醉药的血药浓度分析可采用静脉输注给药的二室模型。

### 二、吸入药量模型

在吸入麻醉药诱导期的初期，体内血药浓度为零，吸入给药后血药浓度迅速增高，在 10 分钟内血药浓度达到 1.35MAC（minimum alveolar concentration）左右，随着血药浓度增加，吸入药量逐渐减少。

### 三、影响经膜扩散速度的因素

药物入脑需穿透若干生物膜，吸入麻醉药总是从分压高的一侧向低的一侧扩散，直到两侧分压相等为止。其经膜扩散速度受膜两侧药物的分压差、药物在组织（包括血液）中的溶解度、扩散面积和距离、温度及药物的分子量等的影响。扩散速度和它们的关系可用下式表示：

$$扩散速度 \propto \frac{分压差 \times 扩散面积 \times 温度 \times 气体溶解度}{扩散距离 \times \sqrt{分子量}}$$

药物经膜扩散速度是由膜两侧的分压差所决定的,提高膜两侧药物的分压差,便可加快药物的扩散。对于不同的患者来说,扩散面积和距离可有所不同。

### 四、进入肺泡的速度

1. 吸入浓度的影响　吸入浓度指吸入麻醉药在吸入的混合气体中的浓度,它与肺泡麻醉药的浓度呈正相关,吸入浓度越高,进入肺泡的速度越快,肺泡气浓度升高越快,血中麻醉药的分压上升越快,被称为浓度效应(concentration effect)。同时吸入高浓度气体(如氧化亚氮)和低浓度气体(如氟烷)时,低浓度气体的肺泡气浓度及血中浓度提高的速度比单独使用时更快。此时的高浓度气体称为第一气体,低浓度气体为第二气体,这种效应称为第二气体效应(second gas effect)。临床上常将含氟吸入麻醉药与氧化亚氮合用,可利用第二气体效应加快诱导。

2. 肺通气量的影响　每次吸气都给肺泡吸入一些麻醉药,如果每分通气量增大,吸的麻醉药也会增多,肺泡内麻醉药的浓度升高加快,动脉血中的分压也随之迅速上升。

### 五、进入血液的速度

在通气正常的情况下,有三个因素决定麻醉药进入血液的速度:麻醉药在血中的溶解度、心排血量和肺泡 - 静脉血麻醉药的分压差。

1. 麻醉药在血中的溶解度　常以血 / 气分配系数表示,血 / 气分配系数越大,表示麻醉药在血中的溶解度越大。

2. 心排血量　因麻醉药通过血液输送离开肺,故心排血量越大,麻醉药进入血液的速度越快。

3. 肺泡 - 静脉血麻醉药分压差　肺泡与静脉血(肺动脉血)间的麻醉药分压差越大,血液摄取越快。

### 六、进入组织的速度

影响麻醉药从血液进入组织的速度有三个因素,包括麻醉药在组织中的溶解度、组织的局部血流量、动脉血与组织内麻醉药的分压差。

1. 麻醉药在组织中的溶解度　可用组织 / 血分配系数表示,此概念与血 / 气分配系数相似。组织 / 血分配系数越大,组织内分压上升越慢;反之则上升越快。

2. 组织的局部血流量　组织的局部血流量对组织摄取影响很大。由于麻醉药通过血液进入组织,故血流量越大,组织摄取越快,组织内麻醉药分压升高越快。

3. 动脉血与组织内麻醉药的分压差　麻醉药从动脉血弥散到组织内的速度与两者之间的分压差成正比。

### 七、生物转化

在吸入麻醉药中,虽然氟烷、恩氟烷、异氟烷和地氟烷在体内的代谢率各不相同,但均以氧化还原的方式代谢,尤其是氧化代谢的产物三氟乙酰化物可作为半抗原,酰化肝脏生物大分子产生免疫反应,进而造成肝脏损伤。所以,这几种代谢方式相似的药物的肝毒性性质相同,但肝毒性发生率的差异主要是由于其体内代谢率不同而生成毒性产物多少不同所致。肝毒性以代谢率高的氟烷常见,而代谢率极低的异氟烷和地氟烷很少见。而七氟烷主要以水解的方式进行代谢,生成无毒产物为六氟异丙醇(HFIP),HFIP 通过糖基化过程,其产物排出体外。因而,七氟烷被认为是肝损伤最小的吸入麻醉药之一。

### 八、排泄

吸入麻醉药除一部分被机体代谢外,大部分以原形从肺排出。少量经手术创面、皮肤、尿等排出体外,其中氧化亚氮经皮肤排出体外较多。当停止吸入麻醉药时,静脉血不断地把组织中的药物转运至肺,并从肺排出体外,此过程恰与麻醉诱导期相反。停止麻醉后,吸入不含麻醉药的气体"冲洗"肺部时,首先动脉血中的麻醉药分压下降,随后组织中分压也下降。肺及血流丰富的组织麻醉药分压下降快,脂肪最慢。不同的吸入麻醉药在停药后,肺内浓度下降的曲线不尽相同,但与各药诱导期肺泡内浓度上升曲线完全相反,脂溶性高,血/气、组织/血分配系数大的麻醉药,肺泡内浓度下降缓慢,患者清醒也慢;反之,肺泡内浓度下降快,患者清醒也快。增加通气量可以加快吸入麻醉药从肺脏的排泄。因此,临床一旦发现麻醉过深,除立即停止给药外,应加大通气量,促使麻醉药加速排泄。

# 第六节　吸入麻醉的药效动力学

药效动力学(pharmacodynamics)是研究药物血浆浓度和效应之间的关系,吸入麻醉药量效关系的指标是最低肺泡有效浓度(minimum alveolar concentration,MAC)、吸入麻醉药对各器官系统的影响及吸入麻醉药的器官保护作用。

## 一、最低肺泡有效浓度(MAC)

MAC 指在一个大气压下,使 50% 的人(或动物)在受到伤害性刺激时不发生体动反应的肺泡气中吸入麻醉药的浓度。不仅反映吸入麻醉药的效能,还是判断吸入麻醉深度的一个重要指标。MAC 越大,该吸入麻醉药的效能越弱。

## 二、影响吸入麻醉药最低肺泡有效浓度(MAC)的因素

1. 降低吸入麻醉药 MAC 的因素
(1)年龄:随着年龄的增加,中枢神经系统对吸入麻醉药的敏感性有所增加。
(2)低体温:随着体温的降低,吸入麻醉药 MAC 亦有所下降。体温每降低 1℃,MAC 降低 2%~5%。
(3)联合用药:多种药物可使吸入麻醉药的 MAC 降低,包括阿片类药物、静脉麻醉药、$\alpha_2$ 受体激动药、局麻药及利血平等。
(4)妊娠:妊娠期妇女对麻醉药的敏感性增加,吸入麻醉药的 MAC 也随之降低。
(5)中枢神经系统低渗,如脑内 $Na^+$ 浓度降低。
(6)急性大量饮酒。
2. 增加吸入麻醉药 MAC 的因素
(1)随着年龄的降低,MAC 有所增加。
(2)体温升高时吸入麻醉药的 MAC 增加,但超过 42℃后反而降低。
(3)兴奋中枢神经系统的药物如右旋苯丙胺、可卡因等。
(4)慢性嗜酒。
(5)中枢神经系统高渗,如脑内 $Na^+$ 浓度增加。

## 三、吸入麻醉药对各器官系统的影响

1. 吸入麻醉药对呼吸系统的影响
(1)呼吸抑制作用:吸入麻醉药呈剂量依赖性地直接抑制延髓呼吸中枢和肋间肌功能,导致潮气量降低、呼吸频率增加,每分通气量降低和动脉血中的二氧化碳分压升高。同时,也剂量依赖性地降低了中枢神经系统对低氧和高碳酸血症所产生的通气反应。
(2)支气管平滑肌的作用:随着用量的增加,氟烷、恩氟烷和七氟烷可抑制乙酰胆碱(ACh)、组胺引起的支气管收缩,对哮喘患者有效。
(3)气道刺激性:吸入麻醉药的气道刺激性也与吸入浓度呈正相关。
(4)对缺氧性肺血管收缩(hypoxic pulmonary vasoconstriction,HPV)的影响:动物实验表明,吸入麻醉药呈剂量依赖性抑制缺氧性肺血管收缩。但临床使用的吸入麻醉药浓度并没有对 HPV 产生抑制作用。
2. 吸入麻醉药对循环系统的影响
(1)对血压、心率及外周血管阻力剂量相关性的影响:在 1MAC 时,心肌收缩力抑制的程度依次为氟烷 = 恩氟烷>地氟烷 = 异氟烷 = 七氟烷。七氟烷对心率的影响较小,几乎不引起心率的变化。
(2)致心律失常作用:除氟烷外,其他吸入麻醉药均不易引起心脏室性期前收缩。七氟烷可延长 QT 间

期,因此,先天或继发性 QT 间期延长的患者应慎用七氟烷。心律失常发生率由低到高依次为七氟烷<异氟烷<地氟烷<恩氟烷<氟烷。

(3)对冠状动脉的影响:异氟烷有较强的冠状动脉扩张作用,七氟烷和地氟烷扩张冠状动脉的作用较弱。

3. 吸入麻醉药对中枢神经系统的影响

(1)对脑血流(cerebral blood flow,CBF)的影响:不同的吸入麻醉药对 CBF 影响程度有所差别,由强到弱依次为氟烷>恩氟烷>异氟烷 = 七氟烷 = 地氟烷。

(2)对颅内压(intracranial pressure,ICP)的影响:吸入麻醉药对 ICP 的影响取决于基础 ICP 和 $PaCO_2$。常用吸入麻醉药促使脑血管扩张、CBF 增加,从而继发 ICP 升高,升高的程度由高到低为氟烷>恩氟烷>氧化亚氮($N_2O$)>地氟烷>异氟烷。

(3)对脑电图(EEG)的影响:强效吸入麻醉药会影响脑电活动,增加 EEG 频率的同步化并增高波幅,1MAC 时 EEG 进行性慢波化,随着麻醉药浓度的增加,暴发性抑制、等电位或癫痫样放电逐渐加剧。地氟烷或异氟烷适用于神经外科手术麻醉。

4. 吸入麻醉药对肝脏的影响

(1)对肝血流的影响:$N_2O$-$O_2$ 麻醉时,肝血流量无明显改变,而其他吸入麻醉药几乎都使肝血流量不同程度地减少。

(2)对肝功能的影响:卤族类吸入麻醉药在肝脏中的生物转化主要依赖细胞色素 P450 还原酶系统。不同吸入麻醉药在肝脏内代谢率不同,氟烷最高为 20%,其他依次为七氟烷、恩氟烷、异氟烷和地氟烷,分别为 5%、2.4%、0.2% 和 0.02%。

5. 吸入麻醉药对肾脏的影响

(1)对肾血流量、肾小球滤过率和尿量的影响:几乎所有的吸入麻醉药在某种程度上均可使肾血流、肾小球滤过率和尿量减少。

(2)吸入麻醉药的肾毒性:吸入麻醉药代谢所产生的氟化物和复合物 A(compound A)对肾脏有一定的毒性作用,可能对患者的肾功能产生一定程度影响。

6. 吸入麻醉药对肌松作用的影响　吸入麻醉药具有肌肉松弛效能,增强神经肌肉阻滞作用,延长肌松时效,与非去极化肌松药有协同作用,由强到弱依次为异氟烷>七氟烷>恩氟烷>氟烷>氧化亚氮。

### 四、吸入麻醉药对器官的保护作用

尽管离体或在体动物研究显示吸入麻醉药对心肌、脑和肝脏具有一定的保护作用,但具体机制仍不明确。对于人体器官是否具有保护作用仍无定论,缺乏相关证据支持。

## 第七节　围手术期药物的相互作用及个体差异

### 一、镇静催眠药与全身麻醉药

巴比妥类或苯二氮䓬类镇静催眠药可使吸入麻醉药用量明显减少,MAC 降低。虽然它们与吸入麻醉药合用很少发生明显的呼吸或循环抑制,但有时可引起药物的不良反应。例如,静脉使用苯二氮䓬后再用氧化亚氮,表现为轻度的心血管抑制;合并应用催眠剂量咪达唑仑,硫喷妥钠 $ED_{50}$ 从 2.38mg/kg 减少到 1.57mg/kg。

### 二、氯丙嗪与麻醉药

氯丙嗪能增强镇静药、催眠药和镇痛药的作用。低温麻醉、分离麻醉、安定镇痛术、冬眠合剂等与全身麻醉药合用可产生强化麻醉的效果,有利于减少麻醉药用量和不良反应。在麻醉期间,氯丙嗪可扩张血管,促使麻醉下低血压的形成,引起心动过缓,增加机体对失血的敏感性。

### 三、抗癫痫药与麻醉药

苯妥英钠和苯巴比妥均为肝药酶抑制剂,能加速甲氧氟烷、氟烷、氯仿等麻醉药的代谢,增加卤化烃包括氯仿与四氯化碳的肝脏和肾脏的毒性。长期服用抗癫痫药患者的肝功能都有不同程度的损害,术中容易发生全身麻醉药中毒反应。

### 四、β受体拮抗药与麻醉药

β受体拮抗药与全身麻醉药相互作用产生的心肌抑制效应还与机体内源性儿茶酚胺的释放有关。β受体拮抗药还可减少肝血流量,抑制肝脏的氧化代谢,从而影响多种药物的代谢。例如,可使布比卡因、利多卡因的清除率均降低,多次给药会引起积蓄中毒。

### 五、右美托咪定与麻醉药

右美托咪定是新型 $\alpha_2$ 受体激动药,具有镇静、抗焦虑、催眠、镇痛和抑制交感神经的作用。作为麻醉前用药,于术前15分钟给予右美托咪定,可以减少短小手术时硫喷妥钠的用量(约30%)及挥发性麻醉药的用量(25%),且低血压和心动过缓等心血管不良反应明显减少。与咪达唑仑复合芬太尼相比,术前45~90分钟单独肌内注射右美托咪定 $2\mu g/kg$ 或与芬太尼合用,两者抗焦虑作用相同;然而右美托咪定的插管反应较轻,可减少挥发性麻醉药用量,术后寒战的发生率也较低,但其心动过缓的发生率较高。

### 六、肾上腺素与麻醉药

局麻药中加入低浓度、小剂量肾上腺素(1:250 000,一次用量不超过0.3mg),可使血管收缩而减慢局麻药的吸收,其中以普鲁卡因、利多卡因、丁卡因较明显。但有的药物如布比卡因、甲哌卡因、丙胺卡因扩张血管作用不明显,所以加入肾上腺素延长局麻药作用时间的意义不大。局麻药中加入肾上腺素后,不宜与吸入麻醉药、单胺氧化酶抑制剂、吩噻嗪类药、三环类抗抑郁药等同时并用,以免发生心律失常、血压骤升等意外。此外,有报道肾上腺素能促使氯仿引起心室颤动。

### 七、强心苷与麻醉药

氯胺酮具有拟交感作用,可降低心脏对强心苷的耐受性,因此不宜与强心苷合用。氟烷可延长房室传导系统的不应期而使传导变慢,故在房室传导障碍或洋地黄化的患者使用氟烷麻醉时更应注意。普鲁卡因的水解产物二乙氨基乙醇等,能增强强心苷的作用,导致后者在常用剂量时即出现毒性反应,已用足量强心苷的患者应注意。

### 八、抗心律失常药与麻醉药

奎尼丁和利多卡因能抑制肌膜的兴奋性,均能增强神经肌肉阻滞作用,因而能增强去极化和非去极化肌松药的作用。当有酸碱平衡失调及血气异常时,利多卡因的负性肌力作用增强;使用利多卡因后再使用氧化亚氮、氟烷等吸入麻醉药,后者的剂量应适当减少。

### 九、抗高血压药与麻醉药

抗高血压药中许多药物都可能与麻醉药发生相互作用。如服用利血平的患者对麻醉药的心血管抑制作用特别敏感,术中很容易出现血压下降和心率变慢,故需特别警惕。利血平可增强吸入麻醉药的麻醉作用,由于利血平可通过血-脑屏障,麻醉后患者嗜睡、镇静或苏醒的时间延长。

服用可乐定或甲基多巴的患者,麻醉前也不宜停药,因为突然停药,可引起反跳性高血压。但在使用吸入麻醉药时 MAC 往往下降,应注意。此外,可乐定可增强巴比妥类对中枢的抑制作用。

蛛网膜下腔阻滞或硬膜外阻滞时,麻黄碱对防止麻醉药引起的血压降低有良好的作用,但应注意麻黄碱可增强布比卡因的毒性。

### 十、钙通道阻滞药与麻醉药

钙通道阻滞药对心肌、血管平滑肌及心肌的自律细胞的钙内流产生阻滞,从而增强麻醉药的作用。但合用时有发生严重的完全性房室传导阻滞和心搏骤停的危险,故应严密监测心电图,警惕手术过程中的心肌抑制或传导阻滞,一般不主张术前停药。钙通道阻滞药与恩氟烷合用时,对心肌的抑制作用比氟烷或异氟烷强;与二氢吡啶类的硝苯地平和尼莫地平合用相比,氟烷与维拉帕米或地尔硫革合用时对心肌收缩力抑制作用更强。地尔硫䓬对心肌收缩力无明显的抑制作用,但与异氟烷合用时,可严重地抑制心肌收缩力。如果在麻醉时发生心肌抑制,可考虑用氯化钙或异丙肾上腺素处理。

### 十一、支气管解痉药与麻醉药

麻醉时静脉注射氨茶碱,如果出现惊厥,可用地西泮;出现心律失常可用利多卡因,但禁用普萘洛尔(可能使气道阻塞症状加重)。在氟烷麻醉时,注射氨茶碱应警惕发生心律失常。在清醒状态下未引起任何不良现象的氨茶碱血药浓度,在氟烷麻醉下却可能引起心律失常。吸入麻醉药,特别是氟烷,对心脏的抑制作用强,且使心肌对儿茶酚胺增敏化,不宜合用异丙肾上腺素。

### 十二、激素与麻醉药

巴比妥类药物不仅可通过酶诱导作用加速肾上腺皮质激素的分解代谢,降低其疗效,还能抑制促皮质激素的释放,使机体的肾上腺皮质激素分泌减少。长期应用肾上腺皮质激素可使肌松药作用增强,强心苷的毒性增大。此外,肾上腺皮质激素可降低机体的癫痫阈值,术中最好不与恩氟烷和氯胺酮合用。甲状腺功能亢进可影响吸入麻醉药的 MAC,使吸入麻醉药诱导速度受到影响。

### 十三、抗凝药与麻醉药

香豆素类抗凝药如果与有酶促作用的药物如苯巴比妥、苯妥英钠等合用,则抗凝作用减弱。合用时应增加抗凝药的剂量,避免抗凝不足而引起血栓栓塞。如果停用苯巴比妥,则应减少抗凝药的剂量,以防产生出血并发症。术中常使用抗菌药物如四环素类抗生素、氨基糖苷类、磺胺等,可抑制肠道正常菌群合成维生素K,均可增强香豆素类的抗凝作用,应引起注意。

### 十四、抗生素与麻醉药

氨基糖苷类抗生素在大剂量时能增强肌松药的作用,其相互作用的强度按由强到弱的顺序为新霉素>链霉素>庆大霉素>双氢链霉素>阿米卡星>西索米星>卡那霉素。在全身麻醉的情况下,这些抗生素与肌松药的协同作用更明显,易致呼吸麻痹,应给予注意。喹诺酮类抗生素能抑制 γ- 氨基丁酸与其受体的结合,因此与氟比洛芬酯配伍使用时,可能会导致患者抽搐。头孢拉定与琥珀胆碱、利多卡因、苯妥英钠、间羟胺等与麻醉有关的药物也存在配伍禁忌。也有研究指出,腰麻过程中配合使用抗生素的不良反应发生率显著上升。严重者可出现心力衰竭、过敏性休克等。

林可霉素和克林可霉素可增强非去极化肌松药的作用,但不能增强去极化肌松药的作用。多西环素(强力霉素)与戊巴比妥、苯妥英钠合用,可使中枢抑制作用加强。

吸入麻醉药能增强异烟肼对肝的毒性作用。普鲁卡因、丁卡因、苯佐卡因等在体内水解为对氨基苯甲酸,能削弱磺胺类药物的作用。

### 十五、抗肿瘤药与麻醉药

长期使用抗肿瘤药或免疫抑制剂的患者,可能对镇痛药和镇静药特别敏感。

(喻 田)

# 第二章 镇静催眠药与安定药

镇静催眠药与安定药均为中枢神经抑制药。使大脑皮质轻度抑制,缓解激动,消除躁动,恢复安静情绪的药物称为镇静药(sedatives);能促进和维持近似生理睡眠的药物称为催眠药(hypnotics);解除患者焦虑和紧张而无镇静作用的药物称为安定药(tranquilizers)。这些药物之间并无质的差别,同一种药物依应用剂量不同而呈现不同的药理作用,小剂量时表现为安定抗焦虑作用;随剂量增加可呈现镇静、催眠作用,大剂量时可呈现全身麻醉作用。

该类药物按其化学结构可分为巴比妥类(barbiturates)、苯二氮䓬类(benzodiazepines)、吩噻嗪类(phenothiazines)、丁酰苯类(butyrophenones)和其他镇静催眠药。按药物效应强弱又分为强安定药(major tranquilizers)和弱安定药(minor tranquilizer),吩噻嗪类和丁酰苯类属强安定药,多用于治疗精神分裂症,又称为抗精神病药(antipsychotic drugs);苯二氮䓬类属弱安定药,具有较强的抗焦虑作用,又称为抗焦虑药(antianxiety drugs)。巴比妥类药多用作全身麻醉诱导,又称为静脉麻醉药(intravenous anesthetics)。

镇静催眠药和安定药具有安神、抗焦虑、镇静、止吐、遗忘和强化麻醉作用,常用作麻醉前用药,局麻或区域麻醉及内镜、心导管等检查用药,并常作为麻醉诱导药和复合静脉麻醉用药。

## 第一节 巴比妥类药

### 一、构效关系和分类

巴比妥类药的核心结构是由丙二酸与脲缩合而成的巴比妥酸(图 3-2),其本身无麻醉作用,在 C-5 位的2 个 H 被不同侧链取代后而形成一组具有中枢抑制作用的药物,即巴比妥类。如果取代基长而有分支(如异戊巴比妥)或被双链取代(如司可巴比妥),则中枢抑制作用增强,且维持时间缩短;如果以苯环取代(如苯巴比妥)则具有较强的抗惊厥作用;如果C-2 位的 O 被 S 取代(如硫喷妥钠),则脂溶性增高,起效迅速,维持时间缩短;N-1 位的H 被甲基($CH_3$)取代后,起效更快,但可产生与剂量有关的兴奋现象。

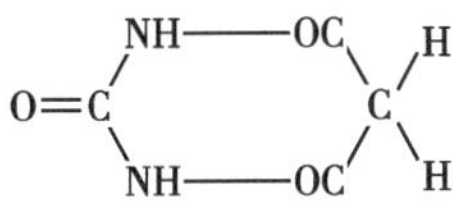

图 3-2 巴比妥类药物的基本结构

巴比妥类药常按作用时间和用药目的分为三类。

1. 长效类 口服或肌内注射,主要用作催眠药,如巴比妥、苯巴比妥。

2. 中效和短效类 口服或肌内注射,主要用作镇静药和催眠药,如异戊巴比妥、戊巴比妥和司可巴比妥。

3. 超短效类 常为静脉注射,主要用作麻醉诱导药,如硫喷妥钠。

目前认为巴比妥类药的作用机制是通过激动 GABA 受体,增加 Cl⁻ 内流,并可与特异性膜结构相互作用,使 GABA 从其受体解离的速率减慢,而激活的 GABA 氯通道开放的时间延长。此外,临床浓度的巴比妥类可直接激活氯通道,具有类似 GABA 作用,从而产生中枢抑制作用。

巴比妥类药最早用于镇静催眠,目前已逐渐被苯二氮䓬类药所取代,其原因为:①安全范围小,易发生呼吸和循环抑制;②有蓄积作用和耐药性,长期应用停药后产生戒断症状;③是肝微粒体酶抑制剂,与许多药物有相互作用;④无镇痛作用,并可降低疼痛阈值,引起痛觉过敏;⑤可能有免疫抑制作用。

### 二、苯巴比妥

苯巴比妥(phenobarbital,phenobarbitone)又称鲁米那(luminal),化学名 5- 乙基 -5- 苯基巴比妥酸,为白色有光泽的结晶粉末,无臭,味微苦,微溶于水,可溶解于乙醇或乙醚,饱和水溶液呈酸性,pH 为 5,其钠盐易溶于水。苯巴比妥口服后 30~60 分钟起效,肌内注射后 15 分钟起效。广泛分布于全身,在血中 40% 与血浆蛋白结合,大量药物分布于脑内。由肝脏微粒体药物代谢酶代谢为羟基苯巴比妥,部分以原形经肾脏排出。

1. 药理作用 苯巴比妥为长效巴比妥类药物,随剂量增大而呈现镇静、催眠、抗惊厥和抗癫痫作用。对癫痫大发作和局限性发作及癫痫持续状态效果良好;对癫痫小发作效果差;对精神运动性发作不但无效,且单用时还可使发作加重。

苯巴比妥能诱导肝脏微粒体葡糖醛酸转移酶活性,促进胆红素与葡糖醛酸结合,降低血浆胆红素浓度,可用于治疗新生儿核黄疸。

2. 临床应用

(1)镇静、催眠:如焦虑不安、烦躁、高血压、甲状腺功能亢进症、功能性恶心等,偶用于顽固性失眠,现已被苯二氮䓬类药取代。

(2)抗惊厥:是该药的主要作用。对小儿高热、破伤风、子痫、脑膜炎、脑出血及中枢兴奋药过量引起的惊厥有对抗作用。

(3)抗癫痫:是该药的主要作用。用于癫痫大发作的防治,也用于癫痫持续状态。

(4)麻醉前用药:减轻术前紧张、焦虑、烦躁不安及围手术期恶心、呕吐,并可减轻患者对疼痛的反应。治疗高胆红素血症与新生儿核黄疸。

3. 不良反应 使用催眠剂量的苯巴比妥后,晨起时出现头晕、困倦、嗜睡等后遗作用;连续用药产生耐药性和成瘾性;突然停药可有反跳现象和戒断症状。

1%~2% 的患者出现猩红热样和麻疹样皮疹;眼球震颤、共济失调、巨幼红细胞贫血、小儿骨软化和出血也曾有报道。

苯巴比妥对肝脏微粒体药物代谢酶的诱导作用,可增强和加速麻醉药生物转化的程度,挥发性麻醉药生物转化的增强可增加器官毒性的危险,也可使双香豆素、氢化可的松、地塞米松、氯丙嗪、地高辛、洋地黄毒苷和苯妥英钠等药物代谢加速,疗效降低。

## 第二节 苯二氮䓬类药

目前普遍接受的理论是苯二氮䓬类药是通过与中枢抑制性 γ- 氨基丁酸(gamma-aminobutyric acid,GABA)神经递质系统的相互作用而发挥药物效应的。GABA 是中枢神经系统的主要神经递质,与肾上腺素能神经递质系统共同对抗兴奋性神经递质的作用。GABA 受体是由 5 种糖蛋白亚单位组成的受体复合物,这些受体主要存在于大脑皮质、边缘系统、小脑皮质,丘脑和下丘脑较少,脑干和脊髓最少,白质则无特异性苯二氮䓬类药结合部位。GABA 受体激活使氯通道开放,Cl⁻ 流入靶神经元增加,引起突触后细胞膜超极化和突触后神经元功能抑制,使神经细胞难以接受任何兴奋性冲动。镇静、催眠药可与 GABA 受体复合物不同部位相互作用。

GABA 受体包括 α、β 和 γ 亚单位的各种组合,苯二氮䓬类受体可能位于 α 亚单位。可以认为苯二氮䓬类受体是 GABA$_A$ 受体复合物的一部分。目前已认识到有三种苯二氮䓬类受体,其中两种中央型苯二氮䓬类受体,即 BDZ$_1$ 或 ω$_1$ 和 BDZ$_2$ 或 ω$_2$ 受体,与 GABA$_A$ 受体有关;第三种苯二氮䓬类受体 BDZ$_3$ 或 ω$_3$ 与 GABA$_A$ 氯通道复合物无关,也称为"外周"苯二氮䓬类受体。BDZ$_1$ 受体的作用是选择性发挥镇静和催眠效应,认为苯二氮䓬类药的催眠作用是改变了电压依赖型钙通道的通透性;BDZ$_2$ 受体则发挥抗惊厥作用和其他如运动失调;BDZ$_3$ 受体对苯二氮䓬类药不发挥镇静作用。

苯二氮䓬类药与 GABA 受体复合物中的特异性受体部位相结合,增加 GABA 受体和氯通道之间偶联的有效性。GABA 受体功能调节程度有限,这可解释由苯二氮䓬类药所产生 CNS 抑制的"封顶效应(ceiling effect)",具有相对较高程度的安全性。苯二氮䓬类药与其各自受体结合有高度亲和力,并呈立体特异性和饱和性,受体亲和力(即效力)由高到低为劳拉西泮、咪达唑仑、地西泮,咪达唑仑和劳拉西泮分别比地西泮高 3~6 倍和 5~10 倍。苯二氮䓬类药的中枢神经系统特性如催眠、镇静、抗焦虑和抗惊厥效应,与其刺激不同的受体亚型和 / 或浓度依赖型受体占有率有关。当 GABA 受体被占据 20% 时,呈现抗焦虑作用;占据 30%~50% 受体,呈现镇静作用;意识消失则需要占据 60% 以上的受体。苯二氮䓬类药与巴比妥类药的区别是即使加大剂量也不引起麻醉。

临床麻醉中常用的苯二氮䓬类药有三种,根据其代谢和血浆消除速率,可分为短效(咪达唑仑)、中效(地西泮)和长效(劳拉西泮)三类,在体内三类药分布容积相似,由于清除速率不同而消除半衰期有很大的差异。地西泮和劳拉西泮的静脉输注即时半衰期(context sensitive half time)较长,只有咪达唑仑可用于连续输注。

## 一、地西泮

地西泮(diazepam)又称安定,化学名 7- 氯 -1,3 二氢 -1- 甲基 -5- 苯基 -2H-1,4- 苯二氮䓬 -2- 酮。临床制剂为溶于有机制剂的黏稠溶液,在水中几乎不溶解,其制剂与水和生理盐水混合后呈白色雾状,稀释后一般不影响药效;肌内注射吸收差;代谢产物有活性,使药物作用时间延长;随年龄增长地西泮的清除减慢。

1. 药理作用

(1)中枢神经系统:地西泮具有抗焦虑、镇静、催眠、抗惊厥、抗癫痫和中枢性肌松作用。抗焦虑作用有高度的选择性,与甘氨酸介导的对脑干内和脑内神经通道的抑制作用有关;肌松作用则与通过抑制脑干网状结构内和脊髓内的多突触通路有关;镇静作用是由于促进和加强 GABA 介导的抑制性神经传递作用,是目前最常用的催眠药。加大剂量产生镇静和催眠作用,与巴比妥类催眠药相比具有治疗指数高、对呼吸影响小、对快速眼动睡眠无影响、对肝药酶无影响、大剂量不产生麻醉作用等特点。但与麻醉药合用时可增强麻醉药的效力。地西泮具有较好的抗癫痫作用,对癫痫持续状态极为有效,静脉注射地西泮是治疗癫痫持续状态的首选药物之一。临床常用于子痫、破伤风、小儿高热所致的惊厥。但对癫痫小发作及小儿肌阵挛性发作效果差。

(2)呼吸系统:临床剂量的地西泮(0.2mg/kg)可使潮气量减少,$PaCO_2$ 轻度升高;静脉注射 0.4mg/kg 使 $CO_2$ 反应曲线斜率下降,但未发生右移。静脉注射剂量过大可发生呼吸抑制,甚至呈现呼吸暂停。与其他呼吸抑制药如阿片类药合用可加重呼吸抑制。

(3)循环系统:对心血管系统影响轻微,大剂量时血压轻度下降,可扩张冠状动脉,增加冠状动脉血流。用于中等量失血和心脏病患者麻醉诱导(<0.3mg/kg)时血流动力学亦无明显变化。

2. 临床应用 用于焦虑和自主神经功能紊乱症,每次 2.5~5mg,每天 3 次;对失眠尤其焦虑性失眠疗效极佳,每次 5~10mg,睡前服用;与其他抗癫痫药合用,治疗癫痫大发作或小发作,控制癫痫持续状态应静脉用药;用于各种原因引起的惊厥。

可作为麻醉前用药,口服 5~10mg,解除焦虑、紧张和恐惧,镇静效果明显。

麻醉诱导前静脉给予 10~20mg,可增强麻醉效果,对琥珀胆碱所致的肌颤、高血压、肌酸磷酸激酶升高和术后肌痛有对抗作用。与氯胺酮合用可减轻其心血管兴奋作用和术后精神症状。

3. 不良反应 注射部位疼痛,可引起血栓性静脉炎。长期服用后可发生嗜睡、头痛、幻觉和眩晕等症状,并有成瘾性,突然停药可出现戒断症状。

## 二、咪达唑仑

咪达唑仑(midazolam),化学名 8 氯 -6-(2 氟 - 苯基)1- 甲基 -4H- 咪唑 -(1,5a)(1,4)苯二氮䓬。咪唑环相对呈碱性,使其盐制剂形成稳定的水溶液。当 pH 低于 4 时(盐酸盐水溶液 pH 3.3),药物呈开环形式而呈水溶性,但在生理 pH 时,药物以闭环形式存在,使其脂溶性增强,可迅速进入中枢神经系统。尽管其水溶性与其他苯二氮䓬类药不同,但基本药理作用相似。由于其具有水溶性,肌内注射容易吸收,静脉注射对局部刺激轻微,口服吸收迅速,代谢也快。丙泊酚、硫氮䓬酮、大环内酯类抗生素和其他细胞色素 P450 还原酶抑制剂,对咪达唑仑的代谢有明显的抑制作用。与地西泮相比,咪达唑仑为水溶性,对静脉无刺激性,注射无痛,很少发生血栓性静脉炎,消除半衰期短,体内代谢不受 $H_2$ 受体拮抗药的影响,代谢产物羟基咪达唑仑有生物活性,长期应用可发生蓄积,患者苏醒后无再次镇静。

1. 药理作用

(1)中枢神经系统:咪达唑仑的中枢抑制作用呈剂量依赖性,与苯二氮䓬类受体结合数目有关,对苯二氮䓬类受体的亲和力较地西泮强 2~3 倍。具有抗焦虑、遗忘、镇静、催眠、抗惊厥和脊髓介导的肌肉松弛作用。其效应范围从轻度镇静到全身麻醉,静脉注射起效迅速。咪达唑仑可产生顺行性遗忘作用,但不产生逆行性遗忘,口服和肌内注射用药时则不能产生确切的遗忘。有效剂量的咪达唑仑可缩短快速眼动睡眠和慢波睡眠时间。静脉注射 0.15mg/kg 使脑血流量下降 39%,脑血管收缩,血管阻力增加,脑耗氧量减少 55%,用于颅脑手术可降低颅内压和脑耗氧量,对脑缺氧有保护作用,并可保留脑血管对 $CO_2$ 的反应性。长期应用后可发生耐药性和依赖性。发生耐药性的机制可能为苯二氮䓬类受体结合力和功能减退(即苯二氮䓬 -GABA 受体复合物下调),而在长期应用苯二氮䓬类药物停药后,受体复合物上调,近期用药时对苯二氮䓬类药物易感性增强。

(2)心血管系统:咪达唑仑对心血管系统的影响较小,静脉注射后心率增加 20%,外周血管扩张,左心室充盈压轻度降低,心排血量减少,外周血管阻力降低,平均动脉压和收缩压下降 3%~10%,一般无临床意义,对心肌收缩性影响较小,心肌耗氧量中度降低。咪达唑仑能够维持相对稳定的血流动力学的机制是降低了交感神经张力,减少了儿茶酚胺的释放。对左心室充盈压升高的患者,咪达唑仑可产生"硝酸甘油样"效应,降低充盈压和增加心排血量。与阿片类药合用时对血流动力学的影响产生协同作用,可能与降低交感神经张力有关,有直立性低血压的趋势。

(3)呼吸系统:咪达唑仑产生剂量依赖性的中枢性呼吸抑制,其效应大于地西泮和劳拉西泮。静脉给药时潮气量轻度下降,但被呼吸频率增加所代偿。静脉小剂量注射(0.075mg/kg)对 $CO_2$ 的通气反应无影响,静脉注射 0.15mg/kg 时对每分通气量的影响与地西泮 0.3mg/kg 相似,使 $CO_2$ 反应曲线变平坦,但未右移。对呼吸的影响与给药速度、剂量、是否与阿片类药合用及患者的体质有关,呼吸抑制持续时间较硫喷妥钠长,与阿片类镇痛药合用时对呼吸抑制有协同作用。对慢性阻塞性肺疾病患者的呼吸抑制作用较正常人持续时间长,恢复时间也延长。老年人睡眠时易发生一定程度的气道阻塞。

2. 临床应用

(1)麻醉前用药:可口服、肌内注射、静脉注射、直肠给药。肌内注射 0.04~0.08mg/kg,静脉注射 1~2.5mg,小儿口服 0.4~0.8mg/kg,经直肠给药吸收迅速,平均 16 分钟达血药浓度峰值。

(2)麻醉诱导:诱导剂量 0.2~0.4mg/kg,注射时间 15~20 秒,30~90 秒起效,持续 10~30 分钟。该药起效时间略慢于硫喷妥钠,但遗忘作用更确切。咪达唑仑可与丙泊酚或氯胺酮联合诱导,预先静脉给予咪达唑仑 1~3mg 可增强镇静、遗忘和抗焦虑作用,而不延长麻醉患者苏醒时间,并可减少丙泊酚诱导时的觉醒。诱导剂量应视个体情况予以调整,如高龄、有潜在疾病如甲状腺功能减退或低血容量、与阿片类药或 $α_2$- 激动药联合使用时应减量。老年人和重症患者注射速度宜慢,以免影响血压。与硫喷妥钠相比,血流动力学稳定是咪达唑仑的优点,但效应不可靠,并使麻醉患者苏醒时间延长。麻醉诱导时咪达唑仑与硫喷妥钠引发呼吸暂停的概率相似,分别为 20% 和 27%。与阿片类药物合用、高龄、衰弱患者及同时应用其他呼吸抑制药时,呼吸抑制的程度增强且发生率增加。

(3)麻醉维持:咪达唑仑用于麻醉维持,催眠、遗忘、血流动力学稳定是其特点。该药可与芬太尼、氯胺酮、氧化亚氮、恩氟烷等药物复合应用,使氟烷 MAC 降低 30%,也使其他麻醉药用量减少。可经静脉分次或连续输注给药,分次给药时追加量为诱导量的 25%~30%,连续输注速率为 0.15mg/(kg·h),或先以大剂量 0.68mg/(kg·h)输注 15 分钟后,继以 0.125mg/(kg·h)维持,具体应用可根据麻醉深度调整。

(4)监护麻醉(monitored anesthesia care):指在局麻、区域阻滞或治疗性和诊断性操作时,静脉输注亚催眠剂量镇静药,以产生镇静、抗焦虑和遗忘作用,提高患者的舒适度,而不产生围手术期副作用,如呼吸抑制、循环不稳定、恶心、呕吐等。咪达唑仑无镇痛作用,输注咪达唑仑可控制患者烦躁和减少镇痛药用量,起效迅速,恢复快且安全。但应注意个体差异。理想的镇静水平可允许患者清醒或能唤醒,并能够交谈,这种状态又称"清醒镇静"。

(5)ICU 内镇静:咪达唑仑起效快,适用于 ICU 内躁动的患者,间断或按需使用可达到理想的镇静水平,需频繁给药时可经静脉连续输注,一般输注速度为 0.04~0.2mg/(kg·h),或每 0.5~2 小时给予 0.02~0.08mg/kg。长时间给药后会延长患者苏醒时间,但比地西泮和劳拉西泮苏醒得快。肥胖患者连续输注时应以肌肉重量为基础计算剂量。经几小时或几天用药后可产生耐药性,咪达唑仑的应用剂量会随时间延长而增加。

(6)可用于各种原因的失眠,以及各种原因的惊厥,并可用于治疗癫痫持续状态。

3. 不良反应 较少见,静脉注射过快可出现呼吸抑制和血压下降,偶有感觉缺失,但可很快恢复,长期应用可产生依赖性。肥胖、低蛋白血症或肾衰竭患者易发生蓄积和镇静时间延长。

### 三、其他苯二氮䓬类药物

1. 劳拉西泮(lorazepam) 又称氯羟安定,类似地西泮,不溶于水,临床制剂无刺激性,口服吸收快,由肝脏代谢,代谢产物无生物活性,半衰期 12~15 小时。

(1)药理作用及临床应用:药理作用与地西泮相似,其作用较地西泮强 5~10 倍,诱导入睡作用明显,对呼吸和循环系统有明显影响。用于焦虑症、骨骼肌痉挛、失眠、麻醉前用药及 ICU 内镇静。麻醉前口服 1~5mg 具有良好的镇静、遗忘作用,并可增强麻醉药的中枢神经抑制作用,减少麻醉药用量,与氯胺酮合用可减轻其麻醉后的精神症状;催眠 2~4mg,抗焦虑 1~2mg,每天 2~3 次,肌内或静脉注射 0.05mg/kg;ICU 内镇静时由于起效缓慢,不宜用于急性躁动。尽管地西泮的消除半衰期较劳拉西泮长,但劳拉西泮镇静时间长,可能与地西泮与苯二氮䓬类受体解离迅速有关。

(2)不良反应:长期(数周)应用可产生药物依赖性,长期应用突然停药时可发生戒断症状,大剂量可出现共济失调、精神障碍、肌无力。长时间用药时,由于其溶剂可引起可逆性急性肾小管坏死、高乳酸血症和高渗透压状态。

2. 氯氮䓬(chlordiazepoxide) 又称利眠宁(librium),口服吸收缓慢但完全,2~4 小时达高峰,半衰期 18~48 小时,肌内注射比口服吸收慢。经肝脏先后转化为具有相似药理活性的去甲氯氮䓬和地莫西泮,30%~60% 经尿排泄,4%~20% 由粪便排泄,由于排泄缓慢而有蓄积作用。

(1)药理作用与临床应用:有镇静、抗焦虑、抗惊厥、抗癫痫、抗震颤作用,并具有中枢性肌松作用,对呼吸、循环无明显影响。适用于焦虑症、各种睡眠障碍、乙醇中毒、痉挛及麻醉前用药。对癫痫小发作有效,与抗癫痫药合用可控制癫痫大发作。增强单胺氧化酶抑制剂的作用,增强麻醉药、吩噻嗪类药、巴比妥类药、乙醇的中枢抑制作用。

麻醉前用药时肌内注射 50mg,有消除术前紧张和抗焦虑作用,并增强麻醉效果,麻醉后恢复期平稳、安静;抗焦虑、镇静时每天 15~45mg;催眠 10~20mg;抗癫痫每天 30~60mg,分 2~3 次服用。

(2)不良反应:可发生嗜睡、便秘,偶见皮疹、恶心、头痛、眩晕、性功能障碍、月经失调等。长期大剂量用药可产生耐药性和成瘾性,突然停药可引起惊厥。偶见中毒性肝炎及粒细胞减少症。肝肾功能不全、老年人慎用,哺乳期妇女及妊娠妇女忌用。

3. 艾司唑仑(estazolam) 又称舒乐安定,不溶于水,口服吸收快,维持时间短,30 分钟达高峰,半衰期约 2 小时,代谢产物有活性。

(1)药理作用及临床应用:有较强的镇静、催眠、抗焦虑、抗惊厥作用,中枢性肌松作用较弱,镇静催眠作用较硝西泮强 2.4~4 倍,临床用于焦虑症、恐惧症、失眠、紧张及术前用药。镇静 1~2mg;催眠 2~4mg;抗癫痫 2~4mg,每天 2~3 次;麻醉前 1 小时口服或肌内注射 2~4mg。

(2)不良反应:偶有乏力、头昏、嗜睡等反应,可自行消失。重症肌无力者禁用,肝肾功能不全、老年人、高血压、妊娠妇女、婴儿慎用。

4. 硝西泮(nitrazepam) 又称硝基安定,不溶于水,口服吸收率约 78%,0.5~5 小时达高峰,半衰期 21~30 小时,蛋白结合率高,主要由肝脏代谢,连续用药有蓄积作用。

(1)药理作用与临床应用:与地西泮相似,具有安定、镇静和显著的催眠作用,抗癫痫作用强。其催眠作用类似短效或中效巴比妥类药,程度近似生理性的睡眠,无明显后遗反应。主要用于失眠、抗惊厥、婴儿痉挛和肌阵挛性癫痫,催眠剂量每次 5~10mg。

(2)不良反应:常见嗜睡、头痛、头晕、共济失调,老年人偶见意识模糊,长期应用可出现依赖性,停药后有反跳现象。重症肌无力患者禁用。

5. 三唑仑(triazolam) 药理作用同地西泮,镇静催眠作用显著,其催眠作用较地西泮强 45 倍。可缩短清醒期,延长 1 期睡眠,对 3、4 期睡眠影响小,常用于各种失眠。成人常用剂量 0.25~0.5mg 于睡前口服。

不良反应有偏头痛、视力减退、眩晕、肌无力等,长期应用有依赖性,停药有戒断症状。

### 四、苯二氮䓬类拮抗药

氟马西尼(flumazenil)是目前应用于临床的第一个特异性苯二氮䓬类拮抗药,化学结构与咪达唑仑相似,是咪唑二氮䓬的衍生物,与苯二氮䓬类药的主要区别是苯基被羰基取代。本药为白色粉末,商品制剂 pH 为 4,可与生理盐水或 5% 葡萄糖混合,呈水溶性;在生理 pH 时为中度脂溶性。静脉注射后分布半衰期约 5 分钟,血浆蛋白结合率 40%~50%,血浆清除率 1.14~1.31L/min,主要在肝内转化。

1. 药理作用  氟马西尼是苯二氮䓬类受体的配体,对苯二氮䓬类受体有高度亲和力,不影响 GABA 的传递,其内在活性极小,是苯二氮䓬类药的竞争性拮抗药,可拮抗其所有效应,如意识消失、呼吸抑制、镇静、遗忘和精神运动障碍。氟马西尼对苯二氮䓬类药的拮抗效应取决于二者的相对浓度,拮抗效应的持续时间取决于苯二氮䓬类药的剂量和消除半衰期、氟马西尼的剂量及苯二氮䓬类药和氟马西尼用药后时间的延续。氟马西尼消除半衰期(仅 1 小时)一般要比苯二氮䓬类药的半衰期短,单次用药后,可再复现苯二氮䓬类药的中枢效应;若需要持续拮抗,须重复给药或连续输注。氟马西尼单次给药后 12 分钟内血药浓度降低 50%;持续输注 2 小时后,20 分钟内降低 50%;而咪达唑仑持续输注 2 小时后,血药浓度下降 50% 约需 40 分钟。误服大剂量苯二氮䓬类药后,小剂量氟马西尼只占据部分受体,使小剂量激动药的效应仍存在,如嗜睡、遗忘;而大剂量氟马西尼可完全逆转小剂量激动药的效应。

未使用苯二氮䓬类受体激动药时,给予氟马西尼会产生很小的中枢神经系统效应,一般无临床意义。临床剂量对脑电图和脑代谢无影响。氟马西尼副作用小,中毒剂量至少为临床剂量的数千倍,解除镇静时无副作用。对血流动力学无影响,亦无急性应激反应。即使静脉剂量达 3mg,对缺血性心脏病患者的心血管功能亦无明显影响。

2. 临床应用

(1)用于诊断苯二氮䓬类药中毒:一般逐渐增加剂量,从 0.2mg 增至 3mg,如应用氟马西尼有效,基本可确诊;如中枢神经系统抑制无变化,则可能不是苯二氮䓬类药中毒。

(2)拮抗苯二氮䓬类药的残余作用:用于麻醉后或镇静过深。推荐剂量:首次量 0.2mg,如果 45 秒后未达到所要求的意识水平,再给予 0.2mg;或每 60 秒给予 0.2mg,直至最大量 1mg。一般 45~90 分钟可给予氟马西尼 1~3mg。

3. 不良反应  长期使用苯二氮䓬类药治疗癫痫的患者禁用。

## 第三节 吩噻嗪类药

吩噻嗪类药是三环结构化合物,侧链 R1 为哌嗪时安定作用和镇静作用增强,锥体外系反应也增强;侧链 R2 含 F 时,安定作用也增强,含硫者锥体外系反应减弱。

### 一、氯丙嗪

氯丙嗪(chlorpromazine)又称冬眠灵(wintermin),口服极易吸收,有首过效应,2~4 小时血药浓度达峰值,持续 6 小时左右。在体内分布均匀,以肝、肺和脑组织内浓度最高,脑组织浓度较血中浓度高 10 倍,易透过血-脑脊液屏障,90% 与血浆蛋白结合,可通过胎盘屏障。在肝脏内由细胞色素 P450 还原酶氧化,或与葡糖醛酸结合代谢,代谢产物达 160 余种,其中 7-羟基氯丙嗪具有药理活性,主要由肾脏排泄,排泄缓慢。

1. 药理作用

(1)中枢神经系统:氯丙嗪是中枢神经系统抑制药,对多种中枢神经递质受体有抑制作用,如多巴胺、乙酰胆碱、去甲肾上腺素、5-羟色胺和组胺受体均有拮抗作用。拮抗不同部位的受体的反应也不同,拮抗边缘系统的多巴胺受体,呈现抗精神病作用;拮抗网状结构上行激活系统的 α 肾上腺素受体,产生镇静安定作用。

健康人应用治疗剂量后,具有安定、嗜睡作用,对外界刺激反应降低,精神活动缓慢,安静时入睡,可唤醒,脑电图变化与正常睡眠相似。与其他镇静催眠药不同的是无欣快感和成瘾性。对精神分裂症患者可迅速控制躁狂症状,减少或消除幻觉和妄想,使思维活动趋于正常。氯丙嗪对精神病的治疗作用与阻滞前额叶和边缘系统的多巴胺投射纤维有关。

小剂量氯丙嗪可抑制延髓催吐化学敏感区的多巴胺受体;大剂量时直接抑制呕吐中枢,产生强有力的止吐作用。对多种原因的呕吐有效,但对前庭性呕吐无效。

氯丙嗪可抑制下丘脑体温调节中枢,抑制产热过程,降低基础代谢,扩张血管而增加散热,即具有降温作用。结合物理降温,可使体温随环境温度而改变,使器官功能减弱,降低耗氧量。

另外,氯丙嗪还可增强麻醉药、催眠药和镇静药的作用。

(2)心血管系统:氯丙嗪通过直接作用引起血管扩张,血压下降;通过对中枢神经系统和自主神经的作用,产生直立性低血压。氯丙嗪引起的低血压不宜用肾上腺素进行升压,肾上腺素对血管 β 肾上腺素受体的作用大于对 α 肾上腺素受体的作用,氯丙嗪拮抗 α 肾上腺素受体后,使肾上腺素的 β 肾上腺素受体作用占优势,使血管扩张,血压进一步下降。对此应选择对 α 肾上腺素受体作用更强的去氧肾上腺素或甲氧明。

氯丙嗪对心肌收缩力、心排血量无明显影响,因其抗肾上腺素作用故可降低心肌应激,有助于预防肾上腺素诱发的心律失常。

(3)内分泌系统:氯丙嗪拮抗脑垂体多巴胺受体,引起催乳素分泌增加,出现乳房增大和溢乳,并可抑制促性腺激素、促肾上腺皮质激素和垂体生长激素的分泌。

(4)呼吸系统:氯丙嗪对呼吸中枢无抑制作用。

2. 临床应用

(1)可作为麻醉前用药使用,术前 1 小时肌内注射 12.5~25mg,有明显镇静及强化麻醉作用,可减少术后恶心和呕吐。

(2)可增强麻醉药和镇痛药的作用,减少麻醉药用量,用于低温麻醉时可防止发生休克。

(3)人工冬眠:常用冬眠 1 号,即氯丙嗪和异丙嗪各 50mg,哌替啶 100mg。氯丙嗪通过对体温调节中枢、自主神经中枢及脑干网状上行激活系统的抑制作用,达到降低体温和机体代谢,减少组织器官耗氧量的作用;可通过对中枢神经系统和周围神经介质的拮抗作用,降低机体对病理性刺激的反应,使机体进入冬眠状态。人工冬眠常用于严重创伤、烧伤、重症感染、甲状腺危象、高血压危象、脓毒症和高热惊厥、重度中暑等。

(4)除运动病外,氯丙嗪对各种原因的呕吐有效,如尿毒症、胃肠炎、妊娠、癌症及吗啡等药物引起的呕吐;对顽固性呃逆亦有效。

(5)用于中毒性休克、创伤性休克等,改善微循环。

(6)用于治疗精神分裂症、躁狂症和心因性精神障碍。

(7)其他方面,如与镇痛药合用,可治疗晚期癌性疼痛;还可用于治疗心力衰竭。

3. 不良反应

(1)静脉炎:药物有刺激性,肌内注射时疼痛,静脉注射可发生静脉炎,故应稀释后静脉应用。

(2)锥体外系反应:由于拮抗黑质纹状体多巴胺受体,使乙酰胆碱能作用相对亢进所致。主要表现为类帕金森症、急性肌张力增高、静坐不能和迟发性运动障碍等。

(3)心血管系统反应:源自氯丙嗪拮抗 α 肾上腺素受体,使心电复极化障碍,抑制心肌 ATP 酶。表现为直立性低血压、心动过速、心律失常;心电图出现 T 波增宽、倒置,ST 段下降,PQ 间期延长。一般与剂量有关,减量或停药后可恢复正常。

(4)对肝功能的影响:常表现为无黄疸性肝功能障碍,主要表现为谷丙转氨酶升高,多为一过性。若出现黄疸应立即停药,并进行保肝治疗。

肝功能不良、尿毒症及高血压患者慎用,有癫痫病史者禁用。

二、异丙嗪

异丙嗪(promethazine)又称非那根(phenergan),口服吸收迅速,体内分布以肺内浓度为最高,0.5~1 小时血药浓度达峰值,维持 3~6 小时;注射用药 15 分钟起效。主要在肝内代谢,少量在肺和肾内代谢,以肾脏排泄为主。

1. 药理作用　异丙嗪的化学结构与氯丙嗪相似,有明显的中枢神经抑制作用,其镇静作用比氯丙嗪强,用药后患者易于入睡;但无抗精神病作用,其他中枢作用较氯丙嗪弱。异丙嗪可增强麻醉药、催眠药、镇痛药和局麻药的作用;有降低体温和止吐的作用;对心血管系统无明显影响,抗肾上腺素能作用弱,对升压药作用无影响。异丙嗪与氯丙嗪的显著差异表现为:能竞争性拮抗组胺 $H_1$ 受体而产生抗组胺作用,可对抗组胺所致的毛细血管扩张,降低毛细血管的通透性,对呼吸系统有松弛支气管平滑肌和抑制分泌的作用,并有较强的抗过敏作用。

2. 临床应用

(1)用于麻醉前用药:有镇静、减少呼吸道分泌物的作用,减少围手术期恶心、呕吐,减少麻醉药用量。

(2)作为麻醉辅助用药:术中与哌替啶合用(杜非合剂、哌异合剂)用于椎管内阻滞或神经阻滞患者,可加强镇静、镇痛效果,减轻术中内脏牵拉反应。由于代谢和排泄缓慢,故可使麻醉清醒时间延长。

(3)用于止吐:如放疗、妊娠、运动病等原因的呕吐。

(4)抗过敏:用于治疗Ⅰ型变态反应引起的支气管哮喘及皮肤病,以及各型伴瘙痒的变态反应性皮肤病;可预防输血反应。

3. 不良反应　嗜睡、乏力、口干,偶有胃肠道刺激症状、皮炎、锥体外系反应和白细胞减少等。肝功能减退者慎用,用药期间避免进行驾驶、机械操作、高空作业等。儿童服药若剂量较大,可产生谵妄(症状为胡言乱语、精神兴奋)。妊娠妇女在临产前1~2周禁用。

# 第四节　丁酰苯类药

丁酰苯类药的化学结构与吩噻嗪类药完全不同,但药理作用相似,为强效安定、抗焦虑药。

## 一、氟哌啶醇

氟哌啶醇(haloperidol)口服易吸收,肌内注射0.5小时后血药浓度达高峰,半衰期15小时,蛋白结合率92%,代谢产物之一还原氟哌啶醇有活性,排泄缓慢,24小时排出约50%。

氟哌啶醇的药理作用与氯丙嗪相似,可较特异地拮抗多巴胺受体,对乙酰胆碱受体、肾上腺素受体的作用不明显,无抗组胺作用。因此,其抗精神病、抗焦虑症作用强而持久,能增强中枢神经抑制药、镇痛药的效应;止吐作用强;降温和镇静作用弱;对呼吸、循环无明显影响。

1. 临床应用　主要用于精神分裂症、焦虑性自主神经紊乱症,对顽固性呕吐、持续性呃逆有显著疗效。过去曾与苯哌利定合用实施神经安定镇痛麻醉,由于作用时间长、锥体外系反应多见,而被氟哌利多所取代。

2. 不良反应　锥体外系反应多见,大剂量应用可致角弓反张、痉挛、抽搐和昏迷,以及心肌损害。

## 二、氟哌利多

氟哌利多(droperidol)又称氟哌啶,化学名1-[1-[3-(4-氟苯甲酰基)丙基]-1,2,3,6-四氢-4-吡啶基]-2-苯并咪唑啉酮,分子式为:$C_{22}H_{22}FN_3O_2$。本药口服易吸收,肌内注射吸收迅速,静脉注射后3~5分钟发挥作用,10分钟血药浓度达高峰,半衰期2.2小时,主要由肝脏代谢,75%的代谢物经肾脏排泄,22%从粪便排出。

1. 药理作用　氟哌利多的药理作用与氟哌啶醇基本相似,特点为起效快,作用强,体内代谢快,作用维持时间短。本药具有较强的抗精神运动性兴奋作用,安定作用为异丙嗪的200倍,可抑制延髓呕吐中枢,止吐作用为氯丙嗪的700倍。抑制皮质下中枢产生镇静作用,一般神志不消失,能清楚回答问题,不产生遗忘,能增强中枢抑制药和镇痛药的效应,使其作用时间延长。

对α肾上腺素受体拮抗作用弱,静脉用药时血压轻度下降,对血容量不足的患者可发生明显的降压作用,对心肌收缩力无明显影响,并具有抗休克作用。

对呼吸中枢无抑制作用,能缓解组胺引起的支气管痉挛。

2. 临床应用

(1)作为麻醉前用药,术前肌内注射5~10mg,可消除术前紧张,预防呕吐。

(2)神经安定镇痛麻醉时,与芬太尼以50∶1(氟哌利多2.5mg、芬太尼0.05mg)组成氟芬合剂(依诺伐,innovar),静脉注射,可使患者安静、活动减少、不入睡、痛觉消失。适用于椎管内阻滞、区域阻滞、全身麻醉诱导及麻醉维持,也可用于内镜检查等。与氯胺酮合用可减少麻醉后患者苏醒期精神运动性反射。

(3)对精神分裂症、躁狂症及急性精神运动性反射疗效较好,可消除幻觉、妄想、焦虑等症状。

3. 不良反应　同氟哌啶醇,可产生锥体外系反应,但较少见,其他可见口干、便秘等。

### 三、水合氯醛

水合氯醛(chloral hydrate)为白色或无色透明晶体,有刺激性,特臭,微苦,在水中极易溶解,10% 水溶液 pH 3.5~4.4。口服易吸收,10~20 分钟即可入睡,持续 6~8 小时,醒后无后遗作用。

1. 药理作用与临床应用　有镇静、催眠、抗惊厥作用,是较安全的催眠抗惊厥药。药理作用与剂量有关,不易蓄积中毒,对呼吸、循环无明显影响,剂量过大可出现循环、呼吸抑制。与镇静药、抗精神病药及抗组胺药合用时,可相互增强对中枢的抑制作用。用于催眠口服 10% 水合氯醛 5~10ml;抗惊厥口服 10~20ml,或稀释 1~2 倍灌肠;也可用于癫痫持续状态;术前用药成人 10~20ml,小儿 40mg/kg。

2. 不良反应　有肝药酶诱导作用,促进抗凝药的代谢,使其药效减低。长期服用会产生耐药性和成瘾性。

## 第五节　新型镇静催眠药

### 一、唑吡坦

唑吡坦(zolpidem)为新一代催眠药,主要适用于短暂性、偶发性失眠及长期失眠患者。临床应用唑吡坦具有入睡快、接近生理性睡眠及次日醒后无镇静作用及运动障碍等优点。

1. 药理作用　唑吡坦为选择性 $\omega_1$ 型受体激动药,调节氯通道。唑吡坦可缩短入睡时间,减少患者夜间苏醒次数,增加睡眠总时间和改善睡眠质量;对快速眼动睡眠无影响。次日清醒后患者能保持警觉,无明显镇静作用和精神运动障碍。研究未发现停药后的反跳性失眠和药理耐受性。有关药理依赖的研究尚不充分。

唑吡坦口服吸收好,生物利用度为 70%,达峰时间为 0.5~3 小时,血浆蛋白结合率为 92%,平均消除半衰期为 2.4 小时。唑吡坦在肝脏代谢,对肝药酶无诱导作用。主要经肾排泄(56%),37% 由粪便排出。药物在老年患者体内清除率下降,血浆峰浓度一般较成人升高 50%,但半衰期不延长。肾病患者,除药物清除率略减少外,其他药代动力学参数无明显改变。肝功能不全者,唑吡坦生物利用度增加,药物清除率减少,半衰期延长(可达 10 小时)。

2. 用药方法　口服给药,必须在临睡前立即服药。常用剂量为 10mg,睡前一次;老年患者及肝肾功能损害者减半剂量,5mg 睡前 1 次,每天剂量不超过 10mg。疗程:越短越好。偶发性失眠 2~5 天;短暂性失眠 2~3 周;长期失眠者疗程不应超过 4 周。可直接停药,治疗时间较长者宜在数天内逐渐减少剂量至停服。

3. 不良反应及主要注意事项　唑吡坦主要不良反应有片段的意识障碍,记忆减退(顺行性记忆缺失)、睡前幻觉、眩晕、步履不稳、夜间躁动、兴奋、头痛、噩梦,白天昏昏欲睡。上述不良反应与剂量及患者(特别是老年患者)对药物敏感性有关,且多出现在用药后 1 小时内患者未能就寝和立即入睡的情况下。比较少见的不良反应为腹痛、恶心、呕吐、腹泻、停药后失眠、皮疹、瘙痒等。药物滥用者服用唑吡坦能产生药物依赖。

唑吡坦不能与乙醇或含乙醇的药物同用,以防增强镇静作用、注意力不集中、开车和操作机器发生危险;慎与中枢神经系统抑制剂合用。65 岁以上的老年患者用药需减半,以 5mg 开始,酌情加量至 10mg,每晚服用。妊娠妇女、哺乳者、严重呼吸衰竭者、肝功能不良者及肌无力者慎用。唑吡坦超量中毒:如为单一用药,预后较好,安全性高,未发现明显循环、呼吸抑制现象,采用药物中毒的常规抢救治疗,如洗胃、支持治疗,并进行循环、呼吸监护。

### 二、佐匹克隆

佐匹克隆(zopiclone)常规剂量具有催眠、镇静、抗焦虑、肌肉松弛和抗惊厥作用。本药作用于苯二氮䓬类受体,但结合方式不同于苯二氮䓬类药。其催眠作用迅速,并可延长睡眠时间,提高睡眠质量,减少夜间醒觉次数和早醒次数。

1. 药理作用　佐匹克隆生物利用度为 80%,口服后吸收迅速,1.5~2 小时血药浓度达高峰,可迅速分布到全身各组织,分布容积为 100L。药物吸收不受患者性别、给药时间和重复给药影响。血浆蛋白结合率低,约 45%。连续多次给药无蓄积作用。佐匹克隆在体内广泛代谢(主要是经细胞色素 P450 还原酶系统生物转化),主要代谢产物为 N-氧化物(对动物有药理活性)和 N-脱甲基物(无活性)。代谢物主要经肺脏排出(约占剂量的 50%),其余经肾脏排出。仅剂量的 4%~5% 以原形随尿排出。老年人肝脏代谢功能降低,药物半衰期延长。肝硬化者佐匹克隆代谢减慢,应调整其剂量。

2. 用药方法 口服,7.5mg,临睡时服用;老年人最初临睡时服 3.75mg,必要时服 7.5mg;肝功能不全者,以服 3.75mg 为宜。

3. 不良反应及注意事项

(1)不良反应有白天嗜睡、头昏、口苦口干、肌无力、健忘、易怒好斗或精神紊乱。

(2)长期用药后突然停药可出现戒断现象,有轻度激动、焦虑、肌痛、反跳性失眠、噩梦等。过量可致昏睡或昏迷,但比苯二氮䓬类药轻,毒性亦小。

(3)与神经肌肉阻滞药(筒箭毒)或其他中枢神经抑制药同服时,可增强镇静作用。

(4)与其他中枢抑制药(如苯二氮䓬类药、巴比妥类药)合用,可增强中枢抑制作用,戒断综合征也可增加。

(5)对佐匹克隆过敏者、呼吸功能不全者禁用。哺乳期妇女、15 岁以下儿童不宜使用。严重肝功不全者应调整剂量。

(6)严禁同时饮酒或饮含乙醇的饮料。

(7)机械操作人员与司机慎用。

(8)肌无力患者用药时需注意严密监护。

三、扎来普隆

扎来普隆是一种新型吡唑并嘧啶结构的非苯二氮䓬类镇静催眠药,作用于 γ- 氨基丁酸 - 苯二氮䓬(GABA-BZ)受体,调节 GABA-BZ 受体氯通道复合物,产生拟苯二氮䓬类药的镇静、抗焦虑和抗惊厥作用,但副作用相对较轻。扎来普隆可选择性地作用于脑部的 $GABA_A\alpha$ 亚型的 $\omega_1$ 受体,强化 TBPS 的结合能力。

1. 药理作用 口服扎来普隆后几乎被迅速而完全吸收,$t_{max} \leqslant 1$ 小时。由于扎来普隆可广泛地被代谢,其绝对生物利用度为 30%。扎来普隆是亲脂性化合物,静脉注射后,分布容积约为 1.4L/kg。口服扎来普隆后,仅<1% 剂量的药物以原形经肾脏排出。在体内主要被醛氧化酶代谢成 5- 氧代扎奈普隆,部分产生脱乙基扎奈普隆,这些代谢物通过转化成葡糖醛酸轭合物经肾脏排出。所有代谢物均无生物活性。

2. 用法 口服,用于失眠的短期治疗。扎来普隆应个体化给药,成人给药量为 10mg/ 次,对某些体重较轻者 5mg/ 次,于临睡前服用。一次服用量不可超过 20mg。

3. 不良反应 常见副作用为背部和胸部疼痛、偏头痛、便秘、口干、关节炎、抑郁、紧张、幻觉、支气管炎、瘙痒、皮疹、结膜炎等。

在对健康成年男性志愿者的安慰剂对照试验中,分别将扎来普隆单次给药(1~40mg)和多次给药(10、20mg/d × 7d),结果证实无明显的精神及运动功能障碍。单次给药 10mg 及更大剂量时可观察到与扎来普隆镇静催眠效应相关的副作用,但多次给药 10mg 后未出现此反应。多剂量给药 20mg 时有嗜睡现象。尚无该药物后遗效应的报道,药代动力学分析表明在多剂量给药后无明显的累积效应。临床应用中,扎来普隆可缩短入睡时间,同时不会延长总的睡眠时间或减少觉醒次数。

(王 强)

# 第三章 阿片类镇痛药及其拮抗药

## 第一节 概 述

1806 年德国科学家首次从鸦片中分离出吗啡,阿片类药物已经走过了 210 年的发展历史。尽管阿片类药物存在较多副作用,但是至今仍是临床上最为常用的镇痛药物,对解除患者痛苦发挥着不可替代的作用。阿片类镇痛药(opioid analgesics)作用于体内的阿片受体,选择性地消除或缓解痛觉,同时消除因疼痛引起的情绪反应。阿片类镇痛药效应广泛,影响多个器官/系统,包括神经、呼吸和循环系统等,因此可引起多种副作用,如呼吸抑制、恶心、呕吐、瘙痒、便秘与尿潴留,长时间使用可引起耐受性和成瘾性等。阿片类药物的副作用虽然限制了其临床使用,但研究者不断对其进行结构改造和给药方式优化,如针对顽固性疼痛患者,临床上采用蛛网膜下腔植入式药物输注系统(IDDS),以较少的给药量产生较强的镇痛效应,从而减轻副作用。

### 一、阿片类药物的分类

按照来源可将阿片类药物分为天然药物、半合成药物和人工合成药物,根据与阿片受体作用的不同,将阿片类药物分为激动药、激动-拮抗药和拮抗药(表 3-1)。

表 3-1 阿片类药物的分类

| 分类方法 | 药物 |
| --- | --- |
| 1. 根据药物的来源 | |
| 天然药物 | 吗啡、可待因、罂粟碱二甲基吗啡 |
| 半合成药物 | 吗啡酮/二氢吗啡酮 |
| | 蒂巴因衍生物(埃托啡、丁丙吗啡) |
| 人工合成药物 | 吗啡喃类(布托啡诺) |
| | 二苯基丙胺类(美沙酮) |
| | 苯基吗啡类(喷他佐辛) |
| | 苯基哌啶类(哌替啶、芬太尼、舒芬太尼、阿芬太尼、瑞芬太尼) |
| 2. 根据与阿片受体的作用 | |
| 激动药 | 吗啡、哌替啶、芬太尼家族 |
| 激动-拮抗药 | 喷他佐辛、地佐辛、丁丙诺啡 |
| | 激动为主的药物(布托啡诺、纳布啡) |
| | 拮抗为主的药物(烯丙吗啡) |
| 拮抗药 | 纳洛酮、纳曲酮 |

二、内源性阿片肽

内源性阿片肽（endogeneous opioid peptide，EOP）是一类存在于体内的具有阿片样作用的多肽物质，20世纪 70 年代初期才被发现，至今已发现脑内有近 20 种作用与阿片生物碱相似的内源性阿片肽，主要分 3类：①脑啡肽家族，包括甲硫氨酸脑啡肽和亮氨酸脑啡肽；②内啡肽家族，包括 β- 内啡肽、α- 内啡肽和 γ- 内啡肽；③强啡肽家族，主要包括强啡肽 A 和强啡肽 B。各种内源性阿片肽对不同类型的阿片受体的亲和力不同，一般认为，脑啡肽、β- 内啡肽、强啡肽分别是 δ、μ 和 κ 阿片受体的内源性配体。在中枢及外周神经系统中，内源性阿片肽与其他神经肽或神经递质、神经调质共存，神经递质、神经调质或神经激素与阿片受体构成强大的内源性痛觉调制系统，并对心血管活动、胃肠功能、免疫反应、内分泌等功能产生重要的调节作用。

三、阿片受体

阿片类药物通过作用于阿片受体而发挥药物效应，通过对吗啡、酮唑辛和 SKF-10047 等一组激动药所产生的不同药理活性，阿片受体被分为 3 种经典受体，分别为 μ、δ 和 κ 受体，其基因编码已被克隆，并确定了其核苷酸序列，阿片受体有高度同源性，65% 的氨基酸序列是相似的。阿片类药物对不同的阿片受体亲和力和内在活性均不完全相同。阿片受体具有相同的基本结构：一个细胞外氨基端区域、七个跨膜域及一个细胞内羧基端尾区（图 3-3）。三种经典阿片受体在脑内分布广泛但不均匀，在痛觉传导区及与情绪和行为有关的区域均有分布，在丘脑内侧、脑室、导水管周围灰质及脊髓胶质区阿片受体密度高，这些结构与痛觉的整合及感受有关；边缘系统及蓝斑核阿片受体的密度最高，这些结构涉及情绪及精神活动。在中枢神经系统外也存在阿片受体，这些受体统称为外周阿片受体。研究显示，三种经典阿片受体在感觉神经元、背根神经节细胞和初级传入神经元末梢均有分布。阿片类药物的副作用如瘙痒、尿潴留、恶心、呕吐、胃排空延迟及便秘等，常是由于其作用于外周阿片受体所致，如使用外周阿片受体拮抗药，可特异性地减弱阿片类药物的外周副作用，而中枢镇痛作用保持不变。口服和皮下给予外周阿片受体拮抗药甲基纳曲酮，可以减轻阿片类药物相关的瘙痒及烦躁，并迅速逆转吗啡引起的胃排空延迟（表 3-2）。

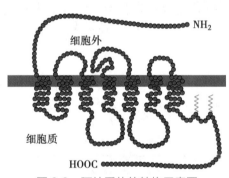

图 3-3　阿片受体的结构示意图

表 3-2　阿片受体介导的功能效应

| 受体 | 内源性配体 | 激动药 | 拮抗药 | 激动效应 | G 蛋白偶联 |
|---|---|---|---|---|---|
| μ 受体 | 内啡肽 | 吗啡<br>苯基哌啶类<br>DAMGO | 纳洛酮<br>纳曲酮 | 镇痛<br>欣快感<br>呼吸抑制<br>瞳孔缩小<br>抑制胃肠蠕动<br>恶心、呕吐<br>瘙痒 | Gi 和 / 或 Go |
| δ 受体 | 脑啡肽 | 选择性 δ 阿片受体<br>激动剂（DPDPE） | 纳洛酮<br>纳曲吲哚 | 脊髓水平镇痛<br>抗镇痛 | Gi 和 / 或 Go |
| κ 受体 | 强啡肽 | 丁丙诺啡<br>戊唑辛 | 纳洛酮 | 脊髓水平镇痛<br>瞳孔缩小（弱）<br>呼吸抑制（弱）<br>焦虑 | Gi 和 / 或 Go |

四、阿片受体相关的细胞内信号转导机制

阿片受体属于 G 蛋白偶联受体家族，激动后一般会产生抑制作用。阿片受体激活能引起百日咳毒素敏感性 G 蛋白(Gi 和 / 或 Go)的激活,使 G 蛋白的 β、γ 亚基与 α 亚基解离,β、γ 亚基与 α 亚基分别介导了胞内多条信号通路的激活,如腺苷酸环化酶活性的抑制及 G 蛋白偶联受体激酶(GRK)、PKC 和 MAPK 的激活等。阿片受体的激活能抑制腺苷酸环化酶,导致细胞内环腺苷酸(cAMP)含量减少。电生理上,阿片受体抑制电压门控钙通道,激活内向整流的钾通道,其结果是阿片受体的激活使神经元兴奋性降低。阿片受体还可激活细胞外信号相关的激酶,它们是一组有丝分裂原活化的蛋白激酶。阿片类药物介导的细胞外信号调节激酶的激活可导致花生四烯酸释放增加和即刻早期基因 *c-fos* 和 *jun-B* 的表达,从而改变与阿片受体激活效应相关的基因表达(图 3-4)。

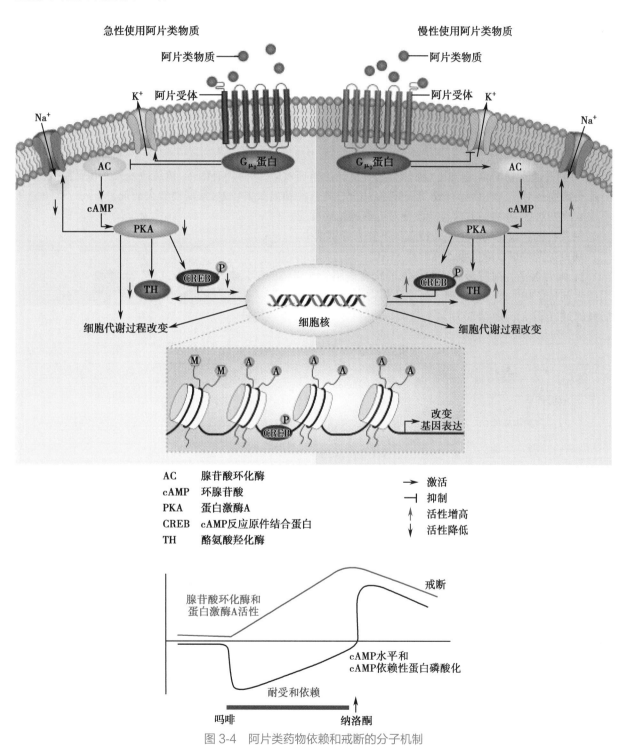

图 3-4　阿片类药物依赖和戒断的分子机制

超低剂量(纳摩尔级)的阿片类药物即可激活兴奋性 Gs 蛋白而产生兴奋作用,因此,合用超低剂量的拮抗药可显著增强阿片类激动药的镇痛作用。使用超低剂量长效拮抗药纳洛酮或纳美酮芬（nalmefene）可显著降低术后患者的吗啡用量及呕吐、瘙痒等副作用的发生率。

### 五、阿片类药物的镇痛机制

20世纪60年代初期，邹刚和张昌绍的研究发现，将微量的吗啡注射到中脑导水管周围灰质（periaque-ductal gray matte，PAG）可以产生明显的镇痛效应，这一工作开启了内源性阿片镇痛系统（阿片受体和内源性阿片肽）和痛觉下行抑制系统研究的序幕。现已明确阿片类药物可作用于痛觉传导通路上的多个环节，从而产生镇痛作用。在脊髓水平，阿片受体在胶状质中有大量表达，在该区域阿片类药物能通过突触前作用抑制初级感觉神经元释放P物质，也可通过突触后作用直接抑制脊髓背角伤害性刺激的上传，从而产生镇痛效应。在脊髓上水平，阿片类药物可通过去除PAG区投射到延髓头端腹内侧区（RVM）神经元和RVM区投射到脊髓神经元的GABA能神经元（传递或分泌GABA）的抑制作用，从而激活疼痛下行抑制系统而产生镇痛效应。有研究表明，安慰剂的镇痛效应可能是通过释放内源性阿片肽进而激活疼痛下行抑制系统而实现的。

### 六、阿片类药物的药理作用

1. 阿片类药物的镇痛作用　阿片类药物能产生镇痛效应，同时伴有困倦、情绪改变及意识朦胧等作用。阿片类镇痛药对伤害性疼痛有效，但对神经病理性疼痛的镇痛效果较差，常需要较大的剂量。阿片类镇痛药不仅能改变对疼痛的感知，而且能改变对疼痛的情绪反应。

阿片类药物镇痛的一个显著特点是不伴有意识消失。

阿片类药物可以降低吸入麻醉药MAC。

2. 阿片类药物对呼吸系统的作用　所有作用于μ受体的阿片类药物均通过对脑干呼吸中枢的直接作用产生剂量依赖性的呼吸抑制。阿片类药物能显著抑制二氧化碳对通气的刺激作用。阿片类药物也可抑制低氧的通气驱动作用（表3-3）。

表 3-3　加重或延长阿片类药物诱发的呼吸抑制作用的因素

| 项目 | 临床因素 |
| --- | --- |
| 机体状态 | 疼痛、睡眠或昏迷状态 |
| 药物剂量或配伍 | 大剂量 |
|  | 全身麻醉药（吸入和静脉） |
|  | 酒精 |
|  | 巴比妥类药物 |
|  | 苯二氮䓬类药物 |
| 代谢或清除状态 | 肾功能不全、肝功能不全 |
| 呼吸状态 | 过度通气、低碳酸血症、呼吸性酸中毒 |
| 阿片类药物二次分布 | 阿片类药物从肌肉、肺、脂肪和肠道中 |
|  | 再摄取进入体循环 |

阿片类药物剂量过大时，常使呼吸频率显著减慢。

老年患者对阿片类药物的呼吸抑制作用较为敏感，当按体重给予阿片类药物时，其血浆浓度较高。由于新生儿或婴儿血-脑屏障未发育完全，吗啡易进入脑组织，因而按千克体重给予吗啡后，新生儿较成人易产生更严重的呼吸抑制。

当与其他中枢神经系统抑制剂同时应用时，包括强效吸入麻醉药、巴比妥类药物、苯二氮䓬类药物和大多数的静脉镇静药及催眠药，阿片类药物的呼吸抑制作用能够增强和/或延长。

在因焦虑或疼痛导致过度通气的患者中，静脉给予小剂量阿片类药物也会由于呼吸暂停阈值的变化而导致一过性呼吸暂停。

在复温、寒战、运动或其他增加肌肉灌注的情况下,阿片类药物从骨骼肌释放入体循环的量增加,因此,大多数阿片类药物可引起延迟或再发性呼吸抑制。

吗啡的代谢产物吗啡-6-葡糖醛酸(morphine-6-glucuronide,M6G)具有很强的呼吸抑制特性,当肾功能不全时,M6G 发生蓄积,导致明显的呼吸抑制。

3. 阿片类药物对心血管系统的作用 整合心血管反应和维持心血管稳态的关键脑区是脑干的孤束核、背侧迷走核、疑核及臂旁核。其中,孤束核和臂旁核在血管紧张素分泌和血流动力学控制方面起重要作用,含脑啡肽的神经元和阿片受体就分布在这些区域。阿片类药物降低交感张力,增强迷走神经和副交感神经张力,从而产生心动过缓。与其他阿片类药物相反,哌替啶很少导致心动过缓,但能引起心动过速。阿片类药物麻醉的综合作用是抗心律失常。

阿片类药物对冠状血管的舒缩或心肌代谢无明显作用,不发生窃血现象,且并不减弱大的冠状动脉分支对血管活性药物的反应能力。

部分阿片类药物激活肥大细胞,进而释放组胺,可激活交感肾上腺系统。

大部分阿片类药物对外周血管平滑肌具有明显的松弛作用。

4. 阿片类药物对内分泌系统的作用 神经内分泌应激反应的主要组成部分包括促肾上腺皮质激素释放激素的脑部中枢(如下丘脑室旁核)及蓝斑-去甲肾上腺素/自主神经系统区域。某些情况下,手术引起的激素及代谢反应极其严重,并可能导致手术死亡率的增加。阿片类药物能在神经轴索的几个不同水平,通过减弱伤害性感受及影响中枢介导的神经内分泌反应,来降低应激反应。阿片类药物是垂体-肾上腺素轴的强效抑制剂。

5. 阿片类药物对消化系统的作用 阿片类药物对胃肠道的副作用包括恶心、呕吐、流体动力学改变、胃排空和肠蠕动受抑制、消化吸收时间延长,这些都可能导致术后肠梗阻(表 3-4)。

阿片类药物呈剂量和药物依赖性地增加胆管压力及奥迪括约肌张力。在麻醉和手术期间对肝功能影响轻微。

表 3-4 阿片类药物的胃肠道作用

| 药理作用 | 临床症状 |
| --- | --- |
| 胃蠕动和排空减少 | 食欲不振、胃食管反流增加 |
| 幽门肌紧张减少 | 恶心、呕吐 |
| 酶分泌减少 | 消化延迟、大便干结 |
| 抑制大肠和小肠的蠕动 | 药物吸收延迟、排便紧迫感、排便不尽、肠胀气、腹胀 |
| 水分和电解质吸收增加 | 大便干结 |
| 非推进节段收缩增加 | 痉挛、腹部绞痛、疼痛 |
| 肛门括约肌紧张度增加 | 排便不尽 |

6. 阿片类药物的其他作用 阿片类药物很可能通过 δ 受体刺激位于延髓网状结构极后区的化学感受器触发带,从而导致恶心、呕吐。术中阿片类药物的应用是发生术后恶心、呕吐的一个危险因素。

阿片类药物对下尿路的作用包括以尿潴留为特征的排尿障碍,尤其是鞘内应用阿片类药物后。

阿片类药物可通过受体介导的中枢性机制引起瘙痒症。

阿片类药物可能直接刺激肿瘤细胞的增殖,抑制肿瘤细胞的凋亡,或通过免疫抑制间接引起肿瘤的复发。已有研究表明,使用阿片类药物进行全身麻醉的患者癌症复发率大于接受局部或区域阻滞麻醉的患者。

阿片类药物可通过胎盘,可引起新生儿的呼吸抑制,降低新生儿的 Apgar 评分。

阿片类药物可致肌强直,肌张力进行性增强,直至出现严重的僵直并可能导致严重的后果。临床上明显的肌强直常在患者意识开始消失或意识消失后即刻出现。

# 第二节　阿片受体激动药

阿片受体激动药(opioid agonists)也称麻醉性镇痛药,主要激动 μ 受体,代表药物有吗啡、哌替啶、芬太尼及其衍生物等。

## 一、吗啡

1806 年德国科学家首次从鸦片中分离出吗啡(morphine),吗啡及其衍生等阿片类药物已经走过了 210 年的发展历史。尽管阿片类药物存在较多副作用,但是至今其仍是临床上最为常用的镇痛药物,对解除患者痛苦发挥着不可替代的作用。虽然阿片类药物的副作用限制其临床使用,但研究者不断对其进行结构改造和优化给药方式,以适应临床。比如对神经病理性疼痛患者,临床上采用植入式药物输注系统(IDDS),以较少的给药量产生较强的镇痛效应,从而减轻副作用。

临床所用的制剂为其硫酸盐或盐酸盐。

1. 体内过程　由于吗啡的肝脏摄取率高,因而其口服给药的生物利用度(20%~30%)显著低于肌内或皮下注射。肌内注射吸收较好,15~30 分钟显效,45~90 分钟达最大效应,持续 4~6 小时;静脉注射后约 20 分钟产生最大效应。吗啡吸收后分布广泛,大部分分布到实质性脏器和肌肉组织,只有极小部分透过血 - 脑脊液屏障进入中枢神经系统,吗啡还可分布至胎盘、乳汁。

吗啡是一种具有活性代谢产物的阿片类药物,它的消除依赖于肾排泄机制。吗啡主要是在肝脏通过结合反应进行代谢,吗啡的主要代谢产物是吗啡 -3- 葡糖醛酸(morphine-3-glucuronide,M3G),以水溶性葡糖醛酸化合物(M3G 和 M6G)的形式经肾脏排出,不能代谢清除,因此肾衰竭患者可出现高水平的 M6G 和危及生命的呼吸抑制,对于肾清除机制有严重改变的患者,最好不要选择使用吗啡。

M3G 不与阿片受体结合,无或有轻微的镇痛作用,甚至可以拮抗吗啡的镇痛作用。有报道,M3G 可导致动物的癫痫发作及儿童的痛觉超敏。M6G 占吗啡代谢产物的 10%,是一种强于吗啡的 μ 受体激动药,其作用持续时间与吗啡相似,具有呼吸抑制作用,在延迟性呼吸抑制的发生中起一定作用。

肾脏是吗啡主要的肝外代谢器官,约占药物代谢的 40%,因其具有大量的肝外代谢途径进行代偿,所以进展期肝脏疾病,如肝硬化和肝癌,其药代动力学相对并不改变。

吗啡消除半衰期为 2~4 小时。

2. 药理作用

(1)中枢神经系统

1)镇痛作用:通过模拟内源性镇痛物质,激动中枢神经系统阿片受体而产生较强的镇痛作用。吗啡对躯体和内脏疼痛均有效,对持续性钝痛的镇痛效果优于间断性锐痛。

吗啡具有明显的镇静作用,可产生欣快感,改善疼痛患者的紧张情绪。

2)其他作用:吗啡有缩瞳作用,针尖样瞳孔是吗啡急性中毒的特征性表现。吗啡作用于延髓孤束核的阿片受体,发挥镇咳作用。吗啡还可引起中枢性的恶心、呕吐等反应。

(2)呼吸系统

1)呼吸抑制:吗啡抑制呼吸功能的作用机制如下。①降低延髓呼吸中枢对二氧化碳的反应性;②抑制脑桥呼吸调整中枢;③降低颈动脉体和主动脉体化学感受器对缺氧的反应性。吗啡对呼吸的抑制作用,表现为呼吸频率减慢及潮气量减少,大剂量时可导致呼吸停止。

2)气道挛缩:吗啡促进组胺释放并直接作用于呼吸道平滑肌,可引起支气管痉挛,诱发哮喘。

(3)心血管系统:吗啡通过对血管平滑肌的直接作用和释放组胺的间接作用,引起外周血管扩张,血压降低,甚至引起直立性低血压。

(4)消化系统:吗啡增加胃肠道平滑肌和括约肌张力,减慢胃肠蠕动,引起便秘。吗啡引起胆管括约肌收缩,导致胆管内压力增加。

(5)泌尿系统:吗啡增加输尿管平滑肌张力,使膀胱括约肌收缩,导致尿潴留。

3. 临床应用

(1)疼痛治疗:主要用于急性疼痛的治疗,包括其他药物无法缓解的剧痛、癌性疼痛,但易成瘾。

（2）急性肺水肿的治疗：吗啡可减轻肺水肿、缓解呼吸困难症状，用于治疗急性左心衰竭所致的急性肺水肿。

（3）其他应用：镇咳、止泻及麻醉用药（已被芬太尼及其衍生物取代）。

4. 用法用量　用量应根据疼痛的严重程度、年龄及服用镇痛药史决定用药剂量，个体间存在较大差异。最初使用吗啡者，宜从每12小时服用10mg或20mg开始，根据镇痛效果调整剂量。成人吗啡中毒剂量为60mg，致死剂量为250mg。

5. 不良反应　连续使用吗啡3~5天即可产生耐药性，使用1周以上可成瘾。对于中、重度癌性疼痛患者，应制定合适的用药方案，减少耐药及成瘾现象的发生。常见的不良反应有：①中枢神经系统可出现自主神经功能紊乱、思维混乱、头痛、失眠等；②呼吸系统可出现支气管痉挛、咳嗽减少等；③心血管系统可出现心动过缓、直立性低血压等；④消化系统可出现腹痛、口干、便秘、恶心、呕吐等；⑤泌尿系统可出现排尿困难、尿潴留等。

6. 禁忌证　吗啡禁用于以下患者：①对吗啡过敏；②颅内压增高性病变；③支气管哮喘、上呼吸道梗阻；④肺源性心脏病失代偿；⑤诊断不明确的急腹症；⑥前列腺肥大、排尿困难；⑦严重肝肾功能不全、休克尚未纠正；⑧待产妇、哺乳妇、婴儿。

## 二、哌替啶

哌替啶（pethidine），俗称杜冷丁（dolantin），为苯基哌啶的衍生物。

1. 体内过程　哌替啶肌内注射5~15分钟起效，约45分钟血药浓度达峰值，持续2~4小时。迅速分布至全身组织，可通过胎盘。主要在肝脏代谢，转化为哌替啶酸、去甲哌替啶酸，然后经肾脏排出。

2. 药理作用　哌替啶的作用与吗啡类似，其效应强度为吗啡的1/10~1/8，与吗啡在等效剂量下产生同样的镇痛、镇静及呼吸抑制作用，但维持时间较短，无吗啡的镇咳作用。哌替啶能提高胃肠道平滑肌及括约肌的张力，减少胃肠蠕动，引起便秘及尿潴留的发生率低于吗啡。哌替啶可兴奋胆管括约肌、升高胆管内压力，作用较吗啡弱。哌替啶有轻微的阿片样作用，可引起心率加快。

3. 临床应用　哌替啶为强效镇痛药，适用于各种剧烈疼痛的镇痛治疗。与阿托品合用，用于缓解内脏绞痛。用于产科分娩镇痛时，应注意监测该药对新生儿的呼吸抑制作用。可与氯丙嗪、异丙嗪组成冬眠合剂。可用于治疗心源性哮喘，有利于消除肺水肿。

4. 用法用量

（1）镇痛：成人肌内注射，一次25~100mg，每天100~400mg；极量：一次150mg，每天600mg。

（2）分娩镇痛：镇痛开始时肌内注射，一次25~50mg，每4~6小时按需重复；极量：一次50~100mg。

5. 不良反应　哌替啶的成瘾性、依赖性较吗啡弱，一般不应连续使用。治疗剂量可出现眩晕、口干、恶心、呕吐、心动过速、直立性低血压等。急性中毒时引起呼吸抑制、昏迷、血压下降、谵妄、惊厥等。

6. 禁忌证　同吗啡。

## 三、芬太尼

芬太尼（fentanyl）为合成的苯基哌啶类药物，是当前临床麻醉中最常用的麻醉性镇痛药，常用制剂为枸橼酸盐。

1. 体内过程　芬太尼静脉注射1分钟起效，4分钟血药浓度达峰值，维持30~60分钟。芬太尼的脂溶性高，易通过血-脑屏障进入脑组织，也易从脑组织重新分布到体内其他组织。注药后20~90分钟血药浓度出现第二个较低的峰值，这与药物从周边室转移到血浆有关。

芬太尼主要在肝脏代谢，通过脱去甲基、羟基化和酰胺基水解等方式，生成多种无药理活性的代谢物，经尿液和胆汁排出。

2. 药理作用　芬太尼为人工合成的强效麻醉性镇痛药，属阿片受体激动药，镇痛强度为吗啡的60~80倍。芬太尼作用迅速，维持时间短，可抑制气管插管时的应激反应。

芬太尼对呼吸的作用较吗啡弱，快速静脉注射时呼吸抑制明显；主要表现为呼吸频率减慢。静脉注射后5~10分钟呼吸频率减慢至最大程度，持续约10分钟后逐渐恢复；剂量较大时潮气量也减少，甚至呼吸停止。

芬太尼对心血管系统的影响很轻,不抑制心肌收缩力,一般不影响血压。

芬太尼可引起恶心、呕吐、呛咳,无释放组胺的作用。

3. 临床应用　芬太尼一般不单独用于镇痛,常用于麻醉诱导期复合给药。与氟哌利多合用,麻醉前给药,使患者安静但能合作。还可用于内镜下检查和治疗的镇痛。

4. 用法用量　成人静脉全身麻醉时用量:①小手术 0.001~0.002mg/kg;②大手术 0.002~0.004mg/kg;③体外循环心脏手术按 0.02~0.03mg/kg 计算全量,维持可每隔 30~60 分钟给予初量的 1/2 或连续静脉滴注,一般 0.001~0.002mg/(kg·h)。

5. 不良反应　常见的不良反应包括眩晕、视物模糊、恶心、呕吐、胆管括约肌痉挛等,偶有肌肉抽搐。

快速静脉注射芬太尼可引起胸壁和腹壁肌肉僵硬而影响通气,可用肌松药或拮抗药、吸氧、人工呼吸等进行处理。

反复或大剂量注射芬太尼后,可在用药后 3~4 小时出现延迟性呼吸抑制,临床上应提高警惕。

芬太尼有成瘾性,但较哌替啶轻。

6. 禁忌证　对芬太尼过敏、支气管哮喘、重症肌无力患者禁用。禁止与单胺氧化酶抑制剂合用。

## 四、阿芬太尼和舒芬太尼

阿芬太尼(alfentanil)和舒芬太尼(sufentanil)都是芬太尼的衍生物。

1. 体内过程与药理作用　阿芬太尼起效比芬太尼快 4 倍,作用时间为芬太尼的 1/3,而镇痛作用仅比芬太尼小 1/4,注射后 1 分钟镇痛作用最大,维持约 10 分钟。

阿芬太尼对呼吸频率和经肺泡供氧的抑制作用一般仅持续数分钟,比芬太尼短,对手术后呼吸抑制可用阿片拮抗药完全消除。

静脉注射后血浆蛋白结合率 90% 左右,分布容积小,符合三室模型,经肝脏代谢失活后,经肾排出。

舒芬太尼的亲脂性约为芬太尼的 2 倍,更易透过血-脑脊液屏障,与阿片受体的亲和力较芬太尼强,故镇痛强度更大(为芬太尼的 5~10 倍),作用持续时间更长(为芬太尼的 2 倍)。

舒芬太尼在肝脏代谢,然后随尿和胆汁排出。其代谢物去甲舒芬太尼有药理活性,效价约为舒芬太尼的 1/10,与芬太尼相当,这也是舒芬太尼作用持续时间长的原因之一。

2. 临床应用　阿芬太尼和舒芬太尼在临床麻醉中主要用作复合全身麻醉的镇痛用药。阿芬太尼曾被认为可用于持续静脉输注,但长时间输注后其作用时间可延长,逐渐被瑞芬太尼取代。舒芬太尼的镇痛作用最强,心血管状态更稳定,适用于心血管手术麻醉。

3. 用法用量　阿芬太尼:对维持自主呼吸者,起始静脉注射 500μg 或 8~20μg/kg,以后追加 250μg 或 3~5μg/kg;对辅助呼吸者,起始静脉注射 30~50μg/kg,可追加 15μg/kg。

舒芬太尼:心脏及其他大手术麻醉,诱导按 0.5~1.0μg/kg 静脉推注,维持按 1.0~3.0μg/(kg·h)静脉泵注。

4. 不良反应　典型的阿片样症状,如呼吸抑制、胸肌强直、低血压、心动过缓、恶心、呕吐、眩晕、缩瞳及尿潴留。在注射部位偶有瘙痒和疼痛。

5. 禁忌证　不宜与单胺氧化酶抑制剂合用,禁用于支气管哮喘、呼吸抑制和重症肌无力等患者。妊娠妇女及心律失常患者慎用。

## 五、瑞芬太尼

1. 体内过程与药理作用　瑞芬太尼(remifentanil)是有酯键的芬太尼衍生物,极易被体内酯酶迅速水解。起效迅速,剂量容易控制,患者苏醒快,安全可靠。1 分钟可达有效浓度,作用持续时间仅 5~10 分钟。药物浓度衰减符合三室模型,有效的生物学半衰期 3~10 分钟,与给药剂量和持续给药时间无关。瑞芬太尼代谢不受血浆胆碱酯酶及抗胆碱酯酶药物的影响,不受肝肾功能及年龄、体重、性别的影响,主要通过血浆和组织中非特异性酯酶水解代谢,约 95% 的瑞芬太尼代谢后经尿排泄,主要代谢产物活性仅为瑞芬太尼的 1/4 600。长时间输注给药或反复注射用药其代谢速度无变化,体内无蓄积。

瑞芬太尼药效强,对循环、呼吸、神经系统的作用是剂量依赖性的,对肝肾功能无损害作用,容易通过胎盘,但在胎儿体内迅速代谢,不会引起胎儿的呼吸抑制。剂量较大并与其他麻醉药共同应用时,可引起血压降低和心动过缓。

2. 临床应用　由于独特的药代动力学特点,瑞芬太尼更适用于全身麻醉时持续镇痛,控制静脉输注速率可达到预定的血药浓度。应用于心脏大血管手术时,瑞芬太尼的消除率在心肺转流前后无明显改变。手术结束停止输注后镇痛效应消失。

目前瑞芬太尼制剂含甘氨酸,甘氨酸有脊髓毒性,不能用于椎管内注射。

3. 用法用量　负荷量:1.0μg/kg 静脉注射;维持量:0.5~20μg/(kg·min) 泵注;术后镇痛:0.05~0.3μg/(kg·min) 泵注。

4. 不良反应　典型的不良反应有恶心、呕吐、呼吸抑制、心动过缓、低血压和肌肉强直,上述不良反应在停药或降低输注速度后几分钟内即可消失。

5. 禁忌证　不能用于硬膜外腔和鞘内给药。对本药中各种组分或其他芬太尼类药物过敏的患者禁用。重症肌无力及易致呼吸抑制患者禁用。禁与单胺氧化酶抑制药合用。禁与血、血清、血浆等血液制品经同一路径给药。支气管哮喘患者禁用。

## 第三节　阿片受体激动 - 拮抗药

阿片受体激动 - 拮抗药(opioid agonist-antagonists)是一类对阿片受体兼有激动和拮抗作用的药物。这类药主要激动 κ 受体,对 σ 受体也有一定的激动作用,而对 μ 受体则有不同程度的拮抗作用。由于对受体的作用不同,与纯粹的阿片受体激动药相比这类药有以下特点:①镇痛强度较小;②呼吸抑制作用较轻;③很少产生依赖性;④可引起烦躁不安、心血管兴奋等不良反应。根据拮抗作用的程度不同,这类药中有些药物(如喷他佐辛、丁丙诺啡、纳布啡等)主要为镇痛药;另一些药物(如烯丙吗啡)主要为拮抗药。

### 一、喷他佐辛

喷他佐辛(pentazocine),为苯吗啡烷类(benzmorpans)合成药。

1. 体内过程与药理作用　此药皮下注射和肌内注射均易吸收。口服有明显首过消除效应,生物利用度仅 20%。口服后 1~3 小时或肌内注射后 15~45 分钟血药浓度达峰值。容易透过血 - 脑脊液屏障,也可透过胎盘。主要经肝脏代谢,5%~25% 以原形经肾脏排出,约 2% 随胆汁从粪便排出,消除半衰期 2~3 小时。

喷他佐辛的镇痛强度为吗啡的 1/4~1/3,肌内注射后 20 分钟起效,持续约 3 小时。此药不产生欣快感,剂量较大时反而激动 σ 受体,产生焦虑、不安等症状。由于它兼有弱的拮抗效应,因此很少产生依赖性。

该药的呼吸抑制作用与等效吗啡相似,主要也是使呼吸频率减慢。对心血管的影响不同于吗啡,可使血压升高、心率增快、血管阻力增高和心肌收缩力减弱,故禁用于心绞痛患者。对胃肠道的影响与吗啡相似,但较少引起恶心、呕吐,升高胆管内压力的作用较吗啡弱。喷他佐辛没有缩瞳作用。

2. 临床应用　喷他佐辛可用于慢性中度疼痛和麻醉前给药。

3. 用法用量　皮下、肌内注射或静脉给药,一次 30mg,必要时每 3~4 小时追加一次,每天最大剂量不超过 240mg。

4. 不良反应　本药可致恶心、呕吐、眩晕、便秘、尿潴留等。大剂量可引起呼吸抑制、血压上升及心率加速。肌内注射时可有注射区疼痛,严重者可造成组织坏死。大剂量喷他佐辛引起的呼吸抑制和中毒症状,不能用烯丙吗啡对抗,但可用纳洛酮对抗。

### 二、布托啡诺

布托啡诺(butorphanol)为吗啡喃的衍生物。

1. 体内过程与药理作用　该药肌内注射后吸收迅速、完全,肌内注射后 10 分钟起效,30 分钟达高峰,维持 3~4 小时。经肝脏代谢形成羟基布托啡诺,大部分随胆汁排出,部分经肾脏排出,消除半衰期 2.5~3.5 小时。

此药口服后生物利用度仅 5%~17%。可采用经鼻给药途径,生物利用度可增加到 48%~70%。经鼻给药后的血药浓度 - 时间曲线与静脉注射和肌内注射后的曲线相似,表明不经过肝脏首过代谢,也不在鼻黏膜代谢。经鼻给药后吸收迅速,15 分钟内产生镇痛效应,30~60 分钟血药浓度达峰值。每 6 小时给药一次,48 小时血药浓度达峰值,相当于单次给药的 1.8 倍。

布托啡诺的激动强度约为喷他佐辛的 20 倍,而拮抗强度为喷他佐辛的 10~30 倍。由于对 σ 受体的亲和力低,很少产生烦躁不安等不适感。其镇痛效价为吗啡的 4~8 倍,哌替啶的 30~40 倍。

2. 临床应用 布托啡诺用于中度至重度疼痛,如术后、外伤、癌症、肾或胆绞痛等的止痛,也可用作麻醉前用药。

3. 用法用量 肌内注射剂量为每次 1~2mg,必要时每 3~4 小时可重复给药一次。经鼻给药的剂量为 1~2mg,以喷雾法经一个鼻孔给 1mg;严重疼痛时经另一鼻孔再给 1mg;一般不宜超过 3 天,以免鼻黏膜受刺激而充血。

4. 不良反应 常见嗜睡。呼吸抑制、拟精神病等作用与吗啡相似,呼吸抑制时间与剂量相关。镇痛剂量可使心脏兴奋,肺动脉压升高,因而不能用于心肌梗死时的疼痛。

### 三、丁丙诺啡

丁丙诺啡(buprenorphine)为蒂巴因(thebaine)的半合成衍生物,结构与埃托啡极其相似。

1. 体内过程与药理作用 该药口服首过消除效应明显,对 μ 受体亲和力强(约为吗啡的 50 倍),从 μ 受体中释出慢,故其作用持续时间长,有效镇痛时间可维持 5~8 小时。丁丙诺啡在肝脏代谢,经肾脏排泄,可透过血 - 脑脊液屏障和胎盘屏障,消除半衰期约 3 小时。

丁丙诺啡存在封顶效应,达到一定剂量后,再增量反而使镇痛作用减弱。该药为长效、强效镇痛药,其镇痛强度约为吗啡的 30 倍。由于对 μ 受体有很强的亲和力,可置换结合于 μ 受体的麻醉性镇痛药,产生拮抗作用。

2. 临床应用 用于中度至重度疼痛,包括各种术后疼痛、癌性疼痛、烧伤痛、肢体痛、心绞痛等。还可用于戒毒的维持治疗,也可作为麻醉的辅助用药。

3. 不良反应 常见不良反应有头晕、嗜睡、恶心、呕吐等。此药的呼吸抑制作用出现较慢,肌内注射后 3 小时出现最大呼吸抑制效应,持续时间较吗啡长。对心血管的影响与吗啡相似,使心率减慢,血压轻度下降,对心排血量和外周血管阻力无明显影响。纳洛酮对其呼吸抑制只有部分拮抗作用。

### 四、地佐辛

地佐辛(dezocine)是 κ 受体激动药,也是 μ 受体拮抗药。该药作用强于喷他佐辛,成瘾性小。最常用的给药方式为静脉给药,皮下、肌内也可给药,肌内注射 30 分钟内生效,静脉注射 15 分钟内生效。消除半衰期为 2.2~2.8 小时,在肝脏代谢,用药 8 小时内 80% 以上经肾脏排出。主要用于治疗术后疼痛、内脏痛及癌性疼痛。常见不良反应有恶心、呕吐、镇静、头晕、厌食、定向障碍、幻觉、出汗、心动过速。静脉注射可引起呼吸抑制,可用纳洛酮拮抗。冠心病患者慎用地佐辛。

## 第四节 阿片受体拮抗药

阿片受体拮抗药对 μ 受体有很强的亲和力,但对阿片受体并无激动作用,对 κ 受体和 δ 受体也有一定的亲和力,可移除与这些受体结合的麻醉性镇痛药,从而产生拮抗效应。临床上常用的阿片受体拮抗药,主要是纳洛酮、纳曲酮和纳美芬。

### 一、纳洛酮

纳洛酮(naloxone)又称 N- 烯丙去甲羟基吗啡酮(N-ally-noroxymorphone)。

1. 体内过程与药理作用 纳洛酮首过消除效应明显,口服后大部分被肝脏迅速代谢。该药主要在肝脏代谢、经肾脏排泄;纳洛酮代谢快,常需重复给药以保持所需血药浓度。

纳洛酮与吗啡结构极其相似,为阿片受体的完全、特异性拮抗药,对阿片受体拮抗作用强度由高到低依次为 μ 受体、κ 受体、δ 受体。注射 0.4~0.8mg 纳洛酮后,1~2 分钟即能拮抗吗啡、哌替啶、芬太尼、二氢埃托啡的作用,消除中毒症状,并立即诱导对吗啡等成瘾者的戒断症状。

纳洛酮拮抗麻醉性镇痛药的强度是烯丙吗啡的 30 倍,不仅可拮抗吗啡等纯粹的阿片受体激动药,而且可拮抗喷他佐辛等阿片受体激动 - 拮抗药,但对丁丙诺啡的拮抗作用较弱。静脉注射后 2~3 分钟即可产生最大效应,作用持续时间约 45 分钟;肌内注射后 10 分钟产生最大效应,作用持续时间 2.5~3 小时。

2. 临床应用　纳洛酮用于治疗麻醉性镇痛药的急性中毒,术后阿片类药物引起的中枢抑制,对急性乙醇中毒、镇静催眠药中毒也有较好的疗效。纳洛酮能拮抗吗啡所产生的全部效应,可用于成瘾者或复吸者的诊断,也可作为使用戒毒药后的支持疗法,是研究镇痛药的重要工具药。研究发现,使用极小剂量[0.25μg/(kg·h)]纳洛酮不仅能减轻吗啡所致的不良反应,而且还能增强吗啡的镇痛作用。

3. 用法用量

(1)成人用药

1)阿片类药物过量:首次静脉注射 0.4~2mg,观察呼吸功能恢复情况,可间隔 2~3 分钟再次给药。如果给 10mg 后还未见反应,应考虑诊断是否正确。

2)术后阿片类药物抑制:首次纠正呼吸抑制时,每隔 2~3 分钟静脉注射纳洛酮 0.1~0.2mg。

3)重度乙醇中毒:0.8~1.2mg,1 小时后重复给药 0.4~0.8mg。

(2)儿童用药

1)阿片类药物过量:首次静脉注射 0.01mg/kg,如果效果不佳,给予 0.1mg/kg。

2)术后阿片药物抑制:首次纠正呼吸抑制时,每隔 2~3 分钟静脉注射 0.005~0.01mg。

4. 不良反应　纳洛酮毒性很低,偶可引起急性心肌梗死、急性肺水肿、惊厥、抽搐等不良反应,少数患者可出现恶心、呕吐,多发生于用药后 5 分钟,常为一过性。

### 二、纳曲酮

纳曲酮(naltrexone)化学结构与纳洛酮相似,只是 N 上烯丙基被环丙甲基取代。

纳曲酮口服后吸收迅速,1 小时血浆浓度达峰值,生物利用度 50%~60%。生物转化途径主要是还原后再与葡糖醛酸结合,最后经肾脏排出。口服后消除半衰期 4~10 小时,其差别与个体之间肠肝再循环的变异有关。

此药基本上是纯粹的阿片受体拮抗药,其拮抗强度在人体约为纳洛酮的 2 倍,作用持续时间可长达 24 小时。

纳曲酮主要用于阿片类药物成瘾者的治疗,先停用阿片类药物 7~10 天,再试用纳洛酮证实不再激发戒断症状后可开始用纳曲酮治疗。

### 三、纳美芬

纳美芬(nalmefene)为纳曲酮的衍生物,与后者的区别是 6 位的氧被亚甲基取代。6 位的亚甲基团不仅可增加其效价和延长半衰期,而且增加其生物利用度。纳美芬作用与纳洛酮相似,但作用维持时间长。口服有效,消除半衰期为 11 小时;静脉注射后消除半衰期为 8~9 小时。

纳美芬主要用于术后阿片类药物引起的呼吸抑制、阿片类药物过量中毒。先静脉注射 0.5mg/70kg,2~5 分钟后增加至 1mg/70kg,总量不超过 1.5mg/70kg。不良反应主要为眩晕、嗜睡、疲劳感和恶心。

# 第五节　非阿片类中枢镇痛药

### 一、曲马多

曲马多(tramadol)属于非阿片类中枢性镇痛药,其镇痛作用机制与阿片类药物不完全相同。

1. 体内过程　曲马多口服后吸收迅速、完全。单次服药后生物利用度 65%~68%,显著高于吗啡;多次服用后增至 90%~100%。20~30 分钟出现作用,2 小时达高峰,作用维持 4~6 小时。

曲马多在肝脏内代谢,先经 N- 或 O- 脱甲基,然后与硫酸或葡糖醛酸结合。代谢物中只有一个 "O- 去甲曲马多" 有药理活性,对 μ 受体的亲和力约为曲马多的 200 倍。口服后约 90% 代谢物经肾脏排出,其余随粪便排出,消除半衰期 5~6 小时。肝肾功能障碍时,消除半衰期延长约 1 倍;同时服用卡马西平,消除半衰期缩短约 50%。

2. 药理作用　曲马多镇痛作用约为吗啡的 1/10,常用量 50~100mg 与 300mg 喷他佐辛相当,镇痛作用为可待因的 1/2。无呼吸抑制、便秘等不良反应,欣快感、依赖性都很低,对心血管、肝、肾功能及平滑肌、骨骼肌均无影响。曲马多是一种非阿片类中枢性镇痛药,因此对吗啡的戒断症状无效,且纳洛酮对其没有催瘾作用。曲马多还有镇咳作用,强度约为可待因的 50%。

曲马多的镇痛作用不能完全用阿片受体机制来解释。曲马多除作用于 μ 受体外,还抑制神经元突触对去甲肾上腺素和 5- 羟色胺的再摄取,并增加神经元外 5- 羟色胺浓度。

3. 临床应用　长期应用曲马多可导致依赖性,故不用于一般性疼痛,用于手术后、创伤、晚期癌症引起的疼痛。曲马多对呼吸和心血管系统影响较少,适用于老年人和有呼吸道疾病患者。曲马多对吗啡的戒断症状无效,不能作为吗啡类药物的代用品用于脱毒治疗。

成人常用剂量为口服 50mg,必要时可增加到 100mg,每天 2~3 次。

4. 不良反应　偶见头晕、出汗、恶心、呕吐、排尿困难等。少数患者可见皮疹、低血压等过敏反应。剂量过大可抑制呼吸,久用可成瘾。静脉注射太快可出现面红、出汗,短暂心动过速。

禁与单胺氧化酶抑制药合用,妊娠及哺乳期妇女不宜使用。

## 二、氟吡汀

氟吡汀(flupirtine)是新型的非阿片类中枢性镇痛药。

1. 体内过程与药理作用　口服和直肠给药后,分别有 90% 和 70% 的马来酸氟吡汀被胃肠道吸收。约 75% 的马来酸氟吡汀通过肝脏代谢,大部分从粪便排出,20%~36% 从肾脏排出。血浆半衰期约 7 小时,重复给药后,半衰期会延长,其血药浓度与剂量关系密切。

氟吡汀为选择性神经元钾通道开放药,是一种作用于中枢神经系统的非阿片类镇痛药,不产生依赖性和耐受性,其镇痛效应也不被纳洛酮拮抗。氟吡汀的镇痛强度基本与喷他佐辛相当,约为吗啡的 50%。此药无呼吸抑制作用,也不产生便秘、尿潴留等不良反应。

2. 临床应用　氟吡汀主要用于治疗术后疼痛和癌症疼痛,效果优于喷他佐辛。常用剂量:口服每次 100mg,每天 3 次,即可获得稳态血药浓度。

3. 不良反应　最常见的不良反应为疲倦,尤其在用药的初期。常见不良反应有头晕、胃灼热、恶心、呕吐、胃部不适、便秘、入睡困难、盗汗、食欲减退、抑郁、震颤、头痛、腹部疼痛、口干、肠胃胀气和腹泻等。

氟吡汀所致不良反应多数与剂量有关,当出现不良反应时,首先应调整服用剂量。在大多数情况下,当治疗结束后,其不良反应症状会自行消失。

4. 禁忌证　对本药及其成分过敏的患者禁用。有肝性脑病,随时可诱发脑功能或运动功能障碍的患者禁用。有肝脏疾病或酗酒的患者禁用。肌肉无力(重症肌无力)的患者禁用。

对于同时服用马来酸氟吡汀和抗凝剂(香豆素衍生物)的患者,应对这两种药物进行监测。

(曹君利)

# 第四章 吸入麻醉药

## 第一节 概 述

### 一、发展史

经气道吸入后能抑制中枢神经系统功能,产生意识、感觉和反射暂时消失、骨骼肌松弛等全身麻醉效应的药物,称为吸入麻醉药(inhalation anesthetics)。

1847 年 Simpson 第一次成功使用氯仿进行分娩镇痛。此后随着外科学的不断发展,许多吸入麻醉药先后问世。从 20 世纪 20 年代起,环丙烷、氯乙醚、乙烯醚、三氯乙烯等相继出现,但均因其毒副作用较大而未能推广。在此后的研究中发现,碳与氟结合形成碳氟键,其稳定性增高,体内代谢率降低,毒性减小。20 世纪 50 年代中期氟烷问世,因其麻醉作用强、诱导迅速、患者苏醒快、不易燃和烧爆炸等特点,曾被广泛应用。但其肝毒性及可增强心肌对儿茶酚胺的敏感性等缺点,使其应用受到一定的限制。20 世纪 50 年代末期甲氧氟烷问世,虽然该药对循环的影响较氟烷轻,但其肝、肾毒性仍限制了应用。1963 年,Terrell 合成了恩氟烷,该药对循环影响轻微,诱导快速平稳,患者苏醒较快,并且在体内生物降解少,对肝、肾毒性小,得到了广泛应用。1965 年,Terrell 又合成了异氟烷,经大量试验证实,其理化性质、药理作用较其他含氟吸入麻醉药好,此后开始大量推广应用。1990 年,七氟烷在日本正式批准应用于临床,地氟烷也在临床上首次试用。这两种吸入麻醉药诱导和患者苏醒迅速、安全性好,至今在临床上广泛应用。

### 二、吸入麻醉药的分类

吸入麻醉药包括气体吸入麻醉药和挥发性吸入麻醉药,前者如氧化亚氮、环丙烷等;后者分为烃基醚、卤烃、卤代烃基醚三类。其中,烃基醚如乙醚、双乙烯醚、乙基乙烯醚等;卤烃如氟烷、氯仿、三氟乙烯等;卤代烃基醚如甲氧氟烷、恩氟烷、异氟烷、七氟烷、地氟烷等。

### 三、吸入麻醉药的理想条件

近年来研制出的许多吸入麻醉药如恩氟烷、异氟烷、七氟烷、地氟烷等,具有麻醉效能强、易于控制等优点,但还存在各自的不足之处。理想的吸入麻醉药不仅应满足手术需要,而且还要保证患者和手术室工作人员的安全。应具备的条件为:麻醉作用强,低浓度即可满足手术需要;麻醉作用具有可逆性,且无蓄积作用;诱导及患者苏醒迅速、平稳、舒适;具有良好的镇痛、肌松作用;组织和血中的溶解度低,麻醉深度易于调整,具有良好的可控性;具有扩张支气管的作用;安全范围广,对呼吸、循环的抑制轻微,对肝、肾无毒性;对不良的自主神经反射有抑制作用,能保持机体内环境的稳定;不增加心肌对儿茶酚胺的敏感性;对气道无刺激性;体内代谢率低,代谢产物无毒性;理化性质稳定,与其他药物、器械接触时不产生毒性物质,不易燃烧、爆炸且易于长期保存;无致癌、致畸作用;无依赖性、成瘾性;易于生产、提纯且价格低廉;对环境无污染,对手术室工作人员的健康无损害等。实际上现在没有任何一种吸入麻醉药能完全符合上述理想条件。

### 四、常用吸入麻醉药的理化性质

吸入麻醉药的理化性质与麻醉强度、给药方式、药物的摄取速率、药物的分布和排除等关系密切。挥发性吸入麻醉药在室温下易挥发成蒸气状态,而气体吸入麻醉药在室温下通常为气体,须加压成液态贮存于高压钢瓶中。常用吸入麻醉药的理化性质见表 3-5。

表 3-5　常用吸入麻醉药的理化性质

| 性质 | 乙醚 | 氟烷 | 甲氧氟烷 | 恩氟烷 | 异氟烷 | 七氟烷 | 地氟烷 | 氧化亚氮 |
|---|---|---|---|---|---|---|---|---|
| 化学结构式 | $CH_3·CH_2·O·CH_2·CH_3$ | $CF_3·CHBrCl$ | $CH_3·O·CF_2·CHCl_2$ | $HCFCl·CF_2·O·CHF_2$ | $CF_3·CHCl·O·CHF_2$ | $CH_2F·O·CH·(CF_3)_2$ | $CHF_2·O·CFH·CF_3$ | $N≡N=O$ |
| 气味 | 刺激性臭味 | 果香 | 果香 | 无明显刺激性 | 有刺激性 | 香、无刺激性 | 有刺激性 | 甜味 |
| 分子量/Da | 74.1 | 197.4 | 165.0 | 184.5 | 184.5 | 200.0 | 168.0 | 44.0 |
| 1个大气压时沸点/℃ | 34.6 | 50.2 | 104.7 | 56.5 | 48.5 | 58.5 | 23.5 | −88.0 |
| 20℃饱和蒸汽压/mmHg | 442.0 | 241.0 | 22.5 | 175.0 | 240.0 | 156.9 | 670.0 | 39 000.0 |
| 汽化热/(J·g⁻¹) | 87.0(20℃) | 65.0(20℃) | 83.7(20℃) | 62.0(25℃) | 63.0(25℃) | − | − | − |
| 液体密度 | 0.72 | 1.86 | 1.43 | 1.52 | 1.50 | 1.25 | − | 1.53 |
| 蒸汽相对密度(空气=1) | 2.6 | 8.8 | 6.1 | 6.4 | 6.4 | − | − | − |
| 20℃每毫升液体产生的蒸汽量/ml | 233.0 | 227.0 | 208.0 | 198.0 | 196.0 | − | − | − |
| MAC(vol%) | 1.92 | 0.77 | 0.16 | 1.68 | 1.15 | 1.71 | 7.25 | 105.0 |
| 37℃分配系数　血/气 | 12.0 | 2.5 | 15.0 | 1.8 | 1.4 | 0.65 | 0.45 | 0.47 |
| 油/气 | 65.0 | 224.0 | 825.0 | 98.5 | 94.0 | 53.9 | 19.0 | 1.4 |
| 脑/气 | 2.0 | 2.0 | 1.4 | 1.4 | 1.6 | 1.7 | 1.3 | 1.1 |
| 肌肉/气 | 1.3 | 4.0 | 1.6 | 1.7 | 3.4 | 3.6 | 2.3 | 1.2 |
| 脂肪/气 | 49.0 | 62.0 | 61.0 | 36.0 | 52.0 | 55.0 | 30.0 | 2.3 |

## 第二节　恩　氟　烷

恩氟烷(ethrane、enflurane)是由 Terrell 合成的,Krantz 对其进行了动物实验,20 世纪 70 年代开始应用于临床,目前已很少使用。

### 一、理化性质

恩氟烷为无色透明、无明显刺激性的挥发性液体,化学名为 2- 氯 -1,1,2 三氟乙基二氟甲基乙醚,化学结构式为 $HCFCl^- CF_2-O-CHF_2$。血 / 气分配系数为 1.8。化学性质稳定,无须加稳定剂,遇空气、碱石灰、紫外线不分解,对金属、橡胶等无腐蚀作用,不燃烧、爆炸。

### 二、体内过程

恩氟烷分子中不含溴,有一个醚键,稳定性强,代谢率低。恩氟烷被吸入后,80% 以上经肺脏以原形呼出,仅 2%~5% 被代谢,主要经肝微粒体酶的催化而变为氟化物,最后降解产物氟化物经肾脏排出。其中,去卤化作用(途径 II)在其代谢途径中最为重要(图 3-5)。另外,恩氟烷的油 / 气分配系数低,易离开脂肪而被降解。恩氟烷本身可引起肝脏酶诱导作用,但反复使用未见血清氟化物浓度明显升高。

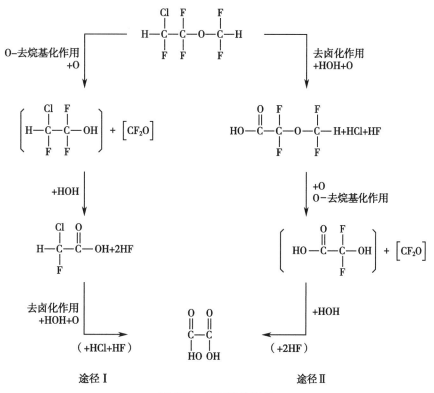

图 3-5　恩氟烷的代谢

### 三、药理作用

1. 中枢神经系统　恩氟烷对中枢神经系统有剂量相关性抑制作用。浅麻醉时,脑电图为高幅慢波。随麻醉加深,抑制作用逐渐增强。当吸入浓度达 3%~3.5% 时,可出现暴发性抑制,脑电图显示有单发或重复发生的惊厥性棘波。临床表现为颜面部、颈部及四肢肌肉出现强直性、阵挛性抽搐。惊厥性棘波是恩氟烷麻醉过深时特有的脑电波图形,其出现是短暂的、自限性的。棘波出现的多少与 $PaCO_2$ 有关,当 $PaCO_2$ 低于正常时,棘波出现增多;当 $PaCO_2$ 高于正常时,棘波产生的阈值也随之增加,棘波出现减少。因此随麻醉变浅、$PaCO_2$ 升高,棘波会消失。另外,脑电图还显示恩氟烷能增强对视觉、听觉刺激的诱发反应。目前尚无证据证明恩氟烷可引起持久的中枢神经系统功能障碍。

恩氟烷麻醉时可影响脑血流的自身调节功能,如维持灌注压不变,引起脑血管扩张,脑血流量增加,颅内压轻度升高;如灌注压不能维持,血压明显下降,则脑血流量减少。但恩氟烷不影响脑血流对 $CO_2$ 的反应。

随恩氟烷麻醉加深,脑耗氧量逐渐减少。但若麻醉过深引起癫痫样脑电图改变,则代谢率升高,但也只增至接近麻醉前水平。

恩氟烷麻醉效能高,有一定镇痛作用,诱导时间 5~10 分钟,患者无不适感,苏醒亦迅速。

2. 循环系统　恩氟烷对循环系统的抑制程度随吸入浓度的增加而加重。其心脏麻醉指数(心脏衰竭浓度/麻醉所需浓度)为 3.3,大于氟烷(3.0),说明对心血管的抑制较氟烷轻。

许多研究结果表明恩氟烷对心肌有抑制作用。1.0MAC(肺泡内最低有效浓度)时即可抑制心肌收缩,使每搏输出量减少,心排血量降低。心排血量的降低还与 $PaCO_2$ 有关,$PaCO_2$ 升高时,心排血量明显增加。

恩氟烷可直接抑制心肌、降低外周血管阻力,引起血压下降。其降压程度与麻醉深度呈平行关系,1.0MAC 和 1.5MAC 时,血压分别下降(30.0±3.3)%、(38.3±4.0)%,临床上常以血压下降的程度作为恩氟烷麻醉深浅的标志。减浅麻醉、补液或使用血管收缩药,可使血压回升。

恩氟烷对心率的影响与麻醉前的心率有关。麻醉前心率略快者(90 次/min),麻醉后可减慢;心率略慢者(65 次/min),则可增快。

恩氟烷麻醉时心脏节律较稳定。心电图上虽可见到房室传导时间延长,但心室内传导不受干扰;偶有室性期前收缩,改善通气即可消失。恩氟烷不增加心肌对儿茶酚胺的敏感性,即使嗜铬细胞瘤患者,也可限量合用肾上腺素。

3. 呼吸系统　恩氟烷对呼吸有明显抑制作用,与其他吸入麻醉药相比,呼吸抑制较强,其呼吸麻醉指数(呼吸停止浓度/麻醉所需浓度)低于氟烷和甲氧氟烷。其呼吸抑制主要表现为潮气量减少,抑制程度与麻醉深度呈正相关。在健康志愿者中,1.0MAC 时 $PaCO_2$ 为 61mmHg;1.5MAC 时为 76mmHg;2.0MAC 时可出现呼吸暂停。呼吸抑制时,呼吸频率虽可代偿性增快,但不足以代偿潮气量的降低。

恩氟烷能降低肺顺应性,随吸入浓度增高,降低的幅度也增加,但停药后可迅速恢复。

恩氟烷对气道无明显刺激作用,不增加气道分泌物;可扩张支气管,很少引起咳嗽、喉痉挛,可用于慢性阻塞性肺疾病的患者;能抑制气管黏膜纤毛的运动,抑制程度与吸入浓度有关。

4. 神经、肌肉　恩氟烷有一定的肌肉松弛作用,新斯的明不能完全拮抗。作用机制是干扰膜离子通道,从而抑制乙酰胆碱引起的运动终板去极化。但停药后肌松作用可迅速消失。恩氟烷可增强非去极化肌松药的作用。吸入恩氟烷 30 分钟,阿曲库铵的用量无明显改变;但随吸入时间的延长,45 分钟时仅为初始量的(60±8)%,120 分钟时降至(48±2)%。这可能与恩氟烷在一定时间内逐渐增加骨骼肌血流量,使神经肌肉接头处恩氟烷浓度相对增高有关。重症肌无力患者对非去极化肌松药非常敏感,恩氟烷可减少其用量或不用,且停药后肌松作用迅速消失,尤其适用于重症肌无力患者。恩氟烷还可促使琥珀胆碱较早地演变为 Ⅱ 相阻滞。

5. 肝脏　恩氟烷在肝脏中的代谢率很低,对肝功能的影响很轻,肝毒性很小。恩氟烷代谢产生的血清氟化物峰值取决于其应用的浓度和持续时间,即 MAC·hours(MAC-h)。年轻健康志愿者吸入 9.6MAC-h 恩氟烷后,肝功能仅发生轻度、暂时性改变。

6. 肾脏　恩氟烷对肾功能有轻度抑制作用,可使肾血流量减少 23%,肾小球滤过率降低 20%~25%,尿量减少 33%,但停药后能迅速恢复。氟离子($F^-$)对肾小管的毒性与其浓度和与肾小管上皮细胞接触时间有关。恩氟烷脱氟偶可引起血清 $F^-$ 浓度升高,但很少能达到引起肾功损害的阈值;且恩氟烷排出高浓度 $F^-$ 的时间很短,因此对肾小管的损伤很小。

7. 子宫　恩氟烷可松弛子宫平滑肌,其程度与剂量相关,即深麻醉时可增加分娩和剖宫产的出血量。

8. 其他　恩氟烷抑制胃肠道蠕动和腺体分泌,恶心、呕吐发生较少。恩氟烷升高血中醛固酮水平,降低儿茶酚胺,但对皮质醇、促肾上腺皮质激素、抗利尿激素、胰岛素及血糖均无影响,可用于糖尿病患者。恩氟烷能降低眼压,适用于眼科手术。

四、不良反应

1. 中枢兴奋　麻醉过深,尤其是在 $PaCO_2$ 过低时,脑电图可见惊厥性棘波,严重时出现惊厥。故恩氟烷麻醉深度不宜过深,麻醉期间不宜行过度通气,以免 $PaCO_2$ 过低而诱发惊厥。

2. 呼吸、循环抑制 恩氟烷对呼吸、循环的抑制作用较强,与麻醉深度有关,深麻醉时尤为严重。麻醉时应注意控制吸入浓度,严密观察临床体征,谨防麻醉过深。

3. 肝损害 恩氟烷对肝功能影响轻微,其肝损害的发生率远低于氟烷。恩氟烷经肝代谢生成的中间产物能充当半抗原,引起免疫反应。但在肝损害病例中,并未发现有特异性抗体及细胞免疫机制异常。其中,有过敏史者占 21%,既往有氟烷、甲氧氟烷或恩氟烷麻醉史者占 67%,患者肝损伤可能与特异性高敏体质及含氟类药物之间的交叉过敏反应有关。故既往使用恩氟烷后怀疑敏感者,不应再用;既往使用过氟烷者,短期内不宜再行恩氟烷麻醉。

4. 肾损害 恩氟烷对肾功能的轻度抑制多在停药后迅速恢复。恩氟烷麻醉后 $F^-$ 峰值出现早,并迅速下降,即使肾衰竭,$F^-$ 浓度增高也不明显,这可能是由于 $F^-$ 进入骨骼肌组织的原因。但有报道,原有肾疾病的患者可出现暂时性肾功能损害,甚至无尿。故术前已有肾脏疾病、术中可能累及肾功能者,使用恩氟烷麻醉时须慎重。

## 五、临床应用

恩氟烷诱导快、患者苏醒快、肌松效果良好,不增加气道分泌物,很少引起心律失常,可广泛用于各年龄、各部位的手术。重症肌无力、嗜铬细胞瘤、糖尿病等患者也适用。但吸入浓度过高、$PaCO_2$ 过低时可产生惊厥;深麻醉时对循环、呼吸的抑制作用增强。恩氟烷吸入麻醉无绝对禁忌证,但对合并癫痫、颅内高压,以及伴有严重心、肝、肾疾病的患者一般不宜使用。

临床上可使用半紧闭法进行高、低流量麻醉,也可采用低流量紧闭法麻醉。可单独使用,诱导时吸入浓度为 2%~2.5%,不超过 4.5%;维持浓度为 1.5%~2%。还可与静脉麻醉药、镇痛药及其他麻醉辅助药等合用进行复合麻醉。因其对气道无刺激性,可用于小儿麻醉诱导。

# 第三节 异 氟 烷

异氟烷(isoflurane,forane),首先由美国和加拿大应用于临床,现已被广泛使用。

## 一、理化性质

异氟烷的化学结构式为 $CF_3\text{-}CHClO\text{-}CHF_2$,是恩氟烷的同分异构体,其理化性质与恩氟烷相似。其化学性质非常稳定,无须加稳定剂,遇紫外线、碱石灰不分解,不腐蚀金属,临床使用浓度无燃烧、爆炸。其血/气分配系数小,易于调节麻醉深度。有刺激性气味,不适合清醒状态下的吸入诱导。

## 二、体内过程

异氟烷的组织溶解度低、化学性质稳定。其体内代谢率仅为 0.17%,是恩氟烷的 10%、氟烷的 1% 左右。异氟烷的生物转化极少,几乎全部以原形经肺脏排出。体内的异氟烷由肝微粒体酶催化,最终代谢产物是三氟乙酸和二氟甲醇,后者再降解为无机氟和 $CO_2$。反应式为:$F_3C\text{-}CHClO\text{-}CHF_2 \longrightarrow F_3C\text{-}COOH + 2F^- + CO_2$。代谢产物经肾脏排出。虽然苯巴比妥、苯妥英钠、异烟肼等酶诱导剂能增加其脱氟,但无临床意义。异氟烷不发生还原代谢,不产生自由基。

## 三、药理作用

1. 中枢神经系统 异氟烷对中枢神经系统的抑制作用与其用量相关。吸入浓度低于 1.0MAC 时,脑电波的频率和波幅均增高;超过 1.0MAC,波幅增加、频率减慢,呈高幅慢波。随麻醉加深,波幅、频率降低,1.5MAC 时出现暴发性抑制,2.0MAC 时可出现等电位脑电图。深麻醉时伴低 $PaCO_2$ 或给予听觉刺激,不产生惊厥性棘波和肢体抽搐,适用于癫痫患者。

异氟烷可扩张脑血管,吸入浓度低于 1.0MAC 时不明显,达 1.6MAC 时脑血管明显扩张。异氟烷抑制呼吸使 $PaCO_2$ 增高,进而引起脑血管扩张,脑血流量增加,颅内压增高,但程度较氟烷、恩氟烷轻。虽然颅内高压短暂而轻微,但颅内高压者也应慎用。

异氟烷可抑制迷走神经兴奋性和节前交感神经兴奋性,且对迷走神经兴奋性的抑制作用比交感神经强。

异氟烷的 MAC 为 1.15%,麻醉效能高。其 MAC 随年龄的增加而减小,20~30 岁为 1.28%、31~55 岁为 1.15%、55 岁以上为 1.05%。异氟烷的血/气分配系数仅为 1.4,但因其气味难闻,吸入受限,故诱导并不比恩氟烷、氟烷快。麻醉苏醒 7~11 分钟,较恩氟烷、氟烷稍快。

2. 循环系统　异氟烷对循环的抑制作用较氟烷和恩氟烷弱。其心脏麻醉指数为 5.7,明显高于甲氧氟烷(3.7)、恩氟烷(3.3)和氟烷(3.0),心血管安全性较高。异氟烷可直接抑制心肌,但其抑制程度明显较氟烷和恩氟烷弱。若保持 $PaCO_2$ 正常,在健康成人志愿者 1.0~2.0MAC 的异氟烷对心脏功能仅产生轻度抑制。

异氟烷抑制心肌,使每搏输出量减少,心排血量降低,吸入浓度越高,降低越显著。但异氟烷可增快心率,在 1.0~2.0MAC 内心排血量的减少不明显,能够保证重要脏器的灌注。0.9~1.4 MAC 异氟烷对右心房压无明显影响,1.9MAC 时稍增高,但仍较氟烷、恩氟烷和氧化亚氮低。异氟烷可引起动脉压下降,主要是降低外周血管阻力的缘故,与其他氟化全身麻醉药不同。

异氟烷能降低心肌耗氧量及冠状血管阻力,但对冠状动脉血流量影响轻微。异氟烷对肺血流动力学无影响。

异氟烷对心脏的传导无抑制作用。异氟烷虽可增快心率,但不引起心律失常,术前有室性心律失常者,在麻醉期间不会增加室性心律失常的发生率。异氟烷不增加心肌对儿茶酚胺的敏感性,麻醉时可使用肾上腺素。

3. 呼吸系统　异氟烷对呼吸的抑制作用与剂量呈正相关。其抑制程度较恩氟烷轻,而比氟烷、氧化亚氮严重。随着吸入浓度的增加,潮气量明显减低,$PaCO_2$ 增高,且抑制 $PaCO_2$ 升高时的通气反应。1.0MAC 时患者对 $CO_2$ 的反应为清醒时的 85%,2.0MAC 时患者通气反应消失,呼吸停止。异氟烷抑制 $PaO_2$ 下降时患者的呼吸反应,大于 0.1MAC 即受到抑制,1.0MAC 时反应消失。

异氟烷使收缩的支气管扩张,对合并慢性阻塞性肺疾病及支气管哮喘的患者有利。

4. 神经、肌肉　异氟烷有良好的肌松作用,吸入 3.5%~4.5% 异氟烷 10 分钟,可充分松弛嚼肌和喉头肌肉,易于暴露声门,便于插管。异氟烷既有中枢性肌松作用,又可作用于神经肌肉接头,在运动神经末梢产生突触前抑制。有人认为是干扰膜离子通道,抑制乙酰胆碱引起的运动终板去极化。异氟烷可明显增强非去极化肌松药的肌松作用,其强度与剂量相关。随麻醉加深,异氟烷可减少肌松药用量,甚至免用,非去极化肌松药仅需常用量的 1/3 即可,适于重症肌无力及肝肾功能受损患者的麻醉。吸入麻醉药增强肌松药效能由高到低为异氟烷、七氟烷、恩氟烷、氟烷、氧化亚氮。与恩氟烷、氟烷不同,异氟烷能增强琥珀胆碱的作用,也可促使其较早地演变为 II 相阻滞。异氟烷增加肌肉的血流量,加快肌松药的消除,减少术后呼吸肌麻痹、通气不足的危险。

5. 肝脏　异氟烷的理化性质稳定、体内代谢率低、排泄迅速、能较好地维持肝血流,因此对肝脏无明显损害。其肝毒性很小,明显低于氟烷、甲氧氟烷和恩氟烷。临床上证实异氟烷麻醉后,血清转氨酶水平仅轻度增加。但由于氟化吸入麻醉药之间可能存在交叉反应,故对于用过这类药物后曾发生肝损害的患者,不应再使用异氟烷。

6. 肾脏　异氟烷对肾脏也无明显损害,异氟烷虽可减少肾血流量、肾小球滤过率及尿量,但与恩氟烷、氟烷、氧化亚氮差别不大。因其体内代谢少、排出迅速、能较好地维持肾血流,所以术后恢复迅速,不残留,对肾功能影响小。但应避免长时间吸入。

7. 子宫及胎儿　浅麻醉时对子宫平滑肌影响不大,不抑制分娩时子宫的收缩力、收缩频率及最大张力。但深麻醉时抑制显著,易引起分娩子宫出血。终止妊娠时,异氟烷可增加吸宫或刮宫时的子宫出血,故不宜使用。异氟烷浅麻醉时胎儿能耐受,深麻醉时,因子宫血流灌注减少,可对胎儿产生不利影响。

8. 其他　异氟烷不升高血糖,可用于糖尿病患者。该药对眼压的影响与年龄有关,对儿童影响不大,但可降低成人的眼压,程度稍弱于恩氟烷。

### 四、不良反应

异氟烷理化性质稳定、代谢率低,故其毒性很小,不良反应少而轻,但麻醉过深仍可引起严重的呼吸、循环抑制。异氟烷对呼吸道有一定的刺激性,可引起咳嗽、屏气,不适用于诱导。异氟烷增加心率,与阿片类药物合用时则不明显。深麻醉时可使产科手术出血增多。另外,苏醒期偶可出现寒战或肢体活动,少数患者还可出现恶心、呕吐、喉痉挛等。

### 五、临床应用

异氟烷麻醉起效快,患者苏醒快,循环稳定,肌松效果好,优于恩氟烷,适用于各年龄段、各部位、各种疾病的手术,尤其适用于癫痫、颅内高压、重症肌无力、糖尿病、支气管哮喘、嗜铬细胞瘤等患者的麻醉,还可进行控制性降压。因其对呼吸道有刺激性,不适合吸入诱导;因可增加子宫出血,不适于产科手术;另外,曾使用氟化吸入麻醉药后出现肝损害的患者不宜使用。

## 第四节 氟 烷

氟烷(fluothane,halothane)又称三氟氯溴乙醚,1951 年由 Suckling 合成,1956 年 Raventos 对其药理作用进行了研究,同年,Johnston 首先用于临床,随后在全世界推广。

### 一、理化性质

氟烷为无色透明、略带水果香味、无刺激性的挥发性液体,化学名为 2 溴 -2 氯 -1-1-1 三氟乙醚,化学结构式为 $CF_3\text{-}CHBrCl_2$。血 / 气分配系数为 2.5,临床使用浓度不燃烧、爆炸。其化学性质不太稳定,遇光可缓慢分解,产生盐酸和光气,故应存放于褐色瓶中,加 0.01% 百里酚稳定其化学性质;氟烷可与碱石灰反应,产生毒性物质 $CF_2CClBr$;氟烷易溶于橡胶和多种塑料;在潮湿环境下可腐蚀锡、铝、铅、黄铜等多种金属。

### 二、体内过程

吸入的氟烷约 20% 在体内代谢,氟烷能引起肝酶诱导,在体内经肝微粒体酶氧化、脱溴和脱氯,最终生成氟化物、氯化物和三氟乙酸等,其反应式为:

$$CF_3 \cdot CHBrCl \nearrow \begin{array}{l} CF_3 \cdot CH_2OH + Br^- + Cl^- \rightarrow CF_3 \cdot COOH \\ CF_3 \cdot CH_2 \cdot O\text{-} \text{葡糖醛酸} \end{array}$$

有 0.4% 氟烷降解为 $CO_2$,11.6% 降解为非挥发性物质经肾脏排出,有 29% 以原形残留在脂肪组织中,其余则以原形排出体外。氟烷摄取较快、排出缓慢。

### 三、药理作用

1. 中枢神经系统 氟烷的 MAC 为 0.77%,是强效吸入麻醉药,但其镇痛作用差。氟烷的血 / 气分配系数为 2.3,诱导迅速、平稳,患者苏醒也较快,麻醉深度较易调节。

氟烷可扩张脑血管,显著增加脑血流量,使颅内压明显升高。在常用的吸入麻醉药中,氟烷扩张脑血管的效能最强(氟烷>恩氟烷>异氟烷),对脑血流自身调节功能的影响也最明显。氟烷不影响脑血流对 $CO_2$ 的反应。麻醉过深、血压过低时,则因损害脑血流自动调节功能而致脑灌注量减少。氟烷能降低脑代谢。

氟烷对交感和副交感神经有中枢性抑制作用,不引起交感肾上腺系统兴奋。但在临床麻醉深度,并不能消除交感肾上腺系统对刺激的反应。手术及 $CO_2$ 张力增高等刺激,可引起血浆中儿茶酚胺增多,导致心率加快、血压升高。

2. 循环系统 随着吸入浓度的增加,氟烷对循环系统的抑制作用增强。患者的突出表现是血压下降,收缩压下降显著,而舒张压不明显。其原因是多方面的:氟烷可直接抑制心肌,使心排血量减少;氟烷对神经节也有轻度阻滞作用,引起血管扩张,周围血管容量增大,回心血量减少,心排血量降低;氟烷还可降低压力感受器的敏感性,抑制血压下降时压力感受器介导的反应;另外,因其交感神经的中枢性抑制,失去了交感神经反应,故氟烷麻醉时引起的血压下降更为显著。

氟烷可增加心肌对儿茶酚胺的敏感性。动物实验表明,氟烷麻醉后静脉给予肾上腺素可引起室性心动过速。尤其麻醉较浅时,手术刺激或通气不足致 $PaCO_2$ 升高,可引起内源性儿茶酚胺释放增加,导致室性心律失常。故氟烷麻醉时应避免合用肾上腺素。

氟烷可降低心交感神经活动而致迷走神经占优势,常出现心率减慢。阿托品虽可对抗,但因阿托品可使迷走神经张力完全消失,增加了室性心律失常的发生率,故应慎用阿托品。

3. 呼吸系统　随吸入浓度增加,氟烷的呼吸抑制作用明显增强,强于其对循环的抑制。潮气量逐渐降低,严重时呼吸停止。氟烷主要抑制脑干的呼吸中枢,对外周感受器也有影响。

氟烷无刺激性,不引起咳嗽、喉痉挛,对呼吸道腺体的分泌有抑制作用,还可扩张支气管,故有利于保持呼吸道通畅、便于进行控制呼吸,且术后肺部并发症较少。氟烷麻醉时咽喉反射消失早、咬肌松弛早,有利于气管插管。

4. 神经肌肉　氟烷的中枢性肌松作用较弱,常需合用肌松药。氟烷能明显增强并延长筒箭毒碱和泮库溴铵的肌松作用,是因氟烷增强了运动终板对非去极化肌松药的敏感性。

5. 肝脏　氟烷对肝脏有损害作用。在有氧条件下,氟烷经肝微粒体酶催化,最终降解为氟化物、氯化物和三氟乙酸。三氟乙酸虽然无害,但易与蛋白质、多肽、氨基酸及脂质结合,产生致敏反应,引起肝损害。而在缺氧或某些疾病情况下,氟烷被还原成 1,1- 二氟 -2- 氯乙烯和 1,1- 二氟 -2- 氯乙醚,二者具有潜在的、较大的肝毒性。另外,肝损害与氟烷干扰肝血流或使肝氧供 / 氧需失衡有关。

6. 肾脏　正常情况下氟烷不易脱氟,血中 $F^-$ 浓度低,吸入 19MAC-h,血浆 $F^-$ 峰值浓度比异氟烷低得多。血压下降时,肾血流量及肾小球滤过率降低,血压正常后又可恢复,不出现细胞受损现象。

7. 子宫　氟烷可扩张子宫血管、抑制子宫收缩力,在吸入麻醉药中最为显著。浅麻醉时对子宫收缩影响不大;麻醉稍加深,即可使子宫松弛、收缩无力,同时还削弱子宫平滑肌对麦角胺和缩宫素的反应,导致产程延长,出血增多,故剖宫产时禁用。

8. 其他　氟烷对胃肠道虽有抑制作用,但停药后胃肠蠕动可迅速恢复,患者术后很少发生恶心、呕吐。氟烷抑制交感肾上腺系统反应,使血糖变化不明显,可用于糖尿病患者。

### 四、不良反应

1. 呼吸、循环抑制　氟烷的呼吸抑制作用显著,甚至可导致呼吸停止。如呼吸运动减弱、潮气量减少,应立即减浅麻醉、给氧和人工呼吸。氟烷麻醉过深时,可引起血压下降、心动过缓。氟烷对呼吸、循环的抑制呈剂量依赖性,故吸入浓度不宜过高、吸入时间不宜过长。

2. 心律失常　氟烷增加心肌对儿茶酚胺的敏感性,在缺氧和呼吸性酸中毒时,易引起室性心律失常。故麻醉过程中不宜合用肾上腺素,同时应管理好呼吸。

3. 肝损害　随着氟烷在临床上的广泛应用,有少数患者在氟烷麻醉后出现肝炎、肝坏死,其发生率很低(1/35 000~1/6 000),但常引起致死性暴发性肝坏死。因多发于短期内曾反复使用氟烷者,故称"氟烷相关性肝炎"。

临床上氟烷相关性肝损伤分为 2 型,Ⅰ型常在使用氟烷后 24 小时内出现,肝功能轻度异常,持续仅 1 周左右,并发症少,无须特殊治疗即可自愈。可能与氟烷在肝脏内进行生物转化过程中还原反应过度有关。再次使用不一定会引起肝损害。Ⅱ型即氟烷性肝炎,多在氟烷麻醉后 8~10 天出现发热,同时伴有胃肠道症状、嗜酸性粒细胞增多、转氨酶增高、凝血酶原时间延长等肝炎的临床表现,可逐渐发展为黄疸、肝衰竭,病死率高达 50% 以上,远高于病毒性肝炎。其发病机制可能是免疫介导的暴发性肝损害。氟烷降解过程中产生的还原产物可与蛋白质结合成抗原,当再次使用氟烷时引起变态反应,产生氟烷相关性抗体,可诱导正常淋巴细胞对抗体包被的肝细胞产生细胞毒性,引起肝细胞损害。此外,还可能与制剂不纯、含有杂质,氟烷抑制呼吸导致肝缺氧,以及肝微粒体酶诱导产生自由基等有关。

为了预防氟烷相关性肝损伤的发生,应注意:①既往氟烷麻醉后曾出现不明原因黄疸者,应尽量避免再次使用;②避免两次氟烷麻醉的间隔时间太短,应至少间隔 3~6 个月;③肝炎、肝功损害、变态反应者应避免使用氟烷;④应尽量避免高碳酸血症、肝局部缺血、手术损伤及使用肝毒性药物等,术前避免反复使用肝药酶诱导剂;⑤肥胖患者肝脏多有脂肪浸润,对脂溶性吸入麻醉药摄取较多,且肥胖患者对吸入麻醉剂的贮存多、释放慢,故应慎用;⑥氟烷性肝炎好发于中年,老年人和儿童极少见。中年女性发生率是男性的 2 倍,但男性预后更差;⑦不能使用杂质超标的氟烷。

4. 恶性高热(malignant hyperthermia,MH)　很多吸入麻醉药都有引起 MH 的可能,尤其以氟烷和琥珀胆碱合用时最多见,其特点是突发性高热和骨骼肌代谢亢进。

MH 为常染色体显性遗传病,在欧美有 MH 遗传素质者占 1/10 000,病死率约 60%,在我国很低。肌质网对 $Ca^{2+}$ 重吸收障碍,肌细胞内 $Ca^{2+}$ 蓄积,肌肉持续收缩,消耗大量 ATP,代谢亢进,引起体温升高。患者早期表现为 $P_{ET}CO_2$ 增高、$PaO_2$ 下降,心动过速、心律失常,肌松药不能缓解的肌僵直,发绀、呼吸急促等;晚期表现为体温快速、急剧升高,数分钟即升高 1℃,角弓反张,手术野有出血倾向,甚至心力衰竭。实验室检查:代谢性和呼吸性酸中毒、高钾血症、高钙血症、高磷血症、肌酸激酶>1 000IU、肌红蛋白尿。诊断的"金标准"是氟烷-咖啡因挛缩试验。

及时诊断、治疗可避免 MH 导致的死亡。发现 MH 后应立即停药,以阿片类药物、镇静药和非去极化肌松药加深麻醉。丹曲林(dantrolene)是特效药,负荷剂量 2~3mg/kg,再以 1~2mg/(kg·h) 的速度输注,直至高代谢症状缓解,总量 10mg/kg。同时对症治疗,如吸氧、降温、纠正酸中毒、抗心律失常;加强体温、心电、血压、尿量、血气、离子及凝血功能等监测。对于易出现 MH 的患者应尽量选择神经安定镇痛麻醉、区域阻滞或局麻,如需全身麻醉应选择静脉全身麻醉。

### 五、临床应用

氟烷麻醉效能强,诱导及患者苏醒较迅速,对气道无刺激,术后肺部并发症、恶心、呕吐少,可用于各种较复杂手术。氟烷能扩张支气管,可用于哮喘、慢性支气管炎、湿肺患者;不升高血糖,可用于糖尿病患者。但氟烷对呼吸、循环抑制强;增加心肌对儿茶酚胺的敏感性,易引起心律失常;可产生严重肝损害;镇痛弱,肌松差;安全范围小,挥发器须精确;腐蚀作用强。因氟烷能提高对氯丙嗪、利血平、六甲溴胺的敏感性,故合并使用这些药物时,须慎重。伴有肝脏疾病、心功能不全、颅内高压、需合并使用肾上腺素者及产科手术时禁用。

氟烷常用浓度为 0.5%~3%,麻醉前应给予阿托品,以防心动过缓和低血压。因氟烷有水果香味且对气道无刺激性,国外仍用于小儿麻醉诱导。因七氟烷、异氟烷的广泛应用,现在氟烷的应用已减少。

## 第五节　七　氟　烷

七氟烷(sevoflurane)于 1968 年由 Regan 合成,1976 年 Holaday 进行了临床试验,1990 年在日本首先被正式批准用于临床。

### 一、理化性质

七氟烷为无色透明、带香味、无刺激性液体,化学名为氟甲基-6氟-异丙基醚,化学结构式为 $CH_2F-O-CH-(CF_3)_2$。其血/气分配系数低,仅为 0.65。其化学性质不够稳定,可被碱石灰吸收、分解,产生 5 种分解产物($P_1~P_5$)。其中 $P_1$ 为七氟烷中不纯物,有微弱的麻醉作用,对机体无害。分解产物的产生与温度有关,室温至 40℃只产生 $P_1$,超过 45℃时产生其余分解产物,在全紧闭麻醉时容易产生。临床使用浓度不燃烧、爆炸,对金属、橡胶无腐蚀性。

### 二、药理作用

1. 中枢神经系统　七氟烷可抑制网状结构中多种神经元的活动。吸入 1% 七氟烷 10 分钟,患者意识尚存、脑电图无变化;吸入 4% 七氟烷 2 分钟后意识消失,脑电图呈高幅慢波;随麻醉加深慢波逐渐减少,偶可出现棘状波群。麻醉过深时可引起全身痉挛,但较恩氟烷弱。研究表明,随七氟烷吸入浓度的增加,癫痫患者的脑电脉冲指数明显增加,而非癫痫患者则无脉冲活动出现。另外,与异氟烷相比,七氟烷有较强的致癫痫性,但可被过度通气或并用氧化亚氮抵消。故对于癫痫患者,七氟烷与氧化亚氮联合麻醉比单独使用七氟烷更安全。七氟烷可扩张脑血管,增加脑血流,升高颅内压,降低脑耗氧量,作用与异氟烷相似。七氟烷的 MAC 为 1.71%,全身麻醉效能较强。其诱导和患者苏醒均迅速、平稳,麻醉深度容易调节。

2. 循环系统　七氟烷对循环系统的抑制作用与异氟烷相似、较氟烷弱。七氟烷可引起阻力血管扩张,吸入浓度大于 2% 时平均动脉压明显降低;随吸入浓度的增高,左心室收缩功能下降,心排血量减少,血压下降更显著。七氟烷不增加心肌对儿茶酚胺的敏感性,可用于嗜铬细胞瘤手术,也可与肾上腺素合用。七氟烷对心率无明显影响。其扩张冠状血管的作用与异氟烷相近,可引起冠状血管阻力降低。七氟烷能改善心搏骤停后再灌注时功能的恢复。

3. 呼吸系统 七氟烷对呼吸的抑制作用随麻醉的加深而增强。1.0MAC 时,与氟烷抑制程度相当;1.4MAC 时,$PaCO_2$ 可达 55mmHg,呼吸频率和每分通气量均低于氟烷麻醉;停药后,抑制作用迅速消失。七氟烷对低氧性肺血管收缩的抑制作用比氟烷弱,但可抑制机体对缺氧和 $PaCO_2$ 增高的通气反应。七氟烷对呼吸道无刺激性,不引起气道分泌物的增加。七氟烷可松弛支气管平滑肌,抑制乙酰胆碱、组胺引起的支气管收缩,故可用于哮喘患者。

4. 神经肌肉 七氟烷有一定的肌松作用,吸入 8% 七氟烷可使下颌松弛,置入喉罩较容易。七氟烷能增强非去极化肌松药的作用,可减少其用量及给药次数。吸入 0.8MAC 七氟烷可明显延长维库溴铵肌颤搐幅度恢复至 25% 和 95%($T_{25}$、$T_{95}$)的时间,其最大肌松效应在吸入后 30 分钟。吸入麻醉药中强化维库溴铵作用由强到弱依次为七氟烷、恩氟烷、异氟烷、氟烷。

5. 肝脏 七氟烷抑制肝血流的程度较氟烷、恩氟烷轻。随吸入浓度的增加肝血流量减少加重,但麻醉后可迅速恢复。七氟烷可引起谷草转氨酶(AST)轻度增高,1 周内可恢复,而对其他生化指标影响很小。

6. 肾脏 七氟烷的代谢率及组织溶解度较低,排泄迅速,对肾脏的影响轻微。七氟烷代谢产生的血中 $F^-$ 浓度可随麻醉时间的延长而增高。$F^-$ 可对抗抗利尿激素,引起多尿性肾损害。故长时间吸入七氟烷有可能引起肾浓缩功能暂时性下降。然而健康志愿者吸入 1.25MAC 七氟烷 8 小时,再给予抗利尿激素,其尿浓缩功能仍正常。近年来七氟烷与 $CO_2$ 吸收剂产生的反应备受关注,其产物氟甲基二氟乙烯醚又称化合物 A(compound A),尤其在低流量、高吸入浓度、使用干燥的 $CO_2$ 吸收剂时更易产生。但临床上未见有明显肾损害的报道。

### 三、不良反应

麻醉过深时可引起呼吸、循环抑制,导致每分通气量减少、呼吸频率减慢、血压下降等。对肝、肾功能的影响不显著。其不良反应以恶心、呕吐、心律失常及低血压较为多见。

### 四、临床应用

七氟烷可用于各年龄段、各部位的手术。因其血/气分配系数低,诱导及患者苏醒迅速、平稳,麻醉深度易于调节,适于门诊手术。七氟烷对呼吸道无刺激,适用于小儿吸入诱导。另外还可用于支气管哮喘、嗜铬细胞瘤及需合用肾上腺素的患者。1 个月内曾行吸入全身麻醉、出现肝损害的患者,本人或家属对卤化麻醉药有过敏史或有恶性高热史的患者,禁用七氟烷麻醉;合并肝、胆、肾疾病者须慎用。

临床应用时可先用静脉或高流量诱导,再改用低流量维持麻醉。可用于小儿或成人的门诊小手术及诊断性手术。因七氟烷与钠石灰作用后可能产生有毒的分解产物,故不宜使用钠石灰进行全紧闭麻醉,必要时可换用钡石灰。

## 第六节 地 氟 烷

地氟烷(desflurane)又称脱氟烷,由 Terrell 等合成。起初因其合成较难、有爆炸的危险,且饱和蒸气压接近 1 个大气压,需要专用蒸发器,应用受到限制。随着门诊手术要求患者术后尽快苏醒,地氟烷又重新受到重视。20 世纪 90 年代初开始用于临床。

### 一、理化性质

地氟烷是新型的吸入麻醉药,其化学结构式为 $CHF_2$-O-CFH-$CF_3$,与异氟烷相似,均为甲基乙醚的卤素化合物。地氟烷在 α-乙碳上用一个氟原子代替了异氟烷的氯离子,其分子量小于异氟烷。因麻醉强度随分子量增加而增大,故地氟烷的麻醉强度低于异氟烷。

地氟烷的沸点仅 23.5℃,在室温下其饱和蒸气压接近 1 个大气压,故不能使用标准蒸发器,可改用电加温的直接读数蒸发器,使蒸发器温度保持在 23~25℃。

地氟烷有刺激性气味。其血/气分配系数为 0.45,故其吸收和排泄极快。地氟烷的化学性质非常稳定,对低流量尤其是全紧闭麻醉时碱石灰的吸收和降解有较强的抵抗力。吸入麻醉药中对碱石灰的稳定性由高到低依次为地氟烷、异氟烷、氟烷、七氟烷。

## 二、药理作用

1. 中枢神经系统　地氟烷对中枢神经系统有抑制作用,麻醉时患者脑电图的改变与异氟烷相似,在相等的 MAC 下二者脑电图的参数变化相同。随吸入浓度增加,脑电图的振幅及频率均降低,呈剂量相关性抑制,但不引起癫痫样改变等异常脑电活动。吸入 1.0~1.3MAC 地氟烷,可抑制脑电活动、降低脑氧代谢、扩张脑血管,增强脑组织对缺血、缺氧的耐受性。在维持脑灌注压的情况下,于短暂脑动脉阻断前吸入 9% 地氟烷,可改善脑组织代谢,延长大脑中动脉阻断时间,对术前伴有脑缺血症状的患者具有重要意义。开颅时脑组织的灌注压取决于平均动脉压(MAP)。吸入 0.7~1.3MAC 地氟烷,MAP 均在正常范围,可维持正常脑组织灌注。与其他吸入麻醉药一样,地氟烷可使脑血管扩张。0.5~1.5MAC 地氟烷可产生剂量相关性脑血管扩张,脑血流量增加,颅内压升高。吸入浓度大于 1.5MAC 时,可破坏脑血管自身调节功能。

地氟烷麻醉强度较小,其 MAC 随年龄的增高而降低,18~30 岁为$(7.25\pm0.2)\%$,31~65 岁为$(6.0\pm0.29)\%$;咪达唑仑、芬太尼、氧化亚氮等可降低其 MAC。在现有吸入麻醉药中其血/气分配系数最低,诱导及患者苏醒迅速,麻醉后恢复比七氟烷、异氟烷快。

2. 循环系统　地氟烷对循环系统有剂量依赖性抑制作用,可抑制心肌收缩力,减少心排血量,降低外周血管阻力,引起血压下降。小于 1.0MAC 时,地氟烷对心率的影响不明显;1.5~2.0MAC 时心率加快。地氟烷对循环虽有抑制作用,但程度较轻,1.66MAC 时心排血量仍可维持不变,并能维持良好的心室射血分数。对心血管功能影响轻微是其突出优点。

3. 呼吸系统　地氟烷对呼吸系统也有剂量依赖性抑制作用,可减少每分通气量,增加$PaCO_2$,并降低机体对 $PaCO_2$ 增高的通气反应。其抑制程度并不比氟烷、异氟烷强。可通过呼吸频率和潮气量的变化来判断麻醉深度。地氟烷对气道有一定的刺激性,可引起咳嗽、屏气、分泌物增多及喉痉挛等并发症。

4. 神经、肌肉　地氟烷阻滞神经、肌肉的作用比其他吸入麻醉药强,可产生较满意的肌松作用。

5. 肝脏　地氟烷是已知的、在机体内生物转化最少的吸入麻醉药,代谢率仅为 0.1%,对肝脏影响轻微。地氟烷麻醉后,总胆红素、间接胆红素及肝脏酶学等无显著变化。

6. 肾脏　目前未见有肾毒性的报道。其抗脱氟能力极强,麻醉后血浆 $F^-$ 浓度不增加。

## 三、不良反应

地氟烷可与干燥的 $CO_2$ 吸收剂发生反应,产生 CO,引起一些患者碳氧血红蛋白水平升高。当怀疑 $CO_2$ 吸收剂变干燥时,应替换。地氟烷对呼吸道有刺激性,诱导期间可见兴奋现象,术后可有恶心、呕吐。地氟烷有触发恶性高热的潜在危险。

## 四、临床应用

地氟烷诱导迅速快、患者苏醒快,对循环影响小,适用于心血管手术。其神经肌肉阻滞作用较其他吸入麻醉药强。其代谢产物极少,对机体影响小。但地氟烷麻醉效能低、价格昂贵、需用特殊蒸发器,故限制了其推广应用。该药对呼吸道有刺激性,不宜用于小儿诱导。对含氟类吸入麻醉药敏感者、曾用含氟类吸入麻醉药发生肝功不良者、已知或怀疑恶性高热的遗传易感者禁用。

地氟烷可用于各种全身麻醉手术,尤其适用于门诊及其他小手术。可单独或与其他吸入及静脉麻醉药合用进行诱导、维持。12%~15% 地氟烷即可松弛下颌,完成插管。地氟烷比异氟烷更能有效地抑制喉镜引起的心血管反应。术前给予咪达唑仑或芬太尼,可减少其用量。

## 第七节　甲　氧　氟　烷

甲氧氟烷(methoxyflurane)于 1956 年由 Artusio 和 Van Poznak 合成,1959 年用于临床。

甲氧氟烷是无色透明、带有果香的液体,化学结构式为 $CH_3-O-CF_2-CHCl_2$。临床使用浓度不燃烧、爆炸。血/气分配系数为 15.0,是常用吸入麻醉药中最大的,诱导和患者苏醒均很缓慢。甲氧氟烷的油/气分配系数很大,为 825,MAC 为 0.16%,故其麻醉效能强。

在体内 50%~70% 甲氧氟烷经肝微粒体酶催化生成氟化物、草酸、二氟甲氧乙酸和二氯乙酸,其代谢率是氟化吸入麻醉药中最高的。甲氧氟烷分子中有氧,易引起 C—F 键断裂,导致代谢时脱氟增加,血清 $F^-$ 浓度升高。$F^-$ 主要经肾脏排泄,$F^-$ 能抑制髓袢升支和远曲小管近端的钠泵转运,使肾髓质渗透压降低,减少集合管对水的重吸收而致多尿性肾衰竭。临床表现为尿浓缩功能障碍、稀释性多尿、尿渗透压降低、血浆钠增高,并伴有尿素氮和肌酐升高。最敏感的诊断指标为抗利尿激素试验不引起尿量减少和尿渗透压升高。

甲氧氟烷的肾毒性主要取决于肾内氟化物浓度,与其剂量相关。吸入 2.5~3.0MAC-h 后,血浆 $F^-$ 峰值浓度达到 50~80μM,开始出现亚临床毒性反应,表现为血浆尿酸盐浓度升高、尿酸盐清除率降低;吸入 5.0MAC-h 后,血浆 $F^-$ 浓度达到 90~120μM,出现轻度肾损害,表现为血浆渗透压增高、高钠血症、多尿和尿渗透压降低;吸入 7.0~9.0MAC-h 后,血浆 $F^-$ 浓度达到 175μM,出现明显的肾毒性。一般将血浆 $F^-$ 浓度 50μM 定为肾毒性阈值。因甲氧氟烷肾毒性强,目前已不在临床应用。

# 第八节 乙 醚

乙醚(diethyl ether)于 1540 年由 Valerius 合成,1846 年由 Morton 首先成功地应用于临床。

## 一、理化性质

乙醚为无色、带刺激性臭味的挥发性液体。化学名为双乙基醚,化学结构式为 $CH_3$-$CH_2$-O-$CH_2$-$CH_3$。乙醚易燃、易爆,遇明火、过热物体、电路火花等均可引起燃烧、爆炸。遇光、热、空气易被分解破坏,应保存于密封的棕色瓶或铜罐内。

## 二、药理作用

1. 中枢神经系统 乙醚可产生自大脑皮质至延髓的下行性抑制作用。延髓对乙醚的耐受能力强,故用乙醚麻醉较安全。乙醚的 MAC 为 1.92,麻醉效能较高。但其血/气分配系数高,诱导和患者苏醒缓慢,且诱导时患者易出现兴奋。乙醚的镇痛作用强,在麻醉一期即可产生可靠的镇痛作用,但此期难以维持稳定。随麻醉的加深乙醚可引起脑血管扩张,脑血流量增加,颅内压升高。

2. 循环系统 乙醚对循环的作用与麻醉深度、持续时间有关。浅麻醉时,兴奋交感神经使血中去甲肾上腺素分泌增多,循环轻度兴奋,心率加快、血压升高、心排血量增加 20% 左右。随麻醉加深,抑制作用增强,血压、心排血量降低。诱导期偶有节律点下移,但能自行恢复。

3. 呼吸系统 乙醚抑制呼吸较轻微,浅麻醉时,潮气量略降低,呼吸频率、每分通气量增加。达三期三级时出现明显抑制,呼吸浅慢,潮气量锐减。乙醚对呼吸道黏膜刺激较强,诱导和浅麻醉时可引起咳嗽、喉痉挛、反射性呼吸暂停,气道分泌物增多,术后肺并发症较多。

4. 神经肌肉 乙醚可降低神经肌肉接头对乙酰胆碱的敏感性,具有较强的肌松作用,深麻醉时可减少非去极化肌松药的用量。

5. 肝肾功能 乙醚对肝肾功能的影响轻微而短暂,可自行恢复。肝功能正常患者仅出现轻度肝功能改变;术前肝功能障碍的患者,术后肝功能改变明显。乙醚可使肾血管收缩,肾血流量、肾小球滤过率降低,还可促进抗利尿激素释放,促进髓袢升支细段的重吸收,引起少尿。

6. 胃肠道 乙醚可兴奋延髓催吐化学感受区、刺激胃黏膜或直接兴奋呕吐中枢,易引起恶心、呕吐。此外,乙醚还可兴奋交感神经,使胃肠蠕动减弱,易引起术后腹胀和肠麻痹。

7. 内分泌和代谢 乙醚兴奋交感神经,引起血中促肾上腺皮质激素、皮质醇、促黄体激素、生长激素、抗利尿激素、醛固酮、儿茶酚胺、甲状腺素等浓度增加。乙醚可升高血糖,但对胰岛素浓度影响不明显。乙醚可使血中乳酸、丙酮酸和酮体增加,引起代谢性酸中毒。

8. 子宫 三期一级时不影响子宫收缩,麻醉过深可松弛子宫平滑肌,导致分娩出血增多。

## 三、不良反应

1. 胃肠道反应 乙醚麻醉引起的恶心、呕吐发生率可高达 50%~70%,重者可持续 1~2 天。术后腹胀、肠麻痹也较常见。

2. 局部刺激 乙醚的刺激性很强,可引起呛咳、喉痉挛、反射性呼吸暂停、气道分泌物增加,应于麻醉前给予阿托品。开放麻醉时可引起结膜炎,应预防性涂眼膏、并覆以橡胶片。

3. 过氧化物毒性 乙醚的化学性质不稳定,遇光、热、空气可分解成具有较强刺激性和毒性的过氧化物。

### 四、临床应用

乙醚对呼吸、循环抑制较轻,镇痛作用较强,肌松效果良好,所需设备简单,适于各种大、小手术。可单独使用,也可复合其他药物进行麻醉。但因其易燃、易爆、诱导慢、患者苏醒迟,可引起呛咳、分泌物增加,术后恶心、呕吐较多,升高血糖等诸多缺点,临床上已基本不用。

伴有颅内高压、急性呼吸道感染、肝肾功能严重损害、甲状腺功能亢进、糖尿病、代谢性酸中毒及需用电刀、电凝者,禁用乙醚麻醉。

### 五、麻醉分期

吸入麻醉药对中枢神经系统各部位的抑制作用有先后顺序,先抑制大脑皮质,最后是延髓。随着麻醉逐渐加深,依次出现各种神经功能受抑制的症状。1937 年 Guedel 根据呼吸、循环等临床体征的变化,将乙醚麻醉由浅至深分为四期。因乙醚麻醉分期已不适用于现在的吸入麻醉药。目前临床上常根据患者的意识、感觉、运动、自主神经反应、呼吸和循环功能等的变化,将麻醉分为浅麻醉、手术期麻醉、深麻醉(表 3-6)。

表 3-6 临床麻醉分期

| 分期 | 呼吸 | 循环 | 眼部征象 | 其他 |
| --- | --- | --- | --- | --- |
| 浅麻醉 | 不规律 | 心率增快、血压升高 | 眼睑反射(+) | 手术操作时体动(+) |
| | 呛咳、喉痉挛 | 手术刺激时更显著 | 瞬目反射(−) | 吞咽反射(+) |
| | 加压时气管有阻力 | | 眼球运动(+) | 出汗、分泌物多 |
| | | | 流泪、偏视 | |
| 手术期麻醉 | 规律 | 血压稍降、稳定 | 眼睑反射(−) | 手术操作时体动(−) |
| | 加压时阻力减小 | 手术刺激无变化 | 眼球固定于中央 | 黏膜分泌消失 |
| 深麻醉 | 呼吸频率增加 | 血压下降 | 对光反射(−) | |
| | 膈肌呼吸、气管牵曳 | | | |

## 第九节 氧 化 亚 氮

氧化亚氮(nitrous oxide,$N_2O$)俗称笑气,1772 年由 Priestley 制成,现仍广泛应用于临床。

### 一、理化性质

$N_2O$ 是无色、无刺激性、带有甜味的无机气体,化学结构式为 $N \equiv N = O$。常温、常压下为气态,22℃、50 个大气压下转为液态,可贮于钢筒中,在室温下经减压可再转为气态供吸入。$N_2O$ 性能稳定,与碱石灰、金属、橡胶等均不起反应。无燃烧性,但可助燃。$N_2O$ 可溶于水和乙醇,血/气分配系数为 0.47。在血中 $N_2O$ 仅以物理溶解状态存在,不与血红蛋白结合。

### 二、体内过程

$N_2O$ 性质稳定,在体内几乎不分解。以往曾认为其无化学活性,有研究表明,$N_2O$ 与维生素 $B_{12}$ 在肠道细菌的作用下发生反应,还原为 $N_2$。吸入的 $N_2O$ 绝大部分以原形迅速经肺呼出,其余经皮肤、肾脏、肠道排出。

### 三、药理作用

1. 中枢神经系统 $N_2O$ 的 MAC 为 105%,麻醉效能低。动物实验表明,75% $N_2O$ 的麻醉效能相当于 0.5%~1.0% 氟烷,吸入浓度超过 80% 才有麻醉作用。如继续增大吸入浓度,将引起缺氧。故 $N_2O$ 多不单独使用,常与其他麻醉药合用。$N_2O$ 的个体差异较大,少数患者在吸入浓度达 30% 时即可意识消失,而多数在吸入浓度达 80% 时才出现意识消失。

$N_2O$ 的镇痛作用较强,与内源性阿片肽 - 阿片受体系统有关。长期接触 $N_2O$ 可产生耐受性,一旦停药可出现类似戒断综合征的表现。$N_2O$ 的镇痛作用随吸入浓度的增加而增强,纳洛酮可部分拮抗其镇痛作用。

$N_2O$ 可扩张脑血管,升高颅内压,但不抑制脑血流量对 $CO_2$ 的反应。吸入 66% $N_2O$ 可使脑肿瘤患者的颅内压平均升高 26.7mmHg。$N_2O$ 可增强脑代谢,可能与兴奋交感肾上腺系统有关。$N_2O$ 可兴奋交感神经系统的高级中枢、抑制肺对去甲肾上腺素的摄取,从而增强交感神经系统的活动。

$N_2O$ 的血 / 气分配系数仅为 0.47,诱导迅速、平稳,患者苏醒快,停药后 1~4 分钟即可清醒。

2. 循环系统 $N_2O$ 对心肌有抑制作用,吸入浓度较高时,因兴奋交感神经系统,使血中去甲肾上腺素浓度增加,掩盖其对心肌的直接抑制作用,故心率、每搏输出量、心排血量、平均动脉压、外周血管阻力等不变或略有增加。因 $N_2O$ 对心肌的抑制及前、后负荷并未减小,所以右心房压明显增高。血容量不足时,$N_2O$ 可减少每搏输出量、心排血量,降低平均动脉压,而外周血管阻力无明显变化。

$N_2O$ 增加离体血管平滑肌的反应性,40% $N_2O$ 可使皮肤血管收缩。挥发性吸入麻醉药很少或不影响肺血管平滑肌,而 $N_2O$ 可增加肺血管阻力,特别是对已经存在肺动脉高压的患者,可因右向左分流增加,使动脉血氧饱和度下降。

$N_2O$ 可影响其他麻醉药对循环的作用。$N_2O$ 与含氟全身麻醉药合用时,可减轻后者的心血管抑制作用。在相同麻醉深度下,$N_2O$ 对氟烷麻醉时的血压、总外周血管阻力无影响,但心排血量增加;$N_2O$ 可减轻异氟烷的降压作用。但 $N_2O$ 与麻醉性镇痛药合用时,将进一步加重后者对循环的抑制,故危重患者大剂量使用吗啡、芬太尼时,应避免或限制使用 $N_2O$。

$N_2O$ 很少引起心律失常,偶可诱发房室交界性心律。$N_2O$ 可促进儿茶酚胺的释放,氟烷能增强心肌对儿茶酚胺的敏感性,故二者合用时易引起心律失常。

3. 呼吸系统 $N_2O$ 对呼吸的抑制轻微,通气量无明显变化,$PaCO_2$ 也不增高。但与其他全身麻醉药或麻醉性镇痛药合用时,其抑制作用增强,使每分通气量降低、$PaCO_2$ 升高。$N_2O$ 可使 $A\text{-}aDO_2$ 增大。$N_2O$ 对气道无刺激性,不增加分泌物,不抑制纤毛活动。

4. 神经、肌肉 $N_2O$ 的肌松作用差,吸入 80% $N_2O$ 肌肉仍不松弛,肌肉血流量也无明显改变。

5. 其他 $N_2O$ 对肝、肾、胃肠和子宫无明显作用,术后恶心、呕吐发生率低。

### 四、不良反应

$N_2O$ 对重要脏器均无明显毒性,是已知吸入全身麻醉药中毒性最小的。

1. 弥散性缺氧 $N_2O$ 麻醉效能低,是唯一高浓度吸入的全身麻醉药。而 $N_2O$ 易溶于血,长时间、高浓度吸入后,停止吸入时,体内大量的 $N_2O$ 迅速弥散至肺泡内,引起弥散性缺氧。患者表现为呼吸抑制、潮气量减少和发绀。发生机制为:①$N_2O$ 的吸入浓度高、体内贮量大,停止吸入后最初几分钟,体内大量 $N_2O$ 经血进入肺泡,稀释肺泡内的氧,直接干扰正常氧合;②$N_2O$ 大量弥散入肺泡,迅速带走肺泡内的 $CO_2$,引起 $PaCO_2$ 降低,从而抑制呼吸中枢的正常功能,导致低氧血症。因此,使用 $N_2O$ 前应常规给氧去氮,先吸纯氧 3~5 分钟;同时应控制 $N_2O$ 吸入浓度在 70% 以下,尤其不能长时间超过 70%;停止吸入后应继续吸纯氧 5~10 分钟,然后再呼吸空气。

2. 闭合空腔增大 体内有可变性和非可变性两类密闭空腔,前者如胸腔、腹腔、肠腔、血管内气栓等,后者如中耳腔、鼻窦、眼球、心包腔等,平时腔内均充满氮气。氮气在血中溶解度很小,其血 / 气分配系数仅为 0.013,故很难弥散,在空腔内的含量很稳定,不随血流而波动。$N_2O$ 的血 / 气分配系数是氮气的 35 倍,在体内弥散速度远大于氮气,容易随血流迅速进出体内任何空腔。吸入 $N_2O$ 可显著增加体内空腔的容积,其增加程度与肺泡内 $N_2O$ 浓度密切相关。麻醉 3 小时后此作用便很明显。

因此,下列情况时应引起注意:①气胸患者吸入 75% N$_2$O,10 分钟内气胸容积将增加 2 倍,30 分钟时增加 3 倍,明显加重心肺功能损害。除非已做胸腔闭式引流,否则禁用 N$_2$O。②N$_2$O 麻醉时,一旦发生气栓意外,气栓的体积将迅速增大,即使无临床意义的微气栓,吸入 N$_2$O 数分钟就可增大至足以阻塞血流的程度。故凡有发生气栓可能的手术(如气腹、气脑造影、体外循环心内手术、颅后窝手术、大静脉周围手术),应避免应用 N$_2$O。③肠梗阻患者吸入 N$_2$O 后,肠管膨胀加重,可致肠管缺血坏死、肠管破裂。④非交通型巨大肺囊肿患者吸入 N$_2$O 后,可致囊肿破裂而出现张力性气胸。⑤中耳腔气压为 200~300cmH$_2$O,吸入 N$_2$O 30 分钟,可升至 375cmH$_2$O,停吸 75 分钟后,会降至负压。这种负压可导致中耳炎根治术后听力无改善。实施鼓膜修补术时,中耳压升高可使鼓膜移植片漂离创面致手术失败。故中耳手术时,N$_2$O 浓度宜限制在 50% 以内,关闭中耳腔前 15 分钟停吸 N$_2$O,并用空气冲洗中耳腔。

3. 骨髓抑制 长时间吸入 N$_2$O,可通过抑制甲硫氨酸合成酶而影响维生素 B$_{12}$ 的合成、干扰叶酸代谢,从而抑制 DNA 的合成和血细胞的发育。吸入 50% N$_2$O 24 小时,人的骨髓即可出现巨幼红细胞抑制。治疗破伤风时,长时间吸入(50%、3~4 天)可引起贫血、白细胞和血小板减少;持续数天吸入 N$_2$O 会导致骨髓完全抑制。但短时间吸入并无影响,停止吸入 12 小时,骨髓功能可迅速恢复。故吸入 50% N$_2$O 以限于 48 小时内为安全,预防性给予大剂量叶酸可避免骨髓抑制,维生素 B$_{12}$ 可部分对抗 N$_2$O 的骨髓抑制作用。

4. 神经毒性 持续数月每天都吸入 N$_2$O 可出现神经系统损害,表现为四肢麻木、感觉异常、共济失调、肌无力。这一损害发生在滥用 N$_2$O 和长时间在 N$_2$O 污染的环境中工作的人员,如牙科医师。过去曾认为患者表现与维生素 B$_{12}$ 缺乏相似,但维生素 B$_{12}$ 治疗无效。

## 五、临床应用

N$_2$O 问世已 200 多年,现仍广泛用于临床。N$_2$O 诱导及患者苏醒迅速、镇痛作用强、对呼吸道无刺激、毒性轻微、无燃烧性,可用于各种大、小手术。因 N$_2$O 对循环影响轻微,还可用于严重休克或危重患者。但其麻醉效能低、肌松作用差,高浓度吸入易发生弥散性缺氧,故很少单独使用,多作为辅助手段与其他药物复合使用。另外,N$_2$O 可用于分娩镇痛。气胸、气栓、气脑造影、肠梗阻等患者禁用 N$_2$O,麻醉机的 N$_2$O、O$_2$ 流量计不准确时亦禁用。

# 第十节 氙

1898 年 Ramsay 和 Travers 从空气中分离氪时,发现了氙(Xe)。50 多年前人们发现氙具有麻醉作用,目前在俄罗斯、德国、荷兰、瑞典已被用于临床。

氙是一种无色、无臭、无味的惰性气体,不燃烧,不助燃。其分子量为 131.30Da,密度比空气高 5 倍。氙的熔点为 –111.9℃,沸点为 –107.1℃。氙较易透过橡胶或硅胶弥散而丢失。

氙是一种惰性气体,几乎不参与任何生化反应,主要经肺排出。

氙的 MAC 为 71%,麻醉作用较 N$_2$O 强。氙的血/气分配系数极低(0.14),诱导迅速、患者苏醒快。氙有显著的镇痛作用,亚麻醉浓度时即可产生良好的镇痛作用。

氙可使局部脑血流增加。氙对心血管系统影响不大,在已知的麻醉剂中,其影响最小。临床研究亦证实,氙麻醉时患者血压、心率、心排血指数、心肌收缩力及全身血管阻力等无显著改变。吸入 33% 氙可使呼吸频率显著减慢,潮气量代偿性增加,每分通气量变化不明显。氙的密度及黏度均较高,可引起肺阻力增加,但与 N$_2$O 相比无显著差异。氙不抑制肌肉收缩力。氙麻醉时肝静脉血的 O$_2$ 含量较高,谷丙转氨酶及乳酸脱氢酶的浓度无明显变化。氙可增加肾血流。临床研究表明,氙麻醉时血浆 ACTH、皮质醇、催乳素浓度增高。另外,氙麻醉 4 小时后,主要积聚于肠管内,其弥散入密闭腔隙的程度较 N$_2$O 轻。

氙在空气中含量极低,仅占空气总体积的 8/1 000 万,提取困难、价格昂贵。近来关于氙麻醉的低流量、紧闭系统的研究较多。

氙具有良好的麻醉和镇痛作用,诱导和患者苏醒较其他吸入药迅速,具有良好的血流动力学稳定性,不触发恶性高热。氙是一种自然存在的气体,性质稳定,对环境无污染,无致畸性,除价格昂贵外,不失为一种理想的麻醉药,现已受到人们的关注。

(马 璨 李文志)

# 第五章 静脉麻醉药

## 第一节 概　述

1934 年硫喷妥钠应用于临床被认为是对静脉麻醉具有里程碑意义的事件,此后,羟丁酸钠(sodium hydroxybutyrior,1962 年)、氯胺酮(ketamine,1965 年)、依托咪酯(etomidate,1972 年)、丙泊酚(propofol,1977 年)和计算机辅助输注系统(diprifusior,1996 年)在静脉麻醉技术发展的历史上均产生了重要影响。近 30 年来,短效、无蓄积的静脉麻醉药和靶目标控制输注系统(TCI)的出现,使静脉麻醉技术发展达到了一个新的水平。

静脉麻醉药与吸入麻醉药相比,具有以下优点:①不污染手术室空气;②使用方便,可不需要特殊设备;③无燃烧、爆炸危险;④起效快,甚至可在一次臂 - 脑循环时间内起效;⑤不刺激呼吸道,患者易于接受。主要缺点是:①全身麻醉分期不明显,表现不典型,不易判断麻醉深度;②消除有赖于肺外器官,剂量过大时难以迅速排出,部分药物有蓄积作用;③麻醉作用不完善,均无肌松作用;除氯胺酮外,其他药物镇痛作用多较弱;④全身麻醉深度不易控制,患者苏醒较慢。

目前所用的静脉麻醉药各有优点,但还没有一种在各方面都较理想的静脉麻醉药。理想的静脉麻醉药应具有以下特点:①静脉应用无刺激性,无静脉炎的发生;②术中麻醉深度易于调控,术中无知晓,有特异性拮抗药,患者苏醒迅速;③无过敏,无致癌、致畸、致突变作用;④有催眠、遗忘、镇痛和肌肉松弛作用,且无循环和呼吸抑制等不良反应;⑤在体内无蓄积,代谢不影响肝功能,代谢产物无药理活性;⑥用药后诱导平稳、起效迅速,安全范围大,不良反应较轻。

部分静脉麻醉药或麻醉辅助用药的药理作用及作用机制总结见表 3-7。

表 3-7　不同静脉麻醉药物的药理作用及可能机制

| 静脉麻醉药 | 药理作用 | 可能环路机制 | 可能受体机制 |
| --- | --- | --- | --- |
| 丙泊酚<br>依托咪酯<br>硫喷妥钠 | 无意识、镇静 | 皮层、丘脑网状结构、觉醒中枢 | $GABA_a$ 受体 |
| | 呼吸抑制 | 脑干呼吸中枢 | |
| | 肌肉松弛 | 脑桥、延髓网状结构<br>脊髓运动神经元 | |
| | 肌阵挛 | 初级运动通路 | |
| | 角膜反射和眼脑反射消失 | 动眼神经、外展神经<br>滑车神经核、三叉神经、面神经运动核 | |
| 氯胺酮 | 镇痛 | 脊髓背角 | NMDA 受体 |
| | 致幻(分离性) | 皮层、海马、边缘结构 | |
| | 抗抑郁 | 皮层、海马、边缘结构<br>(增加神经再生) | |
| | 流泪和流涎 | 上、下涎核 | |
| | 瞳孔扩张 | 孤束核 | |
| | 心动过速 | | |
| | 支气管扩张 | | |
| | 眼球震颤 | 小脑和脑干网状结构前<br>内侧核 | |
| 右美托咪定 | 镇静(类似非快眼动样睡眠) | 蓝斑核<br>多条上行觉醒系统 | $\alpha_2$ 肾上腺素受体 |

# 第二节　巴比妥类静脉麻醉药

## 一、概述

巴比妥类药物发现于 20 世纪早期,因其起效迅速,作用时间短等特性,曾在临床普遍应用。该类药物主要是对中枢神经系统的抑制作用,小剂量镇静,中剂量催眠,大剂量抗惊厥或引起麻醉,过量则呈呼吸、循环抑制状态。最早发现的在一次臂 - 脑循环内即可导致意识丧失的药物是环己烯巴比妥。1934 年,Waters 和 Lundy 将硫喷妥钠引入临床后,由于其起效迅速、作用时间短且无环己巴比妥钠的兴奋作用而成为临床首选用药,并在临床上使用较长时间,其他巴比妥类静脉麻醉药的应用价值均低于硫喷妥钠。

1. 化学性质与制剂　巴比妥类药物是巴比妥酸(2,4,6- 三氧六氢嘧啶)的衍生物,是具有催眠作用的药物,而巴比妥酸是由丙二酸和脲缩合而成的嘧啶核,无催眠作用。巴比妥酸盐的配制包括制成钠盐(按重量比,与 6% 无水碳酸氢钠混合),然后与水或生理盐水配制成药液,硫喷妥钠的浓度为 2.5%。将巴比妥钠酸盐类配制后冷藏,药性可稳定保持 1 周。若溶液碱性下降,巴比妥类药物能以游离酸的形式发生沉淀,因此巴比妥类药物不能用乳酸林格液配制或与其他酸性溶液混合。不能与巴比妥类药物同时给药或在溶液中混合的药物有泮库溴铵、维库溴铵、阿曲库铵、阿芬太尼、舒芬太尼和咪达唑仑。研究发现,快速诱导时,若将硫喷妥钠与维库溴铵或泮库溴铵混合可形成沉淀,并有可能阻塞静脉通路。

2. 构效关系　巴比妥酸本身并无催眠作用。但第 5 位碳上的 2 个氢原子、第 1 位氮上的氢原子或第 2 位碳上的氧原子被替代后便具有催眠及麻醉作用。第 5 位碳上侧链的长度对其作用时间与作用强度有很大影响。

第 5 位碳上的氢原子被羟基或芳香基(即 R 和 R′)替代后形成多种催眠药或麻醉药。在一定限度内,此侧链之一的碳原子数增加时,麻醉效能增强,但在体内的稳定性降低,作用时间缩短。硫喷妥钠、硫戊巴比妥与戊巴比妥的一个侧链的碳原子数均为 5,其麻醉效能无明显差别。美索比妥的一个侧链的碳原子数为 6,麻醉效能显著增强,为硫喷妥钠的 2~3 倍,但作用时间较硫喷妥钠缩短一半。第 5 位碳上的两个侧链应有明显的不同,否则催眠效能降低,作用时间延长。另一个侧链应简短。两个侧链的碳原子总数以 4~8 个为宜,过多将失去催眠作用,而产生惊厥作用。侧链中有分支或不饱和键时,麻醉效能增加,作用时间缩短。2 位碳上有氧原子者,称为羟基巴比妥。此氧原子被硫原子取代后,形成硫代巴比妥,脂溶性增高,起效加快,时效缩短,如硫喷妥钠、硫戊巴比妥钠等。第 1 位氮上的氢原子被甲基取代后,起效更快,时效更短。但产生兴奋现象,如肌张力增强、肌肉不自主活动和肌震颤增多,此类药物有美索比妥。巴比妥类静脉全身麻醉药的化学结构与药效学的关系见表 3-8。

表 3-8　巴比妥类静脉全身麻醉药的化学结构与药效学的关系

| 化学分类 | 1 位 | 2 位 | 药效学特点 |
|---|---|---|---|
| 甲基代巴比妥酸盐 | $CH_3$ | O | 快速起效,患者苏醒亦很快,不自主运动发生率较高 |
| 硫代巴比妥酸盐 | H | S | 快速起效,患者入睡平稳,苏醒亦相当快 |
| 甲基硫代巴比妥酸盐 | $CH_3$ | S | 起效与患者苏醒均很快,但不自主运动发生率很高,以致难以在临床上应用 |

立体异构现象对构效关系有密切的影响,许多巴比妥类药物在巴比妥环的 5 位碳上附着两个不对称的含碳侧链。硫喷妥钠、硫戊巴比妥钠和戊巴比妥的左旋与右旋异构体尽管进入中枢神经系统的速度相似,但前者较后者的作用强 2 倍。

3. 代谢　除苯巴比妥钠外,所有巴比妥类药物均在肝代谢,形成的代谢产物绝大多数无活性,为水溶性,经肾排出。巴比妥类药物的生物转化分为 4 种途径:①第 5 位碳芳香基、烷基或苯基部分氧化;②氮原子位脱烷基;③硫巴比妥酸盐类在第 2 位碳脱硫基;④巴比妥酸环的破坏。最重要的途径是氧化,可生成有极性(带电荷)的醇类、酮类、苯酚或羧酸。这些代谢产物可经肾排出,或与葡糖醛酸结合后经胆汁排泄。巴比妥酸环在体内非常稳定,只有极少部分水解裂开。能诱导氧化微粒酶的药物可增强巴比妥类药物的代谢。

长期服用巴比妥类药物亦可诱导此酶。由于巴比妥类药物能诱导肝药酶,因此不建议急性间断性卟啉病患者使用。这是因为巴比妥类药物可激活 γ- 氨基乙酰丙酸合成酶,从而使卟啉生成增加。

硫喷妥钠主要经肝代谢而消除。硫喷妥钠的血浆消除半衰期长达 12 小时,肝摄取率仅为 0.15%。

4. 药代动力学 巴比妥类药物的药代动力学可用生理模型和房室模型描述。在生理模型中,巴比妥钠先与中心血混合,然后迅速分布至血流灌注丰富但是容积小的组织(如脑组织),接着缓慢再分布至无脂肪组织(肌肉),此时诱导剂量的药效消失。在房室模型中,由于脂肪组织灌注率很低且药物清除缓慢,因此,巴比妥类药物在脂肪组织的摄取和代谢(清除)对其诱导剂量药效的消除作用不大。在这两种药代动力学模型中,单次诱导剂量药效消失的主要机制均为快速再分布。房室模型可用来解释连续输注硫喷妥钠时患者苏醒延迟的原因,即药效的消失主要取决于药物被脂肪组织缓慢摄取及通过肝代谢或清除的过程。

长时间输注巴比妥类药物时,使用非线性 Michaelis-Menten 代谢来计算其药代动力学。常用剂量(4~5mg/kg)的硫喷妥钠为一级动力学(即单位时间内药物从机体以恒定比例清除);但是大剂量(300~600mg/kg)应用时,受体达到饱和状态,则发生零级动力学,即单位时间内从机体清除的药量恒定。因为女性患者分布容积略大,其清除半衰期较长。妊娠亦可增加硫喷妥钠的分布容积,使其清除半衰期延长。如前所述,肝硬化患者硫喷妥钠的清除率不变,是由于即使在肝病晚期,仍有足够的蛋白与药物结合。由于硫喷妥钠的亲脂性、分布容积较大及肝清除率较低,在组织内可发生蓄积,尤其是在大剂量、长时间给药时。硫喷妥钠反复给药可致血浆药物浓度升高。

巴比妥类药主要使中枢抑制,轻度、中度、深度抑制分别表现为镇静、催眠、麻醉,过量者则呈呼吸、循环抑制状态。根据起效快慢与睡眠持续时间,巴比妥类药物可分为速效类(如硫喷妥钠 1~4 小时,主要用于麻醉)、短效类(如司可巴比妥 2~3 小时)、中效类(如异戊巴比妥 4~6 小时,主要用于催眠)、长效类(如苯巴比妥 6~8 小时,主要用于镇静)。值得注意的是,如果经 4~5 个半衰期($t_{1/2}$),其血浆药物浓度下降 95% 左右,才被认为药物作用已基本消除的话,那么硫喷妥钠 $t_{1/2}$ 则长达 6 小时。因此,应将硫喷妥钠分类为速效类,而不是短效类。

5. 药理作用

(1)作用机制:巴比妥类药物对中枢神经系统(CNS)的作用主要是通过 $GABA_A$ 受体介导的,在巴比妥类药物作用中,NMDA 受体也可能发挥了作用。巴比妥类药物对 CNS 的生理作用可分为两类:一类为增强抑制性神经递质对突触的作用;另一类为阻断兴奋性神经递质对突触的作用。$GABA_A$ 受体是唯一被证实参与巴比妥类药物产生麻醉作用的位点。$GABA_A$ 受体是一种氯通道,至少由 5 个亚基构成,是 GABA、巴比妥类药物、苯二氮䓬类药物及其他分子的特异性作用部位。巴比妥类药物与 $GABA_A$ 受体结合可增强氯离子的电导,使突触后神经元细胞膜超极化,兴奋性阈值升高,从而增强或模拟 GABA 的作用。低浓度时,巴比妥类药物可使 GABA 与其受体解离减少,延长 GABA 激活的氯通道的开放时间,从而增强 GABA 的作用,其镇静 - 催眠作用可能与此有关。高浓度时,巴比妥类药物作为激动药直接激活氯通道,而无须与 GABA 结合。此外,巴比妥类药物可抑制兴奋性神经递质的突触传递作用,如谷氨酸、乙酰胆碱。巴比妥类药物特异性地作用于突触离子通道,而阻断兴奋性中枢神经冲动的传导。

(2)对中枢神经系统的影响:脂溶性高、离子化低的药物通过血 - 脑屏障快,起效迅速,巴比妥类药物非离子形式增多,更多的药物可通过血 - 脑屏障。巴比妥类药物剂量足够大时,可产生意识消失、遗忘、呼吸和循环抑制,即全身麻醉作用。全身麻醉时,患者对疼痛和其他伤害性刺激的反应减弱。巴比妥类药物的遗忘作用远不如苯二氮䓬类药物显著。

巴比妥类药物可剂量依赖性降低脑氧代谢率($CMRO_2$),从而导致脑电图频率进行性减慢,ATP 消耗率下降,以及减轻不完全性脑缺血的损伤。巴比妥类药物仅能减少与神经元信号和冲动传导有关的代谢活动,不影响基础代谢功能。硫喷妥钠对脑代谢抑制程度最大可达 50%,表现为减少氧需求,降低 $CMRO_2$,所有代谢能量都用于维持细胞完整性。$CMRO_2$ 下降的同时,脑血流量(CBF)减少及颅内压下降,脑灌注也随之下降。随着 $CMRO_2$ 的降低,脑血管阻力增加,CBF 减少。

(3)对呼吸系统的影响:巴比妥类药物可引起剂量依赖性中枢性呼吸抑制。给予硫喷妥钠 3.5mg/kg 后1~1.5 分钟,呼吸抑制和每分通气量减少的程度最大。通常硫喷妥钠诱导时的通气方式被称作"双重呼吸暂停",给药期间出现首次呼吸暂停,持续约数秒;接着可能有数次接近正常潮气量的呼吸,然后是一段较长的呼吸暂停,约 25 秒。因此,硫喷妥钠麻醉诱导时必须给予辅助或控制通气,以保证充分的气体交换。美索比妥同其他巴比妥类药物一样,也是中枢性呼吸抑制药物。

(4)对心血管系统的影响:巴比妥类药物可通过对中枢和外周(对血管和心脏的直接作用)的影响而抑制心血管系统。使用巴比妥类药物诱导时,对心血管系统的主要作用是外周血管扩张,导致静脉系统淤血。心排血量减少的机制包括:①减少 $Ca^{2+}$ 向细胞内的流入,而产生直接的负性肌力作用;②由于潴留在容量血管内的血液量增加,导致心室充盈减少;③中枢神经系统的交感输出一过性降低。代偿功能差的患者使用硫喷妥钠诱导后可能导致严重的血流动力学抑制。

(5)其他影响:使用巴比妥类药物的并发症有变态反应,局部组织刺激,偶尔发生组织坏死,可能在头、颈和躯干部出现一过性的荨麻疹,甚至支气管痉挛和过敏等更严重的不良反应。

与美索比妥相比,硫喷妥钠和硫戊巴比妥诱导时较少引起兴奋症状;美索比妥引起咳嗽、呃逆、肌震颤和抽搐的发生率比硫喷妥钠和硫戊巴比妥要高约 5 倍;硫喷妥钠和硫戊巴比妥钠引起的组织刺激和局部并发症要多于美索比妥。

偶尔会发生药物误注入动脉,后果可能很严重。损伤的程度与药物浓度有关。治疗措施有:①动脉内输入盐水以稀释药物;②肝素化以防止血栓形成;③行臂丛神经阻滞。

6. 临床应用

(1)麻醉诱导和维持

1)临床上,巴比妥类药物可用于麻醉诱导和维持,以及麻醉前给药。

2)对于可能发生不完全性脑缺血的患者,巴比妥类药物可以提供脑保护。

(2)下列情况应考虑谨慎使用(或不用)巴比妥类药物

1)呼吸道梗阻或气道不通畅的患者,硫喷妥钠可加重呼吸抑制。

2)严重的血流动力学不稳定或休克患者。

3)哮喘持续状态,硫喷妥钠可使气道管理和通气进一步恶化。

4)卟啉病的患者,硫喷妥钠可加重病情或触发急性发作。

5)没有适当的给药设备(静脉输液设备)或气道管理设备(人工通气装置)时,不应使用硫喷妥钠。

## 二、硫喷妥钠

1. 体内过程　硫喷妥钠(thiopental sodium)是超短(速)效静脉麻醉药,具有很高的脂溶性,与中枢神经系统有特殊的亲和力。静脉注射后经过一次臂 - 脑循环(约 10 秒)便能发挥作用,30 秒脑内即达峰浓度,即可迅速产生中枢神经系统抑制作用。但由于该药可迅速从脑内再分布到其他组织,5 分钟后脑内浓度即降至峰浓度的一半;20 分钟时进一步降至峰浓度的 10% 左右;30 分钟时,脑内浓度已降至峰浓度的 4%。因此,单次注药后患者苏醒迅速。

硫喷妥钠进入血液循环后,大部分与血浆蛋白疏松结合而暂时失去活性。尿毒症、肝硬化等低蛋白血症患者由于血浆蛋白结合率降低,因此药效增强,对该药异常敏感。

硫喷妥钠最初再分布的组织是骨骼肌。静脉注射后约 15 分钟骨骼肌的浓度即与血浆浓度达到平衡。低血容量状态下骨骼肌血流减少,再分布也随之减少,血浆浓度增加,可使该药对脑和心脏的抑制作用增强。

硫喷妥钠的脂肪 / 血液分配系数为 11。虽然该药与脂肪的亲和力高,但由于脂肪组织的血液转运能力差,开始时分布极少,如果剂量过大或多次注射,则脂肪将成为药物的储存场所,当血浆内药物浓度降低时,药物从脂肪组织再缓慢释放出来,使患者苏醒后又有长时间的睡眠。

硫喷妥钠是巴比妥类的钠盐,$pKa$ 为 7.6,酸血症时解离程度减少,进入脑组织的药物增多,故酸血症将导致该药麻醉加深,碱血症时则相反。

硫喷妥钠除微量以原形通过肾脏排泄外,大部分在肝内被微粒体酶所代谢,肌肉也参与部分代谢。其代谢过程是,首先第 5 位碳上的烃基侧链(甲基丁基根)氧化,形成硫喷妥羧酸(thiopental carboxylic acid),但保留硫代巴比妥酸盐的结构;然后脱硫形成戊巴比妥;最后巴比妥酸环破裂。此过程较为缓慢,一般每小时仅有 10%~15% 分解,消除半衰期为 11.6 小时。硫喷妥钠麻醉后,尿和血浆中戊巴比妥的存留时间至少较注射等克分子量的戊巴比妥长 2 倍。硫喷妥钠麻醉后,患者神志完全恢复至少需要 8 小时,24 小时内不能驾车等。其代谢产物经肾脏和消化道排泄,一般需 6~7 天,仅较长效的巴比妥类药物略短。肥胖患者由于分布容积增加而导致消除半衰期延长;小儿由于肝清除率快而致半衰期缩短。

硫喷妥钠易透过胎盘,静脉注射后约 1 分钟脐静脉血药浓度即达峰值,但胎儿血药浓度比母体低很多,脑内血药浓度显著低于脐静脉血药浓度。硫喷妥钠诱导后剖宫产的新生儿,其体内硫喷妥钠的消除半衰期为 11.0~42.7 小时。

2. 药理作用

(1)中枢神经系统:硫喷妥钠作用迅速、短暂,静脉注射后 15~30 秒患者意识消失,约 1 分钟可达最大效应,15~20 分钟出现初醒,以后继续睡眠 3~5 小时。脑电图的变化类似自然睡眠,由清醒状态时的 α 波形逐渐变为高幅、低频的 δ 波和 θ 波,直至出现暴发性抑制,恢复正常需要 48 小时。

硫喷妥钠麻醉时脑电双频指数(BIS)保持在 55 以下,患者很少发生术中知晓。

硫喷妥钠没有镇痛作用,在亚麻醉浓度下患者对痛觉刺激的反应增强,表现为心率加快、肌张力增强、出汗、流泪和呼吸急促。其原因可能是同时阻断网状结构内疼痛传入的抑制系统所致。

对神经肌肉接头的传导无影响,故不产生肌松作用。

硫喷妥钠使脑血管收缩,脑血流量减少,从而使颅内压下降,对颅脑手术有利;能降低脑氧代谢率和脑耗氧量,其下降幅度大于脑血流量减少的幅度;颅内压下降后脑灌注压相对增加,因此,对脑有一定保护作用。

硫喷妥钠抑制体感诱发电位(SSEP)和听觉诱发电位(AEP),抑制程度与剂量相关。

(2)循环系统:硫喷妥钠对循环系统有明显的抑制作用。该药通过抑制延髓血管活动中枢和降低中枢性交感神经兴奋性,使容量血管扩张,回心血量减少,从而导致血压下降;同时还抑制心肌收缩力,使心排血指数降低。当剂量过大或注射速度过快时,血压降低的幅度更大。对血容量正常者静脉注射 5mg/kg,血压可一过性地下降 10~20mmHg,此时由于心率代偿性加快可使心排血量得以恢复。但心功能不全、严重高血压、低血容量及正在使用 β 受体拮抗药的患者使用该药,血压可大幅下降。

硫喷妥钠不增强心肌的应激性,除非因抑制呼吸而致缺氧和二氧化碳蓄积,一般不引起心律失常。

(3)呼吸系统:硫喷妥钠通过抑制延髓和脑桥呼吸中枢对呼吸产生明显的抑制作用,其程度和持续时间与剂量、注药速度、术前用药有密切关系。由于呼吸中枢对 $CO_2$ 刺激的敏感性降低,患者呼吸频率减慢,潮气量减少,甚至会发生呼吸暂停,尤其是与阿片类药物或其他中枢性抑制药合用时更易发生。

在硫喷妥钠浅麻醉下实施气管插管或置入通气道与喉罩时,易引发喉痉挛和支气管痉挛,可能与交感神经受抑制而致副交感神经作用相对呈优势有关。

(4)肝肾功能:硫喷妥钠使肝血流轻度减少,临床剂量不引起术后肝功能改变。但在缺氧条件下可产生肝细胞损害。肝功能差的患者,麻醉后嗜睡时间可能延长。

硫喷妥钠可使血压降低,致使肾血流量和肾小球滤过率降低,尿量减少,但恢复较快。

(5)消化系统:硫喷妥钠使贲门括约肌松弛,容易引起胃内容物反流导致误吸。

(6)代谢与内分泌:硫喷妥钠麻醉后血糖轻度升高,但无临床意义,葡萄糖耐量试验受损,但血清胰岛素水平无变化,糖尿病患者并不禁忌使用。巴比妥类药物使皮下及骨骼肌血管扩张,由于热量丢失,可致患者术后寒战。血浆皮质醇浓度降低,但硫喷妥钠不能防止手术应激反应的肾上腺皮质兴奋现象,此与依托咪酯的作用恰相反。

(7)子宫与胎儿:硫喷妥钠对妊娠子宫的肌张力既不增强也不抑制。静脉注射诱导量达 6mg/kg,对剖宫产的胎儿无影响;但诱导量 8mg/kg 对胎儿有抑制。分娩时脐带血药浓度仅为母体血药浓度的一半,此药在母体与胎体的再分布可避免胎儿脑与脊髓内血药浓度过高。剖宫产在硫喷妥钠或氯胺酮诱导后 10 分钟内取出胎儿尚安全。硫喷妥钠诱导后,剖宫产的新生儿一般情况好于咪达唑仑诱导者;但神经行为不如氯胺酮或硬膜外阻滞阴道分娩者。另有报道指出硫喷妥钠易通过胎盘,因新生儿对此药敏感,出生后四肢无力、反应迟钝,甚至持续 1 周之久。

(8)药物的相互作用:服用中枢性抑制剂如乙醇、抗组胺药、异烟肼、单胺氧化酶抑制剂者,将使硫喷妥钠的中枢抑制作用增强。同时给予氨茶碱 5.6mg/kg 能减弱硫喷妥钠的镇静程度、缩短其作用时间。长期给予巴比妥类药物能诱导肝微粒体的药物代谢酶,这可加速其本身和其他依赖细胞色素 P450 还原酶系统代谢酶的药物代谢作用。实际上巴比妥类药是一种酶诱导剂。

(9)其他作用:硫喷妥钠可降低眼压,对内眼手术有利。对糖代谢无明显影响。可使血清钾一过性轻度下降。

3. 临床应用 硫喷妥钠是一种很好的麻醉诱导药物,起效迅速(15~30 秒)、诱导平稳,优于其他可用的药物。硫喷妥钠广泛应用的另一个原因是患者苏醒较快,反复给药能可靠地维持患者意识消失及遗忘,可用于全身麻醉的维持。

也有报道将硫喷妥钠用于脑保护。但因该药无镇痛作用,以及抑制呼吸、循环,患者苏醒后嗜睡时间延长等,现已不单独用于麻醉。

4. 不良反应 硫喷妥钠可致肌肉兴奋性增强如肌张力亢进、肌震颤或抽搐,以及咳嗽和呃逆等呼吸兴奋现象。上述副作用在美索比妥较硫喷妥钠多见,麻醉诱导前给予阿托品或阿片类药物可使该作用减轻,而麻醉前给予东莨菪碱或吩噻嗪类药可使该作用增强。

麻醉后恶心、呕吐很少见。

此药呈强碱性,对静脉管壁有刺激性,往往在术后3~4天发生静脉炎。2.5%溶液极少引起血栓形成或血栓性静脉炎。误注入血管外则产生疼痛、肿胀、红斑、硬结、溃疡,甚至皮肤坏死。误注入动脉则后果极为严重,此时患者上肢可立即发生剧烈的烧灼性疼痛,皮肤苍白、脉搏消失,继而出现一系列局部急性缺血的体征如溃疡、水肿、手指发绀、肢体坏死等,是因化学性动脉内膜炎并形成血栓。此时,应立即由原动脉注射普鲁卡因、罂粟碱或妥拉佐林,并进行臂丛神经或星状神经节阻滞,以解除动脉痉挛,改善血液循环。肝素抗凝可治疗和预防血栓形成。

硫喷妥钠过敏反应极少,往往将注药过量或注速过快造成的严重低血压误认为过敏。注药过程中常见前胸和颈肩部有红斑,可能与该药引起类过敏反应有关。

5. 异常反应 最严重的异常反应是潜在性血卟啉病患者的急性发作。此病是血卟啉代谢异常而引起。硫喷妥钠能刺激 δ- 氨基乙酰丙酸(ALA)合成酶的活性,ALA 是卟啉原前驱物质,可使卟胆原和尿卟啉原的产生增多。发作时急性腹痛,呈阵发性绞痛,神经精神症状有弛缓性瘫痪、谵妄、昏迷,严重者死亡。

# 第三节 丙 泊 酚

自 20 世纪 70 年代进入临床,丙泊酚已成为目前最常用的静脉麻醉药。它属于烷基酚类化合物,从化学结构看,此药与任何已知类型的静脉麻醉药均不同,目前的配方是脂肪乳剂。磷丙泊酚是一种水溶性丙泊酚前体,在肝脏通过碱性磷酸酶代谢为活化丙泊酚。2008 年,美国食品药品监督管理局(FDA)通过了磷丙泊酚(lusedra)用于成人诊断性及治疗性操作的麻醉。

## 一、体内过程

丙泊酚静脉注射后到达峰效应的时间为 90 秒。它分布广泛,呈三室模型,药代动力学参数见表3-9。在血药浓度为 0.1~20μg/ml 时,95% 与血浆蛋白结合。主要在肝经羟化反应和与葡糖醛酸结合反应,降解为水溶性的化合物,再经肾脏排出,在尿中以原形排出不到 1%。仅 1.6% 随胆汁从粪便排出。其代谢产物无药理学活性,故适合于连续静脉输注以维持麻醉。丙泊酚连续输注 3 小时和 8 小时的时量相关半衰期(context-sensitive half-time)分别为 10 分钟和 40 分钟。

表 3-9 三种非巴比妥类静脉麻醉药的药代动力学参数

| 药物名称 | 消除半衰期 /h | 分布容积 /(L·kg$^{-1}$) | 清除率 / [ ml·(kg·min)$^{-1}$ ] |
| --- | --- | --- | --- |
| 丙泊酚 | 0.5~1.5 | 3.5~4.5 | 30~60 |
| 依托咪酯 | 2.0~5.0 | 2.2~4.5 | 10~20 |
| 氯胺酮 | 1.0~2.0 | 2.5~3.5 | 16~18 |

丙泊酚有肝外代谢或肾外清除途径。接受肝移植而处于无肝期的患者能够对丙泊酚进行代谢,证实了其肝外代谢的存在。肾脏是丙泊酚肝外最重要的代谢场所。肾脏对丙泊酚的代谢可达到总清除率的30%。肺也可能是丙泊酚重要的肝外代谢场所。丙泊酚的药代动力学可受多种因素(如性别、体重、既存疾病、年龄、合并用药等)的影响。

磷丙泊酚是水溶性丙泊酚的前体药物,该前体药物可被碱性磷酸酯酶水解而释放出丙泊酚、甲醛和磷酸盐。甲醛进一步代谢成甲酸盐,主要被氧化成 $CO_2$,最终排出体外。

磷丙泊酚和普通丙泊酚的的药代动力学不受种族、性别或轻中度肾功能不全的影响;另外,磷丙泊酚的药代动力学不受年龄和碱性磷酸酶浓度的影响。

磷丙泊酚不经细胞色素 P450 还原酶代谢。

## 二、作用机制

丙泊酚的作用机制尚未阐明,目前认为丙泊酚主要通过与 γ- 氨基丁酸(GABA)A 受体的 β 亚单位结合,增强 GABA 诱导的氯电流,从而产生催眠作用。GABA 受体跨膜区域的 $β_1$(M286)、$β_2$(M286)、$β_3$(N265)亚单位上的位点对丙泊酚的催眠作用至关重要。α 亚单位和 $γ_2$ 亚单位似乎也参与调控丙泊酚对 GABA 受体的作用。

丙泊酚作用于海马的 GABA 受体,抑制海马和前额叶皮质释放乙酰胆碱。丙泊酚也可能通过 $α_2$ 肾上腺素受体系统产生间接的镇静作用。丙泊酚还有可能通过调控门控钠通道,对谷氨酸的 N- 甲基 -D- 天冬氨酸(NMDA)亚型产生广泛的抑制,该作用也可能与药物对中枢神经系统的影响有关。有研究表明丙泊酚对脊髓神经元具有直接抑制作用。丙泊酚可作用于急性分离的脊髓背角神经元的 GABA 受体和甘氨酸受体。丙泊酚无镇痛作用。

丙泊酚有两种药理作用值得关注,即止吐作用和产生安宁感。丙泊酚可增加伏隔核的多巴胺浓度(常见于药物滥用和追求享乐行为)。丙泊酚的止吐作用可能与其作用于 GABA 受体、降低边缘系统的 5- 羟色胺水平有关。

## 三、药理作用

1. 中枢神经系统　丙泊酚是一种起效迅速、诱导平稳、无肌肉不自主运动、无咳嗽、无呃逆等副作用的短效静脉麻醉药,静脉注射 2.5mg/kg,约经一次臂 - 脑循环便可发挥作用,90~100 秒作用达峰效应,患者苏醒迅速且完全。

丙泊酚与脑电双频指数(BIS)呈血药浓度依赖性相关,BIS 随镇静的加深和意识消失逐渐下降。

丙泊酚有抗惊厥作用,且为剂量依赖性。丙泊酚可降低脑血流量、脑氧代谢率和颅内压。对颅内压较高的患者,因伴有脑血流量减少,对患者不利。对急性脑缺血患者,因降低脑氧代谢率而具有脑保护作用。

丙泊酚可增加伏隔核的多巴胺浓度(部分患者有美梦回忆或性幻想)。

2. 呼吸系统　诱导剂量的丙泊酚对呼吸仍有明显抑制作用,表现为呼吸频率减慢、潮气量减少,甚至出现呼吸暂停,持续 30~60 秒,对此应高度重视。丙泊酚静脉持续输注期间,呼吸中枢对 $CO_2$ 的反应性减弱。

静脉持续输注丙泊酚 100μg/(kg·min)时,潮气量可减少 40%。在终止妊娠、内镜检查等短小手术时应用该药,必须备有氧源及人工呼吸用具以备急用。

3. 心血管系统　丙泊酚对心血管系统有明显的抑制作用,在麻醉诱导期间可使心排血量、心排血指数、每搏指数和总外周血管阻力降低,从而导致动脉压显著下降。该药对心血管系统的抑制作用与患者年龄、一次性注射药物剂量、注射药物速度密切相关,缓慢注射时降压不明显,但麻醉作用减弱。此变化是由于外周血管扩张与直接心脏抑制的双重作用,且呈剂量依赖性,对老年人的心血管抑制作用较重。

4. 肝肾功能　丙泊酚对肝肾功能无影响,麻醉后肝脏酶(谷草转氨酶、谷丙转氨酶)和血浆碱性磷酸酶均没有明显变化。除钠离子排泄稍减少外,对肾功能无影响,而硫喷妥钠麻醉后钠、氯排泄均受抑制。

5. 肾上腺皮质功能　单次静脉注射或连续输注丙泊酚不影响皮质甾体的合成,也不改变 ACTH 刺激的正常反应,故重复应用对肾上腺皮质功能无影响。

6. 血液学　丙泊酚乳剂不影响血液与纤维蛋白溶解功能,对体内凝血机制也无影响。但脂乳剂本身在试管内可降低血小板的凝集。血糖可轻度升高。

7. 过敏反应　丙泊酚乳剂不刺激组胺释放;但有报道指出,丙泊酚可引起类过敏样反应,与脂乳剂无关。这种患者多有过敏反应史,因此对药物有过敏反应的患者,宜慎用丙泊酚麻醉。

8. 抗呕吐作用　亚催眠剂量的丙泊酚有明显的抗呕吐作用,一次静脉注射 10mg 可用于处理手术后呕吐。丙泊酚麻醉清醒后抗呕吐的效果仍能维持数小时,对癌症化学药物治疗引起的反应性呕吐也有效。此外,小剂量丙泊酚尚可治疗胆汁性瘙痒。

9. 相互作用　阿片类药物能增强丙泊酚的药效,麻醉前给予芬太尼 100μg 和氟哌利多 5mg,可使丙泊酚的诱导剂量减少到 1.5mg/kg。丙泊酚对去极化与非去极化肌松药的神经肌肉阻滞作用并无强化效应。

### 四、临床应用

丙泊酚作为一种快速、短效的静脉麻醉药,患者苏醒迅速且完全,持续输注后不易蓄积,且有一定的镇吐效应,是目前最为常用的静脉麻醉药。丙泊酚主要用于麻醉诱导、麻醉维持及镇静。诱导剂量为 1~2.5mg/kg 静脉注射,镇静为 25~75μg/(kg·min)持续静脉输注,麻醉维持为 50~150μg/(kg·min)持续静脉输注。上述剂量在老年人、危重患者或与其他麻醉药合用时,应减量或减慢输注速度。

此药还特别适用于门诊患者的胃镜、肠镜诊断性检查,以及终止妊娠等短小手术的麻醉,也常用于 ICU 患者的镇静。

1996 年 Gavin 等开发了计算机辅助输注系统"Diprifusior",靶控丙泊酚输注系统问世。靶控输注(target controlled infusion,TCI)技术及闭环药物输注系统将为更准确地用药提供支持。

### 五、不良反应

丙泊酚诱导时最明显的副作用是呼吸和循环抑制,呼吸暂停现象较常见;合用阿片类药物时呼吸暂停时间延长,且可增强丙泊酚降低动脉压的作用。其他的副作用还有注射部位疼痛、肌阵挛与较少见的血栓性静脉炎。注射部位疼痛较依托咪酯少,但较硫喷妥钠多,疼痛部位主要是在手背和腕部等小静脉穿刺处,前臂和肘窝部较大静脉则疼痛较少。丙泊酚乳剂配方对静脉的刺激性远较以往含有乙醇的制剂轻微,故注射部位疼痛也少见。自同一静脉先注射利多卡因或与利多卡因 20~40mg 混合后静脉注射,能有效地预防此种疼痛,注射速度对此并无影响。四肢肌阵挛现象较硫喷妥钠多,但少于依托咪酯,一般不需处理,会很快消失。与硫喷妥钠不同,丙泊酚误注入动脉或血管外不会造成肢体坏死或组织损伤。

丙泊酚输注速度超过 5mg/(kg·h)且输注时间超过 48 小时者,可能发生丙泊酚输注综合征(propfol infusion syndrome,PIS)。丙泊酚输注综合征的临床表现有急性顽固性心动过缓以致心搏骤停,同时伴以下一项或多项:代谢性酸中毒(碱缺失>10mmol/L)、横纹肌溶解、高脂血症和肝大或脂肪肝。其他表现还有伴急性心力衰竭的心肌病、骨骼肌病、高钾血症和高脂血症。导致这种症状和体征的原因包括肌肉损伤和细胞内毒性内容物的释放。主要危险因素是氧供不足、脓毒症、严重脑损伤及大剂量的丙泊酚。该综合征的诱因可能是遗传性脂肪酸代谢疾病,如重链酰基辅酶 A(MACD)缺乏症,以及糖类供给偏低。高脂血症的诱因可能是肝脏脂质调节出现障碍,有可能与氧合代谢或葡萄糖的缺乏相关。在某些情况下,血脂升高可能是发生丙泊酚输注综合征的第一个指征。

据报道,丙泊酚麻醉可能会使致命性全身感染增多,此药可抑制金黄色葡萄球菌和大肠埃希菌的吞噬作用与杀伤作用。丙泊酚安瓿与注射器开放后细菌培养易呈阳性,主要因脂肪乳剂是良好的培养基。在制剂内加入依地酸(ethylenediamine tetraacetic acid,EDTA)可延缓细菌的生长。

## 第四节　氯　胺　酮

苯环己哌啶类静脉麻醉药的基本化学结构为环己胺,1958 年 Greifenstein 等介绍一种芳香基环己胺,即苯环己哌啶(phencyclidine),具有较强的镇痛作用,给药后呈现类似痴呆的状态。苏醒期几乎所有患者均有精神症状的副作用,25% 的患者有激动现象,甚至持续至术后数小时。现此药已不在临床使用。1962 年 Stevens 合成氯胺酮(ketamine,ketalar,Ketaject),为苯环己哌啶的衍生物,1965 年 Corssen 和 Damino 首先在人体上应用,1970 年进入临床。此药是目前仍在使用的、唯一的苯环己哌啶类药。氯胺酮不同于其他静脉麻醉药,具有明显的镇痛作用。尽管仍然有苯环己哌啶的精神副作用,但较轻,因其对呼吸和循环影响很小,故仍有使用的价值。

氯胺酮(ketamine)是苯环己哌啶(phencyclidine)的衍生物。氯胺酮分子量为 238kD,水溶性弱,为白色结晶盐,解离常数为 7.5。脂溶性为硫喷妥钠的 5~10 倍。临床所用的氯胺酮是消旋体。右旋氯胺酮的麻醉效价为左旋氯胺酮的 4 倍。该药为白色结晶,易溶于水,水溶液 pH 3.5~5.5,pKa 为 7.5。

## 一、体内过程

氯胺酮的脂溶性是硫喷妥钠的 5~10 倍,静脉注射后 1 分钟、肌内注射后 5 分钟,血药浓度即达峰值。血浆蛋白结合率低(12%~47%),进入血液循环后,迅速分布到血运丰富的组织。由于其脂溶性高,易于透过血 - 脑脊液屏障,加之脑血流丰富,脑内浓度迅速增加,其峰浓度可达血药浓度的 4~5 倍,然后迅速从脑再分布到其他组织,从而苏醒迅速。

氯胺酮由肝微粒体酶代谢。主要的代谢途径为 N- 去甲基化形成去甲基氯胺酮(代谢产物 1),然后羟基化生成羟基去甲基氯胺酮。这些产物经过结合反应生成水溶性葡糖醛酸衍生物,经肾脏排出。目前还没有对氯胺酮主要代谢产物的活性进行深入的研究,但是去甲基氯胺酮的活性明显低于氯胺酮(20%~30%)。最近更多的去甲基氯胺酮模型表明,它确实有助于延长单次推注或持续输注氯胺酮所提供的镇痛效果。药代动力学参数见表 3-10。反复应用氯胺酮可因自身诱导作用而产生对此药的耐受性。

## 二、作用机制

氯胺酮通过 NMDA 受体上的苯环己哌啶(phencyclidine,PCP)位点产生分离性的麻醉效果,这与其他麻醉药物抑制中枢神经系统的机制不同。氯胺酮产生剂量相关的意识消失与镇痛。主要作用于 NMDA 受体,是 NMDA 受体的非竞争性拮抗药,拮抗 NMDA 受体是氯胺酮产生全身麻醉作用的主要机制。该药选择性阻滞脊髓网状结构束对痛觉信号的传入,阻断疼痛向丘脑和皮质区传导,产生镇痛作用,同时还激活边缘系统。

## 三、药理作用

1. 中枢神经系统　氯胺酮的麻醉体征与其他全身麻醉药不同。单独注射后不像其他全身麻醉药出现类自然的睡眠状态,而是呈木僵状,表现为意识消失但眼睛睁开凝视,眼球震颤,对光反射、咳嗽反射、吞咽反射存在,肌张力增加,少数患者出现牙关紧闭和四肢不自主活动,这种现象被称为"分离麻醉(dissociative anesthesia)"。

氯胺酮虽有良好的镇痛作用,但对内脏的镇痛效果差,腹腔手术时牵拉内脏仍有反应。氯胺酮可抑制中枢痛觉敏化,也可减少弱阿片类药物的急性耐受。NMDA 受体在阿片类药物诱导的痛觉过敏和镇痛耐受的过程中至关重要,预防性使用氯胺酮则能预防中枢痛觉敏化及阿片类药物诱导的长时间的痛觉过敏。

氯胺酮可增加脑代谢、脑血流和颅内压。它具有中枢兴奋作用,脑电图可有广泛的 θ 波活动及海马癫痫小发作样活动,可使 $CMRO_2$ 增加。氯胺酮引起脑血流的增加要超过 $CMRO_2$ 的增加。随着脑血流的增加及交感神经系统反应明显增强,颅内压也增高。氯胺酮不影响脑血管对 $CO_2$ 的反应性,因此降低 $PaCO_2$ 可减弱氯胺酮引起的颅内压升高。

氯胺酮与其他苯环己哌啶类药物一样,在患者麻醉苏醒期有精神方面的不良反应,称为苏醒反应。临床上常表现为梦境和幻觉,梦境和幻觉可引起兴奋、迷惑、欣快及恐惧。可在苏醒后 1 小时内发生,1 小时至数小时后逐渐减弱。氯胺酮这种苏醒反应是因继发于氯胺酮对听觉和视觉中继核的抑制,从而对听觉和视觉产生了错误的感受或理解所致。其发生率范围是 3%~100%。影响苏醒反应发生的因素有年龄、剂量、性别、精神敏感性及合用的药物。苯二氮䓬类药物对减弱或治疗氯胺酮的苏醒反应最为有效。

近年来的研究表明,小剂量氯胺酮具有快速抗抑郁效应。

2. 心血管系统　氯胺酮通过双相机制增加动脉压、增快心率和增加心排血量。氯胺酮有直接的抑制心脏和负性肌力作用;但是,也可激活交感神经系统而产生间接激动心脏的作用。氯胺酮能够引起全身性儿茶酚胺的释放,抑制迷走神经,抑制外周神经及非神经组织(如心肌)摄取去甲肾上腺素,还能抑制交感神经释放去甲肾上腺素。大剂量使用或重复给药时,突触前儿茶酚胺的储备消耗殆尽,则主要表现为对心脏的抑制作用。小剂量使用氯胺酮,心血管受到刺激,产生心动过速、体循环和肺动脉高压、心排血量及心肌耗氧量增加。

3. 呼吸系统　临床麻醉剂量的氯胺酮静脉注射可对呼吸频率和潮气量产生轻度抑制,但很快恢复。如果静脉注射过快或剂量过大,尤其是与麻醉性镇痛药复合应用时,则引起显著的呼吸抑制,甚至呼吸暂停。

氯胺酮对婴儿和老年人的呼吸抑制作用更为明显。

氯胺酮具有支气管平滑肌松弛作用。麻醉时，肺顺应性增加，呼吸道阻力降低，并能使支气管痉挛缓解，故适用于支气管哮喘患者。氯胺酮这种支气管松弛作用可能与其有拟交感神经作用有关。

氯胺酮麻醉后唾液和支气管分泌物增加，小儿尤为明显，不利于保持呼吸道通畅。喉头分泌物的刺激可能诱发喉痉挛，故麻醉前需应用阿托品。咳嗽、呃逆在小儿较成人常见。另外，虽然该药对喉反射抑制不明显，但由于保护性喉反射功能减弱，仍有误吸的可能。

4. 其他　氯胺酮可使眼压轻度增高，可能是由于眼外肌张力失去平衡所致；对肝肾功能无明显影响，但此药在肝内代谢，对肝脏的毒性应予以重视；能增强妊娠子宫的张力，并增加其收缩频率。

### 四、临床应用

氯胺酮具有独特的药理学特点，目前的临床应用主要是利用其镇痛效应，不适宜常规使用。氯胺酮体表镇痛效果好，且对呼吸和循环系统影响较轻，因此主要适用于短小手术、清创、植皮、更换敷料和小儿麻醉，以及血流动力学不稳定患者的麻醉诱导。氯胺酮也经常用于先天性心脏病患者的麻醉诱导，尤其是发生右向左分流的先天性心脏病患者。颅脑疾病患者不宜单独运用氯胺酮，但是可以在预先给予丙泊酚、阿片类药物的基础上应用。

氯胺酮可经静脉注射、肌内注射、口服途径给药。全身麻醉诱导剂量为静脉注射 0.5~2mg/kg，小儿基础麻醉可肌内注射 4~6mg/kg，或口服 6mg/kg。镇静与镇痛剂量为 2~4mg/kg 肌内注射。

### 五、不良反应

1. 精神运动反应　苏醒期肌肉张力先恢复，部分患者有精神激动和梦幻现象，如谵妄、狂躁、呻吟、精神错乱和肢体乱动，严重者抽搐或惊厥。主观有飘然感或肢体离断感；有时视觉异常，如视物变形、复视或暂时失明；偶有夜游现象。苏醒后精神症状立即消失，但有的可在数天或数周后再发。梦幻一般持续 5~15 分钟，有美梦、噩梦和各种奇梦，而且常十分逼真。有时出现幻觉、幻听、幻视现象，从而导致胡言乱语。氯胺酮麻醉后的谵妄现象有时与其他麻醉药产生的现象不同，说话似已清楚，但实为梦语。其原因主要是氯胺酮使脑特定部位兴奋。此药具有促进脑代谢和增加脑血流的效应，对大脑的刺激作用可能是氯胺酮麻醉后合并精神和运动副作用的药理学基础。此外，对外侧膝状体、视辐射和皮质视觉区的影响，可能是术后暂时性失明的原因，一般多发生在刚苏醒时，持续 15~30 分钟，但有的达数小时至数天。此时患者对光反射正常，眼底无病变，眼压亦无明显变化。

氯胺酮麻醉后的精神症状，成人多于儿童，女性多于男性，短时间手术多于长时间手术，单一氯胺酮麻醉多于氯胺酮复合麻醉。氟哌利多、苯二氮䓬类或吩噻嗪类药可使症状减轻，麻醉前给予一种或两种上述药物有一定预防作用。苯二氮䓬类药物中，除地西泮外，劳拉西泮（lorazepam）的效果较好。如果麻醉前未用，则在麻醉结束时注射亦有一定的防治作用。麻醉后应将患者安排在安静的室内，减少视觉、听觉的刺激，并避免不良的暗示语言。

其他不良反应：苏醒期有时四肢出现不自主的活动，口和舌徐动。消化系统有时并发急性胃扩张，可发生在术中或术后，是因唾液、胃液分泌增多，咽喉反射不消失，吞进大量气体与液体而造成，应采取胃肠减压治疗。

2. 心血管系统　对一般患者引起血压升高及心率加快，但对失代偿的休克患者或心功能不全的患者可引起血压剧降、心动过缓，甚至心搏骤停。

3. 其他　偶有呃逆、恶心、呕吐、误吸发生，有时发生喉痉挛或支气管痉挛。连续应用可产生耐受性和依赖性，需要高度重视。曾有麻醉后皮疹的报道。

### 六、禁忌证

禁用于严重高血压、肺心病、肺动脉高压、颅内压升高、眼压升高、心功能不全、甲状腺功能亢进、癫痫及精神病患者。

最近氯胺酮的右旋体（艾司氯胺酮）已经在临床上开始应用，其效能更强、适应证更广、不良反应更少，深受临床医师的欢迎。

# 第五节　依 托 咪 酯

依托咪酯(etomidate)首次报道于1965年,1972年开始进入临床。依托咪酯为咪唑的衍生物,分子量342.4Da。由于化学结构中有咪唑基团,也如咪达唑仑一样,在酸性pH条件下为水溶性,而在生理性pH条件下则成为脂溶性,临床上使用的是溶于丙二醇的制剂,pH 6.9。

依托咪酯麻醉的特点包括血流动力学稳定、呼吸抑制小、有脑保护作用、毒性小,因药代动力学原因使其单次注射或持续输注后均苏醒迅速。在20世纪70年代,依托咪酯因为这些良好特性而在临床上被广泛用于麻醉诱导和维持,以及危重患者长期镇静。依托咪酯对肾上腺皮质功能的影响曾引起争论。

## 一、体内过程

依托咪酯是目前常用的静脉麻醉药,其作用特点有血流动力学稳定和苏醒较为迅速。静脉注射后很快进入脑和其他血流丰富的器官,约1分钟脑内浓度达峰值,其最大效应发生在注射药物3分钟时,然后很快从脑向其他组织转移。催眠作用与脑内药物浓度呈线性相关。脑内药物浓度下降后,患者迅速苏醒。消除半衰期为2.9~5.3小时。该药进入血液循环后,约有76%与血浆中的白蛋白结合,如果白蛋白减少,则游离药物增多,药效将增强。低蛋白血症患者用量须酌减。

依托咪酯主要在肝脏代谢,通过酯酶水解为依托咪酯相应的羧酸(主要代谢产物)或乙醇离去基团。主要的代谢产物无药理活性。只有2%的药物以原形排出,其余以代谢产物形式从肾脏(85%)和胆汁(13%)排出。当病情(如肝、肾疾病)影响血白蛋白时,游离(未结合)药物的比例可发生不同程度的变化,可能使其药理作用增强。药代动力学参数见表3-9。

## 二、作用机制

依托咪酯的催眠作用几乎完全是通过$GABA_A$受体而产生的。该机制包括不同浓度的依托咪酯产生的两种作用。第一个作用是对$GABA_A$受体的正调制:在临床剂量依托咪酯的作用下,低剂量的GABA激活$GABA_A$受体;第二个作用称为直接激活或变构激活,超过临床使用浓度的依托咪酯能够直接激活$GABA_A$受体。这两种作用表明$GABA_A$受体上存在两个独立的结合位点。$GABA_A$受体包含的$\beta_2$及$\beta_3$亚基的调节和激活与依托咪酯有关,而$\beta_1$亚基则不受影响。

## 三、药理作用

1. 中枢神经系统　依托咪酯静脉注射后起效迅速,患者可在一次臂-脑循环内迅速产生催眠作用,在临床剂量范围内(0.1~0.4mg/kg)经7~14分钟苏醒。其机制尚不清楚。

依托咪酯可降低颅内压并维持脑电图暴发性抑制状态,但并不影响平均动脉压。应用该药0.2~0.3mg/kg可使脑耗氧量呈剂量依赖性降低,而脑灌注压维持正常,对缺氧性脑损害有保护作用。对颅内肿瘤和脑外伤患者,依托咪酯能有效降低颅内压,且不影响脑灌注压。但是,在大脑中动脉结扎手术过程中,依托咪酯可以加重脑缺氧和酸中毒。

依托咪酯可引起惊厥大发作,还可使癫痫灶的脑电活动增强。

2. 心血管系统　依托咪酯的血流动力学稳定性与其不影响交感神经系统和压力感受器功能有关。与其他起效迅速的诱导药不同,依托咪酯对心血管功能的影响轻微。静脉注射0.3mg/kg可使心率略减慢,动脉压轻度下降,总外周血管阻力稍降低,心排血量增加,$dp/dt_{max}$轻微升高。依托咪酯可用于缺血性心脏病或瓣膜性心脏病患者非心脏手术时的麻醉。对冠状动脉有轻度扩张作用,不增加心肌耗氧量,易保持血流动力学稳定,尤其适用于冠心病和其他心脏储备功能差的患者。

与丙泊酚相比,患者在接受依托咪酯诱导麻醉时,更易发生高血压和心动过速。在出血性休克方面,用依托咪酯进行麻醉诱导具有一定的优点。

3. 呼吸系统　与其他麻醉诱导的药物相比,依托咪酯对通气影响较小。对健康患者及有气道反应性疾病的患者都不会诱发组胺释放。

在应用依托咪酯的过程中机体对二氧化碳的敏感性并没有降低,但剂量过大、注射过快仍可引起呼吸抑制,甚至呼吸暂停。

4. 肾上腺皮质功能 依托咪酯对肾上腺皮质功能有一定的抑制作用,但单次注射或短时间应用对肾上腺皮质功能并无明显影响。长时间给药如 ICU 患者镇静、脑外伤患者降低颅内压或神经外科手术中及手术后应用时,由于依托咪酯对肾上腺皮质功能的抑制,死亡率可能增加。一般认为此药对肾上腺皮质内甾体的合成有抑制作用。

依托咪酯可逆性抑制 11β- 羟化酶将 11- 脱氧皮质醇转化成皮质醇,对 17α- 羟化酶的影响很小,其结果是皮质醇的前体 11- 脱氧皮质醇、17- 羟孕酮及促肾上腺皮质激素(ACTH)增多。11β- 羟化酶(主要阻断部位)和 17α- 羟化酶(阻断程度较轻)能合成皮质醇和醛固酮,依托咪酯对此合成有阻断作用,这可能与依托咪酯结合细胞色素 P450 还原酶形成的游离咪唑基有关,导致人体甾体生成所需要的抗坏血酸(维生素 C)的再合成被抑制。阻断细胞色素 P450 还原酶依赖性的 11β- 羟化酶,也可使盐皮质激素的生成减少、中间体 11- 去氧皮质酮增多。依托咪酯麻醉后补充维生素 C 能将皮质醇水平恢复正常。单次静脉注射依托咪酯也会出现肾上腺皮质功能轻微抑制现象,但这种抑制多是暂时的。皮质醇水平虽较诱导前降低,但依然在正常范围内,且麻醉后数小时很快恢复。临床经验显示,采用依托咪酯诱导并没有发现不良后果,麻醉手术中强烈的应激反应有助于抵消这种肾上腺皮质功能的暂时性抑制。曾报道连续静脉输注依托咪酯麻醉后血浆皮质醇、醛固酮均降低,而用硫喷妥钠者增高,且明显高于依托咪酯麻醉的患者。此外,依托咪酯也可抑制催乳素的产生,而此激素在外科手术后和应激反应时升高,提示依托咪酯麻醉后患者应激能力下降。因为血浆醛固酮水平也降低,故对于长时间或应激反应剧烈的手术,是否应补充肾上腺皮质激素值得研究。

### 四、相互作用

依托咪酯轻度增强非去极化肌松药的神经肌肉阻滞作用。血浆胆碱酯酶活性低的患者,在依托咪酯诱导后再给予琥珀胆碱,后者的作用会明显延长。

### 五、其他影响

依托咪酯可快速降低眼压。静脉注射 0.3mg/kg 可使眼压下降达 30%~60%,持续约 5 分钟,对内眼手术有利。

依托咪酯麻醉后未发现肝功能有异常改变,麻醉时肾灌注量并不减少。

依托咪酯不促进组胺释放,偶有麻醉后头、颈和躯干上部出现红疹,认为是类过敏反应。

依托咪酯不影响肝肾功能。

### 六、临床应用

依托咪酯属于短效静脉麻醉药,主要用于麻醉诱导及短小手术的麻醉维持。依托咪酯麻醉时循环稳定、呼吸抑制轻微且安全剂量范围较大,因此适用于合并心血管系统、呼吸系统及颅内高压等疾病的患者。特别适用于老年患者和合并心血管并发症的患者。常用诱导剂量为 0.2~0.5mg/kg,年老体弱和危重患者可减至 0.1mg/kg。麻醉维持时,以 10μg/(kg·min)连续静脉输注。

### 七、不良反应

1. 局部刺激性 注射部位疼痛的发生率为 10%~50%,多发生在小静脉。注药前在同一静脉处先注射小剂量利多卡因,可使疼痛减轻。用药后 48~72 小时内有并发血栓性静脉炎的报道。

2. 诱导期兴奋 麻醉诱导时可出现肌震颤、肌强直,严重时类似抽搐,预先注射咪达唑仑或芬太尼可减少其发生。依托咪酯也被报道可以诱发广泛的癫痫样脑电图,因此癫痫患者应慎用。

3. 抑制肾上腺皮质功能 在肾上腺中,胆固醇转化为皮质醇需要 11β- 羟化酶,有研究认为依托咪酯能可逆性地、呈剂量依赖地抑制该酶的活性,从而一过性抑制肾上腺皮质功能。但近期更多的研究提示,这种肾上腺皮质的抑制无临床意义。

麻醉诱导时,10%~65.5% 的患者在上肢等部位出现肌阵挛,严重者类似抽搐,有时肌张力显著增强,其严重程度超过美索比妥。这种现象与脑电图上癫痫样放电无关,主要是中枢性诱发的缘故。术前给予氟哌利多和芬太尼可减少其发生,严重者需用其他全身麻醉药来控制。这种现象有时亦可见于小剂量依托咪酯麻醉的患者,其原因可能与中枢作用有关。肌阵挛明显的患者血清钾略升高,其因果关系尚待进一步研究。

麻醉后恶心、呕吐时有发生,甚至高达 30%~40%,加用芬太尼使其发生率增高,对于有恶心、呕吐倾向的患者,最好避免使用依托咪酯。

注射部位疼痛的发生率为 10%~50%,在手背部或腕部的小静脉穿刺及慢速注射时,疼痛的发生率高,故认为静脉壁接触药物的时间是影响疼痛发生的重要因素。经肘部较大的静脉注射、术前给予芬太尼或在注药前自同一静脉先注射利多卡因,可使疼痛减轻。静脉注射麻醉后数天才发血栓性静脉炎者较多,其发生率与用药剂量有关,0.3mg/kg 的发生率为 13%,剂量超过 0.9mg/kg 则高达 37%,甚至麻醉后 14 天仍有 24% 发生,而硫喷妥钠麻醉后血栓性静脉炎的发生率显著低。

4. 血液系统　依托咪酯的溶媒是丙二醇,有报道丙二醇能导致轻度溶血。

# 第六节　γ- 羟基丁酸钠

γ- 氨基丁酸是脑的生理代谢产物,对中枢神经系统有抑制作用。因不能通过血 - 脑屏障,故注射后无法从血液循环进入脑内发挥作用。γ- 羟基丁酸是 γ- 氨基丁酸的中间代谢物,其中枢抑制作用明显强于后者。此药静脉注射后,可通过血 - 脑屏障作用于中枢神经系统。Laborit 等于 1960 年推荐其作为静脉麻醉药,随之在法国和意大利等国家应用,我国曾广泛使用。因该药可导致患者睡眠时间长,可控性差,目前应用日渐减少,有可能被其他静脉麻醉药所取代。

### 一、理化性质

γ- 羟基丁酸钠又称羟丁酸钠,简称 γ-OH,为饱和脂肪酸的钠盐,化学结构简单,为白色微细结晶粉末,易溶于水,水溶液稳定、无色透明。临床使用 25% 溶液,pH 接近 7.0,对静脉无刺激性。

化学方程式为 $CH_2OH^-CH_2CH_2$-COONa,分子量为 129.06Da。

### 二、药代动力学

静脉注射 γ-OH 后 15 分钟血药浓度达峰值,在 60 分钟时迅速下降,然后在较长时间内维持于较低水平。此药 80%~90% 在体内代谢成 $CO_2$ 和水,前者自呼吸道排出,其余在 4~5 小时内经肾脏排出。一般认为其代谢过程与脂肪酸一样,经 β 位氧化分解成乙酸和乙醛。亦有认为 γ-OH 先转化为氨基丁酸,然后脱氨成丁丙酸,再进入三羧酸循环代谢,最后转化成 $CO_2$ 和水。

### 三、药效动力学

静脉注射后 3~5 分钟,患者嗜睡,约 10 分钟进入睡眠,20~30 分钟才能充分发挥作用,持续 60~90 分钟,少数可长达 4~5 小时,是目前静脉麻醉药中作用时间最长者。麻醉过程中患者类似自然睡眠,且逐渐加深。此药无镇痛作用,是一种催眠性静脉麻醉辅助药。

1. 中枢神经系统　此药主要作用于大脑皮质的灰质、海马旁回和边缘系统,抑制经中枢和末梢突触的冲动传导通路。由于高位控制的减弱,网状激活系统的活动可能增强或处于兴奋状态。麻醉后副交感神经系统功能亢进,可出现心动过缓、唾液分泌增多等反应。

2. 心血管系统　静脉注射 γ-OH 后血压常升高,老年人和高血压患者更为明显。麻醉后,若无外界刺激,血压稍下降,心率明显减慢,脉搏有力,心排血量无改变或略减少。麻醉浅时,心率增快,血压明显升高,心排血量亦增多。此药对心肌无明显影响,可改善心肌对缺氧的耐受力。给药后心律失常不多见。

3. 呼吸系统　对呼吸系统无明显影响,麻醉后呼吸频率略减慢,但呼吸加深,潮气量稍增加,故每分通气量不变或略增多。中枢神经系统对 $CO_2$ 的敏感性不变,故很少发生呼吸抑制。因咽反射抑制、下颌较松弛,表面麻醉后即能顺利施行气管插管,且能较好地耐受气管导管。γ-OH 能抑制肺泡压力感受器,麻醉中患者突然苏醒时,呼吸可能不同时恢复。

4. 肝肾功能　γ-OH 对肝肾功能无影响。麻醉中血清钾降低,心电图显示有时 T 波低平、倒置或出现 U 波。此种改变是一过性的,注药后 10~20 分钟血清钾开始下降,20~40 分钟降到最低值,但一般仍在正常范围内,60 分钟后基本恢复正常。血清钾的降低与药量关系不大,而与注药速度关系密切,慢速注射较快速注射的下降幅度大。血清钾下降时,尿钾排出量并不增多,提示 γ-OH 代谢时促使钾离子进入细胞内是其主要原因。一般患者此种改变并不明显,心电图亦无显著变化;但低钾血症的患者或大量、重复给药时可诱发心律失常,应酌情补钾。

### 四、临床应用

γ-OH 毒性很低,对呼吸、循环影响很小,主要用于麻醉诱导和维持,是静脉复合麻醉的用药之一,但苏醒期较长。严重高血压患者禁用。由于其诱导缓慢,并有锥体外系副作用,又因其无镇痛作用,只能作为全身麻醉的辅助药,故近年来临床应用已显著减少。

临床剂量为 50~80mg/kg,小儿最多 100mg/kg。成人诱导剂量 2~5g,25% 溶液单次静脉注射或静脉滴注。手术时间长者,每隔 1~2 小时可追加 1~2g。

### 五、不良反应

麻醉诱导和苏醒期可出现锥体外系症状,手、肩、臂、面部肌肉出现不自主地颤动,有时出现阵挛现象,尤其是在快速注药或大剂量时明显。多数反应均可自行消失,术前宜给予巴比妥类或哌替啶等药物预防。麻醉后有时出现恶心、呕吐,偶有躁狂、幻觉、兴奋、激动等,可用地西泮处理。

(曹君利)

# 第六章 局部麻醉药

局部麻醉药(local anesthetics)简称"局麻药",是一类能可逆性阻断神经冲动的发生和传导,并使相关神经支配部位出现暂时性、可逆性感觉(甚至运动功能)丧失的药物。目前临床常用的局麻药已有十余种,但尚无一个完全符合理想局麻药的条件:①理化性质稳定、易长期保存,不因高压、日照等变质;②易溶于水,局部刺激性小,对皮肤、皮下组织、血管无损伤,无神经毒性;③起效快,局部作用强,能满足不同手术所需的麻醉时效;④对皮肤、黏膜的穿透力强,能用于表面麻醉,且麻醉效果应是完全可逆的;⑤不易被吸收入血或虽被吸收入血亦无明显毒性;⑥不易引起变态反应;⑦无快速耐受性。因此,学者们仍在不断探索更为理想的局麻药。

## 第一节 概 述

### 一、局部麻醉药的分类和构效关系

局麻药的结构主要由三部分组成:芳香基团、中间链和氨基团(图3-6)。芳香基团为苯核,是局麻药亲脂疏水性的主要结构;改变这部分结构,可产生不同脂溶性的局麻药。中间链长0.6~0.9nm,由酯键或酰胺键组成,决定局麻药的代谢途径并影响其作用强度;在一定范围内,中间链的延长可增加局麻药的效能。氨基团大多数为叔胺,少数是仲胺;氨基团决定局麻药的亲水疏脂性,主要影响药物分子的解离度。

1. 按化学结构分类 根据中间链的不同,局麻药可分为两大类(图3-6):中间链为酯键者为酯类局麻药,常用药物包括普鲁卡因、氯普鲁卡因、丁卡因和可卡因;中间链为酰胺键者为酰胺类局麻药,包括利多卡因、布比卡因、罗哌卡因、甲哌卡因、依替卡因和丙胺卡因。酯类局麻药的酯键能够被血浆胆碱酯酶裂解,因此,它们在循环中的半衰期很短(约1分钟)。其代谢产物为对氨基苯甲酸,可形成半抗原,可能引起变态反应。酰胺类局麻药主要在肝脏代谢,其过程包括水解和水解后的首位N-脱羟基,从而使酰胺基裂解。严重肝病患者使用酰胺类局麻药容易发生不良反应。大多数酰胺类局麻药的清除半期为2~3小时。

芳香基团　中间链　氨基团

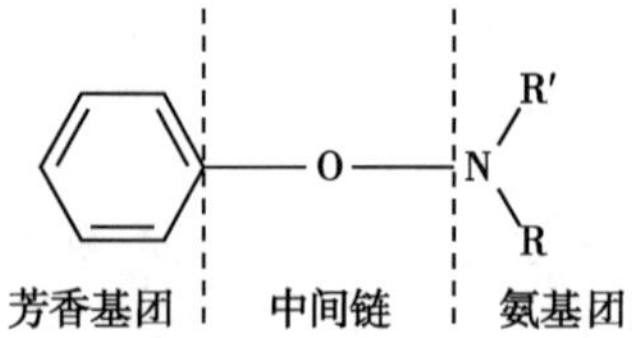

基本结构

酯类

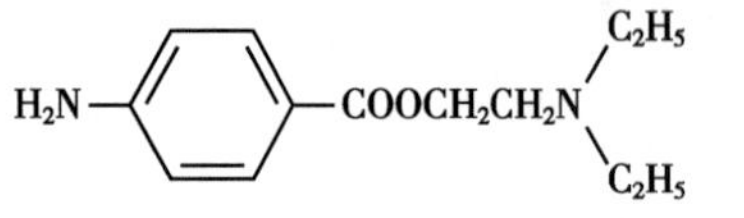

普鲁卡因 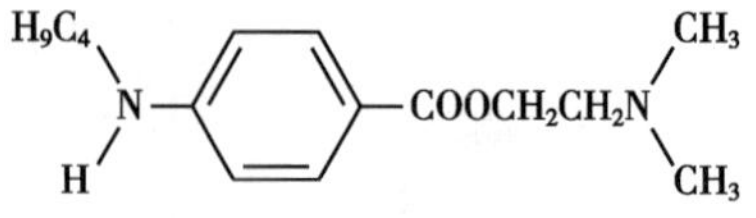　　　　　　　　　　　丁卡因

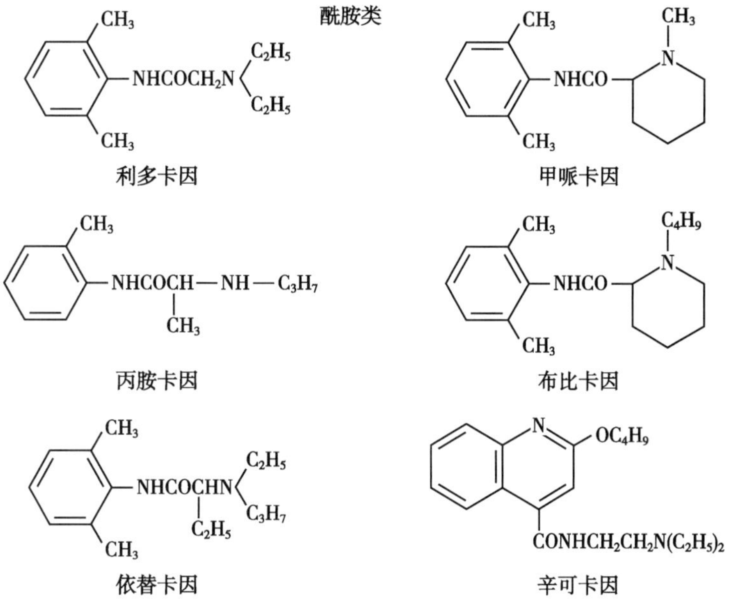

图 3-6　局麻药的分子结构式

2. 按作用时效分类　依据局麻药作用时效的长短进行分类。短效局麻药包括普鲁卡因和氯普鲁卡因；中效局麻药包括利多卡因、甲哌卡因和丙胺卡因；长效局麻药包括布比卡因、丁卡因、罗哌卡因和依替卡因。

3. 构效关系　局麻药的分子结构决定其理化性质和药理性质。相同类别的局麻药属于相同系列化合物，其化学结构的改变只引起如麻醉效能、时效和代谢速率等生物学特性的不同；不同类别的局麻药属于不同系列化合物，具有代谢方式、途径等不同。例如，普鲁卡因的芳香基团上加以丁基就成为丁卡因，使其脂溶性增加 100 倍以上，蛋白结合率增加 10 倍以上，麻醉强度和作用时效也显著增加。依替卡因的中间链比利多卡因多一个 $C_2H_5$ 侧链，并以丙基取代利多卡因氨基上的乙基，结果脂溶性和麻醉强度都明显增加。若将丁基取代甲哌卡因氨基上的甲基，则成为布比卡因，其脂溶性及与蛋白质的结合力均高于甲哌卡因，麻醉时效也相应延长。

脂溶性的大小与局麻药的作用强度相关，脂溶性高者其麻醉作用强度也大。而蛋白结合率则与局麻药的作用时效相关，通常蛋白结合率越高，药物作用时间越长。总的来说，酰胺类局麻药起效快、弥散广、阻滞明显、时效长，临床应用较酯类局麻药广泛。

## 二、局部麻醉药作用的理化基础

1. 离解度　局麻药多为弱碱性的叔胺或仲胺，这些胺不溶于水，在空气中也不稳定。为便于应用，必须与酸结合形成可溶于水的盐，如盐酸普鲁卡因。可用如下反应式表示：

$$R \equiv N + HCl \longrightarrow R \equiv NH^+ \cdot Cl \quad \cdots \tag{3-18}$$

在水溶液中，上述复合盐将离解为带电荷、可溶于水的阳离子（$R \equiv NH^+$）和不带电荷、可溶于脂的碱基（$R \equiv N$，叔胺）。

$$R \equiv NH^+ \quad R \equiv N + H^+ \quad \cdots \tag{3-19}$$

此反应式左右平衡的变化，不仅影响局麻药的生物物理特性，也将影响其对神经冲动的阻滞。

2. 离解常数（pKa）　依照质量守恒定律，药物分子离解作用的方向，即局麻药的阳离子与碱基之比，受溶液 $H^+$ 浓度影响。在酸性条件下，其反应方向左移，局麻药多为阳离子形式；在碱性条件下，反应方向右移，局麻药多为碱基形式。在平衡状态下，上述离解常数：

$$Ka = \frac{[B][H^+]}{[BH^+]} \tag{3-20}$$

B 为不带电荷的碱基形式；$BH^+$ 为带电荷的阳离子形式；pKa 是 Ka 的负对数，故上式可推导为：

$$pKa = pH - \lg\left[\frac{B}{BH^+}\right] \tag{3-21}$$

因此,溶液 pH 决定局麻药碱基与阳离子数量的比率。当溶液 pH 等于局麻药的 pKa 时,碱基与阳离子数量相等。大多数局麻药的 pKa 为 7.5~9.0。为便于通过 pH 来了解阳离子与碱基数量之比,可将式(3-21)改写为:

$$\log = pKa - pH \quad \cdots \tag{3-22}$$

局麻药的阳离子和碱基各有特性,但彼此间又是相互补充和平衡。例如,只有阳离子才能与阴离子膜受体结合,阻滞钠通道,以阻断神经冲动的传导。而局麻药从注射部位通过纤维性屏障弥散至神经膜,又需要不带电荷的脂溶性碱基来承担输送任务。所以最终到达神经膜的局麻药分子数量取决于该药离解后的碱基浓度。在碱性条件下(pKa-pH<0),碱基的比率增加,局麻药的弥散能力增强。

临床常见局麻药的理化特性和麻醉作用见表 3-10。

表 3-10　常用局麻药的理化性质和麻醉作用

| 局麻药 | pKa | 脂溶性 | 蛋白结合率 /% | 强度 | 起效时间 /min | 持续时间 /h | 分子量 /Da |
|---|---|---|---|---|---|---|---|
| 普鲁卡因 | 8.9 | 0.6 | 6 | 1 | 1~3 | 0.75~1 | 273 |
| 氯普鲁卡因 | 9.1 | 0.4 | 4 | 1 | 3~5 | 0.5~0.75 | 305 |
| 丁卡因 | 8.5 | 80 | 76 | 8 | 5~10 | 1~1.5 | 300 |
| 利多卡因 | 7.9 | 2.9 | 70 | 2 | 1~3 | 2~3 | 271 |
| 布比卡因 | 8.1 | 28 | 96 | 6 | 5~10 | 1~2 | 324 |
| 左布比卡因 | 7.9 | 28 | 96 | 8 | 2~10 | 4~8 | 324 |
| 罗哌卡因 | 8.0 | 29 | 94 | 8 | 1~5 | 2~6 | 274 |
| 甲哌卡因 | 7.6 | 1.0 | 77 | 2 | 1~3 | 1~2 | 285 |
| 依替卡因 | 7.9 | 141 | 94 | 8 | 5~15 | 4~8 | 312 |
| 丙胺卡因 | 7.9 | 0.9 | 55 | 2 | 1~3 | 1.5~3 | 257 |

三、局部麻醉药作用的解剖学基础

1. 神经纤维　神经纤维根据有无髓鞘可分为有髓神经纤维和无髓神经纤维。根据其传导速率、阈值和后电位的不同,神经纤维又分为 A、B、C 三型。A 型和 B 型为有髓神经纤维,C 型为无髓神经纤维。A 型纤维依据轴径的递减又分为 α、β、γ 和 δ 四个亚型。Aα 型纤维传导迅速,与锐痛有关。C 型纤维占外周感觉神经的 75%~80% 和自主神经节前纤维的 95%,与慢性疼痛相关。各型神经纤维的轴径和功能见表 3-11。

表 3-11　外周神经纤维的分类

| 纤维类型 | 髓鞘 | 轴径 /μm | 功能 | 局部阻滞敏感性 |
|---|---|---|---|---|
| Aα | ++ | 6~22 | 运动传出,本体觉传入 | ++ |
| Aβ | ++ | 6~22 | 运动传出,本体觉传入 | ++ |
| Aγ | ++ | 3~6 | 肌梭传出 | ++++ |
| Aδ | ++ | 1~4 | 痛、温、触觉传入 | +++ |
| B | + | <3 | 自主神经节前纤维 | ++ |
| C | − | 0.3~1.3 | 痛、温、触觉传入,自主神经节后纤维 | ++ |

在外周神经系统,髓鞘主要由施万细胞的胞膜多层包裹构成。相邻两个髓鞘节段之间的狭窄部分称为郎飞结。髓鞘具有良好的绝缘性,其包绕使轴突膜不能与周围细胞外液接触,这样动作电位只能沿着轴突胞质传递到郎飞结,跨膜离子转运得以进行。因此,髓鞘使兴奋在有髓神经纤维上的传导呈跳跃式。钠通道在有髓神经纤维郎飞结处分布密集,但在无髓神经纤维整个轴突膜均有分布。

局麻药作用于神经纤维应具备三个条件才能获得满意的传导阻滞效果:①必须达到足够的浓度;②必

须有充分的作用时间,使局麻药分子到达神经膜上的受体部位;③有足够的神经长轴与局麻药直接接触,如 Aα 神经纤维的结间最长距离为 1.6mm,但至少要有 3.2~3.5mm 的纤维长度与局麻药溶液接触或有三个以上的神经结受到阻滞,才能完成对神经传导的阻滞。

2. 神经束  不同于人体脊神经和脑神经,外周神经通常被很厚的纤维层和非神经组织(包括脂肪)包绕。包绕单个神经纤维的薄膜称为神经内膜,而包绕神经束的弹性纤维组织则为神经束膜。就神经束膜的厚度而言,腕部神经大于腋神经、正中神经大于尺神经。显然,厚的神经束膜使局麻药的弥散受到限制。但真正影响局麻药弥散的屏障,是位于神经束膜最内层的间皮膜,即周膜。

神经外膜含有营养血管、淋巴管和脂肪,占神经横断面积的 30%~75%。尽管局麻药易在疏松、网眼样组织中扩散,但较致密的屏障如神经束膜将耗损大部分局麻药。

3. 神经纤维的差异性阻滞

(1)一般情况下,细的神经纤维比粗的神经纤维更容易被局麻药所阻滞。然而,也有例外的情况,有髓鞘的神经纤维比没有髓鞘的神经纤维更易被阻滞,这是由于局麻药只需要阻滞有髓鞘的神经纤维的郎飞结即可。

(2)差异性阻滞还指相同浓度的局麻药可能对痛觉、温度觉和运动功能产生不同的阻滞效果。这反映了不同的神经纤维对局麻药的敏感性不同,其机制可能是不同神经纤维上离子通道的组成不同或离子通道的排列不同。局麻药的稀释不能以阻滞某一特定感觉或运动作为依据。

4. 临床阻滞的顺序  周围神经的完全阻滞通常按照如下顺序:①交感神经阻滞,引起外周血管扩张和皮肤温度升高;②痛觉和温度觉消失;③本体觉消失;④触压觉消失;⑤运动神经麻痹。

### 四、局部麻醉药最低麻醉浓度

在一定时间内阻滞神经纤维冲动传导所需的局麻药最低浓度,称为最低麻醉浓度(Cm)。Cm 可反映不同局麻药的相对效能,除受电解质浓度影响外,还受如下因素影响:①神经纤维的轴径粗细,阻滞粗轴径纤维需要较高浓度的局麻药,因此 Cm 相对较高;②pH,某些局麻药 Cm 在高 pH 条件下低于低 pH 时;如 pH 7.0 时,利多卡因对有髓鞘神经纤维阻滞所需的 Cm 仅为 pH 为 5.0 时的 1/100;③$Ca^{2+}$ 浓度,局麻药的效能与抑制 $Ca^{2+}$ 和磷脂的结合相关,大多数局麻药的效能与溶液中 $Ca^{2+}$ 浓度成反比;④神经兴奋的频率,在离体实验中,少数局麻药的效能与神经兴奋频率成正比。因此,所谓 Cm 即指该浓度下局麻药能在最短时间内,以最短距离阻滞三个以上神经结。

### 五、局部麻醉药的作用机制

局麻药溶液只有同时存在不带电荷的碱基和阳离子时,才能较好地发挥麻醉作用。阳离子不能透过神经膜,当不带电荷的脂溶性碱基通过神经膜后处于水相状态又可离解,使阳离子能迅速与轴膜结合而阻滞神经传导。此外,不带电荷的碱基也具有内源性药理活性。除叔氨基外,分子结构中含有羟基(如乙醇)或烷基类(如苯佐卡因)的药物也可阻滞钠通道,产生神经传导阻滞。

随着局麻药浓度的增加,神经去极化速率和程度降低,时间的迁移进一步增加对去极化的抑制。同时由于复极化速率和传导速率降低,不应期延长,在单位时间内输送的动作电位频数锐减,最终去极化无法达到阈电位而呈现完全阻滞状态。

目前认为,局麻药可能通过三方面机制阻滞细胞膜钠通道使其失活:①局麻药减少活化的通道数量,即增加"失活"通道的数量;②局麻药可能部分或完全影响离子通道蛋白的构象变化,直接干扰通道活化,即抑制通道从静息状态转化为开放状态;③局麻药可能减少通过各开放通道的离子流。

局麻药阻滞 $Na^+$ 内流的作用,具有使用依赖性即频率依赖性:神经组织受到的刺激频率越高,开放的通道数目越多,受阻滞就越明显,局麻的作用也越强。因此,局麻药的作用与神经状态有关,局麻药对静息状态下的神经作用较弱,增加电刺激频率则使局麻药的作用加强。

随着去极化膜钠通道的开放,$Na^+$ 通过增加。但钠通道和闸门的开放受 $Ca^{2+}$ 的制约,$Ca^{2+}$ 增加将阻止 $Na^+$ 通过。欲使钠通道开放,则必须使 $Ca^{2+}$ 从该处移开,因此认为,局麻药与 $Ca^{2+}$ 在闸门处竞争,以控制或阻滞 $Na^+$ 通过。

随着对钠通道研究的不断深入,目前已证实有 10 种钠通道亚型,其中至少 4 种分布于外周神经系统,某些亚型只与伤害性感受的传入有关。如能选择性阻滞这些通道,则既可产生镇痛又不影响其他功能,但目前尚无此类选择性的药物问世。钠通道亚型的突变可能与某些异常疼痛性疾病有关。

局麻药产生神经阻滞的确切机制仍需进一步探讨,目前主要有如下三种学说。

1. 受体部位学说　局麻药对钠通道的阻滞部位,可以是通道的外侧和内部。外侧受体可被不能穿过脂质膜的带电荷的亲水性河鲀毒素和石房蛤毒素所阻滞。它从表面堵塞通道,阻止 $Na^+$ 进入;换言之,$Na^+$ 内流可抑制局麻药与受体的结合。钠通道内受体是被带电荷形式的局麻药所结合(阻滞)。局麻药与 $Na^+$ 竞争受体而出现的拮抗说明:局麻药的受体位于钠通道的含水带,或局麻药可能与 $Na^+$ 通过两个不同相互作用的部位而发生变构拮抗。

2. 表面电荷学说　假设局麻药分子的亲脂部分与轴膜脂质发生普遍非特异性结合,而在膜外侧仍保留已经质子化的、带正电荷的胺。一旦膜外侧所累积的正电荷足以中和外膜原来相对负电位时,则可在不改变细胞内静息电位的情况下,提高跨膜电位,从而抑制来自邻近非麻醉区域的膜电流,使麻醉区去极化不能达到阈电位,最终导致传导阻滞。但这种学说只限于解释带电荷形式的局麻药的作用机制,却无法阐明中性局麻药苯佐卡因的作用,因为它不存在带电荷的形式。

3. 膜膨胀学说　由于相对疏水性局麻药分子与脂质膜相互作用,引起膜脂质结构形态的改变,膜膨胀使钠通道变窄,阻止 $Na^+$ 的传导,抑制去极化。实验表明,通过增高周围的压力可逆转无电荷局麻药分子的麻醉作用,而带电荷的局麻药如利多卡因的季铵衍生物能抵御这种压力的逆转作用。因此,这一学说只限于解释中性局麻药苯佐卡因的作用机制。

### 六、局部麻醉药的药效学

1. 局麻药的作用过程　局麻药只能注入神经周围,不可注入神经内,以免引起神经损伤或压迫供养神经的血管。如何使局麻药分子以最快的速度到达神经受体部位,同时又能减少其在非神经组织中的损耗,具有重要的临床意义。局麻药从注射至充分发挥神经阻滞作用的过程,不仅涉及解剖学结构,同时还受到药物动力学的制约。

(1)弥散:局麻药分子主要依靠浓度梯度,从一个部位转移向另一个部位。因此,局麻药的弥散与浓度梯度密切相关。

处于表层的神经束能很快与较高浓度的局麻药接触,首先出现传导阻滞。处于核心部位的神经束,因局麻药需穿过较长距离的屏障,故发生阻滞的时间稍迟。同时,局麻药分子从注射部位呈扇形扩散,经组织液稀释、非神经组织损耗及神经外膜淋巴管和毛细血管的吸收,故能到达核心部位神经束的局麻药浓度也低于表层。

由于胚胎发育的原因,大神经干内的神经束支配人体躯干的不同部位。例如,肢体神经的表层神经束支配肢体近侧部分;核心部位神经束支配其远侧部位。故局麻药阻滞过程中先从肢体近侧部位开始,然后逐渐扩散至远侧部位。因此臂丛神经阻滞时,先出现上臂皮肤麻木,随之扩散至肘和前臂皮肤,最后到达手指。

(2)诱导:局麻药在神经内呈不均衡分布。表层神经纤维接触到的局麻药浓度大于最低麻醉浓度(Cm),而核心部位神经纤维接触的局麻药浓度仍低于 Cm,于是整个肢体呈不完全阻滞。所谓诱导,是指神经外间隙与神经内的局麻药浓度达到平衡,出现"牢固"的神经阻滞。

起效时间(潜伏期,诱导期)是指从注射局麻药至发生神经完全阻滞所需的时间。就药效动力学而言,此时药物弥散达到平衡状态。起效时间的影响因素包括局麻药浓度、离解常数、神经轴的粗细及其周围组织结构等。局麻药弥散的速率与药物浓度呈对数关系,如局麻药浓度增加 1 倍,其起效时间缩短 1/3;但临床上所见的效果较理论上要差一些。高浓度药物有利于提高深部神经阻滞的成功率,对阻滞速率的影响相对较小。起效时间与神经轴半径成正比,与局麻药弥散常数成反比,与局麻药碱基浓度呈函数关系。

(3)消退:由于神经外间隙局麻药陆续向周围弥散,经组织摄取、吸收和组织液稀释,其浓度逐渐低于神经内,因此局麻药开始出现由内向外弥散。但因神经的血流灌注有限,不易使局麻药从膜结合部位移开,故神经内局麻药浓度在一定时间内仍保持在 Cm 以上。所以肢体近侧阻滞先于远侧消退。由于核心部位与表层神经束存在浓度梯度,局麻药将从核心向表层(外侧)弥散。一旦核心部位局麻药浓度低于 Cm,则整个神经干功能可恢复正常。

局麻药的消退呈指数式进展,先快而后才逐渐缓慢地恢复。从开始消退到神经功能完全恢复的时间称为恢复时间。若使用浓度较高的局麻药,其阻滞和恢复时间较长;若浓度仅稍大于 Cm,则相应的阻滞时间和恢复时间较短。强效局麻药恢复时间也较长。如长效局麻药(丁卡因、布比卡因)与组织结合牢固,故其消退比短、中效局麻药(普鲁卡因、利多卡因)缓慢。由于局麻药消退呈指数式进展,不易确定神经功能完全恢复的瞬间。所以,一般以神经复合动作电位恢复至对照幅度50%时为测定的终点。pH影响局麻药的起效时间,同样也影响局麻药的恢复时间。总之,中性或略碱性局麻药溶液便于药物与神经轴膜结合,明显缩短神经阻滞的起效时间。但发生结合后,酸性条件有利于延长和强化神经阻滞。

(4)连续性(周期)阻滞:为延长神经阻滞时间,临床上常在神经附近放置导管,以便周期性补充局麻药。第二次补充药物的药效动力学状态与首次并不相同:①首次注射的局麻药开始消退时,表层神经束局麻药浓度已小于Cm,但核心部位浓度仍等于或大于Cm,因此再次注射使所有神经束重建Cm的时间间隔要比首次注药时间缩短,可迅速发生"牢固"的阻滞;②表层局麻药浓度虽已小于Cm,但仍残留一定数量局麻药分子,只要补充少量局麻药就能重建Cm;③首次注药后,在神经内部及其周围非神经组织早已耗损一定数量的局麻药,故再次注药时耗损较首次量减少,可使更多的局麻药分子发挥阻滞作用。因此,再次注射局麻药时只需较低浓度、较小容量就能迅速达到完全阻滞。

(5)快速耐药性:是指在反复注射局麻药后,出现神经阻滞效能减弱,时效缩短,连续硬膜外阻滞时甚至出现阻滞节段范围缩小的趋势。尤其当上次局麻药消退的第一体征出现后15分钟才追加局麻药,则更易于出现快速耐药现象。同样,反复注药的次数越多,越容易出现上述现象。Bromage指出,若在患者恢复感觉的即刻追加局麻药,则局麻药可较上一次剂量减少1/4~1/3。若延缓至感觉恢复1小时左右再追加局麻药,则剂量要较上次增加1/4~1/3。

2. 影响局麻药作用的因素

(1)剂量:剂量大小可影响局麻药的起效时间、阻滞程度和持续时间。局麻药的剂量因药物浓度和容量的增加而增加。例如,硬膜外腔应用布比卡因时,在注射容量(10ml)不变的情况下,如浓度从0.125%升高至0.5%,则其起效时间缩短,镇痛效果更满意,作用持续时间延长。神经阻滞和硬膜外阻滞时,常以增大容量来扩大阻滞范围,如1%利多卡因30ml较3%利多卡因10ml的阻滞平面扩大约4个神经节段。临床应用中,应避免因局麻药浓度或容量不足导致的阻滞不全;同时,应注意片面追求麻醉效果而忽略剂量过大可能引发的不良反应。

B型超声引导神经阻滞的应用,使穿刺针的定位较常规方法更为精确,在提高神经阻滞成功率的同时,可减少局麻药剂量,是值得提倡的神经阻滞方法。

(2)加入血管收缩药:局麻药溶液中加入适量的血管收缩药如肾上腺素,可降低局麻药经血管吸收的速度,使更多局麻药分子到达神经膜,增强麻醉效果并延长作用持续时间。局部浸润、外周神经阻滞时,肾上腺素浓度以1:20万(5μg/ml)为宜。增加肾上腺素浓度,不仅不会增加其效果,甚至会出现出汗、心动过速等交感神经兴奋反应。其他血管收缩药,如去甲肾上腺素、去氧肾上腺素也可应用,但效果并不优于肾上腺素。肾上腺素延长局麻药的时效,与局麻药的种类、浓度及注药部位有关。血管收缩药不适用于心血管疾病或甲状腺功能亢进的患者,也禁用于手指、足趾或阴茎局部阻滞。

(3)局麻药的碳酸化与pH:局麻药多为弱碱性的叔胺或仲胺,这些胺基不溶于水且不稳定,必须与酸结合形成可溶于水的盐。多数局麻药pKa为7.5~9.0,局麻药溶液pH增加,使未带电荷的碱性形式局麻药含量增加,因此增大了穿透神经鞘和神经膜的弥散速度,使局麻药起效更加迅速。

临床上常用的局麻药多为盐酸盐,离体实验证实碳酸盐局麻药所释放的$CO_2$能迅速通过神经膜,使轴浆内pH下降,引起已进入膜内的碱基能离解出更多的阳离子,不仅可缩短局麻药的起效时间,而且能加强对神经冲动的阻滞。但在临床上仍存在争议,有研究表明碳酸利多卡因硬膜外阻滞的起效并不比盐酸利多卡因快;在碳酸布比卡因与盐酸布比卡因间也有相似情况。

(4)局麻药的混合应用:局麻药的优缺点可互补。一般以起效快的短效局麻药与起效慢的长效局麻药合用,如将起效快、毒性低的氯普鲁卡因与作用时间长的布比卡因混合应用,理论上可显示出明显的优越性;但在目前临床实际应用中,局麻药混合液并未表现出明显的优越性。需要警惕的是,不要大剂量应用两种局麻药的混合液,也不要错误地认为毒性反应是互不相干的,在没有确切证实之前,应假定毒性作用是叠加的。

(5)妊娠:妊娠妇女硬膜外阻滞和蛛网膜下腔阻滞的平面扩散及麻醉深度均超过非妊娠妇女。这种差异不仅与妊娠产生的机械性因素(硬膜外静脉扩张减少了硬膜外腔和蛛网膜下腔)有关,还与妊娠期间雌激素水平的改变可能增强局麻药的敏感性有关。妊娠和非妊娠妇女脑脊液中孕酮浓度与蛛网膜下腔阻滞时每节段所需的利多卡因剂量存在相关性。因此,妊娠患者的局麻药用量应适当减少。

### 七、局部麻醉药的药代动力学

局麻药进入体内中央室的速率与给药方式直接相关。行局麻时,局麻药的吸收速率主要取决于该部位血流灌注状态,一般需经 15~30 分钟血药浓度才达到峰值。若行静脉注射,则注射即刻血药浓度就可达到峰值。各种局麻药的分布形式大体上相似,其代谢速率则与各药物的理化性质相关。

1. 吸收 局麻药从注射部位吸收至血液内,受注射部位、注射剂量、与组织的结合,以及与血浆蛋白的结合等因素的影响。

(1)注射部位:不同部位神经阻滞局麻药的吸收速率不同。当注射部位有丰富的血管时,可使局麻药的吸收速率和程度明显增加。通过不同部位注射利多卡因发现:利多卡因血药浓度由高到低依次为肋间神经阻滞、骶管阻滞、硬膜外阻滞、臂丛神经阻滞、坐骨 - 股神经阻滞。应用利多卡因 400mg 进行肋间神经阻滞时,血药浓度峰值可达 7μg/ml,如此高的浓度足以导致一些患者发生中枢神经系统症状。用相同剂量的利多卡因进行臂丛神经阻滞,则血药浓度峰值仅为 3μg/ml,患者很少发生毒性反应。值得注意的是,宫颈旁阻滞即局麻药在宫颈旁侧至阔韧带间进行广泛浸润时,因临产妊娠妇女子宫周围血管丛异常充盈,有可能加速局麻药的吸收,引起胎儿发生局麻药毒性反应。

局麻药吸收的快慢还与该部位血流灌注是否充足直接相关。当犬的血容量降低 15% 时,硬膜外腔利多卡因的吸收速率降低 30%。

表面麻醉时局麻药从皮肤、黏膜和接近肌肉的浅表部位吸收。①眼:常用局麻药为丁卡因。由于黏膜对局麻药 pH 的缓冲能力有限,以致离解出的阳离子比率过大而影响麻醉效能,所以黏膜表面麻醉所需局麻药浓度较神经阻滞高数倍。②咽喉与气管:可卡因不仅吸收速率快,而且有血管收缩作用,有利于手术的操作。若在咽喉梨状窝处应用,5 分钟内血药浓度就能达到静脉注射量的 1/3~1/2。气管黏膜对局麻药的吸收较慢,4% 利多卡因气管内表面麻醉后,约在 8 分钟内血药浓度达峰值。局麻药气管内表面麻醉,其吸收速率除与气管表面积有关外,更重要的是能否到达肺泡内,后者有更大的吸收表面积,可加快吸收速率。③膀胱:完整的膀胱黏膜仅能吸收极少量局麻药,如黏膜发生炎症或损伤,将加速局麻药吸收。

(2)注射剂量:局麻药血药浓度的峰值与其剂量直接相关。高浓度局麻药,虽其形成的浓度梯度有利于药物弥散,但因浓度高、容量小,与组织接触面积小,因此在剂量相同时,1% 与 2% 局麻药溶液的血药浓度相似,毒性也相似。但甲哌卡因例外,2% 甲哌卡因溶液吸收速率远较 1% 甲哌卡因快,前者血药浓度峰值高于后者。1% 甲哌卡因与组织结合已接近饱和,再增加浓度只能使血内非结合(游离)状态的局麻药增加,毒性也随之增加。

(3)与组织的结合:主要受局麻药的脂溶性、与组织的结合力和组织屏障影响。①脂溶性:神经膜含有丰富的脂质和蛋白质,因此局麻药的脂溶性可作为衡量其与神经亲和力的指标。长效局麻药(如丁卡因、布比卡因和依替卡因)脂溶性比短、中效局麻药(如利多卡因和甲哌卡因)高,易与注射部位组织结合,只有相对少量的局麻药被摄入中央室。此外,大多数器官对局麻药的亲和力远高于血浆蛋白,可作为有效的贮存库,缓冲局麻药在血内的浓度。②与组织的结合力:多以组织 / 血浆分配系数表示,与组织的结合力增强可使更多的利多卡因分子与心肌相结合,这对应用局麻药治疗心律失常有较大意义。③组织屏障:从局麻药分子离解出的、带电荷的季铵基不能通过血 - 脑屏障。高 pKa 局麻药(如利多卡因)是否更易于通过血 - 脑屏障,目前尚不能肯定。通过标记的利多卡因、甲哌卡因和丁卡因研究表明,这些药物可通过血 - 脑屏障,其分布与血运丰富的心脏、肝脏相似。

(4)与血浆蛋白的结合:吸收至血内的部分局麻药与血浆蛋白相结合,被结合的药物暂时失去药理活性。结合与非结合形式药物间是可逆的,又是相互平衡的。局麻药分子主要与血浆中 α- 酸性糖蛋白结合,与白蛋白有较高的亲和力,很少与血红蛋白结合。与血浆蛋白结合的多寡,除与亲和力有关外,还受药物浓度和血浆蛋白水平的影响。血浆蛋白结合率与血内局麻药浓度成反比,一旦结合达到饱和,血内将出现更多非结合(游离)形式的药物。如当利多卡因血药浓度为 1mg/ml 时,有 71% 的利多卡因处于结合形式;当增至 20mg/ml 时,仅有 28% 呈结合形式。因此,低蛋白血症患者更易发生局麻药毒性反应。

此外,因胎儿缺少 α- 酸性糖蛋白,故其血浆蛋白与局麻药亲和力仅为母体的 1/2。丙胺卡因易通过胎盘,在硬膜外腔应用后10分钟,母体与胎儿间的血药浓度几乎相等,随后胎儿又较母体略高,故丙胺卡因不适用于临产妊娠妇女。

2. 分布 局麻药从注射部位经毛细血管吸收广泛分布至全身各器官系统,其分布受局麻药理化性质、各组织器官血流量等因素影响。时效较短的局麻药(如普鲁卡因、利多卡因)在体内分布呈二室模型。时效较长、脂溶性较高的局麻药(丁卡因、布比卡因)在体内分布呈三室模型。快速分布相($\gamma$)是高灌注器官对局麻药摄取的结果,通常以快速分布相半衰期($t_{1/2}\gamma$)表示。慢速分布相($\alpha$)主要是低灌注器官对局麻药的摄取。随着药物初始快速稀释和器官摄取,药物的分布渐趋稳定。人体的稳态分布容积($V_{dss}$)一般要超过体内总容量,提示有更多的局麻药分布于脑、肝、脂肪中。局麻药的生物转化和排泄称为 $\beta$ 相,$t_{1/2}\beta$ 的长短表示生物转化速度的快慢。由于酯类局麻药血浆半衰期极短,其组织分布的研究较少。常见酰胺类局麻药的药代动力学参数见表3-12。

表3-12 酰胺类局麻药的药代动力学参数

| 局麻药 | $t_{1/2}\gamma$ /min | $t_{1/2}\alpha$ /min | $t_{1/2}\beta$ /h | $V_{dss}$/(L·min⁻¹) | 消除率 /(L·min⁻¹) |
|---|---|---|---|---|---|
| 丙胺卡因 | 0.5 | 5.0 | 1.5 | 2.73 | 2.84 |
| 利多卡因 | 1.0 | 9.6 | 1.6 | 1.3 | 0.95 |
| 甲哌卡因 | 0.7 | 7.2 | 1.9 | 1.2 | 0.78 |
| 布比卡因 | 2.7 | 28.0 | 3.5 | 1.02 | 0.47 |
| 左布比卡因 | — | — | 2.6 | 0.78 | 0.32 |
| 罗哌卡因 | — | — | 1.9 | 0.84 | 0.72 |
| 依替卡因 | 2.2 | 19.0 | 2.6 | 1.9 | 1.22 |

3. 生物转化和排泄 局麻药以原形的形式从肾脏排泄的比率,受种族、化学结构、给药途径及尿液 pH 等因素的影响。部分药物通过酶的催化作用进行转化,代谢产物经粪便和经肾脏排出,罕见通过呼气和唾液途径排出。

酯类局麻药主要通过假性胆碱酯酶水解,也有少部分局麻药以原形排出。不同药物水解速率不同,氯普鲁卡因最快,普鲁卡因居中,丁卡因最慢。酯酶主要存在于血浆中,肝细胞含量亦高,脑脊液中很少。

酰胺类局麻药代谢主要在肝细胞内质网中进行,通过肝微粒体酶、酰胺酶分解。经过 N- 脱羟、脱氨基等步骤,生成 2,6 二甲代苯酸。该类药物在肝内代谢的速率各不相同,代谢产物主要经肾脏排出,仅有不到 5% 以原形从肾脏排出。利多卡因还有小部分通过胆汁排泄。

### 八、局部麻醉药对中枢神经系统和心血管系统的作用

局麻药除了阻滞神经冲动的产生和传导外,经局部血管吸收入血后还可产生全身作用,其中最重要的是对中枢神经系统和心血管系统的影响。

1. 对中枢神经系统的作用 局麻药多经血流进入大脑,罕见直接应用于大脑皮质。一种方式是经注射部位的血液吸收;另一种方式为局麻药误入血管。血内局麻药浓度的高低决定其对中枢神经系统的作用,低浓度(如普鲁卡因)有抑制、镇痛、抗惊厥作用,高浓度则诱发惊厥。利多卡因、甲哌卡因、地卡因,甚至可卡因均有抗惊厥的作用。但利多卡因的治疗范围较广,从抗惊厥至诱发惊厥间的剂量相差2倍。利多卡因抗惊厥剂量与治疗心律失常的剂量十分接近(1~5mg/kg)。

局麻药所诱发的惊厥被视为局麻药的毒性表现,将在后文详述。

2. 对心血管系统的作用 局麻药对心功能的影响主要是阻碍去极化期间的 $Na^+$ 电流(动作电位 0 位相),使心肌兴奋性降低,复极减慢(4 位相),不应期延长。对心房、房室结、室内传导和心肌收缩力均呈剂量相关性抑制。

由于细胞膜钠快通道的利用减少,局麻药对心肌的作用主要表现为:浦肯野纤维和心室肌快传导组织去极化速率降低,动作电位时间和有效不应期缩短,浦肯野纤维和心室肌的有效不应期与动作电位比值增高。

但不同局麻药对心脏的电生理作用存在显著差异。布比卡因对浦肯野纤维和心室肌去极化快速相的抑制较利多卡因更强。此外,经布比卡因处理的乳头肌从应用依赖性阻滞中恢复的速率慢于利多卡因。由于

其恢复慢,在两个动作电位间钠通道的利用尚未完全恢复,尤其是处于快速心率状态时。上述电生理效应的差异,可能是利多卡因抗心律失常作用和布比卡因致心律失常作用的机制。

人体或动物研究均表明,血中高浓度的局麻药可使心脏各部位的传导都延缓,心电图表现为 PR 间期延长和 QRS 波群增宽。当达到极高浓度时,将抑制窦房结起搏活动,引起心动过缓,甚至窦性停搏。所有局麻药对心肌都具有剂量依赖性负性变力作用。局麻药通过影响 $Ca^{2+}$ 内流和触发 $Ca^{2+}$ 释放来抑制心肌收缩力。心肌收缩力的抑制与局麻药的传导阻滞效能呈一定比例关系。

局麻药对外周血管平滑肌具有双向作用:低浓度利多卡因和布比卡因在鼠提睾肌中产生血管收缩效应,高浓度则引起血管扩张。可卡因能抑制神经末梢对去甲肾上腺素的摄取,增强神经源性血管收缩效应,是唯一各种浓度均可引起血管收缩的局麻药。

### 九、局部麻醉药的不良反应

局麻药的不良反应可分为局部性和全身性两种类型。局部不良反应多为局麻药与组织直接接触而引起的;全身反应除了高敏反应与变态反应外,多与用药剂量有关。

1. 接触性不良反应　由于局麻药浓度过高或与神经接触的时间过长造成神经损害,其他软组织受损一般不引起严重后果。

(1)组织毒性:短期使用极少发生,相关因素包括药物浓度过高、创伤性注射方法、吸收不良和其他机械性因素所引起的肉眼或显微镜下的组织损伤。事实上,常用的麻醉药并没有组织毒性,若在皮肤或皮下注入高渗局麻药,可引起暂时性水肿;加用肾上腺素虽可改善水肿程度,但又进一步增加组织毒性。注入 1% 以下的普鲁卡因、利多卡因、甲哌卡因溶液不影响伤口愈合。

(2)神经毒性:脊髓或外周神经直接接触局麻药的浓度过高或时间过长,均可能诱发神经损伤。能导致神经组织损害的浓度多大于最低麻醉浓度数倍。若在神经或神经束内直接注射麻醉药,则可引起神经功能或结构上的改变,这并非单纯药物本身所致,而与物理因素(压力)有关。另外,有研究显示脊髓和神经根直接接触局麻药后更易诱发损伤,表现为神经组织病理学、生理学或行为 / 临床改变,包括疼痛、运动或感觉缺陷及肠道和膀胱功能障碍。尽管临床流行病学的研究显示蛛网膜下腔阻滞后患者术后神经损伤的发病率小于 0.7%,但局麻药椎管内阻滞后发生神经根和脊髓功能损伤的临床报道也不少,尤其在某些特定的条件下,如原有神经系统疾病、脊髓外伤或炎症等,神经细胞对麻醉药比较敏感,容易诱发或加重神经并发症。因此局麻药的潜在神经毒性应引起足够关注。

(3)细胞毒性:常用浓度的局麻药不会影响红细胞的完整性,较高浓度溶液则会暂时性影响离子跨膜输送系统。若浓度再增高,则可引起红细胞溶解。当应用大剂量的丙胺卡因进行局麻(10mg/kg)时,其代谢物 O- 甲苯胺的蓄积,可使血红蛋白($Hb^{2+}$)转化为正铁血红蛋白($Hb^{3+}$),一旦其含量在血内达 3~5g/dl,则可引起发绀,血液呈棕色。由于携氧障碍可对伴有心肺疾病的患者和婴儿产生不良影响,因此应予以及时治疗,即应用还原剂亚甲蓝(1~5mg/kg)或维生素 C(2mg/kg)静脉注射,使正铁血红蛋白还原为血红蛋白。

当利多卡因血药浓度达到一定程度时,可出现剂量相关性淋巴细胞转化抑制。对于麻醉手术后免疫力的下降,还应考虑与手术本身因素有关。

2. 全身性不良反应　多由于局麻药误注入血管或用药过量所致。当局麻药注入血供丰富的组织时,由于被快速吸收入血,也可能发生全身毒性反应。

(1)中枢神经毒性反应:临床表现有头晕、耳鸣、金属异味、目眩、舌唇发麻等,进一步可发展为肌肉抽搐、意识丧失、惊厥和昏迷。高二氧化碳血症、缺氧和酸中毒时可使中枢神经系统的毒性加剧。一旦发现毒性反应的早期征象,就应立即停药并给氧;若惊厥影响通气或持续时间较长,应给予苯二氮䓬类药物(如咪达唑仑 1~2mg)或巴比妥类药物(硫喷妥钠 50~200mg)进行抗惊厥治疗。如需气管插管,可给予肌松药(如琥珀胆碱)。

(2)心脏毒性反应:表现为心肌收缩力减弱、传导减慢、外周血管张力降低,最终导致循环虚脱。血管内注射布比卡因或依替卡因,可导致心血管虚脱,而且由于与组织结合强,故治疗效果差。应立即给氧、补液并应用血管收缩药以支持循环,必要时给予正性肌力药。如有指征,应进行生命支持治疗。窦性心动过速需进行复律,局麻药诱发的心律失常难以纠正,但只要维持患者的循环稳定,随着时间推移会逐渐缓解。溴苄铵用于治疗静脉注射布比卡因引起的室性心律失常,效果优于利多卡因。若出现心搏骤停,应立刻进行心肺复苏,可应用大剂量肾上腺素。局麻药引起的心血管毒性可能需要维持长时间的心肺复苏,直至药物再分布,心脏毒性消退。

(3)变态反应:又称过敏反应,属于抗原抗体反应。轻者仅见皮肤斑疹或血管性水肿,重者表现为呼吸道黏膜水肿、支气管痉挛、呼吸困难,甚至发生肺水肿及循环衰竭,可危及生命。真正的局麻药过敏反应很少见。应注意与一些常见的非过敏反应相鉴别,如血管迷走神经反应和局麻药加肾上腺素误入血管反应。

1)酯类局麻药:代谢产物氨基苯甲酸可能产生过敏反应。对磺胺类药物(如磺胺、噻嗪类利尿药)敏感的患者,酯类局麻药也可能引起过敏反应。

2)酰胺类局麻药:基本不可能发生过敏反应。但酰胺类局麻药制剂中的防腐剂(对羟基苯甲酸甲酯)可能使对氨基苯甲酸敏感的患者发生过敏反应。

局麻药皮试假阳性者达 40%,因此不能仅以皮试为依据。如遇患者主诉有局麻药过敏史,应首先与毒性反应或血管收缩药的反应相鉴别。同类局麻药,由于结构相似而可能出现交叉变态反应,因此对酯类局麻药过敏者,可改用酰胺类局麻药。

(4)高敏反应:指患者接受小剂量(不到一次允许的最大剂量的 1/3~2/3)局麻药,可突然发生晕厥、呼吸抑制甚至循环衰竭等毒性反应的先兆。高敏反应一般归因于个体差异。但即使是同一患者,处于不同的病理生理状况下或受周围环境的影响,亦可出现,如脱水、酸碱平衡失调、感染或室温过高等都是促成高敏反应的因素。

(5)特异质反应:极小剂量的局麻药即可引起严重毒性反应。特异质反应罕见,可能与遗传因素有关。与变态反应不同,特异质反应并没有致敏过程。凡对某种药有特异反应,则不应再用此药,亦应避免使用同类局麻药。

3. 毒性反应的预防和治疗

(1)预防:局麻药误入血管,最常见于在大血管(如腋动脉、椎动脉和硬膜外腔静脉)附近行神经阻滞。预防局麻药毒性反应,关键在于防止或尽量减少局麻药吸收入血和提高机体的耐受力。其措施包括:①使用局麻药的安全剂量;②在局麻药中加入血管收缩药(如肾上腺素),延缓局麻药吸收;③注药时注意回吸,避免误入血管;④警惕毒性反应先兆,如突然入睡、多语、惊恐、肌抽搐等;⑤麻醉前尽量纠正患者的病理状态,如高热、低血容量、心力衰竭、贫血及酸中毒等,术中避免缺氧和二氧化碳蓄积。

(2)治疗:由于局麻药在血液内迅速稀释和分布,所以一次惊厥持续时间多不超过 1 分钟。

1)发生惊厥时要注意保护患者,避免发生意外损伤。

2)吸氧,并进行辅助或控制呼吸。

3)静脉输液,维持血流动力学稳定。

4)静脉注射硫喷妥钠 50~100mg(2.5% 溶液 2~4ml)或其他巴比妥类药物,但勿应用过量以免发生呼吸抑制;也可静脉注射地西泮 2.5~5.0mg。静脉注射短效的肌松药如琥珀胆碱(1mg/kg),即可停止肌肉阵挛性收缩,但不能抑制大脑惊厥性放电。必须有熟练的麻醉专业人员方可应用肌松药,且要有人工呼吸设备。如果患者在应用巴比妥类药或地西泮后仍继续惊厥,则是应用肌松药的适应证。

(3)脂肪乳剂在局麻药中毒复苏中的应用:有病例报道证实,在局麻药引起的折返性心律失常而导致心搏骤停患者,应用脂肪乳剂(如 20% 英脱利匹特)使心肺复苏成功。推荐剂量为 20% 脂肪乳 1ml/kg,静脉输注 1 分钟以上;同时实施持续胸外心脏按压。每 3~5 分钟可以重复给予 1ml/kg,直至恢复窦性心律,或直至总量达到 3ml/kg。然后以 0.25ml/(kg·min)的速度持续输注,直至血流动力学稳定。目前,有关脂肪乳的确切作用机制尚不清楚。

## 第二节　酯类局麻药

### 一、普鲁卡因

普鲁卡因(procaine)又称奴佛卡因(novocaine),化学结构为对氨基苯二乙胺乙醇,为对氨苯甲酸酯族药物的代表。它的局麻时效短,一般仅能维持 45~60 分钟;pKa 高,在生理 pH 范围内呈高离解状态,故其扩散和穿透力较差。它有扩张血管作用,能从注射部位迅速吸收,故表面麻醉效能差。静脉注射小剂量普鲁卡因[<0.2mg/(kg·min)]对中枢神经系统产生抑制,有镇静和镇痛作用,可用于全身麻醉和急性疼痛。临床研

究表明,以 1mg/(kg·min)的速度静脉输注 30 分钟后,血液中普鲁卡因浓度达稳定状态,并能降低恩氟烷的 MAC 约 39.3%,相当于吸入 40% $N_2O$。所以,可与静脉全身麻醉药、吸入全身麻醉药或镇痛药合用,施行普鲁卡因复合麻醉。此外,普鲁卡因虽有奎尼丁样抗心律失常作用,但因中枢神经系统毒性和生物转化过快,不适于作为抗心律失常药。

普鲁卡因经血浆胆碱酯酶水解产生氨苯甲酸可削弱磺胺类药物的药效。它与琥珀胆碱作用于相同的酶,可延长琥珀胆碱的肌松作用。抗胆碱酯酶药可抑制普鲁卡因的降解,从而增加普鲁卡因的毒性。先天性血浆胆碱酯酶异常可致普鲁卡因代谢发生障碍。

用法与剂量:0.25%~1.0% 普鲁卡因溶液,适用于局部浸润麻醉,其他神经阻滞可用 1.5%~2.0% 溶液,一次注入量以 1g 为限。3%~5% 溶液可用于蛛网膜下腔阻滞,一般剂量为 150mg;若再提高浓度,可能造成脊髓损害。在行局部浸润或神经阻滞时,可加入 1:(20 万 ~30 万)肾上腺素。

### 二、氯普鲁卡因

氯普鲁卡因(chloroprocaine)是普鲁卡因的氯化同类物,两者作用相似。在血液内水解的速度较普鲁卡因快 4 倍,故毒性低,起效快,只需 6~12 分钟,时效为 30~60 分钟,依据其用药量而定。

用法与剂量:盐酸氯普鲁卡因不适用于表面麻醉。1% 溶液可用于局部浸润麻醉,一次最大剂量 800mg,加用肾上腺素后时效可达 30 分钟;2%~3% 溶液适用于硬膜外阻滞和其他神经阻滞,具有代谢快,胎儿、新生儿血药浓度低的优点,适用于产科麻醉。该药是否能用于蛛网膜下腔阻滞尚未作充分研究。有报道称,因意外将氯普鲁卡因大量注入蛛网膜下腔后引起严重神经并发症,这一反应被认为是因为药液中含有作为稳定剂的重亚硫酸钠。当氯普鲁卡因与布比卡因或依替卡因混合应用时,后者可能抑制氯普鲁卡因的代谢,所引起的神经毒性可能与干扰神经能量需求平衡有关。

### 三、丁卡因

丁卡因(tetracaine)又称地卡因(dicaine),化学结构是以丁氨基取代普鲁卡因芳香环上的对氨基,并缩短其烷胺尾链。它是一种长效局麻药,起效时间 10~15 分钟,作用时效可达 3 小时以上。丁卡因的麻醉效能为普鲁卡因的 10 倍,毒性也为普鲁卡因的 10 倍,而其水解速度较普鲁卡因慢 2/3。其水解产物为对 - 丁氨基苯甲酸和二甲氨基乙醇。丁卡因不适用于多次高压灭菌。

用法与剂量:眼科常以 1% 等渗液作角膜表面麻醉,鼻腔黏膜和气管表面麻醉常用 2% 溶液。硬膜外阻滞可用 0.2%~0.3% 溶液,一次用量不超过 40~60mg,目前已很少单独应用。常与利多卡因混合应用,含有 0.1%~0.2% 丁卡因与 1.0%~1.5% 利多卡因的混合液,具有起效快、时效长的优点。蛛网膜下腔阻滞只能应用特制的丁卡因粉剂,一般为 10mg;可用 1% 葡萄糖液、麻黄碱、脑脊液各 1ml,配制成 1:1:1 重比重溶液,成人剂量 8~10mg(即 2.5~3.0ml),时效可达 120~180 分钟。

### 四、可卡因

可卡因(cocaine)为第一个成功用于临床的局麻药,具有良好的表面麻醉作用。但毒性大,长期反复应用可产生依赖性,滴眼可引起角膜浑浊或溃疡。现已不用于临床麻醉。

### 五、苯佐卡因

苯佐卡因(benzocaine)几乎不溶于水,不易被吸收。麻醉作用弱而持久,主要用于皮肤和黏膜的表面麻醉,不能作浸润麻醉。该药是在缓解晒伤、瘙痒和轻度烧伤止痛时应用最广泛的药物之一。制剂为 5%~10% 的软膏或撒布剂,用于创伤或溃疡面,也可制成栓剂用于痔疮止痛。

## 第三节　酰胺类局麻药

### 一、利多卡因

利多卡因(lidocaine)为氨酰基酰胺类中效局麻药,具有起效快,弥散广,穿透性强,无明显扩张血管作用的特点。其毒性随药物浓度增加而增加,在相同浓度下,0.5% 浓度与普鲁卡因相似;1% 浓度则较普鲁卡因高 40%;2% 浓度则较普鲁卡因高 1 倍。除用于麻醉外,可静脉注射或静脉滴注利多卡因治疗室性心律失常。

用法与剂量:口咽及气管表面麻醉可用 4% 溶液(幼儿则用 2% 溶液),用量不超过 200mg,起效时间为 5 分钟,时效可维持 15~30 分钟。0.5%~1.0% 溶液用于局部浸润麻醉,时效可达 60~120 分钟,依其是否加用肾上腺素而定。神经阻滞应用 1%~1.5% 溶液,起效需 10~20 分钟,时效可达 120~240 分钟。硬膜外和骶管阻滞则用 1%~2% 溶液,出现镇痛作用约需 5 分钟,达到完善的节段扩散约需 16 分钟,时效为 90~120 分钟。2%~4% 溶液可用于蛛网膜下腔阻滞,一次用量限于 40~100mg,时效为 60~90 分钟;由于阻滞的范围不易调节,临床并不常用。

神经阻滞和硬膜外阻滞,成人一次利多卡因用量为 400mg,加用肾上腺素时极量可达 500mg。硬膜外阻滞用量为 400mg,其血药浓度可达 2~4μg/ml。血药浓度超过 5μg/ml 可出现毒性症状,血药浓度超过 7μg/ml 出现惊厥症状。

## 二、布比卡因

布比卡因(bupivacaine)又称丁吡卡因(marcaine),结构与甲哌卡因相似,但其氮己环上加了 3 个甲基侧链,使其脂溶性与蛋白质结合力增加。其分解代谢是先除去氮己环侧链,分解产物为哌可二甲代苯胺,与原形布比卡因缓慢经肾脏排出,毒性反应仅为甲哌卡因的 1/8。正常人的消除半衰期($t_{1/2}$)约为 8 小时,新生儿达 9 小时。对温度较稳定,可行高压灭菌。

布比卡因的镇痛作用时间较利多卡因、甲哌卡因长 2~3 倍,较丁卡因长 25%。近来认为,加用肾上腺素可进一步提高麻醉效能,降低血药浓度。临床常用浓度为 0.25%~0.75% 溶液,成人安全剂量为 150mg,极量为 225mg。胎儿 / 母血的浓度比率为 0.30~0.44,故对产妇应用较为安全,对新生儿无明显抑制。布比卡因适用于神经阻滞、硬膜外阻滞和蛛网膜下腔阻滞。

用法与剂量:0.25%~0.5% 溶液适用于神经阻滞;若用于硬膜外阻滞,对运动神经阻滞差;加肾上腺素适用于术后镇痛。0.5% 等渗溶液可用于硬膜外阻滞,但对腹部肌松不够满意,起效时间为 18 分钟,可持续达 300 分钟。应用 0.75% 溶液可缩短起效时间,且运动神经阻滞趋于完善,适用于腹部外科手术。0.125% 溶液适用于分娩时镇痛或术后镇痛,对运动阻滞较轻。

## 三、左布比卡因

左布比卡因(levobupivacaine)为布比卡因的单一 S- 构型对映体,另一异构体为右布比卡因(dextrobupivacaine)。市售布比卡因为消旋体,即为左旋(S-)与右旋(R+)两种对映体的等量混合,其中枢神经系统和心脏毒性主要来源于右旋体。对消旋体布比卡因的对映体进行研发,可生产出左布比卡因。左布比卡因麻醉作用与布比卡因相仿,但去掉了右旋体,因此,神经和心脏毒性均明显降低,使用更安全,有取代布比卡因的趋势。

用法与剂量:目前建议临床应用左布比卡因一次最大剂量为 150mg,24 小时最大剂量为 400mg。为了提高安全性,用大剂量时应分次给药。用于区域性阻滞时,其效能与布比卡因相似。用 0.75% 左布比卡因 20ml 进行硬膜外阻滞(腹部大手术),其感觉与运动阻滞的起效时间与布比卡因无显著差异,但感觉阻滞平均时间较布比卡因延长(556 分钟:506 分钟),运动阻滞平均时间较布比卡因缩短(355 分钟:376 分钟),腹肌松弛程度两者无显著差异。目前对左布比卡因的应用还缺乏足够的临床经验,故在应用时要严密观察和采用适宜的剂量。

## 四、罗哌卡因

罗哌卡因(ropivacame)化学结构与布比卡因、甲哌卡因相似,只是后者氮己环的侧链被丙基所取代。与多数酰胺类局麻药不同,它不是左消旋混合物,而是单一对映结构体(S-)。其脂溶性大于甲哌卡因和利多卡因,小于布比卡因;神经阻滞效能高于利多卡因,低于布比卡因。但罗哌卡因对 Aδ 型和 C 型神经纤维的阻滞较布比卡因更为广泛。对感觉神经的阻滞优于运动神经,术后运动阻滞迅速消失。对心脏兴奋和传导的抑制均弱于布比卡因。利多卡因、布比卡因和罗哌卡因致惊厥量之比为 5:1:2;致死量之比约为 9:1:2。临床上 1.0% 罗哌卡因与 0.75% 布比卡因的起效时间和运动阻滞时间无显著差异。

用法与剂量：适用于神经阻滞和硬膜外阻滞，常用浓度为 0.5%~1.0%。0.125%~0.25% 溶液适用于急性疼痛，如分娩及术后镇痛等，可避免运动神经的阻滞。起效时间 5~15 分钟，感觉阻滞时间可达 4~6 小时，加用肾上腺素不能延长运动神经阻滞时效。

### 五、甲哌卡因

甲哌卡因（mepivacaine）又称卡波卡因（carbocaine），其麻醉效能、毒性与利多卡因相似，但维持时间较长（2 小时以上）。有微弱的直接收缩血管作用。以肝内代谢为主，与葡糖醛酸结合的形式排入胆汁，肠道再吸收经肾脏排出，仅 1%~6% 原形出现于尿液，极少量从粪便排出。

其 pKa 接近生理范围 pH，故注射后能离解出较多不带电荷的脂溶性碱基；其血药浓度比利多卡因高50%。母体血药浓度高，可迅速经胎盘向胎儿转移，胎儿 / 母体比率达 0.65~0.70，故不适用于产科麻醉。

用法与剂量：1%~2% 溶液加 1∶20 万肾上腺素行硬膜外阻滞，起效稍慢于利多卡因，约为 6.2 分钟，节段完全扩散时间约需 17.5 分钟，麻醉时效比利多卡因长 20%。

### 六、依替卡因

依替卡因（etidocaine）为利多卡因的衍生物，即在利多卡因的结构上加一个甲基和乙基，因此其蛋白结合力、脂溶性均增加了 50%。其优点是起效快，时效持久。麻醉效能为利多卡因的 2~3 倍，但局部和全身毒性较大。

用法与剂量：适用于浸润麻醉、神经阻滞和硬膜外阻滞。0.5%~1.0% 溶液适用于神经阻滞，1.0%~1.5% 适用于硬膜外阻滞，成人一次用量 150~300mg。在注射的初始，少数患者有短暂不适或疼痛感，可能与其 pH 低（3.0~4.5）引起局部刺激有关。起效时间 5~15 分钟，时效可达 147~170 分钟。因其对运动神经的阻滞较感觉神经更为显著，适用于要求有满意肌松的腹部手术，而在分娩镇痛或术后镇痛方面应用受限。

### 七、丙胺卡因

丙胺卡因（prilocaine）的结构也与利多卡因很相似，易于分解，故毒性较为少见。适用于局部浸润麻醉和神经阻滞、硬膜外阻滞。起效时间约 10 分钟，较利多卡因慢。按麻醉时效与阻滞效能比较，其 3% 溶液相当于 2% 利多卡因加肾上腺素，故 3% 溶液可用于对肾上腺素有禁忌的患者（如甲状腺功能亢进症）。局部浸润麻醉用 0.5% 溶液，1%~3% 溶液用于硬膜外阻滞，成人安全剂量为 400mg。用量在 600mg 以下，不会出现正铁血红蛋白症。

### 八、地布卡因

地布卡因（dibucaine）又称辛可卡因（cinchocaine）虽为酰胺类局麻药，但不同于利多卡因，属于氨烷基酰胺系列。它为长效局麻药，起效时间 15~20 分钟，麻醉时效 3~4 小时。麻醉效能和毒性均为普鲁卡因的12~15 倍。该药主要通过肝脏缓慢转化，大部分以原形形式从肾脏排出。地布卡因目前在临床上已很少使用，已被其他毒性低、时效长的局麻药所取代。故只限于表面麻醉和蛛网膜下腔阻滞。

用法与剂量：0.3%~0.5% 软膏制剂，可供皮肤和黏膜表面麻醉用。蛛网膜下腔阻滞，一般用 0.2%~0.5%重比重液，剂量 5.0~10mg。

临床常用局麻药的浓度、剂量与用法见表 3-13。

表 3-13　常用局麻药的浓度、剂量与用法

| 局麻药 | 用法 | 浓度 /% | 一次最大剂量 /mg | 起效时间 /min | 作用时效 /min |
|---|---|---|---|---|---|
| 普鲁卡因 | | | | | |
| | 局部浸润 | 0.25~1.0 | 1 000 | — | — |
| | 神经阻滞 | 1.5~2.0 | 600~800 | — | — |
| | 蛛网膜下腔阻滞 | 3.0~5.0 | 100~150 | 1~5 | 45~49 |
| | 硬膜外阻滞 | 3.0~4.0 | 600~800 | — | — |

续表

| 局麻药 | 用法 | 浓度 /% | 一次最大剂量 /mg | 起效时间 /min | 作用时效 /min |
|---|---|---|---|---|---|
| 丁卡因 | | | | | |
| | 眼表面麻醉 | 0.5~1.0 | | 1~3 | 60 |
| | 鼻、咽、气管表面麻醉 | 1.0~2.0 | 40~60 | 1~3 | 60 |
| | 神经阻滞 | 0.2~0.3 | 50~75 | 15 | 120~180 |
| | 蛛网膜下腔阻滞 | 0.33 | 7~10 | 15 | 90~120 |
| | 硬膜外阻滞 | 0.2~0.3 | 75~100 | 15~20 | 90~180 |
| 利多卡因 | | | | | |
| | 局部浸润 | 0.25~0.5 | 300~500 | 1.0 | 90~120 |
| | 表面麻醉 | 2.0~4.0 | 200 | 2~5 | 60 |
| | 神经阻滞 | 1.0~1.5 | 400 | 10~20 | 120~240 |
| | 蛛网膜下腔阻滞 | 2.0~4.0 | 40~100 | 2~5 | 90 |
| | 硬膜外阻滞 | 1.5~2.0 | 150~400 | 8~12 | 90~120 |
| 布比卡因 | | | | | |
| | 局部浸润 | 0.25~0.5 | 150 | — | 120~240 |
| | 神经阻滞 | 0.25~0.5 | 200 | 15~30 | 360~720 |
| | 蛛网膜下腔阻滞 | 0.5 | 15~20 | — | 75~200 |
| | 硬膜外阻滞 | 0.25~0.75 | 37.5~225 | 10~20 | 180~300 |
| 罗哌卡因 | | | | | |
| | 神经阻滞 | 0.5~1.0 | 200 | 2~4 | 240~400 |
| | 蛛网膜下腔阻滞 | 1.0~1.5 | 10~15 | 2 | 180~210 |
| | 硬膜外阻滞 | 1.0~2.0 | 100~150 | 5~15 | — |
| 甲哌卡因 | | | | | |
| | 局部浸润 | 0.5~1.0 | 300~500 | — | 90~120 |
| | 神经阻滞 | 1.0~1.5 | 300~400 | 10~20 | 180~300 |
| | 硬膜外阻滞 | 1.0~2.0 | 150~400 | 5~15 | 60~180 |
| 依替卡因 | | | | | |
| | 神经阻滞 | 0.5~1.0 | 300 | 10~20 | 360~720 |
| | 硬膜外阻滞 | 1.0~1.5 | 150~300 | 5~15 | 170 |
| 丙胺卡因 | | | | | |
| | 神经阻滞 | 1.0~2.0 | 400 | 10~20 | 120~180 |
| | 硬膜外阻滞 | 1.0~3.0 | 150~600 | 5~15 | — |
| 地布卡因 | | | | | |
| | 表面麻醉（软膏） | 0.25~1.0 | — | — | — |
| | 蛛网膜下腔阻滞 | 0.25~0.5 | 5~10 | — | — |

（黑子清）

# 第七章 骨骼肌松弛药

## 第一节 概　　述

骨骼肌松弛药(skeletal muscular relaxants),简称肌松药。这类药物选择性地作用于骨骼肌神经肌肉接头,与 $N_2$ 受体结合,暂时阻断了神经肌肉之间的兴奋传递,从而产生肌肉松弛作用。

肌松药根据其作用时效不同,分为超短效、短效、中效和长效四类。肌颤搐恢复25%的时间短于8分钟的为超短效肌松药如琥珀胆碱;在8~20分钟为短效肌松药如米库氯铵等;在20~50分钟之间为中效肌松药,如阿曲库铵、顺阿曲库铵、维库溴铵和罗库溴铵;超过50分钟的为长效肌松药如泮库溴铵等。根据作用机制不同,分为去极化肌松药和非去极化肌松药两大类,后者又根据化学结构不同分为氨基甾类(简称甾类)和苄异喹啉类。

肌松药的应用使外科手术不再依靠深麻醉来满足肌松要求,减少了深麻醉带来的诸多弊端,现已成为全身麻醉中重要的辅助用药。但由于肌松药没有镇静和镇痛作用,因此不能取代镇静药和镇痛药,在全身麻醉时还应保持足够的麻醉深度。

当神经冲动到达神经末梢时,$Ca^{2+}$ 进入神经末梢,促进乙酰胆碱(acetylcholine,ACh)囊泡将其中的ACh释放,与肌细胞膜上的ACh受体结合,引起肌细胞去极化。

神经肌肉传导涉及神经肌肉接头的超微结构,以及ACh的合成、储存、释放和代谢等环节。

### 一、神经肌肉接头的兴奋传递

神经肌肉接头的结构由三部分构成:①运动神经元轴突末梢,简称突触前膜或接头前膜;②肌纤维膜在该部位相应的增厚部分,称突触后膜或接头后膜;③介于突触前膜和突触后膜之间的间隙,称突触间隙或接头间隙。突触间隙宽15~1 000nm。在运动神经元末梢聚集着很多直径为20~50nm的囊泡。据统计,单个运动神经元末梢含有30万个以上的囊泡,而每个囊泡中含有1 000~50 000个ACh分子,当神经冲动到达神经末梢时,ACh被释放。

神经肌肉接头处的 $N_2$ 受体属于配体门控离子通道型受体,每个受体由两个 α 亚基和一个 β、γ、δ 亚基组成,长度为11nm,排列成玫瑰花状的、中间带孔的跨细胞膜通道。在两个 α 亚基上有ACh作用位点,当两个 α 亚基均与ACh结合后,亚基转动,受体蛋白结构发生变化,离子通道开放,$Na^+$、$K^+$、$Ca^{2+}$ 顺离子浓度梯度流动,细胞外 $Na^+$ 和 $Ca^{2+}$ 迅速进入肌细胞内;胞内 $K^+$ 则流至细胞外,从而产生局部去极化电位。当终板电位超过肌纤维扩布性去极化阈值时,即可打开膜上电压门控离子通道,此时,大量 $Na^+$、$Ca^{2+}$ 进入细胞,产生动作电位,导致肌肉收缩。两个 α 亚基必须均与ACh结合,如果其中一个未与ACh结合,则离子通道不开放。

接头前膜释放的ACh被接头间隙内的胆碱酯酶(AChE)迅速水解(0.2毫秒),AChE活性极高,每个分子的AChE在1分钟内能完全水解 $10^5$ 个分子的ACh,其中水解产物胆碱可被摄入神经末梢,作为再合成ACh的原料。

### 二、肌松药的作用机制

按照作用机制不同,分为去极化和非去极化肌松药。其作用机制如下。

1. 竞争性阻滞　去极化肌松药和非去极化肌松药的主要作用部位均在接头后膜,两者均与ACh竞争 $N_2$ 受体 α 亚基上的ACh结合部位,所不同的是拮抗方式不同。

非去极化肌松药是 $N_2$ 受体拮抗药，与受体上 2 个 ACh 结合部位之一结合或 2 个均被结合后，受体构型不改变，但离子通道不开放，不能产生去极化，从而阻滞了神经肌肉兴奋传递，并妨碍了 ACh 与受体结合。

去极化肌松药是 $N_2$ 受体激动药，与受体结合后可使受体构型改变、离子通道开放，产生与 ACh 相似但较持久的去极化作用（因 AChE 对其水解较慢）。长时间作用后，使突触后膜上的 $N_2$ 受体不能对 ACh 起反应。此时，神经肌肉的阻滞方式已经由去极化转变为非去极化，前者为 I 相阻滞，后者为 II 相阻滞或脱敏感阻滞。

2. 非竞争性阻滞　肌松药除作用于 ACh 受体外，还可能通过其他机制作用于受体，改变受体的功能，包括离子通道阻滞和脱敏感阻滞。

离子通道阻滞是由于药物阻塞离子通道，影响离子流通，使终板膜不能正常去极化，从而减弱或阻滞神经肌肉的兴奋传递，可分为关闭型阻滞和开放型阻滞两种。关闭型阻滞是药物阻塞在离子通道口部，在离子通道关闭时即可发生；开放型阻滞仅在激动药激活开放离子通道后药物才能进入，发挥阻滞效应，其效应强弱取决于离子通道开放的多少和开放的频率。

脱敏感阻滞是受体对激动药开放离子通道的作用不敏感，此时受体虽与激动药结合，但不发生受体蛋白构型的变化，不能使离子通道开放，表现为在持续应用激动药时，突触后膜上受体的敏感性进行性下降。此时，受体与激动药的亲和力虽然增加，但结合形成的复合物的解离延缓，受体恢复原状的速率减慢。脱敏感受体增加可使正常受体总量减少，当脱敏感受体增至使受体所产生的终板膜电位达不到引起肌纤维收缩的阈值时，则不再发生神经肌肉兴奋传递。

3. 作用于突触外和突触前 ACh 受体　突触外胆碱受体是指存在于突触后膜以外肌纤维膜上的受体，这类受体的数量在正常人很少。在肌纤维失去神经支配等病理情况下，突触外受体大量合成，这时使用氯琥珀胆碱等去极化肌松药可造成大面积肌纤维膜去极化，引起大量 $K^+$ 外流，导致高钾血症。

突触前膜也有胆碱受体存在，这些受体兴奋时，使 ACh 囊泡成为可释放型囊泡，从而加速 ACh 的释放。其生理作用是通过正反馈机制使神经肌肉组织能适应高频刺激（>1Hz）的需要。非去极化肌松药可拮抗突触前膜受体，减缓 ACh 由储存部向释放部转运，使 ACh 释放量减少，肌张力出现衰减。

### 三、肌松药的药效动力学

由于神经肌肉兴奋传递有一个较大的安全阈值，当所有肌纤维的接头后膜受体被拮抗达 75% 以上时，肌颤搐的张力才出现减弱；受体被拮抗 95% 左右时，肌颤搐才完全抑制。临床上常以给药至产生最大肌松效应的时间称起效时间；以给药至肌颤搐恢复 25% 的时间为临床时效；以给药至恢复 95% 的时间为总时效；以肌颤搐由 25% 恢复至 75% 的时间为恢复指数。各种肌松药的效价强度根据其 $ED_{95}$ 确定，$ED_{95}$ 是指在氧化亚氮、巴比妥类药物和阿片类药物平衡麻醉下，肌松药抑制单刺激肌颤搐 95% 的药量。

肌松药选择性地松弛骨骼肌，但不同部位的骨骼肌对肌松药的敏感性不同。躯体肌和四肢肌对肌松药的敏感性高于喉内收肌和膈肌。喉内收肌和膈肌的肌松起效时间比拇内收肌快，这是因为喉内收肌和膈肌的血液供给比外周肌群多。

肌松药带正电荷的季铵基不仅能与 $N_2$ 受体结合，而且还能拮抗 $N_1$、M 受体。这是肌松药引起心血管和自主神经系统不良反应的重要原因。

临床上给予肌松药后可出现与组胺有关的作用，常发生在麻醉诱导期，易感患者常有青霉素或化妆品过敏史和哮喘史。由于组胺释放，可导致外周血管阻力降低、低血压、心动过速、皮肤潮红、荨麻疹，严重者可致肺水肿和支气管痉挛。由于肌松药不能通过血 - 脑脊液屏障，故无中枢作用。

### 四、肌松药的药代动力学

肌松药是高度解离的极性化合物，易溶于水而相对不溶于脂肪，因此不易透过血 - 脑脊液屏障、肾小管上皮细胞、胃肠道上皮细胞和胎盘。在体内的分布容积接近于细胞外液容积，约为 200ml/kg。口服吸收慢且不规则，即使少量吸收，进入门静脉系统后也被肝摄取且迅速经肾脏排出，所以不能口服给药。皮下注射几乎无效，肌内注射的作用仅为静脉注射的 20%~50%。一次静脉注射后，在血浆中浓度很快升高，以后随着肌松药在体内分布和消除，其血药浓度降低出现 2 个明显的时相。初始分布容积（$V_1$）是肌松药分布到血供丰富的器官和组织的容积，稳态分布容积（$V_{dss}$）是血液和组织液之间肌松药浓度取得平衡时的容积。

肌松药除与神经肌肉接头的受体结合外,还与组织内的黏多糖、骨及血浆蛋白等结合。消除半衰期长的肌松药反复给药时易引起蓄积作用。

肌松药在肾小管内不被重吸收。长效肌松药如多库氯铵、哌库溴铵主要经肾脏排泄,较少部分由肝脏消除;中效肌松药肾脏排泄不占主要地位,如维库溴铵在体内消除过程中,经肾脏和胆汁以原形排出各占15%和40%。泮库溴铵部分由胆汁消除。罗库溴铵和维库溴铵的消除相似,主要以原形、水解或结合产物由胆汁排出。阿曲库铵在体内消除不依赖肾脏和肝脏,但其消除途径较复杂,霍夫曼消除和酯酶分解是其主要消除途径。琥珀胆碱在血中浓度降低非常迅速,这是因为琥珀胆碱可迅速被血浆假性胆碱酯酶破坏。

# 第二节　去极化肌松药

这类肌松药阻滞的特点:①首次静脉注射后,在肌松出现前一般有肌纤维成串收缩(肌颤);②对强直刺激或4个成串刺激肌颤搐不出现衰减,对于四个成串刺激的第4个刺激与第1个刺激引起的肌收缩幅度之比,即 $T_4 : T_1 > 0.9$ ;③对强直刺激后单刺激反应没有易化,即无强直后增强(post-tetanic potentiation,PTP)现象;④肌松作用可被非去极化肌松药减弱,但被抗胆碱酯酶药增强;⑤反复间断静脉注射或持续静脉输注后,其阻滞性质逐渐由去极化阻滞(Ⅰ相阻滞)发展成带有非去极化阻滞特点的Ⅱ相阻滞;⑥有快速耐受性。目前临床上应用的去极化肌松药只有琥珀胆碱。

琥珀胆碱(succinylcholine),也称司可林,具有起效快、作用强和时效短等优点,为超短效肌松药。

1. 体内过程　琥珀胆碱进入体内后迅速分布并被血浆和肝脏中的假性胆碱酯酶快速水解为琥珀酰单胆碱,琥珀酰单胆碱的作用强度约为琥珀胆碱的2%,但其时效比琥珀胆碱长。该药的 $t_{1/2}\beta$ 为 2~4 分钟,经肾脏排泄量在正常人为2%~5%。

2. 药理作用　静脉注射 0.8~1.0mg/kg 后,1.5~2 分钟内拇指内收肌的肌颤搐达最大抑制,咬肌、咽喉肌的肌松作用在 1 分钟内达高峰,可维持呼吸暂停 4~5 分钟,肌张力完全恢复需 6~12 分钟。反复静脉注射或持续静脉输注可维持长时间肌松。但静脉输注 30~60 分钟之后易产生快速耐受性,输注剂量需要增加。与成人相比,儿童对琥珀胆碱相对不敏感,气管插管所需剂量由成人的 1.0mg/kg 增加至 1.5mg/kg。婴幼儿除静脉注射外还可以肌内注射,用量 1.5~2.0mg/kg。紧急情况下,琥珀胆碱还可以气管内或舌下给药。

3. 临床应用　由于该药对喉肌松弛作用较强,药效持续时间很短,故静脉注射适用于快速气管插管、气管镜、食管镜检查等短时操作,持续输注可用于较长时间手术。

4. 不良反应及注意事项

(1)Ⅱ相阻滞:与用量、维持时间、用药方式和配伍用药物等有关。琥珀胆碱静脉滴注 30~60 分钟或药量达到 7~10mg/kg,即可发生Ⅱ相阻滞。因此,琥珀胆碱的用药量要尽量控制在 0.5g 以下,以减少Ⅱ相阻滞的发生。重症肌无力、电解质紊乱和血浆胆碱酯酶异常等患者容易发生。普鲁卡因、利多卡因、恩氟烷等可促使发生Ⅱ相阻滞。

Ⅱ相阻滞的特征:①出现强直刺激和4个成串刺激的肌颤搐衰减;②强直刺激后单刺激出现肌颤搐易化;③多数患者肌张力恢复延迟;④抗胆碱酯酶药可能有拮抗作用。此时,应减少琥珀胆碱药量。

(2)心血管反应:由于琥珀胆碱的结构与ACh相似,还可以激动 $N_1$、M 受体,在交感神经张力相对较高的婴幼儿使用,可以引起窦性心动过缓、交界性心律和各种室性心律失常,甚至发生心搏骤停。麻醉前给予阿托品可以防止琥珀胆碱引起的窦性心动过缓。成人偶有引起心率增快的报道。

(3)高钾血症:琥珀胆碱引起的肌纤维去极化使细胞内 $K^+$ 释放,可导致高钾血症,引起严重的心律失常。琥珀胆碱升高血钾一般为 0.5mmol/L 左右。在静脉注射琥珀胆碱前先给予小剂量的非去极化肌松药,可以减少血钾升高的幅度,但不能完全防止血钾升高。术前血钾已达 5.5mmol/L 的患者,如大面积烧伤、多发性创伤、严重腹腔感染、脊髓或神经损伤等患者尤其危险,应避免使用。

(4)肌纤维成束收缩:快速静脉注射琥珀胆碱常发生肌纤维成束收缩,肌肉发达的成人肌纤维成束收缩更明显。在用药前 3~5 分钟静脉注射小剂量非去极化肌松药,可消除琥珀胆碱所致的肌纤维成束收缩。但是,用非去极化肌松药消除琥珀胆碱引起的肌纤维成束收缩,会导致起效时间延长 30%,时效缩短 30%~50%。另外,临床上也有静脉注射利多卡因、芬太尼、钙或镁等来防止琥珀胆碱引起的肌纤维成束收缩,但是效果不及小剂量的非去极化肌松药。

(5)眼压增高:注射琥珀胆碱后,由于眼外肌收缩常引起眼压增高,平均为 8mmHg。琥珀胆碱静脉注射1分钟后眼压开始升高,有使眼内容物脱出的可能,对开放性眼外伤患者,应禁用此药。在应用琥珀胆碱前先静脉注射少量非去极化肌松药,并不能完全有效地防止琥珀胆碱引起的眼压升高。

(6)颅内压升高:琥珀胆碱升高颅内压,可能与用药后肌纤维成束收缩导致胸膜腔内压增高影响颈静脉回流,以及 $PaCO_2$ 升高导致颅内血管扩张、脑血流量增加有关,数十秒后颅内压即开始回降。对颅内压已升高而颅内顺应性差的患者,琥珀胆碱升高颅内压的幅度较大,持续时间较长。

(7)胃内压升高:应用琥珀胆碱后,由于腹肌强烈收缩,可使部分患者胃内压有不同程度升高,最高可达 $40cmH_2O$,对饱胃患者有可能引起胃内容物反流误吸,应禁用该药。应用氯琥珀胆碱前静脉注射小剂量的非去极化肌松药或抗迷走神经药,可降低琥珀胆碱引起的胃内容物反流误吸的发生率。

(8)术后肌痛:琥珀胆碱的去极化作用及其对肌梭的牵拉可能是产生术后肌痛的原因,肌纤维成束收缩也是原因之一。在琥珀胆碱静脉注射前先给少量非去极化肌松药可以防止肌纤维成束收缩,虽然使术后肌痛减轻,但并不能完全消除肌痛。术后肌痛的持续时间多在 3 天以内。

(9)咬肌痉挛和恶性高热:大多数患者应用琥珀胆碱仅引起咬肌张力改变,引起咬肌痉挛的发生率为 0.5%~1%。而恶性高热是一种遗传性疾病,许多药物可诱发,尤其多见于琥珀胆碱与氟烷合用的患者。表现为下颌不松、肌肉僵硬、高热、心律失常、酸中毒、肌球蛋白尿和肾衰竭,甚至因溶血、凝血功能障碍、急性神经系统损害而死亡。

(10)类过敏反应:琥珀胆碱发生过敏反应与其他肌松药的发生率相近,约为 0.06%,但其引起的严重反应者居多。偶有因使用琥珀胆碱发生过敏性休克、支气管痉挛的报道,其原因可能与该药引起的组胺释放有关。

## 第三节 非去极化肌松药

非去极化肌松药多为甾类或苄异喹啉类化合物,有短效的米库氯铵,中效的维库溴铵、阿曲库铵、顺阿曲库铵和罗库溴铵等,长效的泮库溴铵、哌库溴铵等。它们的化学结构不同。

非去极化肌松药的特点:①在出现肌松前没有肌纤维成束收缩;②给予强直刺激和 4 个成串刺激,肌颤搐出现衰减;③对强直刺激后单刺激肌颤搐出现易化;④肌松作用能被抗胆碱酯酶药拮抗。

### 一、泮库溴铵

泮库溴铵(pancuronium),也称本可松,是人工合成的含 2 个季铵基团的长效甾类非去极化肌松药。该药一部分在肝内代谢羟化,代谢产物中以 3 位羟基化合物的肌松作用最强,为泮库溴铵的 50%。主要排出途径为肾脏,少部分经胆管排出,肝肾功能不全时消除时间延长。在临床剂量范围内无神经阻滞作用,也不释放组胺,所以不引起低血压。但此药有轻度抗迷走神经作用和交感神经兴奋作用,并抑制儿茶酚胺在神经末梢的释放,所以可致心率增快、血压升高和心排血量增加,大剂量时更明显。因此,高血压、心动过速及冠心病患者应避免使用。在心血管麻醉中与大剂量芬太尼合用,可拮抗芬太尼引起的心动过缓。

泮库溴铵的 $ED_{95}$ 为 0.07mg/kg,起效时间、作用时间和总强度与用药剂量呈正相关。静脉注射 0.12~0.20mg/kg,90 秒后可行气管插管,临床时效 80 分钟,恢复指数 25 分钟,90% 肌颤搐恢复时间 60 分钟。重复用药则时效逐渐延长,出现蓄积作用。

### 二、哌库溴铵

哌库溴铵(pipecuronium)是长效甾类非去极化肌松药,肌松作用比泮库溴铵略强。临床应用剂量无心血管不良反应,使此药优于泮库溴铵。其消除主要经肾脏以原形排出,少量随胆汁排出,部分在肝内代谢。消除半衰期约为 100 分钟。肾衰竭明显延长其消除半衰期,应减量使用。

哌库溴铵的 $ED_{95}$ 为 0.05~0.06mg/kg,静脉注射 0.1mg/kg,3~3.5 分钟后可行气管插管。临床时效 70~110 分钟,恢复指数 30~40 分钟,90% 肌颤搐恢复时间 80~90 分钟。此药尤其适用于冠状动脉搭桥手术和其他心血管手术,以及术后不需要早期拔除气管导管的患者。

### 三、维库溴铵

维库溴铵(vecuronium),也称万可松,是中效甾类单季铵非去极化肌松药,它是泮库溴铵的衍生物,不同的是它仅保留甾体 D 环上的季铵基,而在 A 环的季铵基上经去甲基成为叔胺基。这一改变使其起效增快、药效增强、肝的摄取与消除也增加,并失去泮库溴铵所具有的抗迷走神经作用,加上不促进组胺释放,故对心血管的影响极小,这是其突出优点。该药主要在肝脏代谢和排泄,其代谢产物中 3 位羟基维库溴铵的肌松作用最强,为维库溴铵的 60%,在阻塞性黄疸及肝硬化患者中,其时效延长,但轻度肝功能障碍并不明显延长其时效。维库溴铵 15%~25% 经肾脏排出,肾衰竭时可以通过肝脏消除来代偿,因此可以安全地应用于肾衰竭患者。

维库溴铵不释放组胺,适用于心肌缺血和心脏病患者。其作用强度与泮库溴铵相当,但起效快、时效短。其 ED$_{95}$ 为 0.05mg/kg,起效时间为 4~6 分钟,增加药量可缩短起效时间。静脉注射 ED$_{95}$ 剂量其恢复指数为 10~15 分钟,90% 肌颤搐恢复时间 30 分钟。气管插管剂量为 0.1mg/kg,2~3 分钟起效,维持肌松时间 45 分钟。需要长时间肌松则采用连续输注法,即应用微量注射泵以 1.0~1.5μg/(kg·min)经静脉持续给药。由于该药对自主神经系统无明显作用,当应用拟胆碱药、β 受体拮抗药或钙通道阻滞药时,可能产生心动过缓,甚至可能发生心搏骤停,因此,需用上述药物时应密切观察心率变化。

### 四、罗库溴铵

罗库溴铵(rocuronium),也称爱可松,是中效甾类非去极化肌松药。该药作用强度为维库溴铵的 1/7,时效为维库溴铵的 2/3。其药代动力学与维库溴铵相似,主要依靠肝脏消除,其次是肾脏消除。肾衰竭并不影响其时效和药代动力学,而肝功能障碍可能延长其时效。

在所有非去极化肌松药中,罗库溴铵的起效时间最快,仅次于琥珀胆碱。ED$_{95}$ 为 0.3mg/kg,起效时间为 3~4 分钟,时效为 10~15 分钟,90% 肌颤搐恢复时间 30 分钟。静脉注射 0.6mg/kg 后 90 秒可行气管插管,临床肌松维持 45 分钟。用量增加至 1.0mg/kg,60 秒即可气管插管。该药对心血管无明显作用,不释放组胺,临床应用剂量无心率和血压变化。推注速度过快或剂量过大时,偶见诱发气道痉挛和哮喘发作,可能与其过敏反应有关。

### 五、阿曲库铵

阿曲库铵(atracurium),也称阿屈可林,为双季铵酯型化合物,属于中效非去极化肌松药。该药通过霍夫曼消除自行降解。霍夫曼消除使季铵化合物在碱性介质中除去 β 位氢原子,并将 α 位 C—N 键自动断裂而降解。温度和 pH 升高可加快消除。此外,该药还可被血中酯酶水解。其优点是在体内消除不依赖肝肾功能,因此,已成为肝肾疾病和老年患者的首选肌松药。由于阿曲库铵在生理 pH 和体温下即能进行霍夫曼消除,因此,应在 4℃的温度条件下储存。

阿曲库铵的 ED$_{95}$ 为 0.2mg/kg,临床常用剂量为 0.2~0.3mg/kg,起效时间为 4~5 分钟,临床时效约为 30 分钟。恢复指数 10~15 分钟,90% 肌颤搐恢复时间 30 分钟,气管插管剂量为 0.5~0.6mg/kg,反复给药无蓄积作用。剂量超过临床用量可能有抗胆碱作用;大剂量(1mg/kg)快速静脉注射时可引起组胺释放,发生低血压和心动过速;还可能引起支气管痉挛。减慢静脉注射速度、控制用量及在注药前先给予抗 H$_1$ 和 H$_2$ 受体激动药,可避免这些不良反应。动物实验发现该药的代谢产物 N- 甲基四氢罂粟碱有中枢兴奋作用,但在临床上未能证实。

### 六、顺阿曲库铵

顺阿曲库铵(cis-atracurium)是阿曲库铵 10 个异构物中的一个,其强度为阿曲库铵的 4 倍。顺阿曲库铵与阿曲库铵一样均是中时效肌松药,ED$_{95}$ 为 0.05mg/kg,完全阻滞的起效时间为 7.5 分钟,比阿曲库铵长 2 分钟,时效 45 分钟。顺阿曲库铵的用量增加至 0.2mg/kg 时,起效时间为 2.7 分钟。顺阿曲库铵的恢复指数不受给药总量及方式的影响,其消除率约为 5ml/(kg·min),消除半衰期约为 24 分钟。主要通过霍夫曼消除,在体内酯酶水解的作用有限,其主要代谢产物 N- 甲基四氢罂粟碱主要经肾脏排出。

由于顺阿曲库铵作用较阿曲库铵强、用量少及代谢产生的 N- 甲基四氢罂粟碱也少,因此,N- 甲基四氢罂粟碱所致的不良反应减少。顺阿曲库铵的药效学和药代动力学与阿曲库铵相似,不受肝肾功能及年龄的影响,而在肝功能不全时其起效时间可缩短。顺阿曲库铵与阿曲库铵不同的是不释放组胺,状态好的患者行择期手术时,迅速给予 8 倍 $ED_{95}$ 量的顺阿曲库铵,也无组胺释放的现象;冠状动脉搭桥手术患者 4 倍 $ED_{95}$ 量也无血流动力学改变。

### 七、米库氯铵

米库氯铵(mivacurium),也称美维松,是短效非去极化肌松药,为双酯型苄异喹啉化合物,含有三个异构体:顺式 - 反式(35%~40%)、反式 - 反式(50%~60%)和顺式 - 顺式(4%~8%)。该药在体内迅速被血浆胆碱酯酶水解,大剂量快速注射可引起组胺释放。消除不直接依赖肝肾功能,但肝和肾均衰竭时将直接影响血浆胆碱酯酶生成。在血浆胆碱酯酶异常或活性低下时,直接影响米库氯铵的时效。米库氯铵的分解产物无肌松作用,经肾脏和胆汁排出。其消除半衰期约 2 分钟,清除率为 50~100ml/(kg·min)。

米库氯铵的 $ED_{95}$ 为 0.08mg/kg,静脉注射 0.1mg/kg,4 分钟作用达峰值,维持肌松作用约 15 分钟。气管插管量为 0.2mg/kg,90 秒后可行气管插管。临床肌松作用维持 20 分钟,恢复指数 6~8 分钟。连续输注剂量为 6~10µg/(kg·min)。心血管不良反应与阿曲库铵相似,减少用量及缓慢给药可减轻组胺释放所导致的不良反应。停止静脉输注后,肌张力的自然恢复时间与琥珀胆碱相近。此药尤其适用于停药后需肌张力迅速恢复而又不希望用抗胆碱酯酶药拮抗的患者。

两类肌松药的比较见表 3-14。

表 3-14　去极化肌松药与非去极化肌松药的比较

|  | 去极化肌松药 | 非去极化肌松药 |
|---|---|---|
| $N_2$ 受体 | 激动药 | 拮抗药 |
| 肌颤搐 | 有 | 无 |
| 强直后增强 | 无 | 有 |
| 强直性衰减 | 无 | 有 |
| $T_4 : T_1$ | >0.9 | <0.7 |
| 抗胆碱酯酶药 | 协同 | 拮抗 |
| 脱敏感阻滞 | 有 | 无 |

## 第四节　肌松药的拮抗药

去极化肌松药至今还缺乏满意和有效的拮抗药,非去极化肌松药可用抗胆碱酯酶药和舒更葡糖钠(sugammadex)拮抗。

### 一、抗胆碱酯酶药

抗胆碱酯酶药有新斯的明(neostigmine)、溴吡斯的明(pyridostigmine)和依酚氯铵(edrophonium)等。

1. 体内过程　抗胆碱酯酶药都是水溶性的季铵化合物,药代动力学基本相似,均属于二室模型。静脉注射后血药浓度在最初的 5~10 分钟内迅速下降,以后降低缓慢,分布容积为 0.7~1.4L/(kg·min),$t_{1/2}\alpha$ 为 3.4~7.2 分钟,$t_{1/2}\beta$ 为 60~120 分钟。主要经肾消除,其清除率为 8~16ml/(kg·min),除肾小球滤过外,还经肾小管主动分泌排出。新斯的明经肾清除占 50%,溴吡斯的明占 75%,依酚氯铵约占 70%。对于肾衰竭患者,其清除明显减慢。其次经肝代谢,新斯的明的肝代谢产物有药理活性,相当于新斯的明的 1/10~1/8。

依酚氯铵起效最快,溴吡斯的明起效最慢,三药达到峰效应的时间分别为依酚氯铵不超过 5 分钟、新斯的明 7~10 分钟、溴吡斯的明 10~15 分钟。

抗胆碱酯酶药逆转非去极化肌松药的效果,与此类药物的用量、应用时肌松药作用强度及其自然恢复是否已开始等因素有关。在肌松药开始自然恢复前应用此类药物,不仅难以起到逆转效果,相反可能延长肌张力恢复时间。尚未恢复对单刺激或 TOF 反应,此时不应使用此类药物。肌张力充分恢复时间与使用此类药物时的 TOF 的反应有关,在 TOF 分别出现 1 个肌颤搐、2~3 个肌颤搐和 TOF 反应时应用此类药物,肌张力充分恢复时间分别为 30 分钟、10~12 分钟和 3~5 分钟。用抗胆碱酯酶药的效果与其药量有关,药量大效果好;但药量有封顶效应,新斯的明剂量超过 0.7mg/kg、溴吡斯的明超过 0.28mg/kg 及依酚氯铵超过 1mg/kg,即使加大剂量也不可能有更好的拮抗效果。因为,当全部 AChE 活性已被抑制时,再增加此酶的抑制药有害而无益。

2. 作用机制 抗胆碱酯酶药通过与 AChE 结合,抑制 AChE 的活性,使 ACh 分解减少,从而产生拟胆碱作用。新斯的明和溴吡斯的明分子中带正电荷的氮原子能与胆碱酯酶带负电荷的催化部位发生静电结合,其分子中的氨基甲酸基再与该酶的酯解部位发生共价键结合,使胆碱酯酶氨基甲酸化,从而抑制此酶活性。依酚氯铵与新斯的明不同,分子中没有氨基甲酰基,依其正电荷的氮原子与胆碱酯酶分子中带负电荷的酯解部位相结合,从而抑制 ACh 的降解。抗胆碱酯酶药除抑制胆碱酯酶外,还可作用于神经肌肉接头的前膜引起神经末梢逆向传导,使单一兴奋变成重复刺激反应,从而促进 ACh 的释放,增强肌纤维的收缩。由于分子中氮原子上有数个甲基,它还可以作用于受体或离子通道,增加离子流和增强神经肌肉兴奋传递。

此外,新斯的明还能直接激动 $N_2$ 受体。

3. 不良反应 抗胆碱酯酶药可作用于神经肌肉接头及其他部位的 AChE,引起心率减慢、腺体分泌、内脏平滑肌痉挛等。因此,要合用抗胆碱药,如阿托品、格隆溴铵,用以消除抗胆碱酯酶药引起的心血管系统、气管和肠道等的 M 胆碱样不良反应。

## 二、舒更葡糖钠

舒更葡糖钠属于一种新型甾类肌松药拮抗药,是一个经修饰的 γ- 环糊精,其三维结构为一个中空的甜甜圈或环状圆桶形,内里疏水性,外表亲水性,这与其所带极性的羟基有关。舒更葡糖钠的结构特性使其成为一种包囊,并能与多种物质形成主 - 客结构或形成包接复合物,以此改变和保护客体化合物的物理、化学和生物学性质;加入 8 条侧链以加深其内孔,可使其能容纳大的、刚性的甾类非去极化肌松药;侧链末端加入带负电荷的羧基,可以加强与甾类非去极化肌松药如罗库溴铵 4 个带正电荷氮之间的静电力结合。舒更葡糖钠与甾类肌松药间依靠范德华力及氢键形成 1:1 相对牢固的化合物(结合能力由强到弱为罗库溴铵、维库溴铵、泮库溴铵);而对于舒更葡糖钠峰值的内孔,苄异喹啉类肌松药因为过大而无法被容纳,所以不能与之形成复合物。可见舒更葡糖钠的拮抗作用是有选择性地针对甾类肌松药,尤其是罗库溴铵;而对于苄异喹啉类肌松药及去极化肌松药则无明显效果。

目前抗胆碱酯酶药不仅不能逆转深度神经肌肉阻滞,而且存在很多副作用。临床使用结果显示,浅神经肌肉阻滞给予舒更葡糖钠 2~4mg/kg、深度神经肌肉阻滞给予舒更葡糖钠 8~12mg/kg,可缩短患者的恢复时间(平均 ≤3 分钟)。给予舒更葡糖钠 2mg/kg 来逆转浅神经肌肉阻滞较新斯的明快 16 分钟;给予 4mg/kg 来逆转深度神经肌肉阻滞较新斯的明快 47 分钟。因此,舒更葡糖钠具有其他肌松拮抗药所不具备的特性,即可以在给予肌松药的短时间内迅速发挥拮抗作用,尤其适用于时间短的小手术,更可作为"既无法插管、又无法通气"的患者抢救用药,提高全身麻醉的安全性。

(黑子清)

# 第八章　作用于胆碱受体的药物

## 第一节　概　述

### 一、传出神经的结构与功能

传出神经系统包括自主神经系统和运动神经系统。前者主要支配心肌、平滑肌及腺体等效应器；后者则支配骨骼肌。自主神经系统又分为交感神经和副交感神经2部分，共同构成了心脏、血管、腺体、内脏器官和平滑肌的神经支配。交感神经和副交感神经从中枢发出后，在外周神经节换元后，到达效应器，因此又有节前纤维和节后纤维之分。

传出神经系统通过神经递质完成神经冲动在神经元之间或神经元与效应器之间的传递。根据释放递质的不同，传出神经可分为胆碱能神经和去甲肾上腺素能神经，前者释放乙酰胆碱（ACh），后者主要释放去甲肾上腺素。

### 二、胆碱能神经的递质及其受体

胆碱能神经的递质是ACh，它由胆碱和乙酰辅酶A在胆碱乙酰化酶的催化下，在胆碱能神经末梢内合成；然后转运到囊泡中贮存，部分以游离方式存在于胞质中。神经冲动时，可促使许多囊泡以胞裂外排的方式将ACh排入突触间隙，释放出的ACh迅速被突触部位的胆碱酯酶水解成胆碱和乙酸，终止其效应。部分水解产物又被神经末梢再摄取，重新合成ACh。

能选择性地与ACh结合的受体称为胆碱受体。胆碱受体分为两大类：毒蕈碱样受体（M受体）和烟碱样受体（N受体）。M受体主要分布于外周脏器，N受体分布于交感神经和副交感神经节细胞及骨骼肌的神经肌肉结合部。目前发现M受体有5种亚型（$M_1 \sim M_5$），其中$M_1$受体主要分布于交感神经节后纤维和胃壁细胞，受体激动引起神经兴奋和胃酸分泌；$M_2$受体主要分布在心肌、平滑肌器官，激动时引起心肌收缩力和心率降低；$M_3$受体主要分布于血管，分布于血管平滑肌和腺体，引起血管平滑肌松弛和腺体分泌；$M_4$、$M_5$受体的分布目前仍未明确。N受体根据其分布部位不同，可分为$N_1$受体和$N_2$受体。$N_1$受体主要分布于神经节细胞膜上，可使神经节兴奋；$N_2$受体位于骨骼肌细胞膜上，可使骨骼肌收缩。胆碱受体各亚型的特点见表3-15。

表 3-15　胆碱受体亚型的特点

| 受体 | 激动药 | 拮抗药 | 组织 | 反应 |
|---|---|---|---|---|
| 烟碱 | | | | |
| $N_1$ | 二甲基苯哌嗪 | 曲美芬 | 自主神经节 | 节后神经元去极化 |
| | 地棘蛙素 | | 肾上腺髓质 | 儿茶酚胺释放 |
| | 烟碱 | | 中枢神经系统 | 兴奋 |
| $N_2$ | 苯三甲基铵 | 筒箭毒碱 | 神经肌肉接头 | 终板去极化 |
| | 烟碱 | α-神经毒素 | | 骨骼肌收缩 |

续表

| 受体 | 激动药 | 拮抗药 | 组织 | 反应 |
|---|---|---|---|---|
| 毒蕈碱 | | | | |
| $M_1$ | 氧化震颤素 | 东莨菪碱 | 自主神经节 | 去极化 |
| | McN-A-343 | 哌仑西平 | 中枢神经系统 | 兴奋 |
| | | | 腺体 | 分泌 |
| $M_2$ | 6β-AN | 阿托品 | 心脏：窦房结 | 减慢自发性去极化；超极化 |
| | | AF-DX115 | 心房 | 缩短动作电位时程；降低收缩强度 |
| | | | 房室结 | 减慢传导速度 |
| | | | 心室 | 轻度降低收缩力 |
| | | | 中枢神经系统 | 抑制 |
| $M_3$ | — | 阿托品 | 平滑肌 | 血管平滑肌松弛 |
| | — | 达非那新 | 腺体 | 分泌 |
| $M_4$ | — | 阿托品 | — | — |
| $M_5$ | — | — | 中枢神经系统 | — |

### 三、作用于胆碱受体的药物分类

作用于胆碱受体的药物可分为拟胆碱药和抗胆碱药(图 3-7)。

拟胆碱药包含胆碱受体激动药和抗胆碱酯酶药。但抗胆碱酯酶药不直接作用于胆碱受体,而是通过抑制胆碱酯酶对突触间隙 ACh 的水解来发挥拟胆碱作用,如新斯的明。

抗胆碱药包含胆碱受体拮抗药和胆碱酯酶复活药。胆碱受体拮抗药可与胆碱受体结合,但不产生或较少产生拟胆碱作用,从而妨碍 ACh 或拟胆碱药与受体的结合。胆碱受体拮抗药可分为 M 受体拮抗药和 N 受体拮抗药。其中 N 受体拮抗药又分为 $N_1$ 受体拮抗药(神经节阻滞药)和 $N_2$ 受体拮抗药(骨骼肌松弛药)。

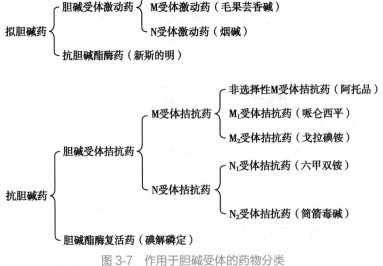

图 3-7　作用于胆碱受体的药物分类

## 第二节 拟 胆 碱 药

一、M、N 受体激动药

1. ACh 是胆碱能神经的递质,目前已能人工合成。ACh 化学性质不稳定,在体内极易被胆碱酯酶水解。ACh 的药理作用非常广泛,选择性差,且不易通过血 - 脑屏障,因此临床应用价值不大,可在科学研究和某些诊断实验中作为工具药使用。但 ACh 作为内源性神经递质,分布较广,具有非常重要的生理功能,因此熟悉该递质的药理作用和机制非常重要。

ACh 可直接激动 M 受体和 N 受体,其药理作用如下。

(1)M 样作用:静脉注射小剂量 ACh 可激动 M 受体,引起心率减慢、心肌收缩力减弱、血管扩张、血压下降,胃肠道、泌尿道及支气管平滑肌收缩,腺体分泌增多,瞳孔括约肌和睫状肌收缩等。

(2)N 样作用:剂量稍大时,ACh 可激动 $N_1$ 受体,产生与兴奋全部自主神经节和运动神经相似的作用,引起胃肠道、膀胱等器官的平滑肌收缩,腺体分泌增加,心肌收缩力加强,小血管收缩、血压增高;ACh 还可兴奋肾上腺髓质嗜铬细胞,使之释放肾上腺素。

ACh 还可激动运动神经终板上的 $N_2$ 受体,引起骨骼肌收缩。大剂量 ACh 可引起肌肉弥漫性收缩、肌肉痉挛等现象。

直接作用于胆碱受体的药物的主要效应见表 3-16。

表 3-16 直接作用于胆碱受体的药物的主要效应

| 器官 | 效应 |
| --- | --- |
| 眼 | |
| 　瞳孔括约肌 | 收缩(瞳孔缩小) |
| 　睫状肌 | 收缩,适于看近物 |
| 心脏 | |
| 　窦房结 | 减慢心率(负性频率) |
| 　心房 | 降低收缩力(负性肌力),缩短不应期 |
| 　房室结 | 减慢传导速度(负性传导),延长不应期 |
| 　心室 | 略降低收缩力 |
| 血管 | |
| 　动脉 | 舒张(通过内皮依赖性舒张因子),<br>收缩(大剂量直接作用) |
| 　静脉 | — |
| 肺 | |
| 　支气管平滑肌 | 收缩(支气管收缩) |
| 　支气管腺体 | 促分泌 |
| 胃肠道 | |
| 　运动 | 增加 |
| 　括约肌 | 舒张 |
| 　分泌 | 促分泌 |
| 泌尿道 | |
| 　逼尿肌 | 收缩 |
| 　三角括约肌 | 舒张 |
| 腺体 | |
| 　汗腺,唾液腺,泪腺,鼻咽腺体 | 分泌 |

2. 氨甲酰胆碱　氨甲酰胆碱属于完全拟胆碱药,既能激动 M 受体,也能激动 N 受体。氨甲酰胆碱对胃肠道与膀胱平滑肌有兴奋作用,理论上虽对缓解手术后腹胀气和尿潴留有利,但其作用广泛,选择性小,副作用较大,加之阿托品对它的解毒效果较差,故目前主要局部用于治疗青光眼,引起缩瞳以降低眼压。氨甲酰胆碱属季铵化合物,结构中的氨甲酰基使其不易被胆碱酯酶破坏,因此作用远比 ACh 持久,且口服有效。

### 二、M 受体激动药

毛果芸香碱,又称匹鲁卡品,是从毛果芸香属植物叶中提取的生物碱,其水溶液稳定,也能人工合成。

1. 药理作用　毛果芸香碱能直接作用于副交感神经(包括支配汗腺的交感神经)节后纤维支配的效应器官的 M 受体,对眼和腺体的作用最明显。

(1)眼:滴眼后能引起缩瞳,有降低眼压和调节痉挛等作用。

1)缩瞳:虹膜内有两种平滑肌,一种是瞳孔括约肌,受动眼神经的副交感神经纤维(胆碱能神经)支配,兴奋时瞳孔括约肌向中心收缩,瞳孔缩小;另一种为瞳孔开大肌,受去甲肾上腺素能神经支配,兴奋时通过开大肌向外周收缩,使瞳孔扩大。毛果芸香碱可激动瞳孔括约肌的 M 受体,表现为瞳孔缩小。局部用药后作用可持续数小时至 1 天。

2)降低眼压:房水是由睫状体上皮细胞分泌及血管渗出而生成,经瞳孔流入前房,到达虹膜角膜角间隙,主要经滤帘流入巩膜静脉窦,最后进入血液循环。毛果芸香碱通过缩瞳作用使虹膜向中心拉动,虹膜根部变薄,从而使处于虹膜周围的虹膜角膜角间隙扩大,房水易于经滤帘进入巩膜静脉窦,使眼压下降。

3)调节痉挛:毛果芸香碱可激动睫状肌上的 M 受体,使环状肌向瞳孔中心方向收缩,悬韧带松弛,晶状体由于本身的弹性而变凸,屈光度增加,从而使远物难以清晰地成像于视网膜上,故视远物模糊,视近物清楚,这种作用称为调节痉挛,此作用可在 2 小时内消失。

(2)腺体:较大剂量的毛果芸香碱(10~15mg,皮下注射)可明显增加汗腺和唾液腺的分泌,也可使泪腺、胃腺、胰腺、小肠腺体和呼吸道黏膜分泌增加。

2. 临床应用

(1)眼科:毛果芸香碱主要用于眼科局部,一般不用于全身。滴眼时易通过角膜,作用迅速。目前临床上用于治疗青光眼、虹膜睫状肌炎。

(2)其他:口服可用于治疗口腔干燥,但在增加唾液分泌的同时,汗液分泌也明显增加。毛果芸香碱还可用于抗胆碱药阿托品中毒的解救。

3. 不良反应　过量可出现 M 受体过度兴奋症状,可用阿托品对症处理。滴眼时应压迫内眦,避免药液流入鼻腔增加吸收而产生不良反应。

### 三、N 受体激动药

N 受体根据其分布部位不同可分为 $N_M$ 和 $N_N$ 两种亚型。$N_M$ 受体分布于骨骼肌,$N_N$ 受体分布于交感神经节、副交感神经节和肾上腺髓质。N 受体激动药有烟碱(nicotine,尼古丁)、洛贝林、合成化合物四甲胺(tetra-methylamminium,TMA)和二甲基苯哌嗪(1,1-dimethyl-4-phenylpiperazinnium,DMPP)等。

烟碱是从烟草中提取的一种液态生物碱,脂溶性极强,可经皮肤吸收。烟碱对神经节 $N_N$ 受体的作用呈双相性,即开始使用时可短暂兴奋 $N_N$ 受体,随后可持续抑制 $N_N$ 受体。烟碱对神经肌肉接头 $N_M$ 受体的作用与此类似,其阻断作用可迅速掩盖其激动作用,而产生肌肉麻痹。由于烟碱作用广泛、复杂,故无临床实用价值,仅具有毒理学意义。

烟草中含有烟碱成分,长期吸烟与很多疾病如癌症、冠心病、溃疡病、中枢神经系统疾病和呼吸系统疾病的发生关系密切。此外,吸烟者呼出的烟雾中也含有烟碱和其他致病物质,附近人也会被动吸入,影响健康。

### 四、抗胆碱酯酶药

抗胆碱酯酶药也称间接作用的拟胆碱药。与 ACh 一样,抗胆碱酯酶药也能与胆碱酯酶(AChE)结合,但结合较牢固,水解较慢,使 AChE 失去活性,导致胆碱能神经末梢释放的 ACh 堆积,产生拟胆碱作用。

根据药理学性质,抗胆碱酯酶药可分为易逆性抗胆碱酯酶药和难逆性抗胆碱酯酶药。常用的易逆性抗胆碱酯酶药有新斯的明、吡斯的明、依酚氯铵、安贝氯铵、毒扁豆碱、地美溴铵等;难逆性抗胆碱酯酶药主要为有机磷酸酯类,主要作为农业和环境卫生杀虫剂,如美曲磷脂、乐果、马拉硫磷、敌敌畏(DDVP)、内吸磷和对硫磷,有些难逆性抗胆碱酯酶药则用作战争毒气,如沙林、梭曼、塔崩等。仅少数难逆性抗胆碱酯酶药可作为缩瞳药治疗青光眼,如碘依可酯和异氟磷。

（一）新斯的明

新斯的明是人工合成品,属季铵类化合物,口服吸收少而不规则。一般口服剂量为皮下注射量的 10 倍以上。因新斯的明不易透过血 - 脑屏障,无明显的中枢作用。

1. 作用机制　新斯的明能可逆地抑制 AChE,表现为 ACh 的 M 和 N 样作用。其结构中的季铵阳离子头以静电引力与 AChE 的阴离子部位结合,同时其分子中的羰基碳与酶的酶解部位丝氨酸羟基形成共价键结合,生成 AChE 和新斯的明复合物。由复合物进而裂解成的二甲氨基甲酰化胆碱酯酶的水解速度较乙酰化 AChE 的水解速度慢,故酶被抑制的时间较长,但较有机磷酸酯类短,故属易逆类抗胆碱酯酶药。二甲氨基甲酰化胆碱酯酶水解后,形成二甲氨基甲酸和复活的 AChE,酶的活性才得以恢复。

2. 药理作用　新斯的明对心血管、腺体、眼和支气管平滑肌作用较弱,对胃肠道和膀胱平滑肌有较强的兴奋作用;而对骨骼肌的兴奋作用最强,因为它除通过抑制 AChE 而发挥作用外,还能直接激动骨骼肌运动终板上的 $N_2$ 受体并促进运动神经末梢释放 ACh。

3. 临床应用

(1)重症肌无力:该病为神经肌肉接头传递障碍所致的慢性疾病,其主要特征是肌肉经过短暂重复的活动后,出现肌无力症状。重症肌无力是一种自身免疫性疾病,主要为机体对自身突触后运动终板的 $N_M$ 受体产生免疫反应,在患者血清中可见抗 $N_M$ 受体的抗体,从而导致 $N_M$ 受体数目减少。皮下或肌内注射新斯的明后,约经 15 分钟即可使症状减轻,维持 2~4 小时。除严重和紧急情况外,一般采用口服给药。因需经常给药,故须掌握好剂量,以免因过量而转入抑制,引起"胆碱能危象",使肌无力症状加重。

(2)拮抗非去极化肌松药:新斯的明可逆转非去极化肌松药引起的肌肉松弛,但并不能有效拮抗由去极化肌松药引起的肌肉麻痹,因后者引起的肌肉麻痹主要是由于神经肌肉终板去极化所致。药理作用见本篇第七章第四节"抗胆碱酯酶药"。

1)胃的兴奋作用。新斯的明对食管下端具有兴奋作用,在食管明显弛缓和扩张的患者中,新斯的明能促进食管的蠕动,并增加其张力。因而,新斯的明常用于减轻由手术或其他原因引起的腹部胀气和尿潴留。

2)阵发性室上性心动过速:在压迫眼球或颈动脉窦等兴奋迷走神经措施无效时,可应用新斯的明,通过拟胆碱作用使心室频率减慢。

4. 禁忌证　禁用于机械系肠梗阻、尿路梗死和支气管哮喘。

5. 不良反应　副作用较小,过量可产生恶心、呕吐、腹痛、肌肉颤动等,其 M 样作用可用阿托品对抗。

（二）溴吡斯的明

溴吡斯的明作用类似于新斯的明,但起效缓慢,作用较新斯的明稍弱,作用时间较长。由于口服吸收较差,故剂量较大。主要用于治疗重症肌无力,用法与新斯的明相似,疗程通常少于 8 周;也可用于治疗麻痹性肠梗阻和术后尿潴留。溴吡斯的明出现封顶效应的剂量是 0.28mg/kg。

（三）依酚氯铵

依酚氯铵的抗 AChE 作用明显减弱,但对骨骼肌仍有较强的作用。依酚氯铵起效较快,用药后可立即改善症状,使肌肉收缩力增强,但维持时间很短,5~15 分钟后作用消失,故不宜作为治疗用药。临床上常用于诊断重症肌无力,通常先快速静脉注射依酚氯铵 2mg,如在 30~45 秒未见任何药物效应,可再静脉注射 8mg 药物;给药后如果受试者出现短暂肌肉收缩改善,同时未见舌肌纤维收缩症状(此反应常见于非重症肌无力的其他患者),则提示诊断阳性。在诊断用药时应准备好阿托品,以防出现严重毒性反应。依酚氯铵可用于鉴别在重症肌无力的治疗过程中症状未被控制时的原因,是由于抗 AChE 药过量还是用量不足。如肌力增加,则提示治疗剂量不足;如出现肌力减退,则提示治疗剂量过大。

（四）毒扁豆碱

毒扁豆碱又称依色林,是从非洲产的毒扁豆的种子中提取的一种生物碱,现已可人工合成。其结构为叔胺类化合物,可进入中枢。吸收后,外周作用与新斯的明相似,表现为 M、N 受体兴奋作用,但无直接兴奋受体的作用。进入中枢后,也可抑制中枢 AChE 活性而产生作用,小剂量兴奋,大剂量抑制,中毒时可引起呼吸麻痹。临床上主要是局部用于治疗青光眼、能缩瞳、降低眼压,收缩睫状肌如引起调节痉挛等。常用 0.05% 溶液滴眼,作用较毛果芸香碱强而持久,但刺激性较大。由于收缩睫状肌的作用较强,可引起头痛。滴眼后 5 分钟即出现缩瞳,眼压下降作用可维持 1~2 天,调节痉挛现象消失较快。滴眼时应压迫内眦,避免药液流入鼻腔后被吸收,引起中毒。

毒扁豆碱可透过血 - 脑屏障。静脉注射 1~2mg 可治疗静脉注射阿托品或东莨菪碱引起的术后中枢神经症状。毒扁豆碱也可逆转其他具有抗胆碱活性药物引起的中枢神经症状,包括三环类抗抑郁药、与此相关的镇静药和抗组胺药。毒扁豆碱也可拮抗苯二氮䓬类药物的镇静效应,但现已被特异性苯二氮䓬受体拮抗药氟马西尼替代。

### (五) 安贝氯铵

安贝氯铵又称酶抑宁,其抗 AChE 的作用和兴奋骨骼肌作用都较新斯的明强,作用持续时间也较长,可口服给药。目前主要用于重症肌无力,不良反应和应用时注意事项与新斯的明相似。

### (六) 加兰他敏

加兰他敏也是可逆性抗胆碱酯酶药,体外抗 AChE 效价约为毒扁豆碱的 1/10,可用于重症肌无力,但疗效较差;也用于脊髓前角灰白质炎(小儿麻痹症)后遗症的治疗。

## 第三节  M 受体拮抗药

M 受体拮抗药阻碍 ACh 或胆碱受体激动药与平滑肌、心肌、腺体细胞、外周神经节和中枢神经系统的 M 受体结合,表现出胆碱能神经被阻滞或抑制的效应,通常对 N 受体的兴奋作用影响较小。但是,阿托品及其类似药物的季铵类衍生物还具有较强的拮抗 N 受体的活性,可干扰外周神经节或神经肌肉的传递。M 受体拮抗药在麻醉过程中的临床应用与其对心血管系统、呼吸系统、脑、胃肠道和其他器官的作用有关(表 3-17)。

表 3-17  常见 M 受体拮抗药的药理学特性

| 特性 | 阿托品 | 格隆溴铵 | 东莨菪碱 |
|---|---|---|---|
| 作用时间 | 短 | 长 | 短 |
| 镇静 | + | 0 | +++ |
| 止涎 | + | ++ | +++ |
| 增快心率 | +++ | ++ | + |
| 松弛平滑肌 | ++ | ++ | + |
| 瞳孔扩大、睫状肌麻痹 | + | 0 | +++ |
| 防止运动、诱发性恶心 | + | 0 | +++ |
| 增加胃酸分泌 | + | + | + |

注:0,无作用;+,作用最小;++,作用中等;+++,作用明显。

### 一、阿托品

阿托品是从茄科植物颠茄、曼陀罗或莨菪中提取的生物碱。天然存在于植物中的生物碱为左旋莨菪碱,性质不稳定。经提取处理后,得到稳定的消旋莨菪碱,即阿托品。

1. 药理作用  阿托品的作用机制为竞争性拮抗 M 受体。阿托品与 M 受体结合后,由于本身内在活性小,不能激动 M 受体,反而阻碍 ACh 或其他胆碱受体激动药与受体结合,从而拮抗 ACh 的作用。

阿托品对外源性 ACh 的拮抗作用强于内源性 ACh,可能是因为胆碱能神经末梢所释放的 ACh 离受体较近,导致在神经效应器接头内有高浓度的神经递质达到受体。

阿托品对 M 受体有较高的选择性,但大剂量时对神经节的 N 受体也有拮抗作用。阿托品对各种 M 受体亚型的选择性较低,对 $M_1$、$M_2$、$M_3$ 受体都有拮抗作用。

阿托品的作用广泛,各器官对其敏感性亦不同,随着剂量的增加,可依次出现腺体分泌减少、瞳孔扩大、心率加快、调节麻痹、胃肠道及膀胱平滑肌抑制,大剂量可出现中枢症状。

(1)腺体:阿托品通过拮抗 M 受体而抑制腺体分泌,对唾液腺和汗腺的作用最敏感。小剂量就呈现显著的抑制作用,引起口干和皮肤干燥。同时泪腺及支气管腺体分泌也明显减少。较大剂量虽可抑制胃液分泌。迷走神经虽可调节促胃液素引起的组胺释放和胃酸分泌,但促胃液素分泌不完全受迷走神经张力支配。而阿托品不能阻滞胃肠道激素和非胆碱能神经递质对胃酸分泌的调节作用,加之其同时抑制胃中 $HCO_3^-$ 的分泌,因此阿托品对胃酸分泌影响较小。

(2)眼:阿托品拮抗 M 受体,使瞳孔括约肌和睫状肌松弛,出现扩瞳、眼压升高和调节麻痹。上述作用在局部给药和全身用药均可出现。

1)扩瞳:阿托品能拮抗瞳孔括约肌上的 M 受体,导致瞳孔括约肌松弛,使去甲肾上腺素能神经支配的瞳孔扩大肌功能占优势,瞳孔扩大。

2)眼压升高:由于扩瞳作用,使虹膜退向四周边缘,虹膜角膜角间隙变窄,阻碍房水回流入巩膜静脉窦,造成眼压升高。故青光眼患者禁用。

3)调节麻痹:阿托品能拮抗睫状肌的 M 受体,使睫状肌松弛而退向外缘,悬韧带拉紧,晶状体变为扁平,屈光度降低,不能将近物清晰地成像于视网膜上,故造成视近物模糊不清,只适合看远物。这种不能调节视力的作用,称为调节麻痹。

(3)平滑肌:阿托品能松弛多种内脏平滑肌,尤其对过度活动或痉挛的内脏平滑肌作用更显著。它可抑制胃肠道平滑肌痉挛,降低蠕动的幅度和频率,缓解胃肠绞痛。阿托品对胃肠括约肌的作用常取决于括约肌的功能状态,如当胃幽门括约肌痉挛时,阿托品则具有一定的松弛作用,但作用常较弱且不稳定。阿托品也可降低尿道和膀胱逼尿肌的张力和收缩幅度,常可解除由药物引起的输尿管张力增高。阿托品对胆管、输尿管、支气管和子宫平滑肌的作用较弱。

(4)心脏

1)心率:阿托品对心率的影响与剂量、迷走神经张力及合用的全身麻醉药有关。

低剂量阿托品可拮抗副交感神经节后纤维 $M_1$ 受体,使 ACh 对递质释放的负反馈抑制作用减弱,从而促进 ACh 释放,导致部分患者的心率短暂性轻度减慢。

中高剂量阿托品因拮抗窦房结的 $M_2$ 受体,从而可解除迷走神经对心脏的抑制,使心率加快。心率加快的程度取决于迷走神经张力的高低。在迷走神经张力高的青壮年,心率加快明显,如肌内注射 2mg 阿托品,心率可增加 35~40 次 /min;阿托品对运动状态、婴幼儿和老年人的心率则影响较小。

2)房室传导:阿托品可拮抗迷走神经过度兴奋所致的房室传导阻滞和心律失常,也可缩短房室结的有效不应期,增加心房颤动或心房扑动患者的心室率。

(5)血管与血压:治疗量阿托品单独使用对血管与血压无明显影响,这可能与多数血管床缺乏胆碱能神经支配有关。但阿托品可完全拮抗由 AChE 类药物所引起的外周血管扩张和血压下降。较大剂量的阿托品(偶见治疗量)可引起皮肤血管扩张,出现皮肤潮红、温热,尤以面颊部皮肤为著。扩血管作用的机制尚不清楚,可能是机体对阿托品引起的体温升高(由于出汗减少)后的代偿性散热反应,也可能是阿托品的直接扩血管作用。

(6)中枢神经系统:治疗量阿托品对中枢神经系统的影响不明显;较大剂量(1~2mg)可轻度兴奋延髓和大脑;2~5mg 时,兴奋作用增强,出现烦躁不安、多语、谵妄等毒性反应症状;中毒剂量(10mg 以上)常致幻觉、定向障碍、运动失调和惊厥等;继续增加剂量,可见中枢神经系统由兴奋转为抑制,发生昏迷与呼吸麻痹,最后死于循环与呼吸衰竭(表 3-18)。

表 3-18　阿托品的作用与剂量关系

| 剂量 /mg | 作用 |
| --- | --- |
| 0.5 | 轻度心率减慢、轻度口干、汗腺分泌减少 |
| 1.0 | 口干、口渴感,心率加快,有时心率可先减慢,轻度扩瞳 |
| 2.0 | 心率明显加快,心悸,明显口干,扩瞳,调节麻痹 |
| 5.0 | 上述所有症状加重,说话和吞咽困难,不安,疲劳,头痛,皮肤干燥,发热,排尿困难,肠蠕动减少 |
| 10.0 | 上述所有症状加重,脉细速,瞳孔极度扩大,极度视力模糊,皮肤潮红、热、干和猩红,运动失调,不安、激动、幻觉,谵妄和昏迷 |

2. 体内过程　口服或黏膜给药均易吸收。口服 1 小时后血药浓度即达峰值,生物利用度为 50%,半衰期约为 2 小时,作用可维持 3~4 小时。吸收后很快分布于全身组织,可透过血 - 脑屏障,也能通过胎盘进入胎儿循环。肌内注射后,12 小时内 85%~88% 经肾脏排出,其中原形阿托品占 1/3,其余为游离托品碱基和与葡糖醛酸的结合物,仅少量从各种分泌液及粪便排出。

3. 临床应用

(1)麻醉前给药:阿托品常用于麻醉前用药,可抑制唾液腺、消化道和呼吸道的分泌,防止分泌物阻塞呼吸道而引起吸入性肺炎;降低迷走神经张力,预防术中内脏牵拉引起的缓慢型心律失常。

(2)缓慢型心律失常:阿托品能解除迷走神经对心脏的抑制作用,常用于治疗迷走神经过度兴奋所引起的窦房传导阻滞、房室传导阻滞等缓慢型心律失常。

在急性心肌梗死的早期,尤其是发生在下壁或后壁的急性心肌梗死,常伴有窦性心动过缓,严重时可因低血压及迷走神经张力过高,导致房室传导阻滞。阿托品可恢复心率以维持合适的血流动力学,从而改善患者的临床症状。但阿托品剂量需谨慎调节,剂量过低可致进一步的心动过缓,剂量过大则引起心率加快、增加心肌耗氧量而加重心肌梗死,并有引起心室颤动的危险。

阿托品对器质性房室传导阻滞无效,即使增大剂量仍不可能使情况改善,甚至可加重心律失常。对窦房结功能低下引起的室性异位节律有较好的疗效。

(3)解除平滑肌痉挛:适用于各种内脏绞痛,对胃肠绞痛、膀胱刺激征如尿频、尿急等疗效较好,但对胆绞痛或肾绞痛疗效较差,常需与阿片类镇痛药合用。

(4)抗休克:对暴发型流行性脑脊髓膜炎、中毒性菌痢、中毒性肺炎等所致的感染性休克患者,可用大剂量阿托品进行治疗,能解除血管痉挛,舒张外周血管,改善微循环。但对休克伴有高热或心率过快者,不宜用阿托品。

(5)解救有机磷酸酯类中毒:大剂量阿托品注射是有机磷中毒解救的重要措施,阿托品要足量和反复持续使用,直至 M 受体兴奋症状消失或出现阿托品轻度中毒症状(阿托品化)。对于中度或重度中毒病例,还必须合用 AChE 复活剂。

4. 禁忌证　青光眼、幽门梗阻及前列腺肥大禁用;心肌梗死、心动过速及高热慎用。

5. 不良反应　阿托品作用非常广泛,当某一药效作为治疗作用时,其他作用便成为副作用。常见的有口干、视力模糊、心悸、皮肤干燥、潮红、体温升高、排尿困难、便秘等。随着剂量增大,其不良反应逐渐加重,甚至出现中枢中毒症状,如躁动、不安、呼吸加深加快、谵妄、幻觉、定向障碍、震颤、木僵、惊厥等,最后可致昏迷和呼吸衰竭(表 3-18)。临床上把这种中枢毒性反应称为中枢抗胆碱能综合征。

阿托品中毒的解救主要为对症治疗。如属口服中毒,应立即洗胃、导泻,以促进毒物排出,并可用毒扁豆碱(成人 1~4mg,儿童 0.5mg)缓慢静脉注射,可迅速对抗阿托品中毒症状。但由于毒扁豆碱体内代谢迅速,患者可在 1~2 小时内再度昏迷,故需反复给药。如患者有明显中枢兴奋时,可用地西泮对抗,但剂量不宜过大,以免与阿托品导致的中枢抑制作用产生协同作用。不可使用吩噻嗪类药物,因这类药物具有 M 受体拮抗作用而加重阿托品中毒症状。此外,应对患者进行人工呼吸,敷以冰袋等降低患者的体温,这对儿童中毒者尤为重要。

二、东莨菪碱

1. 药理作用

(1)中枢作用:东莨菪碱对中枢神经系统的作用最强,具有抑制和兴奋的双相作用,但以抑制为主。小剂量即有明显的镇静作用,较大剂量产生催眠作用。因东莨菪碱偶尔可引起欣快感,容易造成药物滥用。少数患者可引起不安、激动、幻觉乃至谵妄等阿托品样兴奋症状。东莨菪碱的中枢抑制作用机制尚不清楚,目前认为可能是作用于大脑皮质和皮质下的结果,主要与拮抗大脑皮质和脑干网状结构中起兴奋作用的 $M_1$ 受体有关;也可能与拮抗中枢 $\alpha$ 受体有关;也有研究认为与东莨菪碱影响 5- 羟色胺的活性有关。

东莨菪碱的遗忘作用强,并能增强吗啡类药物的镇痛作用,可能是拮抗中枢 M 受体的结果。一般认为东莨菪碱可轻度兴奋呼吸中枢,对吗啡的呼吸抑制作用具有微弱的拮抗作用。

(2)外周作用:东莨菪碱的外周作用与阿托品相似,仅在强度上有所不同。东莨菪碱的扩瞳、调节麻痹和抑制腺体分泌作用比阿托品强,但对平滑肌解痉和心血管的作用比阿托品弱。

2. 体内过程 东莨菪碱口服吸收较阿托品差,肌内注射迅速而完全,可通过血 - 脑屏障和胎盘屏障。大部分东莨菪碱在肝内代谢消除,仅很小部分以原形由肾脏排出。

3. 临床应用

(1)麻醉前用药:东莨菪碱不但能抑制腺体分泌,而且具有中枢抑制作用,不易引起心动过速,因此优于阿托品,临床上也可与吗啡或哌替啶合用。但用于老年患者易引起谵妄,用于小儿患者易致体温失控,宜慎用。

(2)防治运动病:其机制可能与抑制前庭神经内耳功能或大脑皮质功能有关,可与苯海拉明合用以增加疗效。一般以预防给药效果较好,如已出现运动病的症状如恶心、呕吐等再用则疗效差。

(3)治疗帕金森病:可改善帕金森病患者的流涎、震颤和肌肉强直等症状。

(4)静脉复合麻醉:可与哌替啶、氯丙嗪等组成复合麻醉,但因麻醉作用弱,不良反应多,现仅用于断指再植手术等少数情况。

4. 禁忌证 同阿托品。

5. 不良反应 东莨菪碱的不良反应与阿托品相似,但多数程度较轻。

### 三、山莨菪碱

山莨菪碱是我国科研人员于 1965 年 4 月从茄科植物唐古特莨菪中分离出的天然生物碱,为左旋品,故简称 654 ;人工合成的为消旋品,称 654-2。

1. 药理作用 山莨菪碱具有明显的外周抗胆碱作用,对抗 ACh 所致的平滑肌痉挛和心血管抑制作用较阿托品稍弱,但对血管痉挛的解痉作用的选择性相对较高。山莨菪碱可解除小血管痉挛,改善微循环,降低血液黏度,抑制血小板聚集,增加组织的血流灌注量。

山莨菪碱扩瞳和抑制唾液分泌的作用仅为阿托品的 1/20~1/10。此外,山莨菪碱不易透过血 - 脑屏障,故其中枢兴奋作用很弱。

2. 临床应用 山莨菪碱因口服吸收较差,故多注射给药。临床上主要用于治疗各种感染中毒性休克,也可用于内脏平滑肌绞痛、急性胰腺炎等。

3. 禁忌证与不良反应 与阿托品相似,但山莨菪碱毒性较低。

### 四、盐酸戊乙奎醚

盐酸戊乙奎醚为新型抗胆碱药,是我国学者研制的国家一类新药,其化学名称为 3-(2- 环戊基 -2- 羟基 -2- 苯基乙氧基)奎宁环烷盐酸盐。盐酸戊乙奎醚经肌内注射后,在体内很快被吸收,20~30 分钟可达血药浓度峰值,半衰期约为 10.5 小时,是阿托品的 2.5 倍。盐酸戊乙奎醚吸收后广泛分布于全身组织,以下颌下腺最多,主要经肾脏排出。

1. 药理作用 由于盐酸戊乙奎醚不含季铵阳离子,故能通过血 - 脑屏障,脑组织中药物含量可维持较高的水平,兼有中枢和外周抗胆碱作用。既能拮抗 M 受体,又能拮抗 N 受体。盐酸戊乙奎醚可选择性地拮抗 $M_1$、$M_3$ 受体,对心脏和突触前膜的 $M_2$ 受体无明显作用。

健康人接受较大剂量盐酸戊乙奎醚后,当出现明显口干、头晕、视物模糊、面红、嗜睡等反应时,不会出现心率加快。这与阿托品和东莨菪碱等抗胆碱药引起心率加快有明显的区别。其关键在于后两者是非选择性 M 受体拮抗药。一方面,由于阿托品对心脏 $M_2$ 受体的拮抗,引起窦房结发出的冲动增快,房屋传导加快;另一方面,由于突触前膜的 $M_2$ 受体与突触内的 ACh 结合,可以负反馈调节 ACh 的释放,而阿托品拮抗 $M_2$ 受体后,负反馈机制消失,心率增快。而盐酸戊乙奎醚对心率没有明显的作用。

因此,盐酸戊乙奎醚具有阿托品、东莨菪碱等抗胆碱药所不具备的优点,如抗胆碱作用强、作用持续时间长、保护心率双向调节机制、改善微循环、毒副作用低等,在临床上已显示出了广阔的应用前景。

2. 临床应用

(1)麻醉前用药:经典的麻醉前用药如阿托品、东莨菪碱由于非选择性地拮抗 M 受体,常出现心率增快及术后尿潴留和肠麻痹等不良反应。盐酸戊乙奎醚用于麻醉前给药,由于其较强地选择性作用于 $M_1$、$M_3$ 受体,不仅抗腺体分泌的效果强于阿托品,而且由于对心脏和神经元突触前膜的 $M_2$ 受体作用不明显,使正常的神经递质调节得到保持,有效地避免了心率增快、术后尿潴留及肠麻痹,是术后快速恢复的保证。另外,由于脑内突触后膜主要是 $M_1$ 受体,且主要分布在大脑皮质、纹状体和脑干网状上行激活系统,盐酸戊乙奎醚有较强的中枢抗 $M_1$ 受体作用而抑制觉醒,使得该药具有一定的中枢镇静作用。尤其对于阿托品禁用的甲状腺功能亢进、快速型心律失常心脏病、老年患者及高血压患者,更是首选的麻醉前用药。

由于盐酸戊乙奎醚对产妇的血压和心率无影响,还可有效地维持交感和副交感神经张力的平衡,有利于维持麻醉期间血流动力学的稳定,在妇科手术中也值得推广应用。另外,盐酸戊乙奎醚用于儿童手术,腹部、胸部、口腔、整形美容手术及心脏疾病患者的非心脏手术等的麻醉前用药也有较好的效果。

(2)抢救有机磷酸酯类中毒:与阿托品相比,对有机磷农药中毒的急救,盐酸戊乙奎醚的疗效更好,其特点如下。

1)疗效确切,能同时拮抗毒蕈碱样和烟碱样症状,可使患者 M 样症状的持续时间明显缩短,减少并发症发生机会,尤其对中枢神经受体也有明显作用,能较早出现阿托品化,提高抢救成功率。

2)用量小,作用持续时间长,半衰期长达 10.5 小时,因此用药次数和用药量明显少于阿托品。

3)阿托品化时间早,与 AChE 复能剂联合应用,可使 AChE 活性恢复加快。

4)毒副作用较小,由于对 M 受体具有明显的选择性,主要作用于分布在中枢神经系统和周围平滑肌腺体的 $M_1$ 和 $M_3$ 受体,而对 $M_2$ 受体影响较小,故能较好地控制有机磷中毒时的中枢神经系统、胃肠道、呼吸道和腺体分泌增多等一系列中毒症状,而对心率影响小,尿潴留发生率不高。

5)合理使用基本上无反跳和耐药现象发生。

6)既有中枢和外周抗 M 受体作用,也具有中枢和外周的抗 N 受体作用,能较全面地对抗 M 样、N 样和中枢神经系统症状,为防治有机磷农药中毒中间综合征提供了药理依据。

盐酸戊乙奎醚应用剂量充足的标准:口干、皮肤干燥和气管分泌物消失,心率 80~100 次 /min,与传统的阿托品化概念有所区别。用量不足时,M 样症状控制不理想(恶心、呕吐、出汗、流涎、腹痛等)或在此基础上病情加重。应用盐酸戊乙奎醚时应掌握好阿托品化及中毒指征,阿托品化和过量的分界线以患者出现小躁动为宜;中毒指征为出现意识模糊、皮肤潮红、高热、狂躁不安等征象。临床应用中由于中毒程度和个体差异,盐酸戊乙奎醚用量应以临床表现为依据,而不是以规定量为依据。

(3)抗休克:因盐酸戊乙奎醚不加快心率,不抑制肠蠕动,在感染性休克的治疗中显著优于山莨菪碱。大剂量盐酸戊乙奎醚可直接作用于血管平滑肌,解除小血管痉挛,降低外周血管阻力,改善微循环,增加组织灌注。盐酸戊乙奎醚具有抗胆碱药的细胞保护作用,能提高细胞对缺血、缺氧的耐受性,稳定溶酶体和线粒体等亚细胞膜结构,减少溶酶体释放,抑制花生四烯酸代谢产物的产生和休克因子的形成。

(4)在呼吸系统疾病的应用:肺组织中富含 $M_1$ 和 $M_3$ 受体,且 $M_3$ 受体多于 $M_1$ 受体。肌内注射盐酸戊乙奎醚后肺组织的血药浓度会很快达到峰值。目前研究证实,在急性呼吸窘迫综合征(ARDS)时,急性肺微循环障碍的始动因素是体内释放大量 ACh,使肺微血管持续痉挛。应用盐酸戊乙奎醚可以较好地对抗胆碱能作用,解除微血管痉挛,减少腺体分泌。同时由于盐酸戊乙奎醚可以解除支气管平滑肌的痉挛,减轻气道阻力,增加呼吸流量,对于急性肺水肿和慢性阻塞性肺疾病的治疗亦有很好的疗效。

(5)在消化系统疾病中的应用:消化道的腺体和平滑肌中有较多的胆碱受体,其中 $M_1$ 受体在胃酸分泌中起重要作用。盐酸戊乙奎醚拮抗 $M_1$ 受体后,可明显地抑制胃酸分泌。同时,盐酸戊乙奎醚还能解除胃和十二指肠的平滑肌痉挛,改善黏膜微循环,促进溃疡面的愈合,减轻由胃肠等内脏平滑肌痉挛导致的胃肠绞痛、胆绞痛、肾绞痛等。胃黏膜 pH 被认为是临床上反映胃肠局部组织灌注有效的、可靠的指标,同时也是全身组织灌注和氧合发生改变的早期敏感指标。盐酸戊乙奎醚的应用可使胃黏膜 pH 下降,改善微循环。

(6)高血压:盐酸戊乙奎醚直接作用于血管平滑肌,解除血管平滑肌的痉挛,降低外周血管阻力,抑制大

脑皮质的 $M_1$ 受体,减轻大脑对外界刺激的过度反应,调节自主神经,使交感神经恢复常态,减少肾上腺素及去甲肾上腺素分泌,尤其对紧张所致的高血压有较好疗效。

(7)戒毒:经典的抗胆碱药可用于戒毒治疗。盐酸戊乙奎醚的中枢抗胆碱作用尤为明显,而且可以通过拮抗大脑皮质的 $M_1$ 受体来拮抗其学习、记忆等功能;同时具有的中枢镇静作用,这与戒毒的疗效有关。

3. 不良反应　不良反应与阿托品相似且较轻。

### 五、格隆溴铵

格隆溴铵又称胃长安或甲吡戊疼平,为合成的 M 受体拮抗药,是苯乙醇酸取代托品酸的结合物。格隆溴铵含有季铵基,为季铵化合物,难以透过血 - 脑屏障,故无明显中枢作用。格隆溴铵的外周抗胆碱作用强而持久,抗毒蕈碱作用为阿托品的 5~6 倍,作用维持时间较阿托品长 3~4 倍。其作用特点是抑制胃酸分泌的作用较为确定,而胃肠道解痉作用不明确。

格隆溴铵可用作麻醉前用药,对心率影响最小,剂量为 4~8μg/kg,肌内注射。用新斯的明拮抗非去极化肌松药过量时,可加用格隆溴铵防止心动过缓。通常每 1mg 新斯的明用 0.2mg 格隆溴铵。

### 六、哌仑西平

哌仑西平为选择性 $M_1$ 受体拮抗药,其结构与丙米嗪相似,属三环类药物。其对 $M_1$ 和 $M_4$ 受体的亲和力均强,因此并非为完全的 $M_1$ 受体选择性药物。

哌仑西平与胃壁细胞的 $M_1$ 受体有高度亲和力,拮抗 $M_1$ 受体后,可抑制迷走神经兴奋引起的胃酸分泌,促胃液素介导组胺释放而导致的胃酸分泌作用也被抑制;对分布在平滑肌、心脏、唾液腺等处的 M 受体的亲和力低。故应用一般治疗剂量时,仅能抑制胃酸分泌,而对其他效应器的影响轻微。因不容易透过血 - 脑屏障,故不良反应少,可用于消化性溃疡的治疗。

(黑子清)

# 第九章 作用于肾上腺素受体的药物

肾上腺素能神经及其受体在心血管功能调节中发挥重要作用,这些作用包括正性肌力(positive inotropy)、正性变率(positive chronotropy)、正性变时(positive lusitropy)和正性传导(positive dromotropy)效应。这些效应大多是通过肾上腺素受体(adrenergic receptors)介导的,肾上腺素受体属于G-蛋白偶联受体超家族成员。

作用于肾上腺素受体的药物可分为肾上腺素受体激动药(adrenoceptor agonists)和肾上腺素受体拮抗药(adrenoceptor antagonists),前者是一类化学结构及药理作用和肾上腺素、去甲肾上腺素相似的药物,与肾上腺素受体结合并激动受体,产生肾上腺素样作用;后者是能与肾上腺素受体结合后,其本身不产生或较少产生拟肾上腺素作用,却妨碍神经递质或拟肾上腺素药与受体结合,从而产生拮抗作用的药物。肾上腺素受体激动药或拮抗药通过调节心脏、血管、内分泌等功能在治疗相关疾病中发挥重要作用。

## 第一节 概　　述

### 一、肾上腺素及其受体系统的发现历史

早在17、18世纪人们就已经意识到腺体及血管功能存在自主调控。1895年,Oliver和Schafer报道,肾上腺提取物具有升高血压效应。1897年,美国药理学家Abel将肾上腺提取物命名为肾上腺素,并获得了结晶肾上腺素水合物。1901年,Langley发现静脉注射肾上腺素提取物与刺激交感神经可产生相似的结果。1904年,在Langley实验室工作的Elliott提出假说,交感神经冲动释放了一种类似于肾上腺素的物质,并指出这种物质在神经传导的过程中起作用。同年,Stolz和Dakin独立合成了肾上腺素。1914年,Barger和Dale研究了大量的与肾上腺素相关的交感胺的药理活性,并将这些药物称为拟交感药,但尚未建立肾上腺素是拟交感(神经)的递质的概念。1921年,Cannon研究发现,刺激交感神经可产生类似肾上腺素样的、升高血压和心率的物质。1946年,Euler指出交感神经释放去甲肾上腺素,而肾上腺释放去甲肾上腺素及肾上腺素,并认为肾上腺素是一种交感神经递质。1948年,Ahlquist报道存在两种不同肾上腺素受体,并命名为α、β受体。20世纪60~90年代,α、β受体被分为$\alpha_1$和$\alpha_2$,$\beta_1$、$\beta_2$和$\beta_3$受体,每种受体还存在多种亚型(图3-8)。

### 二、肾上腺素及其受体系统的解剖学基础

交感神经发自脊髓胸腰段,始于第1胸髓节段,止于第2或第3腰髓节段。交感神经节前神经元的胞体位于脊髓灰质的侧角(即中间外侧柱)。神经纤维从胞体发出后分布到三种类型的神经节,分别为成对的交感神经链、不成对的远端神经丛和靶器官附近的神经末梢或副神经节。

22对神经节位于脊柱的两侧。神经干将这些神经节联系到一起,神经节借助灰质交通支与脊神经相连接。节前纤维经脊神经前根离开脊髓,加入脊神经干,通过白交通支(有髓鞘的)进入相应节段的交感神经节。节后纤维离开交感神经节后,通过灰交通支(无髓鞘的)重新加入脊神经,支配能使毛发运动、汗腺分泌的效应器及骨骼肌和皮肤的血管。支配躯干和四肢的交感后神经纤维随脊神经分布。全部副交感神经的节后纤维末梢及支配汗腺等少数器官的交感神经节后纤维末梢的递质也是ACh,而大部分交感神经节后纤维末梢的递质是去甲肾上腺素。

不成对的椎前交感神经节位于腹腔和盆腔椎体的前方,包括腹腔,主动脉,肾和肠系膜上、下交感神经

节。从上胸段椎前交感神经节发出的交感神经节后纤维最终分别形成心脏、食管和肺脏的交感神经丛；从腹腔和肠系膜上、下交感神经丛发出的节后纤维形成腹腔和盆腔的内脏支(图3-9)。

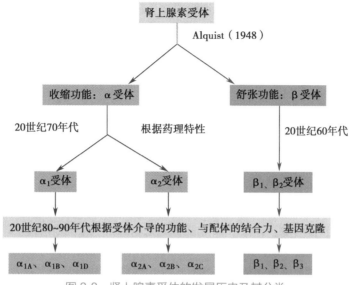

图 3-8　肾上腺素受体的发展历史及其分类

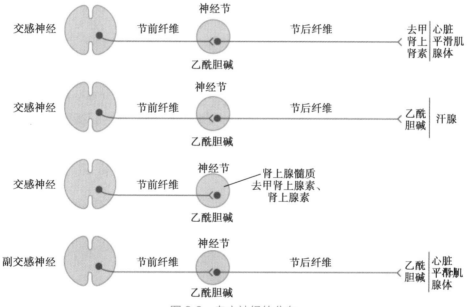

图 3-9　自主神经的分布

### 三、肾上腺素能神经递质的合成、储存与释放

去甲肾上腺素合成的基本原料是酪氨酸,酪氨酸被主动转运至交感神经节后纤维的末端囊泡内,囊泡内含有高浓度的去甲肾上腺素、ATP 及多巴胺 -β- 羟化酶(dopamine-β-hydroxylase,DβH)。囊泡大小不一,为递质合成、转运和贮存的重要场所。经酪氨酸羟化酶(tyrosine hydroxylase,TH)催化生成多巴,再经多巴脱羧酶(dopa decarboxylase,DDC)催化生成多巴胺。在囊泡壁上转运体的作用下,多巴胺进入囊泡,被 DβH 催化生成去甲肾上腺素,并与 ATP 及嗜铬蛋白结合,贮存于囊泡中。去甲肾上腺素在苯乙醇胺 -N- 甲基转移酶(phenyletanolmine-N-methyl transferase,PNMT)的作用下,进一步甲基化生成肾上腺素。在上述参与递质合成的酶中,TH 的活性较低,反应速度慢,且对底物的要求专一;当胞质中游离多巴胺或游离去甲肾上腺素浓度增高时,对该酶有反馈性抑制作用。因此,TH 是整个合成过程的限速酶。此外,肾上腺髓质的嗜铬细胞在

肾上腺皮质激素的调控下,激活 TH 合成去甲肾上腺素,然后以扩散的方式离开囊泡,在胞质中经 PNMT 的催化合成肾上腺素,肾上腺素再返回囊泡中。任何引起肾上腺皮质激素分泌增加的应激状态,都可以引起肾上腺素的释放。

当神经冲动到达肾上腺素能神经末梢时,细胞膜产生去极化,钙离子内流,促使靠近突触前膜的一些囊泡向突触前膜运动。囊泡膜与突触前膜融合,并形成裂孔,囊泡内容物以胞裂外排的方式排入突触间隙,从而引起去甲肾上腺素释放。在肾上腺髓质中,肾上腺素的释放是通过节前纤维释放 ACh 完成的。ACh 与嗜铬细胞上的 $N_1$ 受体相互作用,产生去极化,使钙离子内流,囊泡同样以胞裂外排的方式释放肾上腺素(图 3-10、图 3-11)。

### 四、肾上腺素能神经递质的摄取、代谢和灭活

去甲肾上腺素被摄取入神经末梢是灭活的主要方式,分为摄取 -1 和摄取 -2。摄取 -1 也称神经摄取,是一种主动转运机制,释放的去甲肾上腺素有 75%~90% 被这种方式所摄取。摄取进入神经末梢的去甲肾上腺素可进一步转运进入囊泡中贮存,部分未进入囊泡中的去甲肾上腺素可被胞质液中线粒体膜上的单胺氧化酶(monoamine oxidase,MAO)破坏。此外,许多非神经组织如心肌、血管、肠道平滑肌等也可摄取去甲肾上腺素,称为摄取 -2,也称非神经摄取。经摄取 -2 途径摄入组织的去甲肾上腺素并不贮存,而很快被细胞内儿茶酚 -O- 甲基转移酶(catechol-O-methyltransferase,COMT)和 MAO 所破坏。因此可以认为,摄取 -1 为贮存型摄取,摄取 -2 为代谢型摄取。一些化学结构与去甲肾上腺素相近的化合物也可通过此机制进入神经元,从而可能导致神经递质被耗竭,这些伪神经递质的作用应该引起临床的高度重视。此外,一些能阻滞囊泡或突触末端摄取的药物可加强儿茶酚胺的作用(即更多的去甲肾上腺素与受体结合),这些药物包括可卡因和三环类抗抑郁药(图 3-10、图 3-11)。

### 五、肾上腺素受体

肾上腺素受体的分布广泛,皮肤、肾、胃肠的血管平滑肌以 α 受体为主;骨骼肌、肝脏的血管平滑肌及心脏以 β 受体为主;还有主要分布在肾及肠系膜血管和中枢神经系统某些区域的多巴胺肾上腺素受体。$\alpha_1$ 受体分布在突触前膜和血管平滑肌上,激活时主要引起血管收缩;$\alpha_2$ 受体主要分布在去甲肾上腺素能神经的突触前膜上,激活时对去甲肾上腺素的分泌产生负反馈调节抑制作用。$\alpha_1$ 和 $\alpha_2$ 受体在脑和脊髓也有分布。β 受体分 $\beta_1$、$\beta_2$ 和 $\beta_3$ 三种亚型。$\beta_1$ 和 $\beta_3$ 受体主要分布在心肌细胞上,$\beta_1$ 受体激动后

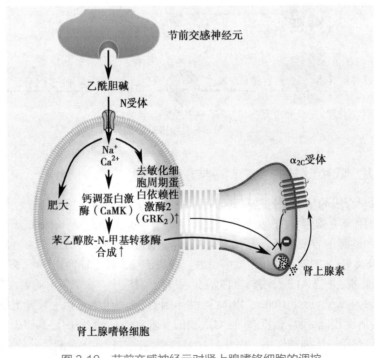

图 3-10　节前交感神经元对肾上腺嗜铬细胞的调控

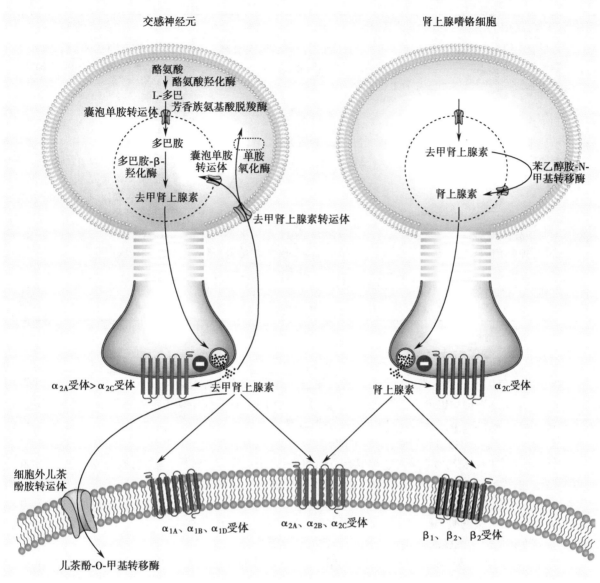

图 3-11 肾上腺素能神经递质的合成、储存、释放、摄取、代谢和灭活

可对心肌产生正性作用,导致心肌兴奋而产生一系列反应,如心肌收缩加剧、心脏射血速度加快、心率上升等;$\beta_3$ 受体激动后可产生负性肌力作用,可能参与了心力衰竭的病理生理过程。目前认为 $\beta_3$ 受体通过抑制性 G 蛋白引起负性变力效应,也可能是通过一氧化氮途径介导的。$\beta_3$ 受体还分布在脂肪细胞上。$\beta_2$ 受体主要分布在平滑肌上,如血管平滑肌、消化道平滑肌、支气管平滑肌等,该受体激动后可引起平滑肌舒张(表 3-19)。

表 3-19 肾上腺受体在心血管系统的分布及其介导的效应

| 受体 | 受体在心血管系统的定位及其介导效应 | 信号转导 | 心血管反应 |
| --- | --- | --- | --- |
| $\alpha_1$ | 血管平滑肌:收缩血管<br>心肌:正性肌力效应(中度) | Gq/11-PLC- 增加 $IP_3$-DAG | 增加血管阻力(所有血管床)<br>轻度增加心肌收缩力<br>反射性降低心率<br>降低心排血量<br>升高收缩压 / 舒张压 / 平均动脉压 |

续表

| 受体 | 受体在心血管系统的定位及其介导效应 | 信号转导 | 心血管反应 |
|---|---|---|---|
| $\alpha_2$ | 心脏肾上腺素能神经末梢：抑制去甲肾上腺素释放（$\alpha_{2A/C}$）<br>肾上腺：抑制肾上腺素和去甲肾上腺素分泌（$\alpha_{2A/B/C}$）<br>血小板：聚集（$\alpha_{2A}$） | Gi/o- 抑制腺苷酸环化酶<br>激活钾通道 | 增加血管阻力（部分血管床）<br>降低血压（中枢性交感张力抑制） |
| $\beta_1$ | 心肌细胞：正性肌力、正性节律、正性变传导效应 | Gs- 激活腺苷酸环化酶 | 降低外周血管阻力<br>降低骨骼肌、肾、脾血管张力<br>降低静脉系统张力<br>增加心肌收缩力、心率、心排血量<br>降低平均舒张压 |
| $\beta_2$ | 血管平滑肌：松弛血管<br>心肌：钾离子摄取 | Gs- 激活腺苷酸环化酶<br>Gi- 抑制腺苷酸环化酶 - 激活钠钾 ATP 酶 | 降低舒张压<br>降低心肌收缩力 |
| $\beta_3$ | 心肌：负性肌力效应 | Gs- 激活腺苷酸环化酶 - 激活一氧化氮激酶 | |

### 六、肾上腺素受体后效应

全身平滑肌包括眼部睫状肌、血管、支气管及尿道平滑肌，在交感神经兴奋时所产生的收缩效应主要由 α 受体介导。α 受体兴奋后也可收缩消化道和生殖系统括约肌。α 受体激动药也可调节由交感神经系统控制的、胰腺的胰岛素分泌，$\alpha_2$ 受体兴奋后会抑制胰岛 β 细胞释放胰岛素。在外周血管床，$\alpha_1$ 受体和 $\alpha_2$ 受体介导激素性神经递质和药物引起的血管张力的调节。

β 受体激动后主要表现为心脏交感神经兴奋性增加，舒张血管和支气管，刺激肾脏分泌肾素，并引起一些代谢变化，包括脂肪水解和糖原分解。$\beta_1$ 受体主要与心脏效应、脂肪酸和肾素的释放有关，而 $\beta_2$ 受体兴奋后主要引起平滑肌舒张和血糖升高。交感神经系统通过兴奋 β 受体增加肝脏和骨骼肌中糖原的分解，并增加脂肪组织释放游离脂肪酸，最终引起血糖水平升高。胰腺有 $\alpha_2$ 和 $\beta_2$ 受体，激动 $\alpha_2$ 受体能减少胰岛分泌胰岛素，拮抗该受体可能增加胰岛素的分泌，并可导致血糖显著降低。

血浆肾上腺素对血清钾浓度也发挥调节作用。β 肾上腺素能神经兴奋可引发一过性高钾血症，主要是由于随着 $\beta_2$ 受体激动后引起的葡萄糖外流，钾离子从肝细胞中转运出来。$\beta_2$ 受体激动后促使钾离子进入红细胞和骨骼肌细胞，随后会出现长时间的低钾血症。外源性应用或内源性释放的肾上腺素会激动红细胞膜上的 $\beta_2$ 受体，激活腺苷酸循环和钠钾 ATP 酶，促使钾离子进入细胞。这可导致血清钾浓度下降，且可能是伴随心肌梗死和其他应激反应的心脏节律失常的原因。

### 七、肾上腺素受体的后效应机制

肾上腺素受体激动后，激活与 α 和 β 受体偶联的 G 蛋白。在静息状态下，G 蛋白与二磷酸鸟苷（GDP）相结合，并不与受体接触。当受体被第一信使激活后，刺激 G 蛋白释放 GDP，且其 α 亚单位与 GTP 结合，G 蛋白被激活。与 GTP 结合的 G 蛋白被分为 α-GTP 结构和 β-、γ-GTP 亚单位两个部分。分离的 α 亚单位结合效应器并使其激活，随后与其结合的 GTP 转化为 GDP，恢复静息态；β、γ 亚单位再次与 α 亚单位结合，重新组成处于静息状态的、位于细胞膜内表面的 G 蛋白。

G 蛋白被激活后，能介导细胞内第二信使的合成和激活。激活的第二信使在细胞质内扩散，并激发酶级联反应，形成第一信使→受体→ G 蛋白→效应器→第二信使→酶级联反应的过程。

G 蛋白是由 α、β、γ 三个亚单位构成的异构体。其中 β 和 γ 亚单位构成稳定的复合物，而 α 亚单位与复合物处于可逆的结合状态，β 和 γ 亚单位在结构上变异很小，结合的 α 亚单位的结构决定了 G 蛋白的功能，α 亚单位包括 Gs、Gi、Gq 和 Go。肾上腺素受体与相应的 G 蛋白亚家族相偶联，并与不同的效应器相联系（图 3-12、图 3-13）。$\alpha_1$、$\alpha_2$ 和 β 受体分别与 Gq、Gi 和 Gs 相偶联，并相应地激活磷脂酶 C（$\alpha_1$ 受体）、抑制腺苷酸环化酶($\alpha_2$受体)和兴奋腺苷酸环化酶($\beta$受体)。$\beta$受体激活,兴奋G蛋白后,增加腺苷酸环化酶的活性和cAMP的生成。肾上腺素或去甲肾上腺素与$\beta$受体极短时间的结合,也会导致细胞内cAMP水平急剧升高。cAMP生成增多可激活蛋白激酶,使靶蛋白磷酸化,引发细胞内各种功能的变化,实现了受体对效应器功能的调节,刺激$\alpha_2$受体可导致Gi抑制腺苷酸环化酶。

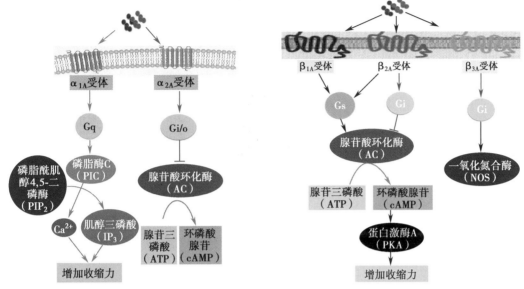

图 3-12　$\alpha$ 受体的后效应机制　　　　　图 3-13　$\beta$ 受体的后效应机制

心肌细胞对受体刺激的反应不同依赖于第一信使的种类,去甲肾上腺素作用于兴奋性G蛋白(Gs)的$\alpha$亚单位,使腺苷酸环化酶激活,导致心肌细胞收缩性增强,并且G蛋白的$\alpha$亚单位可介导钾通道开放,使钾离子外流。当ACh作为第一信使时,可作用于相应受体,激活抑制性G蛋白(Gi)或Go,使收缩性减弱。

### 八、交感神经系统、肾上腺和心血管系统之间的相互调节

正常生理状态下,支配心脏的交感神经释放去甲肾上腺素,进而通过$\alpha_1$、$\beta_1$和$\beta_3$受体来调节心脏功能;而肾上腺分泌的肾上腺素作为一种激素,可通过体循环作用于心脏,调节其功能。心血管功能的改变,则可通过交感神经系统突触前和肾上腺上的$\alpha_2$受体,反馈性调节交感神经系统和肾上腺释放去甲肾上腺素和肾上腺素(图3-14)。

### 九、肾上腺素受体药物的作用机制

肾上腺素受体药物通过直接或间接的方式作用于肾上腺素受体,发挥生物学效应,产生不同的药理作用。拟肾上腺素药物与去甲肾上腺素能神经末梢释放的递质相似,可直接或间接地作用于不同靶组织的肾上腺素受体,发挥的生物学效应不仅取决于靶细胞上受体类型,还取决于受体密度和药物剂量。例如,支气管平滑肌细胞膜的受体主要是$\beta_2$受体,异丙肾上腺素作用于该受体使支气管扩张;支气管痉挛的患者长期应用$\beta_2$受体激动药,支气管平滑肌$\beta_2$受体的密度减少,易产生耐受。骨骼肌血管既有$\beta_2$受体,又有$\alpha_1$受体,低剂量的肾上腺素可激动$\beta_2$受体使骨骼肌血管扩张;高剂量肾上腺素则激动$\alpha_1$受体使骨骼肌血管收缩。

1. 直接作用　许多药物能直接与肾上腺素受体结合。如果结合后产生与去甲肾上腺素相似的作用,则称为拟肾上腺素药,或激动药(agonist);如果不产生或较少产生去甲肾上腺素的作用,而阻碍递质或激动药与受体的结合,产生相反作用,则称为肾上腺素受体拮抗药(antagonists)。

2. 间接作用

(1)影响递质的合成:$\alpha$-甲基酪氨酸可抑制去甲肾上腺素合成的限速酶TH,从而使去甲肾上腺素合成减少。

(2)影响递质的释放:某些药物如麻黄碱、间羟胺,不仅可以直接作用于受体,还可通过促进神经末梢释放去甲肾上腺素,从而产生拟肾上腺素作用。但这种作用有一定限制,当反复用药后,神经末梢贮存的去甲肾上腺素减少,药物作用减弱,即产生快速耐受性。此外,某些药物如可乐定能够分别抑制外周和中枢去甲肾上腺素的释放,从而产生阻滞效应。

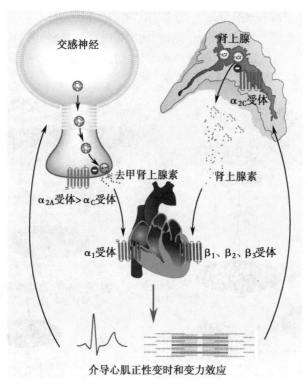

图 3-14 交感神经系统、肾上腺和心脏三者间的相互调节

（3）影响递质的转运和贮存：有的药物干扰去甲肾上腺素的再摄取，如利血平是典型的囊泡摄取抑制剂，可影响去甲肾上腺素在囊泡内的贮存。

（4）影响生物转化：由于肾上腺素能神经递质的消除主要依赖突触前膜的再摄取，因此 MAO 抑制药、COMT 抑制药还不能成为理想的外周抗肾上腺素药。

# 第二节　肾上腺素受体激动药

## 一、分类

根据肾上腺素受体激动药对不同亚型受体的选择性，将其分为三大类：①α、β 受体激动药；②α 受体激动药；③β 受体激动药（表 3-20）。

表 3-20　不同肾上腺素受体激动药的比较

| 分类 | 药物 | 不同肾上腺素受体作用的比较 | | | 作用方式 | |
|---|---|---|---|---|---|---|
| | | α 受体 | β₁ 受体 | β₂ 受体 | 直接作用于受体 | 释放递质 |
| α 受体激动药 | 去甲肾上腺素 | +++ | ++ | ± | + | |
| | 间羟胺 | ++ | + | + | + | + |
| | 去氧肾上腺素 | ++ | ± | ± | + | ± |
| | 甲氧明 | ++ | — | — | + | — |
| α、β 受体激动药 | 肾上腺素 | ++++ | +++ | +++ | + | |
| | 多巴胺 | + | ++ | ± | + | + |
| | 麻黄碱 | ++ | ++ | ++ | + | + |
| β 受体激动药 | 异丙肾上腺素 | — | +++ | +++ | + | |
| | 多巴酚丁胺 | + | ++ | + | + | ± |

二、α、β受体激动药

1. 肾上腺素 肾上腺素化学性质不稳定,见光易失效,在碱性溶液中易氧化,呈粉红色或棕色而失去活性,因而不能与碱性药物配伍,在酸性环境中较稳定。

(1)体内过程:口服后在碱性肠液、肠黏膜及肝脏内亦被破坏氧化失效,不能达到有效的血药浓度。皮下注射因使血管收缩而较肌内注射吸收慢,皮下注射时作用约 1 小时,肌内注射时作用维持 10~30 分钟。进入体内的肾上腺素大部分被肝、肾及胃肠道等组织的 MAO、COMT 迅速代谢。静脉注射或滴注肾上腺素,96 小时后主要以代谢产物和少量原形经肾排出。肾上腺素可通过胎盘进入胎儿血液。

(2)药理作用:肾上腺素可激活所有肾上腺素受体。

1)心脏:兴奋心肌、窦房结及传导系统的 $\beta_1$ 受体,可增强心肌收缩力(正性变力作用)、加速传导(正性传导作用)、增快心率(正性变时作用),并且提高心肌兴奋性。由于心脏收缩力增强,心率增快,心排血量增加,使心肌作功增加、耗氧量增加。此外,激动冠状血管 $\beta_2$ 受体产生的舒张作用及心肌代谢产物的增加,可使冠状动脉血流增加。因此,肾上腺素是一种强效的心脏兴奋药。如静脉注射过快或剂量过大,可引起室性心律失常。当患者处于心肌缺血、缺氧及心力衰竭时,肾上腺素有可能使病情加重或引起快速型心律失常,如期前收缩、心动过速,甚至心室颤动。

2)血管:肾上腺素对血管的作用取决于受体类型、受体的分布密度和用药的剂量。成人静脉输入 1~2μg/min 主要兴奋周围血管的 $\beta_2$ 受体;2~10μg/min 主要激动 $\beta_1$ 受体,兼有 $\beta_2$ 受体和 α 受体作用;10~20μg/min 既可兴奋 α 受体、又可兴奋 β 受体,但 α 受体激动占优势。

肾上腺素对 $\alpha_1$ 受体分布密度高的小动脉和毛细血管前括约肌作用明显,而对大动脉和静脉作用较弱。肾上腺素使皮肤、黏膜血管强烈收缩;肾血管明显收缩,肾血流下降,肾素分泌增加。常规剂量肾上腺素对脑、肺动脉无明显影响,但血压升高可使这些血管被动扩张,肺动脉、肺静脉压升高,肺血流减少。过量的肾上腺素可引起肺毛细血管滤过压升高,形成肺水肿。较低剂量的肾上腺素也可增加冠状动脉血流,可能与以下因素有关:①肾上腺素延长心脏舒张期,有利于冠状动脉的灌注;②心肌收缩力增加,代谢产物腺苷等增加,使冠状动脉扩张;③激动冠状动脉的 $\beta_2$ 受体,使冠状动脉扩张。骨骼肌血管 $\beta_2$ 受体占优势,故肾上腺素对其有舒张作用。

3)血压:治疗剂量的肾上腺素由于心脏收缩力增加,心排血量增加,故收缩压升高。由于骨骼肌血管扩张,抵消或超过皮肤、黏膜血管的收缩。舒张压通常不变或下降,平均动脉压稍有升高或不变,脉压增加。此时身体各部位血流重新分配,更适合应激状态下机体的供需要求。大剂量时,皮肤、黏膜及肾血管等强烈收缩,外周血管阻力增加,舒张压上升,平均动脉压升高。由于 $\beta_2$ 受体对肾上腺素尤为敏感,$\alpha_1$ 受体作用消失后,可出现继发性低血压。$\alpha_1$ 受体拮抗药可翻转肾上腺素的升压作用。

4)支气管:肾上腺素激动支气管平滑肌的 $\beta_2$ 受体,使支气管平滑肌舒张,并能抑制肥大细胞释放多种过敏介质(如组胺等),对支气管哮喘急性发作有明显的止喘效果。此外,肾上腺素还可激动支气管黏膜血管的 α 受体,使黏膜血管收缩,降低毛细血管的通透性,从而消除支气管黏膜水肿。

5)代谢:肾上腺素能提高机体的代谢,可使耗氧量提高 20%~30%。肾上腺素激动 $\alpha_1$、$\beta_2$ 受体,增加肝糖原分解,抑制胰岛素释放,减少外周组织对葡萄糖的摄取,升高血糖;激活 $\beta_3$ 受体,加速脂肪分解,使血中游离脂肪酸增加,胆固醇、磷脂及低密度脂蛋白也增加。低剂量的肾上腺素还可激活骨骼肌的钠钾泵,使钾离子向骨骼肌细胞内转运,而肝内钾离子则向血中释放,可引起血清钾降低。

6)中枢神经系统:肾上腺素不易透过血 - 脑脊液屏障,治疗量时一般无明显中枢兴奋现象。大剂量时可引起激动、呕吐、肌强直,甚至惊厥等中枢兴奋症状。

(3)临床应用

1)心搏骤停:肾上腺素是心搏骤停、心肺复苏的常用药物。用于溺水、麻醉和手术中的意外、药物中毒、传染病、房室传导阻滞等所致的心搏骤停及心室颤动。心肺复苏时,肾上腺素提高心脏传导系统和心肌兴奋性,同时在心脏按压时可提高冠状动脉灌注压,有利于心脏血流灌注。此外,用药后的外周血管收缩有助于脑血管扩张及增加脑血流量,有利于脑复苏。但是治疗电击等意外引起的心搏骤停时,常可诱发心室颤动,故在应用肾上腺素的同时,还应配合使用除颤器、起搏器及利多卡因等抗心律失常药物。

2)过敏性休克:肾上腺素是治疗过敏性休克的首选药物。过敏性休克时,小血管扩张、毛细血管通透性增高、血压下降,支气管平滑肌痉挛、喉头水肿、呼吸困难。用药后能迅速扩张支气管平滑肌,缓解呼吸困难,提高肥大细胞 cAMP 的含量,从而抑制过敏介质(组胺、5- 羟色胺及缓激肽等)释放。同时,兴奋 α 受体使血管收缩,血压回升,减少渗出,还可迅速减轻声门水肿等过敏性休克症状。抢救时应迅速皮下注射或肌内注射肾上腺素,危急病例亦可用生理盐水稀释 10 倍后缓慢静脉注射,但必须避免因过量或注射速度过快造成的血压急剧升高及心律失常等不良反应。

3)支气管哮喘:肾上腺素控制支气管哮喘急性发作,皮下注射、肌内注射或喷雾吸入均有效。一般 3~5 分钟症状缓解,最大通气量及呼吸频率均增加。

4)与局麻药配伍用:肾上腺素与局麻药配伍用可以使注射部位的小血管收缩,延缓局麻药的吸收,延长局麻药的作用时间,预防局麻药中毒的发生。但应注意用量,过量时仍可产生心悸和血压剧升等全身不良反应。肾上腺素的浓度一般为 1∶200 000 或 5μg/ml,1 次用量不应超过 0.3mg。

5)局部止血:肾上腺素局部应用可控制皮肤、黏膜的浅表出血,但对静脉渗血及大血管出血无效。多用于鼻、咽、喉手术,减少出血,改善手术野的清晰度。

(4)药物之间的相互作用

1)强心苷或吸入卤化烃类全身麻醉药(尤其是氟烷)可提高心肌对儿茶酚胺的敏感性,特别在缺氧或高碳酸血症时,易引起室性心律失常,甚至出现心室颤动。

2)与 $\alpha_1$ 受体拮抗药合用,可引起反常的"肾上腺素作用翻转"现象,导致低血压和心动过速反应,类似于 $\beta_2$ 受体激动药所引起的血管舒张效应。

3)长期服用的三环类抗抑郁药可增强肾上腺素对心血管的作用,导致心律失常、高血压或心动过速。

4)与可卡因和其他抑制肾上腺素摄取的药物合用,可以增强外源性肾上腺素的效果并延长作用时间。

5)与麻黄碱合用,对周围小动脉的收缩作用呈协同作用,引起血压剧烈上升;对哮喘患者可引起心律失常,不宜合用。

6)应用利血平或胍乙啶后,肾上腺受体发生类似去神经超敏,使肾上腺素的升压效应明显增强。

(5)用法:肾上腺素可以单次或持续静脉输注。通常状况下,用来支持血压的初始单次剂量为 2~8μg 静脉注射;用于治疗心血管衰竭、停搏、心室颤动、电机械分离和过敏性休克的剂量为 0.02mg/kg 或 1mg。

支气管痉挛可以采用每 20 分钟皮下注射肾上腺素 300μg。

(6)不良反应:主要不良反应为心悸、头痛,甚至发生心律失常。剂量过大或快速静脉注射可致血压骤然上升,有发生脑出血或严重心律失常,甚至心室颤动的危险,临床应用应严格控制剂量。禁用于高血压、脑动脉硬化、器质性心脏病、甲状腺功能亢进、糖尿病等患者。老年人慎用。

2. 麻黄碱　麻黄碱(ephedrine)是从中药麻黄中提取的生物碱,现在药用的麻黄碱为人工合成品。

(1)体内过程:口服、肌内注射或皮下注射迅速吸收,可通过血 - 脑脊液屏障。麻黄碱不被 COMT 代谢,仅少量受 MAO 代谢影响,部分在肝内经脱氢氧化而失活。单一剂量约 40% 以上以原形经肾脏排出,消除缓慢,故作用较肾上腺素持久。肌内注射或皮下注射持续作用时间为 0.5~1 小时。

(2)药理作用:麻黄碱可直接兴奋 $\alpha_1$、$\beta_1$ 和 $\beta_2$ 受体,也可促使肾上腺素能神经末梢释放去甲肾上腺素而产生间接作用。与肾上腺素比较,麻黄碱具有下列特征:①性质稳定,口服有效;②拟肾上腺素作用弱而持久;③中枢兴奋作用较显著;④易产生快速耐受性。

1)心血管作用:激动 $\beta_1$ 受体,增强心肌收缩力,使心排血量增加。激动血管的 $\alpha_1$ 和 $\beta_2$ 受体,使皮肤、黏膜血管收缩,内脏血流减少;而冠状动脉、脑及骨骼肌血管则扩张,外周血管阻力略升高。收缩压上升较舒张压上升显著,平均动脉压上升,且作用缓慢而持久。整体情况下由于血压升高反射性地引起迷走神经兴奋,抵消或部分抵消加快心率的作用,心率变化不明显。

2)支气管平滑肌:与肾上腺素作用相似,但松弛支气管平滑肌的作用起效较慢,作用弱而持久。

3)快速耐受性:麻黄碱短时间内反复应用,作用逐渐减弱,称为快速耐受性。发生快速耐受性的原因有:①麻黄碱占据肾上腺素受体时间较长或趋于饱和,再次给药对受体的兴奋作用减弱,因而升压反应轻微;②重复用药后,肾上腺素能神经末梢贮存与释放的去甲肾上腺素减少或耗竭,因而作用减弱。这种快速耐受性停药后可恢复。

4)其他:中枢作用较肾上腺素明显,较大剂量可兴奋大脑皮质及皮质下中枢,引起精神兴奋、不安和失眠。对代谢的影响弱于肾上腺素。

（3）临床应用

1）低血压：防治某些低血压状态，如椎管内麻醉所引起的低血压。常用方法为 5~10mg 静脉注射，或 30mg 肌内注射。

2）哮喘：用于预防支气管哮喘的发作及轻症哮喘的治疗，有良好的效果。对严重的急性发作效果较差。

3）其他：滴鼻可消除鼻黏膜充血引起的鼻塞，也可用于经鼻气管插管的准备。口服可缓解荨麻疹和血管神经性水肿的皮肤、黏膜症状。

（4）药物之间的相互作用：单胺氧化酶抑制剂和三环类抗抑郁药与麻黄碱合用，由于三环类抗抑郁药使去甲肾上腺素再吸收减少，可致血压急骤升高；与麻黄碱合用可使去甲肾上腺素大量释放，引起高血压危象。

（5）不良反应：有时可出现精神兴奋、失眠、不安与心悸等。禁忌证同肾上腺素。

3. 多巴胺　多巴胺（dopamine，DA）是体内去甲肾上腺素生物合成的前体，也是中枢与外周神经系统重要的神经递质，药用的多巴胺是人工合成品。

（1）体内过程：口服无效。临床采用静脉输注给药，5 分钟内起效，在体内迅速被 MAO、COMT 降解，作用时间短暂，血浆半衰期约 7 分钟。作用时效的长短与用量无关。不易通过血 - 脑脊液屏障，因此，外源性多巴胺通常不引起中枢效应。

（2）药理作用：多巴胺主要兴奋 $\beta_1$、$\alpha_1$ 受体，以及多巴胺受体，对 $\beta_2$ 受体的作用很弱；还能促进去甲肾上腺素的释放，因此，具有直接和间接的双重效应。

1）心血管系统：多巴胺的药理作用与用药浓度密切相关。

①低浓度：静脉输注 0.5~2μg/（kg·min），主要激动外周多巴胺受体（$D_1$），通过激活腺苷酸环化酶，使细胞内的 cAMP 水平升高，导致血管舒张。主要引起肾血管及肠系膜血管扩张，除改善肾脏血流外，它还能增加肾小球滤过率和钠排泄；冠状动脉及脑血管也扩张，周围血管阻力下降。

②中浓度：静脉输注 2~10μg/（kg·min），除作用于多巴胺受体外，激动心脏 $\beta_1$ 受体的作用更明显，使心肌的收缩力增强，每搏输出量及心排血量增加，收缩压升高，心率轻度增快或变化不明显。由于多巴胺受体兴奋，肾动脉及冠状动脉仍扩张。当剂量大于 5μg/（kg·min）时，多巴胺可以促进内源性去甲肾上腺素的释放，并作用于心脏。

③高浓度：静脉输注大于 10μg/（kg·min），主要作用于 $\alpha_1$ 受体，多巴胺受体与 $\beta_1$ 受体的兴奋作用在很大程度上被抵消。此时表现为外周血管阻力增加，舒张压升高，肾血流量降低，心率增快，甚至出现室上性、室性快速型心律失常。这一现象可被 $\alpha_1$ 受体拮抗药所拮抗。多巴胺兴奋 $\alpha_1$ 受体的作用与触发大量去甲肾上腺素释放、间接产生去甲肾上腺素的作用有关。

2）肾脏：小剂量时，激动多巴胺受体，肾血管舒张，肾血流量增加，肾小球滤过增加，同时抑制钠离子重吸收，具有排钠利尿作用。此种作用不依赖于肾血流量的增加，但可被多巴胺受体拮抗药所拮抗。大剂量时，兴奋 $\alpha_1$ 受体，使肾血管明显收缩，此时多巴胺对肾脏的保护作用消失。

（3）临床应用

1）抗休克：适用于心肌梗死、创伤、内毒素败血症、心脏手术、急性肾衰竭、充血性心力衰竭等引起的休克综合征。对伴有心肌收缩力减弱、尿量减少，且不能通过补充血容量得到缓解的患者疗效较好。此时药物的浓度从 2~5μg/（kg·min）开始，可根据需要逐渐增加。但剂量不得过大，否则可能失去有利的作用。应用过程中还应注意及时纠正血容量不足和酸中毒。

随着认识的不断深入，关于多巴胺临床负面作用的报道越来越多。多巴胺已不再是抗休克的理想药物，甚至有报道，小剂量多巴胺并不能促进肾功能恢复，而且会增加心律失常、心肌缺血及肠缺血的危险；在感染性休克患者中甚至被认为可能有害。《拯救脓毒症运动：脓毒症与感染性休克治疗国际指南 2021 版》将去甲肾上腺素列为感染性休克的首选药物，将多巴胺作为替代去甲肾上腺素的升压药物而降为第二位，并且仅在心率较慢或心动过缓的患者中推荐。

2）强心、利尿：对于急性肾衰竭和急性心功能不全的患者，采用低浓度多巴胺与髓襻利尿药合用，可产生较好的效果。

3）升高血压：作为血管收缩剂，多巴胺的血管收缩作用较去甲肾上腺素弱，但比多巴酚丁胺强。因此，能够有效地升高血压。

(4)药物之间的相互作用

1)与某些吸入全身麻醉药合用时,由于后者可使心肌对多巴胺异常敏感,可引起室性心律失常。

2)与胍乙啶合用时,可增强多巴胺的升压效应,使胍乙啶的降压作用减弱,导致高血压及心律失常。

3)与单胺氧化酶抑制剂合用,可延长及增强多巴胺的效应。

4)与三环类抗抑郁药同时应用,可能增强多巴胺的心血管作用,引起心律失常、心动过速、高血压。

5)与苯妥英钠同时静脉注射可产生低血压和心动过缓。在用多巴胺时,如必须用苯妥英钠抗惊厥治疗,则须考虑两药交替使用。

(5)不良反应:一般较轻,偶有恶心、呕吐。剂量过大、滴速过快可致呼吸困难、心律失常或肾血管收缩引起肾功能下降,一旦发现应立即减慢滴速或停药。嗜铬细胞瘤患者禁用。室性心律失常、闭塞性血管病、心肌梗死、动脉硬化和高血压患者慎用。

### 三、α 受体激动药

作用于 α 受体的激动药,按作用的受体不同又可分为 $α_1$、$α_2$ 受体激动药(去甲肾上腺素、间羟胺)、$α_1$ 受体激动药(去氧肾上腺素、甲氧明)及 $α_2$ 受体激动药(可乐定、右美托咪定)。

1. 去甲肾上腺素(noradrenaline,NA;norepinephrine,NE) 去甲肾上腺素是肾上腺素能神经末梢释放的化学递质,肾上腺髓质分泌仅占少量。药用的去甲肾上腺素是人工合成的重酒石酸盐,去甲肾上腺素的实际含量约为 1/2;化学性质不稳定,见光、遇热易失效;在中性、碱性溶液中易氧化为粉红色或棕色而失效,在酸性溶液中较稳定。临床上使用的是重酒石酸去甲肾上腺素。

(1)体内过程:口服无效,皮下注射易致局部组织坏死,只宜静脉滴注给药。静脉用药后很快从血液中消失,多分布于受肾上腺素能神经支配的效应器,起效迅速,停止滴注,作用维持时间约 1 分钟。外源性去甲肾上腺素不易透过血 - 脑脊液屏障。

内源性与外源性去甲肾上腺素大部分被肾上腺素能神经末梢摄取后,进入囊泡贮存;被非神经组织摄取者,大多被 COMT 和 MAO 代谢而失活。仅有药量的 4%~16% 以原形经肾脏排出。由于去甲肾上腺素进入机体后迅速被摄取和代谢,因此作用时间短暂。

(2)药理作用:主要作用于 α 受体,激动作用强大,对心脏 $β_1$ 受体有较弱的激动作用,对 $β_2$ 受体几乎无作用。当输注速度小于 2μg/min[30ng/(kg·min)]时,表现出 $β_1$ 受体激动效果,所以通常应用大于 3μg/min[50ng/(kg·min)]的速度输注,以达到激动 α 受体、收缩外周血管的目的。

1)血管:激动血管平滑肌的 $α_1$ 受体,使小动脉、小静脉收缩,外周血管阻力增加。其血管收缩的程度依次为皮肤和黏膜血管、肾血管、脑血管、肝血管、肠系膜血管、骨骼肌血管。冠状动脉舒张,冠状动脉血流增加,其原因为舒张压升高,使冠状动脉灌注压升高,以及心脏兴奋代谢产物如腺苷等增加。

去甲肾上腺素也可激活支配血管壁的神经末梢突触前膜的 $α_2$ 受体,抑制去甲肾上腺素的释放。

2)心脏:较弱激动 $β_1$ 受体,使心脏收缩力增强,传导速度增快,心率增快,心脏每搏输出量可增加。然而整体情况下,因血压升高而反射性地使心率减慢,迷走神经兴奋作用可超过该药的直接作用。外周血管阻力增加和心率减慢可使心排血量减少。剂量过大,也可致心律失常,但较肾上腺素少见。

3)血压:小剂量静脉输注使心脏兴奋,收缩压升高,舒张压升高幅度不大,平均动脉压升高,脉压增大。大剂量因血管强烈收缩,外周血管阻力明显增加,使收缩压、舒张压均明显升高,平均动脉压升高,脉压变小。

4)其他作用:大剂量时,也可以引起类似肾上腺素的高血糖和其他代谢效应。对中枢神经系统的作用比肾上腺素弱。对于妊娠妇女,可增加子宫收缩的频率。

(3)临床应用

1)休克:休克的病因和病理过程各异,治疗关键和主要目标是纠正血流动力学紊乱,改善组织器官的血流灌注,恢复细胞的功能与代谢,因此,合理应用血管活性药仍是休克基础治疗之一。理想的血管活性药应能迅速提高血压,改善心、脑的血流灌注,或增加肾脏和肠道等内脏器官的血流灌注,纠正组织缺氧,防止 MODS 的发生。多项指南推荐多巴胺和去甲肾上腺素作为休克治疗的一线血管活性药物。为了减轻对肾脏的损害,通常将小剂量的多巴胺与去甲肾上腺素合用。

去甲肾上腺素用于抗休克治疗一直备受争议,但近年来的多项研究表明,对于感染性休克,如果需要使用血管活性药物,首选去甲肾上腺素,而不是多巴胺(《拯救脓毒症运动:脓毒症与感染性休克治疗国际指南 2021 版》)。感染性休克使用去甲肾上腺素并不引起内脏组织缺血和急性肾衰竭,反而有助于恢复组织氧供 - 需平衡和保护肾脏功能。

神经性休克早期血压急剧下降、嗜铬细胞瘤切除后的低血压或危及生命的严重低血压状态且对其他血管收缩药反应欠佳者,可用小剂量去甲肾上腺素静脉输注,使收缩压维持 90mmHg 左右,以保证重要脏器灌注。

低血容量性休克应用去甲肾上腺素,虽可以收缩血管,升高血压,但可进一步加重组织缺血,加重微循环障碍,且肾血流量明显减少,不利于休克的治疗。

尽管《2015 年 FICS 成人心源性休克管理建议》明确并强烈推荐应用去甲肾上腺素而不是多巴胺作为维持灌注压的首选措施,但当去甲肾上腺素应用于心源性休克的治疗时,还应根据患者的病情谨慎选择,是否使用应取决于心排血量和外周血管阻力之间的平衡。

2)上消化道出血:去甲肾上腺素 1~3mg 稀释后口服,可使食管或胃黏膜血管收缩,产生止血效果。

(4)用法:小剂量 0.4μg/(kg·min)时,以 β 受体激动为主;用较大剂量时,以 α 受体激动为主。一般采用静脉滴注(外渗易发生局部组织坏死),静脉给药后起效迅速,停止滴注后作用时效维持 1~2 分钟。从小剂量开始使用,以 0.02~0.1μg/(kg·min)速度滴注,按需要调节滴速(最好是用注射泵输注),按体重乘以 0.03mg 或 0.3mg 的总去甲肾上腺素剂量配于 50ml 液体中,以 1ml/h 的速度滴注,其给药量即为 0.01μg/(kg·min)或 0.1μg/(kg·min);以 2ml/h 速度滴注,给药量即为 0.02μg/(kg·min)或 0.2μg/(kg·min),以此类推。

(5)不良反应

1)局部组织坏死:静脉输注时间过长、浓度过高或漏出血管外,可引起局部缺血坏死。如发现外漏或注射部位皮肤苍白,应及时更换注射部位,并用酚妥拉明或局麻药浸润注射以扩张局部血管,减轻组织坏死。

2)其他不良反应:剂量过大或输注时间过长,可致肾血管强烈收缩,肾血流减少,产生少尿、无尿及肾实质损伤。应用时,应保持每小时尿量在 25ml 以上,必要时应利尿。长时间或大剂量使用去甲肾上腺素,也可以引起心内膜下出血和心肌梗死。

高血压、动脉硬化、器质性心脏病、少尿、无尿及严重微循环障碍的患者均应禁用。妊娠妇女用药后可能兴奋子宫引起流产,因此也应禁用。

2. 间羟胺(metaraminol) 又称阿拉明(aramine)。

(1)体内过程:静脉注射 1~2 分钟、肌内注射 10 分钟起效,主要经肝脏代谢,代谢产物大多数经胆汁和肾脏排出,尿液酸化可增加以原形自肾脏排出。不易被 MAO 破坏,作用持续 20~60 分钟。

(2)药理作用:有直接与间接双重作用。主要作用是直接激动 α 受体,对 β1 受体的作用较弱。也可被肾上腺素能神经末梢摄取,进入囊泡,与囊泡中的去甲肾上腺素置换,促进去甲肾上腺素释放,发挥间接作用。间羟胺兴奋 α 受体,使外周血管收缩;较弱激动 β 受体,中等程度地增强心肌收缩力。可使收缩压和舒张压升高,心率可反射性地减慢,休克患者的心排血量增加。对正常人的心排血量影响不明显,如事先应用阿托品,可显著增加心排血量。对肾血管的收缩作用较弱。短时间内连续应用,可因囊泡内去甲肾上腺素减少,使效应逐渐减弱,产生快速耐受性。

(3)临床应用:与去甲肾上腺素比较,间羟胺作用较弱而持久。与麻黄碱相比,间羟胺对血管收缩作用较强,对心脏作用较弱,心率变化不明显。间羟胺能增加低血压和休克患者的心排血量,对正常人的心排血量影响不明显。肾血管收缩,但肾血流量的减少明显弱于去甲肾上腺素。

由于间羟胺升压作用可靠,作用较持久,不良反应比去甲肾上腺素少,还可以肌内注射,在早期抗休克的临床应用中是去甲肾上腺素的良好代用品。可用于椎管内麻醉所引起的低血压,也可用于阵发性房性心动过速,特别是伴有低血压的患者,可反射性减慢心率,并对窦房结可能具有直接抑制作用,使心律恢复正常。

3. 去氧肾上腺素(phenylephrine) 为人工合成的拟肾上腺素药,又称苯肾上腺素、新福林、苯福林(neosynephrine)。

(1)体内过程:可肌内注射和静脉滴注,静脉给药起效迅速,相对作用时间较短(5~10 分钟),吸收后体内代谢同去甲肾上腺素。

(2)药理作用:兼有直接与间接双重作用。可直接激动 α 受体,小部分为间接作用,促进去甲肾上腺素释放,几乎没有 β 受体激动作用。对 α1 受体激动作用远大于对 α2 受体的作用。临床作用与去甲肾上腺素相似,但效能较低,作用较持久。可使收缩压和舒张压升高,并反射性地引起心率减慢,心排血量稍有降低,外周血管阻力明显升高,皮肤及肢体血流减少。肺血管收缩,肺动脉压升高,但冠状动脉血流量增加。在产生与去甲肾上腺素相似的收缩血管、升高血压的作用时,使肾血流量的减少比去甲肾腺素更为明显。

(3)临床应用:用于椎管内麻醉、吸入麻醉、静脉麻醉引起的低血压。可以单次给予 40~100μg,或以初始速率 10~20μg/min 持续输注。可替代肾上腺素与局麻药配伍用,其浓度为 0.005%,也可利用其反射性减慢心率的作用,治疗室上性心动过速发作。因去氧肾上腺素明显减少肾血流量,临床已较少用于休克的治疗。

4. 甲氧明(methoxamine) 又称甲氧胺、美速克新命。

(1)体内过程:静脉注射后 1~2 分钟起效,不受 COMT、MAO 的影响,作用持续 30~60 分钟。

(2)药理作用:甲氧明为 $\alpha_1$ 受体激动药,几乎对 β 受体无作用。具有收缩周围血管作用,其中收缩动脉作用较强,对静脉影响较小。用药后外周血管阻力升高,收缩压、舒张压、平均动脉压升高,反射性地减慢心率,心排血量减少或不变。肾血流量减少明显,但冠状动脉血流增加。

(3)临床应用:临床用途与去氧肾上腺素相同。甲氧明在升高血压的同时,使肾血流的减少比去甲肾上腺素更为明显,可引起肾动脉痉挛。

5. 可乐定(clonidine) 又称氯压定、可乐宁,是咪唑啉衍生物,具有较强的 $\alpha_2$ 受体激动效应,其受体选择性($\alpha_2:\alpha_1$)为 220:1。其脂溶性很高,可以迅速通过血 - 脑屏障和胎盘屏障。药理作用与其他肾上腺素受体的激动药不同,主要分为中枢与外周作用。

(1)体内过程:可乐定脂溶性较高,可采用口服、静脉、皮下、肌内及硬膜外给药。口服吸收迅速而完全,极易透过血 - 脑脊液屏障,进入中枢神经系统而发挥作用。蛋白结合率为 20%~40%。口服 30~60 分钟起效,3~5 小时血药浓度达峰值,一般为 1.35ng/ml,作用持续时间 6~8 小时,消除半衰期为 12.7 小时。可乐定约有 50% 在肝内代谢成无活性的产物,剩余部分以原形从肾脏排出,肾功能不全时清除延长。

(2)药理作用

1)心血管作用:可乐定的降压作用部位在中枢,主要是通过激动中枢肾上腺素能神经元上的 $\alpha_2$ 受体而实现降压作用。其降压作用一方面通过激动中枢孤束核的 $\alpha_2$ 受体,抑制脊髓前侧角交感神经细胞发放冲动,兴奋外周肾上腺素能神经末梢突触前膜 $\alpha_2$ 受体,使去甲肾上腺素释放减少;另一方面还与延髓咪唑啉受体有关,通过抑制血管运动中枢,使外周交感神经的活性降低,减轻压力反射引起的血压升高,从而引起血压下降。可乐定降压作用中等偏强,快速静脉注射首先出现短暂的血压升高,随后产生较持久的血压下降。外周血管阻力下降的同时,还伴有心率减慢,心排血量下降,血浆去甲肾上腺素浓度降低。某些高血压患者还伴有血浆肾素和醛固酮水平下降。可乐定对心肌收缩力、肾血流量及肾小球滤过率无明显降低作用。

可乐定的降压作用还取决于机体原有交感神经的紧张力,即血压正常者降压作用较弱,高血压患者的降压作用较强。此外,由于可乐定对交感神经突触后受体无拮抗作用,从而保存了交感神经对意外性低血压、低血容量或出血反应的储备能力,以保留对血管活性药物的反应性。

2)镇痛:可乐定可直接阻滞外周神经,从而阻滞兴奋的传导,其确切机制尚不清楚。

在脊髓上水平,可乐定直接作用于一级神经元突触前膜和伤害性投射神经元突触后膜上的 $\alpha_2$ 受体,通过激活细胞内第二信使,开放钾通道,使细胞超极化,使一级神经元 P 物质释放减少,抑制伤害性投射神经元动作电位的产生,从而在突触处抑制伤害信息的传递。

在脊髓上水平,可乐定激活蓝斑核及投射到脊髓的下行去甲肾上腺素能通路,通过疼痛的下行抑制系统发挥镇痛效应。

3)镇静:可乐定的镇静效应主要由中枢神经系统 $\alpha_2$ 受体介导。蓝斑核是其作用的主要脑区,通过抑制中枢神经系统去甲肾上腺素释放而产生镇静效应。

(3)临床应用:可用于高血压的治疗,也可作为麻醉前用药及麻醉辅助用药。在气管插管前应用,可以减轻高血压患者的心血管反应,也可明显减少麻醉药物的用量。

1)维持血流动力学稳定:有研究表明,可乐定较利多卡因和芬太尼更能有效地控制气管插管时的心血管反应;与 β 受体拮抗药相似,有利于维持手术期间的血流动力学稳定;对于心绞痛患者,可乐定还能有效地改善心肌氧的供需平衡。因此,可用于轻、中度高血压患者术前的降压,并增加手术期间血流动力学的稳定性,便于麻醉管理。

2)辅助控制性降压:可乐定与控制性降压药配伍使用,能抑制降压期间的交感肾上腺髓质反应,明显增强控制性降压药的效果,降低耐受性的发生。

3)增强麻醉药的作用:可乐定通过降低中枢肾上腺素能神经系统的活性,而减少麻醉药的用量。因此可作为麻醉前用药及麻醉辅助用药,既具有良好的镇静作用,诱导给药可抑制插管引起的应激反应,又可与吸入麻醉药配伍使用来降低异氟烷的用量,与局麻药配伍使用增强和延长蛛网膜下腔和硬膜外阻滞作用。拟胆碱药或胆碱酯酶抑制药如新斯的明与可乐定合用,既增强镇痛效果,又抵消其副作用。

(4)不良反应

1)常见口干、嗜睡,有时出现头痛、便秘、腮腺肿大等。

2)少数患者突然停药后,出现血压升高、心悸、出汗等症状。其原因可能是可乐定抑制外周肾上腺素能神经末梢释放去甲肾上腺素,导致神经末梢去甲肾上腺素贮存增加,突然停药后,贮存的去甲肾上腺素大量释放的结果。

3)与 β 受体拮抗药、钙通道阻滞药配伍使用时,应注意心动过缓的发生。

6. 右美托咪定(dexmedetomidine) 是美托咪定的右旋异构体,为一种新型的 $\alpha_2$ 受体激动药,其受体选择性($\alpha_2:\alpha_1$)为 1 620:1,是一种高选择性、高特异性 $\alpha_2$ 受体激动药。

(1)体内过程:静脉注射负荷剂量 1μg/kg,起效时间 10~15 分钟,没有负荷剂量起效时间将延长,达峰时间 60~90 分钟。消除半衰期约为 2 小时,分布半衰期约为 6 分钟,作用维持时间 2.5~4 小时。经肝脏代谢,95% 经肾脏排出。

(2)药理作用:右美托咪定与 $\alpha_2$ 受体结合的亲和力是可乐定的 7~8 倍,且内在活性也强于可乐定。与可乐定相类似,分为中枢与外周作用。其中枢作用的部位主要在脑干的蓝斑核,因此具有镇静、抗焦虑及抑制交感神经兴奋性的作用;此外,还有源于脊髓及外周部位的镇痛作用。在外周通过与 $\alpha_2$ 受体结合抑制交感神经递质的进一步释放,降低血浆儿茶酚胺浓度,产生温和而持续的血管扩张与减弱心动过速的作用。

(3)临床应用:现已被广泛应用于区域、局部和全身麻醉的辅助用药。右美托咪定具有稳定血流动力学、抑制应激反应的作用,可减少其他麻醉药物的用量。在麻醉诱导、维持和危重状态下,使用该药有利于维持血流动力学的稳定。其主要的临床作用是镇静、镇痛、抗焦虑及催眠,适用于重症监护治疗期间的气管插管和使用呼吸机患者的镇静、围手术期麻醉合并用药和有创检查的镇静用药。右美托咪定能产生"易被唤醒的"镇静的特征(可通过语言或轻触觉刺激使患者从深镇静状态中苏醒),使其可用于需要术中唤醒的某些神经外科手术。

(4)用法

1)全身麻醉诱导:麻醉诱导前静脉持续泵注 0.5~1.0μg/kg(泵注时间不少于 10 分钟),可减轻气管插管反应,减少其他麻醉药物用量。

2)全身麻醉维持:全身麻醉维持期间可以持续泵注,0.2~0.4μg/(kg·h),可稳定术中血流动力学,苏醒期平稳。

3)全身麻醉苏醒:手术结束前 40 分钟静脉泵注 0.8μg/kg(泵注时间不少于 10 分钟),可减轻拔管反应。

4)区域阻滞镇静:区域阻滞时持续泵注 0.2~0.7μg/(kg·h),可减轻患者紧张焦虑。

5)有创检查镇静:负荷泵注 1.0μg/kg(泵注时间不少于 10 分钟)后,持续泵注 0.2~0.7μg/(kg·h),可减轻有创检查时患者的痛苦经历。

6)机械通气镇静:ICU 行机械通气治疗的患者给予持续泵注 0.2~0.7μg/(kg·h),但持续使用不宜超过 72 小时。

### 四、β 受体激动药

作用于 β 受体的激动药按作用的受体不同又可分为 $\beta_1$、$\beta_2$ 受体激动药(异丙肾上腺素),以及 $\beta_1$ 受体激动药(多巴酚丁胺)。

1. 异丙肾上腺素(isoprenaline,isoproterenol) 为人工合成品,常用其盐酸或硫酸盐,是一种经典的 $\beta_1$、$\beta_2$ 受体激动药。

(1)体内过程:口服无效,气雾剂吸收较快。雾化吸入 2~5 分钟起效,可维持 0.5~2 小时。可舌下含服,因能舒张局部血管,少量从黏膜下的舌下静脉丛吸收。可静脉给药,静脉用药后很快从血液中消失,半衰期仅 1 分钟。吸收后主要在肝脏及其他组织中被 COMT 降解代谢,较少被 MAO 代谢,也较少被肾上腺素能神经末梢所摄取,因而作用维持时间较肾上腺素略长。

(2)药理作用:是儿茶酚胺中最强的 β 受体激动药。对 $β_1$、$β_2$、$β_3$ 受体无选择性,对 $β_1$ 受体的激动作用要明显强于对 $β_2$ 受体的激动作用,对 $β_2$ 受体的激动作用要强于多巴酚丁胺。几乎无 α 受体激动作用。

1)心脏作用:对心脏具有典型的 $β_1$ 受体激动作用,表现为正性肌力和正性变传导作用,缩短收缩期和舒张期,使心肌收缩力增强,心率增快,心脏传导速度加快。与肾上腺素相比,异丙肾上腺素加快心率、加速传导的作用较强,对窦房结的作用比异位起搏点更强,也能引起心律失常,但较少产生心室颤动。

2)血管作用:兴奋血管 $β_2$ 受体,舒张小动脉,使外周血管阻力降低,舒张压下降,平均动脉压下降,脉压增大。用药后骨骼肌血管舒张显著,对肾血管和肠系膜血管舒张作用较弱,对冠状血管也有舒张作用,有增加组织血流灌注的作用。

3)支气管平滑肌:激动 $β_2$ 受体使支气管平滑肌舒张,作用强于肾上腺素;同时也能抑制组胺等过敏性介质的释放,可终止或缓解支气管平滑肌痉挛,作用迅速而强大。但对支气管黏膜血管无收缩作用,因而消除黏膜水肿的作用弱于肾上腺素。长期使用可能导致耐受或失敏。

4)其他:促进糖与脂肪的分解。升高血糖作用较肾上腺素弱,脂肪分解及产热作用与肾上腺素相似。

(3)临床应用

1)支气管哮喘:用于控制支气管哮喘急性发作,疗效快而强,主要采用雾化吸入或舌下含服。但可引起心动过速,出现心悸、心肌耗氧剧增等副作用,不利于已经缺氧的支气管哮喘患者。

2)心律失常:适用于治疗窦房结功能低下、房室传导阻滞、心动过缓、QT 间期延长的患者。

3)心搏骤停:适用于心室自身节律缓慢、高度房室传导阻滞或窦房结功能衰竭并发的心搏骤停,可与去甲肾上腺素或间羟胺合用进行心室内注射,临床上基本不用此方式。

(4)不良反应

1)常见心悸、头晕。在补足血容量时,异丙肾上腺素虽可使血压回升,但心肌耗氧量也明显增加,冠状动脉血流降低,导致梗死区扩大及心律失常。因此急性心肌梗死并发心源性休克的患者不宜应用。必须应用时,应控制心率在 120 次 /min 以下。

2)禁用于冠心病、心肌炎及甲状腺功能亢进等患者。

3)长期应用可出现失敏或耐受。近年来由于选择性激动 $β_2$ 受体药物的发展,异丙肾上腺素的临床应用已日渐减少。

2. 多巴酚丁胺(dobutamine)　为人工合成品,其化学结构及体内过程与多巴胺相似。临床应用的多巴酚丁胺是含有右旋多巴酚丁胺和左旋多巴酚丁胺的消旋体。

(1)体内过程:口服无效,静脉滴注后 1~2 分钟出现作用,最大作用时间与滴速有关,一般出现在静脉滴注后 10 分钟。进入循环的药物被 COMT 所代谢,也可与葡糖醛酸结合,经肾脏排出体外,血浆半衰期仅为 2 分钟。

(2)药理作用:主要激动 $β_1$ 受体,对 $β_2$ 受体和 α 受体作用较弱,对多巴胺受体无激动作用,无促进去甲肾上腺素释放的作用。

左旋多巴酚丁胺有明显的激动 $α_1$ 受体、引起血压升高的作用,右旋多巴酚丁胺具有拮抗 $α_1$ 受体的作用,故对 α 受体的作用相互抵消;而右旋多巴酚丁胺激动 β 受体的作用比左旋多巴酚丁胺强 10 倍,因此,多巴酚丁胺主要表现为激动 $β_1$ 受体的作用。

多巴酚丁胺的主要特点是激动心脏 $β_1$ 受体,增加心肌收缩力,其正性肌力作用强于异丙肾上腺素。但相同剂量下,多巴酚丁胺增加窦性节律的作用比异丙肾上腺素弱。

治疗剂量的多巴酚丁胺可使每搏输出量增加,心排血量增加。肺血管阻力、肺动脉楔压可下降,外周血管阻力不变或中度降低,后负荷往往下降(这是由于 $β_2$ 受体的激动及心排血量改善的结果)。

在小于 $20μg/(kg·min)$ 的剂量时,多巴酚丁胺并不引起心动过速,但是在严重慢性心力衰竭患者中,显著的心动过速是其主要不良反应。因为多巴酚丁胺直接激动 $β_1$ 受体而并不依赖于去甲肾上腺素储备,所以在儿茶酚胺耗竭状态下,如慢性心力衰竭患者,仍有效。

大剂量的多巴酚丁胺[大于 $20μg/(kg·min)$]可致心率增加,血压明显升高,甚至出现心律失常。房室传导加快,可明显提高心房颤动患者的心室率。

(3)临床应用:主要适用于心源性休克、心肌梗死、无严重低血压的心力衰竭患者,对施行心肺转流后低心排血量的患者疗效较好。多巴酚丁胺用于伴有低心排血量的慢性心力衰竭和心肌梗死患者时疗效显著，可提高衰竭心肌的收缩力，而不增加心肌梗死面积和心律失常的发生率。

与多巴胺相比，多巴酚丁胺在治疗心力衰竭，尤其是慢性心力衰竭方面效果较好；而伴有低血压的心力衰竭则用多巴胺较为有益。

与强心苷相比，对于各种心脏病引起的难治性或顽固性心力衰竭，采用多巴酚丁胺联合硝普钠的冲击疗法，可降低心脏后负荷，常可取得较好的效果。但剂量过大时，可增加心率及心肌耗氧量，诱发室性心律失常，抵消其有益的治疗效果。

多巴酚丁胺作用于 $\beta_2$ 受体后引起的血管舒张几乎完全被其 $\alpha_1$ 激动作用所抵消。

(4)不良反应：发生率较低，偶有恶心、头痛、心悸，甚至心律失常，也可以引起高血压、心绞痛。一旦发现应减慢输注速度或停药。

禁用于心脏射血功能严重障碍者，如特发性肥厚性主动脉瓣下狭窄的患者。心房颤动、心肌梗死和高血压患者慎用。

## 第三节　肾上腺素受体拮抗药

### 一、分类

肾上腺素受体拮抗药是一类能与肾上腺素受体相结合，且本身不产生或较少产生拟肾上腺素作用，从而拮抗肾上腺素能神经递质或外源性激动药与受体相互作用的药物。根据这类药物对 $\alpha$ 和 $\beta$ 受体的选择性不同分为三大类：①$\alpha$、$\beta$ 受体拮抗药；②$\alpha$ 受体拮抗药；③$\beta$ 受体拮抗药。

### 二、$\alpha$、$\beta$ 受体拮抗药

拉贝洛尔(labetalol)又称柳胺苄心定，具有 $\alpha_1$ 和 $\beta_1$、$\beta_2$ 受体拮抗作用[$\alpha:\beta = 1:(6\sim7)$]，对 $\alpha_1$ 受体的拮抗作用为酚妥拉明的 1/10~1/6，对 $\alpha_2$ 受体无拮抗作用；对 $\beta$ 受体的拮抗作用仅为普萘洛尔的 2/5。

1. 体内过程　拉贝洛尔口服后吸收迅速，首过消除明显，生物利用度变异范围较大，半衰期为 5.5 小时。静脉注射拉贝洛尔 1 分钟出现作用，5~10 分钟内血药浓度达峰值，半衰期为 3.5~4.5 小时，肝功能受损者代谢减慢。

2. 临床应用　拉贝洛尔应用后，可以降低心肌收缩力，减慢心率，降低外周血管阻力，增加肾血流量，多用于中度与重度高血压、嗜铬细胞瘤等疾病所引起的高血压危象，也可有效控制主动脉夹层和心脏外科术后患者的病情。也用于麻醉过程中交感神经兴奋性增强所引起的高血压和作为控制性降压药，还能够明显改善气管插管引起的心血管反应。对心绞痛也有效，特别对高血压伴心绞痛的患者疗效更佳。对肾病患者或肾功能严重受损的高血压患者，不但降压有效，且对肾功能无损害。

3. 用法　静脉注射拉贝洛尔推荐初始剂量 0.1~0.25mg/kg(注射时间超过 2 分钟)，间隔 10 分钟可以再次给予 2 倍的剂量；也可以将拉贝洛尔(200mg 溶入 250ml 葡萄糖溶液)以 2mg/min 持续输注。

给药过程中应严密观察心率与血压的变化。

4. 不良反应　拉贝洛尔对支气管平滑肌收缩作用不强，但对哮喘患者仍可致支气管痉挛，此类患者应慎用。

### 三、$\alpha$ 受体拮抗药

$\alpha$ 受体拮抗药是一类能选择性地与 $\alpha$ 受体结合，拮抗肾上腺素能神经递质或拟肾上腺素药对 $\alpha$ 受体的作用，从而产生拮抗肾上腺素作用的药物。根据对 $\alpha$ 受体亚型的作用又分为 $\alpha_1$ 受体拮抗药(如哌唑嗪)和 $\alpha_2$ 受体拮抗药(如育亨宾)。酚妥拉明和酚苄明对 $\alpha_1$、$\alpha_2$ 受体均有拮抗作用。

当 $\alpha$ 受体拮抗药拮抗 $\alpha_1$ 受体后，外源性肾上腺素收缩血管、升高血压的作用被拮抗，并可将肾上腺素的升压作用翻转为降压作用，该现象被称为"肾上腺素作用的翻转"。其原因为 $\alpha$ 受体拮抗药拮抗了收缩血管的 $\alpha_1$ 受体，但不影响舒张血管的 $\beta_2$ 受体，结果使肾上腺素的升压作用转为降压作用。

1. 酚妥拉明(phentolamine)　又称苄胺唑啉、立其丁(regitine)，是一种短效的 $\alpha_1$ 和 $\alpha_2$ 受体拮抗药，可产

生竞争性(可逆性)的 α 受体拮抗效应。

(1)体内过程:口服后虽易吸收,但速度缓慢,生物利用度低。静脉注射后 1~5 分钟作用达高峰,代谢和排泄迅速,作用持续 15~30 分钟。

(2)药理作用:选择性地拮抗 α 受体,对 $\alpha_1$ 受体的作用为 $\alpha_2$ 受体作用的 3~5 倍,但作用时间较短且作用较弱。

1)血管:静脉注射后 2 分钟内可舒张血管,降低外周血管阻力,使血压下降,肺动脉压降低。在降压的同时可反射性引起心动过速,甚至心律失常。血管舒张的作用机制除了拮抗血管平滑肌 α 受体外(尤其大剂量),尚有较强的直接舒张血管平滑肌的作用。

2)心脏:具有兴奋作用,使心肌收缩力增强,心率增快,心排血量增加。其机制可能是:①血压下降反射性地引起交感神经兴奋;②拮抗肾上腺素能神经末梢(突触前)$\alpha_2$ 受体,促进去甲肾上腺素释放。有时可致心律失常及心绞痛。

3)其他:具有拟胆碱和拟组胺作用,使胃、肠平滑肌兴奋,胃酸分泌增加。此外,酚妥拉明还可引起皮肤潮红。

(3)临床应用

1)防治嗜铬细胞瘤切除术中的高血压:可作为手术前的准备,也可协助诊断。但是,由于反射性心动过速和直立性低血压限制了该药在嗜铬细胞瘤治疗中的应用。

2)充血性心力衰竭和急性心肌梗死:可扩张小动脉,降低外周血管阻力,降低心脏前、后负荷,降低左心室舒张末压与肺动脉压,增强心肌收缩力,增加心排血量,从而消除或减轻肺水肿,控制充血性心力衰竭。此外,扩张冠状动脉,通常不增加心肌耗氧量。

3)抗休克:适用于感染性、心源性和神经源性休克。能增强心肌收缩力,增加心排血量,降低外周血管阻力,改善微循环障碍,改善休克状态时重要脏器的血流灌注。但给药前应补足血容量,防止血压剧降。有人主张合用去甲肾上腺素或间羟胺,目的是抵消 α 受体作用,保留增强心肌收缩力的 β 受体作用,并且可改善组织供血、供氧,有利于纠正休克。

4)外周血管痉挛性疾病:如雷诺病,也可用于血栓闭塞性脉管炎。局部浸润注射可防治去甲肾上腺素静脉滴注外漏所引起的局部组织缺血或坏死。

(4)用法:酚妥拉明可以间断静脉注射,剂量 1~5mg,也可以持续输注;局部应用时可将 5~10mg 的药物用 10ml 生理盐水稀释。

(5)不良反应

1)常见的不良反应为用药过量引起的严重低血压,应用去甲肾上腺素治疗。

2)出现迷走神经亢进的症状,导致胃、肠功能紊乱。如肠蠕动增加、腹泻、腹痛和组胺样作用,以及胃酸分泌增加。胃溃疡是相对禁忌证。

3)静脉注射可引起心率加快、心律失常,冠心病慎用。

2. 酚苄明(phenoxybenzamine) 又称苯苄胺、酚苄胺(dibenzyline),为非选择性长效 α 受体拮抗药。其不可逆地与 α 受体结合,对 $\alpha_1$ 受体的拮抗作用约为对 $\alpha_2$ 受体作用的 10 倍。酚苄明还能抑制神经元和神经元外组织对儿茶酚胺的摄取。

(1)体内过程:口服后 20%~30% 被吸收。因局部刺激性强,多采用静脉给药,静脉注射后 60 分钟达峰效应,半衰期为 24 小时。给予较大剂量后,因具有较高的脂溶性,多蓄积于脂肪组织中并缓慢释放,且排泄较慢。静脉注射 1 次,作用可持续 3~4 天,1 周后尚有少量残留在体内。

(2)药理作用:酚苄明降低外周血管阻力,增加心排血量,增加皮肤和器官血流。酚苄明以共价键形式与 α 受体结合,结合牢固且不易解离。其药理作用与酚妥拉明相似,作用强大而持久,但起效慢。扩张外周血管的效果取决于肾上腺素能神经张力的大小。对静卧、血容量正常的患者静脉注射酚苄明 1.0mg/kg,舒张压轻微下降,但高血压或低血容量的患者血压下降明显。

在应用酚苄明后,如果给予外源性拟交感神经药物,其收缩血管的作用将被抑制。苯福林的作用完全被抑制,而去甲肾上腺素的作用将被局限为作用于 $\beta_1$ 受体引起的心脏效应。在应用肾上腺素时,由于 $\beta_2$ 受体激动效应没有被拮抗,将会引起肾上腺素作用的逆转,表现为严重的低血压和心动过速。尽管酚苄明与受体的结合是不可逆的,但是当其过量时仍推荐使用去甲肾上腺素输注治疗。

（3）临床应用

1）酚苄明常用于嗜铬细胞瘤的治疗,长期术前应用会达到"药物性去交感神经术"的效果,从而有利于控制血压、纠正血容量、预防儿茶酚胺引起的心脏损伤。

2）用于抗休克时,应注意补足血容量。

3）外周血管痉挛性疾病的治疗。

（4）不良反应:主要不良反应是直立性低血压和反射性心动过速。口服可致恶心、呕吐、嗜睡及疲劳等。慎与拟交感胺类药合用。

3. 哌唑嗪（prazosin） 是强效的选择性 $\alpha_1$ 受体拮抗药。

（1）体内过程:该药口服吸收良好,生物利用度约为 60%。口服后 2 小时起降压作用,持续约 10 小时。该药与血浆蛋白结合率约为 97%,主要在肝内代谢。

（2）药理作用:选择性地拮抗外周小动脉及静脉突触后膜 $\alpha_1$ 受体,使外周血管阻力下降,回心静脉血减少,使血压下降。对突触前膜 $\alpha_2$ 受体无明显作用。因此,无促进神经末梢释放去甲肾上腺素及明显加快心率的作用。血压下降时,心率增加不明显,心排血量和肾血流也无明显改变。降压作用中等偏强,与 β 受体拮抗药、利尿药合用,能增强疗效。

（3）临床应用:适用于各种程度的高血压,与其他降压药不同,哌唑嗪可以降低低密度脂蛋白而提高高密度脂蛋白水平。也可用于治疗充血性心力衰竭。

（4）不良反应:该药"首剂效应"明显,表现为首次给药可致严重的直立性低血压、晕厥、意识消失、心悸等,尤其在饥饿、直立位时更容易发生,建议在睡前服用。

4. 乌拉地尔（urapidil） 又称压宁定,属于尿嘧啶的衍生物,拮抗 α 受体,具有中枢和外周的扩血管作用。

（1）体内过程:分布半衰期 35 分钟,消除半衰期 2.7 小时,降压显效时间为 2.5 小时。85% 在肝内迅速代谢,50%~70% 经肾排出。

（2）药理作用:选择性拮抗交感神经突触后膜 $\alpha_1$ 受体,使外周血管阻力降低,血压下降。乌拉地尔对静脉的舒张作用大于对动脉的作用,对静脉血容量改变不大,降压时不影响颅内压;也可部分拮抗突触前 $\alpha_2$ 受体,使突触间隙去甲肾上腺素摄取减少,而不至于产生恶性低血压。对 β 受体作用很小,几乎没有临床作用。

中枢作用则通过兴奋延髓的 $5-HT_{1A}$ 受体,调节心血管中枢神经的兴奋性,使反射性引起的交感神经兴奋性维持在一定水平。同时还可通过抑制延髓心血管中枢的交感反馈调节,防止降压引起的心率增快。拮抗中枢的 $\alpha_1$ 受体,可使中枢交感神经兴奋性输出减少。

（3）临床应用:乌拉地尔可用于各种临床高血压、高血压脑病、高血压合并急性左心衰竭及高血压急症的处理。

乌拉地尔能充分降低外周血管阻力,同时也可降低肺血管阻力,降低心脏后负荷,增加左心排血量,从而迅速、有效地纠正急性左心衰竭,同时又可避免心率增加或血压过度下降。因此,其作用较为温和,是围手术期控制血压的常用药物。

（4）用法:可缓慢推注,剂量 12.5~25mg,15 分钟后可重复一次,静脉推注后继以 100~600μg/min 静脉输注,给药期间严密监测血压变化。

（5）不良反应:乌拉地尔的不良反应较少,偶有血压降低引起的暂时症状,如眩晕、恶心、头痛等。无"首剂效应"现象发生。

### 四、β受体拮抗药

β 受体拮抗药是一类典型的竞争性拮抗药,是指能选择性地与去甲肾上腺素能神经递质或肾上腺素受体激动药竞争 β 受体,从而拮抗 β 型拟肾上腺素作用的药物。根据 β 受体的药理特征将其分为选择性和非选择性两大类。部分 β 受体拮抗药还具有内在拟交感活性。非选择性 β 受体拮抗药对 $\beta_1$、$\beta_2$ 受体均产生拮抗作用,如普萘洛尔、吲哚洛尔（pindolol）、纳多洛尔（nadolol）、噻吗洛尔（timolol）等,其中普萘洛尔无内在活性,吲哚洛尔有内在活性;选择性 β 受体拮抗药具有剂量依赖性的选择性拮抗 $\beta_1$ 受体的作用,如美托洛尔（metoprolol）、阿替洛尔（atenolol）及普拉洛尔（practolol）等,其中阿替洛尔无内在活性。

1. β受体拮抗药的药理作用

(1)对心脏的作用:为β受体拮抗药的主要作用。①拮抗β$_1$受体,使心率减慢,心肌收缩力减弱,心排血量下降,血压也随之稍有下降(对正常人血压影响不明显,而对高血压患者具有降压作用)。当机体交感神经张力增高时,上述作用明显。②心肌耗氧量减少,心率减慢,舒张期延长,增加心肌血流灌注,改善心肌供氧。③抑制窦房结的自律性,减慢心房及房室结的传导速度。

(2)对血管的作用:短期应用β受体拮抗药,由于血管β$_2$受体的拮抗和代偿性交感反射(α受体兴奋性相对增高),加之心功能被抑制,使心排血量减少,也可引起血管收缩,外周血管阻力增加,除脑血管外,肝、肾、骨骼肌及冠状血管等的血流量都有不同程度的下降,此作用表现并不明显,且易产生耐受性。长期应用该药总外周血管阻力可恢复至原来水平。

(3)对支气管平滑肌的作用:非选择性拮抗支气管平滑肌的β$_2$受体,使支气管平滑肌收缩而增加气道阻力。但这种作用较弱,对正常人影响较小;在支气管哮喘患者中,可诱发或加重哮喘的急性发作,甚至危及患者生命,选择性β$_1$受体拮抗药此作用较弱。因此,支气管哮喘患者应禁用非选择性β受体拮抗药,且应用选择性β$_1$受体拮抗药时也需慎重。

(4)其他作用:β受体拮抗药可抑制交感神经兴奋,引起脂肪和糖原分解,尚有抑制胰岛素分泌的作用。对正常人的血糖无明显影响,也不影响胰岛素的降低血糖的作用,但对糖尿病患者则增强胰岛素降血糖作用,延迟血糖恢复时间与水平,还可抑制因低血糖引起的交感神经兴奋反应。因此,对于应用胰岛素治疗的糖尿病患者应特别谨慎。此外,β受体拮抗药,特别是普萘洛尔有明显的抗血小板聚集作用,还可抑制由β$_1$受体介导的肾素释放,这可能也是β受体拮抗药发挥降血压作用的原因之一。

(5)内在拟交感活性:有些β受体拮抗药与β受体结合后,除有拮抗β受体的作用外,还有部分β受体激动效应,称为内在拟交感活性。然而这种激动过程缓慢而微弱,远低于纯激动药,且作用强度取决于用药前交感神经张力的大小。当患者合并心动过缓、外周血管疾病或非常轻微的气道高反应性疾病时,这类药物非常有用。

(6)膜稳定作用:某些β受体拮抗药具有局麻的作用。例如,普萘洛尔在电生理实验中表现出奎尼丁样作用,能抑制心肌细胞膜上的钠离子转运,降低心肌动作电位0相上升的速率,使自发动作电位产生的频率减慢,故称为膜稳定作用。

2. β受体拮抗药的临床应用

(1)抗高血压:β受体拮抗药是治疗高血压的基础药物。其降压的机制可能是:①抑制心肌收缩力,使心排血量下降,血压下降;②抑制肾素释放,降低血管紧张素与醛固酮水平,减少去甲肾上腺素的释放;③拮抗突触前膜β$_2$受体,使去甲肾上腺素释放受抑制,产生降压作用;④通过中枢神经作用,减少肾上腺素释放。

(2)抗心绞痛与心肌缺血:β受体拮抗药对冠心病、心绞痛具有良好的疗效。其作用是通过减慢心率、降低血压,以及抑制心肌收缩力,从而降低心肌耗氧量、提高运动耐量而实现的。与硝酸酯类合用可取长补短,发挥协同作用。

急性心肌梗死患者早期应用β受体拮抗药,可以降低心肌耗氧,保护心肌、缩小梗死范围、预防心肌再梗死,特别是降低发生心室纤颤的危险性。此外,还可延长心脏舒张期,改善严重缺血的心内膜下区的血液供应。长期应用能降低高血压及心肌缺血患者的猝死率。

(3)充血性心力衰竭:β受体拮抗药对扩张型心肌病的心力衰竭治疗作用明显。β受体拮抗药治疗心力衰竭的作用机制为:①减慢心室率,降低心肌氧耗量和左心室作功;②降低肾素、血管紧张素Ⅱ及儿茶酚胺所致的缩血管作用;③膜稳定作用和抗心律失常特性,降低心脏病猝死的发生率;④上调心肌β受体,重构和正常化心室,增加对儿茶酚胺的敏感性;⑤改变心肌的基因表达,影响心肌的收缩力及病理性的肥厚增生。

(4)抗心律失常:β受体拮抗药抗心律失常的机制,主要是通过拮抗儿茶酚胺介导的心脏β受体的肾上腺素作用,明显地减慢因交感神经兴奋引起的心动过速。此外,还可延长房室结的不应期,抑制异位起搏点的自律性。因此,主要用于室上性心动过速,降低心房扑动、心房颤动患者的心室率。β受体拮抗药还是应用血管舒张药后出现反射性心动过速的辅助用药。

(5)甲状腺危象:心脏并发症是甲状腺危象死亡的主要原因。β受体拮抗药可以抑制心动过速和节律紊乱。

(6)围手术期应用：无已知冠状动脉缺血的证据而需进行高风险血管手术的患者，或存在典型的冠状动脉疾病的危险因素（如高龄、高脂血症、高血压、吸烟史、冠状动脉疾病史、糖尿病）的患者施行非血管手术患者，围手术期应用 β 受体拮抗药可以降低围手术期心源性风险。β 受体拮抗药还可以有效地阻止气管插管和手术应激反应所造成的心脏变时性反应。

3. β 受体拮抗药的不良反应

(1)增加气道阻力，加重或诱发支气管哮喘。

(2)抑制心脏功能，可能出现致命的心动过缓，诱发急性心力衰竭。

(3)对于外周血管疾病患者，由于 β 受体拮抗药拮抗 $β_2$ 受体，诱发外周血管痉挛，导致外周血管灌注不良而加重病情，对于敏感患者还能诱发雷诺病。

(4)突然停药会引起心肌缺血和心肌梗死。有人认为，这是由于 β 受体上调，对内源性儿茶酚胺敏感所致。因此，长期服药的患者应逐渐减量直至停药。

(5)脂溶性高的普萘洛尔可通过血 - 脑脊液屏障，长期应用可出现疲劳、抑郁。

(6)糖原分解受到抑制而导致低血糖，但低血糖的征象如心动过速和肌震颤却被 β 受体拮抗药的效应掩盖，因此，糖尿病患者应用胰岛素的同时慎重选用 β 受体拮抗药。

(7)禁用于心功能不全、窦性心动过缓、重度房室传导阻滞和支气管哮喘等患者，慎用于心肌梗死患者。

4. 药物间相互作用

(1)维拉帕米对心率和心脏收缩力的作用与 β 受体拮抗药可以叠加，所以二者联合应用时，尤其是静脉注射治疗急性室上性心动过速时，需严密监护。

(2)地高辛和 β 受体拮抗药联合应用会显著影响心率和心脏传导性。

5. 不同 β 受体拮抗药的特点

(1)普萘洛尔：是典型的 β 受体拮抗药，是一种具有膜稳定性，但无拟交感活性的非选择性 β 受体拮抗药，很容易穿过血 - 脑屏障。由于其脂溶性很高，主要分布在肺、肝、肾、脑及心脏，肺中所含的血药浓度约为血中的 40 倍，有利于逐渐释放而发挥作用。主要在肝脏代谢，但代谢的个体差异很大。普萘洛尔可以使氧解离曲线右移，是其治疗血管痉挛性疾病有效的原因。

(2)艾司洛尔：为速效、超短效、选择性 β 受体拮抗药。其作用强度为普萘洛尔的 1/40~1/30。口服无效，多采用静脉输注给药。静脉注射后数秒钟即出现 $β_1$ 受体拮抗效应，$t_{max}$ 约为 5 分钟，6~10 分钟时对血流动力学的作用最强，可被血中的酯酶所水解，作用持续约 20 分钟后基本消失。艾司洛尔的药理作用主要是抑制窦房结与房室结的自律性和传导性，对心肌无直接作用。因此，对室上性心动过速的患者疗效好。可减慢心房颤动患者的房室传导，延长不应期，降低心室率，且可恢复窦性节律。对于围手术期因儿茶酚胺增高所致的、以收缩压升高为主的高血压十分有效，常用于控制性降压；单次给药 0.5mg/kg，可防止气管插管等较强刺激引起的心血管反应。

（曹君利）

# 第十章 强 心 药

## 第一节 强 心 苷

强心苷(cardiac glycosides)是一类具有强心作用的苷类化合物,是临床上治疗心功能不全的主要药物。临床上常用的有毛花苷 C(lanatoside C,cedilanid,西地兰)、地高辛(digoxin)、洋地黄毒苷(digitoxin)、去乙酰毛花苷 C(deslanoside,desacetyllanatoside C,cedilanid-D)。临床上最常用的是地高辛。麻醉手术过程中最常用的是毛花苷 C、去乙酰毛花苷 C。

1. **体内过程** 强心苷的化学结构相似,作用性质相同,侧链的不同仅表现在药代动力学上的差异。毛花苷 C、去乙酰毛花苷 C 理化性质稳定,作用迅速,只能静脉注射给药;显效快,作用时间短,属短效强心苷。静脉注射后迅速分布到各组织,10~30 分钟起效,1~3 小时作用达高峰,持续时间 2~5 小时;血浆蛋白结合率 25%,半衰期为 33~36 小时,3~6 天作用完全消失;在体内绝大部分以原形从肾脏排出。口服者主要在肠道吸收,在胃中吸收极微,洋地黄毒苷吸收最完全而恒定,地高辛稍差。地高辛属中效强心苷,口服生物利用度个体差异大,为 60%~80%。口服吸收后分布广泛,能通过血 - 脑屏障,大部分以原形从肾脏排出。洋地黄毒苷属长效强心苷,半衰期长达 5~7 天,脂溶性好、吸收好,洋地黄毒苷主要在肝内代谢转化,亦有具强心作用的代谢产物及原形从胆汁排出,这些物质在肠内又被吸收,从而形成肠肝循环,因此洋地黄毒苷的蓄积性最强,作用最持久。

2. **药理作用**

(1)对心脏的作用

1)正性肌力作用:强心苷对心脏有高度选择性,能明显增强衰竭心脏的收缩力,增加心排血量,改善心力衰竭症状。其特点有:①加快心肌纤维的缩短速度,舒张期相对延长,心肌收缩敏捷;②增强衰竭心脏收缩力,使心脏射血时间缩短,但并不增加心肌总的耗氧量,甚至耗氧量有所降低;③增加心力衰竭患者的心排血量,不增加正常人的心排血量。

2)减慢心率:强心苷使心排血量增加,可反射性地兴奋迷走神经,增加心肌对迷走神经的敏感性,抑制窦房结、房室结,使后者自律性降低,心率减慢。强心苷还可增加颈动脉窦、主动脉弓感受器的敏感性,直接兴奋迷走神经,增加窦房结对 ACh 的反应性。治疗量的强心苷对正常心率影响小,但对心率加快伴有心房颤动的心功能不全可显著减慢心率。

3)对心肌电生理特性及传导组织的影响:强心苷对心肌电生理特性的影响较复杂。治疗剂量下可缩短心房和心室的动作电位时程和有效不应期;可兴奋迷走神经,降低房室结的自律性,减慢房室结的传导。高浓度时,强心苷可过度抑制浦肯野纤维细胞膜上的 $Na^+$-$K^+$-ATP 酶,使细胞内 $K^+$ 减少,而 $Na^+$ 增多,提高自律性,缩短有效不应期,但易引起室性期前收缩。中毒剂量下,强心苷则增强中枢交感神经兴奋性,甚至出现各种心律失常,以室性期前收缩、室性心动过速多见。

4)对心肌耗氧量的影响:强心苷可使心力衰竭的心肌收缩力增强,虽然使心肌耗氧量增加,但由于其正性肌力作用,可使射血时间缩短,心室内残余血量减少,心室容积缩小,心室壁张力下降及心率减慢,使心肌总耗氧量并不增加。值得注意的是,对正常人或心室容积未见扩大的冠心病、心绞痛患者,强心苷可增加其心肌耗氧量,需谨慎。

(2)对神经和内分泌系统的作用:中毒剂量的强心苷可兴奋延髓极后区的催吐化学感受区,而引起呕吐。兴奋交感神经中枢,明显增强交感神经兴奋性,同时重度抑制 $Na^+$-$K^+$-ATP 酶,使细胞内 $Na^+$、$Ca^{2+}$ 大量增加,而 $K^+$ 明显减少引起快速型心律失常。强心苷的减慢心率和抑制房室传导作用也与其兴奋脑干副交感神经中枢有关。

强心苷还能降低充血性心力衰竭患者血浆中的肾素活性,进而降低血管紧张素Ⅱ及醛固酮含量,对心功能不全时过度激活的肾素 - 血管紧张素 - 醛固酮系统(RAAS)产生拮抗作用。

(3)利尿作用:强心苷抑制肾小管 $Na^+$-$K^+$-ATP 酶,减少肾小管对 $Na^+$ 的重吸收,促进 $Na^+$ 和水的排出。改善心力衰竭患者的心功能后,使肾血流量和肾小球滤过率增加,发挥利尿作用。

(4)对血管的作用:强心苷能直接收缩血管平滑肌,使外周血管阻力增加,但心力衰竭患者用药后,因交感神经兴奋性降低的作用超过直接收缩血管的效应,因此,血管阻力下降、心排血量增加,动脉压不变或略升高。

3. 临床应用 主要用于治疗心力衰竭和某些心律失常(心房颤动、心房扑动、阵发性室上性心动过速)。对于急性心力衰竭和急性肺水肿,可选用短效强心苷作为治疗的一部分。去乙酰毛花苷 C 是短效强心苷,主要用于治疗急性左心衰竭,适用于已有心室扩大伴左心室收缩功能不全、同时伴有快速心室率的患者;也用于控制室上性心动过速,是麻醉期间最常用的强心苷。静脉注射每次 0.2~0.4mg,用葡萄糖注射液稀释后缓慢静脉注射。每 2~4 小时可重复 1 次,总量 1~1.6mg,于 24 小时内分次注射。强心苷禁与钙剂合用,禁用于强心苷中毒、房室传导阻滞、阻塞性肥厚型心肌病和预激综合征。

4. 不良反应

(1)心脏反应:是强心苷最严重、最危险的不良反应,约有 50% 的病例发生各种类型心律失常。

1)快速型心律失常:主要与强心苷高度抑制 $Na^+$-$K^+$-ATP 酶和引起迟后除极有关。最多见和最早见的是室性期前收缩,约占心脏反应的 33%;也可发生二联律、三联律及心动过速,甚至发生心室颤动。对强心苷中毒引起的快速型心律失常严重者可使用苯妥英钠、利多卡因治疗。

2)房室传导阻滞与窦性心动过缓:强心苷高度抑制 $Na^+$-$K^+$-ATP 酶后,细胞内 $K^+$ 丢失,静息膜电位变小(负值减少),使 0 相除极速率降低,发生传导阻滞,也与兴奋迷走神经有关。强心苷抑制窦房结,降低其自律性,可导致心动过缓。

警惕中毒先兆,如室性期前收缩、窦性心动过缓心率低于 50~60 次 /min,应及时停药,监测强心苷血药浓度,及早发现。

(2)胃肠道反应:是强心苷最常见的早期中毒症状,表现为食欲缺乏、恶心、呕吐、腹痛等。剧烈呕吐可导致失钾而加重强心苷中毒,应减量或停药,并注意补钾。

(3)中枢神经系统反应:眩晕、头痛、谵妄等。视觉异常通常是强心苷中毒的先兆,可作为停药的指征。

## 第二节 磷酸二酯酶抑制药

磷酸二酯酶抑制药(phosphodiesterase inhibitor,PDEI)通过抑制磷酸二酯酶Ⅲ(PDE-Ⅲ)而明显提高心肌细胞内 cAMP 含量,增加细胞内钙浓度,发挥正性肌力和血管舒张双重作用,缓解心力衰竭症状,属正性肌力扩血管药。主要用于心力衰竭时作为短时间支持治疗,尤其是对强心苷、利尿药及血管扩张药反应不佳的患者。对于急性心力衰竭导致的心源性休克、低血压及肺水肿有较好的治疗作用。最常用于心脏手术中的心功能支持,可防止体外循环结束后的低心排综合征。临床上有米力农(milrinone)、氨力农(amrinone)、依诺昔酮(enoximone)、维司力农(vesnarinone)及钙增敏剂等。麻醉期间常用的是米力农和氨力农,目前左西孟旦(levosimendan)被认为是具有临床应用前景的新药。

1. 米力农 为双吡类衍生物,是第二代选择性 PDEI,能选择性抑制 PDE-Ⅲ 活性而提高细胞内的 cAMP 含量,具有正性肌力作用和血管扩张作用,其抑制 PDE-Ⅲ 的作用与正性肌力作用呈正相关,可降低肺循环和外周血管阻力。其正性肌力作用较强,是氨力农的 10~30 倍。小剂量主要表现为正性肌力作用;剂量加大时,血管扩张的作用也可随剂量增加而逐渐增强。临床剂量下副作用比氨力农少。

对合并有低血压、肾功能障碍、心房颤动或扑动、电解质紊乱、严重主动脉或肺动脉瓣疾病的患者要慎用。急性心肌梗死患者禁用。过敏反应包括气道阻力增加、低血压、心绞痛样疼痛。少数有头痛、室性心律失常等;有报道可增加病死率。

2. 氨力农 是第一代选择性 PDEI,具有正性肌力作用和血管扩张作用,对心力衰竭患者有增加心排血量、射血分数及每搏输出量指数的作用,同时降低外周血管及肺血管阻力,使心脏前、后负荷降低,改善心功能。临床上常用于围手术期尤其是心脏手术中的心功能不全和心源性肺水肿呼吸衰竭的患者。在麻醉中多采用静脉注射,负荷量为 0.5~1.0μg/kg,维持量 5~10μg/(kg·min)。由于副作用比米力农多,作用强度比米力农弱,临床上已被米力农取代。

3. 依诺昔酮　是咪唑酮类衍生物,属于 PDE-Ⅲ 抑制药,具有正性肌力和扩血管作用。正性肌力作用与剂量有关,可增快心肌的舒张速度,增加心肌的顺应性,降低舒张期心室壁张力,对心脏舒张功能有益。能降低外周血管和肺循环的阻力。其特点是心脏每搏输出量增加,而耗氧量并不增加。临床上主要用于慢性充血性心力衰竭,尤其是其他方法治疗效果欠佳的中、重度患者。依诺昔酮用于心脏手术时,负荷量为 0.5~1μg/kg,缓慢推注,5~20μg/(kg·min)维持。最大剂量<24mg/kg。常规剂量无明显副作用,注意不能用葡萄糖稀释。

4. 维司力农　是一种口服有效的 PDE-Ⅲ 抑制药,有较强的正性肌力作用和适度的血管扩张作用,能降低心脏前、后负荷,缓解心力衰竭症状,提高患者的生活质量。其作用机制较复杂,能选择性抑制 PDE-Ⅲ 的活性,但其作用比米力农弱。除此之外,还能激活钠通道,促进 Na$^+$ 内流;抑制钾通道,延长动作电位,增加细胞内 Ca$^{2+}$ 浓度;还可增加心肌收缩成分对 Ca$^{2+}$ 的敏感性。临床报道维司力农剂量相关性死亡率增加。

5. 左西孟旦　是钙增敏剂中作用最强的一种,并兼有抑制 PDE-Ⅲ 的作用。增强心肌收缩力而不增加心肌耗氧量,对心律没有明显影响。

(1)正性肌力作用:通过增加心肌细胞肌丝对 Ca$^{2+}$ 的敏感性,同时还能抑制心脏上的 PDE-Ⅲ,增强心肌收缩力及心排血量,改善心功能。

(2)对血流动力学的影响:可激活 ATP 敏感性钾通道,产生扩血管作用,降低心脏前、后负荷,使肺动脉压、外周血管阻力下降,每搏输出量、心排血量增加。

(3)扩张血管及抗心肌缺血的作用:能扩张冠状动脉血管、肺血管、脑血管等,冠状动脉血流量增加的同时耗氧量减少。

左西孟旦可能导致冠状动脉窃血现象,严重冠状动脉狭窄、局部心肌缺血的患者需慎用。

# 第三节　强心药的使用

## 一、强心苷

地高辛是临床上最常用的强心苷。临床应用时,对于轻型病例,可用缓给法,每天口服 0.25mg,持续 7 天左右达到全效量(即所谓洋地黄化剂量),再改为维持量(每天 0.25~0.5mg)。对于病情较重者,可用中速法,首剂口服 0.5mg,以后每 8 小时 0.25mg,共 4~6 次达到全效量,后改为维持量。对于急性心力衰竭,可用静脉注射快速达到全效量:首次静脉注射 0.5mg,2~4 小时后再注射 0.25~0.5mg。静脉给药时,地高辛注射的时间不应少于 15 分钟,以免产生血管收缩反应。地高辛肌内注射的吸收效果很难确定,且可引起局部疼痛,一般不采用。在手术麻醉期间,地高辛应用较少。

去乙酰毛花苷 C 主要用于急性心力衰竭,也用于控制室上性心动过速,是麻醉期间最常用的强心苷。静脉注射每次 0.2~0.4mg,用葡萄糖溶液稀释后静脉注射。每 2~4 小时后可重复 1 次,总量 1~1.6mg,于 24 小时内分次注射。

毒毛花苷 K 起效快,但作用时间短,由于减慢心率和抑制房室传导的作用较去乙酰毛花苷 C 弱,故适用于心力衰竭伴心率较慢的危急病例。首次静脉注射 0.25mg,必要时 2~4 小时后再注射 0.125~0.25mg。

强心苷禁用于房室传导阻滞和阻塞性肥厚型心肌病患者。

## 二、氨力农

主要用于:①心脏手术中发生的心功能不全;②某些较严重的慢性心功能不全,对传统方法治疗无效或晚期心力衰竭者;③心源性肺水肿呼吸衰竭患者。给药剂量与方法:单次注射用药剂量一般为 1.0~1.5mg/kg,5~10 分钟内缓慢静脉注射。在麻醉手术中更多采用注射负荷剂量后继以持续输注给药方法。负荷剂量为 0.5~1.0mg/kg,维持量 5~10μg/(kg·min)。

因为氨力农与葡萄糖可发生缓慢的相互作用,经 24 小时药效丧失 11%~13%,因此不宜用葡萄糖溶液稀释;溶液中一般也不宜加入其他药物,特别是遇呋塞米可发生沉淀。长期反复应用氨力农的主要不良反应是血小板减少症,发生率约 10%,但手术后短时间应用未见不良影响。

### 三、米力农

正性肌力作用比氨力农强 10~20 倍。小剂量米力农以扩张血管作用为主,较大剂量时除降低后负荷外,出现明显增强心肌收缩力作用。因此,米力农常用于严重右心或左心收缩功能不全的心力衰竭患者的短期治疗,也常与多巴胺或多巴酚丁胺等儿茶酚胺类药物联合应用于体外循环心脏手术中的循环支持。此外,急性心肌梗死合并充血性心力衰竭患者短期持续应用米力农,可增加心指数,降低肺毛细血管楔压,迅速改善肺充血。

米力农给药多以静脉负荷剂量开始,继以持续静脉输注。典型方法为:负荷剂量 50μg/kg,10 分钟内给予,维持量 0.25~1.0μg/(kg·min),持续输注。米力农的不良反应较少,有报道称该药可触发窦性心动过速,艾司洛尔可控制。血小板减少症在长时间治疗的患者中亦较少见。

### 四、依诺昔酮

可用于慢性心力衰竭患者的治疗,尤其对采用传统方法治疗效果不佳的中、重度心力衰竭患者。以每天 25~50mg 的较小剂量口服给药治疗 12 周后,可使心力衰竭患者的运动耐量增加、病情改善和减少机械性循环支持。也可采取静脉给药方法,以 0.5~1.0mg/kg 给予负荷剂量后,再以 20μg/(kg·min) 的速度输注。24 小时最大剂量为 24mg/kg。

依诺昔酮也常用于心脏手术期间的循环功能支持,与多巴酚丁胺联用除增强正性肌力作用外,还可协同血管舒张作用。依诺昔酮通过其强心和扩张血管作用可改善内脏的氧利用,可降低肝静脉血内毒素水平,增强肠道的屏障作用并减少组织的损伤。儿童心脏手术中持续输注依诺昔酮有助于脱离体外循环。二尖瓣反流肺静脉高压患者应用依诺昔酮或联合应用多巴酚丁胺和硝酸甘油可有效降低肺动脉压,且又不影响气体交换。

长期用药也可出现不良反应,常见的是消化道症状,一般减小剂量即可消除,还可抑制 ADP 诱导的血小板聚集。少数患者可出现血清转氨酶增高,停药后可恢复正常。偶可发生粒细胞缺乏症。此外须注意,此药不能用葡萄糖溶液进行稀释。

### 五、维司力农

一般给药剂量每天 60mg,当胃内 pH 增加(抗酸药物治疗)时可影响其吸收速度,但不影响吸收的完全性。维司力农的最大缺点是出现与剂量相关的死亡率增加,严重心力衰竭患者口服维司力农每天 60mg 已可明显改善心功能和生活质量,若剂量增加至每天 120mg,治疗作用增加不多反而副作用增加显著,特别是急性死亡的发生率明显增加。治疗中最常见的不良反应是中性粒细胞减少症,发生率约为 5%,多在治疗后第 1~5 个月内发生,并有致死的病例报道。

(喻 田)

# 第十一章 抗心律失常药

心律失常(arrhythmia)是指心律起源部位、心率、节律及冲动传导等任何一项或多项的异常。其形成原因包括冲动形成异常和冲动传导障碍。围手术期疾病、麻醉和手术等因素均可诱发或引起心律失常,尤其是合并心脏疾病和危重症患者。据统计,围手术期心律失常的发生率为15%~85%,心胸、大血管和颅脑手术时心律失常的发生率更高。心律失常可导致心排血量降低,心肌血流量减少,严重时可危及患者生命,因此必须及时纠正。心律失常的治疗包括药物治疗和非药物治疗,其中药物治疗有非常重要的作用。

## 第一节 抗心律失常药的作用机制

### 一、心电产生的生物学基础

1. 心脏传导系统 由心脏中特有的、功能高度专一的心肌组织构成,专门负责心脏内激动的产生与传导,构成了心脏的传导系统(conducting system)。主要组成如下。

(1)窦房结(sinoatrial node)。

(2)结间束:目前大多数学者认为窦房结与房室结之间存在着特殊的传导束,称为结间束。

(3)房室结(atrioventricular node):为房室间传导的唯一通道。房室结的上部传导纤维彼此交错呈网状,形成迷路样系统,因而激动通过房室结时传导减慢,发生40~50毫秒的生理延搁,以保证心房收缩后心室再收缩。房室结具有双向传导功能,即电冲动可以从心房顺行下传至心室,亦可以从心室逆传进入心房。房室结的双向传导功能及双路径或多路径传导功能的存在,是产生房室结内折返性心律失常的基础。

房室交界区各组成部分均有自律性,为心脏的第二起搏点,是形成房室交界性期前收缩和逸搏的基础。

(4)房室束及左、右束支:房室束又称希氏(His)束,为房室结的延续部分。

(5)浦肯野纤维(Purkinje fiber):左、右束支的末梢逐渐分成细小的分支,称为浦肯野纤维。浦肯野纤维互相交织成网,广泛分布于左、右心室的内膜面,可直接与普通心肌纤维相连,从而将激动传入心肌。

(6)旁路传导束:心房与心室之间除正常的传导束外,在某些人还存在变异的旁路传导束。激动能通过旁路传导束绕过房室结而更迅速地下传至心室,引起一部分心肌提前激动。旁路传导束的存在,是产生预激综合征和房室折返性心动过速的基础。

2. 心肌细胞的动作电位 心肌细胞兴奋,除极化然后复极化,构成动作电位。每个细胞的动作电位取决于细胞的各种跨膜电流,心脏每个细胞的动作电位活动的整体协调平衡是心脏正常电生理活动的基础。在非自律细胞中,膜电位(membrane potential)维持在静息水平,在自律细胞则为自发性舒张期除极。动作电位分为5个时相。

(1)0相:主要是$Na^+$内流形成的内向$Na^+$电流(sodium current, $I_{Na}$)。0相的除极化速度和幅度是$Na^+$快速进入细胞内的主要表现;0相除极化速率决定传导性。心肌细胞电压门控钠通道的激活和失活都很快,$Na^+$内流仅维持数毫秒。

(2)1相:主要是短暂的$K^+$外流形成的外向$K^+$电流(outward $K^+$ current)。

(3)2相:$Ca^{2+}$内流、$K^+$外流,少量$Na^+$内流。由于钙通道开放,$Ca^{2+}$进入细胞内,促使膜电位在一定时间内保持在相对较高的水平,在动作电位上形成一个"平台"。

(4)3相:$K^+$外流。$K^+$从细胞内流出增加,使动作电位经历一段时间的"平台"后又快速下降。0相至3相的时程合称动作电位时程(action potential duration, APD)。

(5)4相:有少量 $Na^+$ 内流,离子转运,恢复到静息状态。动作电位4相的自动除极速率(斜率)决定自律性。

心肌细胞在无外界刺激时自发节律性兴奋的特性,称为自律性(automaticity)。根据动作电位0相除极化速率和超射幅度,将心肌细胞分为慢反应自律细胞(窦房结及房室结)和快反应自律细胞(心房传导组织、房室束及浦肯野纤维)。

在 APD 中,从除极开始至不能再产生动作电位的一段时间为有效不应期(effective refractory period,ERP),反映快通道恢复有效开放所需的最短时间,其时间长短一般与 APD 的长短变化相对应。

## 二、心律失常形成的电生理机制

根据电生理特性分类,心律失常包括以下三类:自律性异常、传导性异常和混合性异常。

1. 自律性异常 包括窦性心律失常和异位心律失常。窦性心律失常主要是因为窦房结起搏细胞4期自动除极速度、最大复极电位、阈电位水平异常;异位性心律失常是窦房结以外自律性较低的次级起搏点(房室结)或三级起搏点(心室内的传导系统)产生的心脏节律,对心脏有保护作用。

2. 传导性异常 单纯性传导障碍包括传导减慢、传导阻滞和单向传导阻滞等。传导系统障碍引起的激动传导障碍或阻滞,可由器质性心脏病、高钾血症、迷走神经兴奋改变等引起。

冲动传导异常是指一个冲动下传后又可沿另一条途径回到原已兴奋的心肌,形成回路,称为折返(reentry)。折返激动包括期前收缩和阵发性心动过速。

3. 混合性异常 由自律性异常与传导性异常共同引起的心律失常。

## 三、抗心律失常药物的基本作用机制

心脏正常的起搏点是窦房结,窦房结的兴奋沿着传导通路依次传导下行,直至整个心脏兴奋,完成一次正常的心脏节律。其中任何一个环节发生异常,都会产生心律失常。治疗心律失常要以减少异位起搏活动、调节折返环路的传导性或有效不应期为目的。围手术期常用抗心律失常药物的作用机制如下。

1. 降低自律性 药物可通过:①降低动作电位4相自动除极速率(β受体拮抗药);②提高动作电位的发生阈值(钠通道或钙通道阻滞药);③增大静息膜电位(腺苷和 ACh);④延长 APD(钾通道阻滞药)等方式降低自律性。

2. 减少后除极与触发活动

(1)减少早后除极:若心肌细胞在一个动作电位后产生一个提前的除极,称为早后除极(early after depolarization,EAD)。一般早后除极发生在正常动作电位的2相(缓慢复极期)或3相(快速复极末期)。

(2)减少迟后除极:后除极发生在复极化完成后的4相(静息期),称迟后除极(delayed after depolarization,DAD)。迟后除极的发生与细胞内 $Ca^{2+}$ 超载有关。钙通道阻滞药主要是减少细胞内 $Ca^{2+}$ 的蓄积,减少迟后除极的发生。钠通道阻滞药也能抑制一过性 $Na^+$ 内流,减少迟后除极,如利多卡因等。

3. 消除折返

(1)改变传导性:增强膜反应性以加快传导,取消单向传导阻滞,终止折返激动;或减慢膜反应性以减慢传导,改变单向阻滞为双向阻滞而终止折返激动。

(2)延长有效不应期:钠通道阻滞药和钾通道阻滞药可延长快反应细胞的 ERP;钙通道阻滞药可延长慢反应细胞的 ERP,使折返冲动落在不应期内而消失。

# 第二节 抗心律失常药的分类

目前依据药物主要作用的通道和电生理特点,使用 Vaughan Williams 分类法将抗心律失常药物分为四类:Ⅰ类,钠通道阻滞药;Ⅱ类,β受体拮抗药;Ⅲ类,钾通道阻滞药,即延长 APD 药;Ⅳ类,钙通道阻滞药。

## 一、Ⅰ类(钠通道阻滞药)

从药物对通道产生阻滞作用到阻滞作用解除的时间称为复活时间常数。根据其长短不同又可将钠通道阻滞剂分为三个亚类:Ⅰa、Ⅰb 和 Ⅰc 类。

1. Ⅰa 类 复活时间常数为1~10秒,适度阻滞钠通道,降低动作电位0相上升速率,不同程度抑制心肌

细胞 $K^+$、$Ca^{2+}$ 通透性,延长复极过程,且以延长 ERP 更为显著。该类药具有膜稳定作用,表现出一定的局麻作用,如奎尼丁、普鲁卡因胺等。该类药物可用于心房颤动、心房扑动的复律。

2. I b 类　复活时间常数<1秒,轻度阻滞钠通道,轻度降低动作电位 0 相上升速率,抑制 4 相 $Na^+$ 内流,降低自律性;通过促进 $K^+$ 外流缩短动作电位复极过程,以缩短 APD 更显著,相对延长 ERP;同样具有膜稳定或局麻作用。如利多卡因、苯妥英钠等。

3. I c 类　复活时间常数>10秒,明显阻滞钠通道,显著降低动作电位 0 相上升速率和幅度,减慢传导性的作用最为明显。如普罗帕酮、氟卡尼等。

### 二、Ⅱ类(β受体拮抗药)

拮抗心脏 β 受体,抑制交感神经兴奋所致的起搏电流、钠电流和 L 型钙电流增加,表现为减慢 4 相舒张期除极速率而降低自律性,降低动作电位 0 相上升速率而减慢传导性。如普萘洛尔、艾司洛尔等。

通过阻滞窦房结和房室结的肾上腺素能效应,降低 4 相除极斜率(对窦房结)和延长复极化(对房室结)。临床上用于治疗交感神经兴奋导致的室上性和室性心律失常,支气管哮喘患者禁用。

### 三、Ⅲ类(延长动作电位时程药)

又称钾通道阻滞药,降低细胞膜钾电导,选择性延长动作电位时程(APD)及有效不应期(ERP),抑制多种 $K^+$ 电流,对动作电位幅度和除极率影响小。如胺碘酮、溴苄铵等。

Ⅲ类抗心律失常药通过减弱动作电位 2 相复极化 $K^+$ 电流来延长 APD。平台期的延长可以减少折返形成,但亦可增加早后除极。

### 四、Ⅳ类(钙通道阻滞药)

抑制 L 型钙通道,减少 $Ca^{2+}$ 内流,降低窦房结、房室结自律性,减慢房室传导,延长其不应期。该类药物是治疗心房颤动和阵发性室上性心动过速的一线药物,代表药物有维拉帕米、双苯吡乙啶等。

Ⅳ类抗心律失常药通过降低结细胞动作电位的上升速度来降低窦房结细胞的兴奋性、延长房室结传导。临床用于治疗房室结折返导致的心律失常,但高剂量的钙通道阻滞药可延长房室结传导,引起房室传导阻滞。

## 第三节　麻醉期间常用的抗心律失常药

### 一、麻醉期间发生心律失常的原因

围手术期发生的心律失常包括三类:麻醉前已存在的心律失常、麻醉期间出现的心律失常及麻醉结束后出现的心律失常。后两类主要与麻醉用药、麻醉管理、手术刺激、术后管理和患者情况有关。例如,低温麻醉可引起 PR 间期及 QT 间期延长、心率减慢。

1. 原有疾病　手术患者本身有冠状动脉粥样硬化、缺血性心脏病、高血压、风湿性心脏病或先天性心脏病;内分泌系统疾病,如甲状腺功能亢进症、嗜铬细胞瘤,发生心律失常的概率增大。

2. 麻醉用药　目前使用的麻醉药几乎都能直接或间接影响心脏电生理活动,进而影响心律,抑制心肌,造成低血压而产生心律失常。麻醉药对心律的影响,除药物本身对心肌及其电生理活动的作用外,还受到其他因素的影响:①麻醉药用量和麻醉的深度;②有无高碳酸血症;③药物之间的相互作用,如肾上腺素局部浸润,可能导致严重心律失常等。

3. 自主神经平衡失调　交感神经或副交感神经兴奋性增强,或两者之间的平衡失调是麻醉期间发生心律失常的另一常见原因。

术前恐惧或焦虑心理、缺氧或二氧化碳蓄积、气管插管刺激、麻醉过浅、术前合并心功能不全均可导致交感神经系统兴奋,使心脏节后交感神经末梢去甲肾上腺素释放增多,且使内源性儿茶酚胺产生和释放增多,血浆内儿茶酚胺浓度升高,引起心率增快,心率增快容易引起心肌缺血,诱发心律失常。强烈的交感神经兴奋有时可引起心室颤动。

迷走神经兴奋对心脏的作用较复杂,对窦房结和房室结存在抑制作用,也可增加心房肌的易激期和降低其颤动阈。因此,迷走神经兴奋时如刺激心房肌,易引起心房颤动。

4. 电解质紊乱 心肌的活动极易受细胞外液中 $K^+$、$Ca^{2+}$、$Na^+$ 的影响,电解质的紊乱很容易引起心律失常。

5. 低温 低温的主要并发症之一就是心律失常。心电图表现为进行性心率减慢、PR 间期延长、QRS 波增宽和 QT 间期延长。

6. 外科手术操作 外科手术操作常可引起心律失常,大多数是由交感或副交感神经刺激的反射作用引起。手术可直接刺激心脏,亦可以是刺激心脏以外的部位引起反射性心律失常。

## 二、麻醉期间常用的抗心律失常药

心律失常按照发生的原因可分为心脏冲动形成异常和冲动传导异常,也可根据心率分为缓慢型心律失常和快速型心律失常。缓慢型心律失常是心室率<50 次 /min,或虽心室率 ≥ 50 次 /min 但伴有血流动力学紊乱,应立即进行处理。当心室率慢至 30 次 /min 时,可导致严重后果,循环供血不足,致多器官功能障碍综合征。治疗的代表药物有阿托品和异丙肾上腺素。快速型心律失常包括窦性心动过速、室上性心动过速和室性心动过速,这些心律失常需要针对患者病因进行治疗,必要时使用 β 受体拮抗药或钙通道阻滞药等治疗。代表药物有艾司洛尔、普萘洛尔、维拉帕米、利多卡因、胺碘酮、普罗帕酮等。

1. 阿托品(atropine) 参照本篇第八章内容。在这里强调的是,对于完全性房室传导阻滞及阻滞部位在希氏或希氏束以下部位(呈室性逸搏)的心律失常阿托品无效,因这些部位对抑制迷走神经张力无反应,通常只能应用异丙肾上腺素提高心率。

2. 异丙肾上腺素(isoprenaline) 是 β 受体激动药,可用于阿托品无效的完全性房室传导阻滞。参照本篇第九章内容。但应强调的是,阿托品或异丙肾上腺素均不能有效地提高病态窦房结综合征患者的窦性心率。因此,对三度房室传导阻滞及病态窦房结综合征患者,最好的治疗方法是心脏起搏。

3. 艾司洛尔(esmolol) 超短效 β 受体拮抗药,主要作用于心肌的 $β_1$ 受体。在体内代谢迅速,被红细胞胞质中的脂酶水解。主要药理作用是抑制窦房结和房室结的自律性,并减缓传导性。在麻醉期间应用可防止气管插管刺激引起的心血管反应及室上性心动过速。支气管哮喘、窦性心动过缓、二度或三度房室传导阻滞患者慎用。

4. 维拉帕米(verapamil) 为钙通道阻滞药,抑制 $Ca^{2+}$ 内流,使窦房结和房室结的自律性降低,传导减慢。有类似 β 受体拮抗药作用,可减慢心率,降低外周血管阻力,减少心肌耗氧量;也能减少冠脉循环的阻力,增加冠脉血流量。有奎尼丁样作用,能延长心房不应期,抑制心肌自律性,减慢房室传导。

(1)体内过程:静脉给药后,抗心律失常作用于 1~5 分钟开始,作用持续约 6 小时,主要经肾清除,半衰期为 4~10 小时,在肝脏内代谢,其代谢产物去甲维拉帕米仍有活性。

(2)药理作用:频率依赖性阻滞心肌 L 型钙通道,抑制 $Ca^{2+}$ 内流,主要作用于窦房结和房室结。

1)自律性:降低窦房结舒张期自动除极速率,增加最大舒张电位,降低自律性。正常心房肌、心室肌、浦肯野纤维对该药不敏感;但心肌缺血时,心肌组织膜电位水平可减至 -60~-40mV,出现异常自律性。维拉帕米能降低异常自律性,减少后除极所引发的心律失常。

2)传导性:窦房结、房室结的 0 相除极是由 $Ca^{2+}$ 内流介导的,该药可减慢 0 相上升最大速率,减慢窦房结、房室结传导性。

3)不应期:抑制窦房结、房室结的钙通道开放,延长房室结有效不应期,使单向阻滞变为双向阻滞,从而消除折返性心律失常。

(3)临床作用:治疗室上性心律失常和房室结折返激动引起的心律失常效果较好。阵发性室上性心动过速首选维拉帕米。

(4)不良反应:多与剂量有关,可出现心动过缓(50 次 /min 以下)、二度或三度房室传导阻滞,甚至心搏骤停;恶心、头晕或眩晕;麻木及烧灼感。

5. 利多卡因(lidocaine) 是常用的局麻药,同时也是室性心律失常的一线用药,属 Ⅰb 类抗心律失常药物,现广泛用于治疗危及生命的室性心律失常。

(1)体内过程:口服肝脏首过消除明显,仅有 1/3 进入血液循环,生物利用度低,常静脉给药。静脉给药作用迅速,血浆蛋白结合率 70%,在体内分布广泛,该药在心肌的浓度是血药浓度的 3 倍。有效血药浓度 1~5μg/ml。利多卡因几乎全部在肝脏中经脱乙基代谢,仅 10% 以原形经肾脏排出,作用时间短,半衰期 2 小时,常用静脉滴注维持疗效。

(2)药理作用:利多卡因对心脏的直接作用是抑制 $Na^+$ 内流,促进 $K^+$ 外流。仅对希氏束 - 浦肯野系统有影响,对其他部位心脏组织及自主神经并无作用。

1)传导速度:治疗剂量的利多卡因对希氏束 - 浦肯野系统的传导速度没有影响,但在细胞 $K^+$ 浓度较高时则能减慢传导。高浓度(10μg/ml)的利多卡因可明显抑制 0 相上升速率而减慢传导。

2)降低自律性:治疗浓度的利多卡因能降低浦肯野纤维的自律性,对窦房结无影响,仅在窦房结功能失常时才发挥抑制作用。对心脏的直接作用是抑制 4 相 $Na^+$ 内流,能降低动作电位 4 相除极率,提高兴奋阈值,降低自律性;还能减少复极的不均一性,故能提高致颤阈。

3)相对延长不应期:利多卡因对激活和失活状态的钠通道都有阻滞作用,当通道恢复至静息状态时,阻滞作用迅速消失。利多卡因抑制参与动作电位复极的 2 相 $Na^+$ 内流,缩短浦肯野纤维和心室肌的 APD、ERP,使静息期延长。

4)有较明显的膜稳定作用。

(3)临床作用:利多卡因的心脏毒性低,主要用于室性心律失常,特别适用于危重患者,是麻醉期间最常用的抗心律失常药,如心脏手术、心导管检查术、急性心肌梗死或强心苷中毒所致的室性期前收缩、室性心动过速或心室颤动。可治疗强心苷中毒引起的快速型心律失常。

麻醉期间应用利多卡因,一般首次静脉注射 1~2mg/kg,5~10 分钟可重复 1 次至有效,但 20 分钟内总量 <5mg/kg。对心力衰竭、肝功能严重受损或休克患者应酌情减量。

(4)不良反应:最常见的是与剂量相关的中枢神经系统毒性,有头晕、嗜睡、眩晕、烦躁或激动不安等;大剂量可引起语言障碍、惊厥,甚至呼吸抑制,偶见窦性心动过缓、房室传导阻滞等。由于它可抑制心室自发性起搏点的活性,故慎用或禁用于病态窦房结综合征、二度及三度房室传导阻滞患者。

6. 胺碘酮(amiodarone)　属于Ⅲ类抗心律失常药,是苯丙呋喃类衍生物。

(1)体内过程:胺碘酮脂溶性高,口服、静脉注射给药均可。静脉注射约 10 分钟起效,分布容积 1.2L/kg,血浆蛋白结合率 95%。主要在肝脏内代谢,主要代谢产物乙胺碘酮仍具有生物活性,半衰期可长达数周,停药后疗效仍可维持 4~6 周。心肌中药物浓度比血药浓度高 30 倍。

(2)药理作用:胺碘酮与甲状腺素结构相似,药理作用广泛。其抗心律失常作用及毒性反应与它作用于细胞核甲状腺素受体有关。

1)自律性和传导速度:降低窦房结起搏细胞的自律性,抑制希氏束 - 浦肯野系统和房室结的传导速度。一般对心房和心室肌的传导速度无明显影响。

2)不应期:胺碘酮对心脏多种离子通道均有抑制作用,如钠通道、钾通道、钙通道等。用药数周后,心房和心室肌及浦肯野纤维的 ADP、ERP 都明显延长。

(3)临床应用:胺碘酮是广谱抗心律失常药。适用于各种室上性和室性心律失常,如心房颤动、心房扑动、心动过速及伴有预激综合征的快速型心律失常。麻醉期间静脉注射主要用于治疗顽固性心律失常。

(4)不良反应:快速静脉注射后可出现一过性低血压;常见的心血管反应为窦性心动过缓、QT 间期延长、房室传导阻滞;偶见尖端扭转型室性心动过速。有房室传导阻滞及 QT 间期延长者禁用该药。

长期应用可见角膜褐色微粒沉着,但不影响视力,停药后可逐渐恢复。因含碘,少数患者可影响甲状腺功能及出现肝坏死。患者可能会出现间质性肺炎或肺纤维化。

(喻　田)

# 第十二章 常用降压药

## 第一节 概　　述

术中使用药物或其他技术,有目的地使患者的血压在一段时间内降低至适当水平,达到既不损害重要器官、又减少手术出血的目的,终止降压后血压可迅速恢复至正常水平,称为控制性降压(controlled hypotension)。可用于控制性降压的药物称为控制性降压药。可用于围手术期控制性降压的药物种类繁多,本章主要介绍麻醉过程中常用的血管扩张药及钙通道阻滞药。

## 第二节　血管扩张药

血管扩张药(vasodilators)通过直接松弛血管平滑肌,降低外周血管阻力而产生降压作用。血管扩张药的主要并发症是严重低血压导致的重要器官灌注不足,因此在用药过程中要密切监测血流动力学指标,控制药量。围手术期常用的血管扩张药如下。

### 一、硝普钠

1. 理化性质　硝普钠(sodium nitroprusside)化学名为亚硝基铁氰化钠。稀释后水溶液不稳定,光照下加速分解。药液配好后应避光,应用专用容器和管道,并尽快使用,一旦药液变色,表明药液被分解破坏,不能再用。

2. 体内过程　硝普钠静脉滴注起效快,可直接与血浆中含硫氨基酸的巯基结合,形成硫氰化合物。当体内硫氰化合物积聚时,通过硫氰氧化酶作用可以逆向形成氰化物。一旦药量过大或药物代谢障碍,可在体内累积而发生氰化物中毒。

3. 药理作用　硝普钠为非选择性血管扩张药,静脉应用后直接作用于小动脉和静脉平滑肌,其亚硝基成分在精氨酸的作用下分解释放一氧化氮(NO),后者激活鸟苷酸环化酶促进 cGMP 的形成,使血管平滑肌细胞 $Ca^{2+}$ 浓度降低,同时收缩蛋白对 $Ca^{2+}$ 的敏感性减弱,产生强烈的扩张血管作用。

4. 临床应用

(1)控制性降压:硝普钠扩张血管效应的个体差异很大,成人有效量每分钟 16~600μg。静脉输注或用微量注射泵输注以 10μg/min 开始,并应严密观察血压的变化,根据血压调整给药速率。

(2)严重高血压、高血压危象:由于硝普钠具有强烈的扩张小动脉和小静脉的作用及起效快的特点,可作为严重高血压及高血压危象治疗常用药物之一。

(3)心功能不全或低心排血量:对心功能不全或低心排血量的患者,为减轻前、后负荷,可根据其血压情况,逐渐增加剂量,直至获得满意的效果。用药过程中应使舒张压维持在 60mmHg 以上,以维持冠状动脉血流。低血容量患者对硝普钠敏感,应首先补充血容量,以免血压下降过低。

5. 不良反应

(1)氰化物中毒:为药物代谢产物中游离的氰离子引起,干扰细胞的电子传递,导致呼吸链中断,细胞窒息。

(2)降压过度:硝普钠作用剧烈,个体差异较大,部分患者可导致血管过度扩张使血压过低。

(3)快速耐受:其原因和发生机制复杂,可能与降压后血中儿茶酚胺浓度升高及代谢过程中产生的氰化物有关。

（4）"反跳性"高血压：硝普钠降压时可激活体内交感肾上腺和肾素 - 血管紧张素 - 醛固酮系统，导致血中儿茶酚胺浓度增加，这可能是"反跳性"高血压的原因。联合应用β受体拮抗药或 ACEI 类药物可减少不良反应。

（5）增加肺内分流：对肺功能不全的患者行控制性降压时，硝普钠可抑制缺氧性肺血管收缩，增加肺内分流，导致低氧血症。

硝普钠是术中最常用的控制性降压药之一，由于其不良反应，目前主张联合用药以保证患者围手术期安全。

### 二、硝酸甘油

1. 理化性质　硝酸甘油（nitroglycerin）为丙三基三硝酸苯酯，是硝酸酯类的代表药物。略有挥发性，几乎无臭。

2. 体内过程　硝酸甘油因首过消除能力强，口服后生物利用度仅为 8%，舌下含服为 80%，经皮肤吸收也可达到治疗浓度。

3. 药理作用

（1）松弛平滑肌：硝酸甘油的基本作用是作为 NO 供体松弛平滑肌，以血管平滑肌最显著。硝酸甘油可扩张全身动脉和静脉，以容量血管最明显，可导致反射性心动过速。此外，硝酸甘油还能拮抗去甲肾上腺素、血管紧张素等的收缩血管作用。

（2）降低心肌耗氧量：硝酸甘油使用后可明显扩张静脉血管，导致回心血量减少，心脏前负荷降低，舒张末期压力及容量下降，心室壁张力降低，加大剂量可使外周血管阻力降低，心脏射血阻力降低，射血时间缩短，心肌耗氧量减少。因此，硝酸甘油也具有较好的抗心绞痛作用。

（3）改善心肌血流灌注：硝酸甘油能选择性地扩张较大的心外膜冠状血管和侧支血管，使冠状动脉血流重新分布，增加心肌缺血区的血流量。此外，硝酸甘油降低左心室舒张末期压力，且有抗血小板聚集和黏附作用，因而用药后能有效地改善缺血心肌的血流灌注，缩小心肌梗死面积。

4. 临床应用

（1）控制性降压：硝酸甘油可用于紧急降压和手术期间的控制性降压。停药后血压回升速度略慢于硝普钠。硝酸甘油降压对心排血量的影响与患者血容量有关。硝酸甘油降压时可保持较高的心肌灌注压，有利于心肌供血。

（2）急性心功能不全、心肌缺血：硝酸甘油用于各种类型的心肌缺血、心绞痛患者，既可降低心肌耗氧量，又可减少梗死面积。

硝酸甘油经静脉用药的优点：①剂量容易调节；②很少发生血压过低，即使发生，减慢滴速即可纠正；③心率不变或仅有轻度增加；④基本无毒性；⑤与β受体拮抗药相比，无加重心力衰竭和诱发哮喘的危险；⑥与钙通道阻滞药比较，无心脏抑制作用。

5. 不良反应

（1）一般不良反应：常继发于血管扩张作用，如面部潮红、灼热感、搏动性头痛（脑膜血管扩张所致）、眼胀痛（眼内血管扩张）等。因此，脑出血、颅内高压、青光眼患者应慎用。

（2）耐受性：连续用药过程中可出现耐受，停药即可恢复。合用卡托普利等药物可减少耐受性的产生。

### 三、三磷酸腺苷和腺苷

1. 理化性质　三磷酸腺苷（adenosine triphosphate，ATP）和腺苷（adenosine）是体内存在的天然嘌呤类衍生物，在碱性溶液中稳定，在酸性及中性溶液中易分解为二磷酸腺苷（AMP）。

2. 体内过程　ATP 静脉注射后迅速水解为单磷酸腺苷，进一步去磷酸化成为腺苷。当腺苷通过血管内皮细胞及与血液中的细胞成分接触后，迅速经腺苷脱氨酶作用转化为肌苷，后者进一步被核苷磷酸化酶代谢为次黄嘌呤和核糖磷酸而失活。

3. 药理作用

（1）对心血管系统的作用：腺苷是体内 ATP 的代谢产物之一，为钾通道开放剂，并能间接阻滞钙通道。因此能快速抑制血管平滑肌细胞对 $Ca^{2+}$ 的摄取，引起血管平滑肌松弛。ATP 的降压效应是通过其降解后的腺苷起作用的。腺苷降压期间,由于冠状血管阻力下降,可使冠状动脉血流量增加、心肌氧供增加;同时由于心率减慢,可使心脏作功减少、氧耗降低。

(2)其他作用:ATP 为机体能量的主要来源,也是体内代谢的重要辅酶,有提供机体代谢所需能量、改善机体代谢的作用。

4. 临床应用

(1)控制性降压:ATP 降压具有起效快、降压效果强而平稳及快速消除的特点,无快速耐受性,亦无反跳性高血压和心率增快作用。腺苷是一种强效的冠状动脉扩张剂,长时间用药后,正常冠状动脉的血流量增加,而狭窄冠状动脉的血流轻度增加或不增加,可产生冠状动脉血流重新分配的窃血现象。用量过大或注药速度过快时可引起心动过缓,甚至发生房室传导阻滞。

(2)提供能源:用于因组织损伤后酶活力减退所引起的疾病,如心力衰竭、心肌炎、心肌梗死、脑动脉硬化、阵发性室上性心律失常等。

5. 不良反应

(1)静脉注射过快或过量时,可引起血压过低、眩晕和心律失常,表现为心动过缓、房室传导阻滞。伴有心脏传导系统疾病的患者禁用。

(2)偶可引起胸闷、咳嗽、乏力感,少数可发生过敏性休克。

## 第三节　钙通道阻滞药

钙通道阻滞药(calcium channel blockers)除了具有抗心律失常和减缓心绞痛作用外,还具有舒张外周小动脉和降低血压的作用。其扩张血管作用的机制为抑制 $Ca^{2+}$ 向动脉平滑肌细胞内的流动,从而使细胞内 $Ca^{2+}$ 浓度降低,平滑肌细胞收缩减弱,外周血管阻力降低,血压随之下降。

1. 药理作用

(1)对血管的作用

1)舒张血管平滑肌:血管平滑肌收缩时所需要的 $Ca^{2+}$ 主要来自细胞外,尤其是动脉平滑肌对钙通道阻滞药的作用十分敏感。硝苯地平、尼卡地平主要作用于外周动脉,尼莫地平主要作用于脑血管。

2)抗动脉粥样硬化作用:动脉硬化形成的机制复杂。二氢吡啶类钙通道阻滞药有抑制和延缓动脉粥样硬化发生的作用。

(2)对心脏的作用

1)抑制心肌收缩力:钙通道阻滞药阻滞 $Ca^{2+}$ 内流,降低心肌细胞胞质内的游离 $Ca^{2+}$ 浓度,产生剂量依赖性的心肌收缩力减弱,其作用可被能提高心肌细胞内 $Ca^{2+}$ 浓度的药物(如异丙肾上腺素、强心苷)或增加血中 $Ca^{2+}$ 浓度的措施所对抗,也可因舒张血管作用较强而出现反射性心肌收缩力增强。

2)抑制窦房结自律性和减慢房室传导:窦房结与房室结等慢反应细胞的 0 相除极和 4 相缓慢除极均由 $Ca^{2+}$ 内流决定,因此,钙通道阻滞药降低窦房结的自律性,减慢传导速度;这种负性频率与负性传导作用常被扩血管降压作用引起的交感神经兴奋性增高所抵消。

3)保护缺血心肌:钙通道阻滞药阻滞 $Ca^{2+}$ 内流,防止钙超载,减少 ATP 的分解,降低异常代谢物质(包括自由基)在细胞内的堆积;本类药物也能减少心肌作功,降低耗氧量,扩张冠状动脉,因此对缺血心肌具有保护作用。

(3)其他作用

1)抑制血小板聚集:钙通道阻滞药抑制 $Ca^{2+}$ 内流,降低血小板内的 $Ca^{2+}$ 浓度,使血小板的释放功能发生障碍,血小板聚集受阻。

2)抑制平滑肌痉挛:抑制支气管、肠道及泌尿生殖道平滑肌收缩,缓解痉挛。

2. 临床应用

(1)硝苯地平(nifedipine):二氢吡啶类钙通道阻滞药的代表药物。其突出作用在于松弛血管平滑肌、减轻周围血管阻力,使动脉压降低,从而降低心肌耗氧量,同时使冠状动脉扩张,增加冠状动脉血流,促进冠状动脉侧支循环,改善对心肌的供氧。因此,临床主要用于轻、中度高血压和高血压危象,以及各种类型心绞痛的治疗。

（2）尼卡地平（nicardipine）：属于第二代新型二氢吡啶类钙通道阻滞药，是钙通道阻滞药中血管选择性最强的药物，尤以冠状动脉扩张作用最突出，无窦房结和房室结抑制效应，对心率的影响较少。主要用于治疗术中与术后高血压，静脉注射起效迅速，1~2分钟即可起效，半衰期为50~70分钟，易于调节。

（3）尼莫地平（nimodipine）：又称硝苯甲氧乙基异丙啶，亲脂性较强，可有效抑制血管平滑肌细胞外 $Ca^{2+}$ 内流，尤其是容易透过血-脑脊液屏障进入中枢神经系统，阻滞大脑动脉收缩所必需的细胞外 $Ca^{2+}$ 的内流。其降压作用不明显，或相对较小剂量时就呈现明显的脑血管扩张作用，并可逆转脑血管痉挛，增加脑血流，改善脑循环。

# 第四节　其他降压药

## 一、钾通道开放药

钾通道开放药（potassium channel openers，PCOs）是一类增加细胞膜对 $K^+$ 的通透性，促进 $K^+$ 外流的药物。在血管平滑肌，外向性 $K^+$ 传导增多，可引起细胞超极化，减少 $Ca^{2+}$ 进入，导致血管松弛。

1. 药理作用　PCOs 属新型血管扩张药，主要药理作用是激活平滑肌细胞的钾通道，产生舒张平滑肌与降压作用。PCOs 除扩张外周血管外，还有较强的扩张冠状动脉、改善冠状动脉血供的作用，并能激活心肌 ATP 敏感性钾通道（$K_{ATP}$）而产生心肌保护作用。

2. 临床应用

（1）抗高血压：通过开放血管平滑肌细胞膜的钾通道，促进 $K^+$ 外流增加，使血管平滑肌舒张，血压下降。实验观察表明，PCOs 对正常和高血压动物的降压作用强于钙通道阻滞药，同时也有较强的增加肾血流量作用，因此适用于原发性高血压与肾性高血压。

（2）扩张冠状动脉：PCOs 具有通过高选择性、优先扩张冠状动脉的作用，包括扩张正常或病变狭窄的冠状动脉，改善心肌的血液供应，模拟缺血预处理的作用。

（3）心肌保护：随着近年来对心肌 $K_{ATP}$ 的广泛关注，发现心肌存在两类结构不同的钾通道，即胞膜 ATP 敏感性钾通道（sarc $K_{ATP}$）与线粒体 ATP 敏感性钾通道（mito $K_{ATP}$）。研究表明，PCOs 可以模拟缺血预处理的作用，即产生药物预处理的作用；目前也有用于药物后处理的研究。其机制为 PCOs 能够直接激活并促进钾通道开放，一方面使膜超极化，以恢复紊乱的电解质及电生理的平衡；另一方面缩短 APD，使细胞的 $Ca^{2+}$ 内流减少，减轻钙超载，降低能量消耗，对缺血心肌产生保护作用。

通过不同 $K_{ATP}$ 开放药来研究两类钾通道对心肌缺血-再灌注损伤的保护机制，已成为研究热点之一。尤其是 mito $K_{ATP}$，已作为抗心肌缺血的一个新靶点。

## 二、神经节阻滞药

神经节阻滞药通过竞争性地与神经节细胞的 $N_1$ 受体结合，阻滞自主神经节传导功能而降低血压。这类药可以产生强烈和迅速的扩血管作用。因此，主要用于控制性降压和急需降压的重度高血压或高血压危象病例。因副作用及不良反应多，临床已较少使用。

## 三、可乐定

可乐定（clonidine）又称氯压定、可乐宁，通过兴奋中枢 $\alpha_2$ 受体发挥降压作用。可乐定曾用于控制高血压危象，但因降压的可控性较差，临床目前较少用其作为围手术期控制性降压药。

可乐定可激动蓝斑核的去甲肾上腺素能神经元突触前膜的 $\alpha_2$ 受体，使去甲肾上腺素释放减少，从而产生镇静、镇痛作用。因此，也常作为麻醉前用药及麻醉辅助用药。在气管插管前应用，可减轻高血压患者的心血管反应，也可明显减少麻醉药物的用量。

## 四、乌拉地尔

乌拉地尔（urapidil）能舒张小动脉，降低外周血管阻力，使平均动脉压、收缩压及舒张压降低，降压幅度与剂量相关，无耐受性。在降压的同时也降低肾血管阻力，使肾血流量增加。对心率影响小，不干扰血糖和血脂代谢,不影响心、脑及肾的血液供应。乌拉地尔也能通过调节心血管中枢的交感反馈来降压。

麻醉过程中的控制性降压多是在吸入麻醉、静脉麻醉或静脉-吸入复合麻醉的基础上,联合应用血管扩张药或其他降压药物,效果较好,不良反应较少。应注意药物种类不宜过多,以免增加麻醉管理的难度。

(喻 田)

# 第十三章 血浆容量扩充药

血浆容量扩充药或血浆扩容药（plasma expanders）又称血浆代用品（plasma substitutes），是一种由高分子物质构成的胶体溶液，输入血管后依靠其胶体渗透压能起到暂时替代和扩充血浆容量的目的。理想的血浆容量扩充药应符合下列要求：①无毒性、无抗原性、无热原质；②输注后能在血管内适度存留，起到血容量替代作用；③较容易排出体外或被机体代谢，不在体内持久蓄积；④在有效剂量范围内，对血液有形成分和凝血系统无明显干扰，对主要脏器无明显损害，对机体内环境平衡无不良影响；⑤性质稳定，易于长期保存。目前尚无完全符合上述要求的制剂。

## 第一节 右 旋 糖 酐

右旋糖酐（dextran）是以蔗糖为原料，由肠膜状明串珠菌产生的右旋糖酐蔗糖酶合成，又经人工处理而生成的葡萄糖聚合物，可分为：①中分子右旋糖酐，平均分子量约为 70 000Da，称为 Dextran-70；②低分子右旋糖酐，平均分子量为 40 000Da，称 Dextran-40。

右旋糖酐的肾阈值为分子量 55 000Da，因此，其体内代谢过程主要取决于分子量的大小。低分子较中分子右旋糖酐更多地被肾小球滤过，有效半衰期为 6 小时；中分子有效半衰期为 12 小时。50%~70% 的右旋糖酐经肾脏排出，其余部分经肝代谢，降解为 $CO_2$ 和 $H_2O$。

小部分大分子右旋糖酐可被单核细胞摄取，在单核巨噬细胞系统内蓄积。

常用的 6% 中分子右旋糖酐含 0.9% 氯化钠，其效应大致 1g 可增加血容量 18ml。输注后可维持血容量 12 小时。主要用于防治低血容量性休克。最大剂量以不超过右旋糖酐 1.5g/kg 为宜。

常用低分子右旋糖酐浓度为 10%，一般溶于 5% 葡萄糖制剂。由于分子量小，渗透压较高，因此在输注后血容量增加明显，但持续时间短，常用来改善微循环和预防手术后深静脉血栓的形成。临床主要用于治疗低血容量性休克、预防急性肾衰竭、脂肪栓塞，也作为人工心肺机的部分预充液。

不良反应：主要是类过敏反应，如皮疹、荨麻疹、血管神经性水肿，停止给药即可消失。肾衰竭是另一个不良反应，当肾灌注减少时容易发生，可能与堵塞肾小管有关。

## 第二节 羟乙基淀粉

羟乙基淀粉是以玉米淀粉中的支链淀粉（amylopectin）为原料，经轻度酸水解和糊化，并在碱性条件下以环氧乙烷进行羟基化而制成。主要由高分子量的支链淀粉组成。天然支链淀粉会被内源性的淀粉酶快速水解，而羟乙基化可以减缓这一过程。因此，羟乙基淀粉在血管内的停留时间延长，其扩容效应至少能维持 4~8 小时。

羟乙基淀粉的生物效应取决于它的平均分子量和羟乙基的替代度（SD）。前者关系到扩充血容量的效果，后者关系到在血液循环中的存留时间。SD 很低的羟乙基淀粉易被血浆中淀粉酶水解，SD 达 0.6 的羟乙基淀粉很少被淀粉酶水解。目前各国生产的羟乙基淀粉制剂规格很不一致。

羟乙基淀粉的肾阈值与右旋糖酐相似，约为 50 000Da 以上。高分子量成分被血清淀粉酶不断降解，中分子量成分与血管内液体结合保留在血管内，分子量低于 50 000Da 者以原形由肾脏迅速排出。输注该药后即刻及 1、3、6、12 小时后，血液中的含量分别为给药量的 94%、68%、42%、27% 及 16%。给药 24 小时后，尿中的含量为给药量的 47%，血清中的含量为给药量的 10%。

羟乙基淀粉的临床用途与右旋糖酐相同。羟乙基淀粉溶液的容量扩充效应和血液稀释效果取决于其分子量大小、取代度、取代方式、药物浓度及给药剂量和速度。快速输注羟乙基淀粉,其容量扩充效应为输注量的100%,并维持3~4小时,随后,血容量持续下降。至少在3~4小时内,血液容量、血流动力学及组织氧供给将得到改善;同时,由于红细胞聚集减少、血细胞比容和血液黏稠度下降,血液流变学指标得到改善,从而可改善循环及微循环系统。

羟乙基淀粉也可产生类过敏样反应,一般反应发生率为0.085%,威胁生命的严重反应发生率为0.001%。羟乙基淀粉的抗原性很弱,即使出现类过敏反应,在血清中测出的抗体滴度也很低。羟乙基淀粉所引起的类过敏反应可能是羟乙基淀粉在体内被代谢成不同大小的分子,其中高分子量的颗粒直接激活补体或激肽等,从而诱发类过敏反应。

1. 使用方法 开始的10~20ml,应缓慢输入,同时密切观察患者(因可能发生过敏样反应)。每天用量和滴注速度取决于失血量、血液浓缩程度及血液稀释效应。心、肺功能正常的患者使用胶体扩容剂时,血细胞比容应不低于30%。必须避免因滴注过快和用量过大导致的循环超负荷。

2. 推荐剂量

(1)治疗和预防循环血量不足或休克(容量替代治疗)的推荐剂量:每天最大剂量为按体重每天33ml/kg(按75kg体重计,每天约为2 500ml;按体重计,每天约为2.0g/kg羟乙基淀粉);最大滴注速度为按体重每小时20ml/kg(按75kg体重计,每小时约为1 500ml;按体重计,每小时约为1.2g/kg羟乙基淀粉)。

(2)减少术中供血量[急性等容血液稀释(acute isovolumic hemodilution,ANH)]的推荐剂量:在手术前即刻开展ANH,按1:1的比例,以本药替换自体血液。ANH后,血细胞比容应不低于30%。每天剂量:(2~3)×500ml(本药);放血:(2~3)×500ml(自体血);输注速度:1 000ml/(15~30)min;放血速度:1 000ml/(15~30)min。

(3)治疗性血液稀释的推荐剂量:治疗性血液稀释的目的是降低血细胞比容,可分为等容血液稀释(放血)和高容血液稀释(不放血),按给药剂量可分为低(250ml)、中(500ml)、高(2×500ml)三种。每天剂量分别为250ml(低)、500ml(中)、2×500ml(高)。滴注速度:0.5~2小时内250ml、4~6小时内500ml、8~24小时内2×500ml。

3. 不良反应

(1)少数患者使用羟乙基淀粉可出现过敏反应,表现为眼睑水肿、荨麻疹及哮喘等,亦可出现发热、寒战及流行性感冒样症状,尚可见呕吐、下颌下腺与腮腺肿大及下肢水肿等。遇此情况应即刻停药,必要时即刻采取急救措施。

(2)可出现心动过速,伴或不伴血压下降、眩晕、恶心、呕吐。

(3)可出现休克或支气管痉挛。

(4)使用羟乙基淀粉可出现呼吸及心搏骤停。

(5)长期中、高剂量使用羟乙基淀粉,患者常出现难治性瘙痒,即使停药数周后,仍可能发生此症状,并可持续数月,导致患者情绪紧张。

(6)少数病例使用羟乙基淀粉可出现肾区疼痛,一旦出现此症状,应立即停药,同时补充足够的液体,密切监测血清肌酐水平。

(7)使用较高剂量羟乙基淀粉时,血液稀释可能出现凝血功能降低,但不会引起临床出血。应注意监测血细胞比容,防止血液过度稀释。

4. 禁忌证

(1)严重充血性心力衰竭(心功能不全)。

(2)肾功能失代偿期和急性肾衰竭(血清肌酐>2mg/dl 或>177μmol/L)。

(3)脑出血。

(4)严重凝血功能障碍。

(5)液体负荷过重(水分过多)或液体严重缺失(脱水)。

(6)淀粉过敏。

5. 注意事项

(1)羟乙基淀粉可改变凝血机制,导致一过性凝血酶原时间、活化部分凝血活酶时间及凝血时间延长。

大量应用时亦可引起一过性出血时间延长。曾有出血性疾病或接受需预防颅内出血的神经外科手术患者应慎用。

(2)高淀粉酶血症是由于血清淀粉酶和羟乙基淀粉形成一种酶-底物复合物,直到羟乙基淀粉被降解为可经肾脏排泄的低分子量成分后,淀粉酶才可被肾脏延迟性清除。此短暂性高淀粉酶血症临床上无害,但在解释患者血清淀粉酶升高时应加以考虑。

(3)羟乙基淀粉主要通过肾脏排出,应注意监测血清肌酐水平。如果处于肾功能不全代偿期(血清肌酐1.5~2mg/dl 或 133~177μmol/L)时,应每天监测液体平衡;血清肌酐正常,当尿液检查提示有肾功能损害时,应每天监测血清肌酐值;血清肌酐和尿检均正常,需要数天使用羟乙基淀粉时,应监测液体平衡 1~2 次,并保证每天补充足够的液体。

(4)羟乙基淀粉使血容量增加,肺水肿的患者应慎用。

(5)使用羟乙基淀粉时肝脏有暂时性蓄积作用,慢性肝病的患者应慎用。

(6)耳神经障碍患者(如突发性聋、耳鸣或听觉损伤)使用羟乙基淀粉时,患者发生瘙痒的可能性与使用剂量有关。建议这类患者的每天最大使用剂量为 500ml,以减少皮肤瘙痒的发生,但同时应给患者补充足够的液体。

# 第三节 明 胶 制 剂

明胶制剂(gelatins)是以精制动物皮胶或骨胶为原料,经化学合成的血浆容量扩充药。

## 一、明胶制剂的种类

根据合成的工艺不同,主要分为多种类型的溶液可供静脉滴注。

1. 氧聚明胶(oxypolygelatin) 以交联剂使明胶分子彼此连接,再用氧化法使分子适度降解,如氧化聚明胶注射液(目前应用较少)。

2. 改良液体明胶(modified fluid gelatin,MFG) 用琥珀酸酐作为反应剂,与明胶分子的碱性基团结合而增加酸性的羧基,如琥珀酰明胶注射液是降解的琥珀酰化明胶聚合物,含量为 40g/L。此制剂为与血浆等渗的溶液,输入血管后并不吸收细胞外液的水分,维持血容量的有效时间为 3~4 小时。

3. 尿素桥联明胶多肽(haemaccel) 由牛骨明胶蛋白制成的一种多肽。牛骨明胶蛋白经过热降解后生成明胶水解蛋白,然后再通过尿素桥联。注射液中含有不同大小的分子,静脉输注后 30% 的小分子迅速离开循环,而 70% 的大分子较长时间停留在循环中。注射后 80% 经过肾小球滤过,在 48 小时内排出,10% 经粪便排出,1% 以 $CO_2$ 形式从呼出气中排出。

## 二、临床应用

明胶制剂在临床上也用于防治低血容量性休克,尤其在野战外科中有较高的应用价值,也常用于手术中血浆扩容以减少输血。由于明胶类不在单核吞噬细胞系统内蓄积,因此,对凝血系统的影响较小。

过去认为明胶无抗原性,不产生过敏反应,但各种明胶多肽广泛应用于临床后开始出现不同程度的过敏反应。琥珀酰明胶过敏反应发生率为 0.066%,而尿素桥联明胶多肽的发生率为 0.146%。目前认为明胶多肽引起的过敏反应不是免疫过程的结果,而是其作用于组胺系统引起组胺大量释放的缘故。因此,预先给予$H_1$ 受体拮抗药可减少过敏反应的发生。

现在临床上常用的明胶制剂有琥珀酰明胶,一般制剂为每 1 000ml 含琥珀酰明胶 40g、氯化钠 7.01g、氢氧化钠 1.36g、注射用水 969g。主要经静脉输注,半衰期为 4 小时,大部分在 24 小时内经肾脏排出,3 天内完全从血液中清除。

## 三、适应证

1. 用于各种原因引起的低血容量性休克(如失血、急性创伤或手术、烧伤、败血症)的早期治疗。

2. 用于手术前后及手术期间稳定血液循环及体外循环机的预充液。

3. 用于预防腰麻和硬膜外阻滞中的低血压。

4. 作为输注胰岛素的载体(防止胰岛素被容器及管壁吸附而丢失)。

## 四、用法与用量

静脉滴注。

1. 少量出血(如术中)时,可在 1~3 小时内输注 500~1 000ml 明胶制剂。

2. 低血容量性休克时,可在 24 小时内输注 10~15 000ml 明胶制剂,但血细胞比容不应低于 25%,并注意血液稀释对凝血的影响。

3. 严重的急性失血致生命垂危时,可在 5~10 分钟内加压输注 500ml,进一步输注量需视血容量的缺乏程度而定。

## 五、禁忌证

1. 对明胶类药物过敏。
2. 急性肾衰竭。
3. 出血体质。
4. 肺水肿。
5. 循环超负荷、水潴留。

## 六、注意事项

1. 慎用于处于过敏状态(如哮喘)者、妊娠妇女、哺乳期妇女。

2. 给药剂量和速度取决于患者的实际情况(如脉搏、血压、外周组织灌注量、尿量等),必要时可加压输注。快速输注时应给液体加温,但不能超过 37℃。

# 第四节　全氟碳化合物

全氟碳化合物(PFC)是将碳氢化合物中的全部氢原子被氟原子取代而产生的有机化合物。这些化合物为直径在 0.2μm 以下的颗粒,不溶于水,须用一定配方制成乳剂。国外的制品名 Fluosol-DA,由三种溶液组成:第一种是含全氟萘烷(perflurodecalin)、全氟三丙胺(perflurotripropylamine)、磷脂酰胆碱及甘油的原液;第二种是含氯化钠及碳酸氢钠的附加溶液 C;第三种是含电解质及羟乙基淀粉的附加溶液 H。原液应保存在 –30~–5℃,附加溶液保存在 4~10℃。使用前以附加溶液溶解原液,15~20 分钟即全部溶解,应于 24 小时内输完。国产氟碳人造血也是全氟萘烷和全氟三丙胺的混合乳剂,其胶体渗透压为 1.48mOsm/L。

PFC 的载氧能力完全来自物理性溶解,其溶解度与氧分压呈直线关系。在急性失血性休克的情况下,输注 PFC 可使血氧含量和心排血量增加,并使血压回升,心率减慢。其抗休克作用优于羟乙基淀粉。临床上目前主要用于失血性休克、找不到合适血型的病例手术时代替输血、一氧化碳中毒、作为体外循环机的预充液。

PFC 在体内不被代谢,大部分在失去表面活性后由肺排出,几乎不由肾脏排出,从粪便中仅排出微量;另一部分进入肝、脾等脏器被巨噬细胞吞噬。在血液中的半衰期为 30~60 小时。输注后 96 小时内对单核吞噬细胞的吞噬功能有一定的抑制,但很快恢复。慢性毒理研究证明,PFC 不存在由于单核吞噬系统潴留而引起继发性损害的问题。

临床研究表明,PFC 可诱发引起粒细胞聚集的自限性急性反应,在有些患者中可产生一过性血压下降等症状。输注前应先静脉注射 1ml 试验剂量,密切观察 10 分钟,如无反应再输给全量。输注前给予糖皮质激素可减轻该反应的发生。除非情况紧急,输注速率不应超过 0.2ml/(kg·min)。为提高载氧能力,输注时吸入氧浓度应在 60% 以上。

目前认为,下列情况禁用 PFC:明显肺功能不全、肝或肾功能严重障碍、过敏体质、慢性贫血、妊娠早期及 Coomb 试验阳性。

(王　强)

# 第十四章　非甾体抗炎药

## 第一节　概　　述

　　非甾体抗炎药(nonsteroidal anti-inflammatory drugs,NSAIDs)也称解热镇痛抗炎药,是一类具有解热、镇痛,并且大多数具有抗炎、抗风湿、抗血小板聚集作用,主要用于炎症、发热和疼痛的对症治疗。因其化学结构与糖皮质激素的甾体结构不同,抗炎作用特点也不同,故称为 NSAIDs。NSAIDs 在临床上使用广泛,全球每天有超过 3 500 万人使用 NSAIDs;在我国,其使用量是仅次于抗感染药物的第二大类药物。

　　NSAIDs 药物种类繁多,根据其化学结构的不同,美国食品药品监督管理局(FDA)确认的 NSAIDs 分成三类:阿司匹林盐类,包括阿司匹林;非乙酰基水杨酸类,包括水杨酸镁、二氟尼柳等;非水杨酸盐类,包括布洛芬、吲哚美辛等。NSAIDs 具有相似的药理作用、作用机制及不良反应。根据其作用机制的差别,又可将该类药物分为非选择性环氧合酶(cycloxygenase,COX)抑制剂和选择性 COX-2 抑制剂。

　　水杨酸的临床应用始于 19 世纪末,阿司匹林(1899 年)、保泰松(1949 年)、吲哚美辛(1963 年)等相继进入医学领域。自保泰松用于临床后,国际上首次提出 NSAIDs 这一概念,在其后的二三十年间涌现出一大批具有优良抗炎、解热镇痛作用的 NSAIDs,如仍在临床广泛使用的吲哚美辛、布洛芬等。目前市场上尚无理想的 NSAIDs,经典的 NSAIDs 具有较为明显的副作用,如诱发消化道溃疡,肝、肾损害,以及心血管副作用等。经过多年的研究与发展,新型的 NSAIDs 陆续上市,与经典 NSAIDs 相比,具有效力高、作用全面、副作用小的特点,但对其长期应用的效果和安全性仍有待进一步积累和证实(图 3-15)。

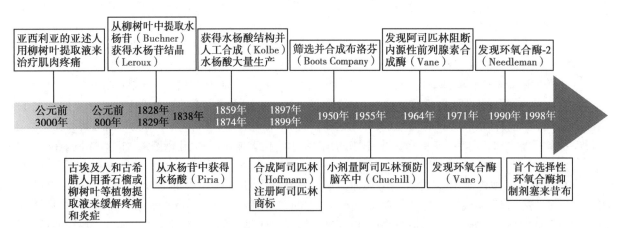

图 3-15　非甾体抗炎药发展的历史

## 第二节　药理作用与机制

### 一、炎症反应及抗炎机制

　　炎症是机体对各种炎性刺激引起组织损害而产生的一种基本病理过程。炎症反应中,细胞膜磷脂在磷脂酶 $A_2$(phospholipase $A_2$,$PLA_2$)的作用下释放花生四烯酸(arachidonic acid,AA)。AA 经两条不同的途径进行氧化分解,一条是经 COX 作用生成前列腺素(prostaglandin,PG)和血栓素 $A_2$(thromboxan $A_2$,$TXA_2$);另一条是经脂氧合酶(lipoxygenase,LO)作用产生白三烯(leukotriene,LT)、脂氧素(lipoxin)和羟基环氧素(hepoxilin,HX)。

除红细胞外,哺乳动物的各种细胞都能合成 PG。PG 一般不在细胞内贮存,只是在受到某种刺激时才被合成和释放。作为重要的炎症介质,PG 在炎症过程中起诸多方面的作用,它具有较强烈的扩血管作用,可降低血管张力;提高血管通透性,加强缓激肽与组胺引起的水肿;刺激白细胞的趋化性;抑制血小板聚集。在 AA 代谢过程中,生成 PG 的同时产生各种氧自由基,包括超氧离子、羟自由基、环氧自由基和过氧化氢等,它们都能引起组织损伤。LT 是花生四烯酸 5-LO 代谢途径中具有活性的产物,也是一类重要的炎症介质,它能够增强血管通透性,使炎症部位水肿,LTB4、LTC4、LTD4、LTE4 都能引起毛细血管及其后的微静脉渗出增多。LTB4 对中性粒细胞、单核细胞和嗜酸性粒细胞具有很强的趋化作用,是目前所知的最强的白细胞趋化剂。LTB4 使白细胞尤其是中性粒细胞聚集于炎症部位,促进白细胞黏附于毛细血管和微血管内皮,加速白细胞跨越毛细血管后使血管壁渗出。细胞膜磷脂代谢的各种产物均参与了细胞的炎症反应,抗炎药物通过抑制膜磷脂代谢的各个环节发挥抗炎作用。

长期以来,人们对 NSAIDs 作用机制进行了广泛研究。1964 年 Vane 等发现阿司匹林具有阻滞内源性前列腺素合成酶(prostaglandins synthetase,PGs)的作用,并于 1971 年证实,NSAIDs 的共同作用机制主要是通过抑制前列腺素合成 - 环氧合酶(COX)而减少或阻滞 PG 的合成,从而实现其抗炎作用(图 3-16)。

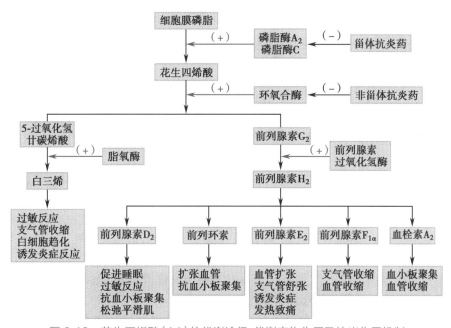

图 3-16 花生四烯酸(AA)的代谢途径、代谢产物作用及抗炎作用机制

二、非甾体抗炎药的药理作用

NSAIDs 在化学结构上虽各有不同,但这类药物均有 3 种主要的药理作用。

1. 解热作用 NSAIDs 解热效果好、可靠而迅速;其主要作用是增强机体的散热,而不抑制其产热。在治疗剂量下,只能使升高的体温降低,对正常体温不发挥效应(与氯丙嗪不同)。感染源、细菌毒素和其他外源性致热原进入体内,经过与中性粒细胞和单核细胞的相互作用产生内源性的热原。内源性的热原作用于视前区下丘脑的前区(AH/POA),促使 $PGE_2$ 的合成和释放,通过 cAMP 触发下丘脑的体温调节中枢,使体温调定点上调,增加产热,使体温升高,而引起发热。目前认为 NSAIDs 的解热机制是抑制体内 COX,阻滞 PGE 的生物合成,通过汗腺分泌、皮肤血管扩张增加散热,使体温降至正常。NSAIDs 的作用强度与 PG 合成酶的抑制有显著的相关性。NSAIDs 抑制 PGs 合成由强到弱的顺序为甲氯芬那酸(melclofenamic acid)、尼氟酸(niflumic acid)、吲哚美辛(消炎痛,indomethacin)、甲芬那酸(甲灭酸,mefenamic acid)、氟芬那酸(氟灭酸,

flufenamic acid)、保泰松(phenylbutazone)、萘普生(naproxan)、布洛芬(ibuprofen)、阿司匹林(aspirin)。

2. 镇痛作用　NSAIDs 有中等程度的镇痛效应,对临床上常见的慢性钝痛,如关节炎、黏液囊炎、肌肉和血管起源的疼痛、牙痛、痛经、产后疼痛及癌症骨转移痛等具有较好的镇痛作用。近年来,随着许多新型药物的研发,NSAIDs 还越来越多地应用于围手术期的镇痛。

组织创伤(如手术)可直接和间接地作用于神经末梢,释放出大量的 PG 和 P 物质等炎症介质,引起血管舒张、通透性增加等炎症反应,随即发生痛觉敏感性增高,痛阈降低。NSAIDs 的镇痛机制主要是通过抑制 COX,减少神经末梢 PG 的合成,从而减轻手术、创伤的炎症反应,缓解神经末梢的伤害性刺激,抑制疼痛。NSAIDs 除了上述外周性镇痛作用外,部分 NSAIDs 还能在中枢神经系统产生镇痛作用,主要作用于脊髓,可能与其阻碍中枢神经系统 PG 的合成或干扰伤害感受系统的介质和调质的产生及释放有关。

(1)炎症性疼痛的治疗:炎症过程中的疼痛是由损伤组织释放出的炎症介质和 $K^+$ 刺激感觉神经末梢产生,也可由 PGs 对痛觉感受器的增敏,以及对炎性疼痛的放大效应产生。阿司匹林等 NSAIDs 对炎症引起的轻、中度疼痛有较强的镇痛作用,其机制除中枢性因素参与外,主要是抑制外周及炎症组织的 PGs 合成,并削弱引起痛觉感受器的增敏和缓激肽、5-HT 的致痛效应。镇痛剂量的阿司匹林不产生镇静、情绪变化或其他感觉功能障碍,亦不影响疼痛刺激引起网状结构产生的觉醒反应。

(2)术后镇痛:引起术后疼痛的主要原因有组织的切割使伤害感受器受到刺激;肌肉的损伤除本身可引起疼痛外,常导致肌肉痉挛,提高肌梭的张力而致疼痛;腹腔手术常累及内脏功能,肠痉挛、肠胀气可使肠壁牵张感受器受到刺激而产生疼痛。NSAIDs 可用于术后镇痛,虽然其作用远较麻醉性镇痛药弱,单独使用往往不能充分缓解大手术后早期的疼痛,但足以缓解门诊小手术的术后疼痛,甚至可以减少术后对阿片类药物的需求。对于中等手术和大手术,NSAIDs 可用于术后辅助镇痛,与阿片类药物联合使用,可减少阿片类药物的用量,减少阿片类药物的副作用。尤其是选择性 COX-2 抑制剂,近年来已在术后镇痛中广泛应用,其镇痛效果也已得到充分证实。

(3)超前镇痛(preemptive analgesia):指伤害性刺激作用开始前就预先给予镇痛药,可能减轻手术强烈刺激所致的中枢神经兴奋,从而减轻术后的痛觉过敏,以达到缓解术后疼痛的目的。NSAIDs 用于超前镇痛的机制可能与 NSAIDs 直接作用于脊髓,以及抑制中枢敏化和阻止 NMDA 受体激活的某些机制有关。

(4)癌性疼痛治疗:癌性疼痛的治疗可分为抗癌治疗镇痛和疼痛对症治疗,药物治疗是癌性疼痛治疗的重要方法。根据 1986 年 WHO 推荐的癌性疼痛治疗的三阶梯原则,对于轻、中度癌性疼痛选用 NSAIDs 类药物。NSAIDs 是癌性疼痛治疗的首选药物,尤其对骨转移癌患者中度至重度疼痛有较好的效果。NSAIDs 治疗癌性疼痛的主要机制是抑制 PG 的合成。当组织受损时促使 PG 合成和释放,造成血管扩张、液体渗出和神经末梢过敏,从而产生和加重疼痛。NSAIDs 阻滞 PG 的合成,因此产生镇痛和抗炎作用。NSAIDs 虽没有耐药性和依赖性,但当剂量达到一定水平后,再增加剂量镇痛效果并无明显增加,即出现"天花板效应",需加用麻醉性镇痛药,方能增强镇痛的疗效。

3. 抗炎作用　大多数解热镇痛药都具有抗炎作用。其作用机制是抑制体内 COX 的生物合成。COX 是体内合成 PG 的关键酶。目前发现 COX 有三个亚型:COX-1、COX-2 及 COX-3。COX-1 为结构型,主要存在于血管、胃、肾等组织中,一般情况下 COX-1 浓度在体内保持稳定,参与血管舒缩、血小板聚集、胃黏膜血流、胃黏膜分泌及肾功能等的调节,其功能与保护胃肠黏膜,调节血小板聚集、外周血管阻力和肾血流量分布等有关,对维持机体自身稳态有重要作用。COX-2 为诱导型,各种损伤性化学、物理和生物因子激活磷脂酶 $A_2$(PLA$_2$),水解细胞膜磷脂,生成 AA;后者经 COX-2 催化加氧生成 PG。损伤性因子也诱导多种细胞因子,如 IL-1、IL-6、IL-8 等的合成,这些因子又能诱导 COX-2 表达,增加 PG 合成。在炎症反应过程中,PG 可致血管扩张和组织水肿,与缓激肽等协同产生致炎作用。某些 COX-3 亦呈固有表达模式,不同组织中 COX-3 的表达不同,研究认为 COX-3 在疼痛中扮演重要的角色。NSAIDs 的抗炎作用与抑制 PG 合成,同时抑制某些细胞黏膜分子的活性表达有关(来自血液循环中血管内皮细胞的黏附分子、细胞间黏附分子、血管细胞黏附分子 -1 及白细胞整合素,是炎症反应初期的关键性因子)。

COX-1 和 COX-2 有相似的生物化学特点,但因结构不同,导致两种同工酶存在重要的药理学差异;NSAIDs 对 COX-1 和 COX-2 作用的选择性,可能是其发挥不同药理作用和引起不良反应的主要原因之一。NSAIDs 对炎症的有效治疗作用是源于对 COX-2 的选择性抑制,而对 COX-1 的抑制可导致胃肠道、呼吸道、肾脏和中枢神经系统等的不良反应。研究表明,药物对 COX-2 抑制的选择性越强,诱发胃肠道副作用越小,呈良好的线性关系。NSAIDs 对 COX-1 和 COX-2 的选择性抑制作用的大小,可用反映它们活性的 $IC_{50}$ 比值($IC_{50}COX\text{-}2/IC_{50}COX\text{-}1$)来表示,即抑制 50% 酶活性所需的药物浓度。$IC_{50}$ 越高的药物,抑制酶活性的能力也就越低,两者比值越小,说明该药对 COX-2 的选择性抑制作用越大,不良反应越少。表 3-21 列举了部分 NSAIDs 的 $IC_{50}$。近年来随着对 COX 研究的不断深入,发现可能存在其他未知的 COX 同工酶,其作用还有待进一步研究。

表 3-21  不同 NSAIDs 对 COX-1 和 COX-2 的 $IC_{50}$

| 药物 | COX-1/( $\mu mol \cdot L^{-1}$) | COX-2/( $\mu mol \cdot L^{-1}$) | COX-2/COX-1 |
| --- | --- | --- | --- |
| 阿司匹林 | 1.6 | 277.0 | 173.125 |
| 吡罗昔康 | 0.001 5 | 0.906 | 604 |
| 吲哚美辛 | 0.028 | 1.68 | 60 |
| 布洛芬 | 4.8 | 72.8 | 15.167 |
| 氟布洛芬 | 0.082 | 0.102 | 1.244 |
| 美洛昔康 | 0.214 | 1.10 | 5.14 |
| 双氯芬酸 | 1.57 | 5.0 | 3.185 |
| 萘普生 | 9.5 | 1.0 | 0.105 |
| 尼美舒利 | >10 | 0.07 | <0.007 |
| 塞来昔布 | 15 | 0.04 | 0.003 |
| 罗非昔布 | 0.018 | 0.001 5 | <0.083 |
| 氯美昔布 | >30 | 0.007 | <0.000 2 |

注:$IC_{50}COX\text{-}1/IC_{50}COX\text{-}2$ 比值越小,提示疗效越好,不良反应越少。

4. 其他作用  AA 在 COX 等作用下的代谢物之一是 $TXA_2$,$TXA_2$ 能诱发血小板释放反应,加速血小板聚集。阿司匹林通过抑制 COX,使血小板内的 COX 分子活性中心的丝氨酸乙酰化,阻止 $TXA_2$ 的合成;同时,还使血小板膜蛋白乙酰化,并抑制血小板膜酶,从而抑制血小板聚集。阿司匹林对血小板有强大的抑制作用,是不可逆的。NSAIDs 中,除非那西丁、对乙酰氨基酚外,均具有较强的抗风湿作用,主要用于治疗风湿性关节炎和类风湿关节炎。其抗风湿作用的机制与抗炎机制类似,与抑制 PG 和缓激肽的合成有关;同时,此类药物对溶酶体有稳定作用,使溶酶体内的酸性水解酶不能释放,减少致炎症介质所引起的不良效应。近年来研究表明,NSAIDs 对肿瘤的发生、发展及转移具有抑制作用。抗肿瘤作用除与抑制 PG 产生有关外,还与其激活 caspase-3 和 caspase-9、诱导肿瘤细胞凋亡、抑制肿瘤细胞增殖,以及抗新生血管形成等有关。此外,NSAIDs 尚有预防和延缓阿尔茨海默病的发病、延缓角膜老化等作用。

## 第三节  常见不良反应

由于 PG 除具有致炎、致痛作用外,还具有抑制胃酸分泌、保护胃黏膜、调节肾血流、增加肾小球滤过率、抑制血小板聚集及促进钠排泄、降低血压的作用;因此,非选择性 NSAIDs 抑制 PG 的生成会产生胃肠道反应,肾脏损害,还可引起血液系统、中枢神经系统、皮肤和肝脏等一系列副作用。

1. 胃肠道损伤  是应用 NSAIDs 最常见的不良反应,包括腹胀、消化不良、恶心、呕吐、腹泻和消化道溃疡,严重者可致穿孔或出血,甚至死亡。因症状严重而中断用药者占 2%~10%。NSAIDs 引起胃肠道损伤的机制有以下几个方面。

(1)弱酸破坏胃黏膜屏障:绝大多数 NSAIDs 是弱有机酸,故能直接损伤胃黏膜。此外,一些药物如阿司匹林和吲哚美辛还刺激胃酸分泌而损伤胃黏膜屏障。在正常胃液(pH 2.5)的酸性环境中,NSAIDs 多呈非离子状态。由于胃黏膜表面呈亲脂性,故非离子化的 NSAIDs 易于进入胃黏膜细胞。当 NSAIDs 迅速扩散入胃黏膜细胞后,细胞膜通透性发生改变,使 $K^+$、$Na^+$ 进入胃液,而 $H^+$ 则逆向扩散入黏膜内,造成黏膜细胞损伤。

(2)抑制 PG:PG 具有胃黏膜保护作用。它刺激碳酸氢盐分泌,抑制胃酸生成,增加黏膜层厚度,扩大胃肠和胃上皮细胞间的 pH 梯度;同时,还能增加胃黏膜血流,增加细胞表面磷脂而加强表面疏水性,促进上皮细胞的修复再生。由于 NSAIDs 能抑制 COX-1 和 PG 合成酶,使 PGs 减少,削弱胃黏膜保护作用,引起胃黏膜损伤。对于有溃疡病史的患者、老年人、长期吸烟者,NSAIDs 造成胃肠道损伤的风险更大。此外,NSAIDs 对胃肠道的损伤还与其剂量呈正相关,剂量越大,使用时间越长,越容易造成上消化道出血和溃疡的发生。

2. 皮肤反应　是 NSAIDs 的第二大常见不良反应,以舒林酸、萘普生、甲氯芬酸和吡罗昔康多见。该反应包括皮疹、荨麻疹、瘙痒、剥脱性皮炎、光敏等皮肤反应,有时还会发生一些罕见的、严重的甚至致命的不良反应。

3. 肝肾功能损伤　多数 NSAIDs 可致肝损害,从轻度的转氨酶升高到严重的肝细胞坏死。服用 NSAIDs 致肝病的危险是未用 NSAIDs 者的 2.3 倍。大剂量长期使用对乙酰氨基酚可导致严重肝损害,尤以肝坏死常见。这是由于对乙酰氨基酚经肝的细胞色素 P450 还原酶代谢,产生过量活性代谢产物 N-乙酰对苯醌亚胺所致。

健康个体使用治疗剂量的 NSAIDs 一般很少引起肾功能损害;但对一些易感人群会引起急性肾脏损害,停药可恢复。其原因主要是 NSAIDs 抑制了对维持肾脏血流量方面有重要作用的因子的生成,如 $PGE_2$ 和 $PGI_2$ 等。长期服用 NSAIDs 导致的肾损害表现为急性肾衰竭、肾病综合征、肾乳头坏死、水肿、高钾血症和 / 或低钠血症等。由于 NSAIDs 抑制肾脏合成 PG,使肾血流量减少,肾小球滤过率降低,而导致肾功能异常。

4. 心血管系统不良反应　在比较选择性 COX-2 抑制剂与非选择性 COX 抑制剂在临床使用的不良反应时发现,前者的胃肠道不良反应明显减少,但对某些患者的心血管系统仍具有潜在的影响。其原因可能与两种 COX 抑制作用相互抵消有关。COX-1 激活血小板产生 $TXA_2$,后者具有促进血小板聚集,血管收缩和血管增生的作用;而 COX-2 催化产生的 $PGI_2$ 则可抑制血小板聚集,促使血管舒张,并防止血管平滑肌细胞增生。正常情况下,$TXA_2$ 与 $PGI_2$ 处于平衡状态,而选择性 COX-2 抑制剂强力抑制了 COX-2,却不抑制 COX-1,导致 $PGI_2$ 产生受阻而不影响 $TXA_2$ 的形成,势必增强血小板的聚集和血管收缩,从而导致血压升高、加速动脉粥样硬化及血栓栓塞事件的发生。此外,NSAIDs 对 β 受体拮抗药影响较大,可通过下调基础血浆肾素的活性,从而使 β 受体拮抗药不能发挥作用。

5. 血液系统反应　NSAIDs 可引起多种血液系统损害,包括各种血细胞减少和缺乏,其中以粒细胞减少和再生障碍性贫血较为常见,一般发生率不高。几乎所有 NSAIDs 药物都可抑制血小板聚集,降低血小板黏附力,使出血时间延长。但除阿司匹林外,其他 NSAIDs 对血小板的影响是可逆的,应用阿司匹林 0.3g,即可出现出血时间延长,0.6g 时出血时间显著延长,可持续 4~7 天,是因抑制血小板聚集所致。治疗剂量的阿司匹林或其他水杨酸制剂一般只引起轻微出血,少见严重出血,但如并存出血病灶(如脑出血),可引起致死性出血。肝损伤、低凝血酶原血症、维生素缺乏和手术前的患者应慎用阿司匹林等水杨酸类药,尤其当与抗凝药同时应用时,应减少后者的剂量。过去认为,阿司匹林和吲哚美辛等抗血小板药物可使患者的出血时间延长,对术前长期服用此类药物者应慎用或禁用椎管内麻醉。

6. 过敏反应　NSAIDs 的过敏反应可表现为皮疹、荨麻疹、瘙痒及光敏,也有中毒性表皮坏死松解及多型红斑。阿司匹林较易产生过敏反应,此反应又以哮喘急性发作最为常见,严重者可致死。多数情况下,超敏反应在用药后 2 小时内发生,且多有既往过敏史,发生的原因与抑制 PG 的合成有关。

7. 其他不良反应　NSAIDs 引起神经系统副作用的常见症状有头痛、头晕、耳鸣、耳聋、嗜睡、失眠、感觉异常、麻木等,可发生视神经炎和球后神经炎。还有些不常见症状如多动、兴奋、肌阵挛、震颤、共济失调、幻觉等。NSAIDs 引起神经系统症状的发生率<5%。但吲哚美辛所致的发生率高达 10%~15%。大剂量阿司匹林可引起水杨酸综合征(salicylism syndrome),表现为眩晕、耳鸣、呕吐、精神错乱及呼吸中枢兴奋,引起通气过度甚至呼吸性碱中毒。

为了降低 NSAIDs 不良反应的发生率,由阿司匹林衍生得到的 NO-Aspirin 具有良好的抗炎和抗血栓作用,且对胃肠道的损害较原药明显减小。此外,选择性 COX-2 抑制剂、COX/5-LO 双重抑制剂、特异性 5-LO 抑制剂也将是未来抗炎药物研究的重点方向。

## 第四节 常 用 药 物

常用 NSAIDs 的药代动力学参数和推荐的每天最大用药剂量见表 3-22。

表 3-22　常用 NSAIDs 的药代学参数和最大推荐剂量

| 药物名称 | 用药途径 | 蛋白结合率 /% | 达峰时间 /h | 半衰期 /h | 镇痛时间 /h 起效 | 镇痛时间 /h 持续时间 | 推荐每天最大剂量 /mg |
|---|---|---|---|---|---|---|---|
| 水杨酸类药 | | | | | | | |
| 　阿司匹林（aspirin） | 口服 | 85~99 | 0.5~2 | 2~3 | 0.5~1 | 2~4 | 3 600 |
| 　二氟尼柳（disflunisal） | 口服 | 90 | 2~3 | 8~12 | 1~2 | 8~12 | 2 000 |
| 丙酸类药 | | | | | | | |
| 　布洛芬（ibuprofen） | 口服 | >99 | 1~2 | 1.8~2.5 | 0.5 | 4 | 3 200 |
| 　非诺洛芬（fenoprofen） | 口服 | — | 1~2 | 2~3 | 1 | 4~6 | 3 200 |
| 　酮洛芬（ketoprofen） | 口服 | >99 | 0.5~2 | 2.4 | — | 4~6 | 300 |
| 　萘普生（naproxen） | 口服 | >99 | 2~4 | 12~15 | 1 | 4~7 | 1 500 |
| 乙酸类药 | | | | | | | |
| 　吲哚美辛（indometacin） | 口服 | >99 | 1~2 | 4.5 | 0.5 | 2~4 | 200 |
| 　酮咯酸（ketorolac） | 肌内注射 / 口服 | >99 | 1 | 2.4~6/5~9 | 0.5~1 | 4~6 | 120/40（口服） |
| 　萘丁美酮（nabumetone） | 口服 | — | 2.4~4 | 22.5~30 | 1 | 4~12 | 2 000 |
| 邻氨基苯甲酸类药 | | | | | | | |
| 　甲氯芬那酸（meclofenamic acid） | 口服 | — | 0.5~1 | 2 | 0.5~1 | 4~6 | 400 |
| 　吡罗昔康（piroxicam） | 口服 | >99 | 3~5 | 30~86 | 1 | 48~72 | 20 |

近年来，随着对 NSAIDs 作用机制的理解，即抑制 COX-2 发挥抗炎镇痛作用，减轻对 COX-1 的影响以减轻其不良反应，新的 NSAIDs 不断用于临床，其抗炎镇痛作用更强，副作用发生率更低，如氯诺昔康（lornoxicam）、尼美舒利（nimesulide）、美洛普康（meloxicam），以及特异性 COX-2 抑制剂塞来昔布（celecoxib）、罗非昔布（rofecoxib）和第一个注射用的新一代 COX-2 抑制剂帕瑞昔布钠（parecoxib）等，使临床应用范围更为广泛。

### 一、阿司匹林

阿司匹林（aspirin）又称乙酰水杨酸（acetylsalicylic acid），属于水杨酸类的 NSAIDs。阿司匹林为白色结晶或结晶性粉末，味微酸，遇湿气即缓慢水解成水杨酸与乙酸，难溶于水，水溶液呈酸性，易溶于乙醇、乙醚和氯仿。熔点 135~140℃。分子式 $C_9H_8O_4$，分子量 180.16Da。

1. 药理作用　本药为水杨酸类 NSAIDs 中最常用的药物，其作用和用途主要有解热、镇痛、抗炎、抗风湿和抗血小板聚集。

（1）解热作用：阿司匹林具有较好的解热作用，可使发热患者的体温降到正常，但对正常体温却无影响，常用于感冒的解热。其解热机制可能是多方面的：①直接兴奋下丘脑前区的体温散热中枢，加强散热过程；②抑制白细胞释放内源性致热原和阻滞致热原进入脑组织；③抑制下丘脑合成和释放 PG。

（2）镇痛作用：通过抑制 PGs 合成而产生镇痛效应，但只具中度镇痛效应，无成瘾性和依赖性，但有封顶效应。临床广泛用于头痛、牙痛、神经痛、关节痛、肌肉痛、痛经等中度钝痛，对外伤性剧痛及内脏平滑肌绞痛无效。其镇痛的作用部位主要在外周，但也有中枢镇痛作用。

（3）抗炎、抗风湿作用：阿司匹林具有较强的抗炎作用。其抗炎作用也是由于抑制 PGs 合成，从而消除了 PGs 对缓激肽、组胺、5-羟色胺等致炎介质的致敏作用。其抗风湿作用除解热、镇痛等因素外,主要在于抗炎,临床上作为急性风湿性和类风湿关节炎的主要用药。

(4)抗血小板聚集作用:阿司匹林对血小板聚集有特异性抑制作用,临床上采用小剂量(50~100mg)阿司匹林治疗缺血性心脏病、脑缺血病、心房颤动、人工心脏瓣膜、动-静脉瘘或其他手术后的血栓形成。

(5)其他用途:抑制肠道 PGs 合成,可用于治疗腹泻;干扰 PGs 的形成而缓解偏头痛发作;缓解癌性疼痛;对糖尿病所致的血栓性动脉硬化病、坏疽、冠状动脉硬化有一定的疗效。临床上已用于冠心病的二级预防。还可用于治疗大骨节病、早期年龄相关性白内障等。儿科常用于皮肤黏膜淋巴结综合征(川崎病)的治疗。

2. 体内过程　阿司匹林口服后可迅速自胃及小肠上部吸收,口服生物利用度为(68±3)%,约2小时血药浓度达峰值。阿司匹林吸收后易被血浆和细胞中的脂酶水解成乙酸和仍有活性的水杨酸盐,后者与血浆蛋白结合率为 80%~90%。分布容积为(0.17±0.03)L/kg,可分布到各组织和体液。在肝药酶的催化下,大部分转化为葡糖醛酸的结合物和水杨尿酸,经肾脏排出。阿司匹林血浆半衰期为 20 分钟,其水解产物水杨酸盐;在一般剂量时,按一级动力学代谢,血浆半衰期为 3~5 小时;大剂量时,部分按零级动力学代谢,血浆半衰期可延长 15~30 小时。阿司匹林一次口服 0.6g,其 $C_{max}$ 可达 40μg/ml,足以达到解热和镇痛作用;阿司匹林血浆有效抗炎浓度为 150~300μg/ml,中毒浓度>200μg/ml,因此要防止蓄积中毒。

3. 不良反应　阿司匹林用于解热、镇痛时所用剂量较小,短期应用不良反应较轻,抗风湿剂量大;长期应用不良反应多且较重。

(1)胃肠道反应:最为常见,口服可直接刺激胃黏膜引起上腹不适、恶心、呕吐。血药浓度高则刺激延髓催吐化学感应区(CTZ),也可致恶心、呕吐。较大剂量口服(抗风湿治疗)可引起胃溃疡及无痛性胃出血;原有溃疡病者,症状加重。餐后服药或同服止酸药可减轻胃肠道反应,阿司匹林引起的胃肠道反应与直接刺激局部胃黏膜细胞和抑制胃壁组织生成 PG 如 $PGE_2$ 有关。胃壁 PG 对胃黏膜细胞有保护作用。合用 $PGE_1$ 的衍生物米索前列醇可降低溃疡的发生率。

(2)加重出血倾向:阿司匹林能不可逆地抑制 COX,对血小板合成 $TXA_2$ 有强大而持久的抑制作用,合成 $TXA_2$ 能力恢复需等到新生血小板形成,需 7~8 天。但血管内皮有合成 COX 的能力,对前列环素的合成抑制弱而短暂,使血液中 $TXA_2/PGA_2$ 比率下降,血小板聚集受到抑制,使血液不易凝固,出血时间延长。大剂量阿司匹林可以抑制凝血酶原的形成,引起凝血功能障碍,加重出血倾向,维生素 K 可以预防。严重肝病,有出血倾向的疾病如血友病患者、产妇和妊娠妇女禁用。如需手术,术前 1 周应停用阿司匹林。

(3)水杨酸反应:阿司匹林剂量过大(5g/d)时可出现头痛、眩晕、恶心、呕吐、耳鸣、视力和听力减退,总称为水杨酸反应,是使用水杨酸类药物中毒的表现,严重者可出现过度呼吸、高热、脱水、酸碱平衡失调,甚至精神错乱。严重中毒者应立即停药,静脉滴注碳酸氢钠溶液以碱化尿液,加速水杨酸盐自肾排出。

(4)过敏反应:少数患者可出现荨麻疹、血管神经性水肿、过敏性休克。某些哮喘患者服用阿司匹林或其他解热镇痛药后可诱发哮喘,称为“阿司匹林哮喘”,它不是以抗原-抗体反应为基础的过敏反应,而与抑制 PG 生物合成有关。因 PG 合成受阻,而由 AA 生成的白三烯及其他脂氧酶代谢产物增多,内源性支气管收缩物质占据优势,导致支气管痉挛,诱发哮喘。肾上腺素治疗“阿司匹林哮喘”无效。哮喘、鼻息肉及慢性荨麻疹患者禁用阿司匹林。

(5)瑞夷(Reye)综合征:在儿童病毒性疾病如流行性感冒、水痘、麻疹、流行性腮腺炎等使用阿司匹林退热时,偶可引起急性肝脂肪变性-脑病综合征(瑞夷综合征),以肝衰竭合并脑病为突出症状,虽少见但预后很差,病毒感染患儿不宜用阿司匹林,可用对乙酰氨基酚代替。

(6)对肾脏的影响:阿司匹林对正常肾功能无明显影响。但在少数患者,特别是老年人,伴有心、肝、肾功能损害的患者,即使用药前肾功能正常,也可引起水肿、多尿等肾小管功能受损的症状。其发病原因可能是由于存在隐性肾损害或肾小球灌注不足。由于阿司匹林抑制 PG,取消了 PG 的代偿机制,而出现水肿等症状。偶见间质性肾炎、肾病综合征,甚至急性肾衰竭,其机制未明。

4. 药物相互作用

(1)与麻醉性镇痛药:阿司匹林与哌替啶、可待因等麻醉性镇痛药合用于内脏绞痛时,可减少麻醉性镇痛药的用量和不良反应。

(2)与巴比妥类药:阿司匹林能竞争硫喷妥钠的血浆蛋白结合部位,使硫喷妥钠血药浓度升高,麻醉作用增强；可置换与血浆蛋白结合的苯巴比妥，使苯巴比妥的血药浓度升高，效应增强。

（3）与抗凝血药：阿司匹林能阻止肝脏利用维生素K，抑制凝血酶原的合成；能从血浆蛋白结合部位置换双香豆素类抗凝药，升高其血液浓度，使其抗凝作用显著增强。同时还可降低血小板的黏附性，易致出血，故两药不宜同时应用。蝮蛇抗栓酶系通过促进纤维蛋白溶解而发挥疗效，不宜与阿司匹林等NSAIDs同时应用，以防溃疡加重和出血。

（4）与血管紧张素转化酶抑制药：卡托普利、依那普利等血管紧张素转化酶抑制药能降低缓激肽水平，升高PGs水平，导致血管扩张。阿司匹林抑制PGs合成，从而减弱卡托普利的降压作用。

（5）与β受体拮抗药：阿司匹林抑制PGs合成，而β受体拮抗药可刺激PGs合成，两药合用时可减弱普萘洛尔等β受体拮抗药的降压效果。

（6）与糖皮质激素：合用时可使溃疡发生率增加；干扰袢利尿剂如呋塞米的利尿效果，可能与抑制PG的合成有关。

5. 禁忌证

（1）活动性溃疡病或其他原因引起的消化道出血。

（2）血友病或血小板减少症。

（3）有阿司匹林或其他NSAIDs过敏史，尤其出现哮喘、神经血管性水肿或休克时。

## 二、对乙酰氨基酚

对乙酰氨基酚（acetaminophen）又称扑热息痛（paracetamol），是非那西丁（phenacetin）的体内代谢产物，二者都是苯胺衍生物，具有相同的药理作用。

1. 药理作用　解热镇痛作用与阿司匹林相当，但抗炎作用极弱。通常认为在中枢神经系统，对乙酰氨基酚抑制PG合成，产生解热镇痛作用；在外周组织对COX没有明显的作用，这可能与其无明显抗炎作用有关。因此，临床主要用于退热和镇痛。由于对乙酰氨基酚无明显胃肠道刺激作用，故对不宜使用阿司匹林的头痛、发热患者，适用本药。

2. 体内过程　口服易吸收，0.5~1小时血药浓度达峰值。在临床常用剂量下，代谢产物无活性，经肾脏排出。体内半衰期为2~4小时。较高剂量使用时，代谢产物中含有有毒的对乙酰苯醌亚胺，后者可与肝、肾中重要的蛋白分子和酶进行不可逆的结合，引起肝细胞、肾小管细胞坏死。

3. 不良反应　短期使用不良反应轻，常见恶心、呕吐，偶见皮疹、粒细胞缺乏症、贫血、药物热和黏膜损害等过敏反应。过量中毒可引起肝损害。长期大量用药，尤其在肾功能低下时，可出现肾绞痛或急性肾衰竭或慢性肾衰竭（镇痛药性肾病）。

4. 禁忌证　严重肝肾功能不全者禁用。

## 三、布洛芬

布洛芬（ibuprofen，brufen）又称异丁苯丙酸、异丁络芬、拔怒风，是第一个应用于临床的芳基丙酸类NSAIDs。布洛芬为白色结晶粉末，稍有异臭，几乎无味，不溶于水，易溶于乙醇、乙醚、氯仿、丙酮及碱性溶液。分子式$C_{13}H_{18}O_2$，分子量为206.27Da。

1. 药理作用　布洛芬可抑制AA代谢中的环氧合酶，减少PG合成，故有较强的抗炎、抗风湿及解热镇痛作用。动物实验证明本药的消炎、解热、镇痛作用均较阿司匹林、保泰松、对乙酰氨基酚强。临床效果与阿司匹林和保泰松相似，而优于对乙酰氨基酚；但对胃肠道刺激作用较阿司匹林轻，易耐受，不良反应小。对轻度和中度术后疼痛、痛经等镇痛疗效优于阿司匹林。对血小板黏附和聚集亦有抑制作用，并延长出血时间。

2. 体内过程　布洛芬口服吸收迅速，生物利用率达80%，服药后1~2小时血药浓度达峰值。血浆蛋白结合率可达99%左右，其分布容积为0.15L/kg。主要经肝脏代谢，90%以上代谢物是以羟基化合物和羧基化合物形式经肾脏排出。血浆半衰期约2小时（老年人为2.4小时），萘普生血浆半衰期为13小时，奥沙普嗪最长，达40~60小时。

3. 临床应用　主要用于缓解类风湿关节炎、骨关节炎、强直性脊柱炎的症状，也可用于软组织损伤、腰背痛、痛经及口腔、眼部等手术后的镇痛；对炎性疼痛的效果比创伤性疼痛效果好。本药解热作用与阿司匹林相当,可用于高热和感冒等的退热,也适用对阿司匹林疗效差或不能耐受的患者。对急性痛风有一定疗效。

4. 药物相互作用　布洛芬可以降低苯妥英钠、磺脲类口服降糖药、磺胺类药的血浆蛋白结合率,使后者作用增强。可与抗凝药如华法林、双香豆素等竞争血浆蛋白结合位点,从而使抗凝药的游离型血药浓度增加,延长凝血酶原时间。

5. 不良反应　本药不良反应较轻,主要为胃肠道刺激症状,如上腹部不适、恶心、呕吐、腹泻、腹痛,但其发生率低于阿司匹林和吲哚美辛,一般不影响继续用药。偶有发生消化道溃疡及出血、肝肾功能异常、粒细胞和血小板减少,以及皮疹等过敏反应。哮喘、妊娠妇女、哺乳期妇女禁用,有溃疡病和出血倾向者慎用。

6. 禁忌证　对阿司匹林或其他 NSAIDs 有严重过敏反应者禁用。

四、吲哚美辛

吲哚美辛(indomethacin)又称消炎痛,为人工合成的吲哚衍生物,为类白色或黄色结晶性粉末,几乎无臭、无味。不溶于水,微溶于苯和乙醇,略溶于乙醚和氯仿,可溶于碱性溶液,但随即分解,易溶于丙酮。分子式 $C_{19}H_{16}ClNO_4$,分子量 357.79Da。

1. 药理作用　吲哚美辛是非选择性 COX 抑制剂,具有明显的抗炎、解热、镇痛作用,是最强的 PG 合成酶抑制剂之一,同时镇痛作用也最强。50mg 吲哚美辛相当于 600mg 阿司匹林的镇痛效能。其抗炎作用较氢化可的松强 2 倍,较阿司匹林强 10~40 倍,但不良反应多。作用机制与阿司匹林相似,除抑制 PG 合成外,还能抑制中性粒细胞的活动,减少其在炎症部位的浸润和溶酶体酶释放对组织的损伤;抑制钙的移动,阻止炎症刺激物引起的细胞炎症反应。下丘脑体温调节中枢的 PG 合成受抑制后,使体温中枢兴奋性降低,引起外周血管扩张,出汗,增加散热起退热作用。

2. 体内过程　吲哚美辛口服吸收完全而迅速,生物利用度达 98%,3~4 小时后血药浓度达峰值,血浆半衰期为 2 小时。血浆蛋白结合率为 90%,广泛分布于组织液中,仅少量进入脑脊液。约 50% 经肝去甲基代谢,部分与葡糖醛酸结合或经脱酰化。50% 于 48 小时内经肾脏排出,部分经胆汁和粪便排出,并有明显的肝肠循环,也可经乳汁排出。

3. 药物相互作用　丙磺舒能抑制吲哚美辛从肾小管分泌,阻止其从胆汁排泄,提高吲哚美辛的血药浓度并延长半衰期。故两药合用时,应减少吲哚美辛用量。与阿司匹林有交叉过敏反应,吲哚美辛能抗呋塞米的排钠作用,与氨苯蝶啶合用可引起肾功能损害。

4. 不良反应　吲哚美辛不良反应发生率高达 35%~50%。常见的有食欲缺乏、上腹不适、恶心、呕吐、腹泻等,也能诱发或加重胃溃疡,甚至造成穿孔。中枢神经系统症状也多见,如头痛、头晕、失眠、视力模糊、幻觉、精神抑郁或错乱等。也可引起肝功能损害、粒细胞减少、再生障碍性贫血,过敏反应如皮疹、哮喘、血管性水肿、呼吸困难等。本药禁用于妊娠妇女、儿童、精神失常、癫痫或帕金森病、溃疡病患者。

5. 禁忌证　同阿司匹林。

五、双氯芬酸

双氯芬酸(diclofenac)为邻氨基苯甲酸(灭酸)类衍生物,属于芳基乙酸类 NSAIDs,是非选择性 COX 抑制药。

1. 药理作用与临床应用　本药为强效抗炎镇痛药。解热、镇痛、抗炎作用强于吲哚美辛、萘普生等。此外,可以通过改变脂肪酸的释放或摄取,降低白细胞间游离 AA 的浓度。临床适用于各种中等程度疼痛,如类风湿关节炎、粘连性脊椎炎、非炎性关节痛、椎关节炎等引起的疼痛,各种神经痛、手术及创伤后疼痛,以及各种疼痛所致的发热等。

2. 体内过程　口服吸收迅速,生物利用度为 50%,血浆蛋白结合率为 99%,口服 1~2 小时血药浓度达峰值。血浆半衰期为 1~2 小时,长期使用无蓄积作用。

3. 不良反应　不良反应轻,除与阿司匹林相同外,偶见肝功能异常、白细胞减少。

4. 禁忌证

(1)有活动性、消化性溃疡,或以往应用本药引起过严重消化道病变如溃疡、出血、穿孔。

(2)因水杨酸或其他 PG 合成酶抑制剂而诱发的哮喘发作、荨麻疹及过敏性鼻炎。

（3）对本药或其他 NSAIDs 过敏。

## 六、吡罗昔康

吡罗昔康（piroxicam）又称炎痛喜康、吡氧噻嗪，属烯醇酸类的 NSAIDs，该类药物还包括美洛昔康和氯诺昔康。

1. 药理作用　吡罗昔康为长效 NSAIDs。其特点是半衰期长，用药剂量小（每天仅 20mg），作用迅速而持久，长期服用耐受性好，副作用小，疗效显著。其抗炎作用与抑制 PG 合成有关，还可通过抑制白细胞凝集及钙的移动起抗炎作用。主要用于风湿性或类风湿关节炎；也适用于骨关节炎、强直性脊柱炎、急性痛风等；对腰肌劳损、肩周炎、术后及创伤性疼痛等也有一定疗效；治疗原发性痛经的疗效与萘普生相仿。

2. 体内过程　吡罗昔康口服易吸收，迅速而完全，2~4 小时血药浓度达峰值。血浆半衰期为 35~45 小时，血浆蛋白结合率约 99%。一次服药后，血药浓度可多次出现峰值，提示本药有肝肠循环；不会在体内蓄积。主要经肝脏代谢，以羟化物及葡糖醛酸结合物形式经肾脏排出，部分经粪便排出，少于 5% 的药物以原形经肾脏、粪便排出。

3. 药物相互作用　苯巴比妥可加速吡罗昔康的代谢，使其浓度降低；吡罗昔康与普萘洛尔合用可减弱后者的降压作用和副作用；可减弱利尿药的利尿和降压作用；与甲氨蝶呤合用增强肾毒性，易致急性肾衰竭。

4. 不良反应　一般其耐受性比阿司匹林和吲哚美辛好，不良反应发生率低。少数患者可出现头晕、水肿、胃部不适、恶心、呕吐、腹泻或便秘等，但停药后可消失，也可见消化性溃疡和出血。偶见鼻出血和粒细胞减少，长期使用应注意复查血常规及肝肾功能。妊娠妇女及肾功能不全慎用。美洛昔康对 COX-2 的选择性比 COX-1 高 10 倍，治疗剂量时胃肠道不良反应少。

5. 禁忌证　对该药过敏、消化性溃疡、慢性胃病患者禁用。

## 七、保泰松

保泰松（phenylbutazone）及其代谢产物羟基保泰松均为吡唑酮类衍生物，具有很强的抗炎、抗风湿作用，而解热镇痛作用较弱。临床上主要用于风湿性及类风湿关节炎、强直性脊柱炎的治疗。本药吸收完全、迅速，2 小时血药浓度达峰值，血浆蛋白结合率为 90%，血浆半衰期较长，为 50~65 小时。主要经过肝脏代谢，肾脏排出。羟化保泰松为其活性代谢产物，血浆结合率也很高。长期服用时，羟化代谢产物可在体内蓄积，产生毒性。不良反应较多，一般禁用于高血压、心功能不全的患者。

## 八、塞来昔布

塞来昔布（celecoxib）又称西乐葆，是选择性 COX-2 抑制剂。

1. 药理作用与临床应用　为选择性 COX-2 抑制剂，抑制 COX-2 的作用较 COX-1 高 375 倍。治疗剂量对人体内 COX-1 无明显影响，也不影响 $TXA_2$ 的合成；但可以抑制 $PGI_2$ 合成。具有抗炎、镇痛和解热作用。用于风湿性、类风湿关节炎和骨关节炎的治疗，也可用于术后镇痛、牙痛、痛经，同时还可以用来治疗家族性、腺瘤性息肉。

2. 体内过程　口服易吸收，血浆蛋白结合率高，3 小时血药浓度达峰值，血浆半衰期为 11 小时，经肝脏代谢，经肾脏和粪便排出。

3. 不良反应　胃肠道不良反应、出血和溃疡发生率均较其他非选择性 NSAIDs 低，但仍有可能有其他 NSAIDs 引起的水肿、多尿和肾损害。对有血栓形成倾向的患者需慎用，磺胺类过敏的患者禁用。

4. 禁忌证

（1）塞来昔布过敏。

（2）已知对磺胺过敏。

（3）服用阿司匹林或其他 NSAIDs 后诱发哮喘、荨麻疹等过敏反应。

（4）冠状动脉搭桥手术（CABG）围手术期疼痛的治疗。

（5）有活动性消化道溃疡 / 出血。

（6）重度心力衰竭。

### 九、尼美舒利

尼美舒利是新型选择性 COX-2 抑制剂,除可减少 PGs 合成外,还具有抗氧化作用,从而发挥解热、镇痛和抗炎作用。尼美舒利生物利用度高,抗炎作用强,且毒性低,治疗指数高。对疼痛、炎症、发热的改善程度优于吡洛昔康、对乙酰氨基酚、甲芬那酸等,耐受性好于阿司匹林等。由于尼美舒利选择性抑制 COX-2,而对 COX-1 抑制不明显,不影响胃内保护性 PGs 的合成,减少了 NSAIDs 常见的消化道溃疡和出血等不良反应;抑制激活的白细胞产生氧自由基,减轻了炎症时氧自由基导致的组织损害;抑制组胺释放,不促使白三烯的合成,因而不会像阿司匹林等引起过敏反应,致支气管痉挛,可安全用于哮喘患者。

1. 体内过程　尼美舒利口服吸收迅速而完全。一次口服 1~2 小时血药浓度可达峰值,半衰期为 2~3 小时;直肠给药 4 小时血药浓度达峰值,半衰期 5 小时,有效治疗浓度持续 6~8 小时。血浆蛋白结合率达 99%。药物吸收后主要分布在细胞外液,表观分布容积为 0.19~0.39L/kg。在肝脏被代谢为羟基衍生物,该代谢产物仍具有药理学活性,80% 经肾脏排出,20% 通过粪便排出。

2. 不良反应　与其他 NSAIDs 相比,尼美舒利的不良反应发生率低。常见有轻微、短暂的胃灼热,恶心,胃痛等,一般无须中断治疗。极少数情况下,服药后出现过敏性皮疹、出汗、面部潮红、兴奋过度、红斑和失眠。

3. 禁忌证　对其他 NSAIDs 过敏、肾功能不全、妊娠妇女和儿童禁用。口服制剂禁用于 12 岁以下儿童。

### 十、氟比洛芬酯

1. 药理作用　氟比洛芬酯属于 NSAIDs。药物进入体内靶向分布到创伤及肿瘤部位后,氟比洛芬酯从脂微球中释放出来,在羧基酯酶作用下迅速水解生成氟比洛芬,通过氟比洛芬抑制 PG 的合成而发挥镇痛作用。适用于术后及癌性疼痛的镇痛治疗。

2. 临床应用　静脉内可单次给予 50mg,尽可能缓慢给药(1 分钟以上)。氟比洛芬酯在 5 分钟内全部水解为氟比洛芬,血药浓度达峰时间为 6~7 分钟,半衰期为 5.8 小时。24 小时后约 50% 经肾脏排出,主要代谢产物为 2-(4- 羟基 -2- 氟 -4- 联苯基)丙酸及其聚合物。目前尚无肌内注射的药物制剂。尽量避免长期使用;尽量避免与其他 NSAIDs 合用,以免发生抽搐。慎与双香豆素类抗凝药(华法林等)、甲氨蝶呤、锂剂、噻嗪类利尿剂(氢氯噻嗪)、袢利尿剂(呋塞米)、新喹诺酮类抗生素(氧氟沙星等)、肾上腺皮质激素类(甲泼尼龙等)药物合用。临床尚不能证实该药对妊娠期妇女及儿童的安全性,应慎用。老年患者应从小剂量开始慎重使用,并严密观察用药后的表现。

3. 不良反应

(1)一般不良反应

1)注射部位:偶见注射部位疼痛及皮下出血。

2)消化系统:有时出现恶心、呕吐,转氨酶升高,偶见腹泻,罕见胃肠出血。

3)精神和神经系统:有时出现发热,偶见头痛、倦怠、嗜睡、畏寒。

4)循环系统:偶见血压上升、心悸。

5)皮肤:偶见瘙痒、皮疹等过敏反应。

6)血液系统:罕见血小板减少,血小板功能低下。

(2)严重不良反应:罕见休克、急性肾衰竭、肾病综合征、胃肠道出血、伴意识障碍的抽搐、再生障碍性贫血、中毒性表皮坏死症(Lyell 综合征)、剥脱性皮炎。

4. 禁忌证

(1)消化道溃疡。

(2)严重的肝、肾及血液系统功能障碍。

(3)严重心力衰竭、高血压。

(4)对本制剂成分有过敏史。

(5)阿司匹林引起的哮喘,或有既往史。

(6)正在使用依洛沙星、洛美沙星、诺氟沙星。

### 十一、帕瑞昔布钠

1. 药理作用　帕瑞昔布钠为选择性 COX-2 抑制剂。与阿片类药物相比,选择性 COX-2 抑制剂可有效抑制外周和中枢 COX-2 表达,减少外周和中枢 PG 的合成,抑制痛觉超敏,提高痛阈,具有双重镇痛优势。

2. 临床应用　可直接进行快速静脉推注,或通过已有静脉通路给药,推荐剂量为 40mg,通过静脉通路给药后应冲洗通路,以避免与其他药物反应。肌内注射给药应选择深部肌肉缓慢推注,在溶解或注射过程中严禁与其他药物混合。与阿片类药物不同的是,帕瑞昔布钠是固定间隔时间给药而非按需给药,如需追加药物,间隔时间为 6~12 小时,推荐剂量为 20mg 或 40mg,每天总剂量不超过 80mg。对于体重低于 50kg 的老年患者,本药的初始剂量应减至常规推荐剂量的一半,且每天最高剂量应减至 40mg。由于选择性 COX-2 抑制剂的心血管事件发生风险随着剂量及暴露时间的增加而增加,因此,应尽可能使用最短疗程及每天最低有效剂量。不推荐儿童使用。中度肝功能损伤的患者(Child-Pugh 评分 7~9 分)应慎用,剂量减至常规推荐剂量的一半,且每天最高剂量降至 40mg。重度肾功能损伤(肌酐清除率<30ml/min)或有液体潴留倾向的患者,应选择最低推荐剂量(20mg)开始治疗,并密切监测肾功能。

3. 不良反应　最常见不良反应为恶心。发生最严重不良反应的情况少见或罕见,包括心肌梗死和严重低血压等心血管事件,以及过敏反应、血管性水肿和严重皮肤反应等超敏事件。冠状动脉旁路移植术后使用本药治疗的患者,发生此类不良反应的风险较高,如心血管/栓塞事件[包括心肌梗死、卒中/短暂性脑缺血发作(TIA)、肺栓塞及深静脉栓塞等]、术后深部组织感染及胸骨伤口愈合并发症。

4. 禁忌证　有严重药物过敏反应史,尤其是皮肤反应,或已知对磺胺类药物超敏者。有应用非甾体抗炎药后发生胃肠道出血或穿孔病史的患者。有活动性消化道溃疡或胃肠道出血的患者。服用阿司匹林或 NSAIDs(包括 COX-2 抑制剂)后出现支气管痉挛、急性鼻炎、鼻息肉、血管神经性水肿、荨麻疹及其他过敏反应的患者。处于妊娠晚期或哺乳期的患者。

### 十二、酮咯酸氨丁三醇

1. 药理作用　酮咯酸氨丁三醇是一种 NSAIDs,能抑制 PG 生物合成,生物活性与其 S- 型有关。动物研究显示,酮咯酸氨丁三醇有镇痛作用,无镇静或抗焦虑作用。适用于需要阿片类药物镇痛、急性较严重疼痛的短期治疗,通常用于术后镇痛,不适用于轻度或慢性疼痛的治疗。

2. 临床应用　酮咯酸氨丁三醇口服制剂仅用于该药注射剂的后续治疗。静脉注射时间不少于 15 秒,65 岁以下患者单次剂量 30mg,多次给药者建议每 6 小时静脉注射或肌内注射 30mg,每天最大剂量不超过 120mg;65 岁及以上、肾损伤或体重低于 50kg 患者单次推荐剂量 15mg,多次给药者建议每 6 小时静脉注射或肌内注射 15mg,每天最大剂量不超过 60mg。肌内注射应缓慢给药,并注射于肌肉较深部位,65 岁以下患者单次剂量 60mg;65 岁及以上、肾损伤或体重低于 50kg 患者单次剂量 30mg。静脉注射或肌内注射后 30 分钟内开始产生镇痛作用,1~2 小时后达到最大镇痛效果,镇痛作用持续时间 4~6 小时。儿科患者(2~16 岁)仅接受单次给药,静脉注射剂量:一次 0.5mg/kg,最大剂量不超过 15mg;肌内注射剂量:一次 1mg/kg,最大剂量不超过 30mg。2 岁以下小儿的安全性和有效性还未确定。对于反跳性疼痛,无须增加给药剂量或频率。除非属于禁忌,应考虑同时给予低剂量阿片类药物来消除疼痛。

3. 不良反应　本药临床治疗过程中可能会发生的不良反应有水肿、高血压、瘙痒、皮肤疹、恶心、腹泻、便秘、呕吐、口腔炎、紫癜、头痛、嗜睡、头晕、出汗等。

4. 禁忌证　已知对本药过敏;服用阿司匹林或其他 NSAIDs 后诱发哮喘、荨麻疹或过敏反应的患者;冠状动脉搭桥手术(CABG)围手术期疼痛的治疗;有应用 NSAIDs 后发生胃肠道出血或穿孔病史;有活动性消化道溃疡/出血或既往曾复发溃疡/出血;重度心力衰竭。

(曹君利)

# 第十五章 其他临床麻醉应用的药物

## 第一节 镇 吐 药

呕吐中枢接受来自不同受体介导的信息引起呕吐,有 4 种主要的神经递质在介导呕吐反应中起重要作用:多巴胺受体、组胺($H_1$)受体、胆碱能毒蕈碱(M)受体和 5- 羟色胺(5-$HT_3$)受体(表 3-23)。因此,镇吐药有以下几类:①抗胆碱能药,如东莨菪碱;②吩噻嗪类,如氯丙嗪、普鲁氯哌嗪、氟奋乃静等;③丁酰苯类,如氟哌利多等;④抗组胺药,异丙嗪、苯海拉明等;⑤苯甲酰胺类,如甲氧氯普胺;⑥5-$HT_3$ 受体拮抗药,如恩丹西酮;⑦其他,如维生素 $B_2$、地塞米松等。抗组胺药、丁酰苯类、胃肠动力药曾成功地用于预防手术后恶心、呕吐,但这些药均有明显的副作用,如镇静、昏睡、锥体外系反应、麻醉苏醒延迟、焦虑、静坐不能等,目前以氟哌利多和恩丹西酮较为常用。

表 3-23 镇吐药物的受体亲和力

| 药品 | 多巴胺($D_2$)受体 | 胆碱能蕈毒碱受体 | 组胺($H_1$)受体 | 5- 羟色胺(5-$HT_3$)受体 |
|---|---|---|---|---|
| 抗胆碱能药 | | | | |
| 　东莨菪碱 | — | ++++ | + | — |
| 吩噻嗪类 | | | | |
| 　氯丙嗪 | ++++ | ++ | ++++ | + |
| 　普鲁氯哌嗪 | ++++ | | | |
| 　氟奋乃静 | ++++ | + | ++ | — |
| 丁酰苯类 | | | | |
| 　氟哌利多 | ++++ | — | + | + |
| 　多潘立酮 | ++++ | | | |
| 抗组胺药 | | | | |
| 　异丙嗪 | ++ | ++ | +++ | — |
| 　苯海拉明 | + | ++ | +++ | — |
| 苯甲酰胺类 | | | | |
| 　甲氧氯普胺 | +++ | — | + | ++ |
| 5-$HT_3$ 受体拮抗药 | | | | |
| 　恩丹西酮 | — | — | — | ++++ |
| 　格拉司琼 | — | — | — | ++++ |

一、抗胆碱能药:东莨菪碱

1. 药理作用　东莨菪碱(scopolamine)为节后 M 受体抑制剂,具有镇静、催眠作用,通过拮抗呕吐反射传入通路的 M 受体,以及阻滞迷走神经和自主神经的传入冲动,抑制前庭小脑通路的传导,而具有镇吐作用。

2. 临床应用 防治手术后呕吐、运动病、硫酸铜引起的呕吐,能有效预防梅尼埃综合征。可皮下注射 0.5mg,肌内注射 0.3~0.5mg,口服 0.2~0.6mg,剂量每次 0.6mg,每天 2mg。

3. 不良反应 嗜睡、口干,其他有视力模糊、尿潴留,镇吐剂量时不常出现。

### 二、丁酰苯类

1. 氟哌利多

(1)药理作用及临床应用:氟哌利多为中枢多巴胺受体拮抗药,镇吐作用为氯丙嗪的 700 倍,静脉注射后 5~8 分钟起效,最佳效应持续时间 3~6 小时。用于防治手术后和化疗引起的恶心和呕吐。有报道与大剂量相比,小剂量氟哌利多同样有效,在麻醉苏醒前 30 分钟静脉给予 0.625mg 可安全有效地降低手术后恶心、呕吐发生率,且副作用少。

(2)不良反应:延长麻醉恢复时间、静坐不能、焦虑等,锥体外系反应少见。

2. 多潘立酮(domperidone) 又称吗丁啉(motihium)。

(1)药理作用和临床应用:多潘立酮为中枢多巴胺受体拮抗药,抑制 CTZ 的多巴胺受体发挥镇吐作用。其外周作用能增强食管下端括约肌张力,促进胃排空,降低胃内压力,有助于缓解呕吐。适用于各种原因引起的恶心、呕吐,如化疗、左旋多巴和 NSAIDs。对防治手术后恶心、呕吐的资料少。成人 20mg 口服,儿童 0.3mg/kg。

(2)不良反应:一般有轻度腹泻、腹痛、便秘、口干等,很少出现嗜睡和锥体外系反应。本药可增加对乙酰氨基酚、氨苄西林、左旋多巴、四环素等的吸收速率。地高辛的吸收可因合用本药而减少。

(3)禁忌证:心脏传导时间延长,特别是 QT 间期延长;电解质严重紊乱;心脏疾病(如充血性心力衰竭);中度或重度肝损伤;以及嗜铬细胞瘤、机械性肠梗阻、胃出血等疾病。

### 三、苯甲酰胺类

甲氧氯普胺(metoclopramide;paspertin,胃复安;maxolon,灭吐灵)通过拮抗延髓呕吐化学感受区的多巴胺受体发挥作用,具有较强的中枢性镇吐作用,并易于透过血 - 脑脊液屏障,对纹状体的多巴胺受体也有抑制作用,大剂量能拮抗中枢 5-HT$_3$ 受体。对中枢神经其他部位受体抑制轻微,故无催眠作用。其外周作用是能加强食管括约肌张力,防止胃内容物反流,加强食管、胃及上部肠段的蠕动,促进排空,可增强镇吐效应,兼有促动力和止吐作用。

1. 临床应用 全身麻醉前用药可增强食管括约肌张力,减少胃内容物反流所致的吸入性肺炎。诱导前 15~30 分钟静脉给药 5~20mg 或口服 10~30mg,30~60 分钟起效,消除半衰期 2~4 小时。可用于某些胃容量大的患者,如临产、饱腹、肥胖、创伤、门诊和继发于糖尿病的胃轻瘫患者。用于手术、放疗、脑外伤、海空作业、晕车及药物引起的呕吐。对胃肠胀气、上腹部不适、食欲缺乏等有疗效。甲氧氯普胺并不能确保胃完全排空,与 H$_2$ 受体拮抗药合用对减少吸入性肺炎尤为有效。

2. 不良反应 主要为镇静、嗜睡、头晕、便秘、腹泻、月经失调和溢乳,可应用抗胆碱能药治疗。大剂量或长期应用可因拮抗多巴胺受体,使胆碱能受体作用相对亢进,而发生锥体外系反应,出现静坐不能、肌震颤、斜视、共济失调和阵发性双眼上视。注射用药可引起直立性低血压。

### 四、5-HT$_3$ 受体拮抗药

术后恶心、呕吐已被证实与中枢神经系统及胃肠道系统级联释放 5-HT$_3$ 相关。外科手术及麻醉因素会影响术后恶心、呕吐的发生,研究显示 5-HT$_3$ 受体可以参与呕吐反应,故 5-HT$_3$ 受体拮抗药常用于止吐。

1. 昂丹司琼(ondansetron) 化学名 1,2,3,9- 四氢 -9- 甲基 -3-［(2- 甲基 -1H- 咪唑 -1- 基)- 基]-4H- 咔唑 -4- 酮盐酸盐二水化合物。昂丹司琼口服或静脉用药后体内过程基本相似,约 2 小时后血药浓度达峰值,血浆蛋白结合率 70%~76%,消除半衰期 3 小时,老年人可延长至 5 小时。主要由肝脏代谢,严重肝功能障碍者消除半衰期可延长至 15~32 小时,代谢产物由粪便和肾脏排出,约 50% 以原形自肾脏排出。

(1)药理作用:昂丹司琼为高度选择性 5-HT$_3$ 受体拮抗药,通过拮抗中枢神经化学感受区及位于胃肠道的迷走神经传入纤维的 5-HT$_3$ 受体,从而具有中枢性和外周性镇吐作用。对多巴胺受体及其他 5-HT 受体几

乎无亲和力,因此无锥体外系副作用及镇静作用,对呼吸、循环也无明显影响。预防术后恶心、呕吐优于甲氧氯普胺,其效应优于氟哌利多。

(2)临床应用:预防术后恶心、呕吐,术前1小时口服8~16mg,或于麻醉诱导时肌内或静脉注射4~8mg,有人认为手术结束时静脉给予昂丹司琼4mg优于麻醉诱导时用药。

治疗术后恶心、呕吐剂量同上,有报道治疗术后恶心或呕吐时昂丹司琼1mg即有效,增大剂量并无更明显效果。儿童用药量为0.1mg/kg,或8mg/m²,最大量4mg。预防椎管内吗啡镇痛所致的恶心、呕吐时,应于手术结束时缓慢静脉注射4~8mg。预防儿童术后呕吐时,昂丹司琼比氟哌利多有效。中、重度肝功能损害者,昂丹司琼血清半衰期显著延长,剂量每天不超过8mg。肾功能障碍者不需调整剂量。药物可从乳汁内分泌,用药时应暂停哺乳。腹部手术后慎用,以免掩盖回肠和胃扩张症状。该药也可用于防治化疗后呕吐。

(3)不良反应:女性发生率高于男性,分别约为67%和33%。不良反应较多出现在中枢神经系统和消化系统,表现为头痛、腹部不适、便秘、口干等;偶有短暂、无症状的转氨酶升高,反应轻微无须特殊处理;罕见支气管哮喘、运动失调。胃肠道梗阻或过敏者慎用。妊娠期间使用的安全性尚未确定,不推荐在妊娠早期使用,哺乳期患者亦不推荐使用。

2. 托烷司琼(tropisetron,托普西龙;navoban,呕必停)

(1)药理作用:托烷司琼药理作用和临床应用与昂丹司琼相似,为高度选择性外周神经和中枢神经系统5-HT₃受体拮抗药。

(2)临床应用:用于化疗和术后恶心、呕吐。口服用药,成人剂量每天5mg。静脉用药时应缓慢静脉推注(>30秒)或加入已建立的静脉输液通路中静脉滴注。单用托烷司琼疗效不佳时,不增加药物剂量而同时合用地塞米松可提高止吐疗效。在肝硬化或肾功能不全的患者中,该药物的血浆浓度可高达50%;在急性肝炎或脂肪肝患者中,托烷司琼的药代动力学没有变化,但在静脉应用时仍提倡减量(50%)。

(3)代谢与排泄:托烷司琼的代谢主要是吲哚环上5、6和7位的羟化,再进一步形成葡糖醛酸和硫酸的结合产物,然后经肾脏或胆汁排出(代谢物经肾脏和粪便排出的比例为5:1)。

(4)不良反应及禁忌证:患者对该药耐受性较好,常规剂量下的不良反应常为一过性,如头痛、便秘、头晕、疲劳及胃肠功能紊乱等。妊娠妇女禁用,儿童暂不推荐使用。该药可能对血压有一定影响,因此高血压未控制的患者每天剂量不宜超过10mg。

3. 格拉司琼(granisetron,格雷西龙;kytril,康泉)

(1)药理作用:格拉司琼是一种强效、高选择性的外周神经和中枢神经系统5-HT₃受体拮抗药。对因化疗、放疗及手术引起的恶心和呕吐具有良好的预防和治疗作用。化疗、放疗及外科手术等因素可引起肠嗜铬细胞释放5-HT,5-HT可激活中枢或迷走神经的5-HT₃受体,触发呕吐反射。本药可选择性地阻滞这一反射的触发。由于本药的高选择性,所以不具有其他止吐药的副作用,如锥体外系反应、过度镇静等。

(2)临床应用:可通过口服给药,亦可与静脉、肌内注射给药配合使用。

1)成人:剂量一般为每次1mg,每天2次。

2)儿童:剂量为每次20μg/kg,每天2次。一般于化疗前1小时服用,第二次为12小时后服用。

(3)代谢与排泄:本药口服吸收迅速且完全。血药浓度达峰时间为3小时。在体内分布广泛,血清蛋白结合率为65%。主要代谢途径为N-去烷基化及芳香环环氧化后再被共轭化。消除半衰期在代谢正常者为8小时,代谢不良者为42小时。剂量的8%~9%以原形、70%以代谢物的形式经肾脏排出;15%从粪便排出,几乎全部为代谢物。老年人用药后,药代动力学参数与年轻人无异。

(4)不良反应:常见不良反应为头痛、倦怠、发热、便秘及胃肠道功能紊乱,偶有短暂性无症状肝转氨酶增高。上述反应轻微,无须特殊处理。

(5)注意事项

1)本药对呕吐起预防作用,首剂应在预期呕吐发生前1小时服用。

2)本药可减缓结肠蠕动,患者若有亚急性肠梗阻,需严格观察。

3)高血压未控制的患者,每天剂量不宜超过10mg,以免引起血压进一步升高。

4)本药与食物同时服用时,吸收略有延迟。

5)对本药或有关化合物过敏者及胃肠道梗阻者禁用。

4. 帕洛诺司琼(palonosstron)

(1)药理作用:帕洛诺司琼为亲和力较强的选择性 5-HT$_3$ 受体拮抗药,对其他受体无亲和力或亲和力较低。

(2)临床应用:帕洛诺司琼可有效预防接受化疗及手术后急性期(0~24 小时)和延迟期(24~120 小时)恶心、呕吐。单次静脉注射推荐剂量为 0.075mg,注射时间超过 10 秒。其表观分布容积约为(8.3±2.5)L/kg,血浆蛋白结合率约为 62%。帕洛诺司琼可安全地与皮质激素药、镇痛药、止吐药、解痉药和抗胆碱能药一起使用。

(3)代谢与排泄:帕洛诺司琼在体内通过肾脏排泄和细胞色素 P450 还原酶参与的代谢两种途径进行消除。药代动力学分析显示,老年患者(≥65 岁)与年轻患者(18~64 岁)之间无差异,故老年患者无须调整剂量。

(4)不良反应:帕洛诺司琼常见的不良反应包括全身改变如疲劳、发热、电解质紊乱等;胃肠道不良反应如便秘、腹泻、腹痛、胀气等;心血管不良反应如心律失常、高血压或低血压等;神经系统不良反应如头晕、感觉异常、焦虑等;其他如视力和听力变化、尿潴留等。

本药物主要中毒症状有惊厥、喘息、发绀、肤色苍白及虚脱。尚无已知的帕洛诺司琼的解毒剂,故该药物过量时应该用支持疗法。由于帕洛诺司琼具有较大的分布容积,故透析不能作为治疗药物过量的有效手段。

## 第二节　抗胃酸药

### 一、概述

抗胃酸药通过不同机制减少胃酸分泌或中和胃酸,升高胃液 pH。包括:①H$_2$ 受体拮抗药,如西咪替丁和雷尼替丁等;②质子泵抑制剂,如奥美拉唑;③PG 及其衍生物,如米索前列醇;④选择性抗胆碱能药,如哌仑西平;⑤其他,如吸收性抗酸药和非吸收性抗酸药,如氢氧化铝凝胶等。

### 二、H$_2$ 受体拮抗药

1. 西咪替丁(cimetidine)　又称甲氰咪胍。

(1)药理作用:西咪替丁为 H$_2$ 受体拮抗药,具有显著抑制胃酸分泌的作用,明显抑制基础和夜间胃酸分泌,也能明显抑制食物、组胺或五肽促胃液素等引起的胃酸分泌,升高胃液 pH;但对胃液容量和胃排空的作用不可靠。

(2)临床应用:用于治疗十二指肠溃疡、胃溃疡、上消化道出血。作为术前用药,可口服、肌内注射或静脉用药,使 80% 手术患者胃液 pH 高于 2.5。

(3)不良反应:抑制肝脏混合功能氧化酶系统,使地西泮、氯氮䓬、茶碱、普萘洛尔、苯妥英钠和利多卡因等药物半衰期延长。有报道使用该药可发生致命性心律失常、低血压、心搏骤停和中枢神经抑制,尤其在危重患者静脉快速给药时可能发生。

2. 雷尼替丁(ranitidine)　又称甲硝呋胍、呋喃硝胺,为选择性 H$_2$ 受体拮抗药,作用持续时间较西咪替丁长,达 9 小时,可延续至麻醉苏醒、拔除气管导管。其效应为西咪替丁的 5~8 倍。术前口服 50~100mg,或静脉给药 50~100mg。心血管和中枢副作用少,妊娠及哺乳期妇女禁用。

3. 法莫替丁(famotidine)　为 H$_2$ 受体拮抗药,作用强度较西咪替丁强 30~100 倍,较雷尼替丁强 6~10 倍,作用时间也较二者长。术前 1.5~3 小时口服 40mg 可有效地升高胃 pH。

### 三、质子泵抑制剂

1. 奥美拉唑(omeprazole)　又称洛赛克。

(1)药理作用:奥美拉唑为质子泵抑制剂,是一种脂溶性、弱碱性药物,易浓集于酸性环境中,能特异性地作用于胃壁细胞顶端膜构成的分泌性微管和胞质内的管状泡上,即胃壁细胞质子泵(H$^+$-K$^+$-ATP 酶,亦称酸泵)所在部位,并转化为亚磺酰胺的活性形式,然后通过二硫键与质子泵的巯基呈不可逆性地结合,生成亚磺酰胺与质子泵的复合物,从而抑制该酶活性,使壁细胞内的 H$^+$ 不能转运到胃腔中,阻滞胃酸分泌的最后步骤,使胃液中的胃酸量大为减少,对基础胃酸分泌和各种刺激因素引起的胃酸分泌均有很强的抑制作用。此外,由于本药对质子泵的抑制作用是可逆的,故本药的抑酸作用时间长,待新的质子泵形成后,才能恢复其泌酸作用。

(2)药代动力学:本药口服经小肠迅速吸收,1小时内起效,食物可延迟其吸收,但不影响吸收总量。不同的给药方法、剂型及用药次数,均可影响体内药物的血药浓度及生物利用度。本药单次给药时生物利用度约为35%,反复给药时生物利用度可达60%。本药口服后0.5~7小时血药浓度达峰值,达峰浓度为0.22~1.16mg/L。本药吸收入血后主要与血浆蛋白结合,其血浆蛋白结合率为95%~96%。本药可分布到肝、肾、胃、十二指肠、甲状腺等组织,到达平衡后分布容积为0.19~0.48L/kg,与细胞外液相当,本药不易透过血-脑脊液屏障,但易透过胎盘,本药在体内完全被肝微粒体细胞色素P450还原酶系统催化而迅速氧化代谢,至少有6种代谢产物,主要有5-羟奥美拉唑、奥美拉唑砜和少量奥美拉唑硫醚。本药在体内几乎完全以代谢方式进行消除,血浆消除半衰期为0.5~1小时,慢性肝病患者为3小时;血药浓度在给药后4~6小时基本消失,其中72%~80%的代谢物经肾脏排出,另有18%~23%的代谢物由胆汁分泌,随粪便排出。无论单次或多次给药,奥美拉唑的氧化代谢存在明显的个体差异,主要表现为某些个体对药物的羟化代谢能力低下或有缺陷,使原形药物消除缓慢,消除半衰期延长而曲线下面积(AUC)明显增加。

(3)临床应用:麻醉前30分钟静脉给药40mg或于术前2~4小时口服40~80mg,胃效应持续24小时,对胃容量的作用不一致。ICU应用时,为预防应激性溃疡,40mg静脉滴注,每天1~2次。治疗上消化道出血优于H$_2$受体拮抗药,首次剂量80mg,此后40mg,每天2~3次。

(4)不良反应:奥美拉唑的耐受性良好,不良反应少。

1)消化系统:可有口干、轻度恶心、呕吐、腹胀、便秘、腹泻、腹痛等症状;谷丙转氨酶(ALT)、谷草转氨酶(AST)和胆红素升高也有发生,但一般是轻微和短暂的,大多不影响治疗。

2)神经精神系统:可有感觉异常、头晕、头痛、嗜睡、失眠、外周神经炎等。

3)代谢/内分泌系统:长期应用奥美拉唑可导致维生素B$_{12}$缺乏。

4)其他:可有皮疹、男性乳腺发育、溶血性贫血等。

2. 兰索拉唑(lansoprazole)

(1)药理作用:兰索拉唑是继奥美拉唑之后的一种新的质子泵抑制剂,它们的化学结构很相似,均为苯并咪唑类衍生物。兰索拉唑与奥美拉唑的不同之处是前者在吡啶环上多一个氟。这两种质子泵抑制剂均有亲脂性,容易穿透细胞壁。因为它们的分子结构中都含有吡啶环,故呈弱碱性,对壁细胞的酸性环境具有亲和力。由于胃酸是由壁细胞所分泌,各种神经和体液因子如ACh、组胺和促胃液素均作用于壁细胞的相应受体,通过环腺苷酸(cAMP)的激活,最后作用于质子泵(H$^+$-K$^+$-ATP酶),分泌胃酸。静息时,质子泵位于壁细胞胞质内的微囊,当其激活时转移至分泌性微管的膜,分泌H$^+$,与K$^+$交换,生成HCl并分泌至胃液中。兰索拉唑作用于胃酸分泌的最后一个环节,阻滞H$^+$介导入胃腔。本药并不直接作用于质子泵,而是在壁细胞微管的酸性环境中,形成活性亚磺酰胺代谢物,如AG-1812和AG-2000。这些活性代谢产物将质子泵的巯基氧化,而使其失去活性,从而抑制胃酸分泌的最后一个步骤。由于质子泵一旦被兰索拉唑的代谢产物失活后,其作用不能恢复,需在新的质子泵形成后才能恢复泌酸作用。主要作用特点为:①对基础胃酸分泌和所有刺激物所致的胃酸分泌均有显著的抑制作用;②抑制作用强,明显优于H$_2$受体拮抗药;③抑酸作用时间长,一次口服30mg,作用可维持24小时。

(2)临床应用:口服30mg兰索拉唑2小时后抑制胃酸效应达80%,作用时间长。成人:通常每次30mg,每天1次,于清晨口服。治疗十二指肠溃疡疗程4周,胃溃疡4~6周,反流性食管炎8~10周。对合并幽门螺杆菌感染的胃或十二指肠溃疡,以本药30mg,每天1~2次,与1~2种抗生素联合应用,1~2周为1疗程。

(3)不良反应:常见的轻度不良反应有头痛、头晕、嗜睡、腹泻、皮疹和皮肤瘙痒;少见的有食欲缺乏、乏力、便秘和蛋白尿;有报道偶见阳痿、焦虑、抑郁和肌痛。偶有转氨酶升高、总胆固醇升高、白细胞减少、嗜酸细胞增多、血小板减少及尿酸升高等实验室检查的改变。

3. 泮托拉唑(pantoprazole)

(1)药理作用:泮托拉唑是继奥美拉唑和兰索拉唑之后新研发的质子泵抑制剂,亦为苯并咪唑类衍生物,分子中的吡啶环与苯并咪唑借亚砜键相连,氟原子位于咪环环侧链上。本药以倍半水合钠盐的形式存在,分子量432.4Da。泮托拉唑呈弱碱性,在体内吸收后浓集于壁细胞的分泌小管,然后遇酸激活为环次磺胺,再特异性地与质子泵(H$^+$-K$^+$-ATP酶)α跨膜亚单位813、822位置上的半氨酸巯基以共价键结合,使其丧失泌酸功能。相对于前两种质子泵抑制剂,泮托拉唑在中性和弱酸性环境下被激活的比例最低,性质更为稳定,组织选择性更强,且不作用于质子泵上与泌酸无关的半胱氨酸巯基(如892、321),因而作用靶点更加准确。另外,泮托拉唑能够有效抑制基础、夜间及24小时胃酸分泌,其抑酸效应呈剂量相关性。40mg为泮托拉唑的标准剂量,经多次给药后可使胃酸分泌量减少90%以上,该剂量的抑酸效应优于20mg奥美拉唑,而与40mg奥美拉唑相当。泮托拉唑可抑制幽门螺杆菌(Hp)生长,MIC 90为128mg/L,单独使用不能彻底根除Hp,而需与抗生素联合使用。人类服用40~80mg泮托拉唑1~4周可引起24小时平均促胃液素水平上升,停药7天后恢复正常。大鼠用药2年可诱发胃黏膜肠嗜铬细胞增生,但这种作用具有种属差异性,小鼠则无此改变。人类服用泮托拉唑3年,未见肠嗜铬细胞细胞密度明显增加。

(2)临床应用:泮托拉唑肠溶片(或肠溶胶囊)通常每次服用40mg,每天1次,最好于早餐前服用。十二指肠溃疡一般疗程2周,胃溃疡和反流性食管炎疗程4周,部分病例疗程可适当延长。对伴有Hp感染者,须采用联合疗法,一般持续1周,然后继续上述常规治疗。

(3)不良反应:泮托拉唑不良反应较少,少数患者出现头痛、头晕、恶心、腹泻、腹胀、皮肤瘙痒、皮疹等症状,并偶尔引起转氨酶升高、白细胞和血小板减少等实验室检查异常。

## 第三节　催　醒　药

催醒药属中枢神经兴奋药,能选择性地兴奋中枢神经系统,提高其功能活动,引起苏醒、精神振奋、兴奋呼吸、增强神经反射等,但兴奋过度可引起惊厥、中枢神经抑制及昏迷,严重者可致死亡。因此,此类药宜短时间应用或几种中枢兴奋药交替使用。

### 一、多沙普仑

1. 药理作用　多沙普仑(doxapram)为非特异性呼吸兴奋药,直接兴奋呼吸中枢,并通过颈动脉化学感受器兴奋呼吸中枢,使呼吸频率和潮气量增加,并可增加心排血量,使血压轻度升高。

2. 临床应用　催醒,用于麻醉药、中枢抑制药引起的中枢抑制。拮抗呼吸抑制,用于麻醉药过量或残余作用所致的呼吸抑制,也用于新生儿呼吸暂停。根据中枢抑制的程度,成人每次静脉注射1~2mg/kg,有效后可经5%葡萄糖溶液稀释为1mg/kg静脉维持。

3. 不良反应　可有头痛、无力、呕吐、心律失常、呼吸困难等,有癫痫、抽搐病史者禁用,颅内高压、严重高血压、冠心病者慎用。禁与碱性药物混合使用。

### 二、尼可刹米

尼可刹米(nikethamide)又称可拉明、二乙烟酰胺。

1. 药理作用　尼可刹米选择性兴奋延髓呼吸中枢,并可通过颈动脉体和主动脉体化学感受器反射性兴奋呼吸中枢,增加呼吸频率和潮气量。

2. 临床应用　用于中枢性呼吸和循环衰竭,以及麻醉药和其他中枢抑制药所致的呼吸抑制,对吸入麻醉药引起的呼吸抑制也有效。可经皮下、肌内和静脉给药,成人每次0.25~0.5g,极量1.25g;4~7岁每次175mg;1岁小儿每次125mg;6个月内婴幼儿每次75mg。

3. 不良反应　剂量过大可出现多汗、恶心、血压升高、震颤等。

### 三、洛贝林

洛贝林(lobeline)又称山梗菜碱。

1. 药理作用　洛贝林通过兴奋颈动脉体化学感受器反射性兴奋呼吸中枢。

2. 临床应用　用于解除吸入麻醉药、阿片类、巴比妥类等中枢抑制药引起的中枢抑制,也用于新生儿窒息、一氧化碳中毒引起的窒息。皮下或肌内注射给药,成人3~10mg,极量1次20mg,1天50mg;儿童1次1~3mg。静脉注射成人1次3mg,儿童0.3~3mg,静脉注射须缓慢。

3. 不良反应　剂量过大可引起心动过速、传导阻滞、呼吸抑制,甚至惊厥。

(王　强)

# 第十六章  药物依赖性

药物依赖性或药物成瘾是由于药物长时间作用于中枢神经系统,导致后者发生异常适应性或可塑性改变,进而引起强迫性用药和觅药行为的一种慢性、复发性脑病。药物依赖性不仅直接危害依赖者个体身心健康,也成为日趋严重的社会问题。

## 第一节  基本概念

1. 药物耐受性(drug tolerance)  是指长时间使用某种药物后,药物的效应逐渐减弱以至消失,或是需要不断增加药物的剂量才能获得同样的药物效应的现象。

2. 药物依赖性(drug dependence)  是药物与机体相互作用所造成的一种精神状态,有时也包括生理状态。患者表现出一种强迫要求连续或定期使用该药的行为和其他反应,目的是感受其精神效应,或为了避免因停药所引起的不舒适。

3. 生理依赖性(physical dependence)  是指反复使用具有依赖性潜能的药物所造成的一种适应状态。其特征是用药者一旦停药,将发生一系列生理功能紊乱,即戒断综合征。

4. 戒断综合征(withdrawal syndrome)  是指突然停止或减量使用依赖性药物或使用依赖性药物的拮抗药(如海洛因成瘾时用纳洛酮)后,引起的一系列心理、生理功能紊乱的临床症状和体征。戒断综合征是导致复吸的原因之一。

5. 精神依赖性  是指使人产生一种对药物欣快感的渴求,这种精神上不能自制的强烈欲望驱使滥用者周期性或连续性地用药。

6. 脱离药品  是指能逐渐清除体内药品,减轻主观不适感,减轻可观察或可测量的戒断症状,预防因突然中止体内药品后产生健康风险的治疗过程。

7. 药物戒断失败  是指经临床脱离药品治疗或以其他方式(如强制脱离药物)及其他原因,在停止使用依赖性药物一段时间后又恢复以前的觅药和用药行为,并再次形成药物依赖的状态。

## 第二节  依赖性药物分类

根据国际禁毒公约将依赖性药物分为麻醉药品、精神药品和其他三大类。

1. 麻醉药品

(1)阿片类(opioid):包括天然的、半合成及合成的阿片受体激动药,如吗啡、二乙酰吗啡(海洛因)、哌替啶、芬太尼、美沙酮等。

(2)可卡因类(cocaine):包括可卡因、古柯叶、古柯糊。

(3)大麻类(cannabis)。

2. 精神药品

(1)镇静催眠药和抗焦虑药(sedative-hypnotics and antiolytics):如巴比妥类、苯二氮䓬类药等。

(2)中枢兴奋药(central stimulants):如苯丙胺类、哌甲酯、咖啡因、氯胺酮等。

(3)致幻剂(hallucinogens):如麦角酸二乙胺(LSD)、麦司卡林、西洛西宾等。

3. 其他

(1)乙醇(alcohol)。

（2）烟草（tabacco）。

（3）挥发性有机溶媒（volatile organic solvents）。

## 第三节　药物依赖性的病因

药物依赖性作为一种慢性、复发性脑疾病,维持这种病理状态的主要原因是长期滥用成瘾药物导致大脑发生一系列结构与功能的改变。目前,尚无有效的方法和药物能治疗药物依赖性,因此,对其起始病因的研究将对药物依赖性的预防及治疗有重要意义。

药物依赖性的病因复杂,是心理学、生物学与社会学因素相互作用的结果。一般认为,导致药物依赖性的环境因素和药物依赖遗传易感性之间的相互作用是药物依赖性形成的主要原因。

1. 遗传因素　药物依赖性与遗传基因有关,部分人群具有药物依赖性的遗传易感性。家系调查、孪生子和寄养子的研究都进一步证实了这一观点。据估计,几乎一半的药物依赖性是由遗传因素造成的。分子生物学研究提示,依赖性药物作用的神经递质/受体系统、影响药物代谢的酶系等基因多态性,形成了药物依赖易感性的遗传学基础。

2. 社会因素　家庭和社会环境的经济因素、高强度的工作压力等,是影响药物依赖性形成和发展的主要社会因素。

3. 个性因素

（1）人格缺陷,如意志薄弱、缺乏自制力和自信等;或具有攻击性性格,或反社会人格障碍等。

（2）具有强烈的好奇心,促使个体去尝试依赖性药物。

（3）一些精神或情感障碍,如抑郁症、焦虑症、双极紊乱等。

（4）躯体疾病如躯体不适、疼痛、失眠等,需要长期服药治疗。

## 第四节　药物依赖性的机制

1. 药物依赖性相关的神经解剖学基础　中枢神经系统内的许多部位都参与了药物依赖性的形成和发展,介导药物生理依赖性和精神依赖性的中枢神经部位有明显的差别。

参与生理依赖性的脑区有蓝斑、中脑导水管周围灰质、内侧丘脑、下丘脑、杏仁、黑质、苍白球、中缝大核、延髓旁巨细胞网状核和脊髓等。

形成药物精神依赖性最主要的解剖学基础是中脑多巴胺（dopamine,DA）奖赏系统（reward system）。中脑 DA 奖赏系统是由多个脑区及多种递质能神经元及其投射而构成的复杂神经环路,主要包括富含 DA 神经元的腹侧被盖区（ventral tegmental area,VTA）及其投射区伏核（nucleus accumbens,NAc）、杏仁核（amygdala,Amyg）、海马（hippocampus,Hip）及前额叶皮质（prefrontal cortex,PFC）等结构。其中 VTA-NAc 的 DA 能神经元投射是目前认为编码依赖性药物奖赏效应的主要通路。

戒断失败是由于药物依赖患者在使用依赖性药物时对周围环境形成强烈的记忆,记忆的形成巩固作用于海马和前额叶皮质等脑区,因此这些脑区的变化在药物依赖性中也发挥着重要作用。

2. 参与药物依赖性的神经递质/受体系统　神经递质/受体系统是实现神经环路功能的物质基础,几乎所有神经递质/受体系统都不同程度参与药物依赖性。其中研究较多的是 DA 及谷氨酸系统。

（1）DA:刺激 DA 奖赏系统可以获得三种效应,包括激活运动行为、激励学习和使继发性激励特性的再燃。多种具有药物依赖性的药物都可以直接或间接激活腹侧被盖区 DA 能神经元,增加其靶区,特别是伏核内 DA 的释放,DA 作用于伏核神经元上的 $DA_1$ 受体,产生欣快感和精神满足感,从而导致心理依赖和精神依赖。

（2）谷氨酸:腹侧被盖区的 DA 能神经元和伏核内的 DA 能神经末梢均接受来自杏仁核和前额叶皮质的谷氨酸能神经元投射。在药物依赖性的形成过程中,谷氨酸直接或间接地调节 DA 系统的功能。传入腹侧被盖区的谷氨酸提高了 DA 能神经元胞体的兴奋性,促进其向伏核内释放 DA;传入伏核的谷氨酸通过突触前机制也促进 DA 的释放。谷氨酸能神经元从杏仁核和前额叶皮质到腹侧被盖区和/或伏核等核团的投射,是药物相关线索、应激和复吸行为所不可缺少的。

3. **药物依赖性的细胞和分子机制**

(1)药物依赖性的细胞机制:研究表明,长时间使用具有依赖性潜能的药物,可通过不同的机制导致腹侧被盖区的 DA 能神经元自发放电的频率和放电模式发生异常的适应性改变,如阿片类药物通过抑制腹侧被盖区的 GABA 能神经元使 DA 能神经元去抑制,增加其放电频率和暴发式放电模式;尼古丁可直接兴奋腹侧被盖区的 DA 能神经元;一些精神兴奋剂可增加腹侧被盖区的 DA 能神经元暴发式放电。长时间使用药物依赖性药物也可引起腹侧被盖区的 DA 能神经元突触传递发生可塑性改变。腹侧被盖区的 DA 能神经元的兴奋性改变,增加在其投射区 DA 的释放量,进而通过伏核和前额叶皮质等区域接受神经元的 DA 受体功能改变,介导药物依赖性的形成和发展。

(2)药物依赖性的分子机制:药物依赖性相关行为的产生,依赖于中脑 DA 奖赏通路神经元的适应性或可塑性的异常改变;而神经元的适应性异常改变的发展和维持,则依赖长期应用依赖性药物导致的细胞内信号转导系统和核内基因表达的变化。DA 受体属于 G 蛋白偶联受体,DA 作用于 DA 受体后,激活腺苷酸环化酶(AC),促进 cAMP 生成,后者可进一步激活依赖 cAMP 的蛋白激酶 A(PKA)。PKA 一方面通过磷酸化细胞膜上的离子通道和受体,改变细胞膜电生理特性,导致神经元发生适应性或可塑性的异常改变;另一方面,PKA 通过磷酸化核转录因子,进一步调控与药物依赖性相关的靶基因表达,从而改变细胞膜上相应受体、离子通道和胞内信号转导分子的表达,改变神经递质 / 调质的合成及神经元结构可塑性相关物质表达等;二者最终效应是发展和维持 DA 及其投射神经元适应性的异常改变(表 3-24)。

表 3-24 不同依赖性药物作用的拟神经递质效应和受体机制

| 药物 | 拟神经递质 / 调质效应 | 作用的受体 / 离子通道 |
| --- | --- | --- |
| 阿片类药物 | 内源性阿片肽 | 激动 μ、δ 和 κ 阿片受体 |
| 精神兴奋剂(可卡因、苯丙胺等) | 多巴胺 | 可卡因阻滞 DA 转运体,使 DA 再摄取减少;苯丙胺促进 DA 释放,均间接兴奋多巴胺受体 |
| 乙醇 | γ- 氨基丁酸、谷氨酸 | 增强 GABA$_A$ 受体功能<br>抑制 NMDA 受体配体门控离子通道 |
| 大麻 | 内源性大麻素 | 激活 CB$_1$ 受体 |
| 致幻剂 | 5- 羟色胺 | 部分激活 5-HT$_{2A}$ 受体 |
| 尼古丁 | 乙酰胆碱(ACh) | 激活 ACh 受体 |
| 苯环利定 | 谷氨酸 | 拮抗 NMDA 受体配体门控离子通道 |

4. **药物依赖性的临床表现和诊断**

(1)临床表现:长期使用依赖性药物会给滥用者精神和身体带来严重损害,其临床表现包括精神障碍、心理障碍、戒断症状、中毒和其他相关并发症等。

1)渴求与强迫性觅药行为:渴求是慢性药物依赖患者使用药物一段时间后的一种体验,是精神依赖性的特征性表现。

2)戒断综合征:戒断反应是指长期应用依赖性药物后,一旦中断或减量用药所引起的生理功能紊乱。其反应程度轻重不一,重者可致药物依赖患者身心及内环境稳态严重失调,各器官功能受损乃至衰竭而致死。

①阿片类:停药 6~8 小时后会有不安、虚弱感,18~24 小时后出现明显的戒断症状,1 周后主要症状逐渐消除。失眠、焦虑、烦躁等症状会迁延一段时间。临床表现主要有:忧虑、不安等精神状态及行为活动异常;呼吸困难、关节与肌肉疼痛等躯体症状;呵欠、大汗淋漓、流涎等自主神经系统症状。

②大麻:骤然停用可发生激动、不安、失眠、震颤等症状。一般持续 4~5 天。

③精神兴奋剂:停药后出现持久的睡眠、全身疲惫、精神萎靡、抑郁等症状。

④镇静催眠药、抗焦虑药及乙醇:主要表现为不安、焦虑、失眠、震颤等,严重者出现惊厥、谵妄、意识模糊及幻视与幻听等。

3)精神障碍:药物依赖所致的精神障碍是最主要和最危险的症状,可以出现幻觉、思维障碍、人格缺陷、甚至出现伤人或自杀等危险行为。

4) 中毒反应:一次大量或长期慢性服用依赖性药物可引起中毒反应。不同的药物引起中毒反应的症状和体征也不同,严重者如不及时治疗可导致死亡。

①阿片类药物:主要表现有呼吸频率减慢、幅度减弱、发绀;瞳孔缩小,可呈针尖样瞳孔;脉搏细弱、心率减慢、血压下降、皮肤湿冷、意识模糊;外周循环衰竭、少尿或无尿、休克。

②大麻:临床表现包括心率增快、站立性低血压、意识不清;眼结膜血管充血扩张,出现典型的红眼睛;伴发错觉、幻觉与思维障碍。部分患者会产生严重的焦虑,恐惧和冲动行为,并伴有濒死感。有些还可出现一过性的抑郁状态,悲观厌世、自杀。

③可卡因:临床表现有心动过速、血压升高、瞳孔散大、肌肉抽搐、失眠、焦虑,也可出现幻觉、偏执妄想及攻击行为。

④苯丙胺类:中毒症状包括多语、头痛、错乱、血压上升、瞳孔放大、食欲丧失。大剂量使用可引起精神错乱、思维障碍等。

⑤巴比妥类药物:长期服用可引起慢性中毒反应。主要表现为:共济失调;理解思维迟钝;情绪不稳,易激惹;起居无节,行为放荡,道德观念明显下降;可发生中毒性精神病。

5) 神经精神系统损害:大多药物依赖患者都会有烦躁不安、焦虑、激动、偏执狂、幻觉、欣快、抑郁甚至精神错乱等精神异常或障碍;最大的危害是损害判断能力,从而导致暴力行为。

长期滥用药物对中枢和外周神经系统的直接毒性作用,可导致神经细胞或组织不可逆的病理性改变,如发生弱视、横断性脊髓病变、突发性下肢截瘫、躯体感觉异常及末梢神经炎等。

6) 其他

①感染:各类依赖性药物都可削弱机体免疫功能,药物滥用者各种机会性感染增加,且抗生素难以治愈,如并发病毒性肝炎、组织蜂窝织炎、肢体坏疽、破伤风、获得性免疫缺陷综合征(AIDS)等。

②对胎儿和新生儿的影响:许多滥用药物可以通过胎盘进入胎儿体内,因此,妊娠期吸毒,可导致胎儿畸形、发育障碍、流产、早产和死胎;常有新生儿体重减轻、易于感染、各器官的畸形及身体发育障碍等。

(2) 诊断

1) 病史:对于主动接受治疗的患者来说,临床诊断并不困难;而对于强制戒断药物者,往往需要借助其他诊断手段如实验室检查等。在病史采集过程中要特别注意患者的首次药物使用时间、年龄、原因和相关背景、首次用药的感受和经过;还需了解现阶段药物应用的方式、途径、剂量、频率、是否为复合用药及身体和精神状况等;还需了解药物使用后是否经过戒断治疗等情况。

2) 诊断标准:依赖综合征诊断标准 根据《中国精神障碍分类与诊断标准第 3 版(CCMD-3)》定义为:反复使用某种精神活性物质导致躯体或心理方面对某种物质的强烈渴求与耐受性。

①症状标准:反复使用某种精神活性物质,并至少有下列 2 项。A. 有使用某种物质的强烈欲望;B. 对使用物质的开始、结束或剂量的自控能力下降;C. 明知该物质有害,但仍应用,主观希望停用或减少使用,但总是失败;D. 对该物质的耐受性增高;E. 使用时体验到快感或必须用同一物质消除停止应用导致的戒断反应;F. 减少或停用后出现戒断症状;G. 使用该物质会导致放弃其他活动或爱好。

②严重标准:社会功能受损。

③病程标准:在最近 1 年的某段时间内符合症状标准和严重标准。

戒断综合征诊断标准:依据 CCMD-3 定义为,因停用或减少使用精神活性物质所致的综合征,包括引起的精神症状、躯体症状或社会功能受损。

①症状标准:因停用或减少所用物质,至少有下列 2 项精神症状。A. 意识障碍;B. 注意力不集中;C. 内感性不适(即体感异常,是躯体内部产生的各种不舒适和 / 或难以忍受的异样感觉,如牵拉、挤压、蚁爬感等);D. 幻觉或错觉;E. 妄想;F. 记忆减退;G. 判断力减退;H. 情绪改变,如坐立不安、焦虑、抑郁、易激惹、情感脆弱;I. 精神运动性兴奋或抑制;J. 不能忍受挫折或打击,以及睡眠障碍(失眠)、人格改变。

因停用或减少所用药物,至少有下列 2 项躯体症状或体征:A. 寒战、体温升高;B. 出汗、心动过速或过缓;C. 手颤加重;D. 流泪、流涕、打哈欠;E. 瞳孔放大或缩小;F. 全身疼痛;G. 恶心、呕吐、厌食或食欲增加;H. 腹痛、腹泻;I. 粗大震颤或抽搐。

②严重标准:症状及严重程度与所用物质和剂量有关,再次使用可缓解症状。

③病程标准：起病和病程均有时间限制。

④排除标准：A.排除单纯的后遗效应；B.其他精神障碍（如焦虑、抑郁障碍）也可引起与此综合征相似的症状，需注意排除。

（3）实验室检查：多使用薄层色谱分析法或扫描法、荧光分光光度法、气相色谱等方法，对毒品成瘾者的尿样进行定性和定量分析。

**5. 药物依赖性的治疗原则**

（1）药物依赖性的治疗原则：药物依赖性治疗包括临床脱离药物治疗、后续康复巩固、重返社会三大基本环节。

1）了解病史、正确诊断、全身体检和实验室检查。根据服用药物的种类和剂量确定治疗计划。

2）临床脱离药物治疗：是药物依赖性全程治疗的第一阶段和首要环节。作为脱离药物的第一步，其治疗目标有两个：首先是帮助药物依赖患者从药品依赖变成无药状态；其次是帮助其维持无药状态。通过科学合理的治疗，将药物依赖性所致的戒断症状降低到最低程度，使由药物依赖性造成的体内一系列病理生理改变及其引起的并发症得到有效治疗。通过心理治疗为后续康复巩固打下基础。临床上常用的治疗方法有依赖性药物递减疗法、其他药物替代疗法、中西医结合疗法、针刺疗法等。

3）康复治疗：在药物依赖患者完成临床脱药治疗后，应尽快让患者进入康复治疗程序，接受相当长时间的身体、心理等多方面康复治疗。

4）预防药物再依赖和回归社会：防止药物再依赖需要采用多因素综合措施方能奏效，应将药物治疗、康复治疗与个人-家庭-社区和社会力量相结合，不仅需要医务人员的参与，更需要社会学家、心理学家、教育家和法律、执法工作者的共同努力与支持。

（2）药物依赖患者麻醉处理原则

1）麻醉前评估和准备注意事项：①详细了解患者药物依赖性的成因、依赖性药物的种类、服用的时间和剂量、近期发生戒断症状的情况及既往的治疗过程等；②围手术期不进行依赖性药物的戒除或脱离药物治疗；③长期使用依赖性药物可能导致患者多个器官/系统功能发生病理性损害；④药物依赖患者在围手术期可能因停用依赖性药物而发生戒断综合征；⑤患者对镇痛药物产生耐受，因此，应注意镇痛药物的使用剂量，慎重使用纳洛酮等拮抗药物；⑥注意依赖性药物和麻醉用药之间的相互作用或交叉耐受；⑦纠正营养不良、脱水、恶病质、感染等；⑧注意患者的精神状态和情绪变化，术前镇静抗焦虑药物的选择要考虑到药物依赖患者可能会对各种镇静药物产生耐受性，用药剂量要足够；⑨注意患者外周皮肤感染情况，评估可能存在的静脉开放或神经阻滞穿刺困难；⑩注意患者是否合并获得性免疫缺陷综合征。

2）麻醉方法的选择和麻醉管理

①全身麻醉：药物依赖患者一般身体情况较差，术中可能出现戒断症状，选择气管插管全身麻醉较为合适；对阿片类药物依赖患者，如果正在使用依赖性药物，术中仍可使用阿片类药物，如芬太尼及其衍生物，且剂量应适当加大；对处于戒断药物期间的患者，尽量不用阿片类药物，镇痛维持以氯胺酮为主，其他全身麻醉药、镇静药、肌松药的选择应尽量避免使用对心、肝、肾功能影响大者。一般认为，药物依赖患者对镇静药和全身麻醉药的耐受性增大，药物效应降低，应增大剂量。

②椎管内麻醉：对于手术时间不长的腹盆腔和下肢手术，也可谨慎施行椎管内麻醉，但由于药物依赖患者易发生脊椎感染，术前应仔细检查，尤其注意有无穿刺部位的皮肤感染、脊柱畸形和压痛等。术中应注意观察，及时发现戒断症状，必要时改全身麻醉。

③区域阻滞和神经阻滞：适用于简单的清创手术或伤口缝合等小手术。

④麻醉管理：药物依赖患者可能发生对镇痛、镇静药的耐受，难以维持麻醉深度，可借助听觉诱发电位和脑电双频指数等监测手段，结合严密的临床观察，调整用药剂量、时间，防止患者术中知晓。如果发生不明原因的心率增快，血压升高，分泌物增多等，应高度警惕戒断症状出现的可能。若患者术后苏醒延迟，应送入麻醉恢复室或ICU，不推荐使用拮抗药。

⑤术后镇痛可选择局麻药、氯胺酮（艾司氯胺酮）、非甾体抗炎药等。

（曹君利　李文志）

# 第四篇
# 麻醉设备学

# 第一章 麻 醉 机

麻醉机（anesthetic machine）是用来进行吸入麻醉和呼吸管理的重要医疗设备。早期的乙醚吸入器、氯仿吸入器及开放滴醚面罩等简单器械是现代麻醉机的先祖。到20世纪50年代以后，由供气系统、流量控制系统、麻醉药蒸发器和麻醉回路构成的"麻醉机"基本成形。20世纪80年代以后，麻醉通气机和麻醉废气清除系统也成了麻醉机的组成部分。20世纪末，患者的生理监测、麻醉信息管理及计算机网络功能单元开始纳入麻醉机的配件。本章介绍麻醉机的基本构成及其工作原理。

## 第一节 麻醉机的组成

### 一、麻醉机的气路元件

气路由气路元件构成，了解各种气路元件的作用，是理解气路功能的基础。麻醉机是一种气动设备，主要由以下几种气路元件构成。

1. 管道（tube） 是沟通各种气路的中空部件。麻醉机上主要有三种管道：金属管道（如紫铜管、不锈钢管）、软管（平直软管或波纹管）和加强软管（含有加强网线的厚壁软管）。管材要求无毒、抗氧化、耐腐蚀，具有一定耐压特性；管道口径根据通过的气流量和气流阻力要求而定。

2. 气路连接（airway connector） 是不同管道与气路元件之间的衔接部件，可分为螺丝连接、夹板连接、锥度连接、快速连接等多种工艺方式。习惯上将外圆连接部件称为接头（male connector），内圆连接部件称为接口（female connector）。主要技术要求是连接牢固，保证气密；个别气路连接还要求便于装卸操作。连接部件是麻醉机漏气故障的好发部位。

3. 气密垫圈 "O"形垫圈或平板垫圈是气路连接部件中用来保证密闭性的零件，由橡胶、塑料等可变形软材料制作，利用垫圈在安装过程中的适应性变形达到密封目的。密封材料具有一定寿命，老化后会硬化碎裂，出现漏气故障，需要定期更换。

4. 阀（valve） 是气流控制元件的总称。主要功能包括：①控制气路通断；②控制气流方向；③控制气流大小；④控制下游气压的高低。

5. 仪表（gauge） 是通过应变换能原理，监测并显示麻醉机物理参数的构件，如流量计、压力表、温度计等。

6. 气容（gas reservoir） 是储存气体、缓冲气压或完成气体转移的部件，如储气囊、风箱等。

7. 气阻（gas resistor） 是限制气体流率的部件，气阻元件常为气流阻力很大的小口径孔道或细长的盘形管，主要作用是限制高压气体释放速率。所以，气阻上游气压较高，气阻下游气压较低。

8. 过滤器（filtrator） 是用来过滤气体颗粒性杂质，防止这些微粒物质损坏下游气路元件的部件。过滤器常为金属丝网或多孔粉末金属烧结盘，是气路阻塞故障的好发部位，维修保养中应注意清洗或更换。

### 二、麻醉机的工作流程

气体总是由高压向低压方向流动，麻醉机的工作流程就是压缩气体由气源向麻醉回路释放气体的过程。标准双气源麻醉机的工作原理见图4-1。根据气路内气压的高低，麻醉机分为高压、中压和低压三个系统。

　　储气钢瓶和压力调节器入口压强为 1~15MPa,是麻醉机的高压系统(high-pressure system)。这样的高压气体不仅会损坏麻醉机的仪器、仪表,还会伤害人体,而且在使用过程中,气压还会随着储气量的减少而降低。因此,必须经过压力调节器将气压降低并稳定到一定范围,才能供给麻醉机。

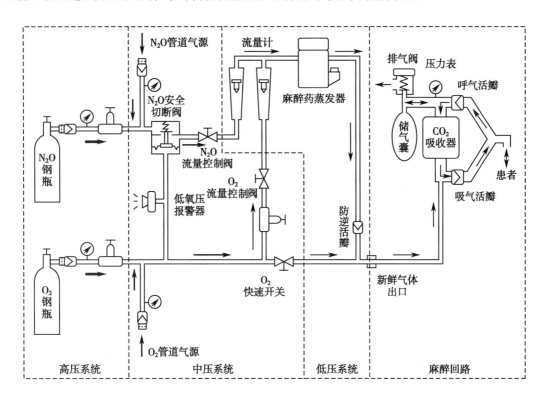

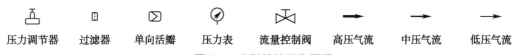

图 4-1　麻醉机的工作原理

　　高压气体经减压后,气压稳定在 0.3~0.5MPa,习惯上称为工作压。工作压下的麻醉机气路称为中压系统(intermediate pressure system)。通常包括压力调节器输出端到流量控制阀输入端的所有气路元件。

　　0.3~0.5MPa 的气压对于人体来说仍然是不安全的,还要经过流量控制阀限制气体的释放速率。由于压缩气体释放速率受流量控制阀的限制,流量控制阀下游到新鲜气体出口的气压限制到一定范围。这些气路称为麻醉机的低压系统(low pressure system),包括流量控制阀输出端的流量计到麻醉机新鲜气体出口的所有气路元件。

### 三、麻醉机的功能单元

　　如图 4-2 所示,麻醉机的功能单元包括供气系统、流量控制系统、麻醉药蒸发器和麻醉回路。供气系统、流量控制系统和麻醉药蒸发器往往组合成一体,构成麻醉主机。麻醉主机为麻醉回路提供新鲜气体,并控制排出气体的成分和流量。麻醉回路是麻醉机的效应单元,直接管理患者的呼吸气体和肺通气。

　　麻醉通气机相当于麻醉回路中可以自动张缩的储气囊,专用于麻醉期间的机械通气管理,是现代麻醉机的重要组成部分。

　　麻醉废气清除系统是用来排放麻醉废气,降低手术室内麻醉废气污染的功能单元。在结构上相当于麻醉回路和麻醉通气机排气管道的延续,是近代麻醉机的选购配件。

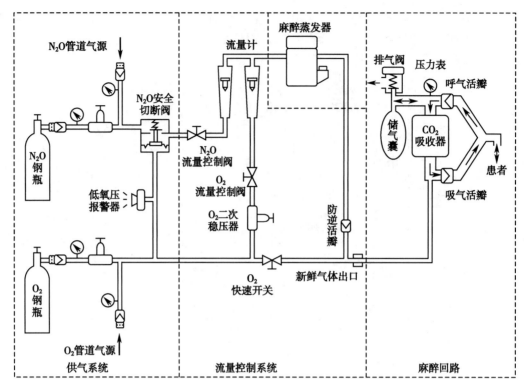

图 4-2　麻醉机的功能单元

# 第二节　供气系统

麻醉机的供气系统是为麻醉机提供动力和工作气流的功能单元。本节介绍麻醉机气源的贮存、减压、稳压、传输和防止气源供应错误等。

## 一、麻醉机的气源

简单的麻醉机气源只有氧气。双气源麻醉机除氧气以外,还有氧化亚氮。有些麻醉机还需要压缩空气。医用氧气是麻醉机的主要动力气源,同时也是患者的吸入气体。目前常见的有三种氧气源。

1. 钢瓶氧气源　医用氧气是空气经分离和液化提纯工艺过程制成的,然后高压贮存到氧气钢瓶($O_2$ cylinder)内。但是钢瓶氧气源贮存压力高,安全隐患大,而且氧气贮存量有限,每瓶氧气还不能完全耗尽,残留氧气浪费多。

2. 液态氧气源　在低温条件下,氧气能够以液态形式实现更大压缩度的贮存。液氧设备省略了高压贮存过程的氧气源,维护简单,供气稳定,专业生产厂用专门的液氧罐车定期上门补充液氧即可满足供应。这种氧气源被国内外大型医疗单位中心供气部门广泛采用。

3. 制氧机　近年来,采用分子筛空气分离技术的制氧机开始直接用于医院的中心供氧,是省略了液化提纯和高压贮存过程的氧气源。这种氧气源在良好工作状态下,氧气浓度可以达到$(93 \pm 3)\%$。混合气体中含有少量氮气、氩气等惰性气体,分子筛老化时氧气浓度会下降到80%左右。使用这样的氧气源实施紧闭吸入麻醉会有明显的氮气和氩气蓄积现象,增大新鲜气流供应可以减轻这种影响,但吸入麻醉剂的消耗会随之增加。在小流量氧化亚氮吸入麻醉、低流量全紧闭吸入麻醉或单肺通气管理中,容易引起患者缺氧,应予以注意。

## 二、麻醉机的气源供应方式

麻醉机的气源供应方式见图 4-3,有集中管道供气、单机管道供气和储气钢瓶直接供气三种方式。

较大的医疗单位均设有中心气体站,可为手术室提供氧气、氮气、氧化亚氮和压缩空气等医用气体。特点是各种压缩气源、空气压缩机及大型真空泵设在手术室外,由专门机构集中管理。在中心气体站,各种压缩气体通过压力调节器将排出压力稳定在麻醉机工作压要求的水平(如 0.4MPa),通过紫铜管或不锈钢管铺设的医院集中管道系统输送到手术间终端。然后再通过专用快速气路连接和加强软管,将气源引入麻醉机。

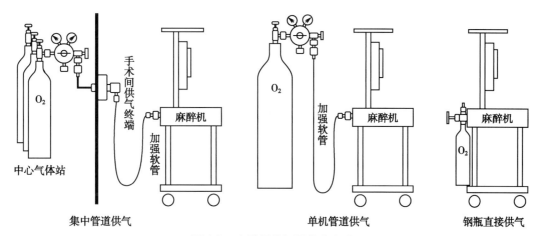

集中管道供气　　　　　　　　单机管道供气　　　　钢瓶直接供气

图 4-3 麻醉机的气源供应方式

大型储气钢瓶以"一对一"式为麻醉机供气,称为单机管道供气,是没有中心供气系统的医院最常用的麻醉机供气形式,也是中心供气系统故障时的应急供气方式。

储气钢瓶直接供气方式仅限于麻醉机专用小型储气钢瓶,通常作为麻醉机的备用气源,仅在管道气源丧失的情况下临时使用。

### 三、压力调节器

直接应用储气钢瓶的高压气体不仅会损伤患者和麻醉机,而且随着储气消耗,气压会进行性下降,使得麻醉机调定的流量排出随之减少。为此,高压气源都要经过压力调节器减压并稳压后,才能用于麻醉机。压力调节器(pressure regulator)又称减压器(pressure reducer),见图 4-4,由减压稳压阀、安全阀和压力表组成。

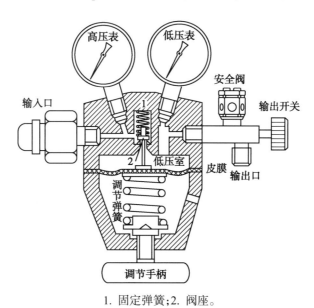

1. 固定弹簧;2. 阀座。

图 4-4 压力调节器

1. 减压稳压阀　减压稳压阀由固定弹簧、调节弹簧、调节手柄、皮膜、阀瓣和阀座组成。阀瓣与阀座之间的间隙控制了气源的开放程度,即排出气体流量的多少。阀瓣与阀座之间的间隙取决于两个作用力的平衡。

压力调节器的技术指标包括最大输入气压、最大排出气压和最大排出流量。麻醉机气源压力调节器的技术指标:最大输入压为 15MPa,最大排出压为 1MPa,最大排出流量不小于 60L/min(3.6m$^3$/h)。最大排出压和最大排出流量指标过低,大气量排出时会出现气压降低现象。

气源杂质可以在阀座与阀瓣之间滞留,甚至造成阀座和阀瓣密封圈破损。这种现象会使压力调节器调节失灵,导致高压排出,威胁麻醉机和患者的安全。故障表现为关闭麻醉机气源后,在高压表指示下降的过程中,低压表指示逐渐上升。此时可脱离排出管道,完全打开排出开关,间断大气流排出,有时可以冲走阀座上的滞留杂质,恢复功能。如果处理无效则必须更换新的,以防发生高压排出故障,如输送加强软管爆裂,则低压表冲表。保证气源净度、钢瓶安装前吹净瓶口、定时清洗过滤器及定时换新压力调节器,是预防这类故障的有效措施。

2. 安全阀　压力调节器上的安全阀结构见图4-5。在压力调节器发生故障、排出压高于工作压时,释放高压气体。通常,临界开放压(Po)调定在 0.5MPa 左右。

由于麻醉机气源安全阀发挥作用的机会很少,在长时间不开放的情况下,阀瓣密封垫圈老化并与阀座黏着,会造成安全阀失灵。维护方法是每月加压放气一次或每年更换密封垫圈。

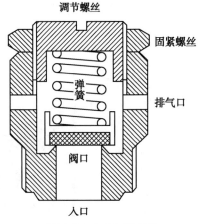

图 4-5　安全阀的结构

3. 压力表(pressure gauge) 或称压力指示器(pressure indicator),是用来指示容器内压强的常用仪表。麻醉机气源压力表属于弹簧管压力表,由弹簧管和杠杆传动齿轮表心构成,结构原理见图4-6。

弹簧管也称波顿管(bourden tube),是压力表的弹性传感元件,由一个弯成半环形的椭圆金属空心管制成,一端固定并与测量气路相通。另一端为密闭自由端,与杠杆和齿轮传动装置连接。管内压强高于管外压强(大气压)时,弹簧管伸展变形;管内压强低于管外压强时,弹簧管屈曲变形。其变形量引起自由端的位移,与弹簧管内外压差成正比关系。杠杆和齿轮传动装置统称为表心,作用是放大弹簧管的微量变形,将弹簧管自由端的位移转变为表针的圆周位移。

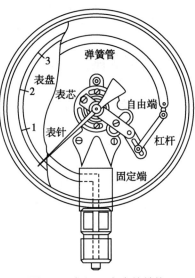

图 4-6　气源压力表的结构

这种压力表以当时、当地的大气压为参比。指示值是以大气压为零的相对压强,称为表压(gauge pressure)。表压加上当时、当地的大气压即为绝对压强。常见压力表的指示值均为表压。

麻醉机气源压力表有高压表和低压表(工作压)2 种。高压表通常满度(最大指示值)为 25MPa,用于指示钢瓶内压,间接显示钢瓶内的储气量。低压表满度以 0.4~1.0MPa 较为合适,用于指示压力调节器的排出工作压。

## 四、氧气供应故障报警

氧气源即将耗尽或氧气供应管道出现故障总是先表现为氧气工作压降低,是麻醉机即将失去动力的前兆。所以,国际标准规定麻醉机必须具备氧气供应故障报警器。该报警器通常采用气动原理(图4-7)。正常情况下储气腔充气,出口封闭。氧气源工作压低于报警阈值时出口开放,储气腔内的气体排出吹响汽笛报警,在气源完全耗尽前提示使用者采取应急措施。氧气故障报警阈值通常设在 0.2MPa 左右。

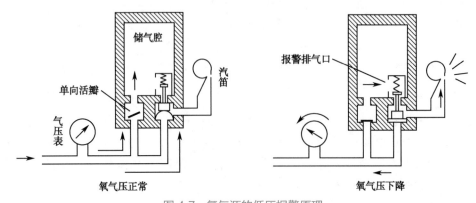

图 4-7　氧气源的低压报警原理

### 五、低氧压氧化亚氮安全切断阀

麻醉机氧气工作压降低时,氧气流量会随之降低。如果氧化亚氮流量正常,就会排出低氧混合气体,导致患者缺氧。为了避免这种危险,人们希望麻醉机在氧气工作压降低过程中,相应降低非氧气体供应,并能提前切断非氧气体供应,使氧气成为新鲜气体出口最后的排出气体。

低氧压氧化亚氮安全切断阀是最早出现的安全装置。如果氧气压低于 0.15MPa,氧化亚氮安全切断阀就会提前切断氧化亚氮供应。氧气故障保护装置原理见图 4-8。这种装置具有比例调节特性,在氧气工作压降低时能够成比例地降低氧化亚氮排出,最终完全切断氧化亚氮气源。

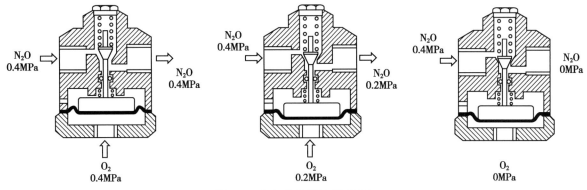

图 4-8 氧气故障保护装置原理

### 六、麻醉机氧气供应错误的防范

非氧气体取代氧气供应的后果非常惨重。为了避免类似事故,国际标准化组织先后颁布了一系列技术规范,包括直径限定安全标准(DISS)和不可互换螺丝接口安全标准(NIST)。其中,DISS 规定不同的气体应用特定口径的气源接头接口,使得不同的气源与设备无法接通,见图 4-9。该医用气体专用性的技术标准,可以防止集中管道气体供应系统终端与麻醉机气源入口之间加强软管的错误连接。

而 NIST 的作用与 DISS 相同。在原理上不仅接头和接口直径有改变,还通过螺丝的左旋、右旋及丝距等技术参数的变化,来防止医用气体管道的错误连接。

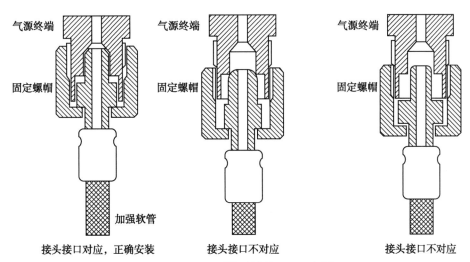

图 4-9 DISS 系统防错接原理示意图

## 第三节　流量控制系统

麻醉机流量控制系统的基本部件包括流量控制阀、流量计、快速充氧开关、防逆活瓣和新鲜气体出口,部分系统还包括氧化亚氮-氧气的比例流量调节装置。主要功能为:①在气源工作压驱动下,控制释放到麻醉药蒸发器和麻醉回路的新鲜气体成分和流量;②显示新鲜气体流量(不包括麻醉药蒸气和快速充氧流量);③根据需要为麻醉回路快速提供新鲜氧气;④防止低氧混合气体的形成和排出。

### 一、流量控制阀和流量计

麻醉机的流量控制阀和气体流量计共同设计在一个组件内,见图 4-10。

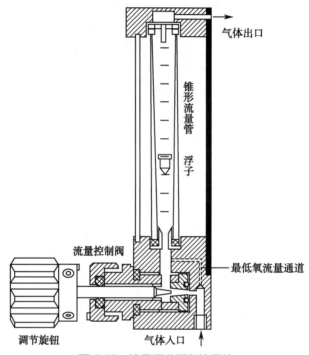

图 4-10　流量调节阀和流量计

1. 流量控制阀(flow control valve)　流量控制阀的上游为麻醉机的中压系统,下游为低压系统。流量控制阀通过调节阀针与阀座的间隙,来控制压缩气体的释放速率。为了防止错误调节,流量控制阀的调节旋钮必须为逆时针旋转增加气流量,顺时针旋转减少气流量。不同气体的流量控制阀应该位于相关流量计的下方,每种气体只能有一个流量调节旋钮,并具有明确的标记。氧气的调节旋钮在形态、高度和直径上都应与其他气体的控制旋钮有明显的区别,见图 4-11。

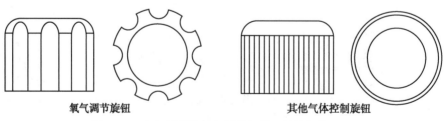

图 4-11　氧气调节旋钮和其他气体调节旋钮的区别

2. 流量计(flowmeter)　流量计的功能是测量并显示流量控制阀排出的气体流量。常见的浮子流量计是由流量管、浮子、浮子制动装置和指示刻度组成。流量管是一种内径上大下小的锥形玻璃管。浮子形态有重锤形、线轴形和球形三种,读数规则见图 4-12。旋转浮子的上沿具有斜形导流槽,浮子随气流旋转有助于防止浮子贴壁,导致错误指示。

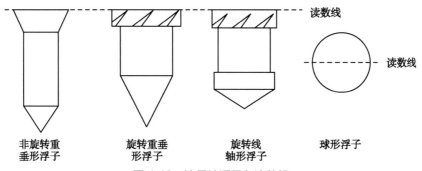

非旋转重 　　　　旋转重垂 　　　　旋转线 　　　　球形浮子
垂形浮子 　　　　形浮子 　　　　轴形浮子

图 4-12 　流量计浮子和读数线

### 二、氧化亚氮 - 氧气的比例流量调节

老式麻醉机的氧气和氧化亚氮是分别独立调节的,有人为错误地排出低氧混合气体的可能。为了避免这种情况,现代麻醉机都具有防止低氧混合气体排出的安全设计。为了避免人为操作失误引起氧气供应为零的情况,一些麻醉机设计了一条氧气支路,它绕开控制氧气流量的针形阀,直接排出到氧气流量计入口,即使氧气流量控制阀调节为零,仍然有 200ml/min 的最低氧气流量供应。这种设计在低流量紧闭麻醉中具有防止低氧操作的良好效果,但不能避免大流量氧化亚氮吸入麻醉中低氧混合气体的形成。为此,现代麻醉机均采用比例流量调节技术:采用机械联动技术来固定氧气和氧化亚氮的排出流量比例,使麻醉机排出气体的氧气浓度不低于设计值(如 25%)。目前常见以下三种原理设计。

1. 25% 联动比例限定控制系统(link-25 proportion limiting control system) 原理见图 4-13。在氧气和氧化亚氮流量控制阀轴上分别安装齿轮,通过传动装置使氧气流量控制阀调节 1 圈,氧化亚氮随之转动 2 圈。同时分别设有氧气和氧化亚氮的二级压力调节器,当氧化亚氮工作压为 183kPa、氧气工作压为 98.6kPa 时,机械和气压两种控制原理的最终效应使氧化亚氮和氧气的排出流量保持 3:1。传动装置中还具有离合器,当增加氧化亚氮时,可同步增加氧气流量;降低氧气流量时,则同步降低氧化亚氮流量。但增加氧气流量时,离合器脱连接,氧化亚氮不随之增加。降低氧化亚氮时,氧气不随之减少。从而保证混合排出气体的氧浓度不低于 25%。

2. 氧气比例监视控制器(oxygen ratio monitor controller,ORMC) 采用气动控制原理,见图 4-14。氧气流量增减时,氧化亚氮流量同步增减,以保证排出气体的氧气浓度在(25±3)%。这种比例流量调节系统只能在氧气流量大于 1L/min 时才发挥作用。如果氧气流量低于 1L/min,则关闭氧化亚氮的气源。

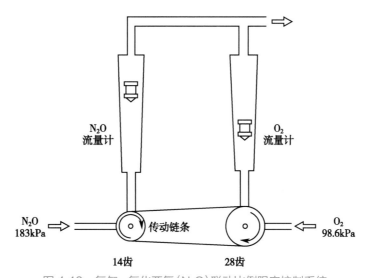

N$_2$O
流量计
　　　　　O$_2$
　　　　　流量计

N$_2$O
183kPa 传动链条 　　　　O$_2$
　　　　　98.6kPa

14齿 　　　　28齿

图 4-13 　氧气 - 氧化亚氮(N$_2$O)联动比例限定控制系统

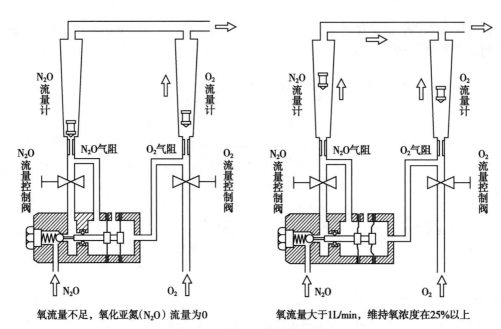

图 4-14 氧气比例监视控制器

3. 定量混合气体流量计（quantiflex mixer flowmeter） 工作原理见图 4-15。这种流量计有两个调节旋钮，参比压力调节器控制总流量的大小。参比压为零，则比例调节阀的氧气和氧化亚氮通道都关闭；参比压增大，则两种气体排出同步增加。氧化亚氮阀瓣弹簧的调节阀控制排出气体氧浓度。完全关闭氧化亚氮，排出气体为纯氧。调节弹簧压力降低时，氧化亚氮排出增加，氧浓度下降。设计最低氧气浓度在 30% 左右。

比例流量调节技术仅在大流量氧化亚氮吸入麻醉中具有防止缺氧的功能，不能用于小流量全紧闭氧化亚氮麻醉。比例流量调节技术不能避免气源供应错误、调节控制失灵和麻醉机漏气造成的缺氧危险。因此，实时监视实际吸入氧浓度是防止低氧混合气体排出最有效的技术途径。

三、快速充氧开关

快速充氧开关（oxygen flush valve）是一个为麻醉回路快速提供氧气的气体控制阀，习惯称为氧气快速开关。结构原理见图 4-16。

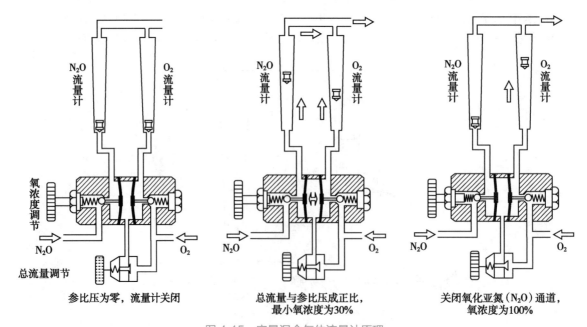

图 4-15 定量混合气体流量计原理

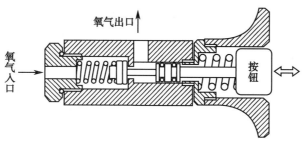

图 4-16　氧气快速开关的结构原理

氧气快速开关应适合人工单手操作,并能够自动关闭。氧气快速开关打开时释放的氧气不经过测量装置,也不通过麻醉药蒸发器,直接到达新鲜气体出口。在正常情况下,氧气快速开关启动后,由新鲜气体出口释放的氧气流应在 25~50L/min,3 秒左右即可充满麻醉回路的储气囊。

氧气快速开关复位弹簧疲劳或阀内存在异物,会使快速开关保持开放状态。轻度关闭不严,可造成不易察觉的泄漏氧气,可以稀释吸入麻醉气体,引起患者的术中觉醒。严重漏气可能造成患者的气压伤。

### 四、防逆活瓣和新鲜气体出口

新鲜气体出口(fresh gas outlet)是麻醉主机上汇集来自流量计、蒸发器和氧气快速开关的气体后,排出麻醉混合气体的出口,又称共同气体出口(common gas outlet)。新鲜气体出口排出的气体供给麻醉回路。为了方便使用者临时连接氧气吸入器、小儿麻醉回路等,这种可拆卸的新鲜气体出口多采用标准锥度连接。

防逆活瓣(check valve)见图 4-17,是一个位于麻醉药蒸发器和新鲜气体出口之间的单向活瓣。它的作用是阻挡来自新鲜气体出口下游的气压波动传导到流量计和麻醉药蒸发器,有利于流量显示的稳定,并降低麻醉药蒸发器的泵效应。

有无防逆活瓣与麻醉机的气密泄漏检查有关。没有防逆活瓣的麻醉机在麻醉回路正压泄漏检查时,可以检出麻醉机低压气路的漏气故障。麻醉机具有防逆活瓣时,麻醉回路正压泄漏试验只能检出麻醉回路和快速充氧气路的漏气,不能检出麻醉药蒸发器和流量计组件的漏气故障,还需要进行负压泄漏检查。

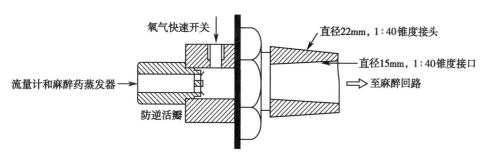

图 4-17　麻醉机的新鲜气体出口和防逆活瓣

## 第四节　麻醉药蒸发器

麻醉药蒸发器(anesthetic vaporizer)是控制挥发性麻醉药(volatile anesthetic)蒸气排出的专用装置。基本功能是气化挥发性麻醉药,控制新鲜气体中麻醉蒸气的浓度。本节介绍蒸发器的相关知识和基本原理。

### 一、麻醉药蒸发器相关基础理论

蒸发器不仅是一种流体控制装置,还是一种热力学装置。蒸发器的工作原理涉及许多热力学基础理论。
1. 物态和汽化　物质存在固体、液体和气体三种可以互相转化的状态。物质从液态转换为气态的现象称为汽化。液体中分子间距离小,汽化时分子间距离加大、体积急剧增加,需克服分子间引力并对抗大气压力做功。因此,汽化需要吸取热能。汽化又有蒸发和沸腾两种方式,蒸发发生在液体表面,可以在任何温度下缓慢进行。温度越高,蒸发越快;此外,表面积加大、通风好也有利于蒸发。当温度达到沸点时,液体表面及内部发生剧烈汽化的现象称为沸腾。

2. 沸点　液体剧烈汽化沸腾时的温度称为沸点。液体沸腾后温度不再升高,但仍继续吸热。沸点由液体本身的理化性质决定,不同液体沸点不同。在标准大气压下,水的沸点是100℃。物质沸点越低,挥发性越强。地氟烷、异氟烷、氟烷、安氟烷、七氟烷的沸点分别为22.8℃、48.5℃、50.2℃、56.5℃和58.5℃。物质的沸点受环境气压的影响,环境气压降低,液体的沸点降低;反之,环境气压增高,液体的沸点增高。

3. 汽化热　液态分子必须获得能量,以克服分子间引力转变到气态,单位质量液体转变为同温度蒸气时吸收的热量称为汽化热(latent heat of vaporization),也称蒸发潜热。定义为每摩尔液体在一定状态下转变为蒸气所需要的热量,单位是 J/mol 或 kJ/mol;或每克液体转变为蒸气需要的卡路里(calories)。也就是说,液体蒸发时需要吸收一定的热能,才能维持原有的温度。这些能量首先来自液体本身,其次来自环境。如果外部环境热能补充不足,液体的温度就会降低,液体分子运动减弱,蒸发就会减慢,直到补充的热量与蒸发消耗的热量相等时,蒸发过程才能稳定。汽化热小的液体,蒸发时热能消耗少,液体温度下降不明显;汽化热大的液体,蒸发时需要消耗的热能多,液体温度下降明显。汽化热随温度升高而减小,因为在较高温度下液体分子具有较大动能,液相与气相能量差别小。在临界沸点温度下,物质处于临界态,气相与液相差别消失,汽化热为零。

4. 吸入麻醉药的蒸气压、饱和蒸气压和饱和浓度　液态麻醉药分子在高速运动中,一部分药液表面的分子会逸出成为蒸气。如果药液处在密闭容器里,气态麻醉药分子撞击容器壁产生的压力称为蒸气压(vapor pressure)。气态麻醉药分子还会撞击到液体表面,重新恢复为液态形式。在一定温度下,当密闭容器中麻醉药分子从液相进入气相的速率与气相返回液相的速率呈动态平衡时,气相中麻醉药分子的蒸气压称为饱和蒸气压(saturated vapor pressure)。不同麻醉药的饱和蒸气压由其本身的理化性质决定,与环境温度呈正相关,但不受环境气压的影响。所以,在说明饱和蒸气压时,一定要指明对应的温度。常用挥发性麻醉药饱和蒸气压的温度曲线见图4-18。

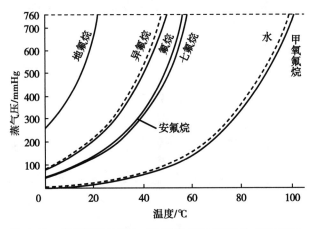

图4-18　常用挥发性吸入麻醉药的饱和蒸气压 - 温度曲线

蒸发室的麻醉药饱和浓度(saturated concentration)等于麻醉药饱和蒸气压与容器内总压强的比值。所以,麻醉药的饱和浓度与环境气压成反比,与温度成正比。

二、麻醉药蒸发器的分类

1. 回路内蒸发器和回路外蒸发器　早期的蒸发器大多安装在麻醉回路内,以患者的呼吸气流作为工作气流的蒸发器称为回路内蒸发器。这种蒸发器气流阻力小,输出浓度不能标定,使用强效吸入麻醉药风险较大,现代麻醉机已不推荐使用回路内蒸发器。

安装在麻醉回路外,以新鲜气体为工作气流的蒸发器称为回路外蒸发器。这种蒸发器气流阻力大,不能用于回路内,常规安装在麻醉机流量计与新鲜气体出口之间,工作气流稳定,输出浓度可以校准标定,目前流行的蒸发器均属于回路外蒸发器。

2. 非定量型和定量型蒸发器　早期回路内蒸发器的调节刻度(如 0、1、2、3、4 等)与实际输出浓度没有准确的对应关系,称为非定量型蒸发器(non-calibrated vaporizer)。使用时依靠经验调控,目前这种蒸发器已不推荐使用。定量型蒸发器(calibrated vaporizer)的调节装置上的刻度是根据标准状态下的输出浓度直接标定的(如 0.5%、1%、2%、5% 等),在使用时误差不超过一定范围。目前流行的回路外蒸发器都属于定量型蒸发器。

3. 通用型蒸发器和药物专用型蒸发器　早期蒸发器允许使用不同的吸入麻醉药,称为通用型蒸发器。目前流行的定量型蒸发器则是根据特定的麻醉药的理化性质设计的,称为药物专用型蒸发器。换用其他麻醉药,就会丧失原有的定量关系。所以,药物专用蒸发器一般都具备专一性的药物加药器,以防止蒸发器的错误装药。

4. 汽化方式分类　按照吸入麻醉药物汽化方式,分为滴注型(dripping)、鼓泡型(bubble-through)、注射型(injection)、电热型(electrical heated)和气流拂过型(flow-over)5 种蒸发器。气流拂过型蒸发器是通过蒸发室的气流持续带走饱和蒸气,使得药液表面蒸气压降低,促使液体表面分子不断逸出汽化,如同抽吸过程,所以又称为抽吸型蒸发器(draw-over vaporizer)。

5. 可变旁路蒸发器　目前流行的大多数麻醉药蒸发器在入口处分为旁路和蒸发室两个气流通道,将新鲜气流分为稀释气流和载气流。调节装置改变旁路或蒸发室的气道阻力,即可形成不同的蒸发室分流,方便操控输出浓度,称为可变旁路蒸发器(variable bypass vaporizer)。

# 第五节　麻醉回路

麻醉回路(anesthetic circuit)又称麻醉通气系统(anesthetic breathing system),是麻醉机直接管理患者呼吸气体和人工通气的管道系统。完整的麻醉回路具有 5 个功能:①接收并储存来自麻醉主机的新鲜气流;②向患者提供吸入气体;③处理患者的呼出气体;④提供自主呼吸和控制通气条件;⑤为仪器、仪表提供监测信息。

## 一、麻醉回路的基本概念

1. "回路"　"回路"一词来自英文 circuit。其本意是导线或管道构成的一套系统。工程学领域通常译为电路、回路或气路。在麻醉学中译为回路是历史习惯的延续,表示用来管理通气和呼吸气体的一套气路。

2. 复吸入(rebreathing)　是指呼出气体再次吸入肺内的过程(无论其中的二氧化碳是否处理)。复吸入具有双重性:一方面,二氧化碳的过多复吸入会造成高碳酸血症等不利后果,在麻醉回路的设计和使用中必须避免;另一方面,除二氧化碳外,重复利用其中的氧气、水蒸气和麻醉气体具有临床实用价值。

3. 无效腔(dead cavity)　是指与患者解剖气道直接延续,其中的呼出气体成分不发生改变,造成呼出气全部被重复吸入的管道空间。麻醉回路的机械空间不一定都构成无效腔;二氧化碳冲洗回路的呼吸管道由于新鲜气流的干预,呼出气体成分发生了明显改变,也不能成为无效腔。但在新鲜气流供应发生故障时,这些机械空间可能会成为有害的无效腔。

4. 回路阻力(circuit resistance)　有沿程阻力和局部阻力两种类型。沿程阻力是指气体通过直径和形态不变的管道时,气体分子之间及气体分子与管壁之间运动摩擦造成的能量损失。局部阻力是指气体通过管道转弯处及管道直径扩大或缩小等几何形态发生明显改变时,气体分子间的撞击、湍流及不规则运动的气体分子与结构内壁摩擦造成的能量损失。两种阻力均表现为通过一定气流时,管道上游的压强增高,管道两端压强差增大。回路阻力是所有沿程阻力和局部阻力的总和。麻醉回路阻力大,意味着患者需要付出较多的呼吸作功,对于呼吸代偿功能不全的患者是有危害的。因此,在麻醉回路设计中应特别注意减小回路阻力。由于气道阻力是流速平方的函数,因此,增加通气口径、降低气体流速,是减少回路阻力的有效方法。

麻醉回路阻力常用一定的试验气流量下、回路两端的压强差来表示。国际标准规定,在 60.0L/min 试验气流下,麻醉回路吸气通道和呼气通道的阻力都应小于 0.6kPa。

5. 麻醉回路内顺应性(internal compliance)　是麻醉回路在气道压作用下发生扩张性体积改变的特性。由于这些柔性管道的内顺应性,正压通气时,会有部分进入回路的气体不能到达患者的肺内。回路管道内顺应性越大,气道压越高,潮气量损失也越多,常用 ml/cmH₂O 或 ml/kPa 表示。控制通气时需要适当加大通气机的潮气量来补偿麻醉回路内顺应性的损失。

6. 患者的呼出气体

(1)吸气末停留在解剖无效腔的气体:该部分气体没有进行气体交换,于呼气早期首先呼出,其气体成分与吸入气体相同,这部分气体称为无效腔气,约占潮气量的 1/3,重复利用无效腔气有利于节省麻醉气体。

(2)随无效腔气以后呼出的气体:该部分气体是来自呼吸性细支气管和肺泡、经过气体交换的气体,称为肺泡气。肺泡气约占潮气量的 2/3。其中氧气浓度较低,并且富含二氧化碳。

## 二、麻醉回路的分类

1. 按照吸入麻醉方法分类　在吸入麻醉的发展过程中,根据麻醉装置对患者呼吸气体的控制程度不同,形成传统的吸入麻醉分类概念。

(1)开放吸入麻醉(open inhalation anesthesia):患者的呼气和吸气都不受麻醉器械的控制,吸入气体来自周围大气,呼出气完全排入大气,如开放滴醚麻醉、吹入麻醉等。为了消除空气对吸入麻醉气体的稀释,必须消耗远大于患者通气量的麻醉气体。

(2)半开放吸入麻醉(semi-open inhalation anesthesia):患者的吸气完全由麻醉回路提供,呼出气体借助新鲜气流或通过单向活瓣大部分排入大气,复吸入二氧化碳浓度低于 1%。由于吸入麻醉气体不被空气稀释,麻醉气体的消耗量相当于患者的通气量。

(3)半紧闭吸入麻醉(semi-closed inhalation anesthesia):患者的吸气完全由麻醉回路提供,部分呼出气体保留在回路内,形成一定程度的复吸入,吸入二氧化碳浓度高于 1%。由于重复利用了部分呼出气中的麻醉蒸气,麻醉气体的消耗量低于患者的通气量。

(4)紧闭吸入麻醉(closed inhalation anesthesia):吸入气和呼出气全部受麻醉回路控制,呼出气体的二氧化碳可被吸收处理,其他气体成分则全部被重复利用,麻醉气体消耗可以降到最低程度。

这种吸入麻醉的分类概念曾习惯地对应于麻醉回路分类,有开放回路、半开放回路、半紧闭回路和紧闭回路等。然而,现代麻醉回路功能的多样性,对这种分类提出了挑战。如 Mapleson 系统回路可以进行半紧闭吸入麻醉,也可以进行半开放吸入麻醉;循环回路给予不同大小的新鲜气流量,半开放、半紧闭和紧闭麻醉都可以控制。所以,目前已不建议沿用这种回路分类方法。

2. 根据麻醉回路的复吸入程度分类

(1)无复吸入回路(non-rebreathing circuit):呼出气体全部排放到大气中。例如,开放滴醚面罩、吹入装置和无复吸入活瓣回路等。

(2)复吸入回路(rebreathing circuit):呼出气体保留在麻醉回路内。部分呼出气体保留在麻醉回路中,称为部分复吸入回路(partial rebreathing circuit),如 Mapleson 系统回路;呼出气体全部保留在麻醉回路内,称为完全复吸入回路(complete rebreathing circuit),如循环回路。

3. 根据麻醉回路的呼出气处理方式分类

(1)开放装置(open device):患者的吸入气主要来自空气,呼出气完全排入大气,如开放滴醚面罩、吹入麻醉导管等。

(2)无复吸入活瓣回路(non-rebreathing valves circuit):借助单向活瓣技术分离呼吸气体,将全部呼出气排出麻醉回路,如空气麻醉机回路。

(3)气流冲洗回路(flow washout circuit):利用新鲜气流将呼出气体冲洗出麻醉回路,使复吸入程度控制在安全范围,如 Mapleson 系统回路。

(4)二氧化碳吸收回路(CO₂ absorption circuit):利用化学吸收技术处理呼出气中的二氧化碳,使回路内吸入气不含二氧化碳,可以在不消耗新鲜气体的前提下,重复利用呼出气的其他有用成分,如循环回路。

## 三、开放装置

在早期吸入全身麻醉实践中,开放滴醚面罩、醚筒、T 形管等开放装置曾经是正规的全身麻醉器械,见图 4-19。这些装置无效腔小,患者呼出气直接排到大气中,不形成明显的复吸入,但不能控制通气,只能在自主呼吸良好的情况下使用。尽管这些已经载入史册的简单装置在特殊场合仍然具有实用价值,但按照现代定义已经很难称其为麻醉回路。

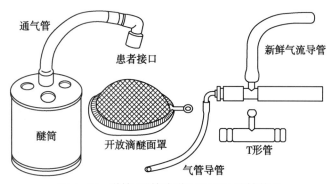

图 4-19　醚筒、开放滴醚面罩和 T 形管装置

### 四、无复吸入活瓣回路

无复吸入活瓣回路(non-rebreathing valves circuit)又称半开放回路(semi-open circuit),是借助单向活瓣技术分离呼吸气体,吸入气完全由麻醉回路提供,呼出气完全经呼气活瓣排出。原理流程见图 4-20。

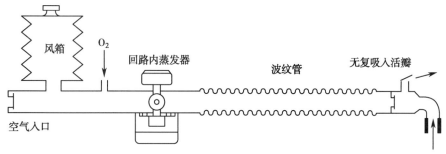

图 4-20　无复吸入活瓣回路

无复吸入活瓣的作用是分离呼吸气体,完全管理患者的吸入气体;全部呼出气体排入大气,吸入二氧化碳浓度低于 1%。很适于管理半开放吸入麻醉,所以又称半开放活瓣。Leigh 最早发明了由两个弹簧活瓣组成的无复吸入活瓣,1948 年 Stephen-Later 发明了橡胶活瓣制成的无复吸入活瓣。早期无复吸入活瓣(图 4-21)仅能在自主呼吸良好的情况下应用。患者吸气时,呼气活瓣关闭,吸气活瓣开放,患者吸入回路内的新鲜气体;患者呼气时,吸气活瓣关闭,呼气活瓣打开,呼出气全部排出回路。

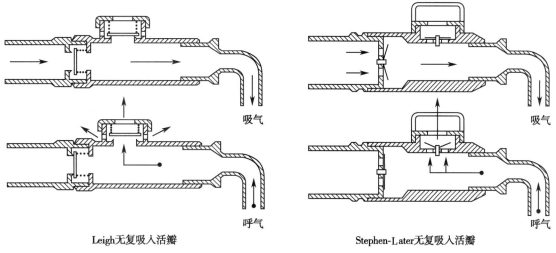

Leigh无复吸入活瓣　　　　　　　Stephen-Later无复吸入活瓣

图 4-21　自主呼吸无复吸入活瓣

1954年Fink改良的无复吸入阀开始兼顾控制通气功能,曾经流行的无复吸入活瓣见图4-22。这些无复吸入活瓣在患者自主呼吸停止的情况下,可以挤压储气风箱,在气道压升高的同时关闭呼气活瓣,实施控制通气,但自主呼吸阻力比较大。

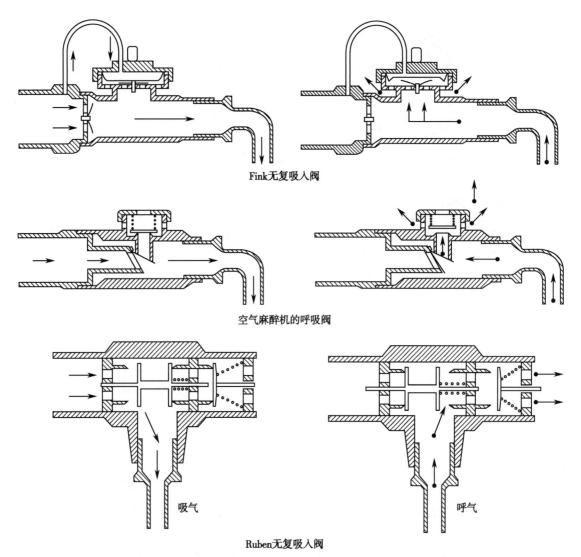

Fink无复吸入阀

空气麻醉机的呼吸阀

吸气　　呼气

**Ruben无复吸入阀**

图4-22　控制通气无复吸入活瓣

无复吸入活瓣回路的新鲜气流量或空气补给量等于患者的通气量。主要缺点是活瓣阻力较大,在水蒸气影响下活瓣阻力更为明显,容易造成患者的呼吸作功增加和通气不足。所以,近年来无复吸入活瓣回路主要用于简易呼吸器、空气麻醉机。

### 五、气流冲洗式回路

气流冲洗式回路(flow washout circuit)借助新鲜气流定向冲洗呼吸管道,将大部分或全部呼气排出麻醉回路。目前许多专著将其直接称为Mapleson系统回路,泛指无活瓣或仅有一个呼气活瓣,复吸入量受新鲜气流控制,可移行于无复吸入和部分复吸入之间,以控制半开放或半紧闭吸入麻醉的气流冲洗式回路。这种麻醉回路结构简单,通气阻力小,操作简便易行,多用于小儿吸入麻醉管理。

1954年Mapleson详细讨论并分析了此类回路新鲜气流入口、波纹管、储气囊、呼气活瓣和患者连接等构件的5种不同安排,被称为Mapleson系统。后来Willis等在Mapleson系统中增加了F回路。在Mapleson系统回路原理中,A和D两种回路原理最有实用价值(图4-23)。

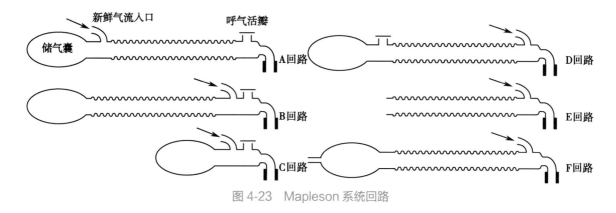

图 4-23 Mapleson 系统回路

1. Mapleson A 回路　Mapleson A 回路原理见图 4-24,具有一根波纹管,呼气活瓣位于波纹管的患者端,新鲜气流入口和储气囊位于波纹管的远端。A 回路管理自主呼吸时,可以合理地复吸入无效腔气,仅需要 70ml/kg 的新鲜气流就可以达到无复吸入的水平。但 Mapleson A 回路不能用于控制通气。

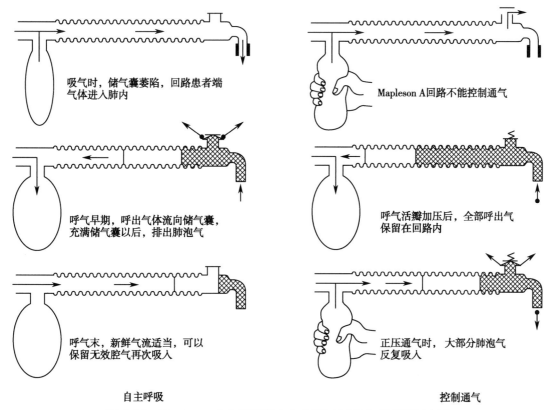

自主呼吸　　　　　　　　　　　　　　　控制通气

图 4-24　Mapleson A 回路管理自主呼吸和控制通气的原理示意图

2. Mapleson D 回路　Mapleson D 回路(图 4-25)具有一根波纹管,新鲜气流入口位于患者端,呼气活瓣和储气囊位于波纹管的远端。管理自主呼吸时需要 200~300ml/kg 以上的新鲜气流才能防止高碳酸血症。控制通气时,D 回路可以人为加大通气量,以抵消复吸入的影响,70~100ml/kg 的新鲜气流量就可以维持动脉二氧化碳分压正常。也就是说,Mapleson D 回路控制通气效率高,但管理自主呼吸效率低。

1972 年加拿大学者报道的 Bain 回路(图 4-26),是采用同轴管道的改良 D 回路。呼气阀和储气囊位于呼吸波纹管远端,呼吸波纹管内有一个细管,可将新鲜气体导入回路患者端。Bain 回路的主要危险是内管的断开或扭曲,形成不易察觉的无效腔通气。因此,Bain 回路的外管必须透明,以便直视下监视内管。

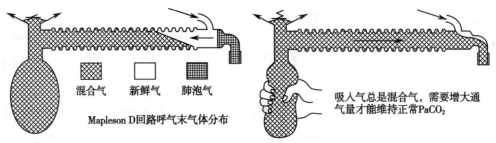

图 4-25　Mapleson D 回路的工作原理

1950 年报道的 Jackson-Rees 回路是 F 回路的实用产品,见图 4-27。这种回路储气囊尾端的排气阀取代了呼气活瓣,构造简单轻便,通气阻力小,挤压储气囊可以方便地实施控制通气。回路的原理和使用方法与 D 回路相同。常用于小儿麻醉和气管插管患者转运过程中的控制通气。Jackson-Rees 回路的主要危险是柔软的储气囊容易扭曲造成排气阀阻塞;在大量新鲜气流下,会引起气道压突然增高,导致患者气压伤。

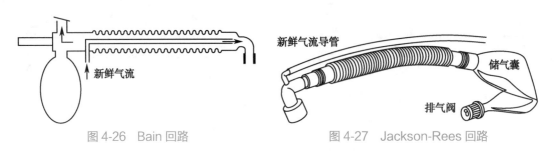

图 4-26　Bain 回路　　　　　　　　　　图 4-27　Jackson-Rees 回路

3. Mapleson 系统回路的工作气流　Mapleson 系统回路必须有足够的新鲜气流和通气气流才能安全使用,新鲜气流控制二氧化碳复吸入量,自主呼吸或控制通气气流完成肺通气。寻求安全的最低新鲜气流量,在 Mapleson 系统回路临床应用中颇受关注。为此产生了许多经验公式。

(1)Mapleson A 回路适管理自主呼吸。在自主呼吸良好的条件下,公认的新鲜气流量(FGF)约为 70ml/(kg·min),相当于患者通气量(MV)的 70%。

(2)Mapleson D 回路管理控制通气,主要有以下 3 个指导公式。

1)Nightingale 公式:体重<14kg,FGF=3L/min

　　体重 14~36kg,FGF=220ml/(kg·min)

　　体重>36kg,FGF=8L/min

2)Bain 公式

　　成人:FGF=70ml/(kg·min)(最小量为 3.5L/min)

　　儿童:FGF=100ml/(kg·min)(最小量为 3.5L/min)

　　体重小于 10kg 的婴儿:2L/min

　　通气参数:潮气量为 12~15ml/kg,呼吸频率为 12~20 次/min

3)Rose 公式:预计 $PaCO_2$ 为 37mmHg 时

　　体重 10~30kg,FGF =1 000 + 100ml/(kg·min)

　　体重>30kg,FGF=2 000 + 50ml/(kg·min)

预计 $PaCO_2$ 为 30mmHg 时

　　体重 10~30kg,FGF=1 600 + 100ml/(kg·min)

　　体重>30kg,FGF=3 200 + 50ml/(kg·min)

通气量为新鲜气流量的 2 倍。

其中 Nightingale 公式的新鲜气流量最大,复吸入量较小,不必过度通气;而 Bain 和 Rose 公式新鲜气流量小,具有明显的复吸入,必须过度通气(1.5~2 倍正常通气量),才能维持正常血气水平。

生理学已经阐明,肺泡二氧化碳浓度是复吸入二氧化碳浓度与二氧化碳产生量/肺泡通气量的函数。

因此,使用二氧化碳冲洗回路时,FGF 大,复吸入量少;而当 FGF 小,复吸入量较大时,如增大通气量,可降低二氧化碳产生量与肺泡通气量的比值,也能维持正常的二氧化碳水平。这是二氧化碳冲洗回路在明显复吸入条件下,能够安全应用的生理基础。

4. Mapleson A/D 兼容回路　在 Mapleson 系统原理中,A、D 回路最有实用价值,并且都有局限性。A 回路自主呼吸管理效率高,但不能控制通气;D 回路控制通气效率高,但复吸入量大,不宜管理自主呼吸。为此,许多学者设计了不同的 Mapleson A/D 兼容回路。

Mapleson A 和 D 回路的呼气阀与新鲜气流入口位置前后相反,这给联合设计带来困难。为使两者兼容一体,有以下三种不同的构思。

(1)呼气阀与新鲜气流入口互换是最直观的兼容思路。1969 年 Baraka 报道的 A/D 兼容回路见图 4-28,没有呼气阀,由波纹管两端连接两个 T 形管和一个储气囊组成,通过换接新鲜气流导管实现功能互换。新鲜气流导管接在近端 T 形管上,相当于 D 回路。封闭远端 T 形管出口,可以挤压储气囊进行正压通气。新鲜气流导管接在远端 T 形管上,相当于 A 回路。1979 年 Manicom 报道的 Johannesburg 回路采用同轴管道结构(图 4-29),并设有呼气阀与新鲜气入口互换的开关,较 Baraka 回路使用方便。

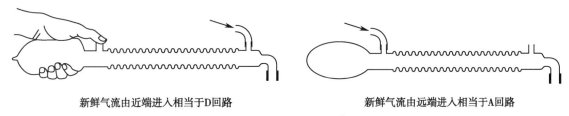

新鲜气流由近端进入相当于D回路　　　　　新鲜气流由远端进入相当于A回路

图 4-28　Baraka 回路

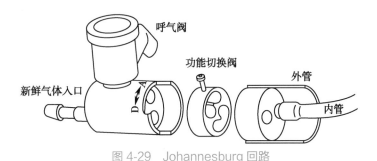

图 4-29　Johannesburg 回路

(2)1983 年 Humphrey 将双路结构的 A 回路去除呼气阀和储气囊,即成为 E 回路。将 E 回路的呼气端连接通气机则为 D 回路,见图 4-30。

(3)如果将 A、D 回路均进行双管等效变构,可明显地看出两者的差别仅为储气囊的位置不同。双管 A 回路储气囊连接在新鲜气流管,双管 D 回路则与呼气管连通。用一个三通阀改变储气囊与呼吸管道的连通关系即可实现 A/D 回路转换(图 4-31)。

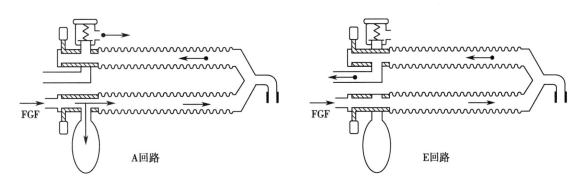

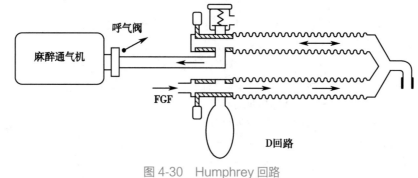

图 4-30　Humphrey 回路

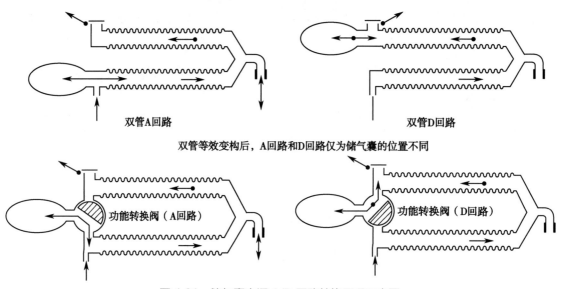

双管A回路　　　　　　　　　　双管D回路

双管等效变构后，A回路和D回路仅为储气囊的位置不同

功能转换阀（A回路）　　　　　　功能转换阀（D回路）

图 4-31　储气囊变通 A/D 回路转换原理示意图

这种储气囊变通的兼容构思充分利用了回路构件，功能转换方便，结构亦较简单。1985 年 Burchett 和我国学者研制的兼容回路，同属储气囊变通兼容原理。Burchett 回路见图 4-32，内管为呼气管，外管为新鲜气流管。而我国学者研制的 A/D 兼容回路见图 4-33，内管为新鲜气流管，外管为呼气管，并可以附加射流空混装置，利用空气节省氧气，2L/min 氧流量即可满足临床需要，复吸入二氧化碳浓度低于 1%。

气流冲洗回路结构简单，通气阻力小，操作易行，吸气成分与新鲜气流基本相同，大流量吸入麻醉控制稳定。Mapleso 系统是气流冲洗回路原理的权威性分类，其中 A、D 回路最有实用价值，但都有局限性，A/D 兼容回路是此类回路的实用性发展。应用研究中，最受关注的是如何降低新鲜气流的耗量。湿化不足、大流量吸入麻醉的药物浪费和环境污染是 Mapleson 系统公认的问题。

### 六、化学吸收回路

二氧化碳吸收回路（$CO_2$ absorption circuit）是指保留全部呼出气体，利用化学方法吸收其中的二氧化碳，重复利用其他气体成分。

1. 二氧化碳吸收技术　二氧化碳吸收剂有钠石灰（soda lime）和钡石灰（baralyme）两种化学配方，至今仍在使用。

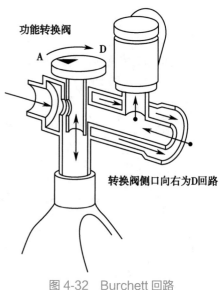

功能转换阀

A　　D

转换阀侧口向右为D回路

图 4-32　Burchett 回路

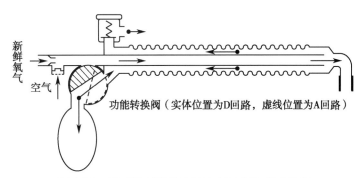

图 4-33 我国学者研制的同轴空混 A/D 兼容回路

钠石灰的主要成分为氢氧化钙,还包括 5% 的氢氧化钠和 1% 的氢氧化钾,并将其作为催化剂,另外添加少量硅酸产生硅酸钙和硅酸钠,起融合作用,产生一定硬度并减少粉末。制剂颗粒 4~8 目,含水 15%~19%。使用过程中,二氧化碳首先与水结合形成碳酸,碳酸与氢氧化钠快速反应生成碳酸钠和水并产生大量的热,最终碳酸钠与氢氧化钙反应生形成碳酸钙。因此,新鲜碱石灰质地酥软,而使用后随着碳酸钙增多明显变硬。

钡石灰的主要成分是 80% 的氢氧化钙和 20% 的氢氧化钡,并将其作为催化剂,不需要硅酸黏合剂。钡石灰比钠石灰稳定,密度比钠石灰高。以单位重量吸收二氧化碳计算效力,比钠石灰低约 15%。氢氧化钡水化盐本身含有水分子,可以在干燥条件下发挥作用,与二氧化碳反应最终生成碳酸钙和碳酸钡。

二氧化碳吸收剂的吸收率用每 100g 吸收剂能吸收的二氧化碳的量表示。理论上 100g 钠石灰对二氧化碳的最大吸收量可达 28g,相当于 14.3L 二氧化碳。以成人每分钟产生 200~300ml 二氧化碳计算,在紧闭麻醉中 100g 钠石灰可以使用 45~70 分钟,500g 钠石灰大约可以使用 4 小时。然而由于种种原因,实际应用中 500g 钠石灰常不能达到这个指标。早年使用的钠石灰在二氧化碳吸收能力耗尽后,可以放置一段时间,等待碳酸钠与氢氧化钙置换再生成氢氧化钠,可恢复使用。如今钠石灰添加了氢氧化钾催化吸收反应,再生现象非常微弱,已无人关注。而钡石灰则没有再生能力。

钠石灰连续使用时,每吸收 1mol 二氧化碳会产生近 58.6kJ(约 14 000kal)的热量,可使吸收罐的中心温度高达 60℃。因此,应将两罐 30 分钟交替更换,冷却恢复后间隔使用为妥。为了避免呼出气快速通过 $CO_2$ 吸收罐,降低碱石灰的功效,吸收罐总容积减去钠石灰颗粒的体积的空间应大于潮气量。因此,临床上大多主张串联使用 650ml 的吸收罐,保证呼出气体与钠石灰有足够的接触时间。现代麻醉机直接采用 1 500~2 400ml 的大容量吸收罐,提高了钠石灰的利用率,避免了使用中更换吸收剂的问题。

钠石灰和钡石灰中添加 pH 指示剂有助于判定吸收剂的功效。国外钠石灰采用的乙基紫(ethyl violet)是一种临界 pH 为 10.3 的酸碱指示剂。新鲜吸收剂的 pH 超过 10.3,指示剂以无色的形式存在;吸收二氧化碳以后,碳酸堆积,pH 低于 10.3 时,乙基紫从无色变为紫色,提示吸收剂失效。然而,手术室紫外线消毒灯发出的荧光可以使乙基紫失去活性,以至于吸收剂效能耗尽时仍为白色。我国钠石灰产品常用酚酞类指示剂,临界 pH 为 8.2~10.0,新鲜吸收剂在碱性环境下呈粉红色;碳酸堆积使 pH 降低时,由粉色变为无色,提示吸收剂失效。临床上判定二氧化碳吸收剂失效的指标为吸收剂变色、变硬、不发热,患者出现二氧化碳蓄积的体征。

二氧化碳吸收剂中的硅酸盐成分会有一些不饱和的化学键,对有机麻醉蒸气和氧化亚氮具有轻度的吸附作用。这种松散的吸附结合很容易达到饱和,当新鲜气体中麻醉蒸气浓度降低时还会释放出来。在大流量吸入麻醉中可以很快饱和 / 或很快洗脱,对临床无影响;但对小流量全紧闭麻醉的诱导和苏醒具有一定影响。

理想的二氧化碳吸收剂与吸入麻醉药不应有化学反应,产生毒性物质。但目前已经发现,三氯乙烯在发热的钠石灰中可以降解生成神经毒素二氯代乙炔;同时,还可能生成具有强刺激作用的光气(碳酰氯)。这些毒性产物可以引起脑神经损害、脑炎和急性呼吸窘迫综合征,因而已被禁用。近年来还发现干燥的强碱性二氧化碳吸收剂能够降解地氟烷,产生一氧化碳,不仅干扰麻醉气体监测,还会导致患者出现严重的碳氧血红蛋白血症。七氟烷与钡石灰或钠石灰交互作用由降解产物生成,称为复合物 A(compound A),化学成分是氟甲基 -2,2- 二氟 -1- 三氟甲基乙烯醚[fluoromethyl-2,2-difluoro-1-(trifluoromethyl)vinyl ether]。目前尚无复合物 A 对人体产生危害的报道。促进一氧化碳和复合物 A 产生的因素基本相同,包括:①高温;

②低流量紧闭吸入麻醉；③高浓度吸入麻醉药；④干燥的强碱性钠石灰或钡石灰。为此，已有人建议二氧化碳吸收剂配方中应去除氢氧化钾和氢氧化钠。

2. 气流往复回路　1924年Waters首先报道了气流往复回路(to-and-fro circuit)。该回路没有呼吸活瓣，通气阻力小，钠石灰罐安置在排气阀和储气囊之间(图4-34)。

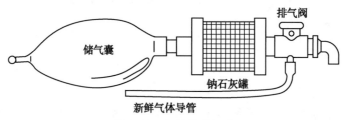

图4-34　气流往复回路

实施紧闭吸入麻醉仅需为患者补给消耗的氧气和麻醉气体，大大降低了吸入麻醉药的消耗和环境污染。但钠石灰的碱性粉末和高热，仍对患者呼吸道构成威胁。近患者端的吸收罐钠石灰失效后，回路的无效腔随之增大。另外，使用上的不便也影响到这种回路的普及。

3. 循环回路(circle circuit)　1930年Sword将2个单向活瓣、2根呼吸波纹管、二氧化碳吸收罐及排气阀、储气囊等回路部件按环形安排，使呼吸气体循环流动反复利用，因而得名。目前国际公认的循环回路流程见图4-35。

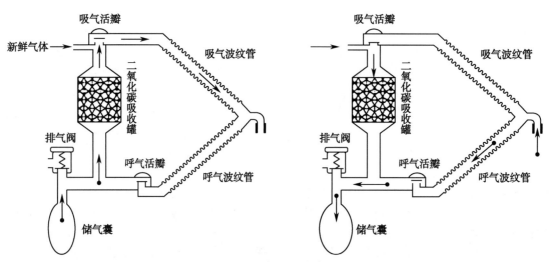

图4-35　循环回路流程

新鲜气流入口设在储气囊和排气阀附近，大流量麻醉中可能有部分新鲜气体没有被利用就从排气阀流失；因此，通常将新鲜气流入口设在吸气活瓣和二氧化碳吸收罐之间，有利于新鲜气体较快地改变患者吸入气体成分。

循环回路的吸气活瓣(inhalation check valve)和呼气活瓣(exhalation check valve)是分离呼吸气体、保证回路内气体单向循环流动的关键部件，结构原理见图4-36。国际标准规定，呼吸活瓣的开瓣压不超过0.12kPa，在60.0L/min试验气流下，阻力不大于0.15kPa。

呼吸活瓣的常见故障见图4-37，有活瓣变形、黏瓣和卡瓣。无论吸气活瓣还是呼气活瓣，关闭不严或卡在开放位，都会破坏回路的循环气流，使患者直接与储气囊来回通气，引起缺氧和二氧化碳蓄积。如果呼吸活瓣被卡在关闭位，还会发生回路完全梗阻。这些故障必须处理后才能安全使用。

二氧化碳吸收罐是盛放二氧化碳吸收剂的容器。要求由透明塑料制成，以便观察吸收剂的颜色改变。组合式循环回路吸收罐容积达3 500ml，可装填1 350g钠石灰。分立式循环回路吸收罐可填充500g钠石灰，2个吸收罐串联使用可以提高钠石灰的利用率。

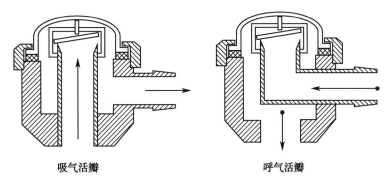

图 4-36 循环回路的呼吸活瓣结构原理

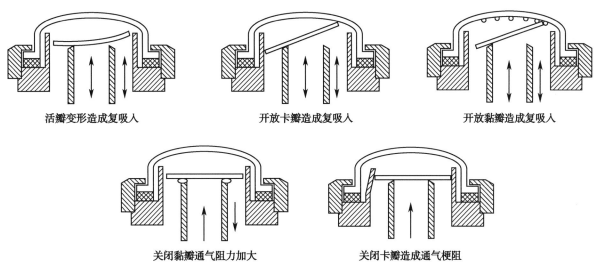

图 4-37 呼吸活瓣的变形、黏瓣和卡瓣故障

储气囊（reservior bag）是麻醉回路储存呼吸气体、缓冲气道压、观察自主呼吸和手工管理通气的部件，又称呼吸囊。成人患者常用 3L 或 5L 容量的储气囊，小儿患者常用 1L 容量的储气囊。

回路排气阀是及时排放回路内多余气体的手工操作部件。有放气阀（pop-off valve）、溢流阀（overflow valve）和可调压力限制（adjustable pressure limiting，APL）阀三种设计。

放气阀和溢流阀结构见图 4-38。放气阀会有空气逆流进入回路稀释麻醉气体；溢流阀增设了单向活瓣，防止空气进入回路。国际标准规定，麻醉回路的排气阀应该是逆时针开、顺时针关；全开放状态、30.0L/min 试验气流下，阻力低于 0.6kPa；关闭状态、3.0kPa 气道压下，对外泄漏不大于 50.0ml/min。

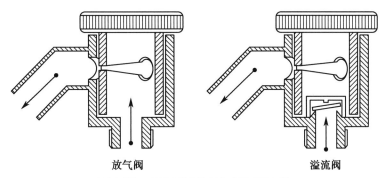

图 4-38 循环回路的放气阀和溢流阀

可调压力限制阀结构见图 4-39，采用弹簧活瓣控制排气，可以调节回路内的气道压，实施持续气道正压管理技术。

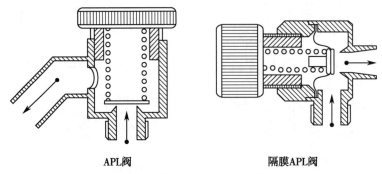

APL阀　　　　隔膜APL阀

图 4-39　麻醉回路的可调压力限制阀

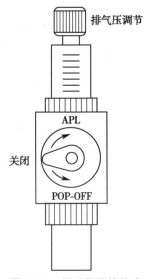

图 4-40　循环回路的复合
排气阀

放气阀和溢流阀排气阻力小,可以快速释放回路内的多余气体;可调压力限制阀排气速度较慢。因此,还可见到放气阀与可调压力限制阀复合的排气阀,见图4-40。控制手柄居中,排气阀关闭;控制手柄向下,为快速放气阀;控制手柄向上,则接通可调压力限制阀。

呼吸波纹管是循环回路组件中连接患者气道并传送吸入气体和呼出气体的软管道。一次性产品为医用塑料制品,常规配套 2 根波纹管、一个 Y 形三通管和一个拐角接头。每米长度的波纹管顺应性不大于 10ml/kPa。

近年来,为了防止呼吸道交叉感染,一次性滤菌器也开始成为呼吸波纹管的附件。这种滤菌器由高密度滤纸制成,应常规接在吸气波纹管的回路端,作用是降低吸入气体的细菌量。如果接在 Y 形管患者端,滤纸吸附呼出水蒸气会明显增加气道阻力,降低滤菌器的使用寿命。如使用中发现呼吸阻力增大,应马上更换。

Mera-F 同轴气路(图 4-41)是一种将双路呼吸管道变为单路同轴管道的转换气路,多用于循环回路,亦可用于双管型 Mapleson 系统回路的管道变换,其呼吸管理性质由配套回路确定。

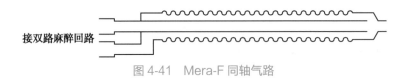

接双路麻醉回路

图 4-41　Mera-F 同轴气路

# 第六节　麻醉废气清除系统

由于实际工作中麻醉机提供的麻醉气体量总是超过患者的需要量,多余的麻醉废气排放到手术间内,可能对手术室工作人员带来危害。相关研究不仅引起了全紧闭吸入麻醉技术的兴起,还推进了麻醉废气清除系统(anesthetic gas scavenging system,AGSS)的问世。

AGSS 是连接麻醉回路或麻醉通气机排气出口,清除其中的麻醉气体或将麻醉废气全部转移到手术室外的装置。目前有吸附式和排放式两类 AGSS。排放式 AGSS 又可分为无动力和动力两种类型。

一、吸附式麻醉废气清除系统

吸附式 AGSS(absorbent AGSS)又称麻醉净化装置,见图 4-42。该系统采用活性炭作为吸附剂,通过净化装置的麻醉药蒸气由活性炭吸附,其他气体排入手术室。

活性炭对麻醉蒸气的吸附作用与麻醉剂的沸点呈负相关,沸点越低,吸附量越大。优质活性炭对烷类麻醉蒸气的饱和吸附率接近 2mmol/g。在吸附罐容积有限的条件下,穿透吸附率(通过气体开始出现麻醉蒸气的吸附率)远不及饱和吸附率。按照废气流量 5L/min、恩氟烷浓度 1% 计算,每 100g 活性炭大约可以维持

1.5 小时的净化效应。实际应用中净化时间达不到理想水平,影响净化时效的因素有:①麻醉剂种类;②活性炭种类、质量和装药量;③废气中水蒸气和二氧化碳的含量;④室温;⑤大气压等。

### 二、无动力麻醉废气清除系统

无动力 AGSS(non-active AGSS)又称被动式 AGSS(passive AGSS),结构原理见图 4-43。无动力 AGSS 的收集管道和排放管道相当于麻醉回路呼气管道的延续,其中的气流完全依靠排出气体本身的动能,必须采用大口径管道降低阻力。接收系统的储气囊具有降低峰值气流阻力的作用。即便如此,排放距离太远也会造成较大的呼气阻力,因此,一般仅排放于手术室的外走廊。如果排放管道意外梗阻,此时正压释放活瓣开放,可将接收装置的气体排出,以保护患者安全。

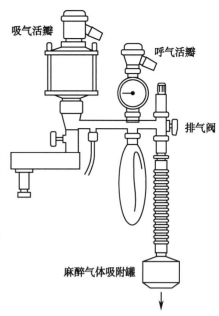

图 4-42 吸附式麻醉废气清除系统

### 三、动力麻醉废气清除系统

动力 AGSS(active AGSS)分为收集管道、接收装置、转移管道、真空泵处理系统和排放管道 5 个部分。基本流程见图 4-44。系统内的气流动力来自处理系统的真空泵,可以远距离转运气体,将进入 AGSS 的麻醉废气彻底排放到大气中,对手术室环境的保护作用最可靠。较大医疗单位常设有中心气体管理部门,利用其中的负压吸引系统即可实现麻醉废气的动力清除。因此,动力 AGSS 是目前主要流行的麻醉废气清除设备。

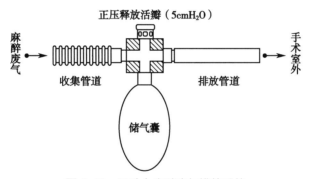

图 4-43 无动力麻醉废气排放系统

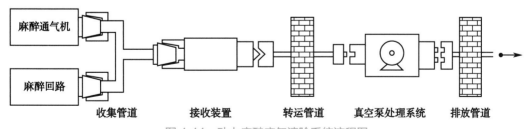

图 4-44 动力麻醉废气清除系统流程图

1. **动力 AGSS 的管道** 动力 AGSS 有收集、转运和排放三段管道。收集管道连接麻醉回路排气阀出口和麻醉通气机多余气体阀出口,收集麻醉废气,并将其传送到接收装置的入口;通常采用 19mm 或 30mm 的波纹软管。这些收集管道应用黄色条带标记,接头接口不得与 22mm 口径的呼吸回路管道兼容。转运管道连接接收装置的出口,将麻醉废气传送到处理系统。利用中心吸引系统作为处理系统时,转运管道实际上是中心吸引的管道系统。排放管道连接处理系统真空泵的出口,将麻醉废气释放到室外大气中。动力 AGSS 的转运管道、处理系统和排放管道属于医院中心气体管理部门的业务范畴。

2. **动力 AGSS 的工作气流** 动力 AGSS 的处理系统(disposal system)通常为中心气体管理站的真空

泵。真空泵在系统内形成吸引气流和引导气流。

　　吸引气流(extract flow)是指在接收装置与处理系统之间的转运管道内进行远距离转运麻醉废气的运载气流。根据吸引气流的大小,将吸引气流低于50L/min的处理系统称为低流量处理系统(low-flow disposal system);吸引气流达到75L/min以上的处理系统称为高流量处理系统(high-flow disposal system)。

　　引导气流(induced flow)是指麻醉回路或通气机排气口到接收装置入口之间收集管道内的气流。当麻醉回路排气阀为放气阀或溢流阀时,引导气流可以抽取麻醉回路内的气体,造成麻醉回路内呈负压,甚至引起患者肺萎陷。如果麻醉机低压系统存在漏气,引导气流还可以促使空气进入回路,改变麻醉回路气体的成分。如果麻醉回路采用隔膜可调压力限制(APL)阀(图4-45),接收装置的负压还可以将阀瓣吸住,使APL阀无法开放。另外,引导气流还会影响呼吸回路的脱连接报警或其他通气测量设备的功能。因此,动力AGSS的接收装置必须采取措施以减少引导气流,收集管内的引导气流越小越安全,使麻醉回路不受AGSS吸引负压的影响。

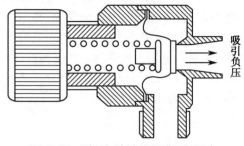

图4-45　引导气流造成隔膜可调压力
限制阀完全梗阻

　　3. 动力AGSS的接收装置　为了降低动力AGSS对麻醉回路功能的影响,减少由此给患者带来的危害,动力AGSS接收装置的设计备受重视。理想的接收装置应为:①低阻、无逸漏地接收间歇浪涌式麻醉废气流;②完全缓冲处理系统吸引气流造成的压力变化,避免对麻醉回路产生正压或负压影响;③无逸漏地将麻醉废气转运到处理系统。目前可见开放式和紧闭式两类。

　　(1)开放式接收装置见图4-46,有5种设计。在排气流率大于吸引流率时,麻醉废气首先排入与大气相通的储气腔,排气间歇期间由持续吸引气流移除。接收装置对大气开放的通道可及时补充空气,缓冲吸引气流造成的负压,使引导气流降低到安全水平。由于麻醉气体比重大于空气,易于下沉,T形管、同轴管等开口向下的接收装置容易发生逸漏。因此,目前多采用储气腔底部吸引、顶部开放的接收装置。开放式接收系统是比较安全的设计,在处理系统发生故障时,可以自动转变为无AGSS状态,不会对患者造成伤害。

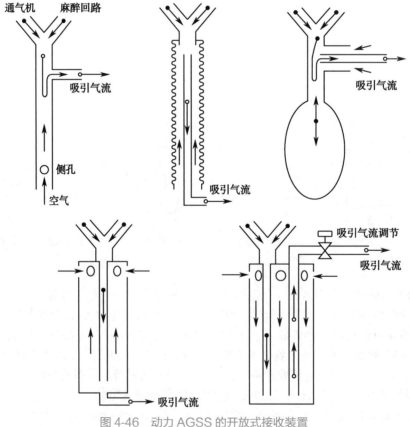

图4-46　动力AGSS的开放式接收装置

(2)紧闭式接收装置原理见图4-47。调整节流阀,控制吸引气流,使储气囊处于适当膨胀状态。如果储气囊完全膨胀,接收装置内压超过5cmH$_2$O,则多余气体可通过正压释放活瓣排入室内,造成麻醉废气的逸漏。如果储气囊完全萎陷,接收装置内压低于-0.5cmH$_2$O,空气补充活瓣开放。防止麻醉废气逸漏取决于吸引气流率和储气囊的容积。防止压力波动造成不利影响的措施有加大储气囊容积、适当控制吸引气流、保证空气补充活瓣和正压释放活瓣的功能。

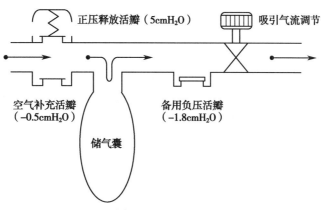

正压释放活瓣(5cmH$_2$O)　吸引气流调节

空气补充活瓣　　　备用负压活瓣
(-0.5cmH$_2$O)　　(-1.8cmH$_2$O)

储气囊

图4-47　动力AGSS的紧闭式接收装置

紧闭式接收装置难以完全消除引导气流的隐患。在处理系统发生故障时,如果不能及时脱离AGSS收集管道,则难免对患者造成气压伤害。因此,紧闭式接收装置的安全性不如开放式接收装置。

(朱 涛)

# 第二章 通 气 机

通气机（ventilator）又称呼吸机，是用于实施人工通气的生命支持装置，在麻醉呼吸管理、呼吸衰竭治疗和危重症抢救中广泛应用。20 世纪 90 年代开始，通气机和麻醉机技术的临床应用日益得到普及和迅速发展，使全身麻醉得以广泛应用、危重症抢救成功率得到很大提高。同时设备和技术的日渐复杂，也向临床医师提出了知识结构的挑战。

## 第一节　机械通气概述

### 一、机械通气的基本概念及发展历史

机械通气（mechanical ventilation）是在患者自然通气和 / 或氧合功能出现障碍时，运用通气机使患者恢复有效通气，并改善氧合的方法。机械通气提供一定水平的每分通气量以改善肺泡通气、改善氧合；提供吸气末压（平台压）和呼气末正压（PEEP）以增加吸气末肺容积（end-inspiratory lung volume，EILV）和呼气末肺容积（end-expiratory lung volume，EELV）；对气道阻力较高和顺应性较低者，机械通气可降低呼吸功耗，缓解呼吸肌疲劳。因此，机械通气可用于纠正急性呼吸性酸中毒、低氧血症，缓解呼吸肌疲劳，防止肺不张，保证使用镇静药和肌松药的安全性，并有稳定胸壁等作用。

人工通气的历史可追溯到罗马帝国时代，盖伦用芦苇通过已死动物的咽部向气管吹气，发现动物的肺可以达到最大的膨胀；Tossach 的首次成功口对口人工呼吸奠定了人工通气的基础。1928 年 Driker-Shaw 研制的负压通气机 "铁肺（iron lung）" 大大降低了当时脊髓灰质炎的死亡率。1952 年丹麦哥本哈根暴发了死亡率很高的急性脊髓灰质炎，麻醉医师 Ibsen 建议放弃负压通气，改用正压通气，取得了极大的成功，大大推进了正压通气技术的发展。现代通气机集多功能、多模式、智能化、网络化于一体，是临床医疗工作中不可或缺的治疗手段。

近 20 年来，通气机的发展非常迅速，尤其是当微型计算机被应用到通气机系统后，通气机的发展速度更加迅猛，各种更为有效和智能化的通气模式也随之被提出。微型计算机替代电子控制不但降低了成本，减小了体积；同时，大大提高了系统的监测和控制精度，使操作也更为直观和方便。因此，基于微型计算机的通气机系统必然成为未来的主流。此外，未来的通气机在通气模式上必然会向更有效和舒适的智能化通气模式发展，通气机所具备的、附加的监护和辅助功能也必然越来越多，如目前一些高端通气机附带的药物雾化功能、辅助监护功能等。当然，未来的通气机在通气的安全性、系统的稳定性及恶劣环境下的适应性等方面也势必会有长足的进步。

### 二、通气机的基本结构和分类

1. 通气机的基本结构　通气机属于气动设备，气路元件与麻醉机基本相同。但麻醉机属于持续排出气流的流体设备，而通气机属于自动周期运行、间歇排出气体的流体设备，需要复杂的自动化控制技术。

通气机按照功能原理主要由 5 个功能单元组成，见图 4-48。

（1）动力系统（dynamic system）：是将高压气源和电源转换为安全能源，提供通气机运行动力的功能单元。

（2）控制系统（control system）：是调控通气频率、呼气和吸气时间比例等时相参数，使通气机能够自动运行的功能单元。有机械控制和电子控制两类。

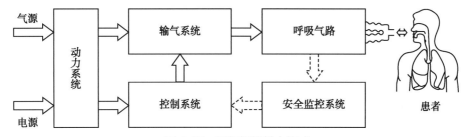

图 4-48 通气机的基本构成

（3）输气系统（delivery system）：是通气机调控流率、潮气量、气道压等气量参数，输送吸入气体的功能单元。分为压力型、容量型和持续气流型三类。

（4）排出气路也称呼吸气路：是通气机与患者之间的连接管道。基本功能是分离呼吸气体，吸气期引导气流进入肺内，呼气期引导呼气排出。

除上述基本功能单元以外，通气机还可设置安全监控系统。监测通气力学指标，判定异常情况，发出视觉或听觉报警信号，保证使用安全。

2. 通气机的分类　通气机的基本工作原理是利用机械动力建立肺泡和外环境之间的压力差，使肺泡充气和排气；也有利用高频振荡的原理产生通气。临床上所用的通气机，从设计原理上主要有呼吸道直接加压（正压呼吸）、胸廓外加压（负压呼吸）和高频振荡通气（HFOV）等。由于现代通气机工作原理和功能设计的多样化，分类方法难以统一，比较常用的分类方法如下。

（1）动力分类：根据通气机中控制系统和输气系统两个基本单元的动力来源分为以下三类。

1）气控气动通气机：控制系统和输气系统均以压缩气体为动力。单能源运行适于便携设计，多见于急救通气机。

2）电控电动通气机：控制系统和输气系统均以电力驱动。单能源运行，定点使用方便。适用于临床麻醉、急诊室及 ICU 等以控制通气为主的场合。

3）电控气动通气机：控制系统以电力驱动、输气系统以压缩气体驱动。双能源运行，定点应用较好。由于电子控制技术灵活，可满足各种复杂功能设计的要求，且可兼顾多种监测的需要，呼吸治疗通气机多为电控气动型通气机。

（2）用途分类：通气机基本功能大致相同，因用途不同可有多种分类。

1）急救通气机：专用于现场急救，要求携带方便，操作简便。一般仅具备间歇正压控制通气的基本模式，是结构、功能比较简单的通气机。无自动运行功能，需手动操作的同类器械称简易呼吸器。

2）呼吸治疗通气机：可对呼吸功能不全的患者进行长时间通气支持。必须具备辅助通气等多种通气模式，并具备雾化吸入或加湿、加温等辅助功能；还应具备通气力学监测和安全报警功能。

3）麻醉通气机：专用于麻醉时呼吸管理。为了适应吸入麻醉的需要，总是以麻醉回路作为终端排出气路，实际产品常与麻醉机组装为一体。

4）小儿通气机：根据小儿呼吸生理特点专门设计，要求排出气路机械无效腔小，可以精确调节小潮气量，通气频率设置范围也较成人通气机高。

5）高频通气机：以通气频率>60 次/min 为特点。排出气路简单，潮气量接近或低于解剖生理无效腔量，通气压力低，循环影响小，是一类特殊的通气机产品。

6）无创通气机：具有强大的气流补偿能力，可以经面罩或鼻罩完成通气支持。相对于需要气管插管等有创技术建立密闭气道管理的通气机，此类通气机具有创伤小的优势，广泛用于睡眠呼吸暂停综合征治疗领域，近年来在呼吸衰竭通气支持领域也显示出独特的应用价值。

（3）发生器分类：根据机电模拟学说，通气机排出的气流和气压的物理特性可以等效于电路中的恒压电源或恒流电源，可将通气机分为压力发生器和流量发生器两类。

1）压力发生器：输气系统排出气压恒定，吸气流率随气道压增高而降低。

2）流量发生器：输气系统排出气流恒定，吸气流率不受气道压变化的影响。

普遍认为压力发生器适用于胸肺顺应性正常患者的通气，而流量发生器对低顺应性患者通气效果较为可靠。目前已知排出动力较低的通气机特性属于压力发生器，而排出动力较高的通气机特性属于流量发生器。

### 三、通气机的基本工作原理与工作时相

通气机调控各种物理参数的性能称为通气功能(ventilation function),包括对频率、潮气量、吸气氧浓度及气道压力等通气参数的调节范围和精度,这些功能体现通气机的性能和质量。通气机增加或替代患者肺通气的自动运行方式称为通气模式(ventilation mode),是由多种通气功能组合成的一种独立的通气方式。

所有的通气机在正常工作时,必须完成以下4个基本功能才能组成一个完整的呼吸周期:吸气启动、肺充气、呼气切换和肺排气。①吸气启动:是通气机由呼气期或静息状态转为吸气期的机械转换过程,称为启动(initiating);在辅助通气(同步呼吸)时又称为触发(triggering)。②肺充气:是通气机向肺内输送气体的过程,压力输气系统以压缩气体释放气体的形式向肺内输送气体;容量输气系统以容积转移的形式向肺内输送气体。③呼气切换:通气机由吸气期转为呼气期的机械转换被称为呼气切换,有时又称为预调(preset)。④肺排气:是通气机停止送气,肺内气体排出体外的过程。

通气机的基本功能包括时相参数和气量参数的调控性能。时相参数包括通气频率、吸呼比等,通常由通气机的控制系统调控;气量参数包括潮气量、通气量、气道峰压等,通常由通气机的输气系统调控。通气频率、吸呼比和潮气量是间歇正压通气机必须具备的基本功能,也是间歇正压通气管理的基本工作参数。

(1)通气频率(breathing rate或f):为通气机每分钟通气周期数,以次/min为单位。常频通气机调节范围为4~60次/min,高频通气机调节范围可达60~3 600次/min。

(2)吸呼比(inspiration:expiration,I:E):是以吸气时间为1,与呼气时间的比例。常用可调范围为1:(1~3)。某些通气机通过分别调节吸气时间和呼气时间来调控通气频率和吸呼比,还有些通气机采用调定通气频率后,单独调节吸气时间确定吸呼比的调控方式。前者使用时需要换算出基本参数,不及分别调节频率和吸呼比的设计直观、便捷。

(3)潮气量(tidal volume,$V_T$):是通气机每次排出气体的容积,以ml为单位。潮气量调节的实质是吸气流率的调节。成人通气机常见可调范围为200~1 000ml,小儿通气机常见可调范围为5~200ml。

(4)通气量(minute volume,MV):为通气机每分钟排出气量的总和,常见可调范围为1~15L/min。由于通气量等于潮气量与通气频率的乘积,某些通气机在确定吸呼比的条件下(如1:2),不设潮气量调节,直接调节通气量。这种通气机改变通气频率时,通气量不变,但潮气量会按照$V_T=MV/f$的关系改变。

(5)气道峰压(peak airway pressure):简称气道压或吸气压(inspiration pressure),是吸气期的最高气道压。压力预置通气机以此设定呼气切换参数,间接调节潮气量,切换压力越高潮气量越大。通常可调范围为0~40cmH$_2$O。容量预置通气机不设置调控该参数的功能。

(6)吸气流率(inspiration flow):为通气机吸气期输出气流率的调节功能,以L/min为单位。在时间切换通气机中,吸气流率调节即为潮气量或通气量的调节。由于吸气流率控制气道压升高速度,在传统压力切换通气机中会影响吸气时间,气流大,呼气切换快,吸气时间短,影响吸呼比值参数的调定。在现代压力预置通气时该参数控制气道压前沿的上升斜率。常用可调范围为0~120L/min。

在辅助通气模式下,通气机还需要设计下列基本功能。

(1)灵敏度(sensitivity):为辅助通气模式下触发吸气的基本调节参数,压力触发通气机可调范围为-3.0~-0.5cmH$_2$O。气流触发通气机可调范围为1~3L/min。设定值越低(接近呼气末值),同步触发灵敏度越高,但可能出现误触发现象;设定值过高,同步跟随性能差,可能出现患者自主呼吸不能触发机械通气的现象。

(2)窒息时间(apnea interval):是患者自主呼吸停止,通气机自动转换为控制通气的时间调节,通常为默认值,调节范围在10~30秒。

(3)备用通气频率(backup breathing rate):是在控制/辅助通气模式下,患者自主呼吸停止后通气机自动转为控制通气的频率,与控制通气频率设定范围相同。

(4)叹息(sigh):是在长时间控制通气中模拟正常人打呵欠,间歇进行深吸气的附加通气功能。通常是由周期控制电路产生极低频率并具有较长吸气时间的方波信号,直接控制通气阀,进行一次强制性深吸气。例如,每50~100个通气周期中附加1~3次叹息通气。叹息吸气时间为控制吸气预定时间的2倍,叹息潮气量为预定潮气量的1.5~2倍。这种定时膨肺的功能,对于防止长时间机械通气患者发生弥漫性肺不张,改善气体交换具有积极的临床价值。但容易造成肺气压伤,对肺大疱患者应慎用。

(5)吸气末平台(end-inspiration plateau):也称吸气末停顿(end-inspiration pause)或吸气末屏气(end-inspiration hold),也是在间歇正压通气基础上的附加功能。工作原理是吸气启动与IPPV相同,呼气切换时控制系统分别控制排气系统和呼气阀,输气系统先行关闭停止送气,而呼气阀延迟预定时间后才开放,进入呼气期肺排气,通气气流和气道压波形见图4-49。这种功能延长了气体在肺泡的停留时间,有利于肺泡气体平衡和交换。平台时间:吸气时间(TIP:TI)调节范围为0~50%,一般主张不超过20%。由于吸气末平台期吸气气流为零,气道压等于肺泡压,此时潮气量与气道平台压的比值即为静态胸肺顺应性。

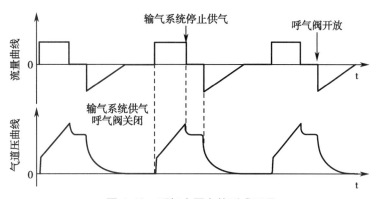

图4-49 呼气末平台的形成原理

(6)反比通气(inverse ratio ventilation):是控制系统基本吸呼比调节范围的拓展设计。常规间歇正压通气的吸气时间短,呼气时间长;如果吸气时间长于呼气时间,如1:0.5即称为反比通气。反比通气肺泡充气时间长,有利于维持肺泡膨胀,增加功能残气量,但由于平均肺内压增高,因此对循环功能影响较大。

(7)呼气末正压(positive end-expiratory pressure,PEEP):可调范围为0~20cmH$_2$O。

(8)空氧混合器:由于长时间吸入纯氧会出现氧中毒损害,因此高档通气机设置有空氧混合器,具备吸气氧浓度调节功能,使排出气体氧浓度可调范围为21%~100%。

(9)吸入气湿化功能:除急救通气机和麻醉通气机外,大多数治疗通气机都具有吸入气湿化功能。

(10)通气信息管理辅助功能

1)通气力学监测:现代通气机具有完备的监测功能,除进行呼吸频率、潮气量、气道压力等通气机基本通气功能监测外,还可以进行气道阻力、肺顺应性等方面的监测。使医务人员能及时掌握通气机的工作状况和患者的病情演变,有关内容见本篇第三章。

2)安全报警功能:现代通气机利用光学与声学相结合的方法进行报警,报警的内容一般包括电源、气源状况、潮气量、气道压力、通气频率等异常情况。异常情况的信息采集和判定程序,需要模拟使用者的思维逻辑,属于通气机的智能化设计。

3)数据显示、输出和运行记录功能:高档通气机还具有设置数据和监测数据显示功能,有利于使用者快速评估通气机的工作状态,同时上述数据还可通过相应的数据接口,与其他的硬件和软件设备互联。另外,高档通气机还具备运行记录功能,能够显示趋势、回顾打印过去24小时内机械通气的重要参数趋势图及表格等,有助于临床事件的原因分析。

4)网络和信息管理功能是近代通气机的高档配置,前瞻性适应远程医疗、信息共享等未来医学模式的发展方向。

# 第二节 动力系统

通气机的动力来源于电力、压缩气体,或二者的结合。压缩气体由中心供气管道系统提供或由通气机可配备的专用空气压缩机产生。

## 一、通气机的气源驱动

通气机的气源有压缩氧气和压缩空气两种。为了通气机和患者的安全,对动力气源的一般要求有:将高压气源降低到通气机的工作压强(0.3~0.5MPa);在高压气源储量减少、气压进行性降低的过程中及通气机间歇输出气体时,工作压不发生明显变化;最大输出流率能够满足临床最大需求;在异常情况下,可以将过高的气压释放到大气中,防止对通气机部件和患者的意外伤害;气体纯度符合医用吸入气体有关国家标准,对气控气动型通气机还要注意气体的净度,以防颗粒杂质损害气动元件。

气控气动通气机的通气以压缩气体为动力来源,其所有控制系统也都是靠压缩气体来启动。由高压压缩气体所产生的压力,通过通气机内部的减压阀、高阻力活瓣或通过射流原理等方式而调节,从而可提供适当的通气驱动压及操纵各控制机制的驱动压。

### 二、通气机的电源

通气机内部电路都属于低压直流电器,而工作环境得到的电源往往是220V交流电。为此,通气机必须设有稳压电源系统:①根据通气机内部电路需要,将220V交流电降低成为低压交流电;②将低压交流电整流为直流电;③交流电源电压在一定范围内波动时(±10%~±20%),保持输出直流电压恒定;④在通气机用电负荷波动条件下,输出直流电压不发生明显变化;⑤在外接交流电出现高电压冲击或机内电路出现过载短路故障时,应能自动切断交流电源。近年来开关电路的降压整流稳压集成模块已广泛使用,系统故障大大降低。为了防止通气机在使用中意外断电停机,威胁患者安全,现代高档通气机常配备大功率蓄电池,具备不间断供电功能。

电控电动通气机单靠电力来驱动并控制通气,此时的压缩氧气只是用于调节吸入气的氧浓度,而不是作为动力来源。电控则是通过带动活塞往复运动的方式来产生机械通气,或通过电泵产生压缩气体,压缩气体再推动风箱运动而产生通气。

电控气动通气机需要压缩气体及电力同时提供动力,才能正常工作与运转。通常情况下,压缩空气及压缩氧气按不同比例混合后,既提供了适当氧浓度的吸入气体,也供给了产生机械通气的动力。但通气的控制、调节,以及各种监测、报警系统的动力则来自电力。比较复杂的多功能通气机大多采用这种动力提供方式。

## 第三节　控制系统

控制系统是通气机能够自动运行的关键单元,基本功能要求:调控吸气时间、呼气时间和通气频率等时相参数;自动发出吸气启动和呼气切换控制信号;周期性操纵输气系统完成机械操作。

传统的通气机调控方式有两种形式:一种是直流电机驱动的电动型通气机,通过电压的变化,使其转速发生改变,来控制潮气量、吸呼比等参数;另一种是用压缩气体为动力的气动型通气机,通过针形阀作为可变气阻,来控制吸气和呼气过程及其转换。现代通气机大多数采用各种传感器,来"感知"呼吸力学等的变化,并经过微电脑分析处理后,发出指令来自动调节潮气量、吸呼比、气道压等参数。同时,还装备各种监测和报警系统,并以各种形式显示其数值,以便操作者了解通气机当前状态和调整参数情况。其中阀门控制技术及传感器监测技术作为通气机的两大关键技术,直接决定了通气机的性能高低。

### 一、压力、流速与氧浓度传感器

气体压力传感器为一种半导体器件,利用压电效应原理制作而成,主要考虑的是精度及温漂问题。通气机中的压力传感器主要包括气源和气道压力监测。用于通气切换的气道压力监测传感器的监测范围要求较小,但对精度要求较高,因此选用带温度补偿、测量范围小的传感器,需要耐高湿度。气源压力监测主要为了监测中心供气源的气体压力,当气源压力过低时,及时报警,防止发生医疗事故。气源压力监测与气道压力监测的不同之处在于对气压范围和精度要求的差异。气源压力监测范围要求0~1MPa,由于该监测压力对精度的要求不是特别高,故可选用不带温度补偿功能的气压传感器。

目前通气机主要通过直接测定气体流速,来计算获得流量及其他呼吸力学参数。常用的流量监测方式主要有四种:①应变片式流量传感器,是在主气路旁边开辟一条测量通道,气体流过测量通道,使放置在此处的应变片发生弯曲,通过测量应变片在气流作用下出现的电阻值变化,计算获得气体流量。②涡轮式流量传感器,原理是当气流通过管道时带动叶轮旋转,叶轮反复遮挡发光光敏二极管的光路,形成脉冲信号,将该脉冲信号送至主板计数采样,从而计算出气体流量大小;也有采用超声技术测量,称为超声涡流脱落法测量气流量。新的超声测量技术采用双超声探头,测量顺流时间和逆流时间,两者的差与气流量成对应关系,该传感器的显著优点是避免了与气体接触,克服了其他所有类型传感器在气体中受杂质颗粒和水分干扰而对测量结果造成的影响。③热丝式流量传感器,是采用一根极细、极短的热电丝,将其放置在气道中,当气流通过时,热电丝的温度降低,电阻发生变化,与气体流量存在确定的对应关系,从而测定流量,但不能感知气流的方向。④压差式流量传感器,原理是当气流通过管道中的差压管或节流瓣膜时,测量产生的压力差大小及管道尺寸等参数,计算得到与流速的对应关系,对流速进行积分便得到了流量数据。由于该类传感器具有灵敏度高、尺寸小、重量轻、抗湿抗污染能力较强、结构简单等优点,已得到广泛应用。

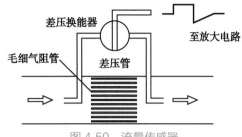

图 4-50 流量传感器

常见压差式流量传感器由压力换能器和差压管构成,结构原理见图4-50。差压管内设有两个方向相反的测压口,压力换能器的应变片两侧分别接收来自两个测压口的压力信号。由于迎气流一端的气压总是高于下游的气压,压强差值与气流大小成正比,因此流量传感器可以监测气流的方向和大小,并可由此计算获得呼吸力学的诸多参数。

氧浓度监测主要通过氧电池,又称氧传感器实现,是利用电化学原理,在一定条件下(高温和铂催化),利用氧化锆内、外两侧的氧浓度差,产生电位差,且浓度差越大,电位差越大。当输出电压超出上、下限较大时,说明传感器已经失效,需要更换新的氧传感器。一般氧电池的使用时间为 1 年左右。

顺磁氧技术是另一种氧浓度监测技术,它是以气体磁性为原理,属于磁力机械式光、机、电结合的测定方法。当氧气通过磁场时,由于氧气的顺磁性导致测量的传感器部件(图 4-51 中的小球 1)发生角度变化,此变化通过 CCD 图像传感器转化为电信号,从而计算出对应的氧气浓度。原理示意图见图 4-51。相对于常用的电化学方法,顺磁氧浓度测定技术相应速度更快,几乎没有氧气消耗和耗材更换,既参数稳定可靠,又没有后续费用。

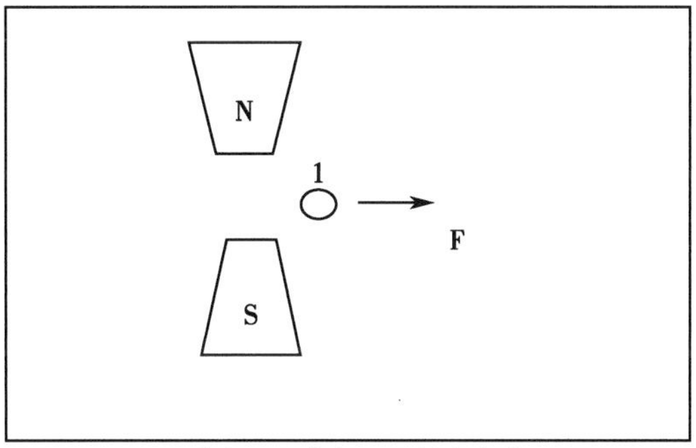

N. 北极;S. 南极;F. 磁力方向。

图 4-51 顺磁氧技术

二、空氧混合器与比例电磁阀

空氧混合器是调节吸入氧浓度的气路组件,可向患者提供不同氧浓度的气体,其可调范围为21%~100%。空氧混合器一般由三部分构成:平衡阀、配比阀、气源安全切换阀。减压后的压缩氧气和压缩空气先经两级压力平衡,使气体压力均等,再由空氧配比阀调节混合排出(图4-52)。机械式气压平衡器同轴阀在传感皮膜的连带下,总是向压强较低的一侧偏移,结果低压气源的阀间隙扩大,使通过的气体流量增加;而高压气源的阀间隙缩小,通过流量减小,使进入配比阀的两路气源压力相等。配比阀的阀芯由手动调节,在扩大一路气源流量时,总是同步减少另一路气源的流量,再通过流量配比,达到调节排出气体氧气含量的功能。

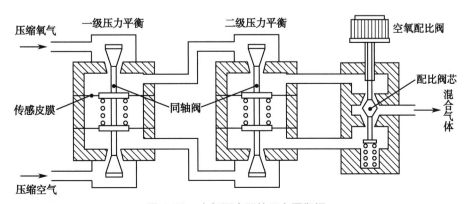

图 4-52 空氧混合器的压力平衡阀

387

气源安全切换阀的作用是当两种气体中的任何一种已耗尽或已不符合使用要求,则由另一种气体立刻自动转换,以维持供气。正常情况下,两个气源互相连锁,均无排出,通气机由空氧混合器配比阀供气(图4-53)。如果氧气意外中断,氧气皮鼓复位,空气气源通道开放,压缩空气排出,以维持通气机的动力;反之,空气中断,氧气排出维持动力供应。

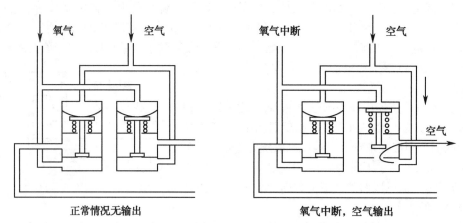

图 4-53　气源安全切换装置原理示意图

现代高档通气机已广泛采用比例电磁阀代替机械式配比阀,以精确地调节吸入气氧浓度。比例电磁阀是根据给定电流的大小决定阀开口的大小,是一个连续的过程。比例电磁阀和普通的电磁阀区别为前者是普通电磁铁加一个弹簧,可以使比例电磁铁输出的力和电流成比例关系,而与位移无关。因此,比例电磁铁必须具有水平吸力特性,即在工作区内,其输出力的大小只与电流有关,与衔铁位移无关。当操作者设定好各种呼吸参数后,分别对氧气和空气两个并列的气路中流过流量传感器的气流进行测量,计算机对测得的气流与目标气流进行比较,得到驱动比例电磁阀所需要的电流;然后将此电流提供给比例电磁阀,控制其打开程度,让预定的气流量通过。由此精确地控制氧气和空气的流量,形成准确的氧气比例,提供给患者。

### 三、各类控制阀

通气机本质上是通过对气体流向的控制来完成通气功能,在保证气体在回路中单向行进的过程中有多种阀门帮助完成控制,使气体能以正确的方向、时间、压力,以及准确的流量、流速等,完成通气的全过程。

1. 单向阀　单向阀是使气流只能按一个方向流动而不能反向流动的方向控制阀。通常是自动工作的,在一个方向流动的流体压力作用下,阀瓣打开;流体反方向流动时,由流体压力和阀瓣的自重闭合阀瓣,作用于阀座,从而切断流动。通气机中气体管路内存在多个单向阀,在设备外表面能直接看到的通常是外接波纹管处吸气和呼气端的单向。下面以呼气阀为例介绍单向阀的基本工作原理。

呼气阀是呼吸气路管理呼出气体的关键部件。基本要求是吸气期关闭,保证通气机排出的气体全部进入肺内;呼气期开放,将患者的呼出气体排入呼吸气路。为了避免气压伤,普遍认为呼气阀失去控制信号时处于开放状态的设计较为安全,主要有以下三种常见原理。

(1)弹力呼气阀:利用橡胶材料弹性复位性质制成的呼气阀,能够随呼吸气流开放并关闭呼气口。最具代表性的鱼嘴呼气阀见图4-54,兼有三通管的作用。吸气期,通气机排出气流推动鱼嘴活瓣皮膜前移,关闭周边呼气通道,同时鱼嘴瓣口开放通过吸气气流;呼气期,吸气气流停止,鱼嘴瓣口关闭,皮膜弹性复位开放呼气通道,呼出气体释放到大气中。这种呼气阀结构简单,无须另加控制能源,广泛用于单管排出气路的通气机。鱼嘴活瓣靠近患者呼吸道,容易发生分泌物污染黏瓣,表现为通气阻力大,可以拆卸清洗后恢复使用。年久硬化或剧烈对抗呼吸后,鱼嘴活瓣会出现裂缝,表现为吸气期呼气口关闭不严漏气,应及时更新配件。

(2)气动呼气阀:结构原理见图4-55。吸气期,通气机控制气压与输出气流同步,由专门管道引导到气压腔,使皮鼓下移,通过连杆关闭呼气活瓣;吸气结束,控制气压消失,皮鼓和连杆在弹簧作用下复位,呼气活瓣开放,呼出气体释放到大气中。这种呼气阀如果发生控制气压管阻塞、漏气或气压皮鼓老化裂缝,都会使控制气压流失,表现为吸气期呼气阀漏气,无法正常通气,应及时检修或更换配件。

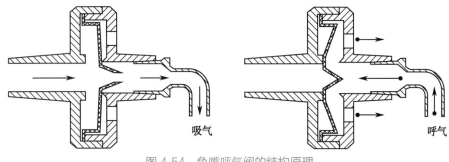

图 4-54　鱼嘴呼气阀的结构原理

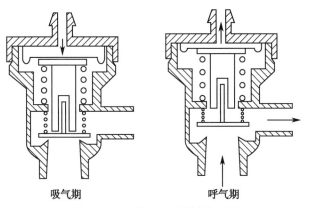

图 4-55　气动呼气阀的结构原理

气压控制多功能呼气阀结构和控制原理见图 4-56。专门的小型气泵按照控制系统指令输出控制气流,控制气流再经固定的小孔排出。控制管道的气压与气泵排出的气流成正比。

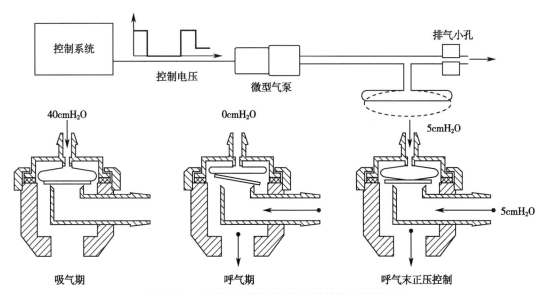

图 4-56　气压控制多功能呼气阀的结构和控制原理

呼气阀气压球囊由薄壁硅胶制成,能够将控制气路内的压强几乎等量地传递到阀瓣。控制系统通过操控气泵直流电机的工作电压,控制呼气阀的开放压。例如,按照最大气道压设置,吸气期控制气路内压为 $40cmH_2O$,呼气阀关闭。如果发生呼吸道梗阻或对抗呼吸,气道压高于 $40cmH_2O$,则呼气阀开放排气,发挥安全阀的功能。呼气期控制电压为零,气泵停止运转,控制气路的气体由排气小孔迅速排空,球囊不压迫呼气活瓣,呼气阀开放。如果呼气期按照 PEEP 设置,给予电机预定电压,气泵排出一定气流,使控制气路压强为 PEEP,呼气阀即可发挥 PEEP 阀的功能。

(3)电动呼气阀:结构原理见图 4-57。控制系统在吸气期为呼气阀线圈提供方波控制电流,在电磁场作用下衔铁吸合,呼气阀关闭;呼气期,控制电流消失,呼气阀复位开放。由于电动呼气阀重量大,不能在呼吸气路的患者端使用,通常安装在双管呼吸气路的通气机内。一旦出现吸气期呼气阀不关闭的现象,则应由专业人员开机维修。

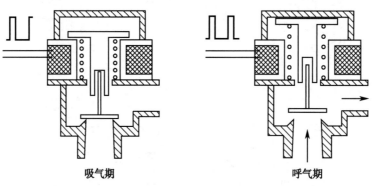

图 4-57　电动呼气阀的结构原理

2. 安全阀　安全阀是启闭件在外力作用下处于常闭状态,当设备或管道内的气体压力升高超过规定值时,通过向系统外排放气体来防止管道或设备内介质压力超过规定数值的特殊阀门。通气机中的安全阀有两种:一种为呼气安全阀,其结构大多采用直动式溢流阀(图 4-58),其工作原理是将溢流阀与气道系统相连接,当后者的压力在规定范围内时,由于气压作用于阀板上的力小于弹簧的压力,阀门处于关闭状态;当气道系统的压力升高,作用于阀板上的压力大于弹簧上的压力时,阀门开启,排出气体,直至气道压降至规定范围,阀门重新关闭。因此,这种安全阀能保证患者气道压在一个安全范围,防止高气道压损伤和通气机工作异常。另一种安全阀为旁路吸入阀。在通气机正常工作时,该阀关闭。然而一旦供气中断,随患者吸气造成的管道负压可推动阀板,使空气进入管道系统,保证患者供气,避免窒息。

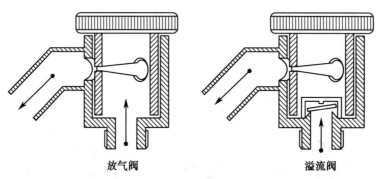

图 4-58　放气阀和溢流阀的结构原理

3. 开关阀　通气机中的开关阀用于自动控制呼气切换和吸气启动,根据动力源的不同分为机械控制和电子控制技术。由于机械控制原理功能局限,而且精确度、稳定性、可靠性和器件寿命不及电子控制技术,目前除现场急救通气机外,大多数通气机都采用了电子控制技术。

(1)机械容量切换控制:机械容量切换控制适用于具有风箱的通气机,关键部件是机械双稳态触发器,结构原理见图 4-59。下触点受压使阀块上移,封闭控制气流的出口,控制气流的气压使其停留在上位,触发器处于闭位;上触点受压使阀块下落,触发器处于开位,控制气流放空。

触发器(图 4-60)设在风箱底部,接通气源后控制气路中输入恒定控制气流。呼气末触发器的下触点受压关闭,控制气路处于高压状态,通气阀关闭。输入气体驱动风箱慢慢扩张压缩弹簧。当触发器的上触点碰到潮气量调节限位器时,触发器上触点受压切换为开位,控制气流放空,控制气路压力消失,通气阀开放。风箱在弹簧作用下排出气体,开始吸气期。当风箱复位使触发器再次处于闭位时,控制气路压力增高,通气阀关闭,转为下一个呼气期。呼气时间调节阀控制风箱进气流率,即风箱底部上升的速度;吸气时间调节阀控制风箱排气速率,即风箱底部复位的速度。两者配合可间接调定呼吸频率和吸呼比。潮气量限位器控制风箱底部行程,确定潮气量。

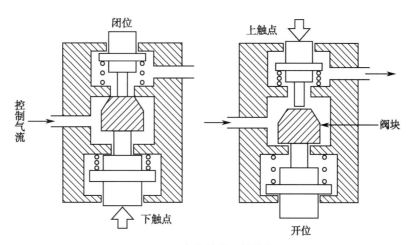

图 4-59　双稳态触发器的结构原理

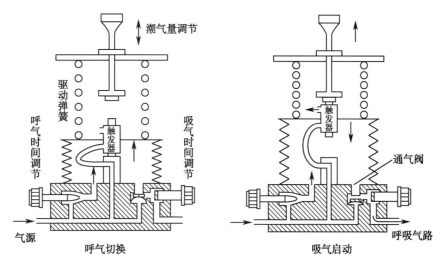

图 4-60　机械容量的控制原理

　　(2)机械压力切换控制:机械压力切换控制结构原理见图 4-61。陶瓷滑阀、左右吸盘和皮膜同轴一体,可以连体左右滑动。在吸气压力调节磁铁 1 和呼气压力调节磁铁 2 对左右吸盘的吸力下,滑阀可以停留在左或右的一个位置上。静息状态下,左吸盘被呼气压力调节磁铁 1 吸引,滑阀处于闭位。患者自主吸气产生气道负压使皮膜向右拉,当皮膜拉力与吸气压力调节磁铁 2 的吸力之和大于呼气压力调节磁铁 1 的吸力时,右吸盘被吸气压力调节磁铁 2 吸住,滑阀切换到开位,完成同步吸气触发,通气机开始排出气体。随着气道压上升,皮膜隆起推压左吸盘,当推力与呼气压力调节磁铁 1 的吸力之和大于吸气压力调节磁铁 2 的吸力时,左吸盘被呼气压力调节磁铁 1 吸住,滑阀转向闭位,停止供气,完成呼气压力切换。同步吸气触发灵敏度由吸气压力调节磁铁 2 与右吸盘的距离来调节,距离远,触发灵敏度降低;距离近,触发灵敏度升高,但工作不稳定。潮气量由呼气压力调节磁铁与左吸盘的距离来决定的,距离近,呼气切换压力低,潮气量小;距离远,呼气切换压力高,潮气量大。吸气流率调节气流大,气道压上升快,吸气时间短;反之,吸气时间变长。

　　(3)机械时间切换控制:机械时间切换控制结构原理见图 4-62。国产 Shangrila 920 急救通气机属于典型的机械时间控制原理通气机,其气动通气阀结构原理见图 4-63。

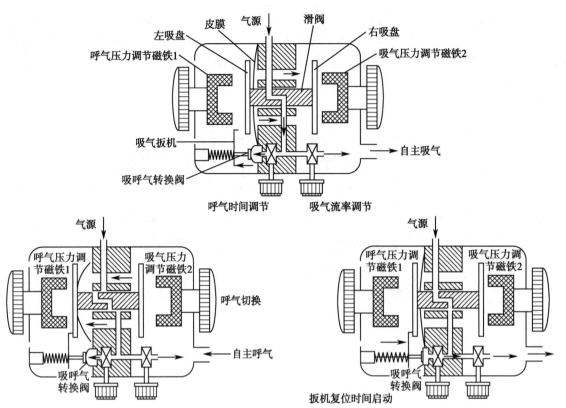

图 4-61　机械压力切换控制的结构原理

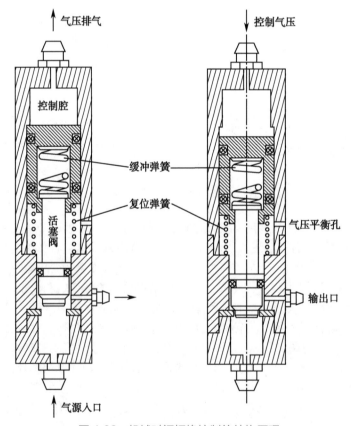

图 4-62　机械时间切换控制的结构原理

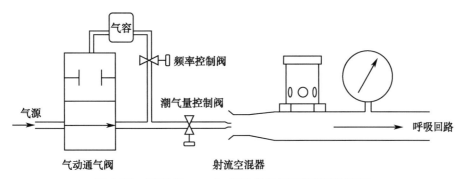

图 4-63　国产 Shangrila 920 急救通气机的结构原理

吸气期,气动通气阀排出气流分出一路,经频率控制阀和气容到气动通气阀的控制腔。控制腔气压逐渐升高,由于活塞阀上端截面积大于下端,控制腔压力达到 1/2 气源压力即可向下推移活塞阀,直至关闭气源切换到呼气。呼气期,气动通气阀控制腔内气体经气容和频率控制阀逐渐排走,控制腔的气压逐渐减低,在复位弹簧和气源压力的作用下,活塞阀逐渐上移,直至完全开放,再次切换到吸气期。呼吸切换的时间取决于频率控制阀的开度。控制阀开度,则大阻力小,切换时间短,频率快;反之,切换时间长,频率变慢。活塞阀下端形成截面积突变的两阶梯结构和缓冲弹簧相互作用,有助于提高气动通气阀瞬间的切换速度。气容元件与频率调节气阻元件相互作用,可延缓活塞阀的移动速度,与频率和吸呼比值的调节相关。

(4)电磁阀控制通气:电磁阀控制通气电路由方波脉冲发生电路和电磁通气阀构成。

电磁通气阀是电子控制压缩气体释放的效应部件,基本特点是:①接收方波电流信号,可以交替保持在开或关的状态上。②控制压缩气源的开放或关闭。常见的电磁通气阀的结构原理见图 4-64。控制电路输出电流时,通气阀线圈产生电磁场吸起衔铁,开放气源;控制电路停止输出电流,电磁场消失,衔铁在弹簧作用下复位,关闭气源。电磁通气阀还有夹板式和继电器控制气动阀等多种设计。

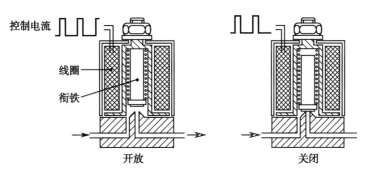

图 4-64　电磁通气阀的结构原理

多谐振荡器构成方波脉冲发生器,经功率放大器驱动电磁通气阀是电子控制通气的基本原理(图 4-65)。由于电路的不均衡性,接通电源后,V1 总是先行进入导通状态,相当于一个电阻值很小的电阻,使 V2 基极 Vb 处于低电位,V2 被完全截止,相当于一个电阻值很大的电阻,功放管 V3 也不导通,相当于一个关闭的开关,Vo 输出低电位,电磁阀线圈中无电流通过。此时,电容 C1 开始通过电阻 R2 和导通的 V1 充电,经时间 T1,Vb 达到阈电位,V2、V3 相继导通,Vo 输出高电位,电流通过电磁阀线圈,产生电磁场吸起衔铁,开放压缩气源排出气体。同时,由于 V2 导通,使 V1 基极处于低电位,迫使 V1 截止。这种状态也不能持久,随着电容 C2 通过电阻 R3 和导通的 V2 开始充电,经过时间 T2 达到阈电位,使 V1 导通回到初始状态,再次迫使 V2 截止。结果在 Vo 端形成周而复始的方波脉冲,使功放管 V3 控制电磁阀周期性开放或关闭气源,间歇排出气体。

电容器 C1、C2 容量固定,分别调节 R2、R3 的电阻值,即可改变输出方波 T1、T2 的宽度,控制吸呼比(T2 : T1)和每分通气频率(60/T)。

方波时控电路采用的是应用最广的电子控制通气原理,其通气节律稳定,不受自主呼吸的影响。由于电磁阀排出气体的容量是开放时间和排出气流率的乘积,因此,这种通气机同时具备较好的定容性质。在调定吸呼比和排出气流率后,即可确定每分通气量。此时增加通气频率,潮气量随之减少;减少通气频率,潮气量增加,而每分通气量不变。

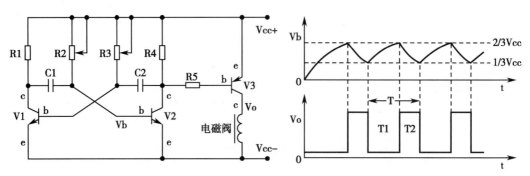

图 4-65　多谐振荡器时间控制电路原理

新型通气模式需要通气机完成多种复杂的控制流程,已非普通电子电路所能完成。大规模集成电路技术使得工控计算机微处理技术功能越来越强大,现代通气机越来越多地采用工控计算机进行周期控制。其基本原理是将晶振信号分频取得精准的时间周期脉冲,CPU 按照设定参数输出方波信号,经 I/O 外接功率放大器驱动电磁阀进行控制通气。

(5)电磁阀辅助通气:电磁阀辅助通气的基本原理是感知患者自主呼吸信号,利用其中的特征信号操控通气机完成吸气触发或呼气切换等机械操作,是一个需要由压力换能器、放大器、模数转换器、数字比较器、单稳态集成电路和电磁通气阀等电子元件组成的复杂电路。

1)压力换能器:将气道压力引起的位移信号转变为电流信号。

2)接收电路:将电流信号转变为电压信号,这些随气道压变化的电压属于连续性的模拟量,要使数字电路识别,必须首先将这些模拟信号适当放大,然后送入模数转换器(analog to digital converter)转换成二进制数字信号。

3)数字比较器:是一种二进制数字逻辑电路,用来比较成对的二组二进制数是否相同,两者不相同时输出端保持常态(高或低电平),两者相同时输出与常态相反的电平,即控制信号。

4)单稳态集成电路:其原理见图 4-66。在 Vi 没有触发信号的情况下,电路输出端 Vo 总是处于低电平。如果 Vi 输入触发信号,使电容 C1 放电,电路就会反转,Vo 输出高电位。随后电容 C1 通过电阻 R1 充电,达到阈电位,电路重新恢复到初始的稳定状态。输出方波的宽度即为吸气时间,由电容 C1 和电阻 R1 的数值决定($T = 1.1RC$)。Vr 输入复位信号也可以使电路立即返回初始状态。

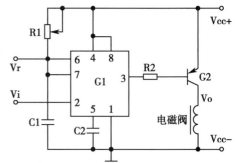

图 4-66　单稳态触发电路原理

5)电磁通气阀辅助通气同步触发:其原理见图 4-67。吸气灵敏度设置为低于大气压或低于 PEEP(如 $-2cmH_2O$),并转换为二进制数据,储存于比较电路中。呼吸气路中的压力传感器持续监视气道压变化。气道压信号放大后模数转换,使连续变化的模拟电流信号快速连续地转换为二进制的数据串,并实时依次送入比较器。实时进入的二进制数据串在比较器中与设置的参数比照,不相同时,比较器输出信号保持 0;相同时,输出一个脉冲信号触发单稳态电路,产生一个方波脉冲,驱动电磁通气阀开放。

呼气压力切换的技术过程与吸气触发相似,不同的是吸气触发时,比较器检出的是最低气道压;而呼气切换时,比较器检出的是最高气道压,而且比较器将输出信号输送到单稳态电路的复位端。

6)气流触发:其原理与压力触发原理相同,但传感器结构不同。气流传感器可以监测气流的方向和大小。由于气流传感器灵敏度高于普通压力传感器,气流触发原理的同步跟随性能比较灵敏。

现代单片工控计算机本身具备输入信号 A/D 转换器、比较逻辑判断、方波输出等基本功能,因此单片机辅助通气电路只需外接传感器和功放器,即可构成硬件平台。

目前辅助通气必须在自主呼吸动作产生气体运动后,才能同步触发通气机排出气体,需要经过传感换能、信号处理、逻辑判断、发出指令、通气阀开放、气流排出等物理过程,通气机气流与自主呼吸运动总是存在一定的时间延迟。吸气初期吸气不足,呼气初期存在对抗,是辅助通气难以解决的技术难点。膈运动电位触发同步呼吸的研究还有待临床应用评价。

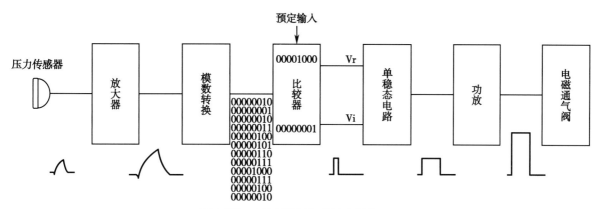

图 4-67　电控辅助通气的同步触发原理

（6）电动风箱控制通气：电控电动型通气机常采用直流电机驱动折叠风箱或滚膜活塞来排出气体。直流电机的基本特性是转速与控制电压成正比，驱动电压越高，转速越快。转动方向与电源的极性相关，变换电源正负极可以方便地进行反向转动。改变直流电机的控制电压，即可实现通气周期各种时相参数和气量参数的操控。

直流电机功耗较大，常用可控硅技术进行直流电机调速。可控硅又称晶闸管，是一种可以控制输出电压的整流二极管，有正极（A）、负极（K）和控制极（G）三个引脚，特点是当 G 无控制脉冲时，A、K 不导通；G 得到小电流正相脉冲后，处于正向电压的 A、K 立即导通；但随着交流正向电压为零，再次截止。因此，可控硅输出的电功率取决于正向控制脉冲的占空比（高电平脉冲宽度占脉冲周期的比例）。

控制电路提供的触发脉冲占空比大，可控硅导通角大，输出电流大，负载得到的有效直流电压高，转速快；反之，脉冲占空比小，可控硅导通角小，输出电流小，负载得到的有效直流电压低，转速慢，见图 4-68。这样，控制系统通过调节控制脉冲的占空比，即可实现直流电机的调速。

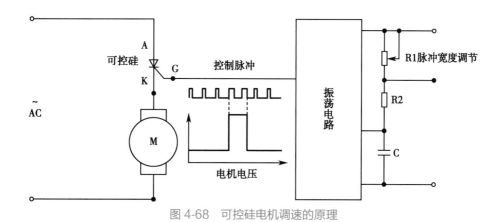

图 4-68　可控硅电机调速的原理

电机驱动风箱排出气体，控制脉冲必须与风箱的运动相随，需要监测风箱复位，确定电控信号的初始化。直线驱动风箱的电动通气机采用蜗轮蜗杆原理，将电机的圆周运动转变为直线运动。需要控制系统输出不同极性、不同电压、不同宽度的复杂控制电流，完成时相性和气量性参数的调控。开机后，电机反转使风箱完全扩张，碰触传感器，发出复位信号，使控制电流为零，等待吸气启动，见图 4-69。吸气相，正向电压驱动电机压缩风箱；呼气相，反向电压驱动电机反转扩张风箱。方波 T1 和 T2 的宽度分别控制吸气和呼气时间。方波电压的高低决定电机转速，即蜗杆直线运动速度，控制预定时间内风箱底部的行程距离。电压高，速度快，预定时间内风箱张缩幅度大，潮气量大；反之，电压低潮气量小。

由于风箱必须先充盈后才能排出气体，不能实时跟随自主吸气，所以电动风箱结构的通气机只适合进行控制通气。

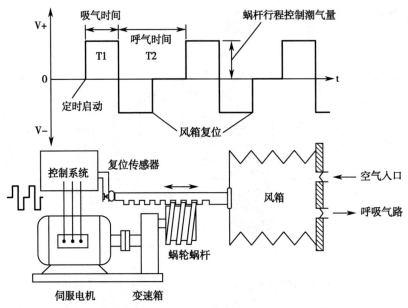

图 4-69　电机直线驱动容量输气系统的结构原理

（7）电动风机辅助通气：电动离心式风机辅助通气的通气机（图 4-70）采用工控计算机作为控制系统。调节可控硅输出的方波占空比改变驱动电机转速。灵敏的气道压和气流监视信号可以反馈控制电动离心式风机跟随自主呼吸，吸气期，气道压降低或吸气流信号触发控制系统加大输出脉冲的占空比，电机驱动电压高，转速快，风量大，气道压力升高，达到设定的吸气压（IPAP）；呼气期，控制系统输出脉冲的占空比小，电机转速慢，风量小，气道压降低，维持设定的呼气压（EPAP）。电磁阀吸气期开放，呼气初关闭，克服风机惯性对呼出气流的影响。这种通气机控制系统还能够按照设定的通气频率和吸气时间输出不同占空比的控制脉冲，在无自主呼吸的情况下进行控制通气。

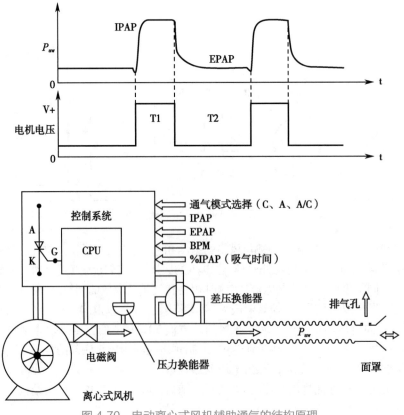

图 4-70　电动离心式风机辅助通气的结构原理

## 第四节 输 气 系 统

输气系统是通气机调控流率、潮气量、气道压等气量参数,输送吸入气体的功能单元。原理上分为压力型、容量型和持续气流型三类。压力型输气系统以压缩气体释放气体的形式向肺内输送气体;容量型输气系统以容积转移的形式向肺内输送气体;持续气流型输气系统是以一定流量向肺持续输送气体。呼吸周期由吸气期和呼气期两个时相构成。每个通气周期都要经过吸气启动、肺充气、呼气切换和肺排气 4 个物理过程,其中吸气启动和肺充气构成通气机的吸气期;呼气切换和肺排气构成通气机的呼气期。吸气期和呼气期的切换方式随通气机的种类不同而不同,同一通气机也可有两种以上不同的切换方式。现代通气机多为电子控制,常采用多种切换原理复合控制。

## 第五节 安全监控系统

通气机安全监控系统的基本功能包括通气力学监测和安全报警两部分。通气力学监测内容见本篇第三章。安全报警系统的任务是监测异常情况,超过预定指标时,发出听觉或视觉信号,提醒使用人员排除故障,对保证患者的生命安全和通气机的正常使用具有重要意义。通气机的安全监控系统一方面体现了医学量化控制的发展趋势,另一方面还体现出智能化控制的发展趋势,是近代通气机的主要技术发展方向。

美国呼吸治疗学会(the American association for respiratory care,AARC)推荐将通气机的报警按其优先和紧迫程度分为三类。第一类和第二类报警需要尽快处理,第三类报警次之。

一类:即将危及生命,必须马上处理。报警信号要求是连续重复闪亮的视觉显示,并发出较响亮的听觉音响,报警不能被人为消声,直至故障消除。常见问题为电力不足、气源不足、气道压力过高、气道压力过低、呼气阀失灵、窒息、辅助呼吸模式下自主呼吸停止等。

二类:具有危及生命的潜在威胁,需要尽快处理。报警信号为间断、柔和的听觉和视觉报警,可暂时人为消除报警声音。常见问题有备用蓄电池电压不足、管路漏气、空氧混合器失灵、气道不全梗阻,湿化器温度异常等。

三类:不会危及生命,不设置听觉报警,仅有视觉报警,或以文字显示的方式提示使用者。如出现轻度对抗呼吸,自动切换辅助通气,吸气温度、通气参数实测值过大或过小,不符合预设范围等。

2002 年国际标准 ISO 9703 将麻醉和呼吸监测报警事件的严重程度分为:①严重,死亡或不可逆伤害(严重生理威胁);②中度,中度伤害(中度生理威胁);③轻微,不舒适或轻微伤害(轻微生理威胁)。同时将报警事件的紧急程度分类为:①立即,事件可能在不足以人为纠正的时间内发展恶化;②即时,事态可能发展,但仍存在人为纠正的时间;③延迟,事件可能发展,存在比即时长的人为纠正时间。并根据上述事件的性质和分类,将报警分为高优先级、中优先级和低优先级三个等级。

### 一、通气机安全报警系统的基本原理

通气机安全报警系统通常由报警阈值设置输入、传感器、比较器、触发电路和声光效应部件组成。报警阈值分为低限和高限,通气机一般均设有触摸键等输入设备,接受使用者的个体化设置。出厂默认报警阈值来自实践统计定义的异常情况基本表现和判定逻辑,在绝大多数情况下能够可靠地判断异常情况。特殊病例改变设置后,用于其他患者时,应恢复默认设定或重新设定,避免因人为设定不当导致错误报警。

传感器是判定信息的来源,采用的传感技术、换能器质量、传感器位置等因素都会影响报警的准确性。传感器故障不仅可以造成报警失效,还可以造成误报警和持续报警。报警发生后,正常情况下,临床判定应检查相关的传感器。

传统报警系统效应器主要为蜂鸣器和指示灯发出声光信号,达到提示使用者检查并排除故障的目的。现代通气机报警系统还可见数字显示、文字提示等效应器件。为了在最短的时间内作出操作响应,近代通气机安全监控系统对高优先等级的报警项目,能够自动地直接操作通气机作出应急响应,如辅助通气下,自主呼吸停止,报警系统在发出报警信号的同时,直接使通气机转为控制通气模式;气道高压报警同时打开排气阀等,大大提高了机械通气的安全系数。

## 二、常见通气机报警功能和处置原则

患者呼吸功能的评估是保证机械通气安全的关键环节,尽管现代监测技术已经长足发展,但呼吸功能的临床评估基本功仍不可或缺。在机械通气中,必须有医务人员现场监护,确认正常状态的基本指标为患者胸肺起伏平稳,无缺氧、二氧化碳蓄积或躁动现象。通气机报警是提醒在场医务人员对患者或通气机进行检查和处理的紧急信号。出现报警时,最重要的是及时、正确地判定紧急情况,并及时解除报警原因。如果处理不当,可导致患者的病情恶化,甚至死亡。因此,正确识别和处理报警事件,是通气机使用中不可缺少的环节。一般应对原则:①立即脱离通气机,改换手工管理呼吸。②临床检查、评估患者的呼吸功能。③检查通气机报警提示异常参数的相关部件(如有报警文字提示)。④检查通气机的电源、氧气源、压缩空气源及其连接情况。⑤自患者端开始,检查通气机呼吸气路的所有连接部位。⑥检查通气机的报警设置情况,排除人为设置不当造成的报警。

经排查程序消除故障报警后,方可恢复机械通气。不能排除故障报警者,应更换通气机;恢复机械通气前应例行通气机的用前检查程序。

1. 能源报警

(1)电源故障报警:多数电动或电控通气机都有以电池供电的报警装置,意外停电或电源插头脱落时,发出声光报警,提示医务人员通气机无电力供应、停止工作。正常情况下,打开通气机电源开关,拔除交流电源插头后,应立即出现报警信号或提示蓄电池供电。如果没有反应,应检查并更换报警器电池。

(2)气源故障报警:氧气源或压缩空气源压力低于某一水平(如 0.3MPa),通气机应发出声光报警,气动报警原理同麻醉机的氧气源低压报警。如果在气源停止供气的情况下,报警器没有反应,应该由专业人员进行维修。

能源报警属于高优先等级报警信号,通常不能人为消音,提示通气机即将或已经停止工作。处理原则:在场医务人员应立即改换手工管理通气;查找原因排除故障,确认报警自行解除后,方可接入通气机继续机械通气。

2. 气道压报警

(1)气道压过低报警:监测气道压低于报警设置下限时发出报警信号,提示可能肺通气不足。常见原因有:呼吸气路脱连接或严重漏气;呼气阀漏气故障;潮气量设置太低;气道压报警下限设置过高;辅助通气模式下,自主呼吸停止;如同时出现能源报警信号,即为能源故障;同时气道压力表显示正常者,为压力换能器故障。

处理原则:①排除能源故障;②排除换能器故障;③排除呼吸气路连接部位和呼气阀漏气故障;④排除气道压下限设置过高原因,降低设置低于实际气道压;⑤如为自主呼吸停止,应改为控制通气模式;⑥如为高顺应性患者,可提高潮气量设置,使气道压高于下限默认值。

(2)气道压过高报警:监测气道压高于报警设置上限时发出报警信号。常见原因有:呼吸管道或气管导管梗阻;呼吸气路积水;潮气量设置太大;气道压报警上限设置过低;控制通气模式下,自主呼吸恢复发生对抗呼吸;同时气道压力表显示正常者,可能为压力换能器故障;气道压进行性增高,可能为呼气阀梗阻或多余气体阀阻塞故障。

处理原则:①排除压力换能器故障;②排除呼吸气路、气管导管、多余气体阀或呼气阀梗阻故障;③排除呼吸气路积水或吸痰清理呼吸道;④排除气道压报警上限设置过低的原因,增大设置高于实际气道压(通常为 $40cmH_2O$);⑤通气阻力较大的患者,可减小潮气量设置,使气道压降低,同时增加通气频率维持每分通气量;⑥自主呼吸恢复、对抗呼吸患者,可改换辅助通气模式或脱机,必须通气支持患者,可应用镇静药或肌松药消除自主呼吸。

3. 通气量报警

(1)通气量或潮气量过低报警:监测通气量或潮气量低于报警设置下限时发出报警信号,提示可能肺通气不足。常见原因与气道压过低报警相似。

处理原则:①排除能源故障;②排除流量换能器故障;③排除呼吸气路连接部位和呼气阀漏气故障;④潮气量或通气量下限设置低于实际潮气量或通气量;⑤如在辅助通气模式下,自主呼吸抑制或停止时,应改为控制通气模式。

(2)通气量或潮气量过高报警:监测通气量或潮气量高于报警设置上限时发出报警信号。常见原因有:辅助通气模式下,自主呼吸亢进或吸气触发灵敏度过高;潮气量设置太高;通气量报警上限设置过低;流量换能器故障。

处理原则:①排除流量换能器故障;②降低吸气触发敏度(通常为 –2cmH$_2$O 或 2L/min);③排除通气量报警上限设置过低原因,增大设置,使其高于实际通气量(通常应大于 8~10L/min);④降低潮气量和通气频率设置。

4. 时相参数报警

(1)通气频率过低(窒息)报警:监测通气频率低于报警设置下限时发出报警信号,或呼气时间过长,超过窒息时间设置时发出警报。提示可能肺通气不足。常见原因有:呼吸气路脱连接或呼气阀漏气故障;辅助通气模式下,自主呼吸抑制或停止;吸气灵敏度设置过高;通气频率设置太低;通气频率报警下限设置过高;窒息时间设置太短;同时出现能源报警信号,即为能源故障停机。

处理原则:①排除能源故障;②排除换能器故障;③排除呼吸气路连接部位和呼气阀漏气故障;④排除通气频率报警下限设置过高和窒息时间报警设置太短的原因。降低频率报警下限设置,使之低于实际通气频率;或延长窒息时间报警设置,使之高于实际呼气时间(通常应大于 10 秒);⑤提高同步触发灵敏度(通常为 –2cmH$_2$O 或 2L/min);⑥如为自主呼吸抑制或停止,应改为控制通气模式。

(2)通气频率过高报警:监测通气频率高于报警设置上限时发出报警信号。常见原因有:辅助通气模式下,自主呼吸亢进或同步触发灵敏度过高;控制通气频率设置不当;通气频率报警上限设置过低。

处理原则:①降低吸气触发灵敏度(通常为 –2cmH$_2$O 或 2L/min);②增大通气频率报警上限设置,使之高于实际通气频率(通常应大于 30 次 /min);③降低通气频率设置。

(3)吸呼比错误报警:监测实际吸呼比与设置吸呼比不相符时发出报警。常见原因有:压力支持通气模式下,吸气流量设置太低或太高,导致吸气时间太长或太短;通气机周期控制电路受到电磁干扰;气道漏气或阻塞故障。

处理原则:①排除气道漏气或梗阻原因;②排除电磁干扰原因;③调节吸气流量使吸气时间符合吸呼比设定值。

5. 吸入气体报警

(1)吸入气体温度过高或过低报警:提示加温、加湿器故障。处理原则:调整或检修加温、加湿器。

(2)吸气氧浓度报警:实测氧浓度超过吸氧浓度设定范围发出警报。提示氧气源、压缩空气源或空氧混合器故障。常见原因有:氧电池或氧电极故障;通气机氧气通路或压缩空气气路阻塞或漏气故障;空氧混合器故障。

处理原则:①校正测氧仪,排除氧气换能器故障;②氧浓度低报警,应排除氧气通路故障;氧浓度高报警应排除空压机故障;③维修空氧混合器。

# 第六节　常用通气模式

## 一、根据气道压分类

依据通气时气道压与大气压之间的关系将机械通气分为 4 类基本通气模式,分别描述如下。

1. 间歇负压通气(interval negative pressure ventilation,INPV)　体外通气机将患者躯干置于铁肺密闭箱内,患者头部置于箱外,通过箱内负压扩张胸廓使气道压低于大气压,形成人工吸气;呼气期箱内负压解除,胸廓弹性回缩自然呼吸。这种机械通气模式称为间歇负压通气。

2. 正负压通气(positive-negative pressure ventilation,PNPV)　吸气期气道压高于大气压,气体压入肺内;呼气期气道压低于大气压,吸出肺内气体的通气模式称为正负压通气。

3. 间歇正压通气(interval positive pressure ventilation,IPPV)　吸气期,气道压高于大气压,气体压入肺内;呼气期,气道压与大气压平衡,胸肺弹性复位,驱使肺内气体呼出的通气模式称为间歇正压通气。该通气模式目前应用最广,附加特定功能可以衍生出多种通气模式。

4. 持续气道正压(continuous positive airway pressure,CPAP)　呼吸气路内提供持续气流经限压阀排出,

吸气期和呼气期气道压始终高于大气压的通气模式。

二、根据通气量和吸气动力的程度分类

根据通气量和吸气动力的程度,通气模式又可分为完全通气支持和部分通气支持两大类。

1. 完全通气支持模式 在此模式下患者需要的肺通气量和吸气动力全部由通气机提供,根据临床特性又可有不同的通气模式。

(1)根据通气机通气节律与患者的自主呼吸是否同步,可以将完全通气支持的间歇正压通气分为控制通气和辅助通气两种通气模式。

1)控制性机械通气(controlled mechanical ventilation,CMV):又称控制呼吸或定时通气(timed ventilation)。使用者需设定通气频率、吸呼比、潮气量(或通气量)三项基本工作参数。特点是按照控制系统预定的节律运行完成每个通气周期,通气节律不受患者自主呼吸影响,患者存在自主呼吸时,会出现吸气时通气机不跟随,呼气时遇到通气机排出气体的对抗呼吸(resistance breath)现象。

通常情况下通气机对呼气期气道压不进行限定,呼气末期气道压与大气压平衡。如果在通气机呼气出口安装限压阀对气道压实施限定,就会使呼气末期的气道压不能与大气压平衡(图4-71),这种呼气末期呼吸气路内压高于大气压的现象称为呼气末正压(positive end-expiratory pressure,PEEP)。调节范围为0~20cmH$_2$O。

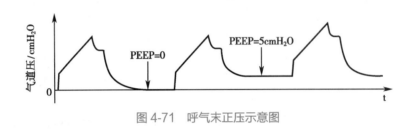

图 4-71 呼气末正压示意图

俗称的PEEP是指间歇正压通气下,采用限压阀进行呼气末气道压限定,使气道压高于大气压的通气管理技术。这种IPPV复合PEEP的通气模式又称为持续正压通气(continuous positive pressure ventilation,CPPV)。PEEP使患者肺内压在呼气末仍高于大气压,有利于维持小气道开放和肺泡扩张,增加功能残气量,具有改善肺泡换气功能的临床效果,是有效纠正肺换气性低氧血症的医学干预技术。主要用于急性呼吸窘迫综合征(ARDS)和肺不张患者。

2)辅助性机械通气(assisted mechanical ventilation,AMV):又称同步呼吸(spontaneous respiration)。使用者需设定吸气灵敏度、吸呼比、潮气量(或气道峰压)等工作参数。特点是通气节律由患者自主呼吸行为控制,不发生对抗呼吸。如果患者自主呼吸停止,通气机则停止运行。辅助通气模式虽然由患者自主呼吸触发,但吸入的气量和肺充气动力完全由通气机提供。

3)辅助/控制通气模式(assisted/controlled modes ventilation,A/CMV):又称同步/定时模式(spontaneous/timed modes,S/T),是上述两种通气模式的组合设计。A/CMV模式下窒息时间(apnea time)设定值超过7~20秒时,通气机自动切换为控制通气模式。使用者除需设定灵敏度、吸呼比、潮气量(或气道峰压)之外,还要设定备用通气频率、窒息时间等工作参数。

(2)根据通气机采用气量控制或气压控制原理,又可将完全通气支持的间歇正压通气模式分为容量预置模式和压力预置模式两类。

肺通气的实质是一定量的气体进入肺内再排出来,气道压是气流运动中胸肺弹性应力和气道阻力产生的次生指标,因此容量预置通气始终占统治地位。由于机械通气时肺充气量与弹性负载之间存在相对固定的压容关系,气压控制也能达到气量控制指标,而且气压控制还具有安全限压的性质,因此近年来出现了两种控制技术兼容的趋势。

1)容量预置模式(volume preset modes):每次通气的潮气量恒定,而气道压随患者气道阻力和胸肺顺应性因素可以有较大的变化,俗称定容通气。使用者需设定通气频率、吸呼比、潮气量(或通气量)等工作参数。

2)压力预置模式(pressure preset modes):每次通气的气道压恒定,而通气量取决于气道压与患者胸肺顺应性及通气阻力的关系,可有较大变化,俗称定压通气。使用者需设定通气频率、吸呼比、气道峰压、吸气流率等工作参数。

传统定压通气控制原理(图 4-72):①吸气启动高压输气系统恒流供气,达到预定气道压;②压力切换,输气系统停止供气,呼气阀开放。因潮气量随患者因素变化,所以又称为容量可变模式(volume variable modes)。压力控制通气和压力支持通气是目前流行的两种完全通气支持的压力预置通气模式。

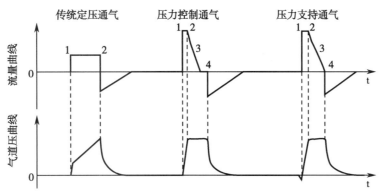

图 4-72 压力预置通气特性曲线

压力控制通气(pressure control ventilation,PCV):是控制通气模式下的压力预置通气。通气机具有高压和持续气流两种输气系统。①时间启动,吸气初高压输气系统供气,提供恒流吸气,快速达到预定气道压后停止供气;②持续气流输气系统提供减流吸气;③并维持设定气道支持压不变,肺泡压等于气道压时,吸气流量为零;④时间切换,持续气流输气系统关闭,呼气阀开放。如果吸气初期气流量足够大,减流吸气末期肺泡压与气道压平衡,吸气末流量为零。

压力支持通气(pressure support ventilation,PSV):是 20 世纪 80 年代以后发展起来的、辅助通气模式下的压力预置通气。①患者自主吸气触发,高压输气系统提供恒流吸气,快速达到预定气道压后停止供气;②持续气流输气系统提供;③减流吸气,并维持设定气道支持压不变,吸气流量降低到预定值时呼气切换;④持续气流输气系统关闭,呼气阀开放。如果吸气初期流量过高,减流吸气期肺泡压与气道压平衡快,吸气时间变短。

容量支持通气(volume support ventilation,VSV):于 1992 年问世,属于智能化的压力支持通气模式。使用者根据患者情况预设潮气量或通气量,患者触发辅助通气状态后,通气机先用 5cmH_2O 吸气压力试验通气,同时测量实际潮气量。如果低于预定值,通气机自动提高吸气压力,直至达到预定的潮气量水平。如果实测值高于预定值,通气机自动降低吸气压力,恢复到预定的潮气量水平。这种智能化通气模式可避免较高的吸气压力,具有预防气压伤的临床意义。

压力调节容量控制通气(pressure regulated volume control ventilation,PRVCV)的工作原理与 VSV 相似,不同点仅在于吸气为时间启动,是控制通气模式下的 VSV。

(3)根据通气频率设置范围又可以将完全通气支持的间歇正压通气分为常频通气和高频通气两种模式。常频通气频率设置范围为 4~60 次/min。高频通气的频率设置范围可达 60~3 600 次/min。

高频通气(high frequency ventilation,HFV)是一类特殊的正压通气模式。特点是通气频率远高于生理呼吸频率,而潮气量接近,甚至少于解剖无效腔量。由于这类机械通气模式平均气道压低,对循环生理影响小,气压伤发生率低,特别是 HFV 能在无法建立密闭气道的情况下使用,其气流振荡和 PEEP 效应还具有肺复张和改善氧合的临床价值,因而,自 20 世纪 60 年代末期问世以来备受关注。目前公认的分为以下 3 型。

1)高频正压通气(high frequency positive pressure ventilation,HFPPV):采用细导管插入气管导管,定时正压吹气。常用通气频率为 60~150 次/min,潮气量为 3~5ml/kg。使用者需设定通气频率、吸呼比、驱动气压等工作参数。

2)高频喷射通气(high frequency jet ventilation,HFJV):采用喷射针头于气管导管入口处,以喷射气流的方式实现肺通气。常用驱动压为 0.1MPa 左右,通气频率 60~300 次/min,潮气量为 2~3ml/kg。使用者需设定通气频率、吸呼比、驱动气压等工作参数。

3）高频振荡通气（high frequency oscillation ventilation，HFOV）：采用往复活塞泵、振动隔膜或偏心旋转球，在呼吸气路内产生快速往复的气流运动。常用频率为 300~3 600 次 /min（5~60Hz），潮气量为 1~2ml/kg。使用者只需设定通气频率、吸呼比等工作参数。

临床实践证明通气频率低于 150 次 /min 的高频通气可以独立完成肺通气，进行完全的通气支持。通气频率高于 300 次 /min 以后，会导致高碳酸血症，应在自主呼吸存在的条件下或与其他间歇正压通气模式联合使用，属于部分通气支持技术。

2. 部分通气支持模式　在部分通气支持模式下，患者需要的肺通气量和吸气动力大部分由自主呼吸运动完成，通气机仅提供吸入气体和部分吸气动力，补偿自主呼吸的不足，支持程度需依患者通气不足的程度而定。根据不完全通气支持原理，有间歇指令通气和持续气道正压两类部分通气支持模式。

（1）间歇指令通气（intermittent mandatory ventilation，IMV）：又称间歇强制通气。在这种通气模式下，持续气流输气系统为呼吸回路提供持续气流，保证患者自主吸气的需要；而指令通气频率低于患者呼吸频率，由高压输气系统定时强制性地补给一次正压通气。附加的指令通气频率和潮气量根据患者自主呼吸不足的程度确定。由于 IMV 的通气周期启动不与自主呼吸同步，所以存在对抗呼吸现象。

同步间歇指令通气（spontaneous intermittent mandatory ventilation，SIMV）是由患者吸气触发的间歇指令通气模式，相当于辅助通气模式的部分通气支持技术。新型 SIMV 采用的是时间启动复合压力或气流触发、压力限定、气流切换原理。在非指令通气期间，患者在持续气流输气系统支持下自主呼吸。如图 4-73 所示，预定时间控制信号 V1 先激活压力或气流触发电路，由患者自主吸气触发 V2，使通气机的吸气启动和呼气切换都能与患者的自主呼吸同步，降低了对抗呼吸的不利影响。附加的指令通气次数和通气量也要由使用者根据患者自主呼吸不足的程度来确定。

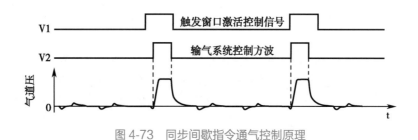

图 4-73　同步间歇指令通气控制原理

指令分钟通气（mandatory minute volume ventilation，MMV）是 1977 年 Hewlett 报道的智能化容量预置模式的部分通气支持技术。根据患者年龄、体重、性别等资料先行预设通气量，通气机持续气流输气系统支持自主呼吸，监视患者自主呼吸的实际通气量，并与预定通气量对比。实际通气量低于预定通气量时，通气机按照预定潮气量，自动确定指令通气频率，补足预设的每分通气量；如果实际通气量等于或高于预定通气量，通气机自动停止指令通气。附加的指令通气次数和通气量由通气机的微处理器根据预定参数与患者自主呼吸监测参数的差值自动确定，避免了不适当和不及时的人工调节。

（2）持续气道正压（continue positive airway pressure，CPAP）：是在自主呼吸条件下采用持续气流输气装置，并使用限压阀控制气道压的通气支持模式。CPAP 装置提供足够的持续气流，以满足患者自主吸气的需要，与限压阀相互作用，使气道压维持在高于大气压的预定水平上。在这种通气支持模式下，肺通气量和吸气动力主要由患者自主呼吸的频率和深度决定。习惯上将间歇正压通气时采用 PEEP 阀、保持整个通气周期气道压均高于大气压的通气模式称为持续正压通气（CPPV），而在自主呼吸条件下实施压力限定、保持气道压高于大气压的通气支持模式称为 CPAP。两者通气支持的原理比较见图 4-74。两者扩张小气道和增加肺功能残气量（FRC）的作用一致，但 CPPV 肺通气量取决于通气机，而 CPAP 则取决于患者自主呼吸作功能力。

近年来出现的气道压释放通气模式和双水平气道压通气模式，大大拓宽了持续气道正压部分通气支持的临床应用范围。

气道压释放通气（airway pressure release ventilation，APRV）是在 CPAP 持续气流输气系统的基础上，附加一个定时开放的呼气阀形成的，原理示意见图 4-75。采用时间启动、压力限定、时间切换原理。呼吸气路中提供足够的持续气流以支持自主呼吸,吸气期持续气流和限压阀使气道压维持在预定水平,到预定时间呼气阀开放,气道压降低为零,产生一次深呼气效应,有利于降低患者二氧化碳水平。APRV 通气频率较低,气道正压时间较长,而呼气期仅为 0.5~2 秒。如图 4-76,相当于间歇解除气道正压的 CPAP。

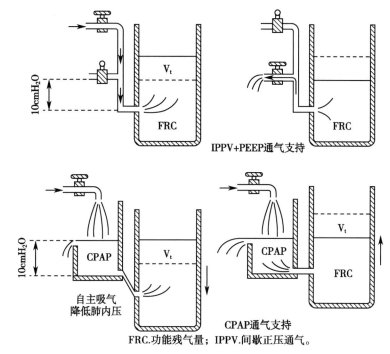

图 4-74　呼气末正压(PEEP)与持续气道正压(CPAP)通气支持对照示意图

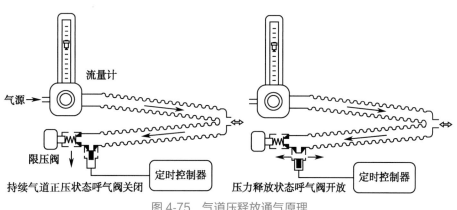

图 4-75　气道压释放通气原理

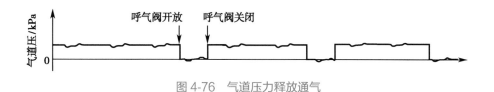

图 4-76　气道压力释放通气

双水平气道正压(bi-level positive airway pressure,BiPAP)通气是采用电控电动持续气流输气系统的通气机。设有控制通气、辅助通气和辅助 / 控制通气(C、A、A/C)三种模式。控制通气时采用时间启动、压力限定、时间切换原理,辅助通气时采用气流启动、压力限定、气流切换原理。设有通气频率(BPM)、吸气时间(%IPAP)、吸气压(IPAP、Pinsp 或 Phigh)和呼气压(EPAP、Pexp 或 Plow)调节,可以分别预设吸气期和呼气期的气道压。这种通气机最大输出气流可达 150L/min 以上,具有以强大气流补偿保证气道压的功能。没有限压阀、呼气阀等复杂装置,只在呼吸气路的患者端设有一个直径约4mm的排气口。采用调节持续气流的方式控制气道压,输出气流大,则气道压高;输出气流小时,则气道压低。

典型的BiPAP通气应在控制模式下设定较低的通气频率,吸呼比为1∶1,分别设定吸气压(10~20cmH$_2$O)和呼气压(4~6cmH$_2$O)。如图4-77,使患者交替在高、低两个CPAP水平上自主呼吸。每次低水平CPAP都能产生深呼气效应。

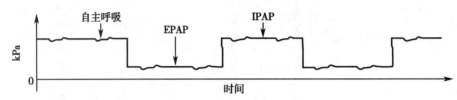

图 4-77 双水平气道正压通气(BiPAP)的气道压力波形

强大的气流补偿性能使得BiPAP通气机可以设定常规通气频率,进行间歇正压完全通气支持。特别是可以经面罩或鼻罩在较大漏气的条件下,进行无创通气支持,对传统的紧闭式精确控制通气理念提出了挑战,具有广阔的应用领域。

(朱 涛)

# 第三章　呼吸功能监测设备

呼吸功能状态评估的目的是通过观察患者呼吸状态的变化来指导临床救治实践。评估证据来自临床观察和仪器监测,由于仪器监测能够连续观察患者呼吸功能的变化,及时发现异常情况,有利于及时作出正确的诊断和处理,呼吸功能监测已经成为现代医学重点发展的技术领域。呼吸功能的仪器监测项目包括通气力学监测和生物学监测。通气力学监测主要包括通气量、通气频率、气道压等指标;生物学监测主要包括呼吸气体或血中氧气、二氧化碳等指标。前者主要反映肺通气机制和储备能力是否充分,后者主要反映肺换气的功能是否有效。在呼吸功能的评估中,通气力学监测非常重要,本章将重点介绍临床麻醉常用的通气力学监测原理。

## 第一节　通气量监测

### 一、流速监测

在流体工程的研究过程中,经常要进行流速的监测,使用最多的是总压管和皮托管(又称探针)。

1. 总压管　图 4-78 是一种用于液体测速的总压探针,它是一种两端开孔成 L 形的管道。若要测量流动液体中 A 点的流速,可以将总压管置于 A 点对准流动方向,A 点处形成流速为零的滞止点,则总压管中液体将上升高度为 $h+\Delta h$。因此,只要利用总压管测出被测点处的液柱高(压强),就可以计算得到该点处的流速。

2. 皮托管　在气体管路中,流动气体中某点的压强并不知道,只用总压管无法测得流体中某点的流速,这时常用总压管与静压管组合在一起的探针测速,称为皮托管。图 4-79 为具有半球形头部的皮托管结构示意图。前端是皮托管的迎流总压孔,侧面均匀分布的是静压孔。若将总压孔和静压孔连接到一个 "U" 形管压力计上,总压和静压之差,就是用于计算流速的动压。

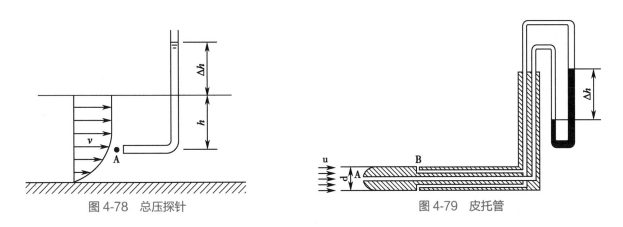

图 4-78　总压探针　　　　　　　　　　　　　　　图 4-79　皮托管

### 二、流率监测

流率(flow rate)表示单位时间通过一定截面的流体体积,又称流量。在某段时间内(若干小时或天)流过一定截面的流体体积总和,称为累积流量。在临床监测中,通常先测定气体流量,经时间积分处理,求得累计流量,如潮气量、通气量。测量流体流量的仪表称为流量计,而测量累积流量的仪表称为气量计或气量表(如肺活量计、潮气量表)。

速度通气量计是先测量通过某一管道固定截面面积的气体流速,然后乘以该截面的横截面积,得到流量,对流量进一步积分,即可得到吸入量、呼出量。速度通气量计种类繁多,常用的有叶轮式、压差式、热传导式、电磁式等速度通气量计。

1. 叶轮式通气量计　Wright 通气量计是一种叶轮式通气量计(图 4-80)。气体经导流器沿切线方向吹动叶轮旋转,将气体的流速转换为叶轮的转速。在一定测量范围内,叶轮的转速与气体流速成正比,转动方向与呼出或吸入有关。叶轮装有数片直形叶片,中间有轴承,固定安装在导流器上。叶轮的旋转通过机械系统驱动表盘指针转动,最后由指针指出吸入、呼出量。

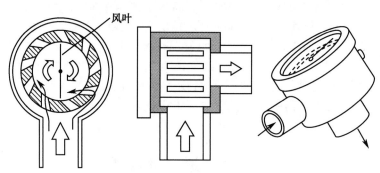

图 4-80　Wright 通气量计

电子式叶轮通气量计一般采用光电方式进行测量。在其内部装有发光光源和光电接收器,利用叶片在旋转过程中对光的反射或遮挡来进行脉冲计数;再根据单位时间脉冲数,求出叶轮的旋转速度;最后经电子处理以数字形式显示潮气量、每分通气量和呼吸频率。

由于惯性和轴承间的摩擦力,叶轮式通气量计在较高的潮气量下,读数偏大,而在较低的潮气量下,读数又偏小。此外,呼吸气流湿度对测量有影响。

2. 压差式流量计　压差式流量计是在流道上安装一个节流元件,节流元件增加气流的流阻,当气体流经节流元件时,其上、下游两侧之间就会产生静压力差(压差),此压差与流量有固定的数值关系。其主要的构件为节流元件和压差传感器。若已知气流性质、节流元件形状和管道几何尺寸条件,便可以通过测量压差求得气体流量,其基本原理为伯努利方程。

在医学应用中,常用的呼吸流速描记器节流件是在管道内与气流垂直的截面上安装一个细网孔屏,或是一束紧密放置的毛细管(Fleisch 型呼吸流速描记器),毛细管的轴线与气流平行。由于网孔或毛细管截面积很小,气流一律被转变为层流(图 4-81)。当气体流过管道时,在节流件两端产生的压力差,与气体流量呈线性关系。对于一定口径的节流元件,如气流流速过快,使气流的雷诺数超过一定临界值,气流不再维持层流,这就破坏了差压与流量之间的线性关系。因此,使用时,应根据流量大小不同,选择不同口径的节流元件。为了消除呼吸蒸气凝结对测量的影响,节流元件内应装有恒温加热装置。在连续测量中,温度和气体成分的改变会造成气体黏度发生变化,引起节流元件流阻的变化,从而影响测量精度,因此,必须在测量过程中不断校正。压差式流量计使用方便、频响和灵敏度较好,因而在肺通气量测量中应用较多。

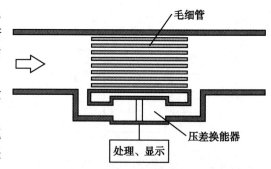

图 4-81　Fleisch 呼吸流速描记器

3. 涡街流量计　涡街流量计是利用流体流过阻碍物时产生稳定的漩涡,通过测量漩涡产生频率实现流量测定。在流动的流体中放置一个三角柱或圆柱等漩涡发生体,在漩涡发生体的后部,产生一系列有规律的交替漩涡,这就是卡门涡街。漩涡发生频率由超声监测。在管壁两侧的相对方向上装一对超声发射器和接收器,超声发射器发射一束等幅超声波,当超声波穿过气流漩涡时,接收器收到的超声信号幅度和频率被漩涡调制,通过解调,即可得到漩涡发生频率。

4. **热线丝式流量计** 通常金属导体的电阻率随温度变化:温度降低,电阻率下降;温度升高,电阻率增加。当气流流经加热的金属丝、金属薄膜或热敏电阻时,将会带走一部分热量,流量越大,带走的热量越多。在一定范围内,其热量变化与流量成一定函数关系。

一根极细、极短的热丝(通常为铂丝,工作温度高达400℃),被连接在测量电桥中。使用时,热丝探头插入气流,当没有气流通过时,电桥平衡,无信号输出;当有气流通过时,在气流作用下,热丝的温度降低,电阻减小,引起电桥不平衡,产生相应的电压输出信号。热丝温度的变化量取决于气流所带走的热量,直接与气体的流量有关。而热丝的阻值又与温度有关,所以测量电桥的输出信号与气体流量之间存在确定的对应关系。

目前,热丝式流量计均采用恒温电路。即用一个反馈电路维持热丝温度恒定,维持这个温度所需要的功率即为流速的量度。为了补偿气体本身温度和环境温度的影响,在管路中加第二个热丝进行补偿。

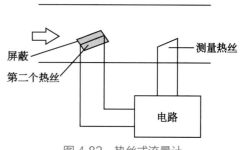

热丝式流量计响应频率高。由于吸入、呼出气流对热丝降温效果相同,因此,一般的热丝式流量不能判断气流方向。如在下游加一屏蔽棒,使其只能在一个方向降温,反之不能(图4-82)。如此,吸入和呼出气流就区分开来。热丝式流量计的反应速度快,测量的准确性与气体的温度高低相关,易受气体中的水蒸气干扰。

图 4-82 热丝式流量计

## 第二节 通气频率监测

在临床上通过观察一定时间内胸腹起伏,可以计算出通气频率。现代监测仪器常利用呼吸气 $CO_2$ 浓度、$O_2$ 浓度、气流、气道压等曲线,根据曲线峰值之间或谷值之间的间期换算得到通气频率(f)(图4-83)。

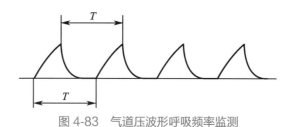

图 4-83 气道压波形呼吸频率监测

常规监测仪器多采用阻抗式通气频率监测。呼吸运动过程中,人体组织的容积发生变化时,其电阻抗也将相应改变。因此,通过监测人体阻抗变化,就可以间接测量相应的容积变化,继而反映呼吸运动,这种测量方法称为电阻抗容积描记法(electrical impedance plethysmography)。阻抗式通气频率监测借用心电胸部电极,同时进行呼吸和心电测量。为了能够将呼吸波信号与心电信号分离开来,并且使人体阻抗近似为纯电阻,对人体施加的激励信号源应使用100kHz以内的信号。图4-84中的LL和RA为心电电极,高频脉冲发生器将高频脉冲通过心电电极加在人体上,施加安全电流,而两电极之间因胸廓随呼吸变化而产生的阻抗变化所引起的电信号变化就调制在高频激励脉冲之上。该调制信号经前置放大、光电隔离、解调、放大滤波以后,就得到呼吸波信号。然后经 A/D 转换,送入 CPU,最后,CPU 根据呼吸波形,计算得到通气频率。为消除心脏搏动对测量的影响,低通滤波截止频率设为0.1Hz。

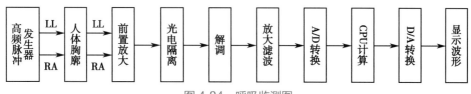

图 4-84 呼吸监测图

## 第三节　气道压监测

气道压是机械通气时,推动一定容量气体进入肺时所产生的压力,反映通气时所遇到的阻力。

在机械通气下,气道压是肺通气过程中必然伴随的力学表征,因此气道压监测很早即受到重视。在肺顺应性正常的患者,吸气时气道峰压为15~20cmH$_2$O。气道压过低提示呼吸机和气管导管的连接脱落、呼吸环路有漏气或潮气量过低。潮气量不变,气道压过高则提示胸肺顺应性降低(麻醉深度不够、肌松不足使呼吸肌紧张;肺充血、水肿;肺脏病变所致的肺实变或纤维化;肥胖、俯卧位也可使胸肺顺应性下降等)或气道阻力升高(呼吸环路梗阻、气管导管扭曲、导管过细、痰或血块堵塞,以及各种原因引起的支气管痉挛等)。过高的气道压可造成肺泡损伤和心排血量的降低。因此,持续监测气道压是了解肺通气、气道和呼吸环路有无异常的最简便方法。

### 一、"U"形管水柱压力计

"U"形管水柱压力计(图4-85)是最原始的气道压力测量设备。它是利用水自重产生的压力与被测压力相平衡的原理制成的,并将液柱的高度作为压强。测量时,"U"形玻璃管一端与气道连通,另一端与大气相通,水柱的高度差($h$)即为气道压。

其优点是结构简单,使用方便,精确可靠;缺点是由于水的惯性,动态特性差。目前已不直接用"U"形管水柱压力计来测定气道压,但常用于校正其他气道压测量仪器,故目前气道压习惯单位仍为cmH$_2$O。

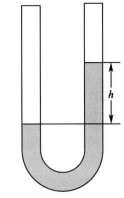

图4-85　"U"形管水柱压力计

### 二、机械压力表

常用于测量气道压的机械压力表为膜盒压力表(bellows pressure gauge),见图4-86。测量时,膜盒与气道连通,在被测气体压力作用下,应变膜发生弹性形变,产生垂直位移,位移大小与气体压力成正比。垂直位移经杠杆系统转变为圆周运动,再经齿轮传动结构放大后,由指针在刻度表盘上指示出压强值。

### 三、压力传感器

电子压力测量技术能够显示波形,并能计算相关力学参数,实现数字显示。电子压力测量技术是近代压力监测技术的发展方向。传感器指能感受规定的被测量物,并按照一定的规律转换成可用信号的器件或装置,通常由敏感元件和转换元件组成,其作用为感受一种量并把它转换成另一种量,这种转换也可以看成是能量的转换,因此也称为换能器。为了更好地测量快速变化的气道压,必须采用灵敏度高

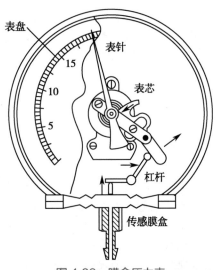

图4-86　膜盒压力表

且惯性小的传感器,压力传感器将瞬间变化的动态压强转换成电信号,然后通过电信号的放大转换,输入计算机,分析处理后输出。

目前广泛应用于动态压强测量的传感器主要有应变式、压阻式及电感式。

1. 应变式压力传感器(strain gauge pressure transducer)　又称可变电阻式压力传感器。其原理为弹性元件在外力作用下产生弹性变形,使粘贴在它表面的电阻应变片也产生变形,电阻应变片变形后,其阻值将发生变化,再经相应的测量电路把这一电阻变化转换为电信号,从而完成将外力变换为电信号的过程。弹性元件、电阻应变片和监测电路是应变式压力传感器的主要构成部件。

(1)弹性元件:是一个有特殊形状的结构件。为满足不同需要,其可以设计成不同形状(圆形、圆筒形等)。它的作用有2个:①首先是承受传感器所受的外力,对外力产生反作用力,达到相对静平衡;②其次,产生一个良好的应变场,使粘贴在此区的电阻应变片比较理想地完成应变电信号的转换任务。

（2）电阻应变片：一般由敏感栅、基底、黏合剂和引线等组成，见图4-87。敏感栅用金属、合金或半导体制造，用黏合剂将敏感栅与基底黏合在一起，再牢固地粘贴在弹性元件上，弹性元件可以是金属膜片、膜盒或波纹管等。受力时，应变片的敏感栅应与弹性元件获得同样的变形，从而使电阻产生变化。

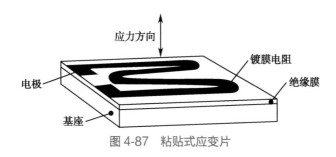

图4-87　粘贴式应变片

（3）检测电路：作用是把电阻应变片的电阻变化转变为电压输出。因惠斯通电桥既可抑制温度变化的影响，又可抑制侧向力干扰，可以解决传感器的补偿问题等，所以惠斯通电桥是应用最广泛的传感信号接收电路。

2. 压阻式压力传感器（piezoresistive pressure sensor）　是利用半导体的压阻效应和集成电路制造技术测量压力。硅压阻式传感器由外壳、硅膜片和引线组成，其核心部分是做成杯状的硅膜片，外壳则因不同用途而异。在硅膜片上，用半导体工艺中的扩散掺杂法做四个相等的电阻，经蒸镀铝电极及连线，接成惠斯通电桥，再用压焊法与外引线相连。膜片的一侧是和被测系统相连接的高压腔，另一侧是低压腔，通常和大气相通，也有做成真空的。当膜片两侧存在压力差而发生变形时，膜片各点产生应力，从而使扩散电阻的阻值发生变化，电桥失去平衡，输出相应的电压，其电压大小反映膜片所受的压力差值。

压阻式压力传感器的优点：①灵敏度高，应变灵敏系数比金属应变片高50~100倍；②分辨率高，能测出1~2mmH$_2$O的微压；③测量元件有效面积可做得很小，故频率响应高；④直接感受被测压力，无机械可动部件，具有无摩擦、无间隙、机械强度高、抗冲击、耐振动等特性。因此，压阻式压力传感器是目前应用最广的压力传感器之一。但其缺点是易受温度影响，需要在电路中进行温度补偿。

3. 电感式压力传感器　是利用电磁感应把压力变化转换为线圈的自感系数或互感系数的变化，从而由测量电路转换为电压或电流的变化。

图4-88A为可变磁阻压力传感器（variable reluctance pressure transducer）。它由线圈、铁芯和膜片三部分组成。铁芯和膜片由导磁材料如不锈钢片制成。测量电路为变压器式交流电桥（图4-88B）。初始状态时，膜片位于中间位置，两边空隙相等。因此，两只电感线圈的电感量相等，极性相反，电桥输出为零，电桥处于平衡状态。当膜片偏离中间位置，向上或向下移动时，造成两边空隙不一样，使两只线圈的电感量一增一减，电桥不平衡。电桥输出电压的大小与膜片移动的大小成比例，其相位则与膜片移动方向有关。若向下移动时，输出电压为正；而向上移动时，输出电压则为负。因此，只要能测量出输出电压的大小和相位，就可以决定膜片位移的大小和方向。最后，对输出信号进行解调，得到与压力成正比的信号。

电感式压力传感器具有工作可靠、寿命长、灵敏度和精密度高、线性和重复性好等优点，是呼吸监测常用的压力传感器。

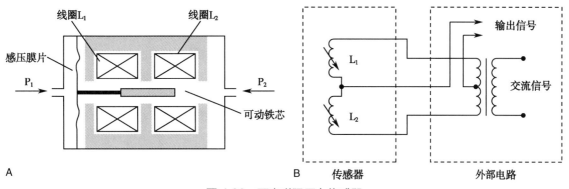

图4-88　可变磁阻压力传感器

A.结构组成；B.测量电路。

## 第四节　旁流式肺通气监测设备

旁流式肺通气监测技术适用于气管插管的患者。能够连续监测,以数字显示气道压、潮气量、速率、顺应性和阻力等多种指标,并能以图形显示气道压、潮气量、流率、顺应性环和阻力环,对判断通气回路故障、肺部疾病有重要意义。

以 D-lite 传感器为例,D-lite 传感器为双向式、压差式、旁流式流速传感器,一般在呼吸回路"Y"形管与气管导管之间,其结构见图 4-89。传感器获得的是流速信号,流量为流速乘以传感器截面积的计算值。

图 4-89 中,A、B 为并列的两个测压端口,C 为采样端口,分别用较长的塑料软管与机器内部连接,它是利用气流流经节流件(毛细管)产生的压差与流速的固定关系进行测量的,压力传感器将其压差转换为电信号,经电子处理后,即可得到流速。流速测量是根据皮托管技术机械测量的。当气流由 A 到 B 时,在 A 处流体被阻滞,此点流体完全处于静止状态。根据伯努利方程,A 点所测压力等于总压,即 $P_S + P_d$;在 B 处,因没有气流流过,所测压力为静压 $P_S$。两点压力差等于动压 $P_d$。当气流相反时,所测压差为负值。根据压差的正负,可判断气流的方向。

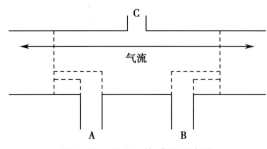

图 4-89　D-lite 传感器示意图

实时气体密度的确定是根据在 C 点处的采样所测各成分气体浓度,实时校正而得。

根据所测的流速和压力可计算出以下通气参数。

1. 流率(Q)　等于流速乘以 D-lite 管截面积。

2. 潮气量($V_T$)　等于流量对吸气或呼气时间的积分。

3. 每分通气量(MV)　等于 20 秒内的平均潮气量乘以呼吸频率。

4. 气道压　包括气道峰压($P_{pk}$)、平台压($P_{plat}$)(吸气末屏气时气道压与肺泡压平衡的气道压)、呼气末正压(PEEP)(呼气末高于大气压的气道压),均由压力传感器直接测得。

5. 吸呼比(I∶E)　呼吸过程中吸气与呼气所占时间比值。

6. 动态顺应性($C_{dyn}$)　正常值为 40~80ml/cmH$_2$O。动态顺应性受吸气流速动压强的影响,通常低于真正的胸肺顺应性。

7. 静态顺应性($C_{stat}$)　正常值为 50~100ml/cmH$_2$O。在吸气末平台通气时,气道压平台期间吸气流量为零。因此,吸气末平台通气得到的静态顺应性是真正的胸肺顺应性。

动、静态顺应性受气道压力的影响(图 4-90),静态顺应性降低则平台压上升;呼吸道阻力增加,则气道峰压上升,动态顺应性降低。同时测量气道压和潮气量,可即时监测肺顺应性和通气阻力。

8. 容量 - 压力环(pressure-volume,PV)　又称动态顺应性环,表示的是容量对气道压(Paw)所绘的环形图(图 4-91A)。实线和虚线的斜率分别代表 $C_{dyn}$ 和 $C_{stat}$。

9. 容量 - 容积环(flow-volume,FV)　又称动态阻力环,是流量对容量所绘的环形图(图 4-91B)。吸入气流主要受通气机控制,吸入气流速度相对恒定。而呼气气流由肺的弹性回缩力和气道阻力确定。容量 - 压力环和容量 - 容积环的吸入、呼出部分之间差别很大,呼出部分对气道阻力敏感,呼出阻力的增加,将导致曲线平坦。

容量 - 压力环、容量 - 容积环随每次呼吸更新一次,实时显示整个呼吸系统的顺应性和气道阻力;通过与标准曲线比较,还可以判断通气故障(图 4-92~ 图 4-94)。图 4-92 为气管导管插入食管的情况,此时,容

量 - 压力环面积变小,气道压加大,而容量变化不大,这是因为食管顺应性较差;而容量 - 容积环变化不规则。图 4-93 为气管导管部分扭结情况,容量 - 压力环畸形增大,容量 - 容积环变小。

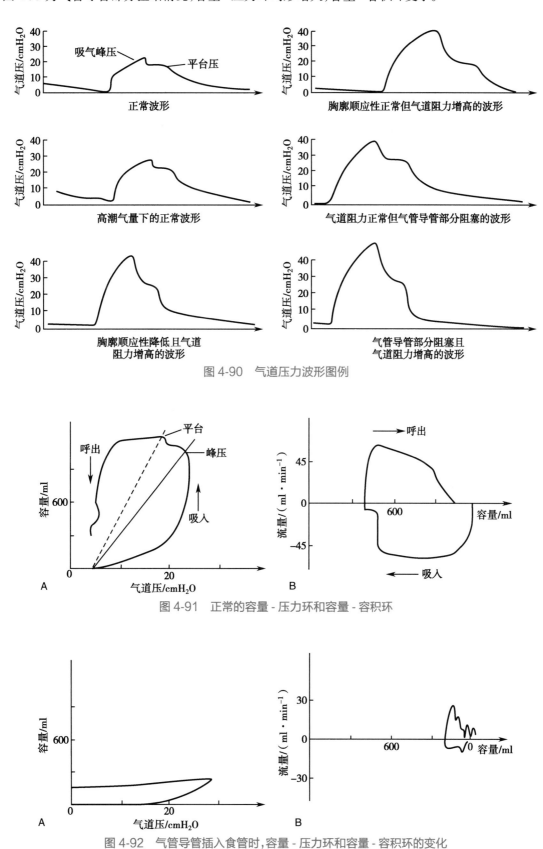

图 4-90　气道压力波形图例

图 4-91　正常的容量 - 压力环和容量 - 容积环

图 4-92　气管导管插入食管时,容量 - 压力环和容量 - 容积环的变化

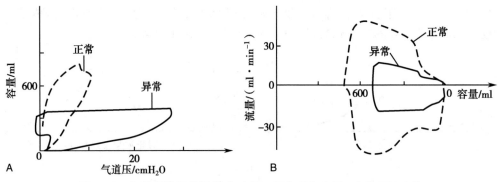

图 4-93　气管导管部分扭结时,容量 - 压力环和容量 - 容积环的变化

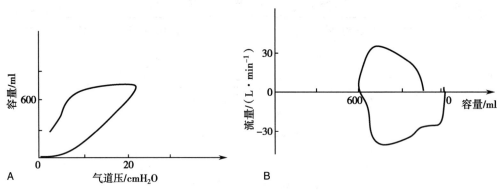

图 4-94　套囊漏气时,容量 - 压力环和容量 - 容积环的变化

# 第五节　脉搏氧监测设备

## 一、动脉血氧饱和度监测原理

脉搏血氧饱和度($SpO_2$)监测仪(pulse oximetry)是一种无创、连续监测动脉波和动脉血中氧饱和程度的仪器。最初的血氧饱和度监测仪被用来监测动脉血氧合情况,间接反映呼吸功能。其基本原理是利用氧合血红蛋白($HbO_2$)和还原血红蛋白(Hb)对红光、红外光的不同吸收特性。$HbO_2$吸收更多的红外光而让更多的红光通过,Hb 吸收更多的红光而让更多的红外光通过。$SpO_2$定义为:$HbO_2/(Hb + HbO_2)$,反映血红蛋白与氧结合的程度。

$SpO_2$的测定技术为分光光度法。分别用 660nm 的红光和 940nm 的红外光照射手指、足趾或耳垂等部位,在另一侧监测相应的透射光的光强,经信号处理,即可求出 $SpO_2$。在 $SPO_2$ 传感器中,一侧有两对发光二极管(light emitting diode,LED),一对发射 660nm 的红光,另一对发射 940nm 的红外光;对侧只有一个光电探测器,因此,需要两对 LED 交替打开或关闭,光电探测器才能分辨出不同波长的吸收量。图 4-95 为 LED 的开关顺序,在所有 LED 关闭时段,光电探测器测定的光为环境光,光电探测器所测定的电流称为暗电流。因此,为了消除环境光对测定的影响,应从每一波长的透射光中减去这一影响。

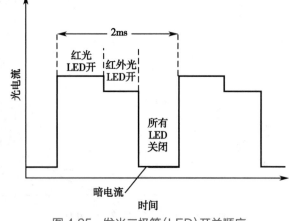

图 4-95　发光二极管(LED)开关顺序

当 660nm、940nm 的光透过生物组织后,由于 $HbO_2$、Hb 对光的吸收差异很大(图 4-96),故每个波长的吸

收是皮肤颜色、皮肤构成、组织、骨骼、血液及光程中经过的所有其他组织的函数。其吸收可看作搏动吸收与非搏动吸收之和。图 4-97 中的交变搏动部分为动脉搏动血流所致,非搏动部分为恒定吸收,由非搏动的动脉血、静脉血、组织等吸收所致。

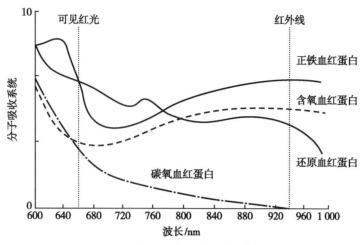

图 4-96　血红蛋白对光谱的吸收特征

## 二、血氧饱和度监测应用

近年来,脉搏血氧饱和度监测技术得到了进一步发展,具体体现在混合静脉血氧饱和度($SvO_2$)监测上。通过放置一根含有光导纤维传感器的肺动脉导管,来监测 $SvO_2$。$SvO_2$ 主要由心排血量、氧消耗、血红蛋白和动脉血氧饱和度 4 个变量因素共同决定。麻醉插管后动脉血氧饱和度与氧消耗是基本不变的,$SvO_2$ 能反映心排血量的变化。

血红蛋白影响指脉氧饱和度($SpO_2$)测量的准确性:如高铁血红蛋白 Hbmet 浓度偏高,将使 $SpO_2$ 数值下降,极值趋向 85%;如 HbCO 浓度偏高,将使 $SpO_2$ 上升,极值趋向 100%。传感器不稳定、低灌注量、胆红素、静脉搏动及静脉堵塞、外界光的干扰、血管染色、高频电刀、传感器位置不正、贫血、严重缺氧、所测位置的温度等也会对测量精度产生影响。

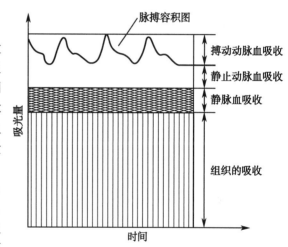

图 4-97　搏动(AC)和非搏动(DC)吸收

## 三、脉搏波容积图

每次心脏搏动都有少量血液流入或流出手指或耳垂等部位。用一束光照射手指,可在另一侧监测透射光的光强。心脏收缩时,手指血容量增加,心脏舒张时则相反。当透光区域微血管的容积变化时,血液对光的吸收量将随之变化,而其他皮肤、肌肉、骨骼和部分微静脉等组织对光的吸收是恒定不变的。光吸收量变化间接反映血容量变化。如将该光信号转化为电信号,即可从光强变化率中监测出指端血液容积的变化。根据透射光的光强所绘的图形称为脉搏容积图。

$SpO_2$ 监测仪显示 $SpO_2$ 数值的同时可显示脉搏容积图,脉搏容积波形提示外周血管的灌注情况和舒缩状态。在心血管系统中,血管阻力是评价心血管系统状态的重要指标,血管阻力的高低反映了心血管系统状态的好坏。而血管阻力主要集中在小动脉和毛细血管网处,因此小动脉和毛细血管网的生理状况(亦即微循环的生理状况),如血流畅通的程度等将影响血管阻力的大小,从而影响人体心血管系统的状况。指端位于动脉系统末梢,指端容积脉搏波中不仅包含血液流动、心搏功能、血管弹性等丰富的心血管系统生理信息,而且还包含指端微循环的信息。对指端容积血流脉搏波进行研究,不仅有可能揭示心血管系统的生理状况,而且还可以反映指端微循环的状况。脉搏容积波与压力脉搏波受相同机制影响,波形相似且生理意义基本相同,而脉搏容积波采用光电传感法,其适用性和重复性均高于压力脉搏波,具有很高的应用价值。此外,正压通气时,脉搏容积波幅度的变化与低血容量具有相关性。中断正压通气 15 秒,脉搏容积恢复正常或变稳定,则可诊断为低血容量,应给予液体治疗。特殊体位(侧卧位或俯卧位)监测脉搏容积图,可了解肢体受压时血流灌注情况,以便及时调整。

## 第六节　脑氧饱和度监测

脑氧饱和度监测仪(cerebral oximetry),是应用近红外光谱测定技术进行局部脑氧饱和度(regional cerebral oxygen saturation,rSO$_2$)测定的仪器。其测定原理是将传感器探头置于患者的额部,发光二极管发射出的近红外光进入额部组织后发生反射、散射和吸收,形成弧形的行进路径,最后被额部传感器上的表面光电探测器和深光电探测器所监测到。通过比较入射光和反射光的差异来估算绝对组织氧饱和度、还原血红蛋白量和总血红蛋白量,进而得出局部脑氧饱和度。

与脉搏血氧饱和度监测技术相似的是,脑氧饱和度监测同样是利用氧合血红蛋白和还原血红蛋白对近红外光谱的不同吸收特性进行监测。然而,与脉搏血氧饱和度监测技术不同的是,脑氧饱和度监测技术是测量局部脑组织、动脉和静脉血液中的混合血氧饱和度,并且无须动脉的波动信号,而脑血容量中静脉血流丰富,约占 70%,因此,主要反映的是脑部静脉血氧饱和度。

脑氧饱和度监测作为一种新型的监测手段,能够直观反映脑部氧供需平衡的变化,具有无创、操作简单、反应灵敏、迅速、实时监测等特点,为临床工作提供了方便,但仍受到颅内外诸多因素的影响,如操作技术人员的熟练程度、患者全身病理生理变化、吸入氧浓度、脉搏血氧饱和度、二氧化碳分压、颅骨骨密度、脑氧探头放置的位置及间距、皮肤颜色等。

(朱　涛)

# 第四章　循环功能监测和治疗仪器

围手术期对循环功能的监测及灵活运用是麻醉医师要掌握的重要技能。麻醉医师依靠综合的循环功能监测判断患者的心脏血管功能状态、有效循环血容量、麻醉对循环的影响、应用血管活性药物的效果等。循环功能监测是重要的生命体征监测手段,需实时关注,出现问题及时解决,尽量维持患者循环功能正常。

## 第一节　心　电　监　测

心电监测是麻醉期间常规的标准监测,推荐在任何麻醉过程中都要使用心电监测。通常使用体表心电图监护仪实现心电监测,它不仅显示患者心率、心律,帮助判断患者的心动频率和心律失常,还可监测心肌缺血、判断起搏器的工作性能,也可提示电解质紊乱。

### 一、心电监测的意义

1. 实时显示患者的心电活动　判断心脏兴奋、传导、频率及节律,监测生命指征。

2. 监测麻醉对患者的影响　通过心电图的变化判断患者的紧张焦虑状态、麻醉药物的影响、麻醉操作的影响及辅助判断麻醉深度。如镇静药可使紧张时的心率下降;气管插管使心率增快;中心静脉置管时导丝或导管过深可致心率变化或心律失常;椎管内麻醉平面过高导致心率缓慢等。

3. 监测手术操作对心脏的影响　如切皮等强刺激下心率增快,压迫或牵动眼球致心动过缓(眼 - 心反射),牵拉胆囊致心率减慢(胆 - 心反射),胸腔内近心操作可能导致心律失常,甚至心室颤动、心搏骤停。

4. 监测和识别各种心律失常和传导阻滞　预防和及时处理恶性心律失常。

5. 监测 ST-T 变化　可发现心肌缺血,以便及时处理,从而预防心肌梗死及恶性心律失常。

6. 提示电解质紊乱　如低钾血症可出现 u 波,或 u 波与 T 波融合为"双峰 T 波";高钾血症可出现高尖 T 波,QRS 波群增宽等。

7. 监测各种药物对心脏的影响　特别是血管活性药物及抗心律失常药物的影响及疗效。

8. 监视起搏器功能　可监测患者的永久起搏器、术前临时起搏器、心脏手术中临时起搏器及抢救中临时起搏器的功能。

### 二、心电监测的方法

1. 心电图机　可记录心电信号,不能用于麻醉期间的连续监测。在怀疑有心肌缺血、心肌梗死或心律失常时,用来做全导心电图鉴定。

2. 心电图监护仪　电子示波,可连续监测心电活动,设有报警装置,当心率超过上、下限时自动报警。

3. 多功能心电图监护仪　可连续监测心电活动,自动分析 ST 段,并有报警设置。有的监护仪可同时监测两个导联的心电图,利于心肌缺血的监测。

### 三、麻醉期间常用的心电导联

各导联接头以不同的颜色区别,不同的品牌颜色不一。通常以红色代表负极,白(或黄)色代表正极,黑(或绿)色代表无关电极,导联线上常带有导联位置提示。

1. 综合 Ⅱ 导联　对没有心脏病的手术患者,行心电监测,常用综合 Ⅱ 导联。在不影响手术区域操作的情况下,尽量选用此导联。导联电极的放置方法:正极在左侧腋前线第 4 肋间,负极在右锁骨中点下方,无关电极在左锁骨中点下方。心电图波形与肢体Ⅱ导联相似,P波明显,有利于心律失常的监测。

在临床应用中,常受体位、手术切口及无菌范围的制约,使电极位置有变化。可将正极放在左侧胸壁下部,负极放在右侧胸壁上部或右肩部,使正负极的方向大致与心尖至心底的方向一致即可。

2. 改良胸前导联($CM_5$、$CM_6$导联)　是连续心电图监测中的常用导联。

$CM_5$导联:正极在左侧腋前线第5肋间,负极在胸骨柄右侧,用Ⅱ导联示波,心电图波形与$V_5$导联相似。

$CM_6$导联:正极在左侧腋中线上,与$CM_5$导联的正极同水平,负极在胸骨柄右侧,用Ⅱ导联示波,心电图波形与$V_6$导联相似。

$CM_5$、$CM_6$导联是监测左心室壁心肌缺血的最好导联。

### 四、麻醉期间心电监测的特点

1. 受手术部位和手术体位等因素的影响,心电监测常不能在正规心电导联下进行,要根据具体情况,结合手术、麻醉过程、其他检查结果进行综合分析。例如,R波低电压、P波低平、T波低平等,是体位及导联位置的关系,还是低血容量、电解质紊乱、心肌缺血的结果。

2. 整个麻醉手术期间都需要连续不断地监测心率、心律,尤其在麻醉诱导、气管插管、手术切皮、腹腔探查、麻醉苏醒等阶段,以便发现问题、及时处理。

3. 手术期间经常使用各种电子仪器设备,会对心电监测产生干扰,尤其是电凝器,使心电图表现出心率、心律的伪变化,需正确判断。可同时监测脉搏血氧饱和度的波形和脉搏数值,加以鉴别。如果同时有动脉有创压监测,可以通过动脉波形来鉴别心电图的真伪。

4. 对于监测中可疑心肌缺血或出现某些心律失常时,常需多导联监测或做全导心电图确定。

5. 心电监测只是反映心脏的电活动,不能反映心肌收缩和心脏泵功能。

### 五、心电监测注意事项

1. 检查监测仪功能及导线连接是否正常。

2. 清洁患者皮肤,保证电极与皮肤表面接触良好。

3. 电除颤时电极片要避开心脏除颤电极板的位置。

4. 根据患者情况设置合理报警范围,如小儿、老年、运动员的心率报警范围不一样。

5. 使用某些电气设备(如电凝器)、肌肉震颤、电极片松动(出汗、遇水)、未接地线等都会影响心电示波。

因各种干扰、电极片脱离、导线失联等可能会导致心电图误报警,错误地显示为类似于严重心律失常,甚至心脏停搏、心室颤动等。此时要迅速判断心电图的真伪,除用脉搏血氧饱和度波形和脉搏数值辅助判断外,也可用直接动脉压监测的波形辅助判断,或直接触摸大动脉的搏动辅助判断。同时迅速排查干扰、明确电极的连接等。

### 六、麻醉医师对心电监测的解读与处理

围手术期的心电监测非常重要,是关系患者重要生命指征的监护。围手术期常会出现心电变化,甚至出现恶性心律失常,必须实时监测,积极处理,才能保证患者安全。

麻醉和手术中引起心电改变极其常见,有基础心脏病的患者更是如此。麻醉医师应能够识别心电发生的变化,明确这些改变的严重程度及其可能的原因,是否需要立即处理。当然,麻醉手术期间应尽量维持患者血流动力学平稳、保持电解质及酸碱平衡正常、维持体温、合理用药、避免缺氧及二氧化碳蓄积,就能很大程度上减少不良心电改变的发生。发生心电图改变时,应积极正确地分析处理,可避免进一步出现恶性心律失常。

麻醉医师要注意的心电图改变有4个方面,包括心动过速、心动过缓、传导阻滞及心肌缺血。如果心电图的改变造成严重的血流动力学变化,甚至危及生命,则视为恶性心律失常,必须积极处理。

1. 心动过速　任何使交感神经兴奋的原因均可导致快速型心律失常。

(1)紧张焦虑:患者对手术的恐惧、紧张、焦虑可致心动过速,常可通过给地西泮等药物缓解,麻醉期间常用咪达唑仑。

(2)某些麻醉用药：如氯胺酮、泮库溴铵等可引起交感神经兴奋。

(3)气管插管：可引起强烈的心血管应激反应，导致心率增快、血压升高。通常麻醉医师在麻醉诱导时采用多种方法，如加深麻醉、增加麻醉性镇痛药的剂量、使用短效β受体拮抗药及环甲膜穿刺气管内表面麻醉等，避免此反应过强。

(4)手术操作：切皮是强应激刺激，切皮前要加强麻醉效果。椎管内麻醉时，需保证麻醉平面能满足手术要求；全身麻醉时需加深麻醉，加强镇痛。胸科手术、心脏及大血管手术等，对心脏直接干扰可导致快速型心律失常，需提醒手术医师，多数情况下终止对心脏的刺激，心律失常也能终止。不能恢复正常心律时，需要麻醉医师用药物进行处理，发生心室颤动时须立即心脏按压并及时除颤。

(5)麻醉过浅或术中知晓：常可表现出心动过速、血压升高、体动、流泪等，要增加麻醉深度，补充镇静类药物。

(6)缺氧及二氧化碳蓄积：严重缺氧及二氧化碳蓄积时，机体常出现心率增快、血压升高。需迅速作出正确判断，解除缺氧、二氧化碳蓄积的原因，心率、血压会回落，不能一味地用降压药或β受体拮抗药，否则可能导致心室颤动或心搏骤停的严重后果。

(7)有效循环血量减少：术中补液不足、出血量大引起的心动过速需积极补充血容量，若错误地加深麻醉或使用β受体拮抗药，会使血压明显下降。

(8)过敏性休克：血压下降的同时常伴有快速型心律失常，需积极抗休克治疗。

2. 常见心动过速处理

(1)窦性心动过速：围手术期十分常见，要寻找原因，可用短效β受体拮抗药处理，如艾司洛尔。

(2)快速室上性心动过速：去除原因，可先用压迫眼球、按摩颈动脉窦的物理方法。无效时，可用β受体拮抗药、胺碘酮或普罗帕酮。药物不能控制的快速室上性心动过速，可用同步电复律。

(3)快速心房颤动和心房扑动：术中突发快速心房颤动和心房扑动，可使用强心苷，如毛花苷C 0.4mg 静脉注射，部分可以中止。若无效，则有器质性心脏病患者选用胺碘酮；无器质性心脏病患者可选用普罗帕酮。β受体拮抗药艾司洛尔也可减慢心室率。如果快速心房颤动或心房扑动不能被控制，且影响血流动力学，可用同步电复律。

(4)心室扑动和心室颤动：需要紧急处理，行非同步电复律。

3. 心动过缓　任何使迷走神经兴奋的原因均可导致缓慢型心律失常，可给予阿托品；较为严重的心动过缓且阿托品效果不佳时，需用异丙肾上腺素；伴有血压下降者，应选用麻黄碱、多巴胺，甚至肾上腺素处理。有时药物不能纠正的心动过缓，需要静脉置入临时起搏器。

(1)麻醉用药：许多麻醉用药可引起心动过缓，如阿片类镇痛药，可降低交感神经张力、增强迷走及副交感张力，导致心动过缓。具有此作用的还有去极化肌松药琥珀胆碱、肌松拮抗药新斯的明等。这种心动过缓大多能被阿托品纠正。

(2)高位交感神经抑制：如椎管内麻醉平面过高，阻滞了心交感神经。

(3)迷走 - 迷走反射：手术操作刺激迷走神经，可引起迷走 - 迷走反射，使心跳骤然减慢，严重者可导致心搏骤停，尤其在麻醉过深、交感神经被抑制、缺氧时更易发生。临床常见的迷走反射有压迫或牵动眼球的眼 - 心反射、牵拉胆囊时的胆 - 心反射等。牵拉阑尾和精索时也可出现心动过缓。

(4)手术操作：术中对窦房结的牵拉或损伤。

(5)药物：β受体拮抗药的作用。

(6)高钾血症：降低心脏自律性，可出现窦性心动过缓，甚至窦性停搏。

4. 传导阻滞　多数房室传导阻滞是患者术前就已存在的，通常围手术期出现严重房室传导阻滞并不常见。术前有传导阻滞的患者术中要加强监测。通常，无症状的一度房室传导阻滞、右束支或左束支传导阻滞不引起血流动力学不稳定或发展为恶性心律失常。有心脏疾病的双束支传导阻滞、二度Ⅱ型房室传导阻滞有可能进展为高度传导阻滞，甚至引起完全性房室传导阻滞，需术前酌情安装起搏器，术中注意加强监测。

5. 心肌缺血　术中监测心肌缺血的方法是监测 ST 段的变化。一是肉眼观察 ST 段的移位，与麻醉前基础心电图相比发生了抬高或降低；二是多功能心电监护仪有 ST 段自动分析系统，可实时显示 ST 段变化的数值，并有报警设置。应结合病史和术中情况，排除电凝等干扰，判断是否出现心肌缺血，甚至心肌梗死。

术前已知患有冠心病、高血压、糖尿病、吸烟等,术中出现 ST 段改变,提示可能发生了心肌缺血。术中出现低血压、心动过速、大出血、过敏性休克时,也可出现 ST 段改变。严重时出现急性心肌梗死,引起 ST 段梗死样抬高。心肌梗死可导致室性心律失常,下壁心肌梗死可致心动过缓,甚至窦性停搏。心肌梗死有时可导致室性心动过速、心室颤动,需紧急心脏按压并行除颤。

# 第二节　血　压　监　测

正常情况下,动脉压可反映组织器官的灌注和心脏后负荷,是心血管功能状态的间接反映。平均动脉压是评估器官灌注的有效参数,舒张压是决定冠状动脉灌注的重要因素。

动脉压的高低取决于心排血量和外周血管阻力,并受血容量、血管弹性及血液黏稠度的影响。

血压是重要的生命体征,血压监测是麻醉期间最基本的监测手段,可分为:无创血压监测(间接血压监测),通常用充气袖带完成;有创血压监测(直接血压监测),需行外周动脉穿刺置管,特殊情况下需放入心室或大血管,有一定创伤性。通常在正常血压的情况下,有创血压比无创血压高 5~20mmHg。

## 一、无创血压监测

1. 无创血压监测的方法

(1)听诊器人工袖带充气法:是经典的测压方法,麻醉医师使用水银血压计和听诊器,用柯氏音法测量血压。现多以无创血压监测仪取代。

(2)电子自动测压法(无创血压监测仪):是自动的无创测压法,目前临床麻醉中普遍应用这种血压监测方法。电子血压计可自动间断测压,也可自动连续测压。

2. 使用无创血压监测仪的步骤

(1)准备大小合适的袖带:理想袖带的气囊长度是臂围的 80%,宽度是臂围的 40%。一般成人使用(13~15cm)×(30~35cm)的袖带,臂围大或肥胖患者应准备大规格袖带。儿童应使用相应大小的袖带,其袖带的宽度应覆盖上臂长度的 2/3,婴儿使用 2.5cm 的袖带。

(2)袖带缠于上臂,将袖带中的气囊中部覆盖于肱动脉上,袖带下缘在肘横纹上 2cm。袖带的松紧以仅能插入一指为宜。

(3)袖带置于心脏水平。

(4)开启无创自动血压监测仪,设定自动间断测压的间隔时间及报警限,开始自动测压,每次充气测量之后读数显示于监测仪屏幕上。通常仪器根据正常值有固定的报警设置,当测量结果超出报警限时,仪器会自动报警,并启动再次测压。

3. 影响测量结果的因素

(1)袖带的尺寸:袖带过宽得的数值偏低,过窄得出的结果偏高。

(2)袖带与心脏的关系:袖带应与心脏在同一水平。袖带位置低于心脏水平时,测出的数值偏高;袖带位置高于心脏水平时,测出的数值偏低。高度每相差 10cm,数值约差 8mmHg。

(3)袖带的位置和松紧:袖带的下缘距离肘横纹 2cm,过高或过低会影响测量结果。袖带缠绕过紧或过松,也会造成数值偏差。

(4)体位:侧卧位时,袖带在上侧肢体数值偏低,袖带在下侧肢体数值偏高。

(5)当患者血压过高或过低时,与有创血压监测相比,得出的数据会有偏差,可出现低估高血压和高估低血压的情况。

(6)心律失常时(如快速心房颤动)可能会使测量数值漂移或测量时间延长(有时会自动重复测量)。

(7)其他:在袖带充气测量血压的过程中,如果外科医师挤压或震动袖带,会得出错误的数值或无法测出数值。

(8)如果无法测量上肢血压,可选择测量下肢血压。选用下肢专用的宽大袖带裹在大腿根部,或将袖带裹于踝部,测量下肢动脉压。通常下肢血压较上肢血压高 5~20mmHg。

4. 注意事项

(1)某些情况下应测量双侧上肢或下肢血压:如多发性大动脉炎时应对照双侧上肢血压;主动脉缩窄的

患者,应同时测下肢血压。

(2)如果频繁测压、测压时间过长或测压间隔时间太短,有可能发生上肢疼痛、皮肤瘀点和瘀斑、水肿、静脉淤血、血栓性静脉炎、外周神经病变等并发症。因此,对有外周神经病变、凝血功能障碍、乳腺癌根治术后的同侧上肢应谨慎使用。对于有动静脉瘘(肾衰竭时用于血液透析)的肢体应避免使用袖带测压。

二、有创血压监测

有创血压监测可以实时地、连续不间断地测量血压,可反映瞬时血压的变化。有利于血压调控,更好地避免低血压和严重高血压。

1. 有创血压监测的适应证

(1)需手术治疗的危重患者,如低血容量性休克、感染中毒性休克等。

(2)血流动力学波动大的手术,如体外循环下心脏手术、大血管手术、可能会大量出血的手术等。

(3)有严重合并症的手术患者,如各种心脏病、心律失常、大动脉炎等。

(4)需要行控制性降压的手术。

(5)术中需反复采取动脉血样。

(6)需用血管收缩药或扩张药治疗的手术,如嗜铬细胞瘤切除手术。

(7)间接法测压有困难,如病理性肥胖、动脉狭窄等。

(8)需用直接动脉压波形协助诊断的情况,如置入主动脉内球囊反搏的冠状动脉搭桥患者,判断球囊反搏的时机及效果。

2. 有创血压监测的实施方法

(1)动脉穿刺置管:多选用经皮桡动脉穿刺置管,可以用直接置管法或穿透动脉置管法。成功置管后,连接到测压冲洗导管-传感器装置。

直接置管法:手腕下放置小垫,手腕部和手背轻度背伸、固定。触摸动脉搏动最强处,在其远端确定穿刺点。穿刺部位按常规消毒铺单,局麻药浸润穿刺点,穿刺针与皮肤成30°~45°刺向动脉,当针尾观察窗见到回血后,降低穿刺针与皮肤的角度继续进针1~2mm,使外套管的前端也进入动脉。此时一手固定穿刺针,另一手将外套管送入动脉。

穿透动脉置管法:初学者可能因穿刺针进入动脉,而导管前端未进入动脉时就置管,导致置管失败,可尝试穿透动脉法置管,即当穿刺针进入动脉见到回血后,继续进针,使穿刺针及外套管全都穿过动脉后壁,然后除去穿刺针针芯,套管针尾连接注射器,边抽注射器边缓慢回退套管至血流通畅,表明套管回到动脉内,此时将套管送入动脉。

如果桡动脉不能用于压力监测,可选用其他动脉,如足背动脉、肱动脉、股动脉、腋动脉。有动脉狭窄或脉搏弱的一侧不要选,因为测出的压力可能偏低。

(2)连接测压冲洗导管-传感器装置:将含有肝素(2~4U/ml)的生理盐水外加压至200~300mmHg,接入测压冲洗装置,使管路充满液体,并排除管内所有气体。将动脉穿刺套管与测压冲洗管相连,并将测压传感器装置连入监护仪。测压冲洗管以约5ml/h的速度将肝素盐水冲入动脉,以防止动脉回血和血栓堵塞。如果是儿童或血压偏低的患者,可将外加压的压力适当减低,以避免快速冲管时对动脉的损伤,从而减少测压后动脉血栓、栓塞的并发症。

(3)调节零点:开始测压前,压力传感器必须校准归零,将传感器的三通与大气相通,并按下监护仪上的校零键,监护仪上数值归零后转动三通使传感器与患者循环相通。将传感器置于心脏水平,即可开始测压。

(4)需要特别注意的问题:将动脉穿刺套管与测压冲洗管相连后,要妥善固定,防止术中意外脱出、打折,因为一旦发生可能是灾难性的,尤其是患者情况危重或必须用动脉内测压的手术。

3. 影响有创血压监测的因素

(1)传感器的位置:血压监测的数值与传感器位置相关,一般置于心脏水平,仰卧位时在腋中线第4肋间水平。如果传感器的位置高于患者心脏水平,则血压数值较正常值降低;如果传感器的位置低于患者心脏水平,则血压数值较正常值升高。如果传感器未固定于患者的身体上或手术床上,而是放置在手术床外,改变手术床的高度,会改变传感器与患者心脏的位置关系,血压数值会错误地改变。传感器每升高或降低13.6cm,血压读数减小或增加10mmHg。

测压传感器的校零以大气压为准,机体血压的零点以仰卧位腋中线第 4 肋间为准(心脏水平)。术中因为体位的改变而改变了传感器与心脏水平的关系,此时应将传感器的位置调到心脏水平即可,并不需要再次给传感器校零。

(2)如果麻醉医师出于特殊情况的考虑,可以将传感器置于患者的不同位置。如在坐位下行颅脑手术,则将传感器置于耳部,可更好地监测脑灌注压。此时的血压比心脏水平的压力低,其压差为两者的静水压差,即两者距离(厘米)数除以 1.36。

(3)侧卧位时,心脏约在脊柱水平。

(4)当动脉穿刺套管被血栓阻塞或手腕弯曲(桡动脉)致导管打折时,血压数值不准,此时动脉波形也会变得低平,需加压冲洗或重新摆放手的位置。

(5)外科医师压迫动脉穿刺套管近端的动脉,可导致动脉波形低平或消失,要迅速判断是否心搏骤停,可结合心电图监测判断。胸腔内手术操作直接压迫主动脉,可致血压数值明显下降,须及时提醒外科医师。

(6)不同部位的有创血压有所不同。股动脉收缩压较桡动脉收缩压高约 10mmHg,而舒张压约低 10mmHg;足背动脉收缩压比桡动脉收缩压高 10~20mmHg,而舒张压低 15~20mmHg。

4. 分析动脉波形获得更多信息　有创血压监测除了可连续提供准确、可靠的动脉压数据外,通过分析动脉波形,还可以获得其他信息。

(1)动脉波形的收缩相(上升支)是主动脉瓣开放、左心室快速收缩射血形成的,分析动脉压波形上升支的斜率,可粗略判断心肌收缩力的强弱,上升支陡峭,反映心肌收缩力强;上升支倾斜,反映心肌收缩力弱。

(2)动脉波形高尖,见于高血压或主动脉瓣关闭不全。

(3)动脉波形节律紊乱,大小不一,不规则,提示心律失常。

(4)在规律的正压通气下,如果动脉波形随着呼吸上下波动,即吸气相上升,呼气相下降,常提示有效循环血量不足。

(5)如果动脉波形圆钝、幅度降低,上升及下降缓慢,提示心肌收缩力降低或血容量不足,但也有可能是动脉穿刺套管打折或不全堵塞,所以要先排除套管的问题。

(6)在心电图受到电凝干扰时或其他问题不能正常显示心脏电活动时,动脉波形可帮助判断心脏是否正常收缩。

5. 有创血压监测的并发症　临床上已广泛应用有创动脉内测压,长期并发症发生率很低。桡动脉穿刺测压并发症的高低与穿刺技术和测压中是否进行抗凝有关,穿刺技术好且实施抗凝,则穿刺并发症的发生率低。

(1)出血:穿刺置管失败或拔管后可出现,应局部持续压迫至出血停止。

(2)血肿:穿刺置管失败或拔管后未持续压迫破损动脉,常可导致明显的血肿。应持续压迫数分钟,凝血功能障碍的患者压迫时间要适当延长。

(3)感染:局部感染发生率低。

(4)血栓形成或栓塞:血栓形成多来自导管尖端,造成远端缺血坏死,但发生率低。有痉挛性动脉病变、血小板增多症、易栓症、长时间休克、大量应用血管收缩药等可能增加危险性。

(5)动脉瘤形成:反复穿刺、动脉压力高、有动脉病变的患者发生的危险性高。

(6)逆向栓塞:测压冲洗导管 - 传感器装置通常连接加压至 200~300mmHg 的含肝素生理盐水,以 3~5ml/h 的速度冲洗动脉测压管路。当动脉取血(如采集动脉血气样)后或动脉波形变化时,可开启高压冲洗阀,快速冲洗管路。如果管路中存有血栓、气栓,有可能逆行入颈动脉,造成脑栓塞。特别是选用离心大动脉近的动脉(肱动脉、腋动脉)穿刺置管和小儿动脉内测压时,尤其应注意。若用腋动脉穿刺置管,应尽量选左侧腋动脉,因为其分支距主动脉弓和大动脉比右侧腋动脉远。另外根据患者的血压适当减低充气压力袋的压力,尤其是小儿,可能会减少此风险和过高压力冲洗对动脉的损伤。

## 第三节　心排血量监测

心排血量(CO)是了解循环功能的基本指标之一。受心脏前负荷、后负荷、心率及心肌收缩力的影响。因此,CO 是反映心脏泵血功能及循环功能的重要指标。CO 的监测有助于了解患者血流动力学状况,有利于围手术期心血管功能的维护,指导液体治疗、药物治疗,尤其对危重患者、心脏病的评估及救治有重要意义。临床常用的 CO 监测方法有热稀释法、动脉压力波形分析法、超声影像分析法等。

## 一、CO 的定义及影响因素

1. CO 的定义 CO 指心脏每分钟将血液泵至周围循环的血量,又称每分排血量。左、右心室的排血量基本相等。正常成人左心室舒张末期容积约为 125ml,收缩末期容积约为 55ml,二者差值即每搏输出量(SV),约为 70ml。心室在每次射血时,并未将心室内充盈的血液全部射出。SV 占心室舒张末期容积的百分数称心室射血分数(EF)。SV 乘以心率即为 CO。

人在静息时 SV 约为 70ml(60~80ml),如果心率为 75 次 /min,则 CO 约为 5 000ml(4 500~6 000ml)。运动后心率增快,CO 增加。正常心脏的 CO 与全身组织器官的新陈代谢率相适应。

为了方便不同个体之间的比较,通常采用每 $1m^2$ 体表面积的 CO,即心排血指数为指标。一般成人的体表面积为 1.6~1.7$m^2$。静息时 CO 为 5~6L,故其心排血指数为 3.0~3.5L/(min·$m^2$)。

在不同生理条件下,单位体表面积的代谢率不同,故心排血指数也不同。新生儿的静息心排血指数较低,约为 2.5L/(min·$m^2$)。在 10 岁左右时,静息心排血指数最高,可达 4L/(min·$m^2$),之后随年龄增长而逐渐下降。到 80 岁时静息心排血指数接近于 2L/(min·$m^2$)。

2. 影响 CO 的因素

(1)心率:在正常心率范围内,SV 基本不变时,心率越慢 CO 越低;心率越快 CO 越高。但如果心率过快,如快速室上性心动过速,心率大于 160 次 /min 时,由于心脏舒张期过短,心室舒张末期容积过小,CO 很低,严重时可导致血压降低,脑供血不足而晕厥。心率小于 50 次 /min 时,心搏次数减少,使 CO 减少。

(2)前负荷:指心肌收缩前所承载的负荷,即心室舒张末期容积,由心室舒张末期血液充盈量决定。静脉回心血量充足则前负荷高,CO 高。当有效循环血容量严重不足,如大出血、严重脱水时,前负荷降低,CO 下降。

(3)后负荷:指心室排血时遇到的阻力。动脉血压起着心室后负荷的作用。动脉血压升高,心室内压必须相应提高才能将血射入主动脉。后负荷增高时,若心肌收缩力不变,射血时心肌纤维缩短的程度和速度均会下降,射血速度变慢,则 SV 相应减少,CO 下降。

(4)心肌收缩力:指心肌纤维具有的收缩和舒张的能力,即不依赖于前负荷、后负荷而改变其收缩强度和速度的内在特性。心肌收缩力增强,CO 增加;心肌收缩力减弱,CO 减少。当心肌发生病变(缺血、坏死、纤维化)时,心肌收缩力下降,CO 减少,不能满足机体组织代谢需要时,就会导致心力衰竭。

机体通过体液和神经因素调节 CO,以满足新陈代谢的需要。当交感神经兴奋时,其末梢释放儿茶酚胺类物质(肾上腺素、去甲肾上腺素),作用于心脏,使心率增快、房室传导加快、心肌收缩力增强,从而使 CO 增加。当迷走神经兴奋时,其末梢释放乙酰胆碱,与心肌细胞膜上的 M 受体结合,可导致心率减慢、房室传导减慢、心肌收缩力减弱,以致 CO 减少。

麻醉药物和麻醉方法常通过对心率、前负荷、后负荷或心肌收缩力而改变 CO。例如,丙泊酚诱导剂量可使外周血管扩张,回心血量减少,前负荷降低,使 CO 下降。椎管内麻醉阻滞交感神经,同样使外周血管扩张,回心血量减少,致前负荷降低,使 CO 下降;若心交感神经也同时被阻滞,可致心率减慢,也可使 CO 下降。

## 二、通过肺动脉漂浮导管监测心排血量

通过肺动脉漂浮导管(Swan-Ganz 导管)监测 CO 是一种有创方法,也是临床上传统的监测方法,被称为"金标准"。应用肺动脉导管不仅可以通过热稀释法测量 CO,还可以获得肺动脉压、中心静脉压、肺动脉楔压、混合静脉氧饱和度及中心体温的监测。结合身高、体重、心率可得出心排血指数、每搏输出量、外周血管阻力及肺循环阻力指标。结合患者的病情,综合分析各项指标,进一步判断血流动力学状况,有助于诊断、治疗及观察治疗效果。

肺动脉漂浮导管置入体内后,在心房及心室段(10cm)有一加温系统,可使其周围血液温度升高,然后由热敏电阻测定血液温度变化,获得温度 - 时间曲线来测定 CO。监测仪间断加热,每 30 秒一次,同时报出之前所采集的 3~6 分钟的平均数据,实现连续 CO 监测。CO 的正常值范围为 4~6L/min [ 2.5~4.0L/(min·$m^2$)]。

1. 肺动脉漂浮导管的置入技术

（1）置入途径：常用经颈内静脉穿刺置入，也可选择经锁骨下静脉或股静脉穿刺置管。

（2）操作技术：患者仰卧位，头低15°，肩背部略垫高，头转向穿刺对侧，使颈部伸展。常规消毒皮肤，铺无菌敷料。操作者外科洗手、穿手术衣、戴无菌手套。经颈内静脉穿刺，放入漂浮导管鞘管，将漂浮导管经鞘管送入静脉约20cm时，导管的尖端可达右心房，监护仪显示右房压力波形。此时给漂浮气囊充气，继续推送漂浮导管，使其随血流通过三尖瓣进入右心室，此时监护仪显示的压力会突然升高，而舒张压接近于零，出现典型的右心室压力波形。继续推送漂浮导管，在置入35~40cm后，导管进入肺动脉，此时监护仪显示收缩压改变不大，而舒张压显著升高，呈现肺动脉压力波形。将导管继续推进，即可嵌入肺小动脉分支，出现肺动脉楔压的波形。此时将漂浮气囊放气后监护仪会重新显示肺动脉波形，表明漂浮导管位置正确。记录导管置入的深度，妥善固定。

（3）导管置入的位置估计：导管从右侧颈内静脉置入20~25cm到达右心房，30~35cm到达右心室，40~45cm到达肺动脉，45~50cm嵌入肺动脉分支。记录导管置入深度与其尖端位置的关系，有助于避免导管在心腔意外打结的并发症。如果导管置入40cm未出现右心室波形，则导管可能盘绕在右心房。如果导管置入超过50cm未观察到肺动脉波形，则导管可能盘绕在右心室。此时应将漂浮气囊放气，将导管适当退出，再重新置入。当然还要根据患者心脏大小、身高的因素灵活运用。

（4）置入导管时心律失常：心律失常是肺动脉导管置入时较常见的现象，是导管置入过程中对心肌的刺激所致。短暂的房性或室性心律失常很常见，通常不需要处理。停止导管置入或导管到位后心律失常多会消失。但有报道，导管可引起持续性心房颤动、室性心动过速和心室颤动。偶尔会引起右束支传导阻滞，这对已经存在左束支传导阻滞的患者，可能会导致完全性房室传导阻滞。虽然恶性心律失常罕见，但临床医师要警惕其风险。

2. 肺动脉漂浮导管的并发症　在短期使用肺动脉漂浮导管时，并发症并不常见。

穿刺时并发症包括穿破邻近动脉（如颈内动脉或锁骨下动脉）导致出血、血肿，尤其是将漂浮导管鞘管置入动脉，拔出后常可致不易压迫的大血肿。有条件者应先不拔出鞘管，而是请血管外科会诊，用血管内缝合技术，在退出鞘管时用特殊的缝合器将动脉破口闭合。穿刺时其他并发症有气体栓塞、气胸或血气胸。超声引导下静脉穿刺技术可降低穿刺时的并发症。

导管置入及留置期间的并发症如下：

（1）导管打结：与导管在心腔内过多地缠绕相关，一旦发生可导致导管拔出困难，可能需要静脉切开。

（2）肺动脉破裂：导管置入过深时，漂浮气囊过度充气，可致肺动脉破裂。有时是致命性的。因此每次给气囊注气要一边缓慢推注，一边观察肺动脉波形。如果注少量气体就出现嵌入波形，说明导管置入过深，应拔出少许，再次注气观察。肺动脉破裂还可能与高龄、肺动脉高压、凝血异常及全身肝素化等因素相关。

（3）血栓栓塞。

（4）肺栓塞及肺梗死。

（5）感染、心内膜炎。

（6）心脏瓣膜损伤。

肺动脉漂浮导管不宜用于下列情况：三尖瓣或肺动脉瓣狭窄、三尖瓣或肺动脉瓣术后、右心房或右心室有肿物或血栓、肺切除术后或拟行肺切除手术、严重凝血功能异常等。

3. 影响监测准确性的因素　肺动脉漂浮导管测量CO基于热稀释法，任何使血温漂移的因素都可能影响其准确性，如三尖瓣反流、静脉内液体输注过快、心内分流等。凝血块附着于热敏探头致其功能下降等，也会导致测量不准。

### 三、通过脉搏指示连续心输出量监测心排血量

临床上应用脉搏指示连续心输出量（pulse indicator continous cadiac output，PiCCO）监测仪，利用经肺热稀释技术和脉搏波形轮廓分析技术，通过整合计算脉搏曲线下面积的积分值而获得连续CO。还可监测胸腔内血容量（ITBV）、血管外肺水含量（EVLW）及每搏输出量变异度（SVV）等容量指标，来反映机体容量状态，指导临床容量管理。

与肺动脉漂浮导管相比，用PiCCO方法监测，导管不经过心脏，适用于不宜使用肺动脉漂浮导管的患者，如完全性左束支传导阻滞、心脏附壁血栓、严重心律失常、心内起搏器的患者，也可用于儿童。

PiCCO 不宜用于有严重出血性疾病、溶栓及应用大剂量肝素抗凝的患者。接受或拟接受主动脉内球囊反搏(IABP)治疗的患者,不能使用 PiCCO 的脉搏轮廓分析方式进行监测。瓣膜反流、室间隔缺损、主动脉瘤、严重心律失常、严重气胸及体外循环期间不宜使用 PiCCO。

应用 PiCCO 监测仪监测 CO,需要大动脉置管和中心静脉置管。通常选用股动脉或肱动脉,小儿只能用股动脉。首先要获得最初的标准值,经中心静脉导管快速注入 10ml 温度为 5~10℃ 的生理盐水或葡萄糖溶液,由置于股动脉或肱动脉的热稀释导管得到热稀释波形,此步骤重复 3 次。PiCCO 监护仪将记录这 3 次的结果算出标准值,并根据此标准值、动脉压力波形及心率推算出一系列血流动力学参数,给出 SV、CO、心排血指数、血管外肺水含量等监测数值。

### 四、通过 FloTrac/Vigileo 监护仪监测心排血量

使用 FloTrac/Vigileo 监护仪监测 CO,只需一个动脉穿刺导管。与传统的肺动脉漂浮导管(Swan-Ganz 导管)相比操作简单、创伤小、并发症少。与 PiCCO 相比,不用中心静脉置管。该监测方法通过采集患者外周动脉压力波形,结合患者年龄、性别、身高、体重、心率进行运算分析,从而得到 CO、心排血指数、每搏输出量、每搏指数、外周血管阻力、外周血管阻力指数等血流动力学指标。

FloTrac/Vigileo 监护仪还可以提供每搏输出量变异度(SVV)用来监测血容量的变化。在机械通气的情况下,肺血管内血容量发生规律性的波动,导致左心室每搏输出量发生相应的波动。每搏输出量波动的差值百分比大,说明血容量不足,通过补充容量能明显提高 CO。SVV 不是一个时间点的静态参数,而是一个时间段的静态参数的变化率。SVV 体现了心脏对液体治疗的敏感性,直接反映心脏前负荷状态。SVV 监测只可应用于控制性机械通气、潮气量 ≥ 8ml/kg、心律正常的患者。不适合监测严重心律失常和使用主动脉球囊反搏的患者。

### 五、经食管超声心动图

经食管超声心动图(transesophageal echocardiography,TEE)是将超声探头置入食管,使探头位于胸部中段水平位置,从心脏的后方向前近距离探查其深部结构,避免了胸壁、肺气等因素的干扰,因此可显示出清晰的图像,便于对心脏进行超声监测与评价。

1. TEE 测量 CO 的方法主要有以下两种。

(1)取食管下段四腔心和两腔心切面,手动描记或采用心内膜自动描记法描记左心室腔的心内膜。根据 Simpson 法计算出左心室舒张末期容积和收缩末期容积,两者相减即为每搏输出量,每搏输出量乘以心率即得出 CO。

(2)取主动脉瓣口、二尖瓣瓣口或右心室流出道的血流频谱,计算时间速度积分,乘以各瓣口的截面积,即获得每个心动周期跨瓣的血流量,也就是每搏输出量,每搏输出量再乘以心率即得出 CO。

两种计算结果均与热稀释法有良好的相关性。

2. TEE 的并发症 应用 TEE 虽为微创操作,但可能造成探头对口腔、咽喉部、食管及胃部的损伤,还可引起短暂的呼吸道压迫、左心房压迫、心律失常,导致短暂的血流动力学不稳定。

3. TEE 的禁忌证 主要是食管病变如狭窄、肿瘤、急性炎症、憩室、静脉曲张等,活动性上消化道出血、严重的凝血功能异常,近期食管手术史,严重颈关节炎、颈椎外伤或畸形,口咽部病变等。

## 第四节 除 颤 器

除颤器又称心脏电复律仪,是目前临床上广泛使用的抢救设备之一。其工作原理是用较强的脉冲电流瞬间通过心脏,使其紊乱的电流完全去极化,造成短暂的电活动停止,再由心脏最高起搏点(通常为窦房结)控制其电活动,恢复窦性心律。

当患者发生心室颤动时,心脏不能有规律地收缩,其射血功能停止,血液循环停滞,如不及时抢救,则会造成患者死亡。及时行电除颤是高效、快捷的治疗手段。如果患者发生严重快速型心律失常,往往造成血流动力学障碍,可用电复律的方法治疗。

手术室内常用的除颤方式有体外除颤(突发心室颤动)、心脏直视除颤(心脏手术、开胸手术)、电复律(突

发快速室上性心动过速)及预防性除颤(术中可能发生心室颤动的手术,如小切口冠状动脉旁路移植术)。

## 一、除颤器的种类

1. 单向除颤器 是较早使用的除颤器。只发出一次电流(半个正弦波),放电的最大能量是360J。

2. 双向除颤器 是目前较多使用的除颤器。发出一次电流后,可以发出一次反向电流(完整的正弦波)。优点是单向波结束心脏干扰杂波后,再给出一个方向的引导性电波,此电波接近心脏正常电信号,有利于激发起心脏正常的电活动。放电的最大能量是200J。

现在除颤器的功能配置也逐渐多元化,除以往单一的除颤功能外,有的除颤器还具有心电监护功能,直接观察除颤效果和监测除颤后心电活动。一些除颤器还有血氧监测,甚至起搏功能。

3. 自动体外除颤器 是一种便携式医疗设备,它可以诊断特定的心律失常,并且给予电除颤,是可被非专业人员使用的、用于抢救心源性猝死患者的医疗设备。非专业人员只需要短期培训,即会使用自动体外除颤器。除颤器自身会自动判读心电图,然后决定是否需要电击。并不会对正常心律或心电图呈水平直线的患者进行电击,而是对心室颤动、心室扑动或快速室性心动过速进行电击。

## 二、电除颤方法

1. 手动电除颤 由医师将除颤电极板或电极片放到患者相应的体表位置,选择除颤能量进行充电,充电完成后手动放电。

2. 自动电除颤 医师只要把电极片贴到患者身上,打开除颤器。它会自动监测患者的心电活动,自行选择能量并除颤。

## 三、心脏电复律的方式

1. 非同步电除颤 心脏电复律时与患者自身的R波不同步。用于心室颤动、心室扑动和无脉性快速室性心动过速。

2. 同步电除颤 心脏电复律时与患者自身的R波同步。即除颤器利用电子控制电路,用R波控制电流脉冲的发放,使电击脉冲刚好落在R波的下降支,这样电击脉冲就不会落在易激期,从而避免心室纤颤。同步除颤用于除心室颤动、心室扑动和无脉性快速室性心动过速以外的所有快速型心律失常,如室上性及室性心动过速、心房颤动和扑动等。

## 四、电除颤的适应证及禁忌证

1. 适应证 心室颤动及心室扑动是非同步电除颤最主要的适应证,也是紧急适应证。同步电除颤的适应证是快速型心律失常,尤其是药物治疗无效或伴有显著血流动力学障碍时,其适应证主要包括室上性心动过速、快速心房颤动、心房扑动、室性心动过速。

2. 禁忌及慎用 使用电复律可能导致心搏骤停,除非有心脏起搏。

(1)无脉性电活动:出现无心肌收缩的、只有间断出现的、宽而畸形的QRS波群时,通常禁用电除颤。

(2)心搏骤停:心肌完全静止,心电图呈一直线或偶有P波,应禁用电除颤。

(3)伴有高度或完全性房室传导阻滞的心房颤动或心房扑动。

(4)病态窦房结综合征:可表现为慢快综合征。

(5)低钾血症的心房颤动。

(6)强心苷引起的室上性心动过速是同步电复律的禁忌证,可能诱发难治性心室颤动而导致患者死亡。

## 五、操作方法

1. 除颤器 保持良好性能,蓄电池电量充足。

2. 电极板 有大小2对,分别适用于成人及儿童。

3. 电极的位置

(1)体外除颤有以下两种方法。

1)一个电极放在右侧锁骨正下方胸骨右缘,另一个电极放在左侧乳头的左下方,两个电极间的距离要大于10cm。这种方式迅速便捷,适用于紧急电除颤。

2)另一种称为前后位,一个电极放在左侧背部肩胛下区,另一个电极放在胸骨左缘第3~4肋间水平。这种方式通过心脏电流较多,所需要的电能较少,可减少潜在的并发症。

注意事项:放置电极前,在除颤电极板上均匀涂抹专用的导电胶,也可用盐水纱布替代导电胶。但忌用酒精,否则可引起皮肤灼伤。消瘦的患者肋间隙明显凹陷,使电极板不能与皮肤紧密接触者宜用盐水纱布,并可多用几层,可改善皮肤与电极的接触。两个电极板之间的皮肤要保持干燥,避免因导电胶或盐水相连而造成短路,也要保持电极板的手柄干燥;不能被导电胶或盐水污染,以免伤及操作者。放电前操作者要将电极板尽量紧贴患者皮肤,以减少电能消耗。

对于体内植入起搏器的患者进行体外除颤时,两个电极板与起搏器之间的距离都不应小于10cm。应尽量选用较小的能量除颤。可采用前后位电极板放置方式。除颤后需测试起搏器的功能情况。

(2)体内除颤:当心脏手术或开胸心脏按摩需进行心脏直接电除颤时,选择专用的小型电极板,一个置于右心室表面,另一个置于心尖部,电极板紧贴心室壁。

4. 选择电击能量并充电

(1)非同步电除颤:心室颤动、心室扑动除颤时,单向波除颤器用300~360J,儿童选2~4J/kg,最大不超过成人量;双向波除颤器用120~200J,第一次可用150J,若不成功可选用200J。

(2)同步电除颤:用于心房颤动复律时,单向波除颤器用200J,双向波除颤器用120~200J;用于心房扑动和快速室上性心动过速除颤时,单向波除颤器用50~100J,双向波除颤器也可用50~100J。

(3)胸腔内除颤:成人一般首次能量为10J,若不复律,第二次可用20J,最大可用至30J。儿童一般首次能量为5J,第二次可用10J,最大不超过20J。

5. 放电　充好电后,电极紧贴胸壁(胸内除颤电极紧贴心脏表面),让所有人员离开患者,确认无人员接触患者后,按压放电按钮。

6. 心电确认　电除颤后立即确认心电图波形,如恢复正常心律及有效心排血量,则继续生命支持治疗。若仍为心室颤动,则继续心脏按压和药物治疗,准备再次电除颤。

### 六、提高电除颤成功率的因素

医院内心室颤动抢救的成功率明显高于院外,ICU和手术室监护条件好,抢救设备及药品更易得到,更利于抢救成功。

1. 及时发现并立即心肺复苏,同时积极做好除颤准备。

2. 及早除颤,是在有效的心肺复苏的基础上,尽快除颤。及早除颤非常重要。心室颤动时心肌细胞极度消耗能量,尽快除颤使心肌减少耗能,有利于恢复功能。

3. 药物支持,尽快应用肾上腺素。肾上腺素可使细小的心室颤动波转为粗大的心室颤动波,提高电转复的成功率。肾上腺素可以重复应用。其他可以选用的药物有胺碘酮、利多卡因、碳酸氢钠等。

### 七、电除颤的并发症

1. 局部皮肤灼伤　反复高能量除颤时可发生皮肤灼伤及皮下组织瘀斑。为减少此损伤,应注意电极导电胶涂抹均匀,尤其是周边;或用生理盐水纱布代替导电胶;放电时将电极贴紧皮肤。

2. 心肌损伤　选择合适的电击能量、规范操作、提高成功率、减少电击次数,以减少电击对心肌的损伤。

### 八、预防性除颤

在某些情况下,手术中的患者可能会发生心室颤动,可以预先放置好除颤电极片,连接好除颤器,一旦发生心室颤动,可立即除颤。这些情况包括小切口冠状动脉旁路移植术、有严重心脏病患者行胸腔内操作的手术等。

麻醉前将两个除颤电极分别粘贴在右侧锁骨正下方胸骨右缘和左侧乳头的左下方。如果电极片妨碍手术无菌区,可将电极贴在背部右肩胛下和心尖部,或背部左肩胛下和左前第3~4肋间。术中严密监测,一旦发生心室颤动,可立即除颤。通常术中预防性除颤不选择除颤器自动除颤,因为术中对心电图的干扰,尤其是电凝的干扰,可使自动除颤器误判为心室颤动而放电。

(冯 艺)

# 第五章　麻醉深度监测仪器

虽然学者们对麻醉深度这一概念的探讨已经经历了相当长的时间,但到目前为止,对于如何定义麻醉深度仍然存在很大的分歧。在前人努力的基础上,Prys-Roberts对麻醉深度的定义作出了巨大的贡献。他将与麻醉有关的确切因素进行了再定义,认为外科伤害性刺激引起的各种反射性反应可独立地进行调节,从而减少其不利影响。一个重要的前提是,疼痛是对伤害性刺激的清醒感受。他将麻醉定义为一种药物诱导的无意识状态,一旦意识消失,患者既不能感觉也不能回忆伤害性刺激,且意识消失是阈值性的,即全或无现象,根据这个定义麻醉不可能有任何深度。而另一位学者Kissin认为全身麻醉是一系列不同的药物产生不同的作用,而这些作用因麻醉目标而异。他指出,"联合使用麻醉药时,由于药理学作用的多样性,用一种测定方法确定不同的作用强度几乎是不可能的。"

事实上现代麻醉实践中强调多种麻醉药物的联合使用,因此,麻醉深度的定义不可能简单统一化。Prys-Roberts和Kissin强调伤害性刺激的类型和消除反应的特异性药物的分类,代表了最适合当代麻醉实践的麻醉深度概念。

麻醉深度监测,对防止麻醉过深或过浅,减少麻醉药的使用量,降低麻醉并发症、潜在的血流动力学改变,消除不良反应、术中知晓和术后回忆,减少住院费用等是有意义的。近年来,麻醉深度的各种监测手段发展迅速,但到目前为止,还没有一种可靠、连续和定量监测麻醉深度的有效方法。本章对临床常用的麻醉深度监测手段进行介绍。

## 第一节　脑　电　图

大脑活动产生生物电,在头皮或脑内两点间存在电位差,把这个电位差随时间变化记录下来,就是脑电图(electroencephalogram,EEG)。EEG主要由各种节律性电活动组成,麻醉药对其有影响,但不同麻醉药对其影响是不同的。另外,低血压、缺氧、代谢性脑病、脑部水肿等情况对EEG也有影响。

EEG测量系统由电极(electrode)、导联线、放大器(amplifier)、滤波器(filter)、模数转换器(A/D converter)、CPU和显示器等构成。粘贴在头皮的电极将EEG转换为电信号,放大滤波后,得到一定幅度的去除干扰的EEG信号,然后,经模数转换器转换为数字信号,由CPU读取,经软件处理,最后将结果显示或打印出来。

EEG测量使用的电极一般为Ag/AgCl电极。电极可分为三种,即活动电极(active electrode)、参考电极(reference electrode)和地电极(ground electrode)。活动电极测量相应部位EEG信号;参考电极,又称无关电极,置于左右耳垂(A1,A2),作为EEG测量参考的0电位;地电极的作用,一是降低外界干扰,二是给前置放大器的漏电流提供回路。地电极可随意安放,没有具体规定,但一般安放在两个测量电极之间。

电极的安放,采用国际10/20系统电极放置法,见图4-98。其特点是:①电极名称位于左侧为奇数,右侧为偶数;②电极名称第一个字母指示电极所在头部分区;③电极的间隔均以10%和20%来划分。

电极安放具体做法:先用皮尺测量两条基线,一条为鼻额缝至枕外隆凸的前后连线,另一条为双耳前窝的左右连线。两者在头顶的交点为中央中线(Cz)电极的位置,从鼻额缝向后10%为额极中线(Fpz)电极,从Fpz向后20%为额中线(Fz),以后依次每20%为一个电极位置,从Fz向后依次为中央中线(Cz)、顶中线(Pz)及枕中线(Oz),Oz与枕外隆凸间的距离应为10%。

在双耳前窝连线上,从左向右距左耳前窝10%为左中颞(T3)电极,以后向右每20%放置一个电极,依次为左中央(C3)、Cz,Cz向右20%为右中央(C4),再后为右中颞(T4),T4应距右耳前窝10%。

从 Fpz 通过 T3 至 Oz 连线为左颞平面,距 Fpz 向左 10% 为右额极(Fp1),从 Fp1 每向后 20% 放置电极一个。依次为左前颞(F7)、T3、左后颞(T5)及 O1,其中 T3 为此线与双耳前窝连线的交点,O1 应距 Oz 10%。右侧与此相同,从前到后为右额极(Fp2)、右前颞(F8)、右中颞(T4)及右枕(O2)。

从 Fp1 至 O1 及 Fp2 至 O2 各做一条连线,为矢状旁平面,从 Fp1 向后各 20% 分别放置一个电极,左侧为左额(F3)、左中央(C3)及左顶(P3),P3 应距 O1 20%;右侧与此相同,电极为右额(F4)、右中央(C4)及右顶(P4)。

如将活动电极接至前置放大器正输入端、参考电极接至前置放大器的负输入端,所得导联称为单极导联。单极导联测量的优点是能记录活动电极下 EEG 的绝对值,波幅较高且较稳定;缺点是参考电极(无关电极)不能保持 0 电位,易混进其他生物电干扰。

如将头皮上的两个活动电极分别接至前置放大器正负输入端,所得导联称为双极导联。双极导联测量的是两个活动电极之间的电位差,可大大减少干扰,排除参考电极的影响。如两个活动电极较近(3cm 以内),来自远处的 EEG 同时被两个活动电极记录下来,结果电位差值互相抵消,记录的波幅较低,因此,两电极的距离应在 3~6cm 以上。

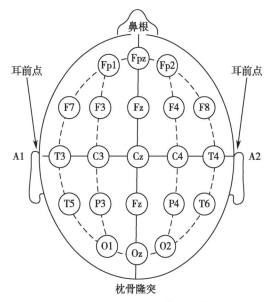

图 4-98　国际 10/20 系统电极放置法

EEG 信号很微弱,振幅范围为 0.5~100μV,频率范围为 0.5~70Hz。临床上常按频率将 EEG 划分为:① δ 波(0.5~4Hz),波幅最大、频率最慢,常见于睡眠的 3、4 期或 1 岁以下的小儿;② θ 波(4~8Hz),常见于 13 岁以下的儿童或睡眠时,清醒成人不应该出现;③ α 波(8~14Hz),在睁眼和警觉时多消失,闭眼和休息时出现;④ β 波(14~30Hz),常在患者紧张、焦虑或睁眼时出现,应用镇静药后减弱;⑤ γ 波(30Hz 以上),正常人不出现。习惯上,将 α 波称为正常波,δ 和 θ 波称为慢波,β 和 γ 波称为快波。

一般情况下,浅麻醉时,EEG 频率加快;随着麻醉深度加深,EEG 波幅增高,频率变慢;麻醉过深时,EEG 会出现突发抑制,最后呈现等电位。不同麻醉药对 EEG 的影响存在差异。

EEG 记录的是大脑所有神经细胞的动作电位的综合反应,本质为随机信号,无规律性,依此判断麻醉深度很不方便,因此有必要对 EEG 信号进行数字化。临床上,最常见的数字化方法有脑电功率谱、BIS 和脑电熵。

一、脑电功率谱

功率谱分析属于频域分析。频域分析的数学基础为傅里叶变换。其计算公式如下:

$$X(f) = \int_{-\infty}^{+\infty} x(t) e^{-j2\pi ft} dt \tag{4-1}$$

式(4-1)为 $x(t)$ 信号的傅里叶变换,$f$ 为信号频率,$X(f)$ 称为频谱。

根据傅里叶变换,信号可由不同频率和相位的正弦波信号叠加而成。通常,由信号 $x(t)$ 求出其频谱 $X(f)$ 的过程为对信号作频域分析(或称频谱分析)。频域分析反映信号的频率组成及其幅值和相位的大小。如将组成信号的各频率成分找出来,按序排列,便得到信号的频谱。

$X(f)$ 一般为复函数,可写成

$$X(f) = |X(f)| e^{j\varphi(f)} \tag{4-2}$$

$$P(f) = |X(f)|^2 / 2 \tag{4-3}$$

式中 $|X(f)|$ 为信号的幅度谱,$\varphi(f)$ 为信号的相位谱,$P(f)$ 为信号的功率谱。

功率谱表示信号各频率成分的功率分布情况,可以理解为某一频率的正弦电压信号经 1Ω 电阻所消耗的功率。图 4-99 为 EEG 功率谱,根据此图形,可得到以下参数和图形阵列。

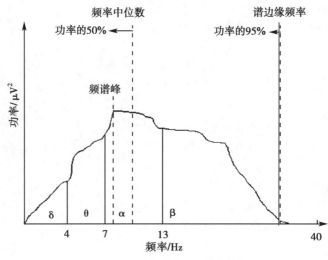

图 4-99　脑电图(EEG)功率谱

1. 总功率(TP)　指整个频率范围内的信号功率之和。

2. 谱边缘频率(SEF)　表示此频率以下所有信号功率之和,占总功率的 90% 或 95%。即 90% 或 95% 的总功率频率位于其下方,而 10% 或 5% 的总功率频率位于其上方。随着麻醉的加深,快波成分减少,慢波成分增多,SEF 下移。

3. 中位频率(MF)　平分总功率的频率,即其左、右侧的频率功率之和各占总功率的一半。随着麻醉加深,中位频率下降。

4. δ、θ、α 和 β 波比率　分别指 δ、θ、α 和 β 波频率范围信号功率之和所占总功率的百分比。随着麻醉加深,δ 波和 θ 波等慢波成分增多,δ 波比率增加。

5. 最大峰值频率(PPF)　是指在功率谱图中幅度最大的频率。此频率下脑电活动最强。随着麻醉的加深,峰值频率也下降。

6. 肌电图(EMG)　显示 70~110Hz 的绝对功率。该频率范围包括肌肉活动产生的功率和其他高频干扰产生的功率。从记录 EEG 角度来看,EMG 为干扰;但从临床角度来看,它是重要信息源。EMG 突然升高,表明镇痛效果不佳,是机体对剧烈刺激的本能反应。

7. 压缩频谱阵列(CSA)　是指 EEG 功率谱随时间不断变化而形成的图示。CSA 由一系列连续的重叠功率谱组成,可以提供三维 EEG 图形。最新的功率谱显示在 CSA 的底部。CSA 反映的是随时间变化的功率谱分布状况。

8. 调整密度谱阵列(DSA)　DSA 通过改变色彩强度等级(即灰阶)来表示 EEG 功率谱随时间变化的幅度。EEG 功率谱点越亮(白),对应的 EEG 功率等级就越高;越暗的点(黑)表示越小的 EEG 功率等级。

虽然功率谱的这些参数受麻醉剂的影响而呈现规律的变化,但在麻醉深度监测方面的研究发现,以上这些参数反映麻醉深度的意义不大。研究表明,多数患者的麻醉状态不能用单一的功率谱参数来表示,这些参数在判断镇静程度、对指令的反应、记忆及预测切皮反应等方面的相关性、敏感性和特异性均不足以使它们可以单独作为监测指标。因为功率谱分析只计算线性指标(频率和波幅),而不能分析与相位耦联的谐波是否存在。

虽然脑电图位相关系的意义还不十分清楚,但一般认为大脑有许多信号发生器。清醒状态下这些发生器独立工作,而睡眠状态下信号发生器工作发生同步化。位相关系反映了脑电同步活动,多与清醒程度密切相关。因而功率分析丢失了许多有价值的脑电信息。此外,功率谱分析采用的是单一的信号分析技术,即快速傅里叶变换技术。该技术假设每一单元内信号是不变的,很难处理一个单元内信号发生的突然变化,如暴发性抑制,因此,麻醉状态下的脑电暴发性抑制对功率谱监测的准确性有很大影响。

二、脑电双频指数

脑电双频指数(bispectral index,BIS)监测仪器利用原始 EEG,分析计算 BIS。其硬件结构与 EEG 仪器相同。商用仪器采用一次性 Ag/AgCl 电极阵列,粘贴位置在前额。常用的有三电极和四电极阵列。三电极安装位置常采用参考电极(FPZ)、活动电极(眼角与发际之间的太阳穴区)和地电极(FP2),进行单通道测量。四电极安装位置常采用活动电极 1(眼角与发际之间的太阳穴区)、活动电极 2(眉毛正上方,与眉毛平行)、参考电极(FPZ)和地电极(FP2),进行双通道测量。粘贴前,先用酒精擦拭皮肤并晾干。安装电极应保证接触良好。电极阵列如连接到接口电缆,系统自动检查每个电极的阻抗,如阻抗测试失败,将显示提示。

1. 双频谱　功率谱反映的是不同频率信号的幅度信息,不包含相位信息。而高阶谱分析可以弥补这一不足。双频谱分析(bispectral analysis)属于高阶谱分析,可反映不同频率信号之间的相位相关性。双频谱分析能够抑制高斯噪声,提高信噪比。其计算公式为:

$$B(f_1,f_2)=|X(f_1)X(f_2)X^*(f_1+f_2)| \tag{4-4}$$

式中,$B(f_1,f_2)$ 为双频谱,* 为复共轭。$f_1$ 和 $f_2$ 称为主频,$f_1+f_2$ 称为调制频率。对式(4-4)进行变换,得到式(4-5)、(4-6):

$$RTP(f_1,f_2)=|X(f_1)|^2|X(f_2)|^2|X(f_1+f_2)|^2 \tag{4-5}$$

$$BIC(f_1,f_2)=\frac{B(f_1,f_2)}{\sqrt{RTP(f_1,f_2)}} \tag{4-6}$$

式中,$BIC(f_1,f_2)$ 为双相干指数。取值范围为 0~1,表示为相位耦合程度。

取不同的 $f_1$、$f_2$ 的组合,计算式(4-4)或(4-6),即为双频谱分析。设 $f_1$ 信号相位为 $\theta_1$,$f_2$ 信号相位为 $\theta_2$,$f_1+f_2$ 信号相位为 $\theta_3$。如 $\theta_1+\theta=\theta_3$,则 BIC=1,数值最大,在双谱图中出现峰值;否则,BIC<1。其物理意义为:$BIC(f_1、f_2)$ 越大,$f_1$、$f_2$ 与 $f_1+f_2$ 信号之间相位耦合越强。如 $BIC(f_1、f_2)=1$,提示 $f_1$、$f_2$ 和 $f_1+f_2$ 信号来自同一发生源,$f_1+f_2$ 信号不是独立产生的,而是由 $f_1$ 和 $f_2$ 信号混频而来。如 $BIC(f_1、f_2)=0$,提示 $f_1$、$f_2$ 和 $f_1+f_2$ 这三个信号不存在相位关系,不是来自同一发生源,他们之间关系为随机独立。

2. BIS　EEG 双频指数计算流程见图 4-100。EEG 经放大和模拟滤波后,由模数转换器转换数字信号。通过数字滤波等分析去除或识别干扰信号(如 ECG、EMG、基线漂移、眨眼等),计算 BSR、QUAZI、Beta 比和 Synch Fast Slow。根据临床经验,经多变量统计分析,对上述参数进行加权,计算 BIS。BIS 取值范围为 0~100,用以表示大脑的抑制程度。

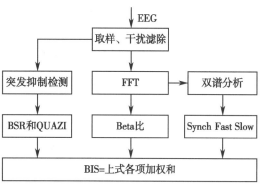

图 4-100　脑电双频指数(BIS)计算流程

(1)突发抑制监测:BSR 和 QUAZI/BSR 定义为 EEG 在 63 秒内,零电位持续时间(EEG 抑制的时段)所占百分比,称为突发抑制比。例如,BSR=10,则表示在 63 秒内发生零电位的时间占 10%,即 6.3 秒。而零电位持续时间定义为 EEG 信号幅度在 ±5μV,持续时间>0.5 秒,见图 4-101。

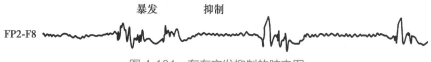

图 4-101　存在突发抑制的脑电图

BSR 是在时域监测突发抑制,如基线漂移超过定义的限值,BSR 监测方法失效。而 QUAZI 是在基线漂移超过限值的情况下来监测抑制率。其方法是在频域监测小于 1.0Hz 慢波信号来计算抑制率。BSR 和 QUAZI 适合监测深度麻醉。

(2)Beta 比:与轻度镇静相关性较好。计算方法如下。①根据 EEG 信号进行快速傅里叶变换,然后,计算功率谱;②计算公式为:

$$\text{Beta 比} = \log[(P_{30,47Hz})/(P_{11,20Hz})] \tag{4-7}$$

式中 $P_{30,47Hz}$ 表示 30~47Hz 频率范围内的信号功率之和;$P_{11,20Hz}$ 表示 11~20Hz 频率范围内信号功率之和。

（3）同步快慢波（synch fast slow）：直译为快慢波同步性，与中等程度镇静或浅麻醉相关性较好。计算方法：①根据 EEG 信号，进行快速傅里叶变换，得到 EEG 频谱；②根据快速傅里叶变换的结果，进行双频分析；③根据式（4-8），计算 Synch Fast Slow。

$$\text{Synch Fast Slow} = \log\left(\sum \text{bispectra peaks} \mid 0.5\sim47\text{Hz}/\sum \text{bispectrum} \mid 40\sim47\text{Hz}\right) \tag{4-8}$$

式中 $\sum$ bispectra peaks $\mid$ 0.5~47Hz，表示在 0.5~47Hz 频带内的所有双频谱峰值之和；$\sum$ bispectrum $\mid$ 40~47Hz，表示在 40~47Hz 频带内的所有双频谱峰值之和。

3. BIS 的临床应用　临床的意识状态与相应的脑电图和 BIS 之间存在一定的关系。BIS 在 90~100 时，患者处于清醒状态，有完整的记忆；BIS 在 80~90 时，处于镇静状态；BIS 在 70~80 时，意识有可能消失；当达到满意的麻醉状态时，BIS 通常在 40~60；如果 BIS<30，处于深度麻醉状态，脑电图会出现暴发性抑制；BIS=0 时，脑电图为一条直线。

在临床具体实践中，镇静程度与意识状态通常采用患者对指令反应的警觉/镇静法（obserber's assessment of alertness/sedation，OAA/S），即通过观察患者对呼叫姓名和推摇身体等的反应程度、面部表情、眼部表现等征象进行评定。OAA/S 评分 5 分代表患者对正常声调的呼唤有迅速反应；4 分代表对正常声调的呼唤反应迟缓；3 分代表大声或反复呼唤才有反应；2 分代表轻刺或摇动才有反应；1 分代表对轻刺或摇动无反应，对伤害性刺激有反应；0 分代表对伤害性刺激反应消失。学者们对 OAA/S 评分和 BIS 之间的相关性进行了研究，总体来说，两者之间存在着较好的相关性，可以比较好地反映患者的镇静程度和意识状态。但是，不同的药物或不同的药物配伍，均会对利用 BIS 判断镇静程度和意识状态带来影响。

4. 注意事项　大量临床试验证实，BIS 与镇静程度相关性较好，而与麻醉深度相关性较差。使用 BIS 进行临床诊断时，应结合其他临床表现。建议使用者不能仅依靠 BIS 来控制麻醉。影响 BIS 的因素很多，常见的影响因素如下。

（1）BIS 监测效果与麻醉药种类有关。BIS 与七氟烷相关性较好，而与异氟烷吸入浓度无相关性，$N_2O$ 对 BIS 无影响。

（2）BIS 对麻醉药物有依赖，对研发的新药需重新界定 BIS。

（3）缺氧：早期缺氧，EEG 出现兴奋；严重缺氧，波幅下降，频率变慢；最后，呈现等电位。吸入高压氧，EEG 会出现慢波。

（4）$CO_2$：$PaCO_2$ 轻度升高，EEG 波幅下降，频率变快；$PaCO_2$ 进一步升高，EEG 波幅升高，频率变慢；最后，出现麻醉状态，EEG 波幅下降。

（5）血糖：高血糖时，EEG 频率变慢；低血糖时，EEG 波幅升高，频率变慢；低血糖昏迷，EEG 表现抑制。

（6）体温过低、大脑局部缺血、神经病变，会导致 BIS 下降。

（7）体温过高、肌肉活动或紧张、头部和眼部活动和电刀等高频干扰，会导致 BIS 上升。

（8）肌松药衰减 EEG 中的高频 EMG 部分，导致 BIS 下降。

（9）EMG 与 ECG 干扰。

（10）眨眼与眼球活动。

（11）流汗。

（12）50Hz 电源干扰。

（13）电极阻抗。如电极阻抗>10kΩ，电极存在接触不良或电极膏干涸，会加大电源、无线电等外界干扰幅度；如电极阻抗<1kΩ，电极可能短路。理想的电极阻抗在 1~5kΩ，否则，需要重新粘贴。

（14）导联线晃动。

（15）电极位置不正确。

（16）未知药物的影响。

三、脑电熵

熵（entropy）的概念最早来源于热力学，定量反映分子无规则热运动混乱程度。熵值越大，分子无规则热运动越混乱；反之，越有序。熵是一个度量，它是度量不确定性的一个指标。系统的复杂程度，分布不均匀性都可以用熵来表征。利用熵的概念监测麻醉深度的理论依据是，随着麻醉的加深，EEG 信号的不规则性下降，熵值由大到小。利用熵的概念，分析 EEG 的方法很多，如频谱熵（spectral entropy）、香农熵、近似熵、小波熵等。目前,临床常用的方法为频谱熵。熵描述的是信号的不规则性、复杂性和不可预测性。

脑电熵监测仪器是利用原始 EEG,分析计算熵指数。其硬件结构和电极放置方法与 BIS 仪器相同。下文对脑电熵分析计算方法加以介绍。

1. 熵指数

(1)对原始 EEG 信号进行快速傅里叶变换,计算功率谱。

(2)根据功率谱,计算谱熵。

$$S(f_1,f_2) = \sum_{fi=f1}^{f2} P_n(f_i) \log(1/P_n(f_i)) \tag{4-9}$$

式中,$S(f_1,f_2)$ 为在 $f_1$~$f_2$ 频带内计算的频谱熵;$P_n(f_i)$ 为 $f_i$ 频率信号归一化功率值。计算 $f_i$ 频率信号归一化功率值的方法为:

$$\sum_{fi=f1}^{f2} P_n(f_i) = C_n \sum_{fi=f1}^{f2} P(f_i) = 1 \tag{4-10}$$

式中,$P(f_i)$ 为 $f_i$ 频率信号实际功率值;$C_n$ 为归一化常数。

(3)计算熵指数,计算方法为:

$$S_N(f_1,f_2) = \frac{S(f_1,f_2)}{\log(N[f_1,f_2])} \tag{4-11}$$

式中,$S_N(f_1,f_2)$ 为在 $f_1$~$f_2$ 频带内计算的熵指数,取值范围为 0~1;$N[f_1,f_2]$ 为在 $f_1$~$f_2$ 频带内的频率总个数。

熵指数反映的是信号不规则性。信号越不规则,$S$ 越接近 1;反之,信号越规则,$S$ 越接近 0。例如,信号为单一正弦波,$S_N=0$;信号为随机信号,$S_N=1$。

2. 状态熵和反应熵　如在 0.8~32Hz 频带内计算熵指数,称为状态熵(state entropy,SE)。如在 0.8~47Hz 频带内计算熵指数,称为反应熵(response entropy,RE)。为使用方便,将 SE 取值范围归一化为 0~91,RE 取值范围归一化为 0(EEG 波为一条直线)~100(全醒)。

电极放在前额进行 EEG 测量,同时混有额肌电(FEMG)。FEMG 频率在 30Hz 以上,即使给予麻醉药或肌松药,FEMG 也不会完全消失。SE 不包含 FEMG,反映的是受到麻醉抑制后更加稳定的脑电活动,主要用于判断麻醉药的镇静效果;而 RE 包含 FEMG。对于清醒、伤害性刺激和术后恢复的患者,FEMG 能够迅速反应,幅度升高。因此,通过 RE 可反映镇痛程度和疼痛反应。SE 总是不大于 RE,当麻醉深度合适时,FEMG 很微弱,RE 等于 SE;否则,RE 远高于 SE。

3. 临床应用　RE=100~60/SE=91~60,患者清醒;RE=60~40/SE=60~40,患者唤醒概率低,适合大部分外科手术;RE<40/SE<40,患者深度麻醉;RE=0/SE=0,患者 EEG 表现为抑制状态,EEG 为一条直线。

SE 判断镇静效果等同于 BIS。

4. 注意事项　研究表明,脑电熵适用于对丙泊酚、硫喷妥钠和七氟烷的监测;而对阿片类药物和氧化亚氮,则不适合。

脑电熵监测其他注意事项请见 BIS 部分。

## 第二节　诱发电位

EEG 是大脑皮质在无外界刺激时产生的电活动,称为自发 EEG,特点是具有节律性和连续性。如对感觉器官施加适宜刺激(电、光、声等刺激),在中枢和周围神经系统相应部位安放监测电极,监测出的该刺激所激发的电活动,称为诱发电位(evoked potentials),见图 4-102。诱发电位由一系列波峰和波谷构成,其特点是:①在时间上与刺激有严格对应关系;②诱发电位中的波峰或波谷由相应的解剖结构产生;③信号微弱,需要采用叠加平均技术提取。

1. 诱发电位命名

(1)按极性和出现次序命名:以 P 代表正向波,N 代表负向波;用数字、字母或罗马字符表示波峰出现次序,如 P0,P1, ...;Na,Nb, ...。

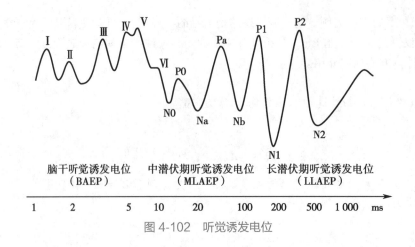

图 4-102 听觉诱发电位

（2）按极性和平均潜伏期命名：极性表示法同上。如 P100，表示平均潜伏期为 100 毫秒的正向波。

（3）按记录或刺激电极部位命名：如锁骨上电位、皮质 MEP 等。

2. 诱发电位参数 诱发电位有两个重要参数：波幅和潜伏期。

（1）波幅：波峰绝对幅度，指从波峰到基线（零电平）的垂直距离。基线可由刺激前间隔的平均结果提供；或在监测时间段对诱发电位取均值，然后，减去这一均值。

峰 - 峰幅度：指相邻的、极性相反的峰 - 峰之间的垂直距离。

（2）潜伏期：从刺激开始，至产生的诱发电位某一特定点（起始点或峰点，最常用为峰点）之间的时间间隔，称为潜伏期，一般以毫秒（ms）表示。它表示神经冲动从刺激部位至该波峰发生源所需的传递时间。从刺激起始点开始测量的潜伏期，称为绝对潜伏期；测量不同峰之间的潜伏期，称为峰间期。

3. 叠加平均技术 诱发电位一般在头皮部位监测，只有 0.3~20μV，而自发 EEG 高达 30~100μV。因此，诱发电位就会被淹没在强大的自发 EEG 中，使得一次刺激得到的信号无法提取诱发电位。因两者的信号带宽重叠，所以不能利用滤波技术提取诱发电位。目前，提取诱发电位，主要靠叠加平均技术。

叠加平均技术假设条件如下。

（1）信号与刺激有固定的时间关系，但噪声与刺激无固定的时间关系，而是随机关系。

（2）信号必须是重复性的。

（3）噪声为随机的，且与信号不相关。

首先，给出 N 次刺激，记录储存 N 组诱发响应信号（诱发响应 = 诱发电位信号 + 自发 EEG+ 干扰）；然后，将每次记录的信号按刺激时刻对齐求和，再除以总的刺激个数 N，得到平均响应。因诱发电位信号可看作确定信号，叠加平均后，诱发电位信号保持不变。而自发 EEG 可看作随机信号，与刺激无关，在任意叠加时刻，信号可正可负，可大可小，经叠加平均后，幅度下降。理论证明，信号叠加平均将信噪比（信号功率与噪声功率之比，SNR）提高 $\sqrt{N}$ 倍。可见，选择适当的叠加次数，诱发电位信号就能从自发脑电噪声背景中清晰分离出来。

目前，临床上常用的诱发电位有三类：体感诱发电位、视觉诱发电位和听觉诱发电位（auditory evoked potentials，AEP）。

一、体感诱发电位

体感诱发电位（somatosensory evoked potentials，SSEP）是电流脉冲对周围神经施加刺激，在相应的头皮上记录到的电位变化。一般情况下，大部分麻醉药随着剂量加大，SSEP 波幅下降，同时，潜伏期延长。而依托咪酯则可以增加 SSEP 的波幅。

二、视觉诱发电位

视觉诱发电位（visual evoked potential，VEP）是大脑皮质枕叶区对视觉刺激发生的电反应，代表视网膜接受刺激，经视路传导至枕叶皮质而引起的电位变化。大部分麻醉药随着剂量的加大，P100 波幅下降，潜伏期延长。

### 三、听觉诱发电位

通过短声刺激,用头皮电极记录到的、由听觉通路所产生的诱发电位,称为听觉诱发电位(auditory evoked potentials,AEP)。麻醉过程中,由于听觉是最后失去和最先恢复的,因此,AEP是麻醉深度监测的最佳指标。SSEP和VEP监测麻醉深度可靠性不如AEP,目前,临床上只有AEP被应用。

AEP监测仪器利用AEP,分析计算听觉诱发电位指数。其硬件结构由短声刺激器和AEP记录模块等构成。AEP记录模块工作原理与EEG相同。短声刺激器由电脉冲(脉冲持续时间为2毫秒)控制,驱动耳机发出短暂咔嗒声,刺激频率一般为5.9~9Hz,声强为65dB左右。三个Ag/AgCl电极粘贴在前额,其中,前额正中(FPZ)为正电极,左前额为地电极,左耳后乳突骨为负电极。

1. AEP分析　　AEP由一系列不同潜伏期的脑电活动波组成,反映了刺激经听觉传导通道的各级神经结构依次兴奋过程。AEP综合了耳蜗至皮质的电活动,由15个波形构成。根据潜伏期,将AEP分为3种,图4-102。

(1)脑干听觉诱发电位(brainstem auditory evoked potential,BAEP):来源于脑干,潜伏期在0~10毫秒,由Ⅰ~Ⅵ波构成。绝大多数麻醉药对BAEP的潜伏期和波幅没有影响。

(2)中潜伏期听觉诱发电位(middle latency auditory evoked potential,MLAEP):来源于原发听皮质,潜伏期在10~100毫秒。由N0、P0、Na、Pa和Nb波构成。

MLAEP对体温的变化非常敏感。在大多数病例,MLAEP波形最稳定的成分Pa随着温度的降低,潜伏期逐渐延长,低于23℃时,大多数Pa已消失;当温度恢复至正常时,MLAEP亦恢复到最初波形。

MLAEP对动脉压的变化也比较敏感。在温度控制不变的情况下,动脉压的降低伴随着波形Pa振幅的降低。

MLAEP与大多数麻醉药作用呈剂量相关,个体间及个体内差异很小。随着麻醉加深,Pa、Nb波幅下降,潜伏期延长。

(3)长潜伏期听觉诱发电位(long latency auditory evoked potential,LLAEP):来源于皮质前叶和联合皮质,潜伏期超过100毫秒,由P1、N1、P2和N2波构成。

LLAEP与意识水平密切相关,但过于敏感,在小剂量麻醉药作用下,即可完全消失。LLAEP的潜伏期和波幅个体差异大。

从上面介绍来看,只有MLAEP适合麻醉深度监测。

2. 听觉诱发电位指数　　为应用方便,需对AEP数字化,这就是听觉诱发电位指数(AEP index),取值范围为0~100。听觉诱发电位指数计算方法有两种,即移动时间平均模式(moving time averaging,MTA)和外因输入自动回归模式(auto regressive with exogenous input,ARX)。后者原理复杂,不作介绍,只介绍MTA工作原理。

MTA工作原理:为了获取清晰的AEP,进行256次音响刺激,然后对记录的响应信号(信号=AEP+EEG+干扰)进行叠加平均,SNR提高16倍,AEP得到有效提取。然后,依据MLAEP,计算听觉诱发电位指数,计算时间窗选取潜伏期20~80毫秒。计算方法为:

$$AEP index = k \sum_{i=0}^{255} \sqrt{|V_{i+1} - V_i|} \tag{4-12}$$

式中,$k$为校正系数;$V_i$为第i点取样值,逐次取样值的差值能够很好地反映Pa和Nb的波幅和潜伏期的同时变化趋势。

音响刺激周期一般选择6~9Hz。因MTA需要256次刺激扫描叠加提取AEP,完全更新一次数值需要30~45秒,通过逐次移动时间平均,数值更新需要6秒左右。而ARX只需刺激15~25次,完全更新一次数值需要2~6秒。临床证明,从麻醉状态到意识恢复,ARX响应快于MTA。

3. 临床应用　　听觉诱发电位指数>60,表示患者清醒;听觉诱发电位指数40~60,表示嗜睡;听觉诱发电位指数25~40,代表浅麻醉;听觉诱发电位指数15~25,适合外科手术较深的麻醉;听觉诱发电位指数<15,表示深度麻醉和镇静;听觉诱发电位指数为0,表示EEG完全抑制。

听觉诱发电位指数适合监测大部分麻醉药,对伤害性刺激有反应。与镇静水平和麻醉深度相关性较好。

在诱导阶段,听觉诱发电位指数响应迅速,可作为参考实时调整给药量。而BIS对静脉麻醉药反应较慢(30秒~1分钟),不太可能作为参考指标。

听觉诱发电位指数一般不依赖于麻醉药物,而 BIS 对麻醉药物有依赖。

4. 注意事项　除与 BIS 监测相同外,还需要注意以下事项。

(1)监测期间,患者要一直佩戴耳机,确保耳机位置正确。

(2)利用叠加平均技术提取 AEP,EEG 背景噪声不能完全去除,必然影响听觉诱发电位指数准确性。

(3)因 AEP 信号微弱,极易受到外界干扰。

(4)不适合耳聋的患者,或有神经缺陷的患者。临床使用不方便。

(5)AEP 与 BIS 均无法对氯胺酮类麻醉药有正确反应。

(潘　芳)

# 第六章　肌松监测仪器

在全身麻醉的要素组成中,肌肉松弛是一个不可或缺的要素。由于个体间对肌松药的反应差异很大,加之肌松作用受到麻醉药、患者的年龄和体温等多种因素的影响,因此,通过监测神经肌肉传递功能的阻滞程度和恢复状况,对于降低术后因肌松作用残留而引起的各种严重并发症、提高肌松药临床应用的安全性和合理性是十分必要的。

肌松监测仪器采用电刺激运动神经,致使后者所支配部位的肌肉产生收缩和肌电反应。其基本工作原理为通过换能器监测肌电反应,经放大、滤波、模数(A/D)转换和 CPU,再通过软件处理,最后将表示神经肌肉阻滞程度的结果进行显示或打印。

肌松监测仪器的作用:①确定气管插管和拔管时机;②维持适当的肌松,满足手术要求;③指导追加肌松药的时间;④避免琥珀胆碱用量过多引起的Ⅱ相阻滞;⑤节约肌松药用量;⑥决定使用拮抗药的时间和剂量;⑦预防肌松药的残余作用所引起的术后呼吸功能不全。

## 第一节　肌松监测原理

### 一、神经肌肉接头的结构与功能

神经元与神经元之间及神经元与效应细胞之间的连接器称为突触,而神经肌肉接头只是突触的一种特殊形式。此种特殊连接器不仅能进行化学信息的传递,而且还能将运动神经末梢的信息转变为肌肉的机械收缩,这种复杂、系统的信息传递与转化过程称为神经肌肉传递功能。

而实现此功能的神经解剖学基础,按细微结构可分为三个部分:①运动神经分支的终末部分及其末端的接头前膜;②肌纤维在该区域的增厚部分,称接头后膜或终板膜;③连接接头前膜与接头后膜的间隙,称突触间隙即神经下间隙。神经肌肉接头部位的兴奋传递是个复杂的过程,通常简单描述为:当运动神经元发放的冲动到达神经末梢时,引起接头前膜通透性发生改变,而致该部位去极化,促使 $Ca^{2+}$ 内流。由于 $Ca^{2+}$ 迅速进入轴浆,使贮存带的乙酰胆碱囊泡游离,转变为备用带囊泡,并向释放带靠近,促使囊泡外膜与接头前膜的内表面发生融合,囊泡破裂,向神经下间隙释放乙酰胆碱。乙酰胆碱与接头后膜上的受体结合,大量的离子通道开放,$Na^+$ 内流形成终板电流,使该处的静息电位减小,即引起膜去极化,此电生理变化称为终板电位。终板电位以电紧张的形式影响终板膜周围的肌膜,形成一个外负内正的去极化,与尚未去极化的邻近肌膜之间形成局部电流。此电流降低局部膜电位,触发与电压依赖性钠通道开放,产生一次向整个肌纤维作全或无式传导的动作电位,并通过肌细胞的横管系统传至肌质网,导致其内贮存的 $Ca^{2+}$ 释放,从而引起一系列兴奋 - 收缩耦联。因此,由乙酰胆碱的释放构成了一个电流放大机制系统,使运动神经末梢的微电流变化,引起整个肌纤维表面的去极化及肌纤维的收缩反应。

### 二、肌松监测的基本原理

神经肌肉兴奋传递自运动神经产生冲动开始,经递质释放,形成终板电位与去极化,电 - 钙耦联及钙 - 收缩耦联,最终激发肌肉收缩。神经肌肉接头监测就是根据此过程,人为地使用神经刺激器刺激运动神经,使其产生冲动,并监测效应部位的肌纤维反应。肌纤维的反应主要分为两类,其一为肌肉机械收缩力反应,其二为肌肉的反应性复合动作电位。监测肌肉机械收缩力反应,是通过各种换能器,将收缩力转变为电信号,经微电脑放大、数字化处理后,进行显示或打印。若监测肌肉反应性复合动作电位,则直接经前置放大器将信号放大,其他步骤与监测肌肉收缩力相同。现今成熟用于临床的神经肌肉接头监测仪,无论如何更新改型,均为监测上述两种反应类型。

1. 神经刺激器

(1) 神经刺激器的作用:神经刺激器的主要作用是通过发出各种电刺激方式,作用于运动神经后,人为观测该神经所支配部位的肌肉收缩力的强弱及有无衰减,从而使肌松药阻滞监测变得更为简单方便。为确保刺激既能安全地作用于人体,又能提高监测效果,神经刺激器发出的电刺激脉冲需预先设置参数。刺激电流和电压呈恒速线性输出,不受其他电器干扰。为安全起见,神经刺激器最好以电池作为电源,输出线路与电极有极性标志,并设有警报系统。

(2) 神经刺激器性能要求:①输出一系列电脉冲,输出最高电压为 300V,特殊情况下可超出这个范围。②输出脉冲为单向方波,脉冲宽度不超过 0.2~0.3 毫秒,刺激频率可变。③输出电流为恒流。输出的最大刺激电流为 60~80mA;④当皮肤电阻<2.5kΩ 时,输出电流为恒流。而当受检部位温度偏低或刺激电极与皮肤接触不良,皮肤阻抗增大,当皮肤阻抗>5kΩ 时,因输出最大电压的限制,输出刺激电流可能下降。为防止误判,神经刺激器应有警告和输出电流指示;⑤按需输出刺激方式。

(3) 刺激电极:分为表面电极和针电极,临床上最常用表面电极。表面电极有橡胶电极和一次性 Ag/Ag 表面电极两种。表面电极粘贴在皮肤表面,直径 7~8mm。受皮肤表面油脂和毛发等的影响,表面电极电阻抗较大。使用前,应用酒精清洁粘贴部位的皮肤,并涂抹导电膏。针电极可使用专用针电极,也可使用钢针或注射器针头。使用前,针电极刺入所需刺激的神经干邻近的皮下组织内。针电极电阻抗小,所需刺激电流也小,尤其适用于肥胖患者。但必须防止针形电极刺入神经干或血管内,长时间较高电流刺激可能引起局部组织烧伤。

(4) 刺激神经部位:腕部尺神经是最常用的刺激部位,拇内收肌为监测部位。另外,正中神经、胫后神经、面神经颞支等也是可选择的部位。

刺激尺神经拇内收肌的颤搐一般用于反映手术要求的肌松情况。一个电极远端通常置于前臂腕关节皮肤皱褶尺侧近心端 2~3cm 处,另一个电极与之相距 2~3cm。

刺激面神经颞支,记录眼轮匝肌的颤搐,比尺神经刺激能更好地反映膈麻痹情况。

2. 刺激电流 肌纤维对刺激的反应符合"全或无"定律。将刺激电流调为 0,肌肉不收缩;逐步增加刺激电流,当肌肉开始出现轻微收缩时,此时的刺激电流即为刺激电流强度的阈值。刺激电流高于阈强度的刺激,为阈上刺激;刺激电流低于阈强度的刺激,为阈下刺激。阈上刺激可使肌肉组织产生收缩。继续增加刺激电流,肌肉收缩幅度也逐渐增大,当刺激电流增大到一定值时,肌肉收缩幅度达到最大。再继续增大刺激电流,肌肉收缩幅度也不会增大。刚好能引起肌肉产生最大收缩反应的刺激电流,即为最大刺激。对神经干施以最大刺激,该神经支配的所有肌纤维都能产生收缩。肌纤维收缩产生一定的肌力,其大小取决于所有参与收缩的肌纤维数目的总和。在肌松药的作用下,刺激神经干引起的肌力降低,其降低程度与被肌松药阻滞的神经肌肉兴奋传递阻滞的肌纤维总数有关。为保证在整个监测期间每次刺激都能引起最大肌收缩,一般选择刺激电流为最大刺激的 120%~125%,此刺激电流称为超强刺激。

超强刺激电流的确定应在使用肌松药前进行,一般从 2~10mA 开始,其后按 2~5mA 递增,直到诱发的肌肉收缩或肌电反应达到最大,此时输出的刺激电流即为超强刺激。这意味着凡能去极化的神经肌肉单元均已被激活,已达反应,如继续增大刺激电流,诱发反应亦不会再增加。可将应用肌松药前的超强刺激所致的肌肉或肌电反应值设定为术前的参照值,应用肌松药后肌肉松弛程度与参照值对比。肌松监测中常用的超强刺激电流为 40~60mA。

由于超强刺激电流常引起患者恐惧和不适,故可选择亚强刺激电流。亚强刺激电流是指刺激电流低于超强刺激电流且不引起神经肌肉的最大反应的刺激。针对非去极化阻滞与去极化阻滞的肌松程度的监测,需要使用不同的测量方法。非去极化阻滞时,应用四个成串刺激(TOF)和双重暴发刺激(DBS),判断肌松性质与程度的主要指标为 TR(TOF 中第四次颤搐反应高度与第一次之比)和 D2/D1(DBS 中第二组短强直刺激反应高度 D2 与 DBS 中第一组短强直刺激反应高度 D1 的比值)。TOF 和 DBS 监测非去极化阻滞时,超强刺激电流并非所需。非去极化阻滞期间,TR、D2/D1 在低于超强刺激电流时,较大电流范围内均可引出衰减。但并不是任一水平的亚强刺激电流均适用于非去极化阻滞的监测,最佳亚强刺激水平一般为 20~30mA,低于 10mA 则无法测出 TR 及 D2/D1;高于 35mA,则患者不适感减轻不显著。故设有手控输出刺激电流和增益放大位数的肌松监测仪,才能在肌松监测中实施亚强刺激。刺激电流大小以能引出 TR 及 D2/D1 为基准。

3. 刺激电流输出方式 在使用肌松药前,一般应先进行参照值的校准,将参照值计为 100%。功能齐全的肌松自动监测仪除能进行参照值自动核准外,还设有手控输出刺激电流、增益、刺激脉冲持续时间(脉宽)。刺激电流输出方式分为两种:经自动校准输出与人为手控校准输出。经自动校准输出的刺激电流一般为超强刺激。由于 MMG 型肌松自动监测仪的稳定性不如 EMG 型,超强刺激开始后的 8~12 分钟内,肌肉的收缩力对超强刺激的反应增强,100% 的参照值波动范围很大,因此在临床监测中,不能获得稳定可靠的数据,应以超强刺激开始后至少 8~12 分钟所测得的神经肌肉反应值作为参照值。人为输出的刺激电流可为超强刺激,亦可为亚强刺激。在监测非去极化阻滞、选择亚强刺激时,可从 10mA 开始,以 1mA 起步,逐次增加,直到引出的 TR、D2/D1 达 100%,将此值作为参照值。使用人为手控输出刺激电流时,为尽量减轻 ICU 内、麻醉前或苏醒后清醒患者的恐惧、不适感,可加大增益、延长刺激脉冲时间,减小刺激电流,以求获得 100% 参照值。

4. 刺激频率 神经肌肉传递功能监测所应用的刺激频率,可从慢频率 0.1Hz 开始直至强直刺激 30~200Hz,根据不同的刺激频率及刺激脉冲数量与间隔时间,可组成不同的神经肌肉传递功能监测方法。当刺激电流确定后,在 0.1~50Hz 的频率刺激范围内,刺激频率越快,接头前膜释放 ACh 越多,肌肉收缩程度越大,但所致的肌肉疼痛越严重。

5. 刺激脉冲的波形与宽度 神经刺激器发出的刺激脉冲波形应是单相矩形波(方波)。双相波形则可反复激发运动神经,引起暴发性动作电位,增强刺激反应,一般不用。刺激脉冲波形的宽度,即刺激脉冲持续时间,常用 0.2~0.3 毫秒,刺激脉冲持续时间与神经肌肉的反应强度成正比,即持续时间越长,刺激神经肌肉的反应越强。但不能超过 0.5 毫秒,如果超过,可引起类似双相刺激波形的作用,可使运动神经发生暴发性动作电位,或可直接刺激肌肉。刺激脉冲持续时间可自动校准确定或人为手控确定,在应用肌松药前进行参照值校准时,如得不到 100% 参照值,可将刺激持续时间由 0.2 毫秒延长至 0.3 毫秒。

6. 刺激脉冲的间隔时间 每次或每几次刺激脉冲应间隔一定的时间,以便使神经肌肉接头的功能恢复至正常稳定状态。刺激电流确定后(一般为超强刺激),间隔时间的长短根据刺激频率的快慢而定,刺激频率越慢,间隔时间相应越短;反之,则相应延长。每次或几次刺激脉冲若不间隔一定时间,刺激时神经肌肉接头前膜所消耗的 ACh 不能补充至正常,人为造成肌肉收缩衰减,可导致对神经肌肉接头功能或肌松程度与性质的错误判断。

7. 增益的确定 即可控放大倍数。功能齐全的肌松自动监测仪应可进行自动校准与人为手控,进而确定刺激参数。应用肌松药前进行 100% 参照值自动校准时,增益也随之确定。如行 100% 参照值手控校准,可适当减小刺激电流,加大增益,以减轻患者的不适感。

## 第二节 刺激的种类和意义

自单次颤搐刺激与强直刺激用于临床监测肌松程度与性质后,近 20 年相继出现了四个成串刺激(TOF)、强直刺激后计数(PTC)、强直刺激后单暴发刺激、双重暴发刺激(DBS)等监测方法。可根据神经肌肉阻滞性质与深度及阻滞后的恢复过程,选用不同的神经肌肉功能监测方法,使监测手段不断丰富、完善,提高了应用神经肌肉阻滞药物的安全性。

### 一、单次颤搐刺激与强直刺激

1. 单次颤搐刺激

(1)基本方法:单次颤搐刺激(single twitch stimulation)见图 4-103。其刺激频率多选用 0.1~1.0Hz,超强刺激电流为 40~60mA,刺激脉冲持续时间 0.2 毫秒,一般间隔 10~20 秒刺激一次,以便使神经肌肉功能恢复至正常状态,再进行下一次刺激。刺激频率越快,神经肌肉接头前膜处 ACh 消耗越多。因此,刺激频率超过 0.15Hz,所诱发的神经肌肉反应能力明显下降,并停留在一较低的水平,故临床常用的单次刺激频率为 0.1Hz。但在应用神经肌肉阻滞药物前行参照值校准时,1Hz 的刺激频率可缩短获取超强电流与参照值的时间,全身麻醉诱导前后亦常采用,而所监测的药物起效与作用时间则不能与 0.1Hz 刺激获取超强电流所需时间比较。应用单次颤搐刺激监测神经肌肉接头功能时,一般在使用神经肌肉阻滞药物前,应做参照值校准,用药后的监测值与参照值的百分比,即表示神经肌肉的阻滞程度。

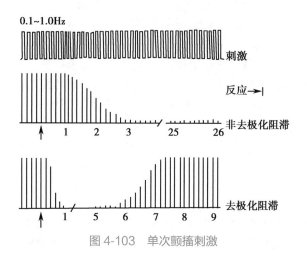

图 4-103　单次颤搐刺激

(2)临床意义:单次颤搐刺激用于粗略地判断程度较深的神经肌肉阻滞,包括去极化与非去极化阻滞程度、帮助确定第一次给药后的效果是否满意、是否应再追加药物及多次给药的时机,亦用于鉴别呼吸抑制引起的原因是中枢性还是周围性。

(3)优缺点:此方法的主要优点是简单、不适感轻或无不适感,可无顾虑地用于清醒或麻醉后苏醒的患者,且可做反复测试。缺点:一是敏感性差,接头后膜 ACh 受体被药物占据 75% 以上才可出现刺激反应减弱,即使反应高度恢复到参照值的 100%,亦不能说明神经肌肉接头功能完全恢复正常;二是单次颤搐刺激只能监测神经肌肉阻滞程度,不能辨别神经肌肉阻滞性质,即是属于去极化阻滞还是非去极化阻滞。

2. 强直刺激

(1)方法与临床意义:强直刺激(tetanic stimulation)见图 4-104。其刺激频率一般为 30Hz、50Hz、100Hz 或 200Hz。常用刺激频率为 50Hz,其所产生的收缩力相当于自主收缩时的最大程度,因此大于此频率的刺激则属于非生理性,神经肌肉不能作出迅速反应,故临床不常用。强直刺激时的超强刺激电流为 50~60mA,刺激持续时间为 5 秒。在神经肌肉接头功能正常的情况下进行强直刺激时,开始因运动神经末梢释放大量 ACh,故强直刺激反应能力较强直刺激前增强。其后,由于可动员的 ACh 的补充速度慢于可立即释放的 ACh 的释放速度,其释放量开始减少,因此强直刺激反应程度较开始时略低。运动神经末梢释放 ACh 的安全系数很大,超过正常需要量的 4~5 倍,并且释放的 ACh 与接头前膜上的受体结合后,可迅速增加 ACh 的合成、动员及加快补充速度,ACh 的释放量虽较开始时稍少,但仍可与相当量的接头后膜结合,并使之激活。故强直刺激所激发的肌肉反应与肌电电位较开始时低,但仍维持在较高水平或高于刺激前,不发生衰减。当神经肌肉处于非去极化阻滞或琥珀胆碱的 Ⅱ 相阻滞时,行强直刺激,开始 ACh 释放量增加,药物的神经肌肉阻滞作用被部分拮抗,出现一过性反应增强。但其后迅速发生可释放的 ACh 减少,甚至耗竭,此时接头前膜 ACh 受体的正反馈效应已被药物拮抗,接头后膜上的 ACh 受体亦被药物不同程度占领,致使释放量已大为减少的 ACh 与接头后膜受体结合的机会更少。因此,神经肌肉对强直刺激反应不能保持,而发生衰减。衰减的程度取决于神经肌肉被阻滞的程度及刺激频率。

停止强直刺激后,ACh 的合成增多,颤搐反应增加,称为强直后增强。即使不用肌松药,强直后增强在 MMG 型肌松监测仪上亦可表现出来,而 EMG 型肌松监测仪则不明显。在部分非去极化阻滞应用强直刺激后,ACh 的合成、动员及消除显著加快,肌肉颤搐反应幅度增高,超过强直刺激前 1 倍,称为强直后易化现象,此现象的持续时间取决于神经肌肉阻滞深度,一般 60 秒消失。当对存在某种程度的去极化阻滞进行强直刺激时,尽管 ACh 因大量释放而减少,但接头前膜 ACh 释放的正反馈效应未被常用量的去极化肌松药所阻滞或影响很小。因此,ACh 的动员、补充速度能显著增快,致使释放的 ACh 量得到及时补充,故强直刺激反应可维持,而不出现衰减。临床上即根据神经肌肉对强直刺激反应有无衰减及强直后易化现象,监测神经肌肉阻滞性质,判断其属于去极化阻滞还是非去极化阻滞。

　　(2)优缺点:强直刺激除可区别两类神经肌肉阻滞的性质外,监测的敏感性也高。当处于非去极化阻滞状态时,如果 60% 以上的受体被占领,则强直刺激收缩反应将出现衰减。缺点:一是强直刺激可致较难忍受的疼痛,清醒或麻醉后苏醒的患者不愿接受;二是在神经肌肉阻滞后恢复时的中晚期,强直刺激可拮抗药物所致的神经肌肉阻滞,混淆掩盖恢复速度;三是强直刺激后神经肌肉接头功能需一段时间恢复正常。因此,每次强直刺激间至少间隔 6~10 分钟,故此法不宜做连续动态监测。此外,如与其他刺激方法联合应用(除低频单次刺激外),还容易影响其监测结果。

　　3. 强直刺激与单次颤搐刺激联合应用　在非去极化肌松药引起的神经肌肉阻滞过程中或较大量琥珀胆碱所致的 Ⅱ 相阻滞时,于单一刺激过程中加入强直刺激,其后的单一刺激出现强直后易化反应,并持续一定时间消失。其原因为:强直刺激期间,接头前膜激活所致的 ACh 合成、动员、补充速度加快现象,尚可持续一段时间。在神经肌肉处于去极化阻滞状态下,由于强直刺激前收缩反应已是最大,或强直收缩反应仅保持在稍高于强直刺激前的水平上,因此强直后易化现象不明显。

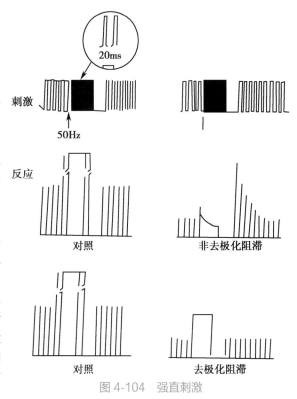

图 4-104　强直刺激

强直刺激与单次颤搐刺激联合应用,就是利用此现象,来鉴别两类性质不同的阻滞状态,或用于鉴别长时间应用琥珀胆碱后是否出现 Ⅱ 相阻滞。

## 二、四个成串刺激

　　1. 基本方法　四个成串刺激(train-of-four stimulation,TOF)见图 4-105。它是以频率为 2Hz 的连续四次超强刺激组合成一组,每个刺激脉冲的宽度为 0.2~0.3 毫秒,每组刺激时间为 2 秒,两组刺激间的间隔时间为 12 秒,以免影响四次颤搐刺激反应高度。TOF 超强刺激电流一般为 40~60mA,每 10~30 秒重复一次。在给神经肌肉阻滞药物前须校准 100% 参照值,每组四次刺激的肌肉颤搐反应幅度相同,不出现衰减,即 TR=100%。

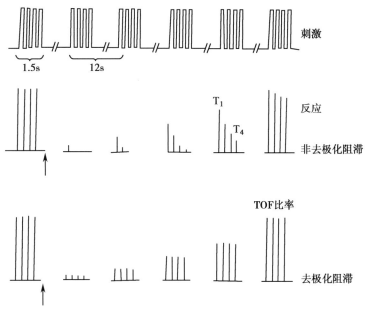

图 4-105　四个成串刺激

2. 临床意义　当非去极化阻滞与琥珀胆碱引起的Ⅱ相阻滞程度较浅时,四次刺激反应的颤搐幅度虽降低,但均可出现,而 $T_4$ 首先发生衰减,根据 Tr(TOF ratio)判断神经肌肉阻滞性质与深度。非去极化阻滞与Ⅱ相阻滞程度进一步加深,四次刺激反应可按 $T_4$、$T_3$、$T_2$、$T_1$ 的顺序消失,与阻滞程度的关系见表 4-1。

表 4-1　TOF 反应消失与阻滞深度的关系

| 消失顺序 | 阻滞程度(100%) | 波形 |
| --- | --- | --- |
| $T_4$ 消失 | 75~80 | ∟∟∟ |
| $T_3$ 消失 | 80~90 | ∟∟ |
| $T_2$ 消失 | 90 以上 | ∟ |
| $T_1$ 消失 | 100 |  |

如表 4-1 所示,$T_4$ 消失,Tr($T_4/T_1$)则无法计算,即等于零。较此更深的非去极化阻滞,TOF 法就不能用数字来表示确切的阻滞程度。在多数肌松自动监测仪上,当 $T_1$ 低于参照值的 10%~20%,无论 $T_4$ 是否消失(实际上多数 $T_4$ 已消失),Tr 均计算为零。因此,用该方法进行非去极化阻滞的定量监测时,无须与术前的参照值对比,深度阻滞时尚可免去计算的麻烦。

当应用去极化神经肌肉阻滞药物后,四次刺激反应高度同等降低,不出现衰减现象。故此法可用于鉴别两类不同性质的神经肌肉阻滞,亦能观测到琥珀胆碱从Ⅰ相阻滞演变为Ⅱ相阻滞的转相过程。

深度非去极化阻滞后的恢复过程中,四次刺激反应则按 $T_1$、$T_2$、$T_3$、$T_4$ 的顺序出现。Tr 恢复至小于 0.6 时,有明显的肌肉收缩无力,由此所致的通气指标和气道保护功能不能满足机体的基本需要。Tr 恢复至 0.7 时,潮气量、肺活量、最大通气容量、最大吸气负压可接近或达到正常值,能满足机体的基本需要;但咳嗽、吞咽等气道保护功能仍有不同程度减弱,尤其是老年、儿童和体质衰弱者。当 Tr 达到 0.9 时,部分患者仍主诉上睑下垂、视力模糊、吞咽困难。而临床以 Tr=0.7 作为神经肌肉接头功能恢复的指标或全身麻醉后拔除气管导管的指征,主要是指此时通气功能可维持机体在静息条件下的生理需要,而并非神经肌肉接头功能的完全恢复。多数学者主张 Tr 达 0.9 以上方可拔除气管导管,理由为肌张力恢复不但应满足机体通气功能的基本需要,而且还应确保气道保护功能的充分恢复,在最大程度上保证患者的安全。

一般认为,神经肌肉接头只需 25%~30% 的 ACh 受体,即可维持正常的传递功能;而神经肌肉接头阻滞药物只有占据 70% 以上的受体,才表现出肌肉松弛作用。因此,即使 Tr 恢复至 1.0,仍有存在肌松残余的可能。

3. 优缺点　TOF 法可对神经肌肉阻滞进行准确、动态的定性、定量监测,且能持续反复进行。清醒患者虽因超强刺激有不适感,但多数患者仍可耐受,在行非去极化阻滞监测时如改为亚强刺激,不适感显著减轻。缺点:①不能监测深度神经肌肉阻滞,当 $T_4$ 消失或 $T_1$ 低于参照值的 10%~20% 时,Tr 计为零,较此水平更深的非去极化阻滞或琥珀胆碱引起的Ⅱ相阻滞,则不能进一步用数字监测表示。同样,去极化阻滞的程度深于 $T_1$ 为零的水平,亦不能定量表示;②监测神经肌肉阻滞后的恢复过程的敏感性不够,当神经肌肉接头处的 ACh 受体被药物占据 70%,Tr 即可 ≥0.7,其敏感程度不如强直刺激;③TOF 超强刺激可引起清醒患者不适与恐惧感。

### 三、强直刺激后计数与强直刺激后单暴发刺激

由于单次颤搐刺激和 TOF 刺激的测定部位均为外周肌肉,而膈对肌松药的敏感性较外周肌肉低,故尽管上述测定方法已显示外周肌肉已发生完全阻滞,但仍有可能存在膈的不完全阻滞。也就是说,上述两种方法无法评估更深程度的肌阻滞。因此设计出强直刺激后计数法(post tetanic count stimulatim,PTC),见图 4-106。即给予非去极化肌松药后,当单次颤搐刺激或 TOF 监测为零时,强直刺激后的单次颤搐刺激反应一定比强直刺激前的单次颤搐反应或 TOF 反应出现得早。

1. 基本方法　在周围神经肌肉被深度非去极化阻滞时,经 TOF 与单次颤搐刺激监测为零,在此无反应期,先给频率 1Hz 的单次颤搐刺激 60 秒,继之用 50Hz 强直刺激 5 秒,停顿 3 秒,再改用频率 1Hz 的单次颤搐刺激 16 次,记录强直刺激后单一颤搐反应次数。PTC 数目越小,表示阻滞程度越深,一般 PTC 少于 10 次

时 TOF 消失。PTC 需每隔 6 分钟监测 1 次,以利于神经肌肉接头充分恢复,并避免 2 次 PTC 间相互影响。

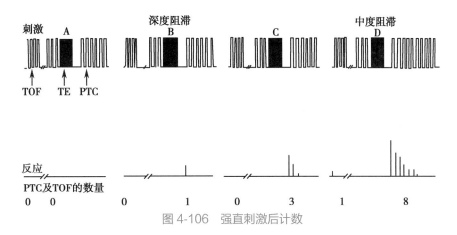

图 4-106　强直刺激后计数

2. 临床意义　该法主要应用于深度非去极化阻滞下,对单次颤搐与 TOF 无反应时的肌肉阻滞程度的监测。由于强直刺激可影响去极化神经肌肉阻滞的恢复过程,故应用去极化肌松药所致的深度神经肌肉阻滞,不能行 PTC 监测。当进行神经外科、显微外科、眼科等精细操作时,为消除强烈刺激时的膈活动,防止患者突然出现随意运动,阻滞深度须达 PTC=0。PTC=5~10,可视为深度神经肌肉阻滞。此外,通过观测 PTC 与强直后颤搐高度及 TOF 出现的时间之间的关系,可以判断神经肌肉阻滞后开始恢复的时间。

3. 优缺点　主要优点是可定量监测 TOF 及单次颤搐刺激不能监测的深度神经肌肉阻滞。但由于每次 PTC 间至少需间隔 6 分钟,故不能连续动态观测深度神经肌肉阻滞的过程,尤其是单次静脉注射中短效非去极化肌松药时,应用 PTC 监测的时间较短,往往仅 1 次。

4. 强直后单暴发刺激　全身麻醉诱导时为便于气管插管,常需 1 次静脉注射大剂量中短效非去极化肌松药,以达到很深的阻滞深度,即使 PTC 监测等于零,仍有部分患者声门开放不完全。部分患者虽对强直后颤搐刺激(post tetanic twitch,PTT)的反应为零,但对于深部手术刺激仍出现体动反应。为此,有学者设计了强直后单暴发刺激(post tetanic burst,PTB)。PTB 方法为 50Hz 持续 5 秒,超强刺激电流为 50mA,间隔 3 秒,给予单短暴发刺激,由 3 个刺激脉冲组成,每个刺激脉冲宽度为 0.2 毫秒,脉冲间隔 20 毫秒。在深度非去极化阻滞期,经 PTT 或 PTC 监测无反应,即可行 PTB 监测。因此,此法的主要目的是监测 PTC 或 PTT 测不出的深度非去极化阻滞。

### 四、双重暴发刺激

双重暴发刺激(double burst stimulation,DBS)见图 4-107。DBS 为 50Hz 的强直刺激能使肌肉对刺激发生融合反应,每组 2~4 个脉冲能使肌肉收缩反应像 1 个短暂、单一的持续收缩,两组短暂的强直刺激间的间隔时间比 TOF 的脉冲所间隔的 500 毫秒更长,能将两组肌肉反应清晰分开,便于主观感觉判断。

1. 基本方法　DBS 由两组短暂的强直刺激组成,两组的间隔时间为 750 毫秒,各组中脉冲间隔时间为 20 毫秒,刺激脉冲宽度 0.2 毫秒,超强刺激电流 50mA,亚强刺激电流 20~30mA。正常情况下,肌肉对 DBS 中两组短强直刺激反应强度相等;神经肌肉存在非去极化阻滞时,第二组短强直刺激反应出现衰减,可依据衰减程度来判断残余阻滞情况。根据两组短暂强直刺激所含刺激脉冲数不同,分为不同的 DBS。如两组各含 4 个刺激脉冲,称为 $DBS_{4,4}$;各含 3 个刺激脉冲,称为 $DBS_{3,3}$;第一组含 3 个刺激脉冲,第二组含 2 个刺激脉冲,为 $DBS_{3,2}$,相应的脉冲数为 4 个和 3 个,为 $DBS_{4,3}$。经临床证明:$DBS_{3,3}$ 与 TR 的相关性最好,$DBS_{3,2}$ 监测残余神经肌肉阻滞的能力最强,临床多用前者,其次为后者。

2. 临床意义　DBS 主要用于神经肌肉非去极化阻滞后,经 TOF 已不能监测出衰减的恢复期,来监测残余非去极化阻滞。当 TR 恢复至 0.4~0.7 时,TOF 目测触感法已大部分判断不出衰减,若此时采用 DBS 目测触感法,则有 72%~83% 的比例能判断出存在衰减;TR 恢复至 0.95 以上时,DBS 自动监测法仍有约 95% 能监测出衰减。DBS 显著提高了残余神经肌肉阻滞的检出率,经 $DBS_{3,3}$、$DBS_{3,2}$ 监测无衰减后,其余残余阻滞无临床意义。

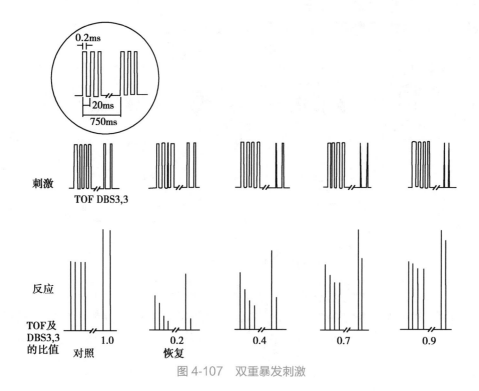

图 4-107 双重暴发刺激

3. 优缺点 DBS 缩短了强直刺激时间,肌肉疼痛较强直刺激大为减轻,清醒患者虽仍有不适感且重于 TOF,但仍可耐受;同时,DBS 后神经肌肉接头恢复时间亦较强直刺激大为缩短,2 次 DBS 之间只需间隔 15~20 秒即可。因而,与 TOF 一样能进行连续动态观测非去极化阻滞的恢复过程。其缺点主要为对清醒患者所致的不适感重于 TOF。

## 第三节 肌肉收缩效应的评定

刺激外周神经,通过目测或触感来评定肌肉收缩效应并不精确。比较精确的方法是通过监测仪器来测定。测定方法有 3 种:①测定肌肉收缩时产生的加速度;②测定肌肉收缩的收缩力;③测定肌肉收缩时产生的复合动作电位。

### 一、加速度监测仪

1. 概念 加速度监测仪(acceleromyography,AMG)是通过间接测量肌肉收缩力,来判定肌松程度。其工作原理为牛顿第二定律,即力等于质量乘以加速度。如质量恒定,力与加速度成正比。加速度传感器为一种小型压电传感器,如将其粘贴在大拇指,传感器内可动质量块与大拇指一起运动。质量块产生与加速度成正比的力,作用在压电晶体上。压电晶体具有压电效应,这样,压电晶体就输出与加速度成正比的电信号,即与大拇指收缩力成正比的电信号。

2. 测定方法

(1)将传感器用胶带固定于大拇指掌侧,其他 4 个手指和前臂用绷带固定在板上。

(2)两个表面刺激电极粘贴在腕部尺神经表面,电极之间距离为 2~3cm。

(3)尺神经受刺激后,大拇指收缩产生加速度,加速度传感器输出电信号,经 CPU 分析处理,最后将结果显示或打印。

3. 优点 不易受外界干扰,不需预负荷,操作简单,使用方便,是临床最常用的肌松监测仪。

4. 缺点 大拇指必须能自由活动;与肌机械图法相比,恢复期的测量值偏高。

### 二、肌机械图监测仪

1. 概念 肌机械图监测仪(mechanomyography,MMG)是利用力传感器直接测量肌肉的收缩力。力传感器一般为应变式力传感器或压电式力传感器。

2. 测定方法

(1)将力传感器用胶带固定于大拇指掌侧,其受力方向与大拇指运动方向一致。其他4个手指和前臂用绷带固定在板上,同时施加一定的预负荷(200~300g)以维持肌肉的等长收缩。

(2)两个表面刺激电极粘贴在腕部尺神经表面,电极之间距离为2~3cm。

(3)尺神经受刺激后,大拇指收缩产生收缩力,力传感器输出电信号,经CPU分析处理,最后将结果显示或打印。

3. 优点　直接反映肌肉收缩力。

4. 缺点　对外部的影响敏感,需要预负荷,仅适用于内收肌,测量装置复杂,使用不方便。

### 三、肌电型肌松监测仪

1. 概念　肌电型肌松监测仪是通过测量受刺激肌肉产生的复合肌肉动作电位,来判定肌松程度。

2. 测定方法　一对刺激电极放在腕部、前额或足底,刺激腕部尺神经、正中神经、胫后神经、腓神经或面神经等周围神经;在其远端,将一对引导电极置于受其支配的肌肉上;一个地电极放在两者中间。临床上,以刺激腕部尺神经为主,一对引导电极置于拇收短肌或小指短肌部位,测量其产生的复合动作电位,经信号分析,将结果以数字和波形的形式显示和记录。因肌电图幅度与产生复合肌肉动作电位的肌纤维的个数成正比,因此,通过测定肌电图的最大幅度或肌电图曲线的积分面积,即可判断肌松程度。

3. 优点　测量装置简单、方便,受检部位与肢端不需要特殊固定。

4. 缺点　不能直接反映肌肉收缩力,易受手部温度和活动、电刀等外界电子干扰等的影响,恢复期测得的阻滞偏低,设备较贵,主要用于研究。

## 第四节　临床使用

### 一、诱导前

1. 用肥皂水或酒精彻底清洁粘贴部位,如清洁不彻底,皮肤阻抗增加,超强刺激可能失败。

2. 检查电极膏是否干涸,避免电极粘贴重叠,造成短路。

3. 确保大拇指能自由活动,连接刺激电极和传感器,并固定导线。另外,要求刺激电极间距为2~3cm。

### 二、诱导和插管

1. 麻醉诱导后,未给肌松药前,肌松监测仪器通电,自动进行1.0Hz单次颤搐刺激,确定超强刺激电流。并将在超强刺激下的颤搐幅度定为参考颤搐,作为对照值,以便术中、术后进行肌松程度或肌松恢复的比较。如刺激电流为50~70mA,仍没有获得最大刺激,需要检查刺激电极的安放位置是否正确。

2. 自动进行0.1Hz单次颤搐刺激或TOF刺激,连续监测肌松药的起效时间,并选择最佳的气管插管时间。颌、喉、咽和膈完全肌松是插管的最佳条件。因其肌松起效早于周围肌,因此不需要待拇内收肌肌颤搐消失后再作气管插管。单次颤搐或TOF完全消失,可作为插管的最佳条件。

### 三、术中

在维持阶段,可利用肌松监测仪进行给药,防止施加的肌松药过量或不足。肌松深度需根据术式、麻醉方法和麻醉深度等因素确定。需注意监测部位皮肤温度,防止皮肤阻抗升高,造成过高评估肌松深度。

在维持阶段,TOF是最佳刺激模式,同时使用超强刺激。对大部分腹部手术,肌松深度要求TOF至多1个反应。采用平衡麻醉,TOF可有2个反应。对于要求更深程度的肌松,保证患者膈活动消失或避免发生体位活动和呛咳,此时要求使用PTC。PTC=1~2,可避免剧烈的呛咳或膈活动;PTC=0,可完全抑制咳嗽反应。

### 四、术后

临床证明,TOF至少有3个反应,方可使用拮抗药。Tr大于90%,才允许拔管,此时,提示无残余肌松。

TOF 监测残余肌松不如 DBS 可靠,两者同时使用会更加可靠。

　　评定肌力是否充分恢复,还必须结合临床表现,如清醒患者能保持睁眼 5 秒以上、伸舌、有效的咳嗽、持续握手有力、保持抬头 5 秒以上,以及测定呼吸功能如肺活量达 15~20ml/kg、吸气最大负压达 20~25cmH$_2$O 等。

（潘 芳　冯 艺）

# 第七章　体温监测仪器及围手术期保温设备

## 第一节　温度测量的基本原理和方法

温度是表示物体冷热程度的物理量,微观上来讲是物体分子热运动的剧烈程度。温度只能通过物体随温度变化的某些特性来间接测量,而用来度量物体温度数值的标尺叫温标。它规定了温度的读数起点(零点)和测量温度的基本单位,国际单位为热力学温标(K)。目前国际上应用较多的其他温标有华氏温标(℉)、摄氏温标(℃)和国际实用温标。从分子运动论观点看,温度是物体分子运动平均动能的标志。温度是大量分子热运动的集体表现,有统计意义。对于个别分子来说,温度是没有意义的。

接触式测温法的特点是测温元件直接与被测对象接触,两者之间进行充分的热交换,最后达到热平衡,这时感温元件的某一物理参数的量值就代表了被测对象的温度值。这种方法的优点是直观可靠,缺点是感温元件影响被测温度场的分布、接触不良等都会带来测量误差。非接触式测温法的特点是感温元件不与被测对象接触,而是通过辐射进行热交换,故可以避免接触式测温法的缺点,具有较高的测温上限。此外,非接触式测温法热惯性小,可达 1/1 000 秒,故便于测量运动物体的温度和快速变化的温度。由于受物体的发射率、被测对象与仪表之间的距离,以及烟尘、水汽等其他的介质影响,这种方法一般测温误差较大。

### 一、玻璃温度计测温法

玻璃温度计是一种经过人工烧制、灌液等十几道工艺制作而成,价格低廉、测量准确、使用方便、无须电源的传统测温产品。在生活中,最常用的玻璃温度计是玻璃体温计。它可使随体温升高的水银柱保持原有位置,便于使用者随时观测体温状况。玻璃体温计可分为口腔用体温计与肛门用体温计。口腔用体温计感温泡(水银球)细而长,全长 110mm;肛门用体温计的感温泡粗而短,全长 110mm 左右,精神失常、高热神志不清的患者及幼儿、不能用鼻呼吸者,都不能用口腔用体温计测温,只能通过肛门用体温计测温。由于玻璃的结构比较致密,水银的性能非常稳定,因此,玻璃体温计具有示值准确、稳定性高的特点,还有价格低廉、不用外接电源的优点。但玻璃体温计的缺陷也比较明显:易破碎,存在水银污染的可能;测量时间比较长,对急重症患者、老年人、婴幼儿等使用不方便,读数较费时间等。

玻璃体温计可分为片式体温计、电子式体温计、耳式体温计 3 类。

1. 片式体温计　不断发展的新技术又带来了一种新的体温计,即片式体温计或点阵式体温计。这种体温计只有名片大小,长 6~7cm、宽 0.5cm 左右,上面布满附有数字的、排列整齐的圆点。在进行体温测试后,某一数值以下的圆点会全部变暗,而其余圆点颜色不变,使用者即可根据上述变化确定体温。这种温度计价格不高,体积较小,便于携带和储存,本身污染非常小,特别适用于医疗机构,可以一次性使用,避免交叉感染。

2. 电子式体温计　是利用某些物质的物理参数(如电阻、电压、电流等)与环境温度之间存在的确定关系,将体温以数字的形式显示出来,读数清晰,携带方便。其不足之处在于示值准确度受电子元件及电池供电状况等因素的影响,不如玻璃体温计。

3. 耳式体温计　大多数体温计一般在腋下、口腔、直肠等处使用,在实际应用中,人们普遍感觉不方便或使用不舒服。耳式体温计是通过测量耳朵鼓膜的辐射亮度,非接触地实现对人体温度的测量。只需将探头对准内耳道,按下测量钮,仅几秒钟就可得到测量数据,非常适合急重症患者、老年人、婴幼儿等使用。但在使用初期,使用者由于不太熟悉这种操作方式,可能会得到几个不同的测量数据,一般来讲,实测最大值即是所要数据。

## 二、热敏电阻测温法

热敏电阻是对温度敏感的半导体元件,利用半导体(某些金属氧化物)的电阻值随温度变化而变化的特性,把温度的变化转换成电阻值的变化。热敏电阻的主要特点:①灵敏度较高,电阻温度系数大;②工作温度范围宽;③结构简单,体积小,能够测量其他温度计无法测量的空隙、腔体及生物体内血管的温度。

半导体热敏电阻根据温度系数分为正温度系数(positive temperature coefficient,PTC)热敏电阻、负温度系数(negative temperature coefficient,NTC)热敏电阻、临界温度热敏电阻等,由于特性不同,应用场合不同。

热敏电阻器按照温度系数不同,分为正温度系数热敏电阻器和负温度系数热敏电阻器。医用体温探头一般使用负温度系数热敏电阻器。负温度系数热敏电阻器的电阻值随着温度的升高而下降,主要是以锰、钴、镍和铜等金属氧化物为主要材料,采用陶瓷工艺制成。这些金属氧化物材料因为在导电方式上完全类似锗、硅等半导体材料,所以都具有半导体性质。NTC 热敏半导瓷大多是尖晶石结构或其他结构的氧化物陶瓷,具有负的温度系数,电阻值可近似表示为:

$$Rt = RT \times EXP \left[ Bn \times (1/T - 1/T0) \right]$$

式中 $RT$、$RT0$ 分别为温度 $T$、$T0$ 时的电阻值,$Bn$ 为材料常数。陶瓷晶粒本身由于温度变化而使电阻率发生变化,这是由半导体特性决定的。

## 三、辐射测温法

在自然界中,任何物体的温度如果超过绝对零度,都会不断地向周围空间发出红外辐射能量。辐射测温是根据热物体表面温度越高,辐射出的能量亦越大(但不一定成正比关系)这一原理设计的,通常分为两类,一类是用光 - 电转换元件或热 - 电转换元件来探测辐射;另一类是用主观的目测比较法。

红外热像仪是一种利用红外探测器,将看不见的红外辐射转换成可见图像的被动成像仪器,是目前发展较快、性能最高的,在多方面应用中不可缺少的、重要的红外辐射测温系统。红外测温仪的测温原理是黑体辐射定律,物体向外辐射能量的大小及其按波长的分布,与其表面温度有十分密切的联系。物体的温度越高,所发出的红外辐射能力越强。目前,红外热像仪在疼痛诊疗中具有重要的临床意义。

## 四、化学测温法

化学测温法的原理是由于物体温度改变后发生一系列化学变化,导致监测物体的分子结构发生改变,使得反射光的颜色出现变化。例如,晶型转化、升华、失水、氧化、分解等,可引起光散射的频带转移。根据化学测温法开发的变色测温贴片,是一种能够随物体温度的变化而改变颜色,并由此测定物体温度的产品。根据颜色变化分为单变色或多变色,可逆或不可逆。

# 第二节　体温监测仪器

### 一、热敏电阻电子体温测量仪

负温度系数(NTC)热敏电阻器的发展经历了漫长的阶段。1834 年,科学家首次发现了硫化银有 NTC 的特性。1930 年,科学家发现氧化亚铜 - 氧化铜也具有负温度系数的性能,并将之成功地运用到航空仪器的温度补偿电路中。随后,由于晶体管技术的不断发展,热敏电阻器的研究取得了重大进展。1960 年研制出了 NTC 热敏电阻器,它的测量范围一般为 -10~+300℃,也可做到 -200~+10℃,甚至可用于 +300~+1 200℃的环境中测温。

NTC 热敏电阻器温度计的精度可以达到 0.1℃,感温时间可缩短至 10 秒以下,适用于医药卫生等领域的温度测量。

### 二、红外辐射体温测量仪

红外辐射体温测量仪的优点是与被测对象不接触,不会造成感染;测量快速,通常测量时间小于 1

秒。缺点是仪表本身准确度不如接触式,测量结果受许多因素影响,被测对象辐射率不确定,不容易测出被测对象的实际温度;测量距离和环境温度的变化会产生误差;此外,仪表比较复杂,使用也较复杂,价格较高。

1. 红外皮肤温度计　采用便携式、非接触式设计,测量部位在皮肤表面(额头),影响因素包括皮肤血流分布情况、皮肤辐射率 ε 值和外界环境条件。

2. 红外耳鼓膜测温计　用于测量耳道内鼓膜温度。

3. 红外热成像仪　是测量人体体表温度分布的装置,包括扫描系统、聚焦系统、参考黑体和红外监测器等部分。红外监测元件是一个光 - 电转换元件的阵列,能显示二维图像。

## 第三节　围手术期体温管理

人的核心体温一般维持在一个极其狭窄的阈值范围(<0.4℃),在此范围内,无体温调节反应。当体温高于或低于该阈值范围时,人体开始发生体温调节反应。但在麻醉期间,麻醉药物改变了患者寒冷(血管收缩、寒战)及受热(血管舒张、出汗)反应的阈值,使得阈值范围变宽,因此,患者在术中可能出现体温异常。麻醉期间因过度热量损失而造成的低体温,是最常见的体温失调。虽然适度低温可以保护脑组织,但深度低温会抑制生命器官的功能与药物代谢,延长术后苏醒期,使患者发生低血压、心律失常、心肌缺血和呼吸性酸中毒等并发症的危险性大大增加。因此,良好的围手术期低温管理,有利于患者术后的适时苏醒和拔管,并且可以减少术后并发症。

围手术期体温管理是指在术前、术中和术后,实时监测、调节和保持患者的体温环境,以维持患者的正常体温。

手术患者的热量损失是由于暴露在寒冷环境中所致,患者的热量通过4种形式向周围环境传递:辐射、传导、对流和蒸发,其中辐射和对流是围麻醉期主要的热量损失方式。辐射是指在绝对温度零度以上的物体,以电磁波的形式不停地向外发送热量的热传递方式。传导是指热量从系统的一部分传到另一相互关联部分或由一个系统传到另一个相互关联系统的热传递方式,是固体中热传递的主要方式,如患者的热量传递给手术床。对流是指液体或气体中较热部分和较冷部分之间通过循环流动,使温度趋于均匀的热传递方式,如患者皮肤表面流动的冷空气带走患者的热量。蒸发是指液态或固态物质转变成气态的汽化现象。蒸发在任何温度下都能发生,蒸发过程中吸收热量,因此使蒸发物及周围环境制冷,如患者切口体液的蒸发导致其体温降低。影响蒸发快慢的因素有温度、湿度、液体的表面积、液体表面上的空气流动等。

造成手术患者热量过度损失的具体因素包括:手术室较低的环境温度;手术室内冷空气的流动;各种冷的冲洗液、备皮液、输液和输血;体表和创口的大面积暴露;机械通气中吸入气的温度和湿度较低;肌松药使手术患者丧失肌张力,导致产热降低;手术时间过长等。术中患者体温管理的措施:一方面,可采取各种能减少由于辐射、对流、蒸发而导致热量损失的方法,如控制环境温度、被覆隔离、加热所有冲洗液和静脉输入液体、加温加湿吸入气。另一方面,可通过能量辐射和热对流为术中患者提供外部加温,如使用专门的围手术期控制环境温度的环节,包括使手术等候区的环境温度保持在较高的水平,使患者在术前保持温暖;在患者进入手术室之前将室温升高;在不导致手术室工作人员产生不适感的情况下,尽量将室温维持在 23℃以上,婴儿手术的室温应控制在更高的范围;应在对患者采取保温措施后,再根据需要调控室温。

被覆隔离可在皮肤表面形成一层停滞的空气层,来降低对流散热;同时也减少了辐射散热。被覆隔离还使皮肤表面的空气充分湿润,因而也减少了由于蒸发产生的热量散失。覆盖用的毛巾或手术单可先行加热后使用。

加热液体的措施包括加热所有皮肤准备液、冲洗液、血液、静脉输液及盐水纱垫等,减少由于低温液体与患者接触后导致患者的热量损失。一般用于加热液体的设备有血液加温仪、电子恒温水箱(又称水浴箱)和电子恒温干燥箱。

使用电子恒温水箱或电子恒温干燥箱可以在输血或输液前,预先加热输血 / 输液袋,但不能在输血或输液时同步加热。加热时间根据需加热液体的量而有所不同,一般应在 10 分钟左右,但加热时间不宜过长,避免影响血液成分。

家用电热毯可以作为简易的术中保温装置,使用时将电热毯置于患者和手术床之间,电热毯将电能转换成热能,通过直接热传导将热能传递给与之接触的患者。电热毯可用于维持患者的体温,优点是使用成本低廉。缺点是热传导效率较低,只有15%~30%的体表面积与电热毯接触;由于患者与电热毯接触的组织受重力的压迫,局部血液循环较差,难以将热量带到身体其他部位;此外,电热毯预热时间较长,而且传递的能量无法控制,因而加温机制缺乏精确性。

循环水变温毯的保温原理和使用方法与电热毯相似,不同的是加温的能量是通过加热以后的循环水提供的,且循环水变温毯既可以用于升温,也可以用于降温,变温毯由一对循环水管路与一个变温水箱连接。变温水箱的工作原理与空调相同,可根据需要设定成加热或冷却循环水,且温度可调。经加热或冷却的循环水通过变温毯与人体发生热交换,从而达到改变人体体温的目的。

除上述简易的保温措施外,其他术中保温设备有红外辐射加温仪和压缩空气对流毯。

## 第四节　术中保温设备

### 一、红外辐射加温仪

红外辐射加温仪是通过将红外光能量辐射至患者特定部位皮肤表面,增加皮肤及下丘脑温度调节中枢的热量输入来消除患者寒战,预防低体温。红外辐射加温仪由辐射加热灯头、功率输出控制、主控制单元、体温监测显示和报警组成。

辐射加热灯头是无创性外部热源,用于产生红外辐射。加热灯头的材料是陶瓷外加特殊涂层。整个红外波段可分为近红外(波长1.0~5μm)、中红外(波长5~30μm)和远红外(波长30~350μm)三个波段。医用红外辐射加温仪产生的红外辐射波长集中在2~3μm,属于近红外。此波段的红外辐射经研究证明不会对人体造成危害,大部分该波段的红外辐射能量能穿透表层皮肤组织,而被浅表血管中的血液所吸收,被辐射部位的血液吸收了辐射能量后,经微循环和体循环将能量输送至全身各处。

选择照射部位时,应选择血管靠近皮肤表面的动静脉吻合部位,如面部、耳部、四肢等。动静脉吻合(arteriovenous anastomosis)是指由微动脉发出的侧支直接与微静脉相通的血管,是人体微循环的组成部分。动静脉吻合收缩时,血液由微动脉流入毛细血管;动静脉吻合扩张时,微动脉血液经此直接流入微静脉。它是调节局部组织血流量的重要结构。当身体发热时,动静脉吻合就会扩张,动脉血直接流入静脉系统,这使得局部血流量大大增加,从而能快速地把热量带到身体其他部位。

为避免灼伤皮肤,辐射的能量须控制在一定范围内,由于皮肤能长期承受的安全温度上限是41℃,因此,通过调节辐射加热头到被辐射部位体表的距离,将输出到皮肤表面的辐射能量控制在1 000mW/cm²。红外辐射加温仪具备温度报警设定功能,通过固定在加热灯头下方定位光斑上的皮肤体温探头监测患者体温,当监测到的体温超过设定上限时,加温仪自动切断热源。此外,辐照应注意避开眼睛,由于眼睛是人体血供最丰富的器官之一,因此脉络膜对红外频段能量的吸收也较大,所以在对面部进行辐照时应对眼睛进行保护。

### 二、压缩热空气对流毯

压缩热空气对流毯又称为术中保温毯。其基本结构由加热器、压缩机、鼓风机、温度监测与保护控制单元、显示与控制面板及保温毯组成。压缩机产生压缩空气,使整个气路维持一定的高压,以便保温毯能充盈热空气并通过微孔产生空气对流;加热器加热压缩空气后,由鼓风机将加热后的热压缩空气吹入保温毯;保温毯为中空的医用薄膜,与患者皮肤接触的一面有大量均匀分布的微孔,吹入保温薄膜的热空气从微孔中流出,并围绕在患者身体的周围,流动的热空气有利于保持患者的体温。鼓风机的出风口安装有自动过温保护器和温度传感器,用以监测排出热空气的实际温度,并将该温度控制在设定的范围内,当排出的热空气温度超过设定温度上限时,自动过温保护电路将会切断加热器的电源;当排出的热空气温度低于设定温度下限时,即启动加热器加热。鼓风机出风口安装有高效过滤网,可以滤过99%以上微米级的颗粒尘埃。鼓风机的出口与保温毯之间由一段软管连接,该软管由聚丙烯材料制造,内置加强筋。

保温毯有多种规格,按使用的时间段分为术前、术中和术后三种;按手术体位分为上身毯、下身毯、全身毯、躯干毯；按手术类别可分为胸部手术毯、儿科毯、多用毯、记忆导管室毯等。不同规格的保温毯与固定软管的接口是一样的。

　　加热温度的设定通过控制面板来完成，通常分为室温、低温、中温和高温等4段。低温为30~34℃，中温为36~40℃，高温为42~46℃。所设定的温度代表输入至保温毯的热空气温度。

（张　卫）

# 第八章 血液电解质、酸碱和血气检测仪器

体液以细胞膜为界分为两大部分,即细胞内液和细胞外液。细胞外液又可分为血浆和组织间液。体液中的无机物与部分以离子形式存在的有机物统称为电解质;而葡萄糖、尿素等不能解离的有机物称为非电解质。各部位体液之间处于动态平衡,都具有相对稳定的电解质含量和酸碱度,构成了人体正常新陈代谢所必需的内环境。在病理状态下,机体内环境的稳定和平衡常遭到破坏,是威胁患者生命安全的重要因素。因此,围手术期监测患者机体内环境的紊乱状态并及时纠正异常,是麻醉医师确保手术患者安全必须进行的基础生命支持技术。本章简要介绍患者血液电解质、酸碱和血气的检测原理及设备。

## 第一节 电解质分析仪

在正常人的体液中,含有一定量钠、钾、氯、钙等电解质。历史上测定人体电解质曾采用火焰光度法和化学滴定法,目前主要采用离子选择电极法。本节主要介绍体液电解质离子选择电极检测技术。

电解质分析仪采用离子选择性电极技术检测溶液中离子浓度,可以分析全血、血清、血浆,也可以分析尿液的电解质含量。

### 一、基本原理

电解质分析仪有六种电极:钠、钾、氯、钙、镁和参比电极。每个电极都有一个离子选择膜,能够对被检测样本中相应离子特异性亲和或渗透,相当于特异性离子交换器,膜两侧的电势差与浓度差成比例,测定原理类似于原电池。

大多数盐类在溶液中都趋向于电离成离子,在此电解液中插入离子选择电极(指示电极)作为电池的正极,参比电极作为电池的负极,组成原电池。在相关的离子选择性电极和参比电极之间形成一个电极电位差,即电池电动势。在一定条件下,原电池的电动势与被测离子浓度的对数呈线性关系。因此,通过测量电池电动势,便可对被测离子进行定量分析。

离子选择性电极是电解质分析仪的重要部件,这里以钠、钾、氯三种电极为例,介绍离子选择性电极的工作原理。

1. 钠电极 是一种含铝硅酸钠的玻璃电极,由于使用了对钠离子敏感的玻璃膜,所以对钠离子的选择性很高,它产生的电位与钠离子的浓度成比例。但是当 pH 低于 5 时,它会受到氢离子的干扰。这在血液分析时问题不大,因为血液的 pH 通常高于 5,但是分析尿液时需要加入缓冲剂。

2. 钾电极 是以钾缬氨霉素为活性材料的聚氯乙烯的膜电极,是利用钾离子与缬氨霉素的强配位能力而达到较高的选择性。它一般由三部分构成,在塑料套中嵌装了内参比电极的电极杆、缬氨霉素套和内参比溶液。它和钠电极一样,不易被样品中的蛋白质污染,因此适合于直接分析生化样品。

3. 氯电极 由对氯电子具有选择性响应的中性载体和聚氯乙烯等组成,敏感膜的一侧与电极电解液接触,另一侧与样品溶液接触,膜电位的变化与样品溶液中氯离子活度的对数成反比,氯电极与参考电极之间的电位差随样品溶液中氯离子活度的变化而改变。

### 二、测量方法

电解质分析仪首先测量两个已知浓度的标准液(A 标准液和 B 标准液),首先由动力泵将 A 标准液抽入电极池,停留几秒进行 A 标准液电动势标定。然后动力泵将 A 标准液抽出,排到废液瓶。接着由动力泵将

B 标准液抽入电极池进行斜率测定。B 标准液定标完成后,动力泵将 B 标准液抽出排到废液瓶。这样经前置放大器放大得到两个电池电动势,送入 CPU 板,在仪器程序内建立一条校准曲线。随后由动力泵将样品吸入一个毛细管测试管路,让待测液体同时与所有的电极相接触,不同的电极与样品中相应离子起作用,从而建立起各自相应的电位。然后分别与 A 和 B 标准液测定值进行比较,从已建立的校准曲线上求出样品离子浓度并显示在显示器上,同时用内置打印机打印。

### 三、电解质分析仪的分类与结构

1. 分类

(1)按自动化程度分类,可分成半自动和全自动电解质分析仪。

(2)按测试项目的数量分类,可分为 2 项、3 项、4 项和多项电解质分析仪。

(3)按工作方式分类,可分成湿式和干式电解质分析仪。

2. 仪器结构　湿式电解质分析仪将被测样品作为电池的一部分,然后将离子选择性电极和参比电极插入其中组成电池,通过测量原电池电动势来进行测试分析。湿式电解质分析仪一般由离子选择性电极、参比电极、分析箱、测量电路、控制电路、驱动电机及显示器等组成。其原理流程见图 4-108。

基于离子选择性电极方法的干式电解质分析仪,结构具有两个多层膜片,多层膜片均由离子选择性敏感膜、参比层、氯化银层和银层组成,并用一个纸盐桥相连。测定时,用双孔移液管取 10μl 血清和 10μl 参比液滴入 2 个加样孔,即可测定二者间的差示电位,见图 4-109。通常每测一个项目需要用一个干片,每个干片带有条形识别码,仪器会自动识别所进行的测定项目。

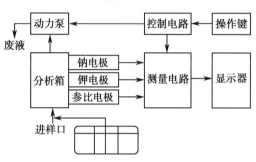

图 4-108　湿式电解质分析仪的原理流程

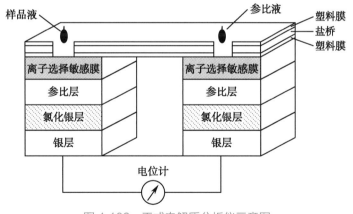

图 4-109　干式电解质分析仪示意图

### 四、电解质分析仪的常见故障与维修

由于临床上采用的电解质分析仪品牌和型号不尽相同,出现的故障与相应的维修方法也各异。本节仅对一些常见的故障进行分析。

1. 吸管不畅　可能是由于针管没接触到液体或检查试剂未用尽;当泵管老化变形、泵力不足时,应更换泵管;若流通系统中管道有堵塞现象,则应检查各管道内,尤其是各接头处是否有蛋白沉淀。

2. 液流系统堵塞　表现为抽不上液体,抽液时泵管产生"咔咔"响声,多是由凝血块或蛋白沉积造成,应分段找出堵塞物并排除;如果是电极液流孔堵塞,可使用注射器或吹球,注意吹时不要用力过猛,以免损坏电极。

3. 测试血样出现反常值　可能是由于测试时吸入凝血块;如溶液未到位,可查看定位是否良好;也可能是盛血样的容器污染或存有消毒液等物质;如校正因子长时间未标定,可重新标定后再检测。

4. 定标通不过　若蛋白吸附在电极膜上,则需进行去蛋白化处理;电极膜处有气泡;若所有的电极都有问题,则检查参比电极。检查电源是否有效接地,查看电极与各电极架的触点是否接触正常。

5. 对同一样本测定重复性不好　可能是由于抽吸的样品中有气泡;若电源不稳定,则增加稳压设备;如样品杯被污染,则更换样品杯;若电极不稳定,则增加定标次数。

## 第二节　酸碱分析仪

人体在代谢过程中,既产酸、又产碱,使体液中的 $H^+$ 经常发生变化;但人体能通过体液的缓冲系统、肺的呼吸和肾的调节作用,使血液中的 $H^+$ 仅在小范围内变动,即保持血液的 pH 值在 7.35~7.45。pH 检测时,常用参比电极为正极、以指示电极为负极,组成一个电化学电池,通过测量电池的电动势取得相应溶液的 pH 测量值。

临床上常用玻璃电极检测血液样品的 pH。pH 电极与普通的 pH 计相似,电极上有一个能够穿透的、具有电动势的玻璃膜,所产生的电位差大小与膜两侧不同溶液的 pH 成正比。

pH 敏感玻璃膜的一侧为已知的固定 pH 溶液,另一侧是未知 pH 溶液,在玻璃膜两侧产生的电位差取决于敏感玻璃两侧的 pH 差值。由于玻璃膜一侧溶液的 pH 是固定常数,因此,电位差主要取决于玻璃膜另一侧溶液的 pH。

为了准确测定这个电位差,采用化学半电池。用一个半电池接到恒定的内溶液,另一个半电池接到未知的外溶液。参比电极通常是由汞 - 氯化亚汞(甘汞)组成的半电池。参比电极与测量电极用一个膜隔开,电极通过电解质液来保持与 pH 系统其他部分通电,电解质液为饱和氯化钾溶液。见图 4-110。

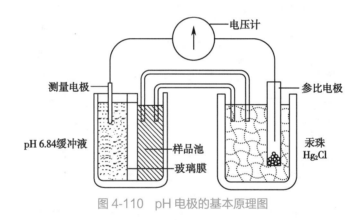

图 4-110　pH 电极的基本原理图

## 第三节　血气分析仪

血气和 pH 测定已是临床上十分常用的检测项目,其测定结果可为心肺疾病和各种危重患者提供诊断和治疗的依据。现在的麻醉医师可自己操作血气分析仪,进行血样测定,即刻获得分析结果,结合患者临床情况,调整通气参数并进行相应的临床处理,为及时救治患者提供了必要条件。

### 一、湿式血气分析仪

1. 工作原理　湿式血气分析仪的工作原理见图 4-111。被检测血液在液泵系统的抽吸下,被抽进样品室内的测量毛细管中。测量毛细管的管壁上开 4 个孔,pH、参比、$PO_2$ 和 $PaCO_2$ 4 个电极的传感器头紧密连接 4 个孔。其中,pH 电极和参比电极共同组成对 pH 的测量系统。被检测血液被吸入测量毛细管后,液泵系统停止抽吸,血液中的 pH、$PO_2$ 和 $PaCO_2$ 同时被 4 个电极所感测,电极将它们转换成各自的电信号。这些电信号被放大和模数转换后,被送到仪器的中央处理器(CPU),经逻辑运算处理后,再将测量和计算值送到显示器显示,由打印机打印出测量和计算结果。

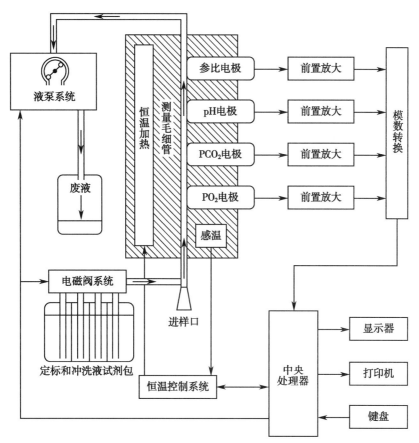

图 4-111 湿式血气分析仪的原理流程图

血气分析方法是一种相对测量方法。在进行测量之前,先要用标准液体来确定 pH、$PO_2$ 和 $PCO_2$ 三套电极的工作曲线,通常把确定电极系统工作曲线的过程称为定标或校准。每种电极都要有两种标准物质来进行定标。pH 系统使用 7.383 和 6.840 左右的两种标准缓冲液来进行定标。$PO_2$ 和 $PCO_2$ 标准气体有两种,第一种中含 20% 的 $O_2$ 和 5% 的 $CO_2$;第二种含 10% 的 $CO_2$、不含 $O_2$。控制系统要将上述两种标准气体分别混合到两种 pH 定标液内,对三种电极一起进行定标。进入血样以后,三种电极分别直接测量出血样 pH、$PO_2$ 和 $PCO_2$ 值,随后通过相关公式计算得出碳酸氢离子($HCO_3^-$)、血剩余碱(BE)、总二氧化碳($TCO_2$)等报告值。

由此可知,无论何种类型的血气分析仪,均需要总定标和对每种电极进行两点定标和建立工作曲线之后,才能进行测量工作。在工作过程中,仪器还自动对电极进行一点定标,随时检查电极偏离工作曲线的情况。一旦发现问题,仪器会停止测量工作,强制重新定标,以保证所测数据的准确性。

2. 电极原理

(1)血气分析仪使用的 pH 电极和参比电极同本章第二节。

(2)血气分析仪中的 $PCO_2$ 电极属于气敏电极,是由测量半电池和参比电池组装在一起的复合电极。其测量原理见图 4-112,头部为 pH 敏感玻璃膜,测量半电池密封在玻璃电极内,电极内部装有恒定的 pH 缓冲液和 Ag/AgCl 电极,参比半电池(Ag/AgCl)装在电极的外部。$PCO_2$ 电极装入有机玻璃圆筒中,塑料套上有气体渗透膜,其后装有 $PCO_2$ 电解液,$PCO_2$ 电解液能使参比电极产生电泳,通过开口与测量电极接通。

为保持 $PCO_2$ 测量 pH 系统的稳定,$PCO_2$ 电极安装了气体渗透膜,即 $PCO_2$ 电极膜,它是一种特殊的薄膜,起选择隔层的作用,可透过 $CO_2$,而其他离子则不能通过。测量时,$CO_2$ 会通过膜扩散,斜率随反应时间而缓慢增加;pH 玻璃电极系统须尽可能靠近气体渗透膜,在玻璃电极顶端和 $PCO_2$ 电极膜之间放一个尼龙网状垫圈盖在电极头上,以保持有一薄层电解质液。

根据亨利气体溶解定律,在温度恒定时,气体扩散量直接与该气体压力梯度成比例。如果电极膜两侧存在 $CO_2$ 分压差,$CO_2$ 则在分压差作用下通过膜进行扩散,使电极内外气体分压平衡。$CO_2$ 进入电解质液内会

产生 $H^+$ 和 $HCO_3^-$。反应所产生的 $H^+$ 浓度与 $PCO_2$ 的高低成比例,当用水性 $HCO_3^-$ 液槽作为测量半电池时,即可通过 pH 变化值测知血液的 $PCO_2$。

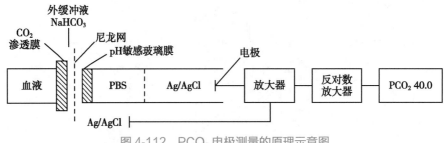

图 4-112　$PCO_2$ 电极测量的原理示意图

(3)氧电极是一种极谱气敏电极,血 $PO_2$ 的测量基于电解氧的原理。将 2 个电极置于电解质溶液中,接通直流电后,在负极获得电子,发生还原反应;正极会失电子,发生氧化反应。两个电极之间会有电流通过,此时溶液中如有氧存在,则能促进电解质电解,使电流增强,从而可根据电流变化,获得溶液中的氧量。$PO_2$ 电极有一个负极和一个正极,负极由铂丝构成,正极由 Ag/AgCl 构成。电极装在一个有机玻璃套内,玻璃套内装有一个特殊薄膜,此特殊薄膜从血液或其他液体中隔离出电极,使氧可以通过薄膜,而电解质和溶液不能通过。$PO_2$ 电极液是氯化银电解液。由于负极端氧被消耗,使 $PO_2$ 成为零,血标本中氧通过特殊薄膜向正极扩散,扩散量与血液 $PO_2$ 及电极间的电流量成正比,因此通过电流变化即可测定血液标本的 $PO_2$,见图 4-113。

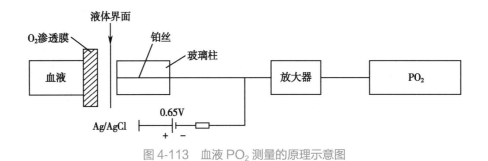

图 4-113　血液 $PO_2$ 测量的原理示意图

二、干式血气分析仪

血中氧分子可以与特定荧光染料结合,使之丧失荧光特性。荧光强度与血中 $PO_2$ 成反比。通过空白荧光与血样平衡后的荧光光度差,即可计算出血液 $PO_2$。这种光学测定血液 $PO_2$ 的原理于 1983 年被投入商业应用。近年来,已经发展成为干式血气分析仪的支柱技术。

干式血气分析仪的光学测量原理见图 4-114,发光二极管发出特定波长的激励光脉冲,经光学聚焦和滤光,折射到样品池。激励光脉冲停止期间,样品发出的荧光经滤光聚焦到光敏元件,光敏元件换能发出的电信号经控制系统放大、模数转换、逻辑运算出报告值,输出显示和打印。这种血气分析仪具有 6 个荧光测量光路,不仅能够测量血液 $PO_2$,还能够同时测量 $PCO_2$、pH、钠离子、钾离子、氯离子和钙离子等,具有操作简便、测量快速、仪器便携等诸多优点。

影响血气测定分析结果的主要因素如下。

1. 采血操作不当　采血不当是指采血时患者情绪不稳、吸氧、在患者循环不良的部位采血或在患者输液侧采血等。患者情绪不稳定时采动脉血,测得的 pH 会升高、$PCO_2$ 会降低;患者吸氧时采动脉血,测得的 $PO_2$ 会升高;在患者循环不良部位采动脉血,测得的 $PCO_2$ 会升高,而 pH、$PaO_2$ 会降低;在患者输液侧采血,测得的结果会受患者所输液体的影响,如患者所输液体偏酸,测得的 pH 也会偏低。

2. 气泡　在采集标本和分析标本的过程中,如果混入气泡,应立即排出。如时间过长,则可能使测定结果发生误差。关于气泡对血气分析结果的具体影响,还有待进一步研究。

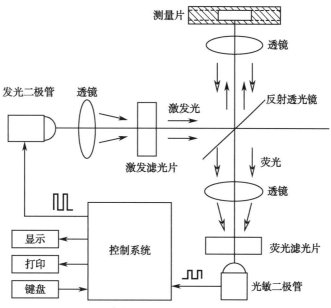

图 4-114 干式血气分析仪的光学测量原理示意图

3. 肝素 抗凝血中肝素的含量可直接影响血气分析结果的可靠性。实验证明,随着肝素在血液的比例加大,动脉血气分析结果中 pH、$PaO_2$ 随之增加,$PaCO_2$ 随之降低。同时有实验证明,肝素与血液比例在 1:20 时,既能起到抗凝作用,又不影响血气分析结果,故实际操作中应将肝素与血液比例控制在 1:20 范围内。

4. 标本溶血或凝血 标本送检过程中如果出现溶血或凝血,将直接影响血气分析的结果。凝血的标本会堵塞仪器的管道系统,不能分析;血液如果溶解,会使动脉血气结果中的 $PaO_2$ 和 $PaCO_2$ 升高,pH 降低,这是因为动脉血红细胞内 $PaO_2$ 和 $PaCO_2$ 高于血浆,pH 则低于血浆。

5. 标本未摇匀 标本分析时是否充分摇匀,也会影响血气测定的结果。这主要是因为空注射器前端无效腔中有肝素,没有和血液完全混匀,可直接导致测定的结果偏酸。

6. 标本放置时间 标本一般要及时完成测定,如果不能及时完成测定,在室温条件下放置不能超过 20 分钟,否则测得动脉血中的结果中 pH、$PaO_2$ 会降低,$PaCO_2$ 会升高。标本不能放在冰箱冷冻室保存,否则复温后红细胞会溶解,从而使测得的血气结果出现误差。

7. 温度 血气分析仪的传感器在测定时都加热到 37℃,相当于正常人的体温。有些患者的核心体温可能高于或低于 37℃。若欲反映患者在实际体温情况下的血气情况,理论上应加热或冷却传感器至患者的体温,但这在临床是不实用的。临床较常用的方法是不论患者的体温高低,所有血样均在一定条件下测定,再将体外测定值用校正公式按患者的实际体温进行校正。

血气分析仪的发展距今已有 60 多年,随着电子技术的迅速发展和新型传感器的发明,血气分析仪已凸显出操作自动化、简易化、机型床旁现场化、功能多样化和检查微创化的发展趋势。

(张 卫)

# 第九章 凝血功能检测仪器

正常情况下人体凝血和纤溶系统处于动态平衡,任何因素破坏了这种平衡,就有可能引起凝血功能障碍。复杂手术的大量出血与外伤失血均可对患者生命造成巨大威胁,术中异常出血常伴有凝血功能障碍,加以大量输注库存血,使得术中出、凝血情况更为复杂。凝血功能检测在整个麻醉期具有重要的意义,尤其是术中快捷、准确地检测患者的凝血功能,早期发现凝血功能障碍的征象,对保障患者生命安全十分有利。因此,围麻醉期需要有一种简单、敏感和可靠的方法来评估手术患者的凝血功能状况,在短时间内确定患者凝血功能障碍的原因,并指导输血治疗。

## 第一节 自动凝血分析仪

自动凝血分析是指通过自动凝血分析仪(automated coagulation analyzer)或其他自动化分析仪,对凝血系统进行系统分析并应用于出血性、血栓性疾病的诊断及预后判断。

### 一、分析方法与原理

自动凝血分析方法大致可分为5类。

1. 生物学方法(biology method) 亦称凝固法,即将凝血因子激活剂加入待检血浆中,使血浆发生体外凝固,凝血仪连续记录血液凝固过程中光、电、机械运动的一系列变化,并将这些变化信号转变成数据,用计算机收集、处理数据后得出测定结果。这类方法发展最早,使用最广泛。目前,凝血仪使用的凝固法大致可分为电流法(亦称钩方法)、黏度法(亦称磁珠法)和光学法,其中光学法是使用最多的一种测定方法,包括散射比浊法、透射比浊法和光学机械凝块测定法。

(1)电流法:即将待检样品作为电路的一部分,由于纤维蛋白具有导电性,当两个电极都在血浆中时,电路连通;当其中一个电极离开血浆时,电路断开。向血浆中加入激活剂,血浆中纤维蛋白形成,此时当电极移动向上时,可钩起纤维蛋白丝,电路仍处于连通状态,即可判断为凝固终点。

(2)黏度法:该方法在待检样品中加入小铁珠,利用变化的磁场使小铁珠产生运动,随着血浆的凝固,血浆黏稠度增加,小铁珠的运动强度逐渐减弱,根据小铁珠运动强度的变化确定凝固终点。

(3)光学法分为两类:一类方法是通过血液凝固导致光强度变化来判断凝固终点,可分为散射比浊法和透射比浊法两种;另一类方法是将光学与凝块测定结合的方法,即光学机械凝块测定法。

1)散射比浊法:根据待检样品在凝固过程中散射光的变化来测定凝固终点的方法。其原理是血浆纤维蛋白凝块的形成,使来自发光二极管的光向四周散射,散射光由另一个垂直光源的光电二极管吸收,将散射光强度转变成电信号,经放大处理,判定凝固终点所对应的时间。

2)透射比浊法:其原理与散射比浊法相似,即根据待测样品在凝固过程中的透光度变化,来确定凝固终点对应的时间。

3)光学机械凝块测定法:该方法是将光学测定与凝块测定相结合的方法。其原理是钨灯发射光给光电二极管产生一个恒定的电压,当电压变化超过所设置的阈值时,就作为凝固时间。

2. 生物化学法(biochemistry method) 这类方法主要是通过测定产色物质的吸光度变化,来推算待测物的含量。其基本原理是:首先人工合成某种酶裂解位点的化合物,化合物与产色物质如对硝基苯胺(PNA)连接,待检样品中含有活性酶(原)或向样品中加入过量的酶激活剂;在测定过程中产色物质被解离出来,使被检样品出现颜色变化,该变化与被检物含量呈一定的数量关系。生物化学方法以酶学方法为基础,可直接定量;所需样品量小,测定结果准确、重复性好,便于自动化和标准化。目前可以对止血和血栓过程中起作用的多种酶(原)的活性进行测定,如凝血酶(原)、纤溶酶(原)及抗凝血酶(AT)等。凝血仪目前使用产色物质测定的指标大致可分为三种模式,即对酶、酶原和酶抑制物进行测定。

(1)对酶的测定:在含酶的样品中直接加入产色物质,因为酶可裂解产色物质释放 PNA,监测由于 PNA 释放而导致被检样品在 405nm 处光吸收的变化,就可推算样品中酶的活性。如对凝血酶、纤溶酶等的测定。

(2)对酶原的测定:要对某种酶原进行测定,必须先用激活剂将其激活,使其活化位点暴露,才可将产色物质上的 PNA 裂解下来。测定时,需加入过量的激活剂才能使酶原被全部激活,酶原的量才会与样品中酶的活性呈一定的数量关系。样品中酶的活性可通过 PNA 释放,即样品吸光度的变化反应,由此即可推算出样品中酶原的含量。如对凝血酶原、蛋白 C、纤溶酶原的测定。

(3)对酶抑制物的测定:首先向待检样品中加入过量、对应的酶中和该抑制物,剩余的酶可裂解产色物质释放 PNA,监测由于 PNA 释放而导致光吸收的变化,就可测出酶的活性,进而可推算样品中抑制物的含量。如对抗凝血酶和抗纤溶酶的测定。

3. 免疫学方法(immunology method)　这类方法以被检物作为抗原,制备相应的单克隆抗体,利用抗原抗体的特异结合反应来对被检物进行定量分析,其包括免疫扩散法、免疫电泳法、酶联免疫吸附试验和免疫比浊法等。自动血凝仪多采用比浊法,可通过透射比浊法或散射比浊法进行分析,如 D-二聚体或血友病因子(vWF)的测定。

4. 干化学技术(dry reagent technology)　这类分析方法主要用于床旁凝血分析仪。其分析原理是:惰性顺磁铁氧化颗粒(PIOP)均匀分布,并结合于可产生凝固或纤溶反应的干试剂中,PIOP 可在一个固定垂直磁场作用下移动;当血标本通过毛细管进入反应层后,可溶解于试剂,并发生相应的凝固或纤溶反应;同时与试剂结合的 PIOP 在反应过程中通过其移动或舞动幅度的大小而提供纤维蛋白质形成或溶解的动力学特征。PIOP 摆动所产生的光量变化可通过光电测定器记录,然后通过信号放大、转换、计算,进而得到测定结果。

5. 超声分析(ultrasonic method)　这是一类利用超声波测定血浆体外凝固过程中,血浆发生变化的半定量方法。在凝血分析过程中,以频率为 2.0~2.7MHz 的石英晶体传感器作为信号的发射器和接收器,当血浆与相应试剂作用时,血浆凝固过程可使石英传感器的发射波产生相应变化,通过接收、记录和分析这种变化而得到相应的结果。目前这类方法使用较少,主要用于测定凝血酶原时间(prothrombin time,PT)及活化部分凝血活酶时间(activated partial thromboplastin time,APTT)。

### 二、自动凝血分析仪的临床应用

由于自动凝血分析仪操作简便、可监测项目多、结果的精密度高及准确度较好,使其在临床上的应用日益广泛。特别是作为快速、有效的筛选工具,自动凝血分析已显示其巨大的优越性。近几年,PT、APTT、血小板计数(platelet count,PLT)的自动分析已逐渐取代原有不敏感的 Duke 出血时间(BT)和玻片凝血时间(CT)测定法,而成为手术前患者出血倾向初步判断的有效手段。APTT 与 PT 已作为内、外源性凝血功能障碍性疾病较敏感的筛选试验。血清纤维蛋白(原)降解产物(fibrin or fibrinogen degradation product,FDP)和 D-二聚体作为纤溶系统活性的筛选试验,在原发与继发性纤溶症的筛查与鉴别诊断中起积极作用。自动凝血分析仪为防栓与溶栓治疗提供较准确、客观和稳定的指标,如应用普通肝素和低分子量肝素进行抗凝治疗时前者选用 APTT;后者可选用抗凝血因子 Xa,并结合 PLT、AT-Ⅲ 活性测定作为监测指标;在口服抗凝剂时,可选用凝血酶原时间比率(PTR)或国际标准化比率(INR)作为监测指标;在溶栓治疗时,可选用凝血酶时间(TT)和 FDP 作为监测指标。除能提供满意的筛选项目或常规治疗的监测指标外,自动凝血分析仪还能检测:①凝血因子及其分子标志物,如凝血因子Ⅷ、Ⅸ、Ⅺ、Ⅻ及可溶性纤维蛋白单体复合物(SFMC)、组织因子(TF)等;②抗凝血因子,如 PC、PS、AT、狼疮抗凝因子(LA)等;③纤溶因子,如纤溶酶原(PLG)、抗纤溶酶(AP)、D-二聚体、纤溶酶原激活物抑制剂(PAI)、组织型纤溶酶原激活物(t-PA)等。自动凝血分析仪可为各种出血性疾病、血栓性疾病、纤维蛋白溶解综合征,如弥散性血管内凝血(DIC)及血栓前状态(PTS)的诊断、鉴别诊断与疗效观察,以及心脑血管疾病的防治,提供大量客观、有用的实验数据。

### 三、自动凝血分析仪的进展

随着凝血基础应用研究的日益深入和现代生物医学技术的进步,凝血的监测技术与手段日趋先进和自动化。其中一个显著的特点是自动凝血仪的迅速发展和广泛应用,使凝血的检测从传统的手工法发展成为全自动凝血仪,单一的凝固法被多种方法和技术所代替,且操作日趋简便,结果更加精密和准确。除方法与技术外,自动凝血分析的进展主要还体现在自动凝血分析仪的多功能、自动化、智能化及可行床旁分析。自动凝血分析的另一个进展是其临床应用日趋广泛,特别是作为快速、有效的筛选方法,自动凝血分析已显示其巨大的优越性,在提供满意的筛选项目或常规治疗监测指标的基础上,自动凝血分析还能分析大量凝血因子及其分子标志物、抗凝血因子、纤溶因子及血小板因子等,从而为各种出血性和血栓性疾病、纤维蛋白溶解综合征及血栓前状态,提供可靠的证据而有利于上述疾病的基础研究。

目前自动凝血分析仪仍受不少因素的制约。例如,自动凝血仪检测项目现在大多是基于活性或时间的测定,而定量参数仍较少;监测项目的影响因素较多;除 PT 和 APTT 外,很多试验尚未实现自动分析。近年来自动凝血分析仪取得了可喜的进展,可以肯定,在基础研究和生物工程技术的推动下,结合其他的先进分析工具和手段,自动凝血分析将显示出更加广阔的应用前景。

# 第二节　血栓弹力描记仪

PT 和 APTT 目前已实现了“床旁”检测,可是这些检测对围手术期出血的预测没有太多价值,也没有对异常测定值与手术失血的直接关联进行研究。同时,因为 PT 与 APTT 无法提供血小板与凝血级联反应间的重要相互作用信息,所以理论上就可能产生正常的 PT 和 APTT 值,却因凝血异常而仍有主动出血的情况。因此,更快速有效的凝血检测仪器如凝血弹性描记仪及 Sonoclot 凝血和血小板分析仪必将在临床发挥作用。血栓弹力描记仪能针对某一个全血标本的凝血功能进行全面检查,动态分析血块形成和纤维蛋白溶解(纤溶)的全过程。血栓弹力描记仪是可设置于手术室内的一种小型设备,能在 10~20 分钟内提供凝血因子、纤维蛋白原、血小板功能和纤溶功能等有关信息,它的优越性正日益受到临床医师的重视。

## 一、血栓弹力描记仪的原理

血栓弹力描记仪含有两个必需的机械部分:一部分是匀速原位旋转的加热小杯(恒温 37℃);另一部分是一根自由垂吊的探针。将 0.36ml 的新鲜全血置于小杯中,当杯中的血液保持液态时,小杯的来回转动不影响探针。此时描记图表现为直线,当样品杯中血块开始形成时,纤维蛋白细丝的黏附阻力会把小杯的运动传到探针,探针感知到的血块切应力和弹力信息,经放大后在电脑软件中显示出相应宽度的 TEG 血栓弹力图(thromboelastography,TEG)。

## 二、血栓弹力描记仪的参数与意义

TEG 能通过 20 个重要的参数反映凝血状态的信息,基本参数包括凝血反应时间(R)、凝血形成时间(K)、凝血形成速率(α 角)、凝血最终强度(MA)、凝血综合指数(CI)、纤溶指数(LY30)。

TEG 各参数均有明确的定义。R 为样本置入小杯时至 TEG 曲线宽度达 2mm 的时间,表示纤维蛋白开始形成的速度,R 与血浆凝血因子及循环抑制物活力的功能状态有关;其正常值为 5~10 分钟。K 为从 R 的终点至 TEG 宽度达 20mm 的时间,反映纤维蛋白交联的情况,取决于内源性凝血因子、纤维蛋白原和血小板的活力,其正常值为 1~3 分钟。α 角是从 R 终点与 TEG 曲线作最大的切线形成的角度,反映整体凝血形成的速率,与纤维蛋白原浓度及血小板功能状态有关,其正常值为 53°~72°。MA 即 TEG 曲线最大宽度数值,反映了凝血的最大强度,纤维蛋白及血小板的状态对其数值影响最大,其正常值为 50~70。A 是任一时刻描记图曲线两点间的距离,用来监测任一时刻曲线两点间的扫描宽度,是凝血块强度或弹性函数,A 值计量单位为毫米。CI 与 R、K、α 和 MA 的相关公式如下:

$$CI = 0.245\ 4R + 0.018\ 4K + 0.165\ 5MA - 0.024\ 1\alpha - 0.022\ 0 \tag{4-13}$$

CI 直接反映整个凝血的高凝与低凝状态,其正常值为 -3~3。

LY30 为 MA 出现后 30 分钟内的扫描区域,反映纤维蛋白溶解情况及形成凝血块的稳定性,其正常值为 0~7.5%。

临床上可以对 TEG 的图形进行分析。高凝状态时很难用常规的凝血试验,除非血小板计数或纤维蛋白原浓度显著升高,但是它在 TEG 上有明确的特征:R 缩短,α 增大,MA 偏高。纤溶亢进是导致肝脏手术围手术期出血的凝血异常的重要因素之一。实施肝叶切除的患者,由于种种原因残余肝叶不足以清除因肝叶切除所释放的纤溶酶原激活物,或间歇阻滞肝血流而导致肝缺血,最终影响这些激活物的清除,易发生纤溶亢进,有时甚至是暴发性纤溶。通过测量 TEG 上 LY30 就能获得纤溶活力的重要信息,当 LY30>7.5% 时,结合临床,就可检出纤溶亢进的存在。

血小板功能对于维持正常的凝血状况具有重要作用。而通常的血小板计数无法让医师评估血小板活力,离体的血小板功能试验既费时、又复杂,难以适应术中需要。研究表明,TEG 的 MA 与血小板数量及对胶原和纤维蛋白原的聚集反应有明显相关性。

TEG 能快速提供有关整个凝血过程的数据,并能进行连续监测,在术中应用能简化凝血功能障碍的诊断,使临床医师对凝血异常进行有效的处理,防止凝血异常的进一步恶化和不可控制的大出血。

(张　卫)

# 第十章　医学气体监测仪器

自从 1846 年乙醚麻醉得到公认之后,随着医学的不断进步,医用气体的使用也越来越多。目前与麻醉相关的气体有生理气体和麻醉气体两类,生理气体主要包括 $O_2$ 和 $CO_2$;麻醉气体包括氧化亚氮($N_2O$)等气体麻醉剂和各种挥发性吸入麻醉药蒸气(如氟烷、恩氟烷、异氟烷、七氟烷、地氟烷等)。

1984 年 Cooper 等证实 60% 的严重麻醉事故都与患者的呼吸系统和气体管理设备有关,大量实践证明医学气体监测可以提高临床麻醉管理的科学性和安全性。监测吸入气体中的氧浓度可以提前发现 $O_2$ 供应异常,避免恶性事故发生;呼气末 $O_2$ 浓度逐渐降低可以提醒临床医师进行必要的处理,以免患者发生缺氧。监测吸入气中的 $CO_2$ 浓度可以发现是否存在异常复吸入,从而判断麻醉回路是否存在故障;监测呼气末 $CO_2$ 常用于指导管理人工通气,还可以避免因频繁监测动脉血气给患者带来的创伤。监测吸入麻醉气体浓度既可以避免麻醉过深,还能防止因麻醉过浅引起的术中知晓。

医学气体监测是采集有关患者生理信息和医学管理信息的气体,通过仪器分析其中与患者病理和临床呼吸管理相关气体的含量来辅助诊断,并指导医学干预的一项监测技术。

## 第一节　气体的采集

医学气体监测的首要环节是气体的采集,在临床工作中可以在患者和麻醉机之间的呼吸回路的不同部位采集气体进行监测。来自不同部位的气体监测结果具有不同的临床意义,其中最能反映患者生理状态和麻醉管理水平的是患者的呼气末气体和肺泡气体。患者呼吸气体的采集方法有三种。

1. 主流式气体采集(mainstream gas collect)　检测传感器位于患者气道的出口处,能直接测量通过的呼吸气流(图 4-115)。

2. 旁流式气体采集(sidestream gas collect)　检测传感器位于气体监测仪内,在患者气道的出口处外接采气三通管,用采气泵将采气管持续采集的患者呼吸气体送入监测仪,从而完成检测(图 4-116)。由于传感器位于仪器内,性能比较稳定,但检测延时较长。

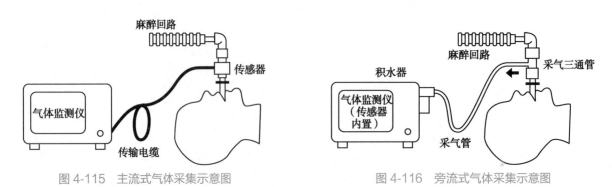

图 4-115　主流式气体采集示意图　　　　　　图 4-116　旁流式气体采集示意图

3. 截流式气体采集(closure gas collect)　是基于旁流式气体采集技术,在呼气末阻断麻醉回路与患者气道的联系,采集患者肺泡气体完成检测(图 4-117)。

目前临床上普遍采用的是旁流式气体采集技术。三种方法比较,截流式气体采集检测结果最接近动脉血气分析结果,但截流式气体采集只能间断进行,不能持续监测。

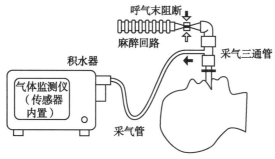

图 4-117 截流式采气示意图

## 第二节 气体监测技术

气体监测分析技术有很多,如有电化学、气相色谱、质谱、红外线、顺磁、气敏半导体、拉曼散射和光干涉技术等。目前常见的医用气体监测仪主要采用电化学、红外线、顺磁三种技术。

1. 电化学分析技术 电化学分析是根据溶液中物质的电化学性质及其变化规律,建立在电化学量与被测物质某些量之间计量关系的基础之上,对组分进行定性和定量的仪器分析方法。通常将试验液体作为化学电池的一个组成部分,根据该电池的某种电参数(如电流、电量、电阻等)与被测物质的浓度之间存在一定的关系而进行测定的方法。

氧化还原反应存在电子传递过程中,其电量变化与参加反应的 $O_2$ 含量成比例,可以用来测定混合气体中的 $O_2$ 浓度。

(1) Galvanic 电池:又称燃料电池,是一种将存在于燃料与氧化剂中的化学能直接转化为电能的发电装置。它由金质阴电极和浸在氢氧化钾电解液中的铅阳电极组成。监测气体中的 $O_2$ 利用分压梯度作用进行扩散,通过电池通透膜,$O_2$ 分子在阴极得到电子,生成氢氧离子。氢氧离子扩散到阳极释放电子,生成氧化铅。电池内两极之间的电子传递在外电路形成的电流与被检气体的 $O_2$ 分压成正比。其电化学反应如下:

$$阴极:O_2 + 2H_2O + 4e^- \rightarrow 4OH^-$$
$$阳极:4OH^- + 2Pb \rightarrow 2PbO + 2H_2O + 4e^-$$

燃料电池反应过程中阴极不消耗,阳极逐渐消耗,应在隔绝 $O_2$ 的条件下贮藏。燃料电池的有效寿命用"百分小时"计量,"百分小时"为 $O_2$ 百分浓度与暴露时间的乘积。燃料电池的寿命大多在半年左右,在高氧环境下寿命缩短。减少与氧气的接触,可以延长寿命。一旦打开包装,即开始计算寿命。

燃料电池测氧仪反应速度慢,不能跟随呼吸实时监测 $O_2$,主要用于监测麻醉回路中患者吸入气体的平均 $O_2$ 浓度。

(2) 极谱电极(polarographic electrode):又称 Clark 电极,其阴极为金或铂、阳极为银 / 氯化银、电解液为饱和氯化钾,并用硅橡胶渗透膜作为气体通透膜(图 4-118)。在外电场极化电压作用下,两极之间才能产生与气体氧分压成正比的氧化还原电位。电化学反应如下:

$$阴极:O_2 + 2H_2O + 4e^- \rightarrow 4OH^-$$
$$在外电场作用下:4OH^- + 4KCl \rightarrow 4KOH + 4Cl^-$$
$$阳极:4Ag + 4Cl^- \rightarrow 4AgCl + 4e^-$$

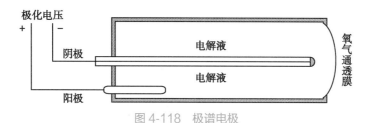

图 4-118 极谱电极

在没有极化电压的情况下,电极不消耗,所以寿命较长。极谱电极体积小,有一次性和可装配型两种产品,后者可以更换老化的通透膜和电解液。极谱电极测氧仪使用时常发生电位漂移,必须每8小时重新校准1次,其反应时间也比较慢,不能实时监测呼吸气体。

电化学测氧仪可以发现$O_2$供应错误,当使用$N_2O$实施麻醉时,应使用配备电化学测氧仪的麻醉机。

2. 红外线分析技术　朗伯-比尔定律是光吸收的基本定律,光被吸收的量与光程中产生光吸收的分子数目成正比。气体对红外光的吸收也符合该定律,通过测量辐射能量的衰减,即可确定待分析组分的浓度。分子中具有两个以上不同元素的气体(如$N_2O$、$CO_2$及卤素麻醉气体)都具有特定的红外线吸收光谱,吸光度与吸光物质的浓度成比例,即透射的特定波长红外线强度与相关气体含量成反比。而无极性的$O_2$、$N_2$、氦气不吸收红外线,不能采用红外技术测量。常见医学气体的红外吸收光谱见图4-119,检测$CO_2$通常采用波长4.3μm的红外线,而检测吸入麻醉药采用波长3.3μm的红外线。

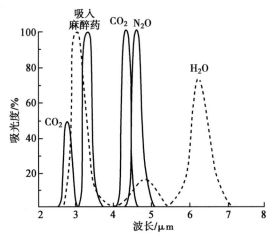

图 4-119　医学气体的红外吸收光谱

红外线气体传感器有两种。

(1)主流式红外线气体传感器:红外线传感器直接放置在气管导管接头呼吸气体通路上。传感器中间通道即为测量室,光源和换能器分别安装在测量室两侧的窗内。红外光源发出的红外线穿过测量室气体,经特定的滤光片排除杂光干扰到达对侧的光电换能器。红外线在光电换能器上产生的电流与被检测气体浓度成比例。传感器的校正器有两个密闭的气室,一个充满$N_2$,一个充满5%的$CO_2$,分别用于调零和校准(图 4-120)。

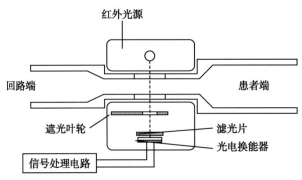

图 4-120　主流式红外线气体监测原理

主流式红外气体监测仪主要用于呼气末$CO_2$监测,其反应速度快,不存在延迟时间,可以实时监测每次吸气和呼气末的$CO_2$浓度,并能描记$CO_2$呼吸波形。由于监测位置接近患者呼吸道,传感器容易受到水汽、呼吸道分泌物及血液的污染,严重影响监测精度。为了有效地防止水汽干扰,传感器附有恒温加热功能,但需要较长的预热时间;如果传感器加热至略高于体温,可能会灼伤患者的面部。主流式红外传感器体积较大、较重,容易跌落损坏,还可能造成气管导管扭曲,甚至脱管等危险。

(2)旁流式红外线气体传感器:采气泵以恒定流速吸引呼吸气体流过检测室。为了鉴别并测量$CO_2$和不同麻醉气体,遮光轮片上装有若干个不同波长的滤光片。工作时遮光轮片匀速旋转,经特定滤光片选择不同波长的红外线分时透射通过检测室。光电换能器实时得到基线参比信号、$CO_2$信号和麻醉气体信号,再经计算机系统信号处理,自动鉴别并计算出气体中$CO_2$或麻醉气体浓度,还能通过重组信号连续显示呼吸波形(图 4-121)。

旁流式红外线气体监测仪的传感器安装在主机内,远离患者,工作环境稳定,有利于精确测量;反应迅速,可以同时连续测量呼吸气体中的$CO_2$和各种吸入麻醉气体的浓度。但是其采气管道较长,检测气体要经过一个较长的延迟时间才能到达传感器。

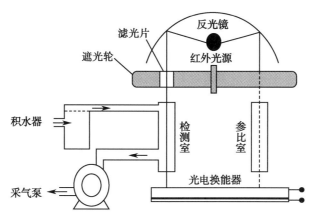

图 4-121 旁流式红外线气体测量原理

气体分子在吸收特定红外线时体积膨胀,气压升高,据此物理现象设计的声光气体分析原理见图 4-122。采气泵以恒定流速吸引呼吸气体,使呼吸气流流过检测室。检测室相应部位装有 $N_2O$、挥发性麻醉气体和 $CO_2$ 特征吸收波长的三个滤光片。在遮光轮片的不同半径上留有三排不同距离的透光孔,工作时遮光轮片匀速旋转,使红外线以脉冲的形式照射检测室,每种波长的红外光激活一种气体,引起检测室内气体发生规律性胀缩,当红外脉冲频率达到音频范围时,气路中的微音器可以监测到三种不同频率的音频信号,不同音频信号的强度与相对应的气体含量成比例。

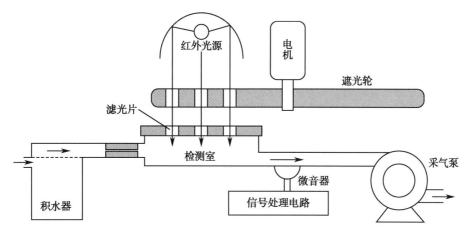

图 4-122 声光气体分析原理

旁流式气体监测仪在工作时要吸入一定量的麻醉回路气体,使用时应注意额外补充新鲜气体。必要时可以将测定以后的排出气体引回麻醉回路。但有些仪器的排放气体中含有作为参比气体的空气,回输后会引起回路内 $N_2$ 蓄积,$O_2$ 和麻醉气体浓度下降。

旁流式红外线气体监测仪的采气流量通常为 150ml/min 左右。采气管道积水或扭曲、过滤膜污染所致的阻力增大等均会造成采气流量过低,使气体在采气管和积水瓶内发生纵向扩散,导致波形拐点模糊,甚至波形低小,测量值偏低。呼吸频率过快(大于 40 次/min),吸呼比大于 1:1,都可使呼气时间缩短,会影响呼气末气体的测量值。使用 Maplesson D 系统回路时,由于新鲜气体接近采气口,会导致呼吸波畸形,造成测定值偏低。

红外线气体监测仪的水蒸气特征吸收带与 $CO_2$、麻醉气体重叠,会干扰测定,还可污染检测室,严重影响测量值,因此气体监测仪都要对采集到的测定气体采取除水措施。高浓度 $O_2$ 可以展宽 $CO_2$ 的红外吸收带,使测量值偏低。$N_2O$ 与 $CO_2$ 的红外吸收峰也有部分重叠,会引起 $CO_2$ 测量值偏高,大约每 10% $N_2O$ 可以使 $CO_2$ 测定值升高 0.1~1.4mmHg。$N_2O$ 和 $CO_2$ 还会影响挥发性麻醉气体的测量。酒精等化学试剂可以引起麻醉气体测量值异常增高,红外线监测仪附近的强电磁波也能影响气体测量值。

3. 顺磁分析技术　任何物质在外界磁场的作用下都会被磁化,当其在外加磁场中被磁化时,其本身就会产生一个附加磁场。附加磁场与外磁场方向相同时,该物质就被外磁场吸引;附加磁场与外磁场方向相反时,则被外磁场排斥。顺磁物质(paramagnetic substance)是指能够传导磁力并能被外磁场吸引且能增强周围磁场的物质。

由于在医学气体中只有 $O_2$ 是顺磁气体,因此采用顺磁分析技术监测 $O_2$ 时,不必分离混合气体。顺磁测氧仪就是根据 $O_2$ 的体积磁化率比一般气体高得多,在磁场中具有极高的顺磁特性的原理制成的一种测量气体中含氧量的分析仪器,一般分为热磁对流式、压力机械式和磁压力式三种,其工作原理见图 4-123。在交变磁场中,设有两路流阻相同的通道,参与对比的空气和测量气体分别以相同的流速通过通道,在交变磁场中由于 $O_2$ 分子随磁场的变化翻动,形成气流扰动,使 $O_2$ 含量较高的气流通道阻力变大,导致两个气体通道之间出现压差。由于这种压差信号与两路气体之间的 $O_2$ 浓度差相关,因此在两个气体通道的入口处设置压差传感器,经计算机信号处理,即可测得 $O_2$ 浓度。

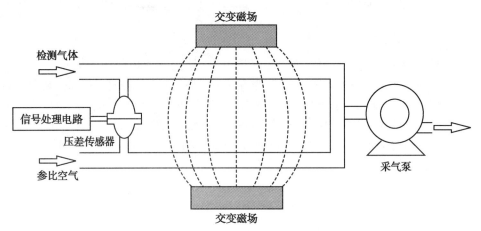

图 4-123　顺磁 $O_2$ 分析原理示意图

当交变磁场的频率在声波范围时,可以利用微音器在管道内监测到气流扰动产生的特定音频信号,信号强度与 $O_2$ 浓度成比例。这种原理又称为声磁分析。

顺磁测氧仪无须更换传感器,性能稳定,反应迅速,还可以连续观察呼吸气体的 $O_2$ 浓度曲线。顺磁技术常与红外线技术整合成多功能的麻醉气体监测仪。由于采用环境空气参比,测量值不受环境大气压的影响。但在实施全紧闭麻醉过程中,为了减少麻醉气体消耗,当排出气返回麻醉回路时,返回的空气会干扰吸入麻醉。

4. 气相色谱仪(gas chromatograph)　气相色谱是一种以气体为流动相的色谱分离技术,根据所用固定相的不同可分为气 - 固色谱(GSC)和气 - 液色谱(GLC)。气相色谱仪是一种层析分析仪器,由五大系统组成:气路系统、进样系统、分离系统、温控系统、检测记录系统。检测时组分能否分开,关键在于色谱柱;分离后组分能否鉴定出来则在于检测器,所以分离系统和检测系统是仪器的核心(图 4-124)。

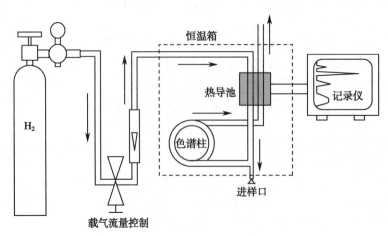

图 4-124　气相色谱的原理示意图

气相色谱仪工作时有恒定流量的载气通过色谱柱,注入载气中的气体样本流过色谱柱时,由于色谱柱内的固定相与不同气体分子的黏滞力不同,吸附力弱的组分容易被解吸下来,最先离开色谱柱进入检测器,而吸附力最强的组分最不容易被解吸下来,因此最后离开色谱柱。如此,使得混合气体中的不同成分在色谱柱中被逐渐分离,先后通过检测器,检测器将物质的浓度或质量的变化转变为一定的电信号,经放大后在记录仪上记录下来,就得到色谱流出曲线。根据色谱流出曲线上得到的每个峰的保留时间,可以进行定性分析,根据峰面积或峰高的大小,可以进行定量分析。

常用检测器有氢焰离子检测器(FID)、热导检测器(TCD)、氮磷检测器(NPD)、火焰光度检测器(FPD)、电子捕获检测器(ECD)等,常用的载气有 $N_2$ 和 $H_2$。色谱柱内填充不同的固定相,用来分析不同的气体成分。例如,活性炭可分析 $CO_2$ 和 $N_2O$;分子筛能分析 $O_2$ 和 $N_2$;担体上涂覆聚乙二醇、OV17 等极性固定液可以分析多种挥发性吸入麻醉药蒸气。而采用汽化或气液平衡技术还可以测定血液中挥发性麻醉气体浓度。

气相色谱通用性好,可以检测所有与临床麻醉相关的气体,是最早用于麻醉气体研究的分析技术。但由于分析速度慢,不同理化性质的气体难以采用相同的色谱柱同时测定,不能满足临床监测快速、连续的要求。

5. 质谱分析技术　质谱法(mass spectrometry,MS)即用电场和磁场将运动的离子按它们的质荷比分离后进行检测的方法,测出离子的准确质量即可确定离子的化合物组成。根据离子选择原理有四极质谱仪和磁选择质谱仪两种类型。

(1)四极质谱仪:检测器的真空泵使分析室保持负压,压力低于 $10^{-5}$mmHg。采气泵将患者的呼吸气体吸入样品室。样品室与分析室之间留有一个非常纤细的小孔,允许极少的气体分子通过进样毛细孔进入分析室中的离子室。在离子室,加热的灯丝提供电子,并穿过离子室冲向对面的电极板。进入离子室的样品气体在高速电子的轰击下,可以失去一个电子,解离成带有正电荷的气体离子。这些气体离子在加速电场引导下向靶电极运动。气体离子的运动轨迹与其质量/电荷电量比值有关。在四极质谱仪中,在四根平行电极形成的静电场控制下,大多数气体离子被电极捕获,不能到达靶电极。在一定的电场参数下,只允许一种质荷比的离子到达靶电极。连续改变电场参数即可控制不同质荷比的气体离子分别到达靶电极,靶电极产生的电信号与检测气体浓度成比例,据此可以鉴别混合气体的不同成分,并测定各种气体含量(图 4-125)。

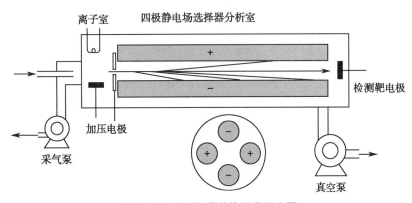

图 4-125　四极质谱的原理示意图

(2)磁选择质谱仪:与四极质谱仪不同,磁选择质谱仪是利用磁场改变气体离子的运行轨道,设置多个靶电极,可以同时鉴别并测定多种已知的气体成分(图 4-126)。

质谱仪具有多种气体分析功能,反应快,敏感性高。专用质谱仪仅能测定预设的气体,使用前的预热和抽真空过程需要较长时间。

6. 压电晶体气体分析技术　压电晶体(piezoelectric crystals)是一种非中心对称晶体,在机械力作用下能产生形变,使带电质点发生相对位移,从而在晶体表面上产生大小相等符号相反的电荷;当外力去掉后,又恢复到不带电状态。晶体受力所产生的电荷量与外力的大小成正比。反之,如对此晶体施加电场,晶体将在一定方向上产生机械变形;当外加电场撤去后,该变形也随之消失。

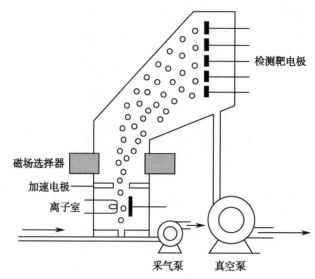

图 4-126 磁选择质谱气体分析的原理示意图

压电晶体传感器在极间电压的作用下,会产生一定频率的振荡,振荡频率与晶体物理特性、电极板质量和极间电压相关。在晶体极板上涂覆一层脂质,当脂质层与麻醉药蒸气接触时,麻醉药蒸气被吸附在脂质层上,脂质层质量的变化会改变晶体的振荡频率。频率偏移量与混合气体中麻醉蒸气浓度成比例。采用两个压电晶体传感器,其中一个连接有脂质涂层的测量晶体,另一个连接无脂质涂层的参比晶体,用以补偿气压和温度变化的影响(图 4-127)。

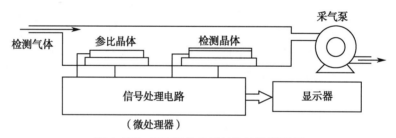

图 4-127 压电晶体麻醉气体的监测原理

这种技术预热时间短,反应时间快。但不能监测生理气体,无药物分辨能力,只能监测一种麻醉气体。

7. 拉曼光谱气体分析技术 拉曼光谱(Raman spectrometry)是一种散射光谱。拉曼光谱分析法是基于印度科学家 C.V. 拉曼(Raman)所发现的拉曼散射效应,对与入射光频率不同的散射光谱进行分析以得到分子振动、转动方面信息,并应用于分子结构研究的一种分析方法。激光作用于气体分子,分子内的一部分电子吸收光子的能量进入振荡或旋转状态,跃迁到较高能量级轨道。随后被吸收的能量以不同的波长再发射出来,气体分子能量恢复到原来的水平,这种现象称为拉曼散射。

拉曼光谱气体分析属于光散射气体分析技术。不同的气体分子具有特定的散射光谱,散射光强度与该气体的含量成比例。这种分析技术可以鉴别并监测几乎所有与临床麻醉有关的气体。但单原子气体没有拉曼散射现象,不能采用这种技术监测。在仪器的设计中,两头具有透光窗的测量室位于氦-氖单色激光器光路内,测量室两端设置了空气入口,在透光窗口处形成空气保护层,以防止强光点燃麻醉气体(图 4-128)。

8. 光干涉气体分析技术 1801 年,英国物理学家托马斯·杨观察到了光波的干涉现象。光干涉(light interference)通常表现为光场强度在空间作相当稳定的明暗相间条纹分布,当干涉装置的某一参量随时间改变时,在某一固定点处接收到的光强按一定规律作强弱交替的变化。

光干涉气体测定仪的光学原理见图 4-129。由光源发出的光经聚光镜呈平行光通过狭缝,到达平面镜 O 点后分成入射 I 和反射 II 两路同源相干的光束,分别穿过参比气室和测量气室,经折光棱镜汇聚到平面镜 O' 点,形成干涉光栅,再经一棱镜转向 90°,通过显微镜系统在目镜刻度盘上即可观察光栅条纹。

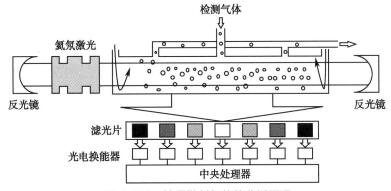

图 4-128　拉曼散射气体的分析原理

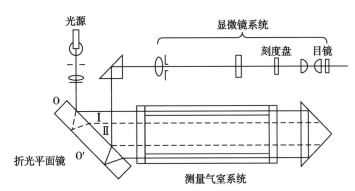

图 4-129　光干涉气体测定仪的光学原理

气室两端有光学玻璃封闭,内部隔成互不相通的三个室,中间为测量室,两侧串联成为参比室。气室两端各有一个排气口。参比室内填充纯净空气,并与大气压平衡。气体样本进入测量气室,如果测量室和参比室气体成分一致,则干涉条纹指示为零;如果测量室气体含有不同成分,由于气体分析光率改变,则干涉条纹发生偏移,位移量与测量气体含量成正比。

国外报道的光干涉气体分析仪只能用于监测仪和麻醉蒸发器的校正,不能用于临床气体监测。而国内报道改良以后的光干涉仪可以检测呼吸气体中的 $O_2$、$CO_2$ 和挥发性麻醉气体浓度,但不能跟随呼吸连续监测呼吸气体的变化。存在 $N_2O$ 时,光干涉气体分析仪不能工作。

## 第三节　气体监测的影响因素

医学气体监测对患者无创,可以持续监测并能及时发现临床麻醉气体管理方面的误差,具有良好的预警作用,对呼吸管理和吸入麻醉管理有重要的指导价值,能够有效地降低相关的麻醉并发症和围手术期死亡率。然而许多因素的干扰会严重影响准确度,可能误导医师作出错误的判断和处置。

1. 气样采集的影响　在呼吸回路的不同部位进行气样采集,其临床意义也不相同。主流式和旁流式气样采集中,由于无效腔气体的影响,呼气末气体测定值总是低于动脉血气分析结果。当严重通气不足或呼吸道不全梗阻时,患者肺内为 $CO_2$ 蓄积状态,但由于 $CO_2$ 不能充分排出,主流或旁流式气样采集的测定结果都会提示低 $CO_2$。而截流式气样采集能够避免这种影响,测定值非常接近动脉血气分析结果。但截流式气样采集只能间断进行,不能连续监测。

2. 海拔高度和大气压的影响　一定浓度的气体在不同大气压下分压值不同,而一定分压的气体在不同大气压下浓度也不同。大气压随海拔高度的上升而降低。海拔高度与大气压的函数关系为:

$$Pb = 10^{\log 1\,013.3 - h/\left[18\,400 \times (1 + t/273.16)\right]} \tag{4-14}$$

式中 $Pb$ 为大气压($hPa$,$1hPa = 0.1kPa$),$h$ 为海拔高度($m$),$t$ 为平均气温($℃$)。

根据 $PCO_2 = FCO_2 \times Pb$,一定 $CO_2$ 浓度的气体在不同大气压下 $CO_2$ 分压不同,一定 $CO_2$ 分压的气体在不同大气压下浓度也不同。不同海拔高度下 40mmHg $CO_2$ 分压的浓度理论值见表 4-2。不同海拔高度下 5% $CO_2$ 气体的分压理论值见表 4-3。

表 4-2　不同海拔高度下 40mmHg $CO_2$ 分压的气体理论浓度值

| 海拔高度 /m | 大气压 /mmHg | $PCO_2$/mmHg | $FCO_2$/% |
| --- | --- | --- | --- |
| 0 | 760 | 40 | 5.3 |
| 1 000 | 675 | 40 | 5.9 |
| 2 000 | 599 | 40 | 6.7 |
| 3 000 | 532 | 40 | 7.5 |
| 4 000 | 473 | 40 | 8.5 |
| 5 000 | 420 | 40 | 9.5 |
| 6 000 | 373 | 40 | 10.7 |

表 4-3　不同海拔高度下 5% $CO_2$ 分压的气体理论浓度值

| 海拔高度 /m | 大气压 /mmHg | $PCO_2$/mmHg | $FCO_2$/% |
| --- | --- | --- | --- |
| 0 | 760 | 38.0 | 5.0 |
| 1 000 | 675 | 33.7 | 5.0 |
| 2 000 | 599 | 30.0 | 5.0 |
| 3 000 | 532 | 26.6 | 5.0 |
| 4 000 | 473 | 23.6 | 5.0 |
| 5 000 | 420 | 21.0 | 5.0 |
| 6 000 | 373 | 18.7 | 5.0 |

影响大气压的因素除海拔高度外,还有气温、湿度、季节等气象条件,因此,医用 $CO_2$ 监测仪应具备实时测量大气压的功能,否则难以保证 $FCO_2$-$PCO_2$ 的换算准确度;同时还应具有能够由用户进行有效校正的功能。

3. 水蒸气对气体监测的影响　患者呼出气体为 37℃ 水蒸气饱和的湿润气体,其饱和蒸气压为 47mmHg。由于水蒸气的红外吸收带与 $CO_2$ 和吸入麻醉气体的吸收带部分重叠,会干扰 $CO_2$ 和吸入麻醉气体的红外线测量值。此外,水蒸气还会污染检测室,危害传感器,严重影响测量结果。为此,气体监测仪必须对采集到的测定气体采取除水措施。

(1)主流式气样采集监测的除水方法:采用传感器 38℃ 恒温的方法,可减少水蒸气的影响。湿度为 100% 时气体的最大含水量称水容量。气体携带水分的能力与温度成正比。气体温度下降时水容量降低,原本水蒸气不饱和的气体,湿度可以超过 100%,变得过饱和,超出水容量的部分以冷凝水的形式释放;反之,气体温度上升,水容量增大,原本水蒸气饱和的呼出气体就会变得脱饱和,相对湿度降低到 100% 以下,检测器内不会出现冷凝现象。

(2)旁流式气样采集监测的除水方法:目前已知的除水程序是首先进入采气管的呼吸气体开始降温,随着气体温度降低,呼吸气体中的水蒸气过饱和,出现冷凝现象,释出的水分沉积在采气管壁和积水杯内。在积水器内设有疏水过滤膜阻挡气体中的水和颗粒物质通过,而通过滤膜的气体进入监测仪内连接的 nafion 管。该管是一种编织尼龙管,其管壁材料具有亲水性,可以在不漏气的情况下,允许气体中的水分通过管壁渗透到管外,蒸发到大气中。经上述处理后,到达传感器的检测气体湿度已经很低,基本不含水分。检测器恒温到 38℃ 左右,由于气体温度重新上升,水容量增大,可以使气体中的残留水分进一步脱饱和,湿度进一步降低,从而防止传感器测量室内凝集水分。

实验证明以上方法能有效地去除检测气体中的水分,保证测量的准确性。

在人体内气体交换是在体温下水蒸气饱和的条件下进行的,呼出气除水以后会造成二氧化碳浓度监测值高于实际值。为了纠正这些人为误差,常使用如下校正公式:

$$PCO_2 = FCO_2 \times (Pb-47) \tag{4-15}$$

式中 Pb(mmHg)为当地大气压,47(mmHg)为37℃下饱和水蒸气分压。

4. 仪器漂移对气体监测的影响　由于电子器件受环境温度和电气材料老化的影响,电子测量电路的精确度随使用时间缓慢变化的现象称为漂移。长时间使用以后,气体监测仪内的光学和电子元器件会发生特性改变,这种变化的综合效应会降低仪器的准确度和稳定性,不可避免地形成随机误差。随机误差太大会严重影响医学诊断,甚至误导医学决策。如果气体监测仪长期不校准,其误差可以超过±50%。减少这种随机误差的基本方法就是利用已知浓度的标准气体定期对仪器灵敏度进行校准。

5. 其他临床因素的影响　采集管道积水或扭曲、过滤膜污染所致的阻力增大等都能使测量值偏低。呼吸频率过快,吸呼比大于1:1,使呼气时间缩短,会影响呼气末气体的测量值。高浓度 $O_2$ 也可使测量值偏低。$N_2O$ 会使 $CO_2$ 的测量值偏高,$N_2O$ 与 $CO_2$ 还会影响挥发性气体的测量。酒精类消毒剂会引起麻醉气体测量值的异常增高。在仪器附近使用电刀等,其强电磁波也会影响气体的测量值。此外,旁流式气体监测仪在工作时还会吸入一定量的麻醉回路内气体,因此使用者需注意额外补充新鲜气体。

# 第四节　气体监测仪器的校准

一般气体监测仪器漂移变化缓慢,通常每个月漂移误差不大于±5%。通过每个月定期校准的工作常规,可以降低因气体监测仪器性能漂移造成的测量误差。

1. 气体监测仪器校准的一般步骤
(1)进入气体校准菜单。
(2)将采气管置于空气中调零。
(3)按照菜单指示,向采气管或传感器输送已知浓度的标准气体。
(4)等待监测数值显示稳定后,将显示数值调整到标准气体的已知浓度值。
(5)确认校准数据后,关闭标准气源。
(6)退出气体校准菜单。

2. $O_2$ 浓度监测仪的校验　临床常用的 $O_2$ 浓度测量原理有氧化还原电池法、极谱电极法和顺磁法,使用前均需进行两点校正:①空气调定为21%(大气中的 $O_2$ 浓度);②纯 $O_2$ 测定应显示100%或接近100%。纯 $O_2$ 测量值太低,提示 $O_2$ 浓度探头失效,应予以更换。测氧仪无须配制标准气体,使用空气和医用 $O_2$ 即可。

3. $CO_2$ 监测仪的校验　临床常用的 $CO_2$ 浓度测量原理有红外线、质谱、声磁和光干涉法等,无论采用何种原理,均需与已知浓度的标准气体进行参比校正。

常用标准气体的配制通常有三种方法:气压法、容积法和流量法。

(1)气压法:适用于钢瓶内配制大量标准气体,其基本原理为容器内某气体浓度等于其分压与总压的比值。

$$F_X = P_X/(P_G+P_B) \tag{4-16}$$

其中,$F_X$ 为某气体浓度;$P_X$ 为某气体分压;$P_G$ 为钢瓶内表压(以大气压参比为零的压力表测量值);$P_B$ 为当时当地大气压。如当地大气压为100kPa,先在钢瓶内充入500kPa的 $CO_2$,随后再充入9 900kPa压缩空气,此时钢瓶内 $CO_2$ 浓度为:$FCO_2 = 500/(100+9\,900) = 5\%$。

气压法的精度主要受压力表精度和操作温度的影响。

(2)容积法:适用于小容器内配制标准气体,其基本原理为容器内某气体浓度是其容积与总气量的比值。

$$F_X = V_X/V \tag{4-17}$$

其中,$F_X$ 为某气体浓度;$V_X$ 为某气体容积;$V$ 为气体总容积。

(3)流量法:适用于精度要求不高,持续大量应用的标准气体配制。其基本原理为某气体浓度是其流率与总气流率的比值。

$$F_X = Q_X/Q \tag{4-18}$$

其中,$F_X$ 为某气体浓度;$Q_X$ 为某气体流率;$Q$ 为气体总流率。

4. 麻醉气体监测仪的校验 麻醉气体浓度测量原理有红外线、质谱、声磁和光干涉法等,其校验原理与 $CO_2$ 监测仪相同。配制标准气体时,吸入麻醉药液转变为气体的体积计算公式为:

$$V_X = (V_L \times d/M) \times 1\ 000 \times 22.4 \times (760/P_B) \times \left[ (273 + T)/273 \right] \tag{4-19}$$

其中,$V_X$ 为麻醉气体量;$V_L$ 为麻醉药液量;$d$ 为麻醉药液比重;$M$ 为麻醉药分子量;$P_B$ 为当时当地大气压;$T$ 为操作温度。

(薄玉龙 李文志)

# 第十一章　医用输注设备

## 第一节　微量注射泵

### 一、微量注射泵的临床应用

微量注射泵是临床医疗和生命科学研究中经常使用的一种长时间进行均匀、微量注射的仪器。临床工作中微量注射泵常用于静脉输液、抗休克治疗及麻醉药的输注等。微量注射泵可以将少量药液准确、微量、匀速地持续泵入患者体内，可根据需要，随时调整药物的速度，使药物在体内保持所需要的有效血药浓度。目前微量注射泵已经广泛应用于临床工作，除可以进行常规输液外，还可以用于以下情况的静脉输注。

1. 血管活性药物的连续微量注射。

2. 用于早产儿、新生儿的生理维持量输液、微量输注药物及输血等。

3. 各种特殊药物的注射，如激素、缩宫素及化疗药物等。

4. 持续静脉麻醉药输注、从硬膜外导管持续输注局麻药。

5. 在血液透析和体外循环时输注抗凝药。

6. 造影剂的注射。

### 二、应用微量注射泵输注液体的优点

1. 可以长时间恒速注射，避免了人工或重力静脉输液时快、时慢，维持体内稳定的血药浓度，提高药物疗效和治疗质量。

2. 减少了医师、护士的工作量。

3. 对于限制液体输注的患者，可避免过多液体输入体内。

4. 注射数据可输出、打印，以制作电子病历，适应医院管理网络化。

### 三、微量注射泵的工作原理

微量注射泵应具备的主要功能包括自动识别注射器规格，较高的输液精度，能显示总输液量，快速便捷的操作控制，具备交流、直流两用供电，在阻塞等异常情况下报警。

医院使用的微量注射泵一般为定容型泵，与定压型泵（蠕动泵）不同，它在规定的时间内输出的药量不受输液通路内阻力的影响，当液路系统压力达到一定值时，泵上设置的堵塞报警系统发出声音和光报警并停机。通过这种机制，泵的实际输出量与预先设定的输出量可一致。

微量注射泵分为单道注射泵和多道注射泵，单道注射泵一次只能应用一个注射器建立输液通道；多道注射泵可以同时应用多个注射器进行多个通道同时输液。微量注射泵一般不需使用专用注射器，使用的注射器一般规格有 3ml、5ml、10ml、20ml、30ml、50ml、60ml。

微量注射泵的进量速度以 ml/h 计算，调节范围为 0.1~1 200ml/h，流量精度误差一般在 ±1% 左右。

在使用微量注射泵时，如给定药物类型和注射器容量，则可用公式来推算给药速率，泵速（ml/h）= 所需药物剂量[μg/(kg·min)] × 0.06 × 体重（kg）× 注射器毫升数 ÷ 药物剂量。例如，以硝酸甘油为例，患者体重 50kg，以 1μg/(kg·min) 输入量计算，20mg 硝酸甘油加入液体稀释至 50ml，设每小时输入量为 $x$，那么有下式：$x = 1 × 0.06 × 50kg × 50ml ÷ 20mg$，则 $x$=7.5ml/h，即每小时应以 7.5ml 液量注入。

微量注射泵整个系统由微机控制系统、输入系统、输出系统、步进电机传动系统、状态监测系统、电源电路系统、报警系统等模块组成。微量注射泵的工作原理见图 4-130。

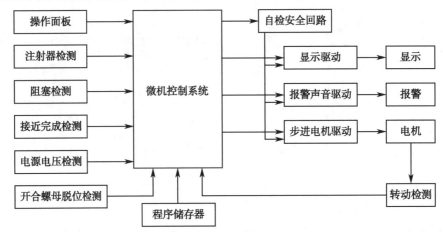

图 4-130 微量注射泵的工作原理

步进电机传动系统由步进电机和滚珠丝杆组成,微机控制系统发出控制脉冲使步进电机旋转,步进电机的旋转带动丝杆,使旋转运动转变为直线运动,推动注射器栓进行注射输液。当注射器的前端达到限位开关位置时,限位开关切断步进电机的电流,注射器的推进即刻停止,其结构见图 4-131。

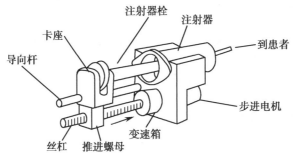

图 4-131 步进电机设计原理图

监测系统主要由各种传感器组成,传感器是一种能感受到被测量的信息,并能将信息按照一定规律转换成可用信号输出的器件或装置,它可将输入变量转换成可供监测的电信号,并将各种参量送入微机系统进行信号处理,实现智能监测和控制。

报警系统主要包括残留提示警报、注射完毕警报、管路堵塞警报、电池电量不足警报、遗忘操作警报等。传感器感应到信号,经微机系统处理后得出报警控制信号,再由报警系统响应,引起医护人员注意,及时进行处理。主要采用蜂鸣器发出声或光电警报,产生警示信号。

电源电路系统由电源选择、充电部分及电压提升部分组成。电源电路提供元件的工作电源,能自动切换内、外电源,使用外部电源时,自动对内部电源充电。充电完成后自动断开充电线路。即使外部断电,内部电源也能自动供电。

输入和输出系统由面板操作功能键、LED 数码管显示或液晶显示及其驱动电路组成,完成人工输液指令设置及显示,并在推注过程中实时显示输注信息和报警信息。

软件系统存储于程序存储器中,其主要功能是在开机后进行初始化,并按预设的程序对注射器的状况进行自检。如果自检不通过,则发出报警信号;如果自检通过,则可以接受并储存人工指令,经软件运算后向CPU 发出控制指令。

四、微量注射泵的使用注意事项

微量注射泵有较完备的报警功能,但使用者仍然必须对微量注射泵进行定期检查和维护。使用时需注意如下问题。

1. 因机械故障引起的注射器推进装置与电机转动不同步。

2. 断电事故。

3. 气泡的输入。

4. 漏液导致的注射泵故障。

5. 不能在泵体附近使用手机、无线电装置和除颤仪。

6. 注意高频干扰。

7. 虹吸效应。由于注射泵安装位置高于患者体位,导致实际注射量大于设定值。因此在实际使用中,应保持注射器的安装位置与患者处于同一水平;如果注射器需垂直安装,应确保注射器的输出端朝下,以便在推注过程中排除气泡。

### 五、微量注射泵的维护保养

微量注射泵应定期用干净的湿布加适量的清洁剂,对表面进行擦拭,再用干净湿布擦拭表面,最后用干净布擦干即可,并放置在干燥的架子上。注射泵长期不用时,应每3个月充电1次,以免内置电池自动放电而报废。长期未使用的注射泵,在使用前应对电池做充电和放电检查,以免在停电情况下无法启用内置电池工作,若发现电池不能正常充电、放电,应及时更换新的充电组合电池。

## 第二节　目标浓度控制微量注射泵

静脉麻醉给药方法主要包括单次给药(包括反复单次给药)、连续给药、持续输注及靶控输注。

相较于其他输注方法,靶控输注具有达到合适麻醉深度的时间较短、用药总量减少、麻醉后恢复快、可维持恒定血浆浓度、快速随意调节、保持血浆浓度和效应室浓度平衡的优点。目标浓度控制微量注射泵(target control infusion pump),又称靶浓度控制注射泵,是微量注射泵的一种特殊类型。主要由泵外壳、电机驱动系统、输入系统、存储系统、控制系统、显示系统、传感监测系统和报警系统组成。

靶控输注(target control infusion,TCI)是以药代动力学和药效动力学原理为基础,以血浆或效应室的药物浓度为目标,由计算机控制输注速率的变化,达到按临床需要调节麻醉、镇静、镇痛深度的目的。

### 一、目标浓度控制微量注射泵的工作原理

目标浓度控制微量注射泵在临床使用中,只需向注射泵输入特定的药物、目标浓度、患者的体重等参数,微量注射泵每工作一个时间段(10秒),微处理器依据所注入药物的药代动力学参数做出药代动力学模型的实时模拟,即做出血浆或效应部位浓度的即时预测浓度,并将即时预测浓度与设定浓度进行比较,计算出两者的差别;再将这一药物注射速率传送给确定步进电机转速的芯片,改变电机的转速使其产生一个新的注射速率,驱动在下一个时间周期内药物的注射量,以使药物浓度达到设定值。

在每一步计算中,微处理须保证所计算出的药物剂量都要注射到患者体内,并监测微量注射泵的注射误差(注射管道中有气泡、药物注完等)。微量注射泵可以向使用者显示模型的工作状态、注射泵的工作状态、预测药物在体内的消除时间、药物注射总量、即时注射速度和其他可能帮助提高临床应用的信息。操作者则根据患者的反应作出调节,设置新的血浆药物浓度。

因为使用的强效静脉麻醉药是溶解或悬浮在小容量的液体中,所以输注泵必须能够准确、微量地输注所期望的溶液量。现代的微量注射泵在计算机控制下,输注速率最快每10秒可改变1次,且输注误差在2%~5%,基本符合对输注泵精度的要求。然而在微量注射泵的性能方面还有许多尚未解决的问题,例如,计算机需要以秒为单位的输注速率,而现有的微量注射泵在机械性能方面仍未达到真正的恒定持续输注,瞬时流量误差常随使用时间的延长而出现累积(图4-132)。

### 二、目标浓度控制的计算方法

1968年,Kruger-Thiemer从理论上描述了药代动力学符合两室模型的静脉输注药物的输注方法,被称为BET方案。可以迅速达到并维持恒定的血药浓度。十余年后,Schwilden等将微处理器连接到输液泵上,实现了BET方案的临床应用。BET方案,即先注射负荷量,再根据药物从机体排出的速率与药物从中央室向

周边室转运的速率,向中央室补充给药量。根据目标浓度设定的部位可以分为血浆靶浓度控制输注和效应室靶浓度控制输注两种模式,而效应室靶浓度控制输注的实质也就是控制血浆药物浓度。药物的排出和转运是根据药代动力学的微分方程计算的,血浆靶浓度控制无论采用迭代法还是解析法,其计算步骤大体为4步。

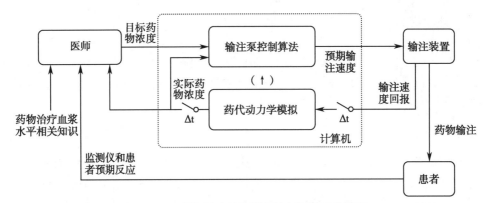

图 4-132　目标浓度控制微量注射泵的工作原理

1. 计算负荷剂量　负荷剂量(loading dose,LD)使中央室药物浓度迅速达到预定的靶浓度(Ct),计算公式为:$LD = Ct \times V$。

$V$ 是中央室容积。注射泵以最大速度将计算得到的 $LD$ 推注进入患者静脉内。目前注射泵的最大推注速度多为 1 200ml/min,根据注射器内药物的浓度和负荷剂量,计算出注射时间。

2. 计算参比量　常用的药代动力学模型为二室或三室模型,为了便于微分方程计算,需要先计算出药物的一个参比量。即在药代动力学方程初始状态($t=0$),历经一个时间控制周期($\Delta t = 10$ 秒),向体内加入一个单位量的药物,得出血浆浓度的变化量。

3. 计算输注过程中的药物代谢量　在输注过程中药物经历一个时间控制周期,将从机体排出和中央室与周边室相互转运,中央室药物量将会有一定的减少,控制中央室的药物浓度需要向中央室补充给药。

4. 计算控制靶浓度的给药量　计算一个控制周期$\Delta t$期间,维持靶浓度应向中央室的给药量,在$t + \Delta t$时间点处,中央室的药物浓度与设定的靶浓度有一个差值,用这个差值与参比量进行比较,即可以计算出在控制周期$\Delta t$期间应向中央室投入的药物量。

$$I_{imput} = (C_{靶} - C_{(t+\Delta t)})/C_{Reference} \text{ 且 } C_{靶} - C_{(t+\Delta t)} \leq 0 \text{ 时},C_{靶} - C_{(t+\Delta t)} = 0$$

当靶浓度设定低于中央室药物浓度时,给药停止;等待药物代谢至低于设定浓度时,给药重新开始。再由微处理器计算给药量,换算成为注射泵的推注速度,从而完成靶浓度控制。

效应室靶浓度控制比血浆靶浓度控制要复杂,在控制效应室浓度时,首先要根据药物血浆与效应室的平衡常数 keo,计算出药物的峰效应时间(time to peak effect,TTPE)。当单次注药后,最大的效应室药物浓度出现在血浆浓度与效应室浓度相交的一点上,这一点就是峰效应时间,或称为"效应室峰浓度时间"。在使用血浆靶控系统时,使用者确定了血浆浓度后,效应室浓度会被动地跟随,由 keo 或 TTPE 决定其时间的延迟量。当 keo 作为一个药代动力学参数时,就有可能"靶控"效应室浓度。效应室靶控是通过调控血浆浓度,使效应室浓度尽可能快地达到控制目标。当效应室靶浓度需要升高时,系统计算出一个合适的血浆峰浓度,这个峰浓度所产生的浓度梯度足以使效应室浓度迅速达到设定值,并不会使效应室靶浓度过高。一旦系统估算到血浆浓度已经达到预定浓度,注射过程即停止。如果浓度峰值正好计算到下降的血浆浓度和上升的效应室浓度同时达到靶浓度,系统将重新开始注射,以维持血浆(和效应室)浓度在靶浓度。

### 三、目标浓度控制输注设备的前景

最佳控制系统的运转很复杂,理想的输注系统必须达到以下几个目标:①控制系统必须提供可接受的系统性能,包括诱导时间(即达到靶浓度的时间)、超射的浓度和程度、达到稳态的时间、稳态时摆动的程度、靶浓度与实测浓度的最大差值;②系统必须能够对输注期间注射器的更换或认为使反馈信号中断(如断电时泵关闭)等情况作出相应的调整;③TCI 的控制机制还必须说明血浆与效应室之间的非平衡问题。

从生物工程学的角度来看,TCI 可分为开环与闭环两种。开环 TCI 系统无反馈装置,由麻醉医师根据临床需要设定目标浓度,麻醉维持时根据情况进行调节。闭环 TCI 系统是指通过一定反馈信号自动调节的给药系统。

开放环路的目标浓度控制微量注射泵的局限性在于"靶浓度"与血浆真实浓度间有一定的差异,"靶浓度"不能被"在线"监测。这种差异的产生是因为药代动力学的参数通常是由群体药代动力学获得的,在应用于某个体时可能会有变化。然而,一些研究表明,由药代动力学驱动的输注装置在使用丙泊酚、芬太尼和阿芬太尼等药物时,准确性大致在 ±30%,为临床可允许范围。

与开环药物输注相比,闭环药物输注系统可更频繁地采样、测量药物效应,增加了控制变量的稳定性,并且可以更频繁地调整药物输注;根据不同个体间药代动力学和药效动力学的差异,可达到更个体化地给药;在以上两点基础上具有提高血流动力学稳定性,促进意识恢复和苏醒的平稳等优点。闭环药物输注系统使用脑电图(EEG)频率中位数、BIS 和听觉诱发电位来控制静脉麻醉药的输注。然而,如今对麻醉是否充分的评价方法仍然很有限。麻醉包括许多方面,如镇静或意识丧失、遗忘、镇痛、体动消失及血流动力学稳定等。闭环 TCI 系统是否比开环 TCI 系统更有利,目前尚不清楚,仍需进一步研究。

TCI 不仅能简化临床静脉麻醉药的给药方法,更重要的是它们在科研中的贡献。应用这些设备能迅速达到拟稳态,使血浆与效应室的药物浓度迅速达到平衡。这对于研究麻醉药物的浓度 - 反应关系非常重要。此外,这些系统能清楚地定义静脉药物之间的相互作用。闭环 TCI 系统能最终实现零偏倚及药物之间的精确对比。

## 第三节 患者自控镇痛泵

20 世纪 70 年代 Sechzer 首次提出"按需镇痛"的概念,1976 年第一个患者自控镇痛(patient-controlled analgesia,PCA)泵问世,并逐渐得到广泛的应用。随着 PCA 设备的改进和适应证的扩大,在疼痛临床已逐渐形成了以 PCA 为主的一套治疗体系。这种 PCA 治疗系统打破了传统的治疗模式,更符合患者的心理和生理需要,减少了医护人员的操作,提高了疼痛的治疗质量。

不同个体间对疼痛的反应及对各种镇痛药物的敏感程度不同,不同患者对阿片类药物剂量需求存在很大的个体差异,PCA 是在患者感觉疼痛时按压启动键,通过有计算机控制或机械控制的微量泵,向体内定量注射药物。其特点是在医师设置的范围内,患者按需要调控注射药物的时机和剂量,以达到不同患者、不同时刻、不同疼痛强度下的不同镇痛要求。PCA 技术简化了给药途径,且增加了患者的主动参与感,可提高镇痛治疗的敏感性和临床效果。目前已被医护工作者广泛接受,成为临床常用的一种镇痛方法。

PCA 设计原理的目的在于为患者提供稳定的、最低的有效镇痛浓度,以保证有效镇痛的安全性。PCA 采用恒定的低浓度背景剂量与患者根据需要自行间断给药相结合的镇痛模式,很大程度地降低了血药浓度的波动。

### 一、患者自控镇痛产生的原因

PCA 的方法是在对传统镇痛方法定时、定量肌内注射镇痛法和持续静脉滴注镇痛法进行客观评价的结果基础上,结合电子计算机技术发展而来,并逐渐完善的一种新的技术。

肌内注射是药物应用的经典方法,根据患者的体重计算出所需镇痛药物的剂量,但是这种用药方式很容易忽视患者的个体差异性和不同时段对镇痛效果要求不同的需求。按照千克体重决定药物用量,肌内注射时,对药物需求量大的患者,难以达到满意的止痛效果;而对需求量较小的患者,又可能因为相对剂量过大而产生不良反应,甚至并发症。同时有研究发现,椎管内用药,如硬膜外腔给予阿片类药物用小剂量、单次给药,可达到肌内注射镇痛或持续静脉滴注镇痛给药的同样效果,并可维持更长时间的镇痛效果。但此方法仍未能改善镇痛治疗的个体化问题。因此,针对临床应用的盲目性问题,必须找到解决方法。

按需镇痛一定程度上避免了用药的盲目性;同时,也提高了全程完善镇痛的比例。但是,按需镇痛又无法避免地带来了新的问题,如明显地增加了医务人员的工作量;频繁地要求用药,增加了患者和家属的心理压力、精神及经济负担;镇痛需求与担心"成瘾"之间的平衡,也成为患者接受治疗的阻碍。

20 世纪 70 年代初期,PCA 治疗方案应运而生。PCA 是患者感觉疼痛时,通过由电脑控制的、设计精密的微量泵,向体内注射既定剂量的药物。医务工作者会事先根据不同情况配制药物,并设定 PCA 泵的工作参数,患者在遵循"按需镇痛"的原则调节 PCA 泵以达到最佳镇痛效果,减轻了患者心理负担和医护人员的工作量,并提高了效率。随着 PCA 在临床上的应用与推广,PCA 泵的功能也逐渐完善,彻底改变了疼痛治疗的方法,大大提高了镇痛的质量与效果。

### 二、患者自控镇痛泵的分类

1. **按功能分类** 带有患者自控功能的 PCA 泵和持续注射泵(无患者自控功能)。

2. **按工作原理分类** 以计算机技术为基础的、高度自动化的电子泵和以特殊材料制成的、以弹性回缩力为动力的机械泵(后者均为一次性功能,可具有或不具有 PCA 功能),两者需配有一次性耗材如储药袋及泵管。前者通过电脑精确控制给药速率;后者则依赖输出端口的限速器控制给药速率。

3. **按临床用途分类** 临床上 PCA 可分为硬膜外 PCA(PCEA)、静脉 PCA(PCIA)、皮下 PCA(PCSA)、外周神经阻滞 PCA(PCNA),其中以 PCEA 和 PCIA 应用最为常见。

### 三、镇痛泵结构和工作原理

如前所述,镇痛泵可分为机械类镇痛泵和电子类镇痛泵两大类,其中机械类镇痛泵又分为一次性使用机械性镇痛泵和一次性使用患者自控机械式镇痛泵;电子类镇痛泵可分为可重复使用电子泵(附一次性储药袋和管道)和一次性使用电子镇痛泵。

1. **机械类镇痛泵** 机械类镇痛泵是以机械弹性为动能的一类医用输注设备,其原理是由 1~2 层的弹性膜形成储药球囊,为弹性镇痛泵提供动力;由一条延长管与流速控制器相连,流速控制器内的限速管可控制输注量。一次性使用机械式镇痛泵的常见注射速度为 2ml/h、5ml/h 等。流速要求相对稳定、精确,误差率不超过 ±(10~15)%。储药球囊在达到标称容量时不破裂;瞬间流量不能大于标称流量的 1.5 倍。

一次性使用患者自控机械类镇痛泵是在一次性使用机械式镇痛泵的基础上发展而来。它可以提供两个输注量:一个是持续的恒速输注,也称背景输注量;另一个是由患者按压后的输注量,称为单次输注量。流速控制器内由限速管控制背景输注速度,限速管控制单次注药量,限速管的药物进入单次注药囊,单次注药按钮未按下时,单次注药囊输出端处于关闭状态,由限速管进入的药物储存于注药囊内;当按动单次注药按钮时,注药囊内的药物被注射入患者体内。这种机械式镇痛泵具备患者自控输注功能,每次给药容量不小于 0.5ml,且具备限制时间间隔的功能,误差不超过标称值 ±20%(图 4-133)。

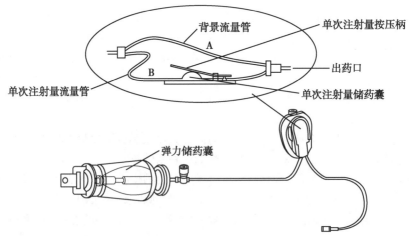

图 4-133 机械自控镇痛泵结构示意图

2. **电子类镇痛泵** 电子类镇痛泵是以电能为动能的镇痛泵,包括可重复使用的泵装置和与泵装置相配套的一次性储药袋。其工作过程是由微电机带动一组推动装置,通过推动装置挤压储药袋上的输出管道而推动药物前行。操作者可通过调整微电机控制面板的参数,达到控制流速、流量的目的。电子类镇痛泵配有压力感受器,其作用在于感知输出管道的压力,当管道输出不畅时及时报警。患者自控按钮通过缆线与泵相连接,当按压自控按钮时,镇痛泵可按事先设置的时间间隔和输注量给患者进行单次输注量的输注(图 4-134)。

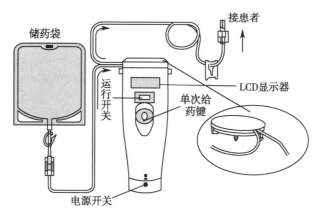

图 4-134　电子自控镇痛泵结构示意图

### 四、患者自控镇痛的参数设置

使用 PCA 时首先要对 PCA 泵的各项参数及意义有所了解，才能进行恰当的选择和设置。

1. 药物浓度（concentration of drug）　在配制镇痛药物时，一般以一种药物的剂量作为设置标准，其单位为 mg/ml 或 μg/ml。

2. 负荷剂量（loading dose）　是指 PCA 开始时的首次用药剂量。给予负荷剂量目的在于迅速达到镇痛所需的血药浓度。负荷剂量的设置应根据患者的全身情况、疼痛程度、PCA 途径、选用药物种类或浓度及对试验量的反应来综合确定，故应由临床医务人员进行设置，以达到最佳的镇痛效果。

3. PCA 剂量或追加量 / 指令量 / 自控剂量 / 单次给药剂量　指 PCA 开始后，患者疼痛未能缓解或疼痛复发时，通过按压 PCA 泵上的按钮来完成一次给药的剂量。这种由患者自控追加药物剂量的方式，正是 PCA 给药模式的关键。通过 1~2 次 PCA 剂量，可调整血药浓度，使临床止痛效果达到患者所确认的良好或接近良好的镇痛效果。针对不同患者对药物的反应性不同，PCA 宜采用小剂量、多次给药的方式，以达到维持最低有效镇痛浓度。

4. 锁定时间（lock time）　指患者 2 次按压用药有效的时间间隔，即在该时间内患者再次按压治疗无效。这种保护措施可防止重复用药造成的过量中毒。锁定时间的长短应根据所用药物的性质和使用途径而决定，临床常设定 15 分钟为锁定时间。

5. 持续给药（continuous infusion）或背景剂量（background dose）　持续给药的目的在于维持稳定的血药浓度，减少患者的操作次数，即在维持注药的基础上，由患者根据个人的需要自行追加给药。

6. 单位时间最大剂量（maximum dose）　是 PCA 泵的另一个保护措施。为防止反复用药造成过量，PCA 间隔期多以 1 小时或 4 小时为间隔时段，限定单位时间内的最大使用量，对超过设定的时间平均用量加以限制。

7. PCA 注药速率（rate of injection）　每次注药速率可依据药物剂量、浓度、病情和实际需要设计调整，最快 100ml/h，也可调至 1~15ml/h；每次有效地按压自控按键后，机器可以用倒计数方式显示注药的百分数。

### 五、常用静脉患者自控镇痛药物的指南推荐方案

常用 PCIA 药物的指南推荐方案请参考表 4-4。

表 4-4　常用 PCIA 药物的推荐方案

| 药物 | 负荷剂量 / 次 | 单次注射剂量 | 锁定时间 | 持续输注 |
| --- | --- | --- | --- | --- |
| 吗啡 | 1~3mg | 1~2mg | 10~15min | 0~1mg/h |
| 芬太尼 | 10~30μg | 10~30μg | 5~10min | 0~10mg/h |
| 舒芬太尼 | 1~3μg | 2~4μg | 5~10min | 1~2μg/h |
| 羟考酮 | 1~3mg | 1~2mg | 5~10min | 0~1mg/h |
| 布托啡诺 | 0.25~1mg | 0.2~0.5mg | 10~15min | 0.1~0.2mg/h |
| 曲马多 | 1.5~3mg/kg，手术完成前 30min 给予 | 20~30mg | 6~10min | 10~15mg/h |

### 六、硬膜外术后镇痛的局麻药和阿片类药物的配方

硬膜外术后镇痛,在使用局麻药和阿片类药物时,其应用的配方见表4-5。患者硬膜外自控镇痛(PCEA)方案:首次剂量6~10ml,维持剂量4~6ml/h,冲击剂量2~4ml,锁定时间20~30min,最大剂量12ml/h。

表4-5　硬膜外术后镇痛的局麻药和阿片类药物的配方

| 镇痛类别 | 配方 |
| --- | --- |
| 局麻药 | 罗哌卡因0.15%~0.2% |
| | 或布比卡因0.1%~0.15% |
| | 或左布比卡因0.1%~0.2% |
| | 或氯普鲁卡因0.8%~1.4% |
| 阿片类药物 | 舒芬太尼0.4~0.8μg/ml |
| | 或芬太尼2~4μg/ml |
| | 或吗啡20~40μg/ml |

## 第四节　自体血液回收机

回收式自体输血是指将患者的失血经血液回收设备滤过、洗涤、浓缩等程序处理后,再回输给患者的输血方法。相关设备包括吸引器、储血器、离心设备、洗涤瓶等。

### 一、回收式自体输血的分类

1. 按实施时间分类

(1)术中回收式自体输血:将手术野流出的血液回收,经过处理后回输。该技术成熟,临床应用较广。

(2)术后和外伤时的回收式自体输血:在手术后或外伤后收集存积在胸腔或腹腔的血液,处理后回输。该方法一般不单独使用,是术中回收式自体输血的延续。

2. 按处理方法分类

(1)非洗涤法回收式自体输血:亦称单纯过滤式血液回收,早期使用的纱布过滤法已被淘汰。使用血液过滤器的方法是对血液进行多层过滤,最后一层网眼直径40μm。直径<40μm的细胞和组织碎片、多种炎症介质和生物因子及外源性药物和污染物等不能滤除,易导致患者出现溶血、微血栓及重要器官功能损害,且大量抗凝剂也同时输入体内,可能影响凝血功能。非洗涤法回收的血液回输速度快,但质量安全性难以评估,现已基本弃用,仅限于极端情况下应用。

(2)洗涤法回收式自体输血:将回收的红细胞充分洗涤,可将组织碎片、异物微粒、小凝血块、抗凝剂、游离血红蛋白、炎症因子等清洗掉。洗涤法回收的回输血液质量高,能减少或避免非洗涤法回收的血液引起的并发症。

### 二、自体血回收机工作原理和结构

1. 工作原理　通过负压吸收装置,将创伤出血或术中出血收集到储血器内,在吸引过程中与适量抗凝剂混合,经多层过滤后,再利用高速离心的血液回收罐把细胞分离出来,将废液、破碎细胞及有害成分分流到废液袋中,用生理盐水对血细胞进行清洗、净化和浓缩,最后再把纯净、浓缩的血细胞保存在血液袋中,回输给患者。

2. 结构　目前自体血回收机一般有两组部件:机器和耗材,由机器控制耗材提供的液体管路。机器主要由控制面板、离心机舱、离心机、泵、管路阀门、空气探测器等组成。耗材由离心杯、吸引/抗凝集合管路、储血器、废液袋、回输袋和管路等组成。

(1)控制面板:控制面板是自体血回收机的人机对话界面,它由显示屏和键盘组成。显示屏提供有关机

器运转的重要信息,第一部分为有关机器状态的一般信息,显示机器当前的运行模式;第二部分为采集程序数据、运行操作模式和有关程序控制的参数等信息;第三部分为即时信息(提示信息),指导操作者执行某些功能。键盘的作用是控制机器,对清洗模式及清洗速度等参数的调整都要通过键盘来实现。

(2)离心机舱和离心机:离心机舱是一个容器,舱底安装一盘形装置,称为离心机。离心机是血细胞回收系统的核心部分。它使离心杯旋转,将红细胞与废物分离。离心机舱除容纳离心杯外,还有其他组件。

透明的离心机罩盖可使操作者查看离心杯旋转,罩盖必须关闭以使离心杯旋转;带有真空系统或机械系统和锁臂的离心机,可将离心杯牢牢固定于合适的位置;红细胞光电传感器可监测离心杯充填量,当杯内红细胞达到预定量时,可以使机器开始清洗;在离心杯发生泄漏时,漏液传感器可以制止离心机的泵运转。

(3)泵:泵由可拆卸的泵头和使空气、液体进入离心机的滚轴组成。泵速(ml/min)可通过泵速控制键调整,也可由流出管路传感器监测到血液质量的变化而调节。

(4)管路阀门:阀门用来控制一次性耗材中的液体管路,根据处理模式自动打开和关闭。液体管路包括通往储血器或体外回路的管道、通往回输袋的管道和通往洗涤液的管道。

(5)空气探测器:空气探测器是指应用超声波来监测离心机和泵之间管道内的空气。在离心杯和生理盐水袋排空时给出提示信号,表示排空模式的完成。另外,还可以监测管路中的气泡并发出报警信息。

(6)离心杯:自体血回收机利用离心力来分离血液。当离心杯内的血液受到离心力作用时,因其成分的重量(密度)不同而分层。离心杯的结构分为内、外两层,外层由透明的塑料外壳构成,是可以旋转的处理室;内层由固定杯帽和进液管组成,起保持固定的作用。旋转密封装置将处理室同固定杯帽和进液管连接起来。在旋转的处理室内,红细胞因密度最大而分离至离心杯表面;白细胞和血小板属中等密度,移向离心杯的内胆;血浆是最轻的成分,最贴近内胆表面,最终经离心杯帽的流出管道流出。

在离心杯中血液分离过程有充杯模式、洗涤模式和排空模式。

1)充杯模式:回收血由储血器注入旋转的离心杯。随着血液泵入离心杯,红细胞被分离出来,填充于处理室表面。随着红细胞水平方向填充,它们也垂直攀升,使无用成分和碎屑通过流出管道进入废液袋。

2)洗涤模式:这一过程可通过稀释和排出,进一步减少无用杂质。将洗涤液泵入充填的红细胞,经过离心分离,再由流出管道把洗涤液送入废液袋。

3)排空模式:是最后模式,当离心机停止旋转时,泵逆转,悬浮于生理盐水中的洗涤自体红细胞通过进液管泵入回输袋,输给患者。

(7)吸引/抗凝集合管路:吸引/抗凝集合管路是使血液从手术部位吸入储血器所用的专门管道,由两根并排熔接在一起的管道组成,汇合于混合室。可将血液和抗凝剂混合物输送至储血器。

(8)储血器:储血器是从手术野吸出的液体的暂时储存场所。储血器有多种规格,可容纳 1 200~3 000ml血液,可根据手术情况选用。储血器内有过滤装置,可将破碎的骨片或组织片去除。

(9)其他耗材:其他一次性耗材包括灭菌的快速处理管道装置、回输袋、废液袋等。

### 三、自体血回收机使用的适应证、禁忌证及操作步骤

1. 适应证

(1)预计失血量>1 000ml 或失血量大于估计血容量的 20% 以上。

(2)患者低血红蛋白或有出血高风险。

(3)对输异体血产生免疫抗体或稀有血型配血困难。

(4)拒绝异体输血。

2. 禁忌证

(1)血液流出血管外超过 6 小时。

(2)怀疑流出的血液中含有癌细胞。

(3)怀疑流出的血液被细菌、粪便或羊水等污染。

(4)流出的血液严重溶血。

3. 操作步骤

(1)失血的收集与抗凝:利用负压吸引使储血器形成持续负压,通过吸引头和吸血管将患者创口内的血液吸入储血器,并经多层滤网过滤。抗凝剂一般使用肝素,添加比例一般为 1 000ml 生理盐水加

25 000~30 000U 肝素钠注射液。在吸入血液前,需要对吸引管路及储血器进行抗凝剂预充,可根据不同储血器进行调整预充量,目标是使抗凝剂完全浸湿滤器 / 消泡储血器介质后,储血罐底部剩余 150ml。预冲完成后,抗凝剂的滴速以肝素液 1~2 滴 /s 为宜,出血量增加时应及时加大流速,以保证抗凝效果。

(2)进血:离心机开始运转,收集在储血器内的液体进入离心杯。血细胞被留在杯内,废液被分离流入废液袋。当血细胞容量到达离心杯肩部或血层探头探测到血层后,进入清洗程序。

(3)清洗:清洗液(生理盐水)进入罐内清洗,当流出的清洗液干净时(流出液接近无色),即可进入排空程序。

(4)排空:离心机停止离心,调速泵反方向转动,血液被泵入回输袋内。若储血器内仍有血液,可重复按进血、清洗、排空操作,直至储血器内的血液全部清洗完为止。

(5)浓缩:浓缩只有在特殊情况下使用,即储血器内的液体全部进入离心杯内,此时的血层较薄,血细胞比容很低,血层探头无法探知,而回输袋内存放有浓缩红细胞。开始浓缩时,回输袋内的浓缩红细胞进入离心杯,原来较薄的血层迅速增厚,被血层探头感知,进血停止,开始清洗。

(王　庚)

# 第十二章　超声诊断仪器

## 第一节　经食管超声心动图

经食管超声心动图（transesophageal echocardiography，TEE）是将超声探头置入食管内，从心脏的后方向近距离探查其深部结构，提高对心血管疾病诊断的敏感性和可靠性，便于进行心脏手术中的超声监测与评价。TEE 不仅能动态探查心脏结构，还可以直观显示血流运动状态，计算各项血流动力学参数，已成为常用的术中监测与评价手段之一。

### 一、超声原理及食管超声探头的设计操作

声波为一种机械振动，可通过介质并产生折射。人能听到的声波频率为 20~20 000Hz，超过这个范围为超声波。超声心动图使用的超声波频率为 2.5~7.5MHz。超声波由压电晶体所产生，电作用于压电晶体时能产生超声波，而超声波作用于晶体时能产生电流。因此，同一晶体既是超声波的发射器，又是超声波的接收器。当发射波射入相邻的、不同密度的组织界面如心包与心脏时，会发生反射、折射、散射等物理现象，而余下的声波在能量损失后将继续向组织深部传播。反射的超声波将会被探头所接收，转化成电信号，再经过一系列处理，形成明暗不等的图像。反射部分的多少取决于组织密度的差别，密度差别越大，反射部分越多。

TEE 探头是将一个小型的超声心动图探头安置在胃镜的顶端。代表性探头是含 64 个压电单元的相控阵结构，工作频率为 3.7~7.5MHz。通过连续触发各单元和探头槽中的声学透镜，超声波构成 90° 的声束，自探头的右角发出。像标准的胃镜一样，该探头也有两个旋转的把手（旋钮）控制镜子顶端的移动（图 4-135）。其中一个旋钮控制探头的前曲与后曲（即让探头移向或移离心脏），另一个旋钮使探头向右或向左弯曲。目前临床上常使用多平面 TEE 探头，它采用了相控阵晶体旋转装置，将探头装在一个旋转装置上，使探头在胃镜顶端（探头槽内）能沿轴在 0°~180° 旋转（图 4-136）。由于心脏结构与血流不是精确地与探头排成直线，所以这种设计能显著改进采集图像的能力。通过晶体数量的减少和探头的进一步小型化，目前有用于婴儿和新生儿的探头。

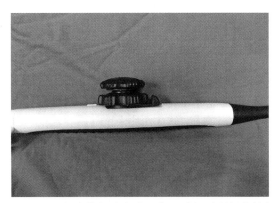

图 4-135　经食管超声心动图（TEE）探头的操作旋钮

## 二、超声心动图的成像原理

1. 二维超声心动图　当探头发射多条声束时,有一定角度的组织界面将超声信号反射至探头,仪器把不同角度的声束与单一声束的辉度信号分别施加给显像管的水平与垂直输入极板,就构成了组织的一幅回波信号的二维声像图。当这种二维图像的更替频率达到一般电影或电视的速度时,就能够看到连续活动的心脏影像。

2. M 型超声心动图　当把辉度信号加在示波器的垂直方向输入,而在水平方向输入一个 25mm/s 或 50mm/s 等速度的基信号时,示波器上出现的是某一声束所经组织界面回声辉度与距离信号随时间变化的线条样运动图像,即 M 型回声显像。

3. 连续波多普勒(continuous wave Doppler,CW)　其换能器工作方式与通常超声成像探头的不同之处在于,这种探头发射与接收超声波的晶体是分开的,发射晶体连续不断地发射超声波,而接收晶体则连续不断地接收超声波,仪器快速计算出多普勒频移并给予一维频谱显示。其特点为所接收的是整个声束通道上所有血流信息的总和,但因接收晶体接收到的回波脉冲频率实际上与超声发射频率相同,一般在 2MHz以上,故以频谱方式显示的频移信息量极大,也能较真实地测出高速血流。

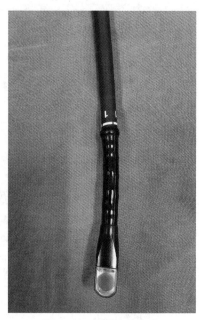

图 4-136　经食管超声
心动图(TEE)探头

4. 脉冲波多普勒(pulsed wave Doppler,PW)　其探头超声波的发射与接收由同一晶体完成,并且依次交替进行。对回声信号出现的早晚与组织器官距探头的距离有关,因此,应用脉冲式多普勒技术的真正目的是测距式定位能力的应用。只要对回声脉冲超声进行时间上的选择性截获,并计算频移加以频谱显示,即可对声速通道上的血流进行定位取样分析。

5. 彩色多普勒　其血流显像是在多条声束上进行多点取样,并且将不同的多普勒频移信号(转换成速度信息)按照国际照明委员会的规定,显示为红、绿、蓝三种基本颜色及其混合色,这些彩色信息点即构成血流状态的二维影像。一般以红色规定为正向多普勒频移(朝向探头的血流);将蓝色规定为负向多普勒频移(背离探头的血流);当血流仍朝向探头但为湍流时显示为黄色(红与绿的混合色);反向湍流编码为深蓝色(蓝与绿的混合色)。彩色的亮度显示血流速度,颜色越明亮,血流速度越快。

## 三、基本设备

一台完整的、配备了 TEE 的超声仪包括 TEE 探头(换能器)、主机和与之匹配的图像记录系统。换能器是超声检查的关键部件,它通过特定的压电晶体将电信号换成超声信号,并发射至人体心脏,然后将经过心脏反射回来的超声信号转换成电信号。主机主要是控制发射超声频率和接收反射回来的超声信号,以灰阶图像或多普勒频谱等方式显示出来。主机配备有强大计算机功能的图像处理系统。

## 四、TEE 与经胸超声心动图(TTE)的区别

目前 TEE 探头在技术上已经与 TTE 探头完全同步,具备了 M 型、二维、脉冲波和连续波多普勒、彩色多普勒等基本功能;且其他新的技术也都能在 TEE 探头上显示,包括变频技术、二次谐波技术等。同时,TEE探头也由单平面、双平面发展到今天的多平面,使其在技术上日趋成熟,临床应用更加方便(表 4-6)。

表 4-6　经食管超声心动图(TEE)与经胸超声心动图(TTE)的主要区别

| 区别点 | TEE | TTE |
| --- | --- | --- |
| 探头频率 /MMz | 3.7~7.5 | 2.5~3.75 |
| 基本功能 | 二维 M 型多普勒 | 二维 M 型多普勒 |

| 区别点 | TEE | TTE |
|--------|-----|-----|
| 优点 | 图像清晰<br>显示 TTE 不能理想显示的部分结构,如左心耳、成人房间隔及降主动脉等<br>可在术中使用 | 使用方便<br>探头可移动范围大<br>无禁忌证 |
| 缺点 | 探头移动范围有限<br>有禁忌证 | 图像不够清晰<br>远场结构显示不理想<br>不能用于术中 |

（一）TEE 的适应证、禁忌证及并发症

1. 适应证

（1）在诊断中的应用:TEE 主要用于常规 TTE 成像困难或有关结构显示不够满意、致使诊断难以明确的各种心脏或大血管疾病。

（2）术前评价:主要用于完善补充术前诊断,为手术医师和麻醉医师提供手术相关信息。

1）心脏瓣膜病

①常规检查各个瓣膜形态、结构及开闭运动情况。

②对于二尖瓣病变者,常规测量二尖瓣有效开放面积及解剖面积;主动脉瓣反流者重点评估反流程度;需要主动脉瓣置换的患者应常规测量瓣环径,指导人工瓣膜型号选择。

③当三尖瓣存在中 - 大量反流时,应测量最大瓣环径;并根据三尖瓣反流的程度,间接评估肺动脉收缩压,指导麻醉药物的使用。

④观察心耳或左心房是否有血栓形成。

⑤注意有无房、室间隔缺损或卵圆孔未闭,以免体外循环时有空气左右交通,影响手术效果。

2）冠心病:评估二尖瓣的反流程度和心室壁的运动情况。

3）夹层动脉瘤:检查夹层动脉瘤破口位置,冠状动脉、腹腔干、肠系膜上动脉、肾动脉等有无受累。

4）心脏肿瘤:重点观察肿瘤是否造成了房室瓣的梗阻和反流,超声应该重点查看肿瘤的数量;对于右心的肿瘤,尤其要扫查下腔静脉等,排除转移性可能。

5）心脏外伤:查看心脏破裂的位置及心内结构有无异常情况,尤其是房室瓣装置和肌部室间隔有无外伤。

6）心包炎:观察有无心包积液及心脏压塞的程度,判断心脏的收缩和舒张功能。

7）先天性心脏病

①对房、室间隔缺损患者,重点观察缺损的部位、大小、毗邻关系、破口大小,并且测量缺损最大径线;法洛四联症患者,术前应该重点观察肺动脉瓣及右心室流出道的梗阻情况。

②对大动脉转位患者应积极地检查室间隔缺损、动脉导管未闭等情况。

③对心内膜垫缺损患者应重点检查瓣环和瓣叶的数量,以及是否存在二尖瓣裂缺等情况。

④对所有先天性心脏病患者均应多切面扫查,以排除其他可能存在的心血管畸形。

（3）术中监测:围手术期合理应用标准化超声心动图,可有效地监测并诊断循环事件,如骨科和泌尿外科手术的肺栓塞、开颅手术的气体栓塞、胸部创伤的心脏压塞等。在超声循环监测方面常用于血容量监测,整体和局部左、右心功能评价,监测基本的瓣膜形态及功能变化,成人常见的先天性心脏病的形态和功能监测等。

（4）术后应用:心功能及手术效果的评价。心脏瓣膜病的患者在进行瓣膜置换后,首先应观察人工瓣的瓣架是否稳定,瓣叶开闭是否良好;其次是瓣周是否有反流,心脏腔室中有无气体等。对于成形术后的患者,应对其瓣膜形态、结构和功能,房室间隔的完整性、上、下腔静脉的位置,肺动脉的压力等,进行综合评价。

2. 禁忌证

（1）绝对禁忌证:TEE 的绝对禁忌证较少,主要包括未经修补的气管食管瘘、有咽喉和食管梗阻、近期食管或胃部手术史、活动性上消化道出血、已知或可疑的内脏穿孔、颈椎不稳定、患者不配合检查等。

（2）相对禁忌证:包括食管变异或可疑的食管憩室、食管静脉曲张、纵隔放疗史、严重颈关节炎、口咽部的病变、颈椎外伤或畸形、严重的凝血功能异常等。

3. 并发症 探头置入失败,口腔、咽喉部、食管、胃部损伤,短暂的呼吸道压迫,气管插管脱出,探头压迫心脏或血管导致短暂的血流动力学不稳定,心律失常等。

（二）TEE 的基本操作技术

1. 患者准备

（1）全身麻醉状态下可选择仰卧位和侧卧位。

（2）检查并清除患者口腔内和食管内的异物。

（3）气管导管固定于患者口角一侧,便于探头置入。

（4）放置探头前经胃管负压吸引,以获得清晰的 TEE 图像。

（5）TEE 探头放置后 5 分钟,检查有无活动性出血,再放置鼻咽部温度探头。

（6）围手术期 TEE 检查时,注意不要影响患者的通气。

（7）清醒的患者可行口咽部局麻,在侧卧位下置入探头。

（8）除超声心动监测外,还要密切观察心电图波形、有创动脉波形、无创血压、血氧饱和度、呼气末 $CO_2$ 等监测指标,以便及时发现和处理异常状况。

2. TEE 探头的安全使用

（1）检查探头结构是否正常,将探头与超声主机妥善连接,在控制面板上找到探头驱动软件,选择所需检查模式。

（2）在已消毒的探头前端换能面涂耦合剂。

（3）右手持探头管体前 1/3 处,左手中指、示指和大拇指轻提下颌,打开咽腔,轻柔地将探头送至咽后壁,尽量轻柔地将 TEE 探头推送过食管开口。TEE 探头置入困难时禁用暴力。

（4）成人 TEE 探头建议最低安全体重为 30kg,儿童 TEE 探头要求最低安全体重为 5kg,新生儿 TEE 探头用于体重低于 5kg 的患儿。

（5）在 TEE 检查过程中要注意检查口咽部有无出血,及时发现和处理相关并发症。

（6）退出探头时如遇到阻力,需要确认探头是否处于前端弯曲状态且被卡锁固定,此时先解除卡锁,将探头轻柔送入胃内,调直探头后,方可重新退出。全身麻醉患者各种保护反射受到抑制,应尽量保护患者。

（7）对血液传播性疾病的患者必须用透声性能良好的探头套隔离 TEE 探头。

3. TEE 检查的操控及术语 TEE 检查总的操控原则是：探头接触患者的位置是图像的顶点,改变探头的位置就是改变 TEE 图像在人体空间内的位置。TEE 探头呈长管状,其运动受消化道的限制,整体运动只有 8 种,分别是推进、后退、左转、右转、前屈、后屈、左屈、右屈（图 4-137）。

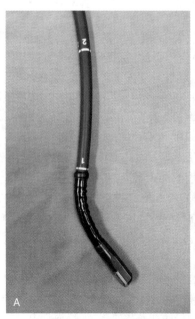
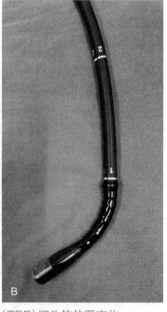

图 4-137 经食管超声心动图（TEE）探头的位置变化

(1)向患者右侧转动称为"右转",向患者左侧转动称为"左转"。

(2)使用操作柄的大轮将探头前端向前弯曲称为"前屈",向后弯曲称为"后屈";使用操作柄的小轮将探头顶端向左弯曲称为"左屈",反之称为"右屈"。

(3)TEE探头处于某个姿态不动时,在探头保持静止的状态下,可通过手柄上的2个圆形按键,调节声束平面角度从0°~180°,称为"前旋",反向调节声束平面角度从180°~0°,称为"后旋"。

4. TEE的图像方位及视角

(1)扇形图像。

(2)显示右侧(R)及左侧(L)。

(3)近端区域(最接近探头)及远端区域(远离探头)。

### (三) TEE 的检查技术

1. TEE检查的20个标准切面

(1)食管中段四腔心切面(ME 4C):食管中段心脏四腔心切面是通过将超声探头放在食管中段,即位于左心房后部,获得的图像。图像平面始于左心房,经二尖瓣的中心,止于左心室心尖部。可获得的心脏图像包括左、右心房,左、右心室,二尖瓣,三尖瓣,房间隔,室间隔,室间隔下壁和左心室侧前壁。在该图像中,通常能看到二尖瓣前叶和后叶中间部分(A3、A2、P2)。将彩色多普勒奈奎斯特(Nyquist)调至60~70cm/s,置于三尖瓣和二尖瓣处,可见舒张期血流为前向层流(蓝色);收缩期逆向湍流(红色或马赛克)提示为瓣膜反流。

(2)食管中段二尖瓣连合部切面(ME MC):食管中段二尖瓣连合部切面是从左心房后观察左心房、二尖瓣和左心室心尖部。在该图像中,二尖瓣由左侧的P3部分、右侧的P1部分和中间的二尖瓣前叶(通常为A2)形成一个"陷阱门"样的图像(P3、A2、P1)。此切面图像显示左心室后中乳头肌、前侧乳头肌及左心室心尖部。将彩色多普勒置于二尖瓣,Nyquist调至60~70cm/s,可显示舒张期前向血流;收缩期逆向血流造成的湍流(红色或马赛克)提示二尖瓣反流。

(3)食管中段两腔心切面(ME 2C):食管中段两腔心切面是始于左心房直接观察左心房、二尖瓣和左心室心尖部。图像与食管中段四腔心切面图像(ME 4C)垂直。图像中,左心室前壁位于右侧,左心室下壁位于左侧。该图像还显示二尖瓣前叶的A1、A2部分,以及后叶的P3部分(P3、A2、A1)。将彩色多普勒置于二尖瓣,Nyquist调至60~70cm/s,可显示舒张期前向血流,呈蓝色;收缩期逆向血流造成的湍流(红色或马赛克)提示为二尖瓣反流。

(4)食管中段长轴切面(ME LAX):食管中段长轴切面始于左心房,从长轴方向对主动脉根部和整个左心室成像。该切面图像中整个左心室前间隔壁和下侧壁都可以显示,主动脉瓣及二尖瓣前叶(A2)和后叶(P2)也清晰可见。将彩色多普勒框置于二尖瓣、右心室流出道及主动脉瓣,Nyquist调至50~70cm/s,可显示穿过二尖瓣的前向血流,呈蓝色,以及穿过右心室流出道及主动脉瓣的舒张期血流(红色)。

(5)食管中段主动脉瓣长轴切面(ME AV LAX):食管中段主动脉瓣长轴切面始于左心房,从长轴方向显示主动脉根部。左心室流出道、部分主动脉瓣、升主动脉近端(窦-管连接部远端1cm)排列于图像右侧,而二尖瓣和左心室并未在此切面图像中显示。将彩色多普勒Nyquist调至50~70cm/s,置于主动脉瓣处,可见收缩期血流为前向层流;由于探头的关系,收缩期穿过左心室流出道部分为红色,穿过主动脉瓣和升主动脉部分为蓝色。穿过室间隔的收缩期血流代表室间隔缺损。

(6)食管中段主动脉瓣短轴切面(ME AV SAX):食管中段主动脉瓣短轴切面始于左心房,与主动脉瓣瓣环相平行。三个主动脉瓣膜对称成像。无冠脉起始的瓣膜紧邻房间隔,起始于右冠状动脉的瓣膜在最前方,起始左主干的瓣膜紧邻肺动脉。将彩色多普勒Nyquist调至50~70cm/s,置于主动脉瓣处,可见收缩期穿过主动脉瓣的血流为红色。

(7)食管中段右心室流入-流出道切面(ME RV inflow-outflow tract):食管中段右心室流入-流出道切面始于左心房,在该切面的图像中可以显示血液从三尖瓣流入右心室,再从肺动脉瓣流出的整个过程。主动脉瓣的非轴线位成像位于图像正中。将彩色多普勒Nyquist调至50~70cm/s,置于三尖瓣和肺动脉处,可见穿过三尖瓣的舒张期前向血流为蓝色,穿过肺动脉瓣的收缩期血流为红色。

(8)食管中段双腔静脉切面(ME bicaval):食管中段双腔静脉切面从长轴方向依次显示左心房、右心房、下腔静脉和上腔静脉。成像中的结构以左心房位于成像尖端(靠近探头)、右心房位于远端,下腔静脉位于尾端、上腔静脉位于头侧。将彩色多普勒框置于房间隔、下腔静脉和上腔静脉近端,Nyquist调至30~50cm/s,可见腔静脉的前向层流。任何穿过房间隔的血流都是异常的,提示房间隔缺损或卵圆孔未闭,显示不清时可进行Bubble-Test明确诊断。

(9)经胃心脏基底部短轴切面(TG basal SAX):经胃心脏基底部短轴切面从长轴方向显示紧邻胃的左心室下壁基底部所有6个左心室基底部室壁。这使得从平行瓣环的角度观察二尖瓣前叶(A3)的后半部分及后叶和紧邻探头的后联合。将彩色多普勒框置于二尖瓣,Nyquist调至50~70cm/s,显示穿过二尖瓣的舒张期血流为蓝色。收缩期至舒张期有持续血流,提示二尖瓣反流,并可精准定位。

(10)经胃中段短轴切面(TG Mid SAX):经胃中段短轴切面始于左心室后壁中部,从横截面角度暴露胃壁后左心室所有6个室壁。

(11)经胃两腔心切面(TG 2C):经胃两腔心切面是经胃从横截面方向依次显示左心室下壁和二尖瓣瓣膜下结构。该切面图像与食管中段两腔心切面图像相似,只是旋转90°后使探头更靠近左心室下壁(超声尖端)。将彩色多普勒框置于二尖瓣,Nyquist调至50~70cm/s,显示穿过二尖瓣的收缩期逆向血流,提示二尖瓣反流。

(12)经胃长轴切面(TG LAX):经胃长轴切面是经左心室长轴方向对主动脉根部的长轴平面进行显示。根据不同超声深度的设置,图像可显示左心室流出道和主动脉瓣。该切面图像类似于食管中段主动脉瓣长轴切面图像,但能更好地放置频谱多普勒。将彩色多普勒框置于二尖瓣、右心室流出道及主动脉瓣,Nyquist调至50~70cm/s,可显示穿过右心室流出道(红色)及主动脉瓣(蓝色)的收缩期前向血流。穿过主动脉瓣的舒张期血流提示主动脉瓣关闭不全。

(13)经胃右心室流入道切面(TG RV inflow):经胃右心室流入道切面始于右心室后壁长轴方向,止于右心室长轴图像。右心室心尖部位于图像左侧,前游离壁位于图像视野远端。将彩色多普勒框置于三尖瓣,Nyquist调至50~70cm/s,显示穿过三尖瓣的收缩期逆向血流(蓝色或湍流样),提示三尖瓣反流。

(14)经胃深部长轴切面(deep TG LAX):经胃深部长轴切面是从左心室心尖部显示心脏基底部。可能需要向左弯曲探头以便在图像中央显示左心室流出道和主动脉瓣。该切面图像可以用来测量跨左心室流出道或主动脉瓣流速的多普勒数据。将彩色多普勒框置于三尖瓣,Nyquist调至50~70cm/s,显示穿过三尖瓣的收缩期逆向血流(蓝色或湍流样),提示三尖瓣反流。

(15)食管中段降主动脉短轴切面(ME desc aortic SAX):食管中段降主动脉短轴切面显示降主动脉横截面。切面近端的环形主动脉结构显示主动脉的右前壁。前进或后退探头可以显示降主动脉全程。将彩色多普勒框置于主动脉,Nyquist调至50~70cm/s,显示间断的前向收缩期血流(红色),收缩期和舒张期主动脉中有连续血流,提示主动脉瓣关闭不全。

(16)食管中段降主动脉长轴切面(ME desc aortic LAX):食管中段降主动脉长轴切面是从长轴方向显示降主动脉。该切面图像左侧为主动脉远端,图像右侧为主动脉近端。

(17)食管上段主动脉弓长轴切面(UE aortic arch LAX):食管上段主动脉弓长轴切面是从纵轴方向显示主动脉弓横截面。圆形的降主动脉图像转变为长方形的主动脉弓横截面图像(0°)。主动脉弓近端位于图像左侧,远端位于图像右侧。回退探头可以获得大血管顶部和颈部的图像。将彩色多普勒框置于主动脉,Nyquist调至50~70cm/s,显示间断的前向收缩期血流(红色),收缩期和舒张期主动脉中有连续血流,提示主动脉瓣关闭不全。

(18)食管上段主动脉弓短轴切面(UE aortic arch SAX):食管上段主动脉弓短轴切面始于主动脉弓短轴横截面,止于肺动脉长轴图像。该切面图像右上侧显示左锁骨下动脉和无名静脉的近心端,左下角显示肺动脉瓣(PV)和肺动脉(PA)主干长轴图像。将彩色多普勒框置于右心室流出道、肺动脉瓣及肺动脉,Nyquist调至50~70cm/s,显示收缩期前向血流(红色),舒张期逆向血流,提示肺动脉瓣关闭不全。

(19)食管中段升主动脉长轴切面(ME asc aortic LAX):食管中段升主动脉长轴切面始于右肺动脉(RPA),从长轴方向观察升主动脉近端。将彩色多普勒框置于主动脉及右肺动脉,Nyquist调至50~70cm/s,可显示收缩期前向血流。由于与探头的关系,尽管收缩期血流是连续单向的,但在升主动脉显示为主动脉瓣红色,远端显示为蓝色,而在收缩末期和舒张早期血流变为单向相反,以利于闭合。黑色提示超声束方向与血流方向垂直。收缩期湍流提示主动脉瓣狭窄,收缩期和舒张期主动脉中有连续血流,提示主动脉瓣关闭不全。

(20)食管中段升主动脉短轴切面(ME asc aortic SAX):食管中段升主动脉短轴切面从主动脉瓣略上方

开始,依次显示右肺动脉(显示长轴)、升主动脉(显示短轴)和上腔静脉(显示短轴)。将彩色多普勒框置于主动脉及肺动脉瓣,Nyquist调至50~70cm/s,可显示收缩期前向血流。将彩色多普勒框置于上腔静脉,Nyquist调至30cm/s,可显示主肺动脉中血流增快及降主动脉中的湍流。

2. TEE-Focus 6个基本切面　截至目前,TEE-Focus包含6个基本切面,其中有4个关于心脏的基本切面,2个关于大血管的基本切面:①左心室长轴切面;②右心室流入-流出道切面;③经胃底心室短轴切面;④食管中段四腔心切面;⑤降主动脉短轴切面;⑥升主动脉长轴切面(新增)。

TEE-Focus 将TEE检查的核心观察内容概括为壁、腔、瓣、流四个方面(表4-7),壁是房壁、室壁、血管壁;腔是心房、心室腔和血管腔;瓣是心房和心室之间的两个房室瓣、心室和大动脉之间的两个半月瓣;流是心血管的正常和各种异常血流。其中壁和瓣是心血管系统的固体成分,腔和流是心血管系统的液体成分,循环系统特殊的液体和固体的耦合派生出了各种血流动力学参数。

表4-7　TEE-Focus 标准切面的观察内容

| 壁 | 腔 | 瓣 | 流 |
| --- | --- | --- | --- |
| 增厚 | 扩大 | 狭窄、增厚 | 正常层流 |
| 变薄 | 减小 | 关闭不全、冗长 | 分流 |
| 缺损、异位引流 | 形态失常 | 穿孔 | 异常反流 |
| 血栓 | 局部梗阻 | 赘生物 | 射流 |

(1)左心室长轴切面:①左心房大小、房壁厚度是否正常,舒缩运动是否正常;②二尖瓣开闭运动是否正常,有无穿孔及赘生物;③左心室流入道是否通畅;④左心室壁厚度是否正常,舒缩运动是否正常;⑤左心室流出道是否有梗阻;⑥主动脉瓣开闭是否正常,有无穿孔赘生物;⑦升主动脉管壁、管腔是否正常;⑧腔内血流是否正常。

(2)右心室流入-流出道切面:①右心房大小、房壁厚度是否正常,舒缩运动是否正常;②三尖瓣开闭运动是否正常,有无穿孔及赘生物;③右心室流入道是否通畅;④右心室大小、室壁厚度是否正常,舒缩运动是否正常;⑤右心室流出道是否有梗阻;⑥肺动脉瓣开闭是否正常,有无赘生物;⑦肺动脉管壁、管腔是否正常;⑧腔内血流是否正常。

(3)经胃左心室短轴切面:①左、右心室腔大小及形态;②左、右心室比例及室间隔凸向哪一侧;③室壁厚度和搏动幅度;④腔内血流是否正常。

(4)食管中段四腔心切面:①各房室大小及其比例;②切面中心壁的厚度、搏动幅度、连续性;③二尖瓣和三尖瓣的形态结构和开闭功能;④腔内血流是否正常。

(5)降主动脉短轴切面:①降主动脉管腔大小及形态;②主动脉壁各层是否增厚、回声增强;③是否存在夹层或假性动脉瘤;④腔内血流是否正常。

(6)升主动脉长轴切面:①主动脉管腔大小及形态;②主动脉壁各层是否增厚、回声增强,是否存在附壁血栓和粥样斑块;③是否存在夹层或假性动脉瘤;④腔内血流是否正常。

## 第二节　超声仪器引导下的麻醉操作技术

超声仪器已成为麻醉医师的第三只眼睛,在临床麻醉中的作用越来越重要。除TEE外,超声在外周神经阻滞、动静脉穿刺等方面也有广泛的应用。

### 一、外周神经阻滞

传统的外周神经阻滞多使用体表骨性标志定位或异感法定位,定位不精确,失败率高,并发症多(如刺破血管、局麻药中毒等)。神经刺激器引导外周神经阻滞,大大提高了阻滞成功率,但神经刺激器引导依然需依赖体表标志定位,对于肥胖、解剖变异患者,阻滞的难度很大,成功率较低。超声引导神经阻滞能直观地看到靶神经位置及神经周边结构(如血管或胸膜等),能显著提高成功率,减少误入血管等不良反应,同时能观察局麻药的扩散情况,减少局麻药用量。

1. 探头选择 超声探头分为高频(一般频率为8MHz以上)和低频(一般频率为6MHz以下)。高频探头适合比较浅表的神经,如臂丛神经、股神经等;穿透力弱,成像质量高。低频探头适合使用较深的神经组织,如臂下坐骨神经、腰丛等;穿透力强,但成像质量差。因此,较深的神经阻滞难度较大,可以通过调整机器上的优化功能键(深度、焦距、频率、增益、多普勒)来优化成像质量。

2. 成像特点 不同的组织结构超声表现各不相同。外周神经在超声图像中可表现为低回声、强回声或蜂窝状结构,根据位置的不同而不同。通常近心端的外周神经为低回声结构,远心端的神经常表现为强回声结构,这与外周神经干中神经纤维和非神经纤维支撑组织的比例有关。外周神经常与血管、筋膜、韧带伴行。肌腱和韧带在超声下纵切面显像为平行排列的多数强回声带,横切时无散在小圆形低回声结构(神经纤维的超声下显影特点)。当肢体屈伸时,肌腱和韧带的位置与粗细会发生变化,而神经的大小和位置则相对固定。血管在超声下表现为规则的波动性低回声结构。可通过彩色多普勒来鉴别。各组织结构的超声显像特点见表4-8。

表 4-8 各组织结构的回声及超声图像特点

| 组织结构 | 回声强度 | 超声图像 |
| --- | --- | --- |
| 神经 | 低回声/高回声 | 黑色/白色 |
| 肌腱 | 高回声 | 白色 |
| 肌肉 | 低回声及高回声条带 | 黑色及白色 |
| 脂肪 | 低回声 | 黑色 |
| 筋膜 | 高回声 | 白色 |
| 动脉 | 波动性有回声 | 黑色 |
| 静脉 | 压缩性无回声 | 黑色 |
| 局麻药 | 无回声 | 黑色 |

超声引导神经阻滞时,穿刺针的显影很重要。尽量清晰地显示穿刺针和靶神经是成功穿刺的重要保证。影响穿刺针显影清晰度的因素包括穿刺针的粗细、穿刺针与探头的角度、穿刺针本身的设计(是否为超声显影针等)、探头的频率等。根据穿刺针和超声探头的关系,可分为平面内(in-plane)穿刺和平面外(out-plane)穿刺。平面内穿刺时,穿刺针保持在超声波束的扫描扇面之内,针尖和针杆容易被显示;平面外穿刺时,穿刺针在超声图像中显示为一个点,需根据组织的移动来间接推测针尖位置,有时需辅助给予少量空气或水来确定针尖位置。

3. 扫描技术 首先需明确超声图像中与身体相对应的前后、左右的关系。神经超声成像通常使用横断面显像,也可使用纵断面成像。横断面成像显示的神经结构更容易辨认,神经图像通常显示为圆形或椭圆形,神经干内部的神经纤维束显示为低回声结构;纵断面成像时,神经显像为伴有细长低回声束样成分(神经纤维束)的管状结构,其间混杂有较强回声的带状结构(神经束膜及神经束之间的结缔组织)。

基本的扫描技术包括压迫、倾斜、旋转、滑动。适当加压超声探头,可以改善成像质量,区别动静脉(静脉容易被压瘪,动脉不易被压闭);倾斜和旋转可以寻找到最佳的成像角度,改善靶神经的显像质量和穿刺针途径显像;滑动可用以追踪靶神经和周围组织的关系,辅助判断确认靶神经。

4. 常见外周神经阻滞

(1)肌间沟臂丛神经阻滞:肌间沟臂丛神经阻滞通常使用高频(频率10~15MHz)探头。在肌间沟部位,臂丛神经位于前、中斜角肌之间(图4-138)。通常患者平卧位,头略偏向对侧,可适当抬高头部,减少静脉充盈。通常在此部位行神经横断面扫描,探头的初始位置一般放在环状软骨水平,通

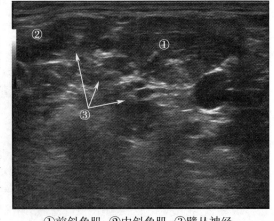

①前斜角肌;②中斜角肌;③臂丛神经。

图 4-138 肌间沟臂丛神经的超声表现

过上下滑动和适当倾斜探头,使神经显影更易辨认。神经通常显示为位于前、中斜角肌之间的低回声串珠样结构。在前斜角肌的内侧,有颈内动脉和颈内静脉;在前斜角肌的浅层,是椎前筋膜、颈浅丛和胸锁乳突肌。通常采用平面内进针以显示整个针体和针尖,腹侧或背侧进针均可。从前侧进针时,需注意勿刺破颈内静脉和动脉。给药过程中,可根据超声显像中局麻药的扩散情况,适当改变针尖位置,以使局麻药扩散得更均匀。

(2)锁骨上臂丛神经阻滞:锁骨上臂丛神经是臂丛神经经肌间沟向下的延伸,在此部位,臂丛神经表现为锁骨下动脉旁的团状蜂窝状结构(图4-139)。根据探头扫描的水平和方向不同,神经结构可表现为椭圆形或扁平形。通常将探头放于锁骨中点上方,略向尾侧倾斜。当锁骨下动脉在超声图像中显示为一个圆形的搏动结构时,臂丛神经显示常较为清晰。平面内进针时,针尖需突破臂丛神经鞘后再给药,突破臂丛神经鞘时往往会有一个突破感;当局麻药将臂丛神经推开后,需适当继续进针,以使局麻药更好地扩散,加快起效速度,增加成功率。

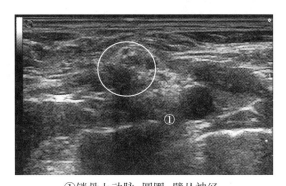

①锁骨上动脉;圆圈:臂丛神经。

图 4-139 锁骨上臂丛神经的超声表现

(3)锁骨下臂丛神经阻滞:在锁骨下部位,臂丛神经表现为围绕锁骨下动脉的内侧束(5点位置)、外侧束(9点位置)和后侧束(7点位置)(图4-140)。神经位置较深,超声欲同时显示穿刺针和靶神经结构难度较大。但锁骨下动脉容易显示,在动脉周围注射局麻药形成U形包绕,常可以获得满意效果。锁骨下臂丛神经阻滞适合留置导管持续给药,该部位留置导管易于固定,方便护理,患者舒适度高。穿刺时将探头放于喙突旁,将探头调整为矢状位显示腋动脉。腋动脉深度通常为3~5cm,腋动脉周围的三个臂丛神经束支有时显示不清。平面内进针时,需尽可能清晰地显示穿刺针的针尖位置;当针杆及针尖显示不满意时,需间断给予少量的水或空气以明确针尖位置;避免穿刺针刺破胸膜。当单点注射局麻药扩散不充分时,需多点给药,以使局麻药在动脉周围呈U形扩散。

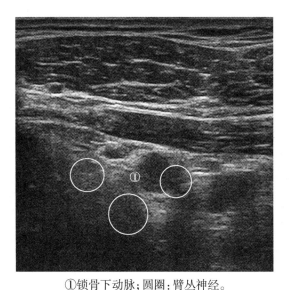

①锁骨下动脉;圆圈:臂丛神经。

图 4-140 锁骨下臂丛神经的超声表现

（4）腋路臂丛神经阻滞：腋路臂丛神经阻滞的优点是安全性高，操作容易。在此部位，臂丛神经分为桡神经、正中神经、尺神经和肌皮神经（图4-141）。肌皮神经通常在腋鞘外，位于肱二头肌和喙肱肌之间的筋膜内，超声常表现为一个眼形结构。当向近心端滑动超声探头时，可见肌皮神经"滑入"腋鞘，肌皮神经需单独阻滞。其他三支神经围绕腋动脉分布，顺时针方向（9点位置开始）依次为正中神经、尺神经、桡神经。

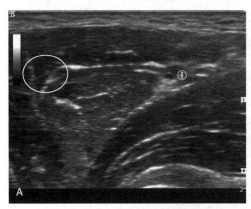
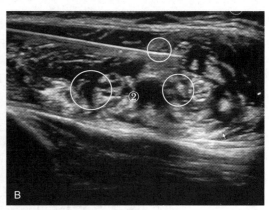

A.①腋动脉；圆圈：臂丛神经；B.②腋动脉；圆圈：臂丛神经。

图4-141　腋路臂丛神经的超声表现

患者仰卧位，患肢外展90°，避免过度外展。探头放于上臂近心端，近胸大肌远端，平行上臂短轴，显示神经和血管的横断面。超声引导下平面内进针，依次阻滞肌皮神经、正中神经、尺神经和桡神经；给予局麻药时应缓慢，并间断回吸。避免刺破腋动脉和腋静脉，同时注意避免神经内注射。

（5）股神经阻滞：股神经是腰丛的主要分支。在腹股沟部位，股神经位于股三角内，股动脉外侧，髂筋膜的深部，髂腰肌浅层。深度通常为2~4cm。患者通常仰卧位，患肢轻度外展、外旋。超声探头放于腹股沟皱褶处，横向放置，适当向头侧或尾侧倾斜探头，有助于更清晰地显示神经。超声显影中，股神经显示为股动脉外侧、髂腰肌浅层的椭圆或扁平状高回声结构（图4-142）。单次阻滞时，使用平面内进针，由外向内进针，针尖到达髂筋膜下、股神经旁时，给予局麻药，单点或多点给药均可。注意避免误穿血管。

（6）经臀及臀下坐骨神经阻滞：坐骨神经阻滞有许多入路，超声可在多个平面显示神经位置。经臀入路是较常使用的入路，这个部位的坐骨神经位置较深，需使用低频探头。患者通常侧卧或俯卧，轻度屈髋、屈膝。超声探头放于坐骨结节和股骨大转子之间，坐骨神经显示为位于臀大肌深面、股方肌表面的强回声结构，通常更靠近坐骨结节（图4-143）。临床上有时超声图像显示不清坐骨神经位置，可适当倾斜或滑动探头，增加坐骨神经和周围组织的对比度；也可结合神经刺激器进行精确定位。给予局麻药时应避免注射压力过高，以防神经内注射。

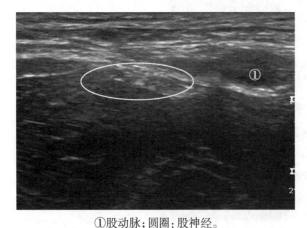
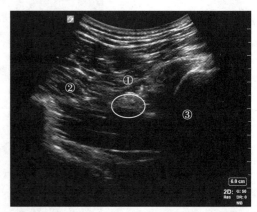

①股动脉；圆圈：股神经。

①臀大肌；②大转子；③坐骨结节；圆圈：坐骨神经。

图4-142　股神经的超声表现　　　　　　　　　　图4-143　坐骨神经的超声表现

(7)腘窝坐骨神经阻滞:腘窝坐骨神经阻滞很适合用于小腿及远端的手术及术后镇痛。尤其在用于术后镇痛时,在提高镇痛效果的同时,对下肢的肌力影响较小,患者的舒适度很高。在此部位,坐骨神经通常分为胫神经和腓总神经。胫神经位于内侧,腓总神经位于外侧。患者俯卧位或侧卧位,超声探头在腘窝处横向放置,在邻近腘动脉的浅层、外侧可显示高于周围组织回声的胫神经和腓总神经。当超声探头沿神经向头端滑动时,可观察到2根神经汇合到一起。交汇点通常在腘窝皮纹上方5~10cm处,通常可在汇合处给药,或在腘窝皱褶处分别给药。进针点为大腿外侧,进针途径为平面内进针。

## 二、超声辅助椎管内穿刺

对于肥胖患者、韧带骨化患者,准确定位椎间隙比较困难。超声能辅助定位椎间隙或实时引导穿刺,能提高穿刺的准确性和安全性。

患者通常采取侧卧位或坐位。硬膜外腔和蛛网膜下腔被骨性结构包绕,超声显示椎管内结构难度较大。需采用低频(频率4~7MHz)探头增加穿透性,以显示深部椎管的骨性及韧带结构。硬膜外腔和蛛网膜下腔超声表现为低回声结构。根据探头位置的不同,可将椎管超声图像分为旁矢状横突位、旁矢状关节突位、旁矢状倾斜位、横向棘突位及横向椎板间隙位,其中最重要的是旁矢状倾斜位和横向椎板间隙位。

旁矢状倾斜位是将探头平行于脊柱放置,旁开脊柱中线1~3cm,通过缓慢滑动探头,寻找到连续高回声、驼峰样结构(上下关节突影像);然后朝脊柱中线方向倾斜探头,寻找高回声"锯齿状"图像,即椎板结构,在锯齿状结构之间的间隙即椎板间隙。在此间隙位置,由浅至深的结构为黄韧带、硬膜外腔、后部的硬脊膜、蛛网膜下腔、前部的硬脊膜、后纵韧带及椎体的后部。黄韧带、硬膜外腔、后部硬脊膜统称为"后复合体",在超声图像上呈一条高回声线状结构;前部的硬脊膜、后纵韧带、椎体统称为"前复合体",亦呈现一条高亮的线状结构。

获得横向椎板间隙位的方法是将探头垂直于脊柱长轴放置,向头端或尾端滑动探头,当超声束可以通过棘突间隙和椎板间隙进入椎管时,此图像即为水平椎板间隙位图像。此位置即为传统方法可利用的穿刺间隙,可以观察到2条平行的高回声结构,即为"前后复合体","前后复合体"之间的管状结构是低回声的蛛网膜下腔。

稳定超声图像后,可测量硬膜外腔距皮肤的距离,减少随后试穿刺的次数,增加成功率,减少不良反应。超声仅用于定位,确定好位置后用记号笔标记好,随后用传统手法穿刺。超声也可用于实时引导,需要同时较好地显示解剖结构和穿刺针;但难度较大,需要长时间的实践才能掌握。

## 三、超声引导中心静脉及动脉穿刺

超声引导血管穿刺是超声在临床上的重要应用之一。对于肥胖、水肿、低血压、小儿等患者,用传统的解剖定位、盲探方法行中心静脉或动脉穿刺的难度很大,可能需要反复穿刺,失败率高,血肿、气胸等不良反应较多。在超声引导下穿刺,可以准确地定位血管,对于解剖结构异常、血管异位的患者,也能很好地准确定位,有效提高成功率,降低反复盲目穿刺造成的并发症。

通常需要穿刺的血管比较表浅,可采用高频探头。选择好靶血管的大概位置后,常规消毒铺孔巾,用无菌超声耦合剂涂抹相应部位的皮肤。改变超声探头的方向,显示血管的横断面或纵断面。根据不同的位置,选择最清晰的超声图像层面。采用平面外或平面内穿刺,实时引导。

中心静脉穿刺置管的血管通常选择颈内静脉和锁骨下静脉。成人多选择颈内静脉,小儿首选股静脉或颈内静脉。超声下血管非常容易辨认,显示为低回声卵圆形结构。压迫探头,静脉容易被压瘪,这是鉴别动、静脉的重要方法;也可使用彩色多普勒超声来鉴别。

成人动脉穿刺多选择桡动脉,超声引导穿刺和置管的基本方法与静脉相似。需要注意的是,超声辨别动静脉后,进针时应注意针杆的方向及针尖的位置。

超声引导能有效提高血管穿刺和置管的安全性和有效性。相对于传统的解剖定位盲探法,它可以提高穿刺成功率,减少不良反应。临床上应用超声技术,还可以发现和诊断血管的解剖变异,甚至可以诊断血管病变及血栓性疾病。

(王　庚)

# 第十三章　可视化麻醉设备

## 第一节　纤维支气管镜

### 一、历史回顾

纤维支气管镜(简称"纤支镜")是根据 1966 年 Ikeda 的设计方案研制而成,1967 年 Murphy 首次报道了纤维光导经鼻引导气管插管;1972 年,它已经应用于常规气管插管技术无法解决的严重类风湿关节炎患者,有经验的操作者可以在 1 分钟内完成纤支镜引导的气管插管。

1973 年,纤支镜用来评价气管导管和气管隆嵴的位置关系,证实无论成人还是小儿,纤支镜评价气管导管位置的精确度与胸部放射照相相仿。1974 年,纤支镜应用于辅助放置和定位左侧双腔气管导管。其后,纤支镜在评估左、右侧双腔气管导管位置中发挥了重要作用;同时,它也被用于小儿和成人危重患者上、下气道的评估。

纤支镜并非为困难插管而研制,但麻醉医师很早就认识到了纤支镜在此领域的价值,拓展了它在困难气道管理中的应用空间。已经证实,有高危误吸风险的清醒患者,纤支镜可以保障气道的安全;而无论患者处于清醒还是麻醉状态,麻醉医师均可用之观察上、下气道的情况,评估术前或拔管后的喘鸣,诊断急性肺不张或意外支气管插管导致的低氧血症,分泌物阻塞气道,导管扭结或套囊疝出,并能发现喉部息肉或其他气道损伤。

目前,纤支镜的操作已经成为麻醉住院医师培训的必修内容,可通过模拟人的演练,提高操作水平。

### 二、纤支镜的构造

不同品牌的纤支镜原理相同(图 4-144)。手柄上装有可视目镜(有调节目镜焦距的屈光度调节环)、数码摄像机或与监视器相连的集成摄像机。手柄上还有控制前端弯曲的角度控制旋钮、吸引按钮和吸引通道开口。手柄的设计便于单手把持,拇指操控角度控制旋钮,示指控制吸引按钮,另一只手用于操控气管导管的进出。

纤支镜插入部内有光导束、图像传导束、吸引通道和弯曲牵引钢丝,由不锈钢网包绕,再由防水的塑料外膜包裹。插入部可以弯曲,以适应气道的弧度,但过度弯曲会损坏光导纤维束。

光源光线经光导束内玻璃状光导纤维传入纤支镜的远端,物体反射的光线通过物镜聚焦在图像传导束的远端,之后图像被传导至目镜或摄像机。图像传导束中每一条纤维在图像两端相对固定,因此,通过目镜观察到的图像和物体实际方向一致。

吸引通道从手柄一端贯穿到插入部的尖端,可以用来吸引分泌物、喷洒局麻药、进行活组织检查、清洗设备或吹入氧气。

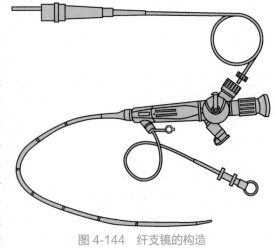

图 4-144　纤支镜的构造

手柄上的角度控制旋钮可调节插入部远端的弯曲度,通过插入部的 2 根牵引钢丝,达到操控的目的,向上、向下的弯曲角度至少可达到 120°，最大能达到 180°，最终获得 75°~120° 的视野。

有些纤支镜还具备综合电缆，内部含有光传导纤维束和自动曝光系统电缆，其终端是含有光导束、通气接口、摄像电子接口的连接端。通气接口是安装环氧乙烷消毒排气帽和气体泄漏监测仪的部位。

### 三、清洗和消毒

为避免纤支镜的损坏和患者之间的交叉感染，每次操作后都应进行清洗消毒。对纤支镜进行气体消毒、通风及空运时，必须盖上环氧乙烷帽，以保持纤支镜内外压相等。但将纤支镜浸泡消毒时，必须取下环氧乙烷帽。用清水冲洗吸引通道，或用清洗刷彻底清除吸引通道内的分泌物。初步检查纤支镜有无破损后，取下吸引口和活检口组件，将纤支镜浸泡在消毒液中，用装有消毒液的注射器清洗吸引通道。非特殊感染患者使用后，可用戊二醛浸泡 10 分钟或含碘溶液浸泡 20 分钟，之后用清水反复冲洗插入部和吸引通道，抽吸空气10~15 秒，干燥吸引通道内壁。

如果患者有结核或其他传染性疾病，应对纤支镜进行消毒。可以用环氧乙烷气体灭菌法对纤支镜进行彻底消毒，24 小时的消毒、通风过程中始终盖环氧乙烷帽。

### 四、纤支镜引导成人气管插管

纤支镜几乎可以用于各类气管插管，无论患者是清醒还是麻醉状态，尤其是在困难气道中的应用价值，已经得到了广泛认可。对于已知或可预测的困难气道，如颈部活动度异常、颈椎不稳定、病态肥胖、高危反流误吸、既往有面罩通气困难、鼾症、有气管切开和长时间插管病史的患者，清醒状态下经纤支镜气管插管为首选方式。对于未预测到的插管失败，纤支镜可以提供快速的上、下气道观察，从而明确失败原因，并引导气管导管的置入。可以说，纤支镜引导气管插管是处理困难气道的"金标准"，熟练掌握此项技术对麻醉医师极其重要。

1. 纤支镜辅助用具　困难气道不仅仅发生在手术室，病房、ICU、急诊室，甚至医院的门诊、影像科、走廊都有困难气道发生的报道，因此可移动的困难气道解决方式——困难气道车应运而生，配备有纤支镜、各种喉镜、喉罩、内镜面罩、插管型通气道、鼻咽通气道、气管导管、润滑剂、局麻药、镇静镇痛药物、纱布、棉签等气道辅助工具，也包括有创的气管切开包。

2. 纤支镜引导清醒状态下经口气管插管　当预测有困难气道或气道存在病变的情况下，首选清醒状态下气管插管。患者清醒维持自主通气，可以维持气道开放，避免舌后坠堵塞咽部；可以在影像引导下，使气管导管前端准确地越过受压部位。如果气道解剖结构分辨不清，还可嘱患者深呼吸帮助定位声门位置。

(1)患者准备：操作前向患者详细介绍纤支镜的操作过程，取得患者的理解并配合十分重要。如何固定头位、何时深呼吸、按需咽下分泌物等都需要患者的合作。如果条件允许，可以尝试清醒镇静插管。

(2)药物准备：入室后常规监护，开放静脉，鼻导管以 3L/min 流速吸氧。可选用苯二氮䓬类镇静药，口服地西泮 5~10mg 或肌内注射咪达唑仑 1~3mg 均可提供适当的镇静。阿片类镇痛药虽能抑制气道反射，更好地耐受气道器械，但需慎重给予，避免引起通气障碍，尤其是与苯二氮䓬类药物配伍用时，两者的协同作用会对呼吸造成明显抑制。止涎剂可给予格隆溴铵或阿托品，以减少分泌物，提供良好的视野，同时有助于局麻药对黏膜组织的浸润。

药物准备的最后一步是喷洒局麻药，在保持黏膜干燥的情况下，将 4% 利多卡因或 1% 丁卡因喷洒在舌背侧和咽喉部，可以消除咽喉部和气管支气管反射，提高患者对气道器械的耐受性。由于局麻药在黏膜的快速吸收，建议局麻药的总量不超过同种药物组织注射剂量的一半。

喉和气管的局麻可采用 4% 的利多卡因环甲膜注射，大多数患者会出现一过性呛咳，有助于局麻药在气管内的扩布，可以有效地防治推送纤支镜造成的严重呛咳或喉痉挛。还可以通过纤支镜的吸引通道喷洒局麻药，直视下将局麻药喷洒在会厌和声门，30~45 秒后，将纤支镜向气管内推送，在推进过程中，将局麻药喷洒在气管支气管的表面。

(3)气管导管的置入：局麻后，将头置于正中位，口中放置插管型通气道，吸引口咽分泌物，将润滑过的气管导管置入插管型通气道内 4~5cm，用右手拇指及示指经气管导管推送纤支镜。在纤支镜下行过程中，可以看到通气道的白色咽面、患者的软腭和腭垂，继续推送，前端向前弯曲，暴露会厌和声门。如果会厌遮挡声门，则调整纤支镜前端角度，使其绕过会厌，暴露声门。在推送过程中，应始终使目标结构置于视野的中央，可通过弯曲牵引钢丝调整上下位置,通过旋转插入部的镜杆来调整左右位置。操作者往往通过转动身体,使镜杆旋转,从而寻求合适的纤支镜前端位置。通过声门后,继续推送纤支镜进入气管中端,保持纤支镜位置稳定,沿镜杆推送气管导管进入气管,置于气管隆嵴上 3~4cm 处。

从口腔到咽部的角度大,有时气管导管推送受阻,可能受阻于会厌或梨状窝,应旋转气管导管,使其斜面向下,这样有助于避开右侧的杓状软骨,增加插管成功率。嘱患者深呼吸也能提高成功率。纤支镜的镜杆尺寸要接近气管导管的内径,否则缝隙过大,会增加推送受阻的概率。局麻药效果欠佳造成的喉痉挛也会阻碍推送,通过纤支镜追加局麻药可以解决。

3. 清醒经鼻气管插管　选择通气好的一侧鼻孔,注入 2% 利多卡因凝胶麻醉鼻黏膜;或将棉签浸润 4% 利多卡因和麻黄碱的混合液,置入鼻孔,约 4 分钟即可获得局麻和血管收缩的预期效果。环甲膜穿刺或纤支镜喷洒局麻药,可满足喉部和气管的表面麻醉。

纤支镜经鼻气管插管比经口容易,因为纤支镜前端从鼻后孔穿出时,往往正对着声门。因此,可以先将气管导管插入鼻腔,过鼻后孔到达口咽部后,再将纤支镜插入,还可以防止鼻腔分泌物遮挡物镜。为减少气管导管对鼻黏膜的物理损伤,可以用温水软化气管导管,充分润滑,轻柔置入。如推送受到阻力,则后退少许,向左、右旋转 90° 后再重新插入。纤支镜进入气管中段后,将气管导管推送入气道。如遇阻力,可将气管导管顺时针旋转 90°,使其斜面向上,避免会厌的遮挡。

4. 麻醉下纤支镜引导气管插管　在全身麻醉下,患者舌和咽部组织失去张力,向下贴近咽腔,阻挡视野;通气与氧合的管理又限制了麻醉医师的操作时间,因此,需要助手协助传递器械;托起下颌,协助咽腔的开放;监测患者的生命体征。自主呼吸时,可应用多种方式给氧,增加氧合;无自主呼吸时,可以通过窒息氧合技术(鼻导管高流量氧)减慢血氧分压的降低。

(1)经口气管插管:全身麻醉肌松后,置入插管型通气道,吸引口咽分泌物,之后再次面罩通气 30~60 秒,助手将气管导管套入纤支镜,操作者左手持纤支镜镜杆,右手持插入部的前端,通过插管型通气道置入口咽部,此时助手协助托起下颌或向前牵拉舌体,帮助会厌离开咽后壁。操作者调整插入部前端位置,通过声门插入气道中段,之后沿纤支镜引导插入气管导管。如遇受阻情况,调整气管导管前端斜面向下,避开右侧的杓状软骨;如仍无法插入,则后退少许,旋转 180° 后再次推送。插管成功后拔出纤支镜,通气的同时确认气管导管的位置。

(2)经鼻气管插管:与经口类似,诱导前用血管收缩药处理鼻腔,助手插入口咽/插管型通气道使舌体远离咽后壁,并上提下颌,保持咽腔开放。操作者经鼻置入纤支镜,引导气管导管进入气管中段。

(3)快速诱导气管插管:如果患者酗酒、不合作或是哭闹的小儿,不能配合清醒插管,又有可能存在困难气道,可使用序贯法快速诱导。压迫环状软骨,阻止胃内容物反流;再用纤支镜完成气管插管。需要操作者技术熟练,否则反复试探会使气道情况恶化,甚至出现致命的误吸。

### 五、纤支镜引导婴幼儿气管插管

纤支镜应用于成人气道管理的技术已经成熟,但在婴幼儿却依然充满了挑战。前端超细的纤支镜,使内径只有 2.5mm 气道的气管插管及呼吸管理成为可能。

1. 小儿气道特点　纤支镜在成人的所有适应证也适用于小儿,但小儿有其独特的特点。首先,伴有困难气道的获得性病变,如会厌炎、呼吸道肿物或脓肿、烧伤的气道管理;其次,各种先天性综合征和遗传性疾病,会影响颌面部发育、颈椎活动度、影响颞下颌关节或张口度,造成解剖结构的异常,给临床带来诸多挑战。

2. 儿童纤支镜引导小儿气管插管

(1)镇静:在严密的监护及严谨的评估下,可以联合应用苯二氮䓬及阿片类药物;也可以联合应用氯胺酮与咪达唑仑;或持续泵注丙泊酚、瑞芬太尼、右美托咪定,也可吸入七氟烷。

(2)局麻:与成人相仿,局麻可以提高患儿的耐受度,防止喉痉挛,并通过减少咽喉部反射,增加插管成功率。喷洒 4% 的利多卡因可以成功地应用于小儿,只需要根据体重调整剂量。

(3)插管方法:生命体征监护必不可少;术前镇静及止涎剂的应用,能创造良好的插管条件;助手辅助给氧及上提下颌,能提供更长的插管时间和更好的声门暴露。内镜面罩或特制的小儿麻醉面罩,可以在插管的同时提供氧合。

由于小儿喉头高,声门成角,且气管径直向后,因此很难将纤支镜尖端直接插入气管。为了获得直接对准声门的插入条件,最重要的是沿着中线插入,并保持插入部的平直。小儿气道环状软骨处最狭窄,可正好卡住没有套囊的气管导管,使其不会过度漏气。而小儿经鼻气管插管可能损伤腺样体组织,引起鼻出血,尤其是 2~6 岁的小儿,腺样体组织肥厚,需要特别谨慎。如果纤支镜过粗,无法穿过合适的气管导管,可以经一侧鼻孔置入气管导管,另一侧置入纤支镜,观察气管导管尖端位置并引导其进入声门。

### 六、纤支镜与其他插管技术的联合应用

1. 纤支镜辅助硬质喉镜　口咽部肿物、上气道水肿会压迫会厌向后移位,纤支镜很难绕过会厌下方暴露声门,此时可以辅助硬质喉镜暴露会厌,在口内直视下将纤支镜的尖端穿过会厌下方,从而暴露声门,完成气管插管。

两者联合也可用于困难气管插管的患者更换气管导管,患者通常伴有咽部软组织肥厚、气道水肿和大量分泌物,干扰纤支镜视野。硬质喉镜可以暴露声门上区域,便于清理分泌物,并抬高会厌,使纤支镜易于绕到会厌下方。

2. 纤支镜辅助喉罩　喉罩已成为全身麻醉的常规通气道,在《2022 年美国麻醉医师协会困难气道管理实践指南》中也建议插管或通气失败的患者使用喉罩。在纤支镜辅助下,可以经喉罩直视喉部,提高经喉罩气管插管的成功率。

置入插管型喉罩,确认呼吸道通畅,选择适当型号的气管导管;用纤支镜窥喉,经声门进入气管中段,再沿纤支镜推送气管导管进入气管;套囊充气后拔出纤支镜,经气管导管通气。麻醉结束时,先拔除气管导管,通过喉罩维持呼吸,气道保护性反射建立后拔除喉罩。但喉罩的管腔内径限制了气管导管型号的选择,喉罩的高度也限制了气管导管插入的深度,为其不足之处。

3. 纤支镜作为光棒使用　纤支镜光线很强,可以透射颈前软组织,在喉结下投射出明亮的光点,与光棒的原理相仿。当存在大量分泌物或血液阻挡纤支镜的观察视野时,可先保持插入部远端平直,绕过会厌下缘,之后向前弯曲远端进入喉部,根据颈部亮点的位置导引气管导管的置入。

### 七、纤支镜更换气管导管

多种原因可能需要更换气管导管,如分泌物、血液、异物阻塞气管导管,气管导管打折,套囊破裂,气管导管型号不适,单腔和双腔气管导管的转换。

以经口气管导管更换经鼻气管导管为例,先静脉给予止涎剂,减少分泌物;之后用镇静剂抑制咽喉反射;鼻黏膜使用血管收缩药减少出血;气管导管温水软化并润滑。之后将气管导管经鼻推送至口咽部,彻底清理咽部分泌物;再经鼻部气管导管插入纤支镜,4% 利多卡因 4~5ml 局麻,2~3 分钟后再次吸引气道;助手托起下颌,操作者沿原有的气管导管推送纤支镜进入前联合,直至看到原有气管导管的套囊;套囊放气后,将纤支镜尖端越过套囊,置于气管隆嵴上方 2~3cm 处。之后助手拔出原有气管导管,操作者立即将新的鼻插管沿纤支镜引导置入,之后拔除纤支镜,重新开始通气。

### 八、纤支镜引导气管插管的优缺点

1. 优点　纤支镜可以有效地处理常规插管方法困难或失败的病例。它可弯曲,能够适应各种解剖结构的变异;适用于各个年龄组的经口 / 鼻插管;在头颈部活动受限或张口受限时,也可以提供解决方法。

在直视下放置气管导管,可以有效地防止支气管插管或食管插管。通过纤支镜还可以清晰地观察气道结构,为气道病变提供直观的影像,进而协助麻醉医师将气管导管置入病变气道的下方。

其刺激小于硬质喉镜,清醒患者容易接受,插管导致的血流动力学改变相对平缓;创伤小,避免了牙齿损伤等插管并发症;在各种体位都能轻松操作;通过吸引通道可以进行局麻并吸引深部的分泌物,也可以吹入氧气;还可以准确地定位气管插管的深度。因此,它是麻醉医师解决困难气道的"金标准"。

2. 缺点　纤支镜为精密仪器,价格较贵,易于损坏,需要清洗、消毒、贮存等一系列保养措施,还需要光源等一系列配套设施。操作时,少量的分泌物或血液就能完全遮挡视野,影响气道评估和气管插管。

与硬质喉镜相比,它的操作相对复杂,需要专门的培训和在模拟人上的反复操作,才能发挥出其独特的优势。

另外,经气管导管推送纤支镜时,留给气体交换的有效管腔变小,气道阻力上升;而经纤支镜推送气管导管时,又不能在直视下见其进入声门,有可能造成喉返神经损伤或声带麻痹。纤支镜前端可能进入气管导管前端的侧口(Murphy孔),导致无法拔除或插管失败。

3. 纤支镜引导气管插管失败的原因 最常见的原因是缺乏专业的培训和经验;分泌物和血液都可以遮挡物镜,因此,止涎剂、充分吸引分泌物或要求清醒患者吞咽分泌物等很重要;此外,物镜和目镜起雾也会影响观察,可以涂抹防雾剂或将前端置于温水中预热。

局麻不充分,引起咳嗽、屏气或呕吐,甚至喉痉挛,均会影响操作。在气道解剖结构异常的患者中,会厌和咽后壁腔隙小,影响纤支镜的进入,可以通过上提下颌或牵拉舌体解决。如果是会厌上肿物或上气道炎症水肿引起的操作困难,需要用硬质喉镜将舌根部前移,以辅助气管导管通过声门。既往手术导致的解剖结构异常、软组织挛缩都会引起声门暴露困难。如果纤支镜进入导管远端的Murphy孔,可以将二者一起拔出,重新操作。

4. 纤支镜引导气管插管的学习 鉴于纤支镜在困难气道中的价值,纤支镜引导气管插管应起始于住院医师阶段。它属于心理运动性技能,熟练掌握需要长时间的训练和大量病例的积累。首先,要熟悉仪器构造,了解使用方法及基本操作规程,并观摩视频演示;其次,要在支气管树和模拟人上多加练习,3~4小时可获得比较灵活的操控;再次,对正常气道患者,在麻醉或镇静状态下尝试,学会处理诸如分泌物或血液遮挡、起雾、表面麻醉不充分等相关问题;最后,随着经验的积累,再将其应用于清醒患者、困难气道等一系列有挑战的临床情况。

## 九、总结

维护呼吸道通畅是每位麻醉医师的基本职责,而困难气道处理不当,会造成严重的麻醉并发症,甚至导致永久性损伤或死亡。每位麻醉医师都应掌握更多样的困难气道处理方式,在危急时刻用自己最熟悉、最有经验的方法来灵活处理,避免发生灾难性后果。

# 第二节 可视喉镜

随着视频技术的进步,越来越多的新型气道装置都采用了此项技术,如可视气管导管、视频辅助的半硬性探条及各种视频辅助喉镜。视频辅助气道管理已逐渐成为临床必不可少的手段。通过喉镜片或气管导管的远端采集视频信号,再经光导纤维传输,图像显示于监视屏上,使临床医师可以在明视下完成以前盲探插管的工作,大大提高了安全性和成功率。

可视喉镜是一种新型的视频插管系统,分为喉镜及显示器两部分,喉镜前端的组织可以通过摄像头清晰地显示在屏幕上,它将操作者的观察点前移,从口外进入口内,因此,获得了更深入的观察点和更宽广的视野,可以直接暴露咽喉部结构,降低插管难度,减少插管损伤,易化了插管过程。可视喉镜学习曲线短,对于院前急救及非麻醉专业人员的气道管理、气管插管的培训,都有很好的效果。

## 一、GlideScope视频喉镜

2001年,研制出了GlideScope视频喉镜(图4-145),它是以光学成像为基础的喉镜。高清晰度防雾摄像头嵌入镜片前端,形成一个18mm的垂直空间,用以拍摄前方图像。镜片中部呈60°,使得喉口暴露更为容易。该喉镜附有除雾器,可防止冷凝雾气影响图像质量。通过视频线将图像传输到外置的高分辨率液晶显示器。镜片插入与Macintosh镜片相同,但不需将镜片末端放在会厌谷;操作者一边观察显示器,一边将镜片沿舌面缓慢插入,可依次暴露舌根、腭垂及会厌,将镜片置于会厌根部;轻提镜片,即可暴露声门结构,必要时可由助手进行喉外部按压,帮助获得更好的声门图像。之后,将事先用管芯塑形成同样角度(60°)的气管导管,沿镜片后方插入声门。通过监视器可以很好地显示插管全过程。

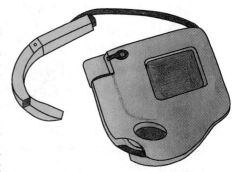

图4-145 GlideScope视频喉镜

临床应用中,它可以显著改善 Cormack 视野分级,使插管的时间缩短到 1 分钟以内,还便于辅助教学。

## 二、Airtraq 视频喉镜

Airtraq 视频喉镜对头部位置摆放的要求很低,不需要口、咽和喉三轴线重合就可以看到声门。只要张口至 18mm,常规尺寸的 Airtraq 视频喉镜就可置入。

Airtraq 视频喉镜镜片有一个凹槽,用于放置气管导管;镜片的远端是镜头,近端是低温的二极管 LED 光源,用电池作为电源,可持续照明 90 分钟(图 4-146)。该喉镜通过透镜和棱镜的结合将图像传至近端的取景器,从而显示声门周围解剖及气管导管的顶端。打开 LED 光源,防雾系统便自动启动。为了使防雾系统有效运作,必须提前 30 秒开启。

操作方法:提前 30 秒打开 LED 光源,选择合适的气管导管,吸出套囊内气体,润滑后装入镜片的凹槽内,并通过显示屏观察气管导管是否遮挡视野。全身麻醉诱导后,可从口腔正中或口角侧插入镜片,插入的过程中提起镜片,见到腭垂、会厌,直到暴露声门,将凹槽内气管导管推入,待套囊通过声门后,充气并连接呼吸管路。之后将一个手指置入凹槽和气管导管之间,并向下推进,剥离喉镜与导管;移开喉镜,固定导管。

## 三、UE-HC 视频喉镜

UE-HC 视频喉镜的摄像头分辨率高达 45 万像素。采用防雾膜及独特的电子系统去雾,具有防雾与去雾双重功能。可灵活转动的液晶显示器连接在手柄上,便于观察。镜片前端与手柄的夹角是综合国人大量临床数据设计而来,不同年龄段的角度不同,对应 UE-HC 视频喉镜的大、中、小三种型号,可以更好地符合国人的解剖结构。使用方法与 GlideScope 视频喉镜相仿(图 4-147)。

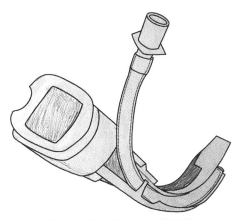

图 4-146　Airtraq 视频喉镜

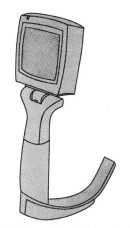

图 4-147　UE-HC 视频喉镜

## 四、总结

喉镜是依赖于视线的工具,视频技术使一些视线的死角可视化,从而易化插管过程。可视化技术的进步,拓宽了麻醉医师的视野,使困难气道的处理有了更多的选择。这是一个飞速发展的领域,不断有新产品加入,旧产品改良或淘汰。操作者不能因循守旧,应在实践中掌握每种气道装置的优点和不足,从而优化困难气道的处理选择。

## 第三节　光　棒

光棒(light wand)又称为光导管芯,是由插管管芯发展而来的一种插管辅助工具,早在 1957 年 MacIntosh 和 Richards 报道了直视喉镜下使用光棒辅助气管插管;1959 年 Yamamura 等首次利用光棒透光技术,辅助经鼻气管插管获得成功。

一、原理

光棒是利用颈部软组织透光的原理,引导气管插管进入气管。由于气管位置比食管更为表浅,当光棒前端进入声门后,即可在甲状软骨下看到明亮的光点;如果光棒进入食管,则光点弥散而黯淡,在环境光下不易分辨;如果光棒顶在会厌谷上,则光点弥散且位于甲状软骨突起的上方。利用光点的不同位置和性状,就可以不用喉镜辅助,置入气管导管。

二、结构

光棒是一根可弯曲的管芯,前端装有灯泡,尾部配有电池和开关(图 4-148)。光棒应光滑而柔软,这样才能适应经口/鼻的不同解剖结构,降低插管难度并减少组织损伤。前端的灯泡要有足够的亮度,使气管插管能够在环境光照下进行,多数病例不需要关闭室内照明灯。灯泡的产热要少,最高不超过 60℃,以减少上呼吸道黏膜的热损伤。有些光棒,如 Trachlight,除向前照射的光束外,还能以较大角度向侧面照射,进一步提高了光点的可见度;此外,灯泡开启 30 秒后开始闪烁,在减少产热的同时提醒操作者注意操作时间。

三、使用方法

1. 准备 使用水溶性润滑剂充分润滑光棒干和气管导管内壁,将光棒干插入气管导管,调节长度,使灯泡接近但不超出气管导管前端。

2. 光棒干的塑形 推荐于 6.5~8.5cm 处折弯光棒干,长度接近甲状软骨突起到下颌角的距离。折弯角接近 90°,会在皮肤表面投射出最大亮度,便于观察;对于颈短或肥胖患者,大于 90° 的折弯角能提供更好的透光。塑形需要个体化,以适应患者的解剖结构。

3. 体位 气管插管的嗅物位,会使会厌紧贴咽后壁,增加气管导管从会厌下通过的难度,故使用光棒插管时,建议患者的头颈呈自然位或相对伸展位。

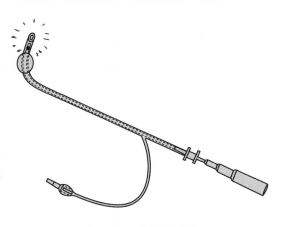

图 4-148 光棒的结构

4. 环境光线的控制 由于灯泡技术的改进,大部分患者可以在环境光线下进行气管插管。对于肥胖和颈粗的患者,可以考虑调暗室内灯光;在院前或急诊不能控制环境光线的情况下,可以用手或毛巾遮挡颈部。

5. 插管技术

(1)经口插管:操作者将非优势手的拇指从患者的口角插入,抓紧并上提下颌,使舌体和会厌抬离咽后壁;优势手持握光棒,沿口咽正中插入,并沿假想弧度缓慢推进;当遇到阻力时,应后退光棒,利用光点引导光棒前端重新指向喉结。

喉结上方出现微弱光点,表示前端位于会厌谷;上提下颌,使光棒绕过会厌;当光棒前端进入声门后,在喉结下方可见明亮光点,此时将气管导管轻柔地滑入气道,并撤出光棒。

(2)经鼻插管:对于需配合口腔操作、开口受限或颈椎不稳定的患者,可尝试应用光棒经鼻插管。用温水将光棒及气管导管软化,按照鼻咽部的解剖结构塑形;鼻腔内喷洒血管收缩药以减少出血,然后经鼻后孔进入口咽腔;如遇阻力,稍后退光棒,重新利用光点引导对准喉结方向。下颌上提使舌体和会厌离开咽后壁,有助于气管导管从会厌下通过进入声门。在颈前喉结下方看到明亮的光点后,气管导管继续向前推进,直到光点在胸骨切迹处消失。之后退出光棒,用听诊呼吸音或观察呼气末二氧化碳曲线等方式确定位置。

由于气管导管的自然弯曲,其前端会滑入后方的食管,此时可以轻微伸展患者颈部,或于气管导管套囊内充气,有助于抬高气管导管前端进入声门。在一些极端困难的情况下,可以保留内置的硬质管芯塑形,以保持导管前端的前向弯曲。

四、临床应用

临床上,利用光棒插管的成功率超过了直接喉镜,插管所致的咽痛发生率也明显降低。

在困难气道的插管中,光棒在颈椎不稳定、张口受限、面颈部先天畸形的气道管理中也具有优势。

光棒还可以和直接喉镜联合应用,用光棒取代气管导管管芯,直接喉镜窥喉后置入气管导管,用颈前光点引导气管导管进入气道。

### 五、光棒的局限性和并发症

1. 局限性 大量临床实践证明光棒可以安全有效地应用于气管插管,但依旧有其局限性:存在上呼吸道解剖异常的患者,如肿瘤、息肉、感染(如会厌和咽后壁脓肿)、上呼吸道损伤、气道异物,均不能应用光棒;在病态肥胖、颈后仰受限、颈部瘢痕等导致颈前透光性差的患者,也应慎用光棒;对于清醒不合作患者,应用光棒也应慎重。

2. 并发症 光棒插管同样也避免不了咽痛的发生,偶见会厌随气管导管反折进入声门,一般会自动复位,未见发生永久损伤的报道。也有光棒灯泡脱落,掉入一侧主支气及环杓软骨半脱位的报道。

### 六、总结

多年的临床应用证实,光棒(光导管芯)颈部软组织透光法是一种有效的插管技术,操作简单,失败率及并发症发生率较低。在普通气道和困难气道都能有效地引导气管插管进入声门,并且可以和直接喉镜、喉罩等气道设备联合应用,但不能应用于上气道解剖结构异常的患者。当然,只有通过严谨的学习和反复的操作实践,才能真正安全有效地应用于临床。

(王 庚)

# 推 荐 阅 读

[ 1 ] 阿德米尔·哈季奇. 外周神经阻滞与超声介入解剖. 3 版. 李泉，陈志霞，译. 北京 : 北京大学医学出版社, 2023.

[ 2 ] 崔慧先，李瑞锡. 局部解剖学. 9 版. 北京 : 人民卫生出版社, 2018.

[ 3 ] 邓小明，姚尚龙，于布为，等. 现代麻醉学. 5 版. 北京 : 人民卫生出版社, 2020.

[ 4 ] 丁文龙，刘学政. 系统解剖学. 9 版. 北京 : 人民卫生出版社, 2018.

[ 5 ] 郭曲练，姚尚龙. 临床麻醉学. 4 版. 北京 : 人民卫生出版社, 2016.

[ 6 ] 李文志，赵国庆. 麻醉学. 2 版. 北京 : 人民卫生出版社, 2021.

[ 7 ] 罗纳德·米勒，尼尔·科恩，拉斯·埃里克森，等. 米勒麻醉学. 9 版. 邓小明，黄宇光，李文志，译. 北京 : 北京大学医学出版社, 2021.

[ 8 ] 罗自强，闵苏. 麻醉生理学. 4 版. 北京 : 人民卫生出版社, 2016.

[ 9 ] 王祥瑞，俞卫锋，杭燕南. 吸入麻醉药. 上海 : 世界图书出版公司, 2017.

[ 10 ] 徐建国，黄宇光，杨建军. 疼痛药物治疗学. 2 版. 北京 : 人民卫生出版社, 2020.

[ 11 ] 喻田，王国林. 麻醉药理学. 4 版. 北京 : 人民卫生出版社, 2016.

[ 12 ] 张励才. 麻醉解剖学. 4 版. 北京 : 人民卫生出版社, 2016.

[ 13 ] APFELBAUM J L, HAGBERG C A, CONNIS R T, et al. 2022 American Society of Anesthesiologists Practice Guidelines for management of the difficult airway. Anesthesiology, 2022, 136: 31-81.

[ 14 ] SOMOLON S D, GILLAM L, WU J. Essential echocardiography: a companion to Braunwald's heart disease. Philadelphia: Elsevier, 2018.

[ 15 ] STOLLINGS L M, JIA L J, TANG P, et al. Immune modulation by volatile anesthetics. Anesthesiology, 2016, 125 (2): 399-411.